# 实用妇产科诊断和治疗技术

## 第②版

**主 编** 石一复

**副主编** 林 俊 吕时铭 贺 晶 李娟清

**编 者**

石一复（浙江大学医学院附属妇产科医院）
吕时铭（浙江大学医学院附属妇产科医院）
余美玉（浙江大学医学院附属妇产科医院）
邹 平（浙江大学医学院附属妇产科医院）
陈丹青（浙江大学医学院附属妇产科医院）
李娟清（浙江大学医学院附属妇产科医院）
林 俊（浙江大学医学院附属妇产科医院）
周坚红（浙江大学医学院附属妇产科医院）
贺 晶（浙江大学医学院附属妇产科医院）
姚琦玮（浙江大学医学院附属妇产科医院）
黄秀峰（浙江大学医学院附属妇产科医院）
鲁 红（浙江大学医学院附属妇产科医院）
潘芝梅（浙江大学医学院附属妇产科医院）
黄丽丽（浙江大学医学院附属妇产科医院）
季银芬（浙江大学医学院附属妇产科医院）
张松英（浙江大学医学院附属邵逸夫医院）
王智彪（重庆医科大学生物医学工程学院）

李成志（重庆医科大学生物医学工程学院）
陈锦云（重庆医科大学生物医学工程学院）
陈文直（重庆医科大学生物医学工程学院）
祁文瑾（昆明医学院附属第一医院）
姚济芬（浙江师范大学附属医院）
顾江红（浙江中医药大学附属杭州市中医院）
陈利友（浙江省人民医院）
张治芬（杭州市第一人民医院）
钱建华（杭州市第一人民医院）
何晓音（浙江省杭州市萧山医院）
赵玲利（浙江省杭州市萧山医院）
童羿萍（浙江省杭州市萧山医院）
寿 坚（浙江省杭州市萧山医院）
邵华江（浙江省余姚市第一人民医院）
马建婷（浙江省余姚市第一人民医院）
赵湘婉（浙江省温岭市第二人民医院）

人民卫生出版社

**图书在版编目（CIP）数据**

实用妇产科诊断和治疗技术/石一复主编. —2版. —北京：
人民卫生出版社，2013

ISBN 978-7-117-16848-9

Ⅰ.①实… Ⅱ.①石… Ⅲ.①妇产科病－诊疗 Ⅳ.①R71

·中国版本图书馆 CIP 数据核字（2013）第 088790 号

| | | |
|---|---|---|
| 人卫社官网 www.pmph.com | 出版物查询，在线购书 | |
| 人卫医学网 www.ipmph.com | 医学考试辅导，医学数据库服务，医学教育资源，大众健康资讯 | |

**实用妇产科诊断和治疗技术**
第 2 版

主　　编：石一复
出版发行：人民卫生出版社（中继线 010-59780011）
地　　址：北京市朝阳区潘家园南里 19 号
邮　　编：100021
E - mail：pmph @ pmph.com
购书热线：010-59787592　010-59787584　010-65264830
印　　刷：北京人卫印刷厂
经　　销：新华书店
开　　本：889×1194　1/16　印张：30
字　　数：972 千字
版　　次：2002 年 8 月第 1 版　　2013 年 10 月第 2 版
　　　　　2013 年 10 月第 2 版第 1 次印刷（总第 5 次印刷）
标准书号：ISBN 978-7-117-16848-9/R·16849
定　　价：98.00 元
打击盗版举报电话：010-59787491　E-mail：WQ @ pmph.com
（凡属印装质量问题请与本社市场营销中心联系退换）

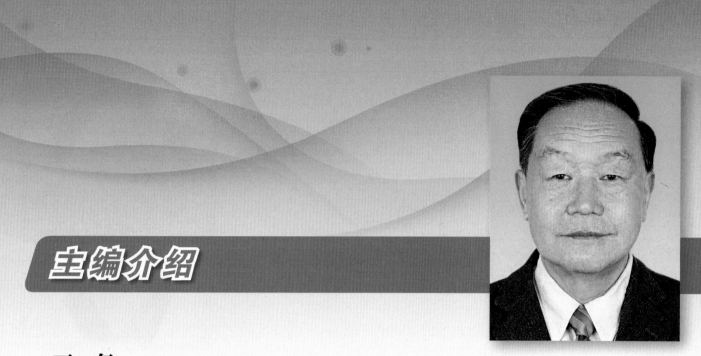

# 主编介绍

## 石一复

著名妇产科专家、学者。主任医师，教授，博士生导师。1961年毕业于浙江医科大学医疗系，1983年破格晋升副主任医师，1988年破格晋升教授。1984年6月1日起，先后担任浙江医科大学附属妇产科医院院长、浙江省妇女保健院院长、浙江医科大学妇产科学教研室主任长达14年，为医院发展、学科提升做出了努力。

曾任中华妇产科学会常务委员，中华妇女保健学会常务委员，中华妇产科学会妇科肿瘤学组成员，浙江省妇产科学会主任委员，浙江省妇女保健学会主任委员，中国抗癌协会浙江省分会妇科肿瘤专业委员会主任委员，浙江省肿瘤学会副主任委员等，曾为浙江省妇产科学及妇科肿瘤学科带头人。目前仍担任全国和省内多个学会顾问，并分别担任《中华妇产科杂志》、《中国实用妇科与产科杂志》、《现代妇产科进展》、《实用妇产科杂志》、《国际妇产科学杂志》等国内30余家期刊顾问、名誉主编、副主编、常务编委、编委、特约审稿人等。先后获部级、省级、厅级科技成果奖50余项，公开发表医学论文、短篇报道等800篇，出版专业参考书（主编或参编）70余部。公开发表科普作品等400余篇，为全国科普作家。目前仍在省内外各地讲学、会诊、手术、主持学术交流，并赴国外学术交流等。

一贯重视教学工作（大课教学和临床教学），并进行教学改革，对历年部编教材进行评论，并提出修改意见。教学效果优良，均获好评，持续十余年均名列前茅，也获教育部评估专家好评。

先后被评为浙江省先进科技工作者，浙江省有突出贡献中青年科技工作者，浙江省医德医风高尚医务工作者（全省共6名），全国妇幼卫生先进工作者，全国优秀教师、"中国妇科肿瘤特殊贡献奖"（全国共9名），卫生部七五、八五、九五攻关项目获奖5次，浙江大学"良师益友"等荣誉。1991年起享受国务院政府特殊津贴，1992年经国务院学位委员会批准为浙江省第一位妇产科学博士生导师，培养博士和硕士研究生70余名。2010年受聘为《中华医学百科全书》学术委员会委员中妇产科学的唯一委员，2012年获首届"中国妇产科医师奖"（全国共20名）。

先后赴德国、日本、美国、法国、新加坡等进修、访问和参加学术会议。1993年应邀赴中国香港大学玛丽医院进行"子宫次广泛切除术"手术表演和交流。1995年起为中华妇产科学会5人小组成员，与中国台湾妇产科学理事会5人小组多次组织海峡两岸妇产科学术进行交流和互访。

自20世纪60年代末起重点进行妇科肿瘤临床及研究工作，特别是妊娠滋养细胞肿瘤，1970年首创的"三联序贯化学治疗恶性滋养细胞肿瘤"获卫生部奖励，先后进行数十年的系列研究，同时对其他妇科肿瘤、妇科疾病、围生医学、新生儿疾病、计划生育、辅助生殖技术、妇科手术和腹腔镜诊治等均有一定建树。1994年亲自组织并参加"礼物婴儿"和"试管婴儿"工作，短期即获成功，填补了浙江省此方面的空白。

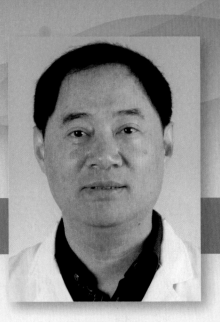

## 副主编介绍

## 林 俊

教授，主任医师，博士生导师。1957年10月出生于杭州，1982年12月毕业于浙江大学医学院（原浙江医科大学）。现任浙江大学医学院附属妇产科医院党委副书记，浙江省女性生殖健康重点实验室副主任。担任中华预防医学会妇女保健分会委员、中华医学会妇产科学会妇科内镜学组委员、华东妇科内镜学组副组长，浙江省预防医学会妇女保健分会主任委员、浙江省微创外科学会副主任委员、浙江省妇科内镜学组组长、浙江省医学会妇产科分会副主任委员、浙江省产前诊断中心主任和浙江省围产保健协作组组长，及《中国实用妇科与产科杂志》《现代妇产科进展》等7种杂志编委。参与全国妇科内镜诊治规范的制定和卫生部规划教材五年制《妇产科学》第7版编写。主编、副主编专著2部，并参与著书5部。

长期从事妇科临床和基础研究及教学工作，主要研究方向为子宫内膜异位症和妇科内镜的基础和临床。为浙江省妇科内镜学科带头人，主持开展的宫腔镜下电切手术，填补了浙江省内空白。承担国家自然科学基金（2项）及教育部博士点基金、"十一五"科技支撑计划子课题、浙江省科技厅重点项目等省部级以上课题10余项，率领研究小组在$CO_2$气体对异位子宫内膜细胞凋亡的负调控作用及其分子机制、子宫内膜异位症的基因多态性分析、腹腔微环境调节、子宫内膜细胞迁徙的作用机制研究等方面进行了系统研究。先后在国内外各类期刊发表学术论文近百篇，其中SCI源期刊论文近20篇。"子宫内膜异位症发病和癌变机制及临床特征研究"获2005年浙江省科学技术奖二等奖及中华医学科技奖三等奖；"白细胞介素在子宫内膜异位症中的表达及其临床意义"获2007年教育部科技进步二等奖；"提高出生人口质量的生殖技术创建、体系优化与临床推广应用"获2010年度国家科学技术进步奖二等奖。迄今已培养硕士和博士研究生30余名。

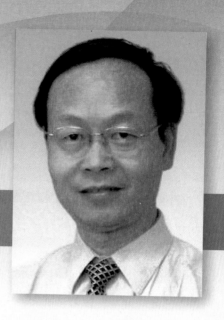

# 副主编介绍

## 吕时铭

医学博士，教授，主任医师，博士生导师。浙江大学医学院附属妇产科医院检验科主任。目前任浙江省医学会检验医学分会主任委员；浙江省医师协会检验医师分会会长。中华医学会检验医学分会委员，中国医师协会检验医师分会常委；卫生部产前诊断专家组成员。《中华检验医学杂志》、《浙江医学》、《国际检验医学杂志》、《国际妇产科学杂志》、《诊断学理论与实践》、《放射免疫学杂志》、《中国产前诊断杂志》等编委。

1982年毕业于浙江医科大学医疗系，从事妇产科学教学、科研与临床工作20余年。1997年起到检验科工作，学科领域从妇产科学兼跨检验诊断学。在学科建设方面，坚持以临床诊断的需要为发展导向，以符合临床事实为检验质量控制的基本标准，以提高临床检验诊断水平为科研发展的主要目的。从临床应用的角度，从检验与临床的结合点，引领检验科的发展，带动学科的全面进步。

研究方向为出生缺陷的产前筛查与产前诊断，涉及相关学科的研究前沿。对出生缺陷、优生优育、产前筛查、遗传咨询、产前诊断的技术开发与应用有较多的研究，独创性地建立了双胎妊娠产前筛查的生化指标数据资料，填补了国内空白；率先提出"酌情三联筛查方案"；在国内最早进行"实时荧光定量PCR技术"快速产前诊断的应用研究，并已获得国家发明专利；首次建立了中国东南部人群相关STR多态性信息资料。对产前诊断机构的建设与规范化管理也有独到的见解，是"卫生部胎儿常见染色体异常与开放性神经管缺陷的产前筛查与诊断技术标准"的主要起草者之一。多次下基层调研，对基层医护人员进行技术培训，是《浙江省产前诊断规范和工作手册》的主要撰写者，该手册是国内较早问世的产前诊断技术规范，为国内多个产前诊断中心所借鉴。

迄今主持或参与国家自然科学基金、国家支撑项目、863项目、浙江省科技重大项目10余项。发表各类论文100余篇。主编、副主编或参编妇产科学、检验医学等专著10余部。国家发明专利1项。作为主要完成人获国家科学技术进步奖二等奖1项与浙江省科学技术进步奖2项。

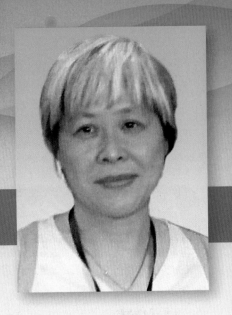

# 副主编介绍

## 贺 晶

主任医师，浙江大学附属妇产科医院产科大主任，硕士生导师，卫生部国家重点专科产科学带头人。

1982年毕业于浙江大学医学院医学系，毕业后一直在浙江大学附属妇产科医院从事妇产科临床、教学和科研工作，1993年起一直在产科临床工作，在澳大利亚、新加坡接受产科临床和产科管理培训。在围产医学和胎儿医学等方面有较深的造诣，享有极高的知名度，有扎实的理论基础、高水平的临床处理能力、先进的产科管理理念以及丰富的产科教育经验。擅长于复杂疑难危急的妊娠合并症、并发症的诊断和处理，产前诊断和胎儿医学。先后发表论文110余篇，参与著书12部，主持和参与国家、省部共建、省科技厅重大和其他科研项目13余项，其中荣获浙江省医学科学进步奖3项，浙江省医药卫生科技创新奖3项。

主要学术兼职：卫生部产前诊断专家组人员、中华医学会围产医学分会委员、中华医学会妇产科分会产科学组副组长、中华医学会浙江省围产医学分会主任委员、中华医学会浙江省妇产科分会委员、浙江省孕产妇保健协作组副组长、浙江省产前诊断中心常务副主任、浙江省胎儿医学中心常务副主任、《中华围产医学》等杂志编委。

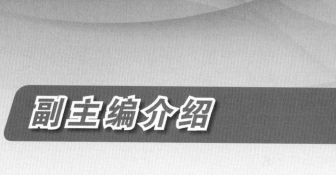

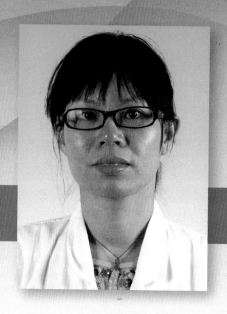

# 李娟清

　　副主任医师，原毕业于中国医科大学英文临床医学专业（六年制），毕业后就读于浙江大学医学院研究生院，2003年获妇产科学硕士学位，后又获博士学位，一直从事妇产科医疗、教学、科研工作，擅长于妇科肿瘤、子宫内膜异位症等的诊断和治疗。先后在国内外核心期刊上共发表论文、论著、述评40余篇，其中多篇为SCI及IM论文，在国内核心期刊发表编译、综述、译文、专题讨论10余篇。担任副主编及参编《子宫肌瘤现代诊疗》《外阴阴道疾病》《葡萄胎、绒毛膜癌及相关疾病》《输卵管疾病》《实用妇产科诊断和治疗技术》《子宫体疾病》《妇科手册》等妇产科专著8部，并参与中华医学会继续医学教育教材《子宫内膜疾病的新进展》的编写。2004年、2007年和2012年三次参加《FIGO妇科恶性肿瘤分期及临床实践指南》（第2～4版）的编写。另外参与妇产科科普书籍的编写，分别担任主编、副主编和编者。主持和参与多项省级及厅局级有关妇科肿瘤和外阴阴道假丝酵母菌病等课题研究。

# 第 ② 版 前 言

《实用妇产科诊断和治疗技术》自 2002 年出版至今已十余年，承广大妇产科同道厚爱，已七次印刷，出乎我们的意料，可见本书尚受同道欢迎，这对我们无疑是一个很大的鼓励，也是一个客观的评价。

第 1 版书编写的初衷是让妇产科各级医师既对临床实际诊断和治疗技术有所了解，又能对相关新进展、新技术、新理论不断进行知识更新，满足临床实际的需要，便于治疗医师使用、查阅，有利于医疗、教学、科研工作的进行，本书连续七次印刷也说明基本达到这一目的。但时过十年，医学不断发展，许多内容需要更新和补充，以符合科学发展观和与时俱进的观念，为此，我们在第 1 版的基础上进行修订，以飨读者。

第 2 版的编写人员，在原有基础上仅作个别调整。书稿内容仍分诊断和治疗两大篇，每篇中除个别章节无改动外，绝大多数章节均有增删，有的改动较大或重新编写，也增加了许多新内容，从原来的 52 章，修订为现有的 75 章，使之更符合医学发展、学科进步，内容新颖，便于查阅新理论、新临床问题，更结合实际，更实用，相关理论仅摘要提及。对妇科、产科、妇科肿瘤、妇科内分泌、计划生育、辅助生育技术、实验检测、影像学等主要内容均进行了较全面的编写，特别对各级医师临床实践中常遇到的妇科内分泌检测、意义、诊治方法，雌、孕激素，避孕药，子宫内膜异位症，妇科良恶性肿瘤，围产，计划生育，不孕不育等常见问题的具体诊治较集中、全面和概括性地进行修订，贯彻了新进展、新发展、新技术，临床医师基本可从本书中找到答案，满足需求，避免了花时间去寻找各种书籍的烦恼，更有利于各级医师将其作为医疗、教学、科研的参考。

编者均是从事妇产科第一线多年的副高级、正高级职称人员，也更了解临床实践中的实际问题和各级医师的需求。修订前我们进行了调研和讨论，并尽全力编写此书；但是，不足之处在所难免，敬请广大读者批评指正。

2013 年 6 月

# 第 1 版前言

医学科学技术日新月异的发展，也促进了妇产科学的基础理论研究，诊断和治疗技术的发展。新技术的发展不仅是建立在原有基础上，而且是与相关交叉学科的发展相互渗透、借鉴、融合等分不开的，所以原有的和新颖的诊疗技术在理论、仪器、器械、检测、治疗和应用等方面有了新的发展，这对工作在临床第一线的各级医务人员来说，都面临着知识更新以及临床应用的实际问题。本着这一原则，我们编写了"实用妇产科诊断和治疗技术"一书。

本书内容为既体现目前妇产科领域在诊疗技术上的新理论、新技术和新进展，又体现这些新诊疗技术对临床的实用、可用、易用或创造条件争取能用的特点。本书侧重于妇产科临床的非手术和药物治疗，便于各级临床医师针对病人情况，作为第一手诊疗时的参考。

全书分诊断和治疗两大篇，共 55 章和 2 个附录，共 70 余万字。主要介绍常用和实用的诊疗技术，将近年妇产科领域的新技术有机的渗透到各章节，以诊断和治疗为主，对病因、发病机制等从略或仅作简述，以各级临床医师解决实际问题为主。内容中有关妇产科肿瘤细胞学诊断、内窥镜检查、胎儿监护、性传播疾病和 TROCH 的检测、各种妇产科疾病的激素替代治疗、抗念珠菌治疗、肿瘤化疗、促排卵药应用、不孕不育的检查和助孕技术，妊娠期用药，紧急避孕，子宫肌瘤、子宫内膜异位症和异位妊娠的非手术治疗等均简明具体，可供各级临床医师、妇女保健医师、计划生育医师、临床型博士和硕士研究生和医学院校学生，尤其是低年制医师参阅。

参加本书编写的人员均为妇产科临床和实验室第一线工作的经验丰富者，大多是正高、副高、博士生、硕士生、或副院长、主任、副主任等职称者。本书编写者中的陈利友硕士为本书的电脑编辑付出了不少时间和精力；由西安杨森制药有限公司提供资助，使本书编辑工作得以顺利完成；人民卫生出版社妇儿编辑室的全体同志给我们大力支持和鼓励，在此表示衷心感谢。

由于我们在编写"实用妇产科诊断和治疗技术"一书中虽尽力而为，但肯定仍有考虑不周和许多缺陷，所以恳请广大读者批评和指正。

2002 年 2 月于杭州

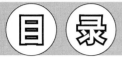

## 诊　断　篇

## 治 疗 篇

# 诊 断 篇

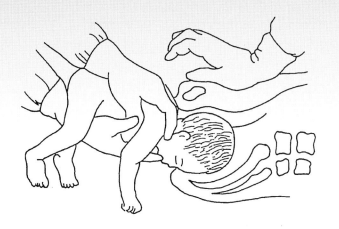

# 第一章

# 妇产科临床检查

## 第一节 妇科检查

体格检查应在采取病史后进行。检查范围包括全身检查、腹部检查和盆腔检查，除急诊外，应按上列先后顺序进行。盆腔检查为妇科所特有，又称为妇科检查。男性实习医生或男医师体格检查时不宜单独进行，应有女医师或护士或其家属陪同下进行为宜。

### 一、全身检查

（一）全身一般状况、神志、精神状态、面容、体态、全身发育、毛发分布、皮肤等。

（二）头部器官、颈、乳房、心、肺、脊柱及四肢，以及淋巴结（特别注意左锁骨上和腹股沟淋巴结）和各部分发育以及有无包块、分泌物等。

（三）常规测量体温、脉搏、呼吸、血压、测量体重和身高。

### 二、腹部检查

系妇科体格检查的重要组成部分，应在盆腔检查前进行。

（一）**视诊**

腹部有无隆起或呈蛙腹、腹部有无瘢痕、静脉曲张、妊娠纹、腹壁疝、腹直肌分离等。

（二）**触诊**

腹壁厚度、肝、脾、肾有无增大或触痛，腹部有无压痛、反跳痛、肌紧张、有无包块及其大小、性质、压痛形状、活动度、表面光滑度等，若为妊娠，注意子宫底高低或胎位等。

（三）**叩诊**

有无鼓音、浊音、移动性浊音，以及其分布范围，肝、肾区有无叩击痛。

（四）**听诊**

肠鸣音，若合并妊娠则听取胎心音。

### 三、盆腔检查

（一）**检查器械**

无菌手套、阴道窥器、鼠齿钳、长镊、子宫探针、宫颈刮板、玻片、棉拭子、消毒液、液状石蜡或肥皂水、生理盐水等。

（二）**基本要求**

1. 检查者应关心体贴检查患者，态度严肃，语言亲切，检查仔细，动作轻柔。

2. 除尿失禁患者外，检查前应排空膀胱，必要时导尿。大便充盈者应先排便或灌肠。

3. 每检查一人，应由医务人员更换置于被检查者臀部下面的垫单（纸），其他器械也均须每次更换，防止交叉感染。

4. 一般盆腔检查时均取膀胱截石位，检查者面向患者，立在患者两脚间。重危者不宜搬动者在病床上或单架上检查。

5. 月经期不作检查，若有异常阴道出血，检查前应先消毒外阴。

6. 未婚者忌作双合诊及窥阴器检查，仅作直肠腹部联合诊。若确实要做妇科检查应征得本人及家属同意后方可进行。

7. 对腹壁肥厚、高度紧张或未婚患者，在盆腔检查不满意时，宜肌注盐酸哌替啶（度冷丁）或骶管麻醉下进行。

（三）**检查方法**

1. 外阴部检查

（1）外阴发育及阴毛分布（女性为倒置三角形

3

分布）、阴毛多少，有无畸形、水肿、皮炎、溃疡、赘生物、肿块，皮肤黏膜色泽，有无增厚、变薄、萎缩。

（2）戴消毒手套的拇指和示指分开小阴唇，暴露阴道前庭、尿道口和阴道口。

（3）未婚者处女膜应完整未破，其阴道口勉强可容示指；已婚者阴道口能容两指；经产妇处女膜仅残余痕迹，或见会阴侧切瘢痕。

（4）检查时应嘱患者用力向下屏气，观察有无阴道前壁或后壁膨出，有无尿失禁或漏尿等。

2. 阴道窥器检查

（1）根据阴道松弛程度选用适当大小的窥阴器，未婚者非经本人同意，禁用窥阴器。

（2）先将窥阴器两叶合拢，旋紧其中部螺丝，放松侧部螺丝，用液状石蜡或肥皂液润滑两叶前端；若作宫颈刮片或阴道上 1/3 段涂片细胞学检查，则不用润滑剂，以免影响检查结果。

（3）置入阴道前先用左手示指和拇指分开两侧小阴唇，暴露阴道口，右手持预先准备好的窥阴器，直接沿阴道侧后壁缓慢插入阴道内，然后向上向后推进，在推进中徐徐将两叶展平，并逐渐张开两叶，直至完全暴露宫颈为止。置入时注意防止窥阴器顶端碰伤宫颈，以免出血。

（4）取出窥阴器前，应旋松侧部螺丝，待两叶合拢再取出。

3. 视诊

（1）检查宫颈：暴露宫颈后，暂时旋紧窥阴器侧部螺丝，使窥阴器固定在阴道内。观察宫口大小、色泽、外口形状，有无糜烂、撕裂、外翻、息肉、腺囊肿、肿块，宫颈管内有无出血、分泌物。宫颈刮片或培养的标本均于此时采集。

（2）检查阴道：旋松窥阴器侧部螺丝，转动窥阴器。观察阴道前后，两侧壁黏膜颜色、皱襞、有无溃疡、赘生物、囊肿以及有无阴道隔等先天畸形。阴道内分泌物量、色泽、性状、有无臭味。白带异常者取分泌物作涂片或培养，找滴虫、念珠菌、淋球菌及线索细胞，以及测定阴道 pH、白带清洁度等。

4. 双合诊检查

（1）检查者一手的二指（示指和中指）或一指（示指）放入阴道，另一手在腹部配合检查，称为双合诊。

（2）目的是扪清阴道、宫颈、宫体、输卵管、卵巢、子宫韧带和宫旁结缔组织，以及盆腔内其他器官和组织是否有异常。

（3）惯用右手（或左手）戴好手套，示、中指涂润滑剂后，轻轻通过阴道口，沿后壁放入阴道，检查阴道通畅度、深度，有无畸形、瘢痕、结节、肿块，有无触痛。

（4）再扪及宫颈大小、形状、硬度、宫颈外口形态，有无接触性出血、拨动宫颈有无疼痛（称宫颈举痛），宫颈周围穹隆情况。

（5）根据宫颈及外口朝向估计子宫位置（宫颈外口方向朝后时宫体多为前倾，朝前时宫体多为后倾，宫颈外口朝前且阴道内手指伸达后穹隆顶部即可触及宫体时，子宫为后屈）。

（6）扪清子宫情况后，将阴道内两指由宫颈后方移至侧穹隆，尽可能往上向盆腔深部扪诊，与此同时，另一手从同侧下腹壁髂嵴水平开始，由上往下按压腹壁，与阴道内手指相互对合，以触及子宫附件有无肿块、增厚、压痛。

若扪及肿块应注意其位置、大小、形状、软硬度、活动度，与子宫关系，有无压痛。输卵管正常不能扪及，卵巢偶可扪及。

5. 三合诊

（1）三合诊检查即腹部、阴道、直肠联合检查，一手示指放入阴道，中指放入直肠，另一手放在腹部联合检查。

（2）目的是弥补双合诊的不足，特别注意子宫后壁、直肠子宫凹陷、宫骶韧带、盆腔后部的病变，癌肿与盆壁关系，阴道直肠隔，骶前或直肠内有无病变。

6. 肠腹部诊

（1）一手示指伸入直肠，另一手在腹部配合检查，称直肠 – 腹部诊。

（2）可用于未婚、阴道闭锁或其他原因不宜进行双合诊的患者。

（四）记录

通过盆腔检查，应将检查结果按下列解剖部位先后顺序记录。

1. 外阴　发育情况，婚产式（未婚、已婚或经产术），有异常发现时详加描述，如阴毛分布、稀疏或炎症、畸形等。

2. 阴道　是否通畅，黏膜情况，分泌物量、色、性状，以及有无臭味。

3. 宫颈　大小、硬度，有无糜烂、撕裂、息肉、腺囊肿，有无接触性出血、举痛等。

4. 宫体　位置、大小、硬度、活动度、有无压痛等。

5. 附件　有无块物、增厚、压痛。若扪及包块、记录其位置、大小、硬度、表面光滑与否、活动度、有无压痛等，左右分别记录。

（石一复）

# 第二节　产科检查

## 一、早期妊娠的诊断

早期妊娠指 12 周末以前的妊娠。确诊早期妊娠主要依靠临床症状、体征和辅助检查。

### （一）症状

1. 停经　健康育龄妇女月经周期正常，一旦月经过期，应首先想到妊娠。

2. 早孕反应　约于停经 6 周开始出现头晕、乏力、嗜睡、喜酸食、流涎、恶心、晨起呕吐，至妊娠 12 周多能自行消失。

3. 乳房胀痛　多发生在妊娠 8 周以后，初孕妇明显。

4. 尿频　妊娠 10 周起，增大的前位子宫压迫膀胱所致。当妊娠 12 周以后，子宫进入腹腔，尿频症状自行消失。

### （二）体征

1. 乳头及乳晕着色，乳晕周围出现深褐色的蒙氏结节。

2. 外阴色素沉着，阴道黏膜及宫颈充血，呈紫蓝色且变软。

3. 双合诊触及子宫峡部极软，宫颈与宫体似不相连，即黑加征（Hegar sign）。

4. 双合诊触及子宫体增大变软，开始前后径变宽略饱满，于妊娠 5~6 周子宫体呈球形，至妊娠 8 周时子宫体约为非孕时的两倍。

### （三）辅助检查

1. 超声检查

（1）B 型超声：于妊娠 5 周在增大子宫轮廓中见到圆形光环（妊娠环），其中间为液性暗区（羊水），环内见有节律的胎心搏动，可确诊为早期妊娠、活胎。

（2）超声多普勒：在子宫区听到有节律、单一高调的胎心音，每分钟 150~160 次，可确诊为早期妊娠、活胎。

2. 妊娠试验　检测受检者尿液中绒毛膜促性腺激素值，采用免疫学方法，近年国内最常应用的是早孕（停经 42 日以内的妊娠）诊断试验法。

（1）方法：取受检者尿液置于尿杯中，将试纸标有 MAX 的一端浸入尿液中，注意尿液面不得超过 MAX 线。一日内任何时间均可测试，但以晨尿最佳。经 1~5 分钟即可观察结果，10 分钟后的结果无效。

（2）结果判定：在白色显示区上端仅出现一条红色线，为阴性结果，未妊娠。在白色显示区上端出现两条红色线，为阳性结果，妊娠。若试纸条上端无红线时，表示试纸失效或测试方法失败。上端为对照测试线，下端为诊断反应线，试纸反应线因标本中所含 HCG 浓度多少可呈现出颜色深浅变化。

（3）协助诊断早期妊娠的准确率高达 98%。

3. 宫颈黏液检查　早期妊娠时，宫颈黏液量少，质稠，涂片干燥后光镜下见排列成行的椭圆体。

4. 黄体酮试验　利用孕激素在体内突然消退能引起子宫出血的原理，肌注黄体酮注射液 20mg 连续 3 日，停药后 7 日内未出现阴道流血，早期妊娠的可能性很大。

5. 基础体温测定　双相型体温的妇女，停经后高温相超过 18 日不下降，早期妊娠的可能性很大。必须指出，若妇女就诊时停经日数尚少，症状、体征及辅助检查结果还不能确诊为早期妊娠时，应嘱一周后复查。

### （四）鉴别诊断

容易和早期宫内妊娠相混淆的疾病主要有：

1. 子宫肌瘤　正常妊娠和典型子宫肌瘤不难鉴别。但受精卵着床位置偏于一侧，则该侧子宫角部明显突出，使子宫表面不平及形状不对称，双合诊有可能将早期妊娠的子宫误诊为子宫肌瘤，特别是肌瘤囊性变的病例。借助 B 型超声和尿妊娠试验极易区分开。

2. 卵巢囊肿　有些早期妊娠的妇女，早孕反应不明显，双合诊因黑加征误将子宫颈部当做整个子宫，将子宫体误诊为卵巢囊肿。有些患者出现停经且伴有盆腔肿块时，易误诊为早期妊娠子宫，若仔细行双合诊，可发现卵巢囊肿多偏向一侧，活动范围较大，甚至可在一侧下腹部触及。

3. 假孕　系因盼子心切所致的幻想妊娠。在精神因素影响下，出现停经、早孕样反应，若仅依据主诉及症状描述极易误诊。双合诊检查子宫正常大，不软，尿妊娠试验阴性，可以排除妊娠。

## 二、中、晚期妊娠的诊断

中期妊娠是指第 13~27 周末的妊娠。晚期妊娠是指第28周及其后的妊娠。妊娠中期以后，子宫明显增大，摸到胎体，感到胎动，听到胎心，容易确诊。

**（一）诊断依据**

1. 有早期妊娠的经过，并逐渐感到腹部增大和自觉胎动。

2. 子宫增大，以手测宫底高度和尺测耻上子宫长度，判断与妊娠周数是否相符（表1-1）。

表1-1　不同妊娠周数的宫底高度及子宫长度

| 妊娠周数 | 手测宫底高度 | 尺测子宫长度 |
|---|---|---|
| 12周末 | 耻上2~3横指 | |
| 16周末 | 脐耻之间 | |
| 20周末 | 脐下1横指 | 18cm |
| 24周末 | 脐上1横指 | 24cm |
| 28周末 | 脐上3横指 | 26cm |
| 32周末 | 脐与剑突之间 | 29cm |
| 36周末 | 剑突下2横指 | 32cm |
| 40周末 | 脐与剑突之间或略高 | 33cm |

3. 胎动指胎儿在子宫内的活动，是胎儿情况良好的表现。孕妇多数于妊娠18~20周开始自觉胎动，胎动每小时3~5次，妊娠周数越多，胎动越活跃，但至妊娠末期胎动逐渐减少，有时在腹部检查时能看到或触到胎动。

4. 胎心于妊娠18~20周用听诊器经孕妇腹壁能够听到。胎心呈双音，速度较快，每分钟120~160次，需与其他音响相鉴别：子宫杂音、腹主动脉音、胎盘杂音均与孕妇脉搏数一致；脐带杂音与胎心率一致的吹风样低音响；胎动音及肠鸣音呈杂乱无章音响；听到胎心可确诊妊娠且为活胎。

5. 胎体在妊娠20周后经腹壁能够触清，胎头、胎背、胎臀和胎儿肢体在妊娠24周后能够区分清楚。胎头圆而硬且有浮球感；胎背宽而平坦；胎臀宽而软，形状略不规则；胎儿肢体小且有不规则活动。

**（二）辅助检查**

最常用的是B型超声，能对腹部检查不能确定的胎儿数目、胎位、有无胎心搏动以及胎盘位置有意义，也能测量胎头双顶径、股骨长度等多条径线，并可观察胎儿有无体表畸形。超声多普勒法则能探出胎心音、胎动音、脐血流音及胎盘血流音。

# 三、产前检查

**（一）定期产前检查的意义**

进行定期产前检查（包括全身检查和产科检查）的意义，在于能够全面、系统地了解和掌握孕妇及胎儿在妊娠期间的动态变化，是贯彻预防为主、保障孕妇和胎儿健康、做到安全分娩的必要措施。

1. 产前检查能全面了解孕妇在妊娠期间的健康状况，及早发现妊娠合并症，如妊娠高血压综合征，妊娠合并心脏病等，并予以合理的治疗。

2. 产前检查通过多种途径，能较全面地了解胎儿在母体子宫内的安危和胎儿的成熟程度，提供正确处理的依据，对降低围生儿死亡率和早期发现遗传性疾病、先天缺陷等，均有重要作用。

3. 产前检查能系统地掌握妊娠过程，早期发现妊娠的异常变化（如异常胎位等），及时予以纠正，并能及早决定分娩方式。

4. 产前检查能对孕妇进行必要的孕期卫生指导，使孕妇对妊娠、分娩有正确的认识，消除不必要的疑虑。

**（二）产前检查的时间**

产前检查应从确诊为早期妊娠时开始，应在妊娠12周前进行一次全面检查，填写在孕产妇保健手册（卡）上，经检查未发现异常者，应于妊娠20周起进行产前系列检查，于妊娠20、24、28、32、36、37、38、39、40周共做产前检查9次，若为高危孕妇，应酌情增加产前检查次数。

**（三）产前检查时的病史询问**

1. 年龄　年龄过大，特别是35岁以上的初孕妇，因在妊娠期和分娩期较易发生妊娠高血压综合征、胎儿畸形、产力异常等合并症或并发症。年龄过小易发生难产。

2. 职业　接触有毒物质的孕妇，应定期检测血象及肝功能。从事体力劳动、精神高度紧张工作（如建筑高空作业、汽车司机等）及高温作业孕妇，应在妊娠晚期调换工作。

3. 月经史及孕产史　问清末次月经第一日，计算出预产期，问清胎产次，既往孕产情况，有无流产、早产、死胎、死产、胎儿畸形、妊娠合并症、手术产、产前出血、产后出血、胎盘滞留、产褥感染等病史。问清末次分娩或流产的日期、处理经过及新生儿情况。

4. 本次妊娠过程　妊娠期间有无病毒感染及用药史，有无阴道流血、头晕、头痛、眼花、心悸、气短、下肢水肿等症状。

5. 既往史 着重询问有无高血压、心脏病、结核病、血液病、肝肾疾病等。询问接受过何种手术。

6. 家族史及丈夫健康状况 询问家族及丈夫有无高血压、结核病、双胎妊娠、糖尿病及遗传性疾病等。

**（四）产前检查时的全身检查**

应注意孕妇的发育、营养及精神状态，心肺情况，肝、脾、甲状腺有无肿大，双肾区有无叩击痛。化验应查血常规、血小板计数、血型、乙型肝炎病毒的两对半检查，尿常规。一年内未作胸透者，在妊娠20周以后必要时行胸部透视。此外，还应着重检查：

1. 身高与步态 身高 <140cm 应注意有无骨盆狭窄；步态异常应注意脊柱、骨盆及下肢有无畸形。

2. 体重 每次产前检查时均应测体重。从妊娠5个月起体重增加较快，但每周体重平均增加不应超过0.5kg，体重增加过快者常有水肿或隐性水肿。

3. 血压 每次产前检查时均应测血压。血压不应超过 18.7/12kPa（140/90mmHg），或不超过基础血压 4/2kPa（30/15mmHg），超过者应视为病态。在孕中期应行妊娠高血压综合征预测方法的血压检查（如平均动脉压、翻身试验）。

4. 水肿 每次产前检查时，均应检查孕妇体表有无水肿。

5. 乳房 检查乳房发育情况，有无肿块及慢性病变。注意乳头大小，有无内陷。若有乳头内陷应在妊娠期间予以纠正。

**（五）推算预产期的方法**

卵子受精是妊娠的开始。鉴于确切的受精日期无法获得，又知妊娠后不再来月经，故通常均以末次月经第一日作为妊娠开始来计算。妊娠全过程实为266日，应加14日相当于9个月零7日。为了能预先计算出分娩的可能日期，每位孕妇均应确切知道自己的预产期。

1. 一般方法 推算预产期的方法为月份减3（末次月经第一日的月份在4月份及以后者）或加9（末次月经第一日的月份在4月份以前者），若超过12月需增加1年。日数加7，日数超过该月份的日数需进位1个月。

2. 其他方法 若孕妇已记不清末次月经第一日的日期，或于哺乳期无月经来潮而受孕者，可根据早孕反应出现的日期或胎动开始出现的日期估计。

（1）根据早孕反应出现的日期估计预产期：早孕反应多数出现在停经6周左右，预产期该在早孕反应开始出现日期再加上34周（34×7=238日）。举例：孕妇只知早孕反应开始出现日期为1998年4月8日，估算：4月余22日，5月31日，6月30日，7月及8月均31日，9月30日，10月31日，11月30日，12月加2日共238日，故估计预产期为1998年12月2日。

（2）根据胎动开始出现的日期估计预产期：初孕妇胎动开始出现在停经20周（经产妇则以18周居多）时，预产期该在胎动开始出现日期再加上20周（20×7=140日）。举例：孕妇只知胎动开始出现日期为1998年4月8日。估计：4月余22日，5月31日，6月30日，7月31日，8月加26日共140日，故估计预产期为1998年8月26日。

必须指出，上述推算或估计预产期的方法均属概算，与实际分娩日期可能有1~2周的出入。

**（六）胎儿大小的估计**

正确估计胎儿大小，对判断胎儿是否成熟以及提高新生儿存活率，具有重要意义。估计胎儿大小的常用方法有：

1. 以子宫增大程度估计胎儿大小 单胎、羊水量正常的胎儿大小，与子宫增大程度通常是一致的，故可以利用子宫增大程度是否与妊娠周数相符来估计胎儿大小，主要方法有：

（1）手测宫底高度的方法：宫底高度是指以子宫底部与耻骨联合、脐或剑突的距离估计妊娠周数，借以判断胎儿大小，详见表3-1。

（2）尺测耻上子宫长度的方法：以软尺测量耻骨联合上缘至子宫底的弯曲长度估计妊娠周数，借以判断胎儿大小，详见表3-1。也可用下述公式计算：子宫长度 = 妊娠周数 ×5/6。

2. 外测量法估计胎儿大小 此法较上法更准确些。主要是测量胎儿坐高径。坐高径是指屈曲姿势的胎儿头顶至臀部尖端的距离。足月胎儿的坐高径为 24~25cm，约为胎儿身长的一半。以特殊的骨盆计一端伸入孕妇阴道内达先露部胎头顶端，另一端置于腹壁上子宫底顶点。将实测数值加倍后，再减去腹壁软组织厚度2cm即为胎儿身长。胎儿身长除以5即为妊娠月份。其公式为：

$$胎儿身长 = 胎儿坐高径（cm）×2$$
$$妊娠月份 = 胎儿身长 ÷5$$

举例：测得胎儿坐高径值为20cm，乘以2为40，减去2为38，再除以5为76个月，此胎儿约为妊娠30周。

3. B型超声测量胎头双顶径值估计胎儿大小　是近年最常用的方法,其优点是简便、安全、准确度高。胎头各径线的增长与胎儿体重的增加是一致的,其中以胎头双顶径更有价值。已知胎头双顶径(BPD)值 >8.5cm,约有 90% 的胎儿体重 >2500g,>8.7cm 时约有 98% 的胎儿体重 >2500g,故通常以 BPD 值 8.7cm 作为胎儿成熟的标准。此法另一优点是能够连续测量,于妊娠 28 周以后,每周 BPD 值约增加 2mm,若增加数值 <1.7mm 则可判断为低体重儿。B型超声测得 BPD 值后,按下列公式计算出胎儿体重的近似值。

Thompson 公式:BPD 值(cm)× 1060-6675(误差 ±480g)

Hellman 公式:BPD 值(cm)× 722.2-3973(误差 ±382g)

Kohorn 公式:BPD 值(cm)× 623-2569(误差 ±382g)

Sabbagha 公式:BPD 值(cm)× 933.1-5497.8(误差 ±404g)

中泽忠明公式:BPD 值(cm)× 838.3-4411(误差 ±654g)

简便计算公式Ⅰ:BPD 值(cm)× 900-5200

简便计算公式Ⅱ:BPD 值(cm)× 370

值得注意的是,上述各法均有误差。随着孕周的增加,绘制出 BPD 值增长曲线,若能和子宫长度曲线、母体体重曲线相对照,更能较准确地推测出胎儿大小。

### (七)四步触诊法

产科检查通过四步触诊法,能够检查子宫大小、胎产式、胎先露、胎方位,以及先露部是否衔接。在做前 3 步手法时,检查者面向孕妇;在做第 4 步手法时,检查者应面向孕妇足端。

第 1 步手法:检查者双手置于子宫底部,向下稍加按压,了解子宫外形并摸清子宫底高度,估计胎儿大小与妊娠周数是否相符。然后用双手指腹触摸,判断子宫底部的胎儿部分是胎头还是胎臀。若为胎头,则圆而硬,容易推动且有浮球感(用手指经腹壁或经阴道轻轻触动胎儿某部分,得到胎儿漂动又回弹的感觉),仔细触摸有时能触到胎头与胎背之间有一沟状区域,推动胎头时胎背不动。若为胎臀则较宽且软,形状略不规则,活动度不大,推动胎臀时胎身也随之而动。若为肩先露,子宫底高度较妊娠月份低,宫底处空虚,摸不到胎头或胎臀。

第 2 步手法:检查者两手分别放于腹部两侧。一手固定,另一手轻轻向对侧深按。两手交替操作,仔

细分辨胎背和胎儿肢体的位置。若触及平坦饱满部分为胎背并需确定胎背方向——向前、侧方或向后,若触及高低不平、可变形部分则为胎儿肢体,有时可以感觉到胎儿肢体在活动。

第 3 步手法:检查者右手拇指与其余四指分开,放在耻骨联合上方握住先露部,再次复核是胎头或胎臀,并左右推动判断是否衔接。根据胎头与胎臀形态不同加以区别。若胎先露部未入盆可被推动,若已衔接则不能被推动。

第 4 步手法:检查者的两手分别放在先露部的两侧,沿着骨盆入口方向向下深插,核对先露部入盆程度。完全入盆时,若胎先露为胎头,在两手下插过程中,一手可顺利进入骨盆入口,另一手被胎头隆起部阻挡不能继续深插,该部位称为胎头隆突。若与胎儿肢体同侧有阻挡,为胎头处于俯屈位置的枕先露,胎头隆突为额骨。若与胎背同侧有阻挡,为胎头处于仰伸位置的面先露,胎头隆突为枕骨。

通过产科检查四步触诊法对胎先露部是胎头还是胎臀难以确定时,可行肛诊、B型超声协助诊断。

### (八)骨盆外测量

骨盆大小及形状是决定胎儿能否经阴道分娩的重要因素之一,故骨盆测量是产前检查不可缺少的项目。骨盆外测量虽不能直接测量出骨盆内径,但可以从骨盆外测量各径线的比例中,间接判断骨盆大小及形态,由于操作简便,临床至今仍广泛利用,使用骨盆测量器测量以下 6 个径线和耻骨弓角度。

1. 髂棘间径　测量两髂前上棘外缘的距离,正常值为 23 ~ 26cm。

2. 髂嵴间径　测量两髂嵴最宽外缘的距离,正常值为 25 ~ 28cm。以上两径线能间接推测骨盆入口横径长度。

3. 粗隆间径　测量两股骨粗隆外缘的距离,正常值为 28 ~ 31cm。此径线能间接推测中骨盆横径长度。测量上述 3 条径线时,孕妇均取伸腿仰卧位。

4. 骶耻外径　孕妇取左侧卧位,右腿伸直,左腿屈曲。测量第 5 腰椎棘突下至耻骨联合上缘中点的距离,正常值为 18 ~ 20cm。第 5 腰椎棘突下相当于米氏菱形窝的上角,此径线能间接推测骨盆入口前后径长度,是骨盆外测量中最重要的径线。骶耻外径值与骨质厚薄相关,此值减去 1/2 尺桡周径(围绕右侧尺骨茎突及桡骨茎突测得的前臂下端周径)值,即相当于骨盆入口前后径值。

5. 坐骨结节间径　取仰卧位，两腿弯曲，双手抱双膝。测量两坐骨结节内侧缘的距离，正常值为8.5～9.5cm。也可用检查者拳头测量，若其间能容纳成人手拳，则大于8.5cm即属正常。此径线直接测得骨盆出口横径长度。若此径值<8.5cm时，应测量出口后矢状径。

6. 出口后矢状径　检查者将戴指套的右手示指伸入孕妇肛门后，指腹向骶骨方向，拇指置于孕妇体表骶尾部，两指共同找到骶骨尖端，尺放于坐骨结节径线上，汤姆斯出口测量器一端放于坐骨结节间径的中点，一端放在骶骨尖端处，看测量器刻度数字即是出口后矢状径长度，正常值为8～9cm。出口后矢状径不小，能弥补坐骨结节间径稍小。只要出口后矢状径与坐骨结节间径之和>15cm时，表示骨盆出口无明显狭窄。

7. 耻骨弓角度　用两手拇指指尖斜着对拢，放于耻骨联合下缘，左右两拇指平放在耻骨降支上。测量两拇指间的角度即耻骨弓角度，正常值为90°，<80°为不正常。此角度能反映骨盆出口横径长度。

**（九）骨盆内测量**

骨盆内测量能较准确地经阴道测知骨盆大小，对估计骨盆类型较骨盆外测量更有价值。适用于骨盆外测量有狭窄者，或临床怀疑有头盆不称者。测量时孕妇取截石仰卧位，外阴部消毒，检查者戴消毒手套，涂润滑油，动作要轻柔，主要测量的径线有：

1. 对角径　测量骶岬上缘中点至耻骨联合下缘中点的距离，正常值为12.5～13.0cm。此值减去1.5～2.0cm即为骨盆入口前后径长度又称真结合径。测量方法：检查者一手示、中指伸入阴道，用中指尖触骶岬上缘中点，示指上缘紧贴耻骨联合下缘，另手示指正确标记此接触点，抽出阴道内的手指，测量中指尖至此接触点的距离即为对角径。若测量时，阴道内的中指尖触不到骶岬上缘，表明对角径>12.5cm。

2. 坐骨棘间径　测量两坐骨棘间的距离，正常值为10cm左右。测量方法：以一手示、中指放入阴道内，分别触及两侧坐骨棘，估计其间的距离。准确的方法是用中骨盆测量器。伸入阴道内的左手示、中指稍压阴道后壁，右手将测量器合拢放入，在阴道内手指的引导下张开测量器，将两端分别固定在坐骨棘上，读出的厘米数即坐骨棘间径长度。

3. 坐骨切迹宽度　测量坐骨棘与骶骨下部间的距离，即骶棘韧带长度，代表中骨盆后矢状径。将阴道内示、中指并排放于骶棘韧带上，若能容纳3横指（约5.0～5.5cm）为正常，若小于2横指提示中骨盆狭窄。

# 第三节　小儿妇科检查

## 一、适应证

1. 8岁之前有阴道流血，乳房发育。
2. 16岁尚未月经初潮。
3. 闭经、严重痛经。
4. 月经不规则，量多、量少。
5. 白带多，异常。
6. 外阴生殖器外观异常，男女性别难分。
7. 外阴瘙痒、炎症、溃疡、外伤。
8. 下腹触及肿块或经常下腹部疼痛。
9. 急腹痛。
10. 腹部逐渐膨大

## 二、小儿妇科检查法

**（一）病史询问**

**（二）妇科检查方法**

腹部-肛门检查法：幼女、少女及未婚女性。

腹部-阴道检查法：适用已有性生活史女性。

腹部-阴道-肛门检查法：适用已有性生活史女性，少数患者因车祸引起外阴及阴道损伤、大出血等必须行阴道检查。

少数根据病情需要做阴道检查者：①如不取出异物，症状不能消除，疾病不能治愈者；②怀疑有阴道恶性肿瘤者。

（以上均需征得家长和本人同意）

常需麻醉下检查

常用的体位有改良的截石位、蛙腿位、胸膝卧位和膀胱截石位。具体位置根据不同年龄、不同理解能力而定。

**（三）B超**

**（四）X线——腹部平片、盆腔充气造影、阴道造影、子宫输卵管造影、颅骨摄片**

**（五）细胞学检查**

**（六）内分泌检查**

**（七）CT，MRI**

**（八）阴道探针**

**（九）小窥镜**

**（十）高倍放大镜**

**（十一）阴道内镜**

（十二）**染色体、染色质检查**

（十三）**手术诊断**（病检、腹腔镜、剖腹探查）

（十四）**病理检查**

## 三、儿童与青少年妇科的检查器械

阴道窥器（检查阴道），宫腔镜，耳鼻喉镜，膀胱镜，灭菌玻璃管，塑料管，吸管，探针，细长头部圆钝镊子，棉签。

（石一复）

# 第二章

# 阴道分泌物检查

## 第一节 阴道 pH 测定

### 一、原理

阴道内容物主要为白带，故阴道 pH 取决于白带。白带主要含有阴道上皮脱落细胞、白细胞、阴道正常菌群。阴道上皮脱落细胞随月经周期而改变。在排卵前期，受高水平雌激素的影响，阴道上皮增生、成熟，并含有丰富的糖原，在阴道内乳酸杆菌的作用下酸度较高；排卵后至月经来潮前，因受孕激素的影响，阴道上皮细胞糖原含量减少并脱落，阴道酸度下降，但正常的阴道环境酸性约 pH≤4.5（多在 3.8~4.4）。另外，由于经血的稀释作用，经后阴道 pH 可以接近中性。阴道 pH 是阴道自净作用的重要方面，是人体防御外阴阴道炎症的重要机制之一。乳酸杆菌在正常阴道菌群中占优势，维持阴道菌群中起关键作用。当阴道菌群失调时，阴道 pH 随之改变。

### 二、取材方法

患者取膀胱截石位，以窥阴器暴露宫颈，用吸管或棉签取后穹隆处分泌物涂于 pH 试纸上，比照试纸表进行检查。

### 三、临床应用及意义

#### （一）细菌性阴道病

乳杆菌（乳酸杆菌）减少而其他细菌（加德纳菌、厌氧菌）大量繁殖，致 pH 上升大于 4.5（多为 5.0~5.5）。

#### （二）念珠菌性阴道炎

长期应用抗生素改变了阴道菌群的相互制约作用导致念珠菌类的大量生长，阴道 pH 在 4.0~4.7 左右。

#### （三）滴虫性阴道炎

滴虫能消耗和吞噬阴道上皮细胞内的糖原，阻碍乳酸生成。滴虫在 pH 5.0 以下或 7.5 以上的环境中则不生长，滴虫性阴道炎患者阴道 pH 一般在 5~6.6，多数 >6.0。

#### （四）老年性阴道炎

绝经后的老年妇女，雌激素水平低下，阴道壁萎缩变薄，阴道上皮细胞内糖原含量减少，故阴道 pH 升高，局部抵抗力降低，致病菌易入侵繁殖引起炎症。

pH 对 BV 诊断灵敏度可达 90%，但特异性低，为 60%，老年性阴道炎 pH 普遍上升，但上升幅度不大，大多为 4.5~5，宫颈炎、老年性阴道炎，除非有严重菌群失调，否则 pH 无明显改变，VVC 阴道分泌物 pH 一般较低。

（石一复）

## 第二节 阴道清洁度检查

### 一、原理

正常情况下，阴道上皮细胞随月经周期中雌、孕激素的作用，发生周期性变化，特别是表层细胞，细胞内富含糖原，糖原分泌后，经寄生于阴道内的阴道杆菌的作用将其分解为乳酸，使阴道内 pH 保持为 4.5 的酸性环境，从而抑制致病菌的繁殖，故正常阴道液有自净或灭菌作用。当生殖道有炎症或 pH 上升时，阴道内环境即发生改变，出现大量杂菌和白细胞。根据阴道液中阴道杆菌的存在与否，以及杂菌和白细胞的多少，对阴道液的清洁程度进行分度称为阴道清洁度。

## 二、取材方法

患者取膀胱截石位，以窥阴器暴露宫颈，用吸管或棉签取后穹隆处分泌物涂于玻片上，即可进行检查。

## 三、结果判断

根据阴道液中杂菌及白细胞的多少，将其分为4度：

1度：镜下见大量阴道杆菌及上皮细胞，无杂菌及白细胞，视野背景清洁，属正常阴道分泌物。

2度：阴道杆菌及上皮细胞中等量，可见少量杂菌和白细胞，仍属正常阴道液，见于经产妇宫颈口松弛者。

3度：镜下见较多杂菌及白细胞，仅见少许阴道杆菌及上皮细胞，表明有炎症存在。

4度：镜下见大量杂菌及白细胞，仅见少许上皮细胞，无阴道杆菌，常表明有阴道炎症或较重的宫颈炎。

## 四、临床应用及意义

于妇科或计划生育经阴道手术前，阴道清洁度应为常规检查内容之一，如阴道涂片检查属第3或4清洁度时，应考虑可能有其他病原体存在，必须首先进行病因治疗，待炎症痊愈后方可进行手术。

（石一复）

# 第三节 阴道分泌物酶谱检查

念珠菌外阴阴道炎（VVC）、老年性阴道炎（SV）、细菌性阴道病（BV）者阴道分泌物中乳酸脱氢酶（LDH）和过氧化物酶活性下降；滴虫性阴道炎 LDH 和过氧化物酶轻度下降；慢性宫颈炎 LDH 活性明显减低；BV 者阴道分泌物中唾液酸苷酶较正常增加 10～100 倍，脯氨酸氨肽酶也明显增加；SV 脯氨酸氨肽酶明显增加；滴虫性阴道炎，脱氨酰蛋白酶增加。

## 一、常用阴道生化标志物检测及意义

有关研究和临床诊断的阴道生化标志物已有 100

余种，主要分为：①阴道微生物评价；②病原微生物进展与增殖水平评价；③阴道宿主细胞反应水平的评价。

按测定项目性质可分为：①阴道分泌物酶活性测定；②胺类测定；③脂肪酸及其比例测定；④$H_2O_2$ 测定；⑤pH。

## 二、阴道分泌物酶活性测定

1. 乳酸脱氢酶（LDH） 乳杆菌合成的一种胞外酶，可用于阴道微生态的评价，育龄妇女 LDH 活性在 10U/ml 以上，阴道感染时 LDH 活性下降，以 SV 和 BV 为明显，LDH 对 BV 诊断符合率为 82%，SV 为 76%，VVC 和滴虫性符合率差。

2. 透明质酸酶 反映阴道黏膜损伤，致病微生物进居的酶，各种阴道炎时此酶活性持续升高。

3. 脯氨酸氨肽酶 对 BV 诊断使用较广泛的一种酶，主要反映阴道微生物进居和繁殖，此酶由加德纳菌、动弯杆菌等合成，在 BV 早期感染此酶即高，急性期可超过正常 1000 倍，对 BV 的诊断特异性、敏感性 >80%，SV 诊断灵敏度可达 95%，特异性约 70%，滴虫感染和 VVC 临床价值不确定。

4. 唾液酸苷酶（SNA） 是加德纳菌、厌氧菌、动弯杆菌合成的胞外酶，目前临床使用最普遍的一种（国内有 30 余家厂生产），SNA 测定大多采用靛青反应（BV-Blue），有假（+）。

5. 白细胞酯酶（LE） 检测衣原体和淋球菌敏感度 54%～97%，特异性 36%～95%，LE 显色临界值为 10U/ml，大约相当 15/HP 的细胞破坏。

6. 胱氨酰蛋白酶 为原虫合成分泌的一种胞外酶，对滴虫感染诊断特异性 92%，灵敏度 88%。

7. 门冬酰氨酶（ASP） 是念珠菌合成分泌的一种胞外酶，会造成阴道黏膜损伤，所有阴道念珠菌感染分泌物中均可检测到 ASP，亚急性检出率 80% 左右，与培养的符合率为 84%～96%，对 VVC 有较高诊断价值。

## 三、阴道内细菌代谢产物测定及意义

1. $H_2O_2$ 阴道乳杆菌产生的一种杀菌物质，对阴道致病菌的定居、增殖、维持阴道微生态有重要作用，阴道分泌物中 $H_2O_2$ 浓度和杆菌数量成正比，产生 $H_2O_2$ 乳杆菌为优势的妇女，患各种阴道炎机会很少。

2. 短链脂肪酸 阴道分泌物中短链脂肪酸以乳

酸为主，阴道感染时脂肪酸变化为乳酸减少或消失，国外阴道分泌物中乳酸测定十分普遍，乳酸浓度测定可用于阴道微生态评价。

3. 胺类测定 正常阴道分泌物中只能检出少量精胺等胺，阴道感染时分泌物中可检出大量单胺、腐胺、尸胺等，是分泌物产生异味的主因，BV致病菌产生三甲胺，分泌物有鱼腥味，滴虫致病菌产生腐胺，分泌物有臭味。胺类测定（除三甲胺外）特异性差，国外极少单独使用，但我国许多地方用总胺测定一项指标诊断BV，实为不合理。

## 四、使用阴道生化标志物测定的注意事项

1. 不宜单项生化指标作出有病或无病的诊断。

2. 应采用几种组合方式测定

反映阴道生态菌/反映致病微生物进居、增殖/宿主细胞反应联合测定，欧美生化乳酸/SNA/LE，我国生化BV-set、pH/三甲胺/LE。

反映阴道生态/多项反映致病微生物进居、增殖联合测定，$H_2O_2$/SNA/胺，乳酸/脯氨酸氨肽酶/胺。

多项反映阴道生态微生物进居、增殖指标联合测定：

滴虫——蛋白酶/透明质酸酶 联合测定试盒

念珠菌——门冬酰胺蛋白酶/琥珀酸测定试盒

BV——三甲胺/唾液酸苷酶测定试盒

我国研制BV-set，$H_2O_2$/白细胞脂酶/唾液酸苷酶联合试盒，可同时测定阴道微生态/病原体进居、增殖/阴道宿主细胞水平，理论上是最佳组合，可有8种结果解释。

## 五、BV-set三项检查的结果解释（表2-1）

表2-1 BV-set三项检查

| | $H_2O_2$ | SNA | LE | 临床意义 |
| --- | --- | --- | --- | --- |
| 1 | − | − | − | 无致病菌感染 |
| 2 | − | − | + | 宫颈炎早期 |
| 3 | − | + | − | BV致病菌早期感染 |
| 4 | + | + | − | BV |
| 5 | + | − | − | 月经期、阴道冲洗后，阴道生态平衡破坏 |
| 6 | − | + | + | BV感染早期，可能有混合感染，如宫颈炎 |
| 7 | + | − | + | 其他生殖道感染，如宫颈炎 |
| 8 | + | + | + | BV，预后不良 |

## 六、取材要求

1. 取材前24小时内，应无性交，无盆浴，无阴道冲洗，48小时内未使用阴道润滑剂，阴道"兴奋剂"等。

2. 取材部位准确——阴道后穹隆部，一支棉签取堆积脓液，一支棉签取其他部位，BV在子宫口取材阳性率100%，阴道口为29%。

3. 标本量足够，棉签应大一些，在取材部旋转并停留20秒以上，吸取更多标本。

4. 正确保留，及时检查。对酶测定标本在2~8℃，保留不宜>2天。

（石一复）

# 第三章

# 子宫颈常用检查

## 第一节 子宫颈肿瘤细胞学检查

宫颈细胞学已成为妇科常规检查的内容之一，且为防癌普查首选的初筛工具。我国从 20 世纪 50 年代初引进，经 40 余年来的实践，国内对宫颈癌的普查中均广泛使用。癌的细胞学阳性确诊率可达 90% 以上。

### 一、正确的宫颈细胞学检查

正规的子宫细胞检查，宜在非月经期或无明显阴道出血的情况下进行，受检者排空膀胱后，取膀胱截石位，外阴清洁后，放置窥阴器暴露子宫颈，用棉签擦去分泌物和黏液，采用 Acellen 宫颈双取器或传统小脚板取材。因宫颈异常多发生在宫颈外口附近的鳞柱状上皮交界处或宫颈管内膜，所以常规在宫颈外口鳞柱状上皮交界处取材，绝经前、后的妇女或宫颈局部治疗后，鳞状上皮交界上移，更应重视宫颈管部位的取材，故目前主张二份涂片，即同时取宫颈及颈管涂片，必要时重复涂片，有助提高涂片质量和细胞学阳性率。

用消毒的 Acellen 子宫颈双取器或传统小脚板，在宫颈上和颈管内口鳞柱状上皮交界处轻刮一周，其用力程度是刮一圈宫颈后，见宫颈表面似有渗血状，已足够，此时刮片上有较多可供镜检的细胞。

刮片即在清洁、编有号码的玻片上涂布，其正确的涂布是刮片与玻片呈 45°，由玻片的左边向右方向，用力均匀的、单方向的按次涂布，切勿用刮片在玻片上作来回重复涂布，以免细胞破坏、重叠或卷边，影响镜检。

涂片后立即将玻片放入 95% 酒精容器内，使细胞固定，染色后即可检查。

对宫颈萎缩（或治疗后宫颈）颈管取材困难时，可改用小戟式刮板、塑料毛刷及一次性使用的宫颈、颈管涂擦器取材。

### 二、宫颈细胞诊断报告的方式

我国目前所用的细胞学报告方式主要为 1978 年杨大望主持制定的以巴氏五级分类为主体的细胞学涂片诊断标准，具体方式：

Ⅰ级：未见异常细胞，基本正常。

Ⅱ级：见有异常细胞，但均为良性。包括：

轻度（炎症）：核异质细胞，变形细胞等。

重度（癌前）：核异质细胞，属良性，需定期复查。

Ⅲ级：见有可疑恶性细胞，包括：

性质不明的细胞。

细胞形态明显异常，难于肯定良恶性质，需近期复查核实。

未分化的或退化的可疑恶性细胞与恶性裸核。

Ⅳ级：见有待证实的癌细胞（有高度可疑的恶性细胞）。细胞有恶性特征，但不够典型；或典型而数目太少，需要证实。如高度可疑的未分化的癌细胞，或少数低分化的癌细胞。

Ⅴ级：见有癌细胞，细胞恶性特征明显，或低分化的癌细胞。

但刘树范等认为巴氏分类法虽能够表达对恶性程度的诊断，但已难以适应目前科技发展和国际交流，建议以 TBS 为基础，对宫颈和阴道细胞学诊断，以描述性方式报告，TBS 的诊断描述方式如下：

1. 良性细胞改变

（1）感染

1）滴虫性阴道炎。

２）形态符合念珠菌属。

３）球杆菌占优势，形态符合阴道变异菌群（阴道嗜血杆菌）。

４）杆菌形态符合的放线菌属。

５）细胞改变与单纯疱疹病毒有关。

６）其他（核周空穴细胞及不典型核周空穴细胞，细胞改变符合 HPV 感染，包括在 LSIL 内）。

（２）反应性改变，与下列因素有关

１）炎症（包括不典型修复）。

２）萎缩性阴道炎。

３）放射治疗。

４）IUD。

５）其他。

２. 上皮细胞改变

（１）鳞状上皮细胞

１）ASCUS（可能为反应性或可能为新生物）。

２）LSIL（HPV 感染，轻度不典型增生，CIN$_1$ 级）。

３）HSIL（中度和重度不典型增生，原位癌，CIN$_2$ 级，CIN$_3$ 级）。

４）鳞状上皮细胞癌。

（２）腺上皮细胞

１）子宫内膜细胞（细胞学良性，绝经后）。

２）AGUS。

３）宫颈腺癌。

４）子宫内膜腺癌。

５）子宫外腺癌。

（３）其他恶性新生物

宫颈细胞学检查也可出现假阳性或假阴性，分析造成其原因与取材未按正规要求，制片及染色技术欠佳，细胞学检测人员的主观因素及不良取材时期（如炎症状态）等因素有关，努力克服上述各种因素，是提高诊断正确的关键。

## 三、宫颈正常细胞及癌细胞在宫颈涂片中的形态特征

### （一）正常上皮细胞的形态特征

宫颈涂片中正常上皮细胞应包括复层鳞状上皮细胞和柱状上皮细胞。

１. 鳞状上皮细胞　其各层细胞的特征见表 3-1。

影响鳞状上皮各层细胞在涂片中出现的因素有以下几点：

（１）年龄因素，婴儿出生 2 周后、儿童和绝经后老人的涂片以鳞状上皮底层细胞为主。

表 3-1　正常鳞状上皮细胞的特征

| 特征标准 | 基底层 | 附基底层 | 中层 | 表层 |
| --- | --- | --- | --- | --- |
| 大小 | 8～10μm | 15～20μm | 30～60μm | 40～60μm |
| 形状 | | | | |
| 　多角形 | 0 | 5% | 85% | 75% |
| 　卵圆形 | 5% | 40% | 10% | 20% |
| 　圆　形 | 95% | 55% | 5% | 5% |
| 排列 | | | | |
| 　单个 | 90% | 60% | 80% | 90% |
| 　片状 | 90% | 40% | | |
| 胞浆量 | 缺乏 | 适量 | 适量 | 丰富 |
| 巴氏染色 | 深蓝色 | 蓝色 | 丰富 | 粉或橘黄色 |
| 浆中空泡 | 无 | 偶见 | 蓝或粉色 | 无 |
| 核浆比例 | 8：10 | 5：10 | 2：10 | 1：10 |
| 核大小 | 7～9μm | 8～13μm | 10～12μm | 5～7μm |
| 核形状 | 圆形 | 圆或卵圆形 | 圆或卵圆形 | 圆形 |
| 核染色质 | 颗粒状 | 颗粒状 | 颗粒状 | 固缩状 |
| 核仁 | 难见到 | 偶见 | 偶见 | 难见到 |

注：来自：连利娟．林巧稚妇科肿瘤学．北京：人民卫生出版社，2000

婴儿出生一周内和生育期年龄、妇女涂片中以表层细胞占优势。更年期涂片中可能出现表、中、底层细胞混合，也可能以中层细胞最多。

（２）月经周期影响：排卵期以表层细胞平铺稀排为特征，呈多边形大方块。排卵后期表层细胞浆可能折叠或卷曲，许多细胞成堆，胞浆着色不够鲜艳。

（３）内分泌因素的影响：卵泡素促进细胞增生，使上皮趋向成熟，促进角化。黄体素促进中层细胞增生、促进其脱屑，抑制细胞角化。

（４）环境因素：机械因素如性交或阴道冲洗可促进细胞角化、促进细胞脱屑。炎症可改变阴道内环境酸碱度不平衡，刺激细胞角化和脱屑。

２. 柱状上皮细胞　各类正常柱状细胞的特征见表 3-2。

影响柱状上皮的因素有：

（１）年龄因素：老年人涂片中的柱状上皮细胞多拥护成堆，细胞小而深，胞浆量减少。

（２）内分泌因素影响卵泡素可促使颈管细胞呈高柱状。

（３）炎症使黏液细胞矮胖，促使纤毛柱状细胞多核。

表 3-2　各类正常柱状细胞的特征

| 特征 | 储备细胞 | 颈管细胞 |
|---|---|---|
| 大小 | 8～10μm | 10～25μm |
| 形状 | 卵圆形 | 圆柱状 |
| 排列 | 60% 片状 | 50% 片状 |
| 纤毛 | 无 | 偶见 |
| 胞浆量 | 较少 | 丰富 |
| 胞浆染色 | 蓝 | 蓝 |
| 胞浆空泡 | 细小 | 较大 |
| 核浆比 | 5：10 | 3：10 |
| 核大小 | 7～12μm | 9～20μm |
| 核形状 | 95% 圆或卵圆 | 95% 圆或卵圆 |
| 核染色质 | 中颗粒状 | 颗粒状 |
| 多核 | 罕见 | 常见 |
| 核仁 | 不 | 明显 |

注：来自：连利娟．林巧稚妇科肿瘤学．北京：人民卫生出版社，2000

### （二）良性改变细胞的特征

1. 感染和炎症时宫颈上皮的特征　鳞状上皮细胞现出现核周空晕。胞浆空泡。并可见核碎裂、核皱缩、双核、多核和核溶解。涂片中底层细胞出现增多。核增大、染色质多而粗，核浆比例轻度失常（轻度增生细胞）。而柱状上皮可发生细胞增大，边界模糊、浆内空泡。核增大，双核或多核，核染色质增粗和核仁明显。可见裸核，大小不一致。

2. 化生细胞的特征　在未成熟细胞中可见细胞大小与鳞状上皮外底层细胞相似，多为成片出现，典型排列为铺砖式；细胞边缘可见小突起，胞浆中常见空泡形成；胞核圆或卵圆形，核形规正，核染色质细颗粒状，分布均匀，一般不见核仁。而成熟细胞的特征为，细胞形状不规则，出现胞浆锐角突起，如蜘蛛状、纤维状、梭形等；胞浆蓝染，较透明，可能有空泡；胞核呈圆或卵圆形，染色质细颗粒状。

## 四、宫颈上皮内瘤变（CIN）和鳞状上皮内高、低度病变（SIL）的细胞形态特点

### （一）宫颈上皮内瘤变（CIN）的细胞形态学特征

CIN Ⅰ级：中表层鳞状上皮细胞核增大不超过胞核总面积 1/3，染色质细颗粒状并分布均匀，轻度深染。

CIN Ⅱ级：中表层细胞大小不够一致。出现底层细胞。少数细胞可能拉长或变形，胞浆嗜碱性。胞核增大，多为圆或卵圆形，有时拉长或不规则形，核染色质分布均匀，轻到中度深染，核仁不常见。核浆比增加，核占据不到细胞总面积的一半。不典型湿疣的一般性细胞学改变类似 CIN Ⅱ级。

CIN Ⅲ级：包括重度不典型增生或原位癌。细胞大小与基底层细胞差不多。胞浆一般较少，可见胞浆的小缘紧紧围绕着核。细胞圆或卵圆形，常常拉长或不规则形。胞核增大至少占据细胞总面积的 2/3，核染色质增加并为粗颗粒状，但分布均匀。有时见到嗜伊红核仁，有时出现细胞大小一致和形状不规则，可能发现奇形怪状细胞伴深染的核，使之与浸润癌鉴别诊断困难。

### （二）SIL 形态特征

低度 SIL 见 CIN Ⅰ级细胞特征。高度 SIL 见 CIN Ⅱ、Ⅲ级描述。

## 五、宫颈癌细胞的形态学特征

### （一）原位癌的细胞学特征

癌细胞单个散在为多。背景中一般伴有多量重度增生细胞，比浸润癌大，比增生细胞小，形状圆形或卵圆形，其次多角形，癌细胞浆嗜蓝，细胞核增大明显，呈圆形和卵圆形，核染色质以粗颗粒占优势，核染色质常常聚集核边，核中央似乎淡染，核仁较少见。核浆比例失常或明显倒置，涂片背景特点为，癌性背景少见。炎性细胞和炎性退变细胞可能见到多量，也可能背景明朗干净。陈旧性红细胞较少见。

### （二）角化性鳞癌

单个角化癌细胞约出现 50%，成团或成片癌细胞占 30%，可见癌珠约 2%，癌细胞大小相差悬殊。细胞形状多样化，多为扁平形、圆形和多边形。癌细胞的形状取决于肿瘤的成熟度和涂片技术，胞浆比较丰富，细胞核大小不等，常为正常鳞状上皮细胞核的 2～10 倍，核染色质约一半呈不规则状分布。涂片背景常常出现炎性细胞、红细胞、纤维素、胞浆碎片和嗜酸性颗粒状蛋白沉积。现炎性细胞、红细胞、纤维素、胞浆碎片和嗜酸性颗粒状蛋白沉积。

### （三）非角化型鳞癌

涂片中可能出现多量癌细胞，细胞分化差，多单个散在分布，胞浆量多少不等，一般嗜蓝而没有角化倾向，癌细胞呈圆形或不规则形，核染色质呈不规则块状分布。核仁可能大并且明显，其形状和大小以及数目相差很大，涂片背景常见多量退变细胞碎片，红

细胞和蛋白沉积物，即癌性背景明显。

**（四）小细胞型鳞癌**

涂片中可见多量癌细胞，多为散在分布，癌细胞比前两者小，癌细胞为圆或卵圆形，胞浆中可见细小空泡，有些癌细胞难以见到胞浆，胞核不规则或卵圆形。核染色增多，分布不均匀，核仁大小和形态相状悬殊，偶见正常或病理性核分裂象，涂片背景"脏"，癌性背景明显。

（石一复）

# 第二节　计算机辅助细胞学检测系统（CCT）及TBS

PAPNET 计算机辅助细胞学诊断系统（PAPNET computer-assisted cytology test，简称 PAPNET CCT）或称神经网络辅助分析系统（neural network-assisted analysis，简称 NNA，or interactive neural network-assisted screening，简称 INNA）是近年来美国计算机细胞病理学两方面专家协作创立的高科技图像分析仪器，将电脑细胞描述和先进人工智能脑神经网络模拟的技术，辅助细胞病理学家对宫颈涂片进行诊断。

CCT 用于子宫颈涂片的筛查，我国于 1995 年开始在国内一些单位采用。CCT 是用人工智能高科技自动读片、初筛，每张涂片自动选出 128 个最有可能异常的细胞，供细胞学专职人员辨认，核实后做出最后的诊断。资料且可储存，供日后对比或系统观察。这一方法问世，克服了因视觉疲劳而造成的细胞学专职人员发生的误诊。CCT 涂片在取材、固定、染色方面与巴氏涂片无异样。

北京协和医院妇产科细胞室 1995 年采用 CCT 检测方式，其敏感性为 98.8%，特异性为 90.9%，与文献报道接近。宫颈脱落细胞学检查，无论是传统的光学显微镜还是用 CCT 检测宫颈病变诊断均是十分有价值的。CCT 更是克服了传统方法的缺点，提高了准确性及工作效率，可谓细胞学领域内的重大革新。

## 一、妇科细胞学计算机辅助诊断的应用

主要寻找常规镜检易忽略的少数异常细胞和小的异常细胞。

1. 有关妇科细胞学诊断报告方式也经过几个阶段的发展。

20 世纪 50 年代初采用传统的巴氏 5 级分类报

告，已如前述Ⅱ级有细胞异型但无恶性特征，核异质包括在其中。

1988 年发展到宫颈上皮内瘤变（CIN），其译名尚未统一，有宫颈上皮内瘤变、宫颈上皮内瘤样病变、宫颈上皮内肿瘤性增生等。

CIN 分为三个级别：①CIN Ⅰ级，相当极轻度和轻度不典型增生；②CIN Ⅱ级，相当于中度不典型增生；③CIN Ⅲ级，相当于重度不典型增生和原位癌。

20 世纪 90 年代又发展为 TBS（the bethesda system 描述）。宫颈癌前病变的另一新名词，即鳞状上皮病变（squamous intraepithelial lesion，SIL）。SIL 又分为低度和高度两种。

2. 低度鳞状上皮内病变（low grade squamous intraepithelial lesion，LSIL）包括人乳头状瘤病毒感染和轻度不典型增生（CIN I）。

3. 高度鳞状上皮内病变（high grade squamons intraepithelial lesion，HSIL）包括中度不典型增生（CIN Ⅱ级）、高度不典型增生（CIN Ⅲ级）和原位癌。

4. 未明确诊断意义的不典型鳞状上皮细胞（atypical squamous cells of undetermined significance，ASCUS）。

5. 未明确诊断意义的不典型腺上皮细胞（atypical glandular cells of undetermined significance，AGUS）

## 二、巴氏分级与 TBS 描述

从三方面比较。

**（一）两种报告形式**（见表 3-3）

表 3-3　巴氏分级与 TBS 描述比较

| | 巴氏分级 | TBS |
|---|---|---|
| 时间 | 1951 年进入中国 | 1990 年进入中国 |
| 方式 | 5 级分类 | 描述法：1. 标本质量 2. 诊断总范围 3. 具体描述 |
| 术语 | 核异质 | 良性细胞改变 ASCUS 或 AGUS 低度（L）CIN Ⅰ级 高度（H）CIN Ⅱ级 ⎫鳞状上皮内病变 CIN Ⅲ级 ⎭ |

**（二）TBS 报告方式**

1. 良性细胞改变　包括滴虫、念珠菌感染。

2. 上皮细胞改变

（1）鳞状上皮细胞

$\left\{\begin{array}{l}\text{ASCUS}\\ \text{LSIL（CIN Ⅰ级）}\\ \text{HSIL（CIN Ⅱ级，CIN}\\ \qquad \text{Ⅲ级和原位癌）}\\ \text{鳞状细胞癌}\end{array}\right.$

（2）腺上皮细胞

$\left\{\begin{array}{l}\text{AGUS}\\ \text{宫颈腺癌}\\ \text{子宫内膜}\end{array}\right.$

（3）其他恶性新生物。

## 三、CCT检查、TBS描述诊断宫颈病变

### （一）CCT检查描述涂片，满意程度：

1. 描述涂片满意多少例，占百分比。

2. 描述基本满意涂片多少例，占百分比。

3. 描述不满意涂片多少例，占百分比。

### （二）CCT检查描述涂片结果

1. 宫颈病变 包括正常细胞、ASCUS、类HPV感染、LSIL、伴HPV感染、HSIL和癌，各为多少例，各占百分比。

2. 炎症 包括滴虫、白色念珠菌、线索细胞，各为多少例，各占百分比。

### （三）CCT检查结果与阴道镜下活检病理检查

在炎症情况下CCT结果与病理不符多为报告过头，可见炎症常干扰细胞学结果，如因炎症干扰CCT为ASCUS，但阴道镜活检病理报告为癌，说明ASCUS并非全部为良性结果。所以，当细胞学报告ASCUS，并建设活检时，应引起医生高度重视，以免造成漏诊。

### （四）CCT结果诊断为癌时与病理比较

若CCT检查（细胞学诊断）结果正确，则与病理符合率可达100%。

总之，宫颈脱落细胞学检查，尤其是以CCT检查结果TBS描述报告，大大提高宫颈疾患诊断的正确性。CCT计算机辅助细胞学检查配合TBS描述报告是宫颈病变较可靠而重要的第一步。再结合阴道镜检查和宫颈多点活检，是目前宫颈疾病诊断的有效联合检查方法。

无论是CIN还是SIL都是概括宫颈不典型增生和原位癌的新名词，但实为一个概念，不同之处CIN是病理学中的名词，不典型增生为其病理特征，并将原位癌归于CIN Ⅲ级，而SIL是细胞学中的名词，并将人乳头瘤病毒感染的细胞学变化与CIN Ⅰ级同属

低度的SIL。这些要领上的更新基于组织病理和细胞病理学互相联系的形态学基础，反映了数十年来在病理学和细胞学领域研究的新进展。

## 四、巴氏分级系统、WHO分期法与TBS分类法的对应关系，见表3-4。

表3-4 三种细胞与分类系统的对应关系

| 巴氏分级 | WHO分级 | TBS分类 |
|---|---|---|
| Ⅰ级正常细胞 | 正常细胞 | 正常细胞 |
| Ⅱ级不典型细胞 | 不典型细胞：鳞状上皮良性增生或炎症 | 良性细胞学改变：炎症、反应性或修复性改变 |
| Ⅲ级可疑癌 | 不典型增生<br>$CIN_1$<br>$CIN_2$<br>$CIN_3$ | 鳞状上皮细胞异常<br>ASCUS<br>SIL<br>　LSIL<br>　HSIL<br>　ASC-H |
| Ⅳ级高度可疑恶性细胞 | 原位癌（$CIN_3$） | HSIL |
| Ⅴ级肯定恶性细胞 | 浸润性鳞癌<br>腺癌 | 鳞癌<br>腺体细胞异常（腺癌）<br>非上皮性恶性肿瘤 |

（石一复）

# 第三节 宫颈活组织检查

子宫颈活组织检查是采取子宫颈的小部分组织作病理学检查，以确定子宫颈病变或可疑病变的重要诊断方法。

正常子宫颈上皮是由宫颈阴道部的鳞状上皮与宫颈管柱状上皮所共同组成的，两者交界部位于宫颈外口，称为原始鳞-柱交界部。此交界部亦称移行带，当体内雌激素水平增高时，交界部外移，体内雌激素水平低时，交界部内移，甚至退缩至颈管上端。交界部因其组织学特点，往往是宫颈癌的好发部位，也是宫颈涂片、活检的重点部位。

## 一、适应证

（一）宫颈刮片细胞学检查发现或可疑癌细胞或典型癌细胞者。

（二）宫颈糜烂伴有接触性出血及白带异常增多，临床可疑为宫颈癌者。

（三）确诊宫颈特异性炎症（如结核、阿米巴等）。

（四）宫颈癌有无早期浸润及湿疣有无恶变等。

（五）宫颈病变如不典型增生，经治疗后观察疗效者。

## 二、方法

根据临床需要，分为钳取法和锥切法。一般在应用宫颈多点活检、阴道镜、宫颈管诊刮等综合诊断手段后，多数宫颈癌均可确诊，而且有报道比较阴道镜下活检和锥切活检在诊断 CIN 和浸润癌中的作用结果相当（Coppleson，1992），故宫颈锥切已很少采用。但对于有下述情况的患者，仍可选用宫颈锥切法进行活检：

宫颈刮片涂片检查多次找到癌细胞，而宫颈多次活检及分段诊刮均未发现病灶；宫颈鳞－柱状上皮交界处即移行带不能完全暴露；宫颈活检为原位癌或镜下早期浸润癌（Ⅰa 期）而临床疑有浸润癌（Ⅰb）或以上，病变范围较广，或疑有累及宫颈管者，为确定手术范围可先做宫颈锥切活检。

### （一）钳取法

1. 操作步骤

（1）膀胱截石位，以阴道窥器暴露子宫颈，常规消毒。

（2）先用子宫颈活体组织钳抵住钳取部位，然后再钳取。根据需要作单点或多点钳取。

1）单点钳取：若临床已确定为癌症，为明确病理类型或有否浸润，则可作单点取材。

2）多点钳取：用于病灶不典型，以及宫颈刮片找到癌细胞或可疑癌细胞，须确定病灶性质或程度者，应在多处取材，分别钳取宫颈 3、6、9、12 点处或 2、5、8、11 点处作四点活检。

（3）将取下的组织放入 10% 甲醛或 95% 酒精中固定，若为多点活检应分别送检。

（4）钳取组织后，宫颈局部伤口以消毒纱布压迫止血。若出血活跃则用止血粉（如云南白药等）或明胶海绵压迫塞紧，24 小时后取出。

2. 注意事项

（1）术前应排除阴道炎症，清洁度Ⅰ～Ⅱ度；时间距下次月经来潮不少于 7 天，以月经净后 3～7 天为佳。

（2）选择病变明显处钳取，若病变不明显，可选柱状上皮与鳞状上皮交接部位。

（3）病灶典型者取材应包括病灶及周围组织，取宫颈上皮全层及足够的间质组织。晚期宫颈癌取活检时应避免钳取坏死组织。

（4）病灶不典型的宜在碘染色或阴道镜下进行多点活检。

（5）疑有宫颈管内病变或宫颈癌已明确，但不明确宫颈管内是否累及者，应同时作宫颈管刮术。

（6）临床或细胞学可疑时应重复活检或采用宫颈锥切法。

### （二）子宫颈锥切法

在子宫颈外口周围，包括部分宫颈管组织，将病变处作圆锥形切除，称子宫颈锥形切除术，简称子宫颈锥切。

1. 操作步骤

（1）患者体位、消毒铺巾同常规外阴阴道手术，但有阴道出血者只洗外阴而不作阴道擦洗。

（2）做阴道检查，确定子宫大小、位置及周围组织情况。

（3）以扩张器扩张阴道，阴道内及宫颈管再以消毒液消毒。

（4）以宫颈钳夹持宫颈前唇并拖出，在宫颈两侧用粗丝线各缝扎一针，深度达宫颈肌层的 2/3，丝线不切断，作牵引用，且因阻断子宫血管的下行支可减少术中出血。此线于手术结束时取出。

（5）用宫颈扩张器扩张子宫颈管至 6～8 号。

（6）子宫颈表面涂以复方碘溶液，于不着色区外 0.3cm 或阴道镜下的异常区外 0.3cm 处沿宫颈外周作一圆形切口，深约 0.2cm（包括宫颈上皮及少许上皮下组织）再按 30°～50° 角向内做宫颈锥切，切除深度至少应 2cm。

（7）切除锥形标本，于 12 点处以丝线标明，以便定位。标本用 10% 的甲醛固定送病检。

（8）残端可以用开放法和缝合法。开放法即局部用止血药和纱布压迫止血；缝合法用线缝合切口以止血。

2. 注意事项

（1）术前排除阴道炎症、出血性疾病；避免过多的阴道及宫颈的准备，以免破坏宫颈上皮；时间以月经净后 3～7 天为宜。

（2）术前必须做管刮术。

（3）术中不能用电刀只能用冷刀做锥切术，以免组织被破坏。

（4）锥切范围应结合患者的年龄。如育龄妇女因移行带多位于宫颈阴道部，锥切时底部应宽，不必过深；绝经后妇女则相反应底部不宽而深度增加。

（季银芬）

# 第四章

# 阴道镜检查

阴道镜（colposcope）的临床应用已有约80年的历史，阴道镜检查（colposcopy）是将宫颈阴道部黏膜放大10~40倍，借以观察肉眼看不到的宫颈表面层较微小的病变，如发现子宫颈部与癌有关的异型上皮、异型血管及早期癌变的所在部位，以便准确地选择可疑部位做活组织检查。所以是对宫颈癌前病变和宫颈癌，或其他宫颈病变作出早期发现，早期诊断，因而可达早期治疗的目的。

所用阴道镜也不断发展，现多采用双目镜，并附有照相装置。

## 一、子宫颈阴道镜检查适应证

（一）阴道脱落细胞巴氏涂片Ⅲ级或Ⅲ级以上。

（二）细胞学检查虽为阴性，但肉眼观疑为癌者。

（三）慢性宫颈炎久治不愈，或宫颈糜烂面积大，表面粗糙易出血者。

（四）宫颈固有荧光检查可疑或诊断为癌或癌前病变者。

（五）肉眼观察难以确定病变微细结构，需在阴道镜放大后进一步观察者。

（六）宫颈癌手术前，需在阴道镜下确定病变波及的部位，指导手术切除范围。

（七）其他外阴、阴道的增生性、营养性、尖锐湿疣、癌前病变、早期癌等病变，也适合做阴道镜检查。

## 二、操作步骤

在检查前24小时内，不应有阴道操作，包括冲洗、检查、上药，以及性交等，有炎症宜先控制。

（一）用阴道窥器充分暴露宫颈阴道部，不蘸滑润剂，避免影响对宫颈等部位的观察。

（二）用生理盐水棉球轻轻擦净宫颈分泌物，不可用力涂擦，以免引起出血，妨碍观察。

（三）接通光源，调整焦距，一般物镜距宫颈约15~20cm，距外阴约5~10cm，先用放大10倍的低倍镜观察，再增大放大倍数循视野观察。

（四）为进一步区分宫颈表面的鳞状上皮或柱状上皮，了解血管的收缩反应，判断宫颈表面病变的性质，有时需在宫颈表面涂一些药物，以期使图像变得更清楚，以利诊断。

1. 3%醋酸溶液　最常用此浓度溶液涂布宫颈后，使柱状上皮迅速水肿、变白，呈典型的"葡萄串"改变，而鳞状上皮无此现象，鳞柱状交界变得非常清晰；也可见经涂3%醋酸后血管先收缩，后扩张，也可见点状或螺旋状血管，但数秒钟后逐渐模糊；腺体开口周围的鳞状上皮变白，呈"火山口"状。

2. 碘试验　无菌棉球擦去宫颈表面黏液，然后用蘸有碘溶液的小棉球均匀涂布宫颈及穹隆。着色为碘试验阴性，因为正常宫颈或阴道鳞状上皮含有丰富的糖原，涂碘后可染成棕褐色或黑褐色；不着色为碘试验阳性，其主要为正常的宫颈管柱状上皮或覆盖在糜烂面的柱状上皮，鳞状上皮不典型增生或上皮癌变。此外，绝经后妇女，因雌激素水平低下，细胞内含糖原少，有时也可有碘试验不着色或着色很浅。碘试验并非检查癌变的特异性试验。

3. 40%~50%三氯醋酸　尖锐湿疣涂三氯醋酸后立即呈刺状或棒状突起，与正常黏膜界限清楚。假性湿疣涂本剂后黏膜发白，表面明显凹凸不平、粗糙。

（五）检查发现可疑部位，取活组织送病理学检查。

## 三、阴道镜新术语

1975 年在奥地利的格拉茨召开了关于子宫颈病理及阴道镜第二次世界会议，会议上采用的新阴道镜术语如下：

### （一）正常阴道镜所见及其定义

1. 原始鳞状上皮　表面光滑，呈粉红色，上皮起源于宫颈及阴道，无残存柱状上皮，如分泌黏液上皮，裂隙开口或宫颈腺体囊肿。

2. 柱状上皮　单层分泌黏液高柱状上皮，其上端连接子宫内膜，下端为原始鳞状上皮化生上皮。柱状上皮表面不规则，有长的间质乳头和深的裂隙。涂 3% 醋酸后呈典型的"葡萄串"，柱状上皮可位于颈管。

3. 转变区　位鳞柱状上皮之间，正常转变区由柱状上皮岛、周围化生的鳞状上皮、腺体开口和宫颈腺体囊肿组成。

### （二）异常阴道镜所见

1. 不典型转变区　阴道镜下见有可疑宫颈肿瘤的转变区图像。

（1）镶嵌：病变如镶嵌状，其周围有红色边界分隔。

（2）基底：毛细血管表现为点状形态的局部异常图像。

（3）白色上皮：涂 3% 醋酸后表现局部异常图像。白色上皮是由核致密度增加导致的一时现象。

（4）角化病：过度角化或不全角化引起的局部白色隆起斑块。涂 3% 醋酸前已可证实此白色斑块。

（5）不典型血管：血管不呈基底、镶嵌或纤维分支状，不规则，有突然弯曲，如逗点状、螺旋状或通心粉状。

2. 可疑明显浸润癌　呈明显浸润癌而无临床明显表现。

### （三）不满意阴道镜所见

用于鳞柱状交界区不能看见的病例。

### （四）其他阴道镜所见

1. 炎性改变　呈弥漫充血，其血管为弥漫分布，点状形态同基底血管。

2. 萎缩改变　由于雌激素撤退，鳞状上皮变薄，容易见到血管形态。

3. 糜烂　上皮裸露，常由外伤所致。

4. 湿疣　可位于转变区内侧或外侧，为外生性病变。

5. 乳头状瘤　同上。

本阴道镜新术语的优点为使阴道镜诊断用语与病理术语更贴近；能反映疾病的本质；有利指导临床工作。缺点是对一些阴道镜检发现的上皮或血管的形态学改变，疾病的发展或愈合过程中发生的形态学改变未作详细阐明，不能客观反映疾病的动态改变（疾病发展和转归）。

### （五）目前许多医师仍习惯于老的 Gustav 阴道镜使用术语

1. 正常子宫颈黏膜　鳞状上皮呈淡红色，光滑，闪光，无特殊结构。

2. 宫颈真性糜烂　指鳞状上皮脱落缺损，呈橙黄色，对光反射弱，涂 3% 醋酸无变化，碘试验不着色，血管丰富，呈树枝状或网状。

3. 宫颈假性糜烂　指宫颈外口出现柱状上皮区，柱状上皮异位增生，呈淡红色，有对光反应，有树枝状毛细血管，3% 醋酸涂后呈大小不等葡萄状，碘试验不着色，血管增多。

4. 宫颈黏膜外翻　除上图像外兼有棕榈状皱襞形成。

5. 鳞柱转移区　即鳞、柱状上皮交错处，可见新生鳞状上皮，呈粉红色或红色，有散在宫颈腺开口，涂 3% 醋酸更明显，涂复方碘液不着色。血管树枝状，合并炎症，则血管更多。

（1）线型：幼女、青春期未产妇女为一线型分界、鳞柱两种上皮分界清，组织学变化突然，无过度。

（2）转化型：育龄后易受炎症，产伤等破坏鳞柱交界处，使两者之间出现较宽的转化区。

转换区常见图像：

1）腺体开口：又称宫颈纳氏腺开口，多散在于宫颈鳞状上皮区，圆形或椭圆形。

2）宫颈腺体囊肿：又称纳氏腺囊肿，多见于慢性宫颈炎，宫颈肥大者。因炎症、增生的鳞状上皮封闭腺体开口、腺体潴留所致。

3）柱状上皮岛。

4）血管：上皮增生，修复，该区血管丰富，可见粗大、树枝状、网状正常血管，3% 醋酸涂后血管有收缩反应。

6. 宫颈异常上皮

（1）宫颈白斑：鳞状上皮过度增生、角化、白色、突出于宫颈表面。

（2）白斑基底：白斑表面上皮脱落，露出基底血管。

（3）镶嵌：瓦块状堆砌，背景白色或淡黄色，被网状血管分割成许多方形或多角图案，有红线镶嵌成各种花纹。

（4）乳头状基底：乳头状隆起，均匀散在排列，周界清，背景淡黄色，乳头顶端有螺旋血管。

（5）无特殊红色区：表面暗红，光滑，周界不清，背景模糊，有粗大血管，组织脆，易出血，有恶性倾向。

（6）橘黄色改变：背景橘黄色，无结构，镜下见有组织水肿，质脆，有血管，易出血。背景橘黄色为肿瘤组织增生快于血管增生，呈缺血改变。

（7）猪油状改变：宫颈表面高低不平，表面白色或黄色坏死组织，镜下见类似猪油状，多见晚期癌，偶见于急性宫颈炎表面坏死时。

7. 异常血管

（1）螺旋状血管：血管细小，呈螺旋状盘曲，散在成丛状，常见增生组织或癌组织表面。

（2）点状血管：呈逗点状，蝌蚪状，散在成丛，多见白斑基底，癌旁组织或癌前病变。

（3）血管中断：血管无正常分支，行走突然中断，呈棒状或一端扩张呈鼓锤状，多见于慢性炎症时。

（4）线球状血管：血管细小，盘绕呈线球状，见于增生活跃的组织。

（5）粗大血管：血管明显扩张、增宽，缺少正常血管分支及吻合支。多见于慢性宫颈炎。

（6）血管反应：分化不良的血管，反应差，涂3%醋酸后血管收缩不明显或不出现收缩。

8. 早期宫颈癌　并无典型阴道镜图像，在强光照射下表面结构看不清，呈云雾、脑回、猪油状。涂碘液不着色。

## 四、阴道镜必须检查内容

1. 上皮（epithelium）
醋酸反应（acetic acid test）
边界（demarcation）
表面（surface configuration）
颜色和色调明暗（color and tone）
碘试验（schiller's test）
2. 血管（vessels）
形态（shape）
密度（density）
鳞柱交界（squamo-columnar junction）
移行区（transformation zone）
阴道镜检查满意度：评价阴道镜检查的可信度；必须看到完整的鳞柱交界；如果不满意，需要进一步检查。
阴道镜图像评分——RCI评分见表4-1。

表4-1　阴道镜图像评分——RCI评分

| 阴道镜表现 | 0分 | 1分 | 2分 |
| --- | --- | --- | --- |
| 边界 | 呈湿疣样或微小乳头样轮廓，边界模糊。边界呈云絮状或羽毛状。有锯齿样、角状病变。有卫星样病变，移行区外侧有醋酸白病变 | 病变区轮廓光滑，直而规则。边缘锐利 | 边缘呈卷曲状，病变区域内可有上皮脱失及各种混合性病变 |
| 颜色 | 明亮、雪白。一过性、模糊、半透明性白上皮 | 明亮，白色程度较差。或间断呈白色。 | 污浊，呈牡蛎色。持久性、稠密的醋酸白色 |
| 血管 | 细点状或细小镶嵌。管径细小不易见，非扩张性血管环。毛细血管间距狭窄 | 应用醋酸后未见血管表面 | 粗点状或大的镶嵌。个别血管扩张。毛细血管间距加宽 |
| 碘试验 | 碘试验（+），赤棕色。按以上标准（2/6）时，碘试验（-），即病变区呈芥末黄色，视为低度病变 | 部分碘着色，斑驳的、龟背样表现 | 按以上标准（3/6）时，碘试验（-），即病变区呈芥末黄色，视为高度病变 |

注：RCI评分：0~2分 = HPV 或 CIN Ⅰ
　　　　　　3~5分 = CIN Ⅰ 或 CIN Ⅱ
　　　　　　6~8分 = CIN Ⅱ 或 CIN Ⅲ

（石一复）

# 第五章

# 卵巢功能和妇科内分泌检查

妇科内分泌检查主要包括基础体温测定、阴道上皮细胞检查、子宫颈黏液检查、子宫内膜检查、各种激素测定以及 B 型超声测定卵泡、子宫内膜和腹腔镜检查卵巢发育情况，以及有无排卵等均可了解妇科内分泌情况。现分述如下。

## 第一节 阴道上皮细胞检查

阴道上皮细胞受卵巢激素的影响，有周期性改变，临床根据观察其脱落细胞的变化，间接地了解卵巢功能及性激素活动变化。阴道鳞状上皮对雌激素特别敏感，雌激素可使上皮增生，细胞成熟。脱落细胞成熟程度反映雌激素的水平，根据阴道脱落细胞的形态可推测卵巢功能。

### 一、检查方法

暴露阴道上段，用刮板刮取阴道上段侧壁分泌物，涂片宜薄，立即以95% 酒精固定10分钟，然后巴氏染色，显微镜下观察细胞形态和分布。

### 二、注意事项

（一）检查前1~2天应禁止性生活、阴道灌洗、坐药和机械刺激。

（二）取细胞时器械应干燥，不能用任何滑润剂。

（三）取材部位应在阴道上 1/3 的侧壁。

（四）刮取标本时动作宜轻柔，防止混入阴道壁的深层细胞。

（五）取材应在妇科检查之前。

（六）阴道有炎症时应在治疗后检查为宜。

### 三、评定标准

评定标准常用成熟指数（MI）、致密核细胞指数（KI）和嗜伊红细胞指数（EI）。

#### （一）成熟指数（MI）

计数底层、中层和表层细胞在总细胞计数中的百分率。按各层脱落细胞百分比分开顺序记录，从左到右，底层 / 中层 / 表层。如 2/80/18 即表示底层细胞 2%，中层细胞 80%，表层细胞 18%。卵巢功能低下时，左侧数字增加，称左移；雌激素水平升高则右侧数字增加，称右移。卵巢功能低落：轻度低落为底层细胞 <20%；中度低落底层细胞占20% ~ 40%；高度低落底层细胞占40% 以上。卵巢功能影响：轻度影响为 MI 的表层细胞数 <20%；中度影响表层细胞占 20% ~ 60%；高度影响表层细胞数占 60% 以上。

#### （二）致密细胞指数（KI）

这是以鳞状上皮细胞的表层致密核细胞的百分比来计数，它也表示雌激素的水平。在涂片中除了底层和中层细胞外，凡属表层细胞，不论其胞浆是红色还是蓝色，凡是核致密的细胞都计数在内。

#### （三）伊红细胞指数（EI）

以鳞状上皮表层细胞红染的百分率来计数。因红染的表层细胞通常是在雌激素影响下出现，可表示雌激素的水平。但阴道有炎症是红染细胞会增多可影响其准确性。

## 四、正常妇女月经不同时期 MI、KI、EI 的值（表 5-1）

表 5-1　正常妇女月经不同时期 MI、KI、EI 的值

| 期别 | | MI（底 / 中 / 表层） | KI% | EI% |
|---|---|---|---|---|
| 卵泡期 | 早 | 0/80/20 | 20 | 5 ~ 10 |
| | 中 | 0/60/40 | 20 ~ 40 | 30 ~ 35 |
| | 晚 | 0/40/60 | 40 ~ 60 | 40 ~ 60 |
| 排卵期 | | 0/40/60 | 40 ~ 60 | 45 ~ 75 |
| 黄体期 | 早 | | 40 ~ 60 | 30 ~ 40 |
| | 中 | 0/70/30 ± 15 | 40 ~ 20 | 20 ~ 10 |
| | 晚 | | 20 ± | 10 ~ 5 |

### 五、临床应用

1. 卵巢功能测定正常　涂片为正常月经变化。

2. 卵巢功能低下　雌激素水平降低，涂片中无周期变化，MI 左移，以中层细胞为主，无表层细胞。

3. 功能失调性子宫出血　无排卵型以雌激素为主，缺乏孕激素作用，MI 右移；有排卵型功血，涂片有周期性变化，月经中期有高度雌激素影响，MI 右移，EI 达 90% 以上。

4. 性早熟　出现表层细胞增多。

5. 卵巢发育不全、早衰、双侧卵巢切除、放射治疗后、绝经后均缺乏雌激素，涂片以底层、中层细胞为主，仅有少量表层细胞。

6. 鉴别闭经原因　卵巢性闭经 MI 左移，脱落细胞无周期性变化。

# 第二节　基础体温测定

基础体温（basal body temperature，BBT）是机体处于静息状态下所产生的体温，故可称静息体温或基础体温，一般均称基础体温。它能间接反映卵巢功能。

### 一、原理

成年妇女基础体温受卵巢内分泌激素的影响而变化，孕酮有致热作用使体温升高，在月经后及卵泡期基础体温比较低，常在 36.6℃以下，而排卵后，由于孕酮作用，使体温上升 0.3 ~ 0.5℃，一直持续到经前 1 ~ 2 天，升到 37℃左右，所以逐日记录并连成线，可呈现卵泡期低水平，而排卵后黄体期高水平的双相基础体温，基础体温的测量虽不能完全可靠，但能反映卵巢的功能，所以不失为一种简易的测定卵巢的一些功能，至今仍被临床广泛应用。

### 二、测定方法

于早晨醒来起床前，不讲话、不起床解小便等即在未活动前，将已准备好的体温表放在舌下，测口腔体温 5 分钟，并记录在基础体温表上，将每日测得的体温连接成曲线，即为基础体温曲线。一般妇女的基础体温在月经期后稍低，排卵日可能更低，排卵后则升高，所以可出现双相。

若为夜班工作的妇女，但也应在充分休息 6 小时后，测得的体温可予记录供参考。若生活中有特殊情况如性生活、月经期、失眠、感冒、阴道点滴出血、白带增多等基础体温均有影响，须在逐日记录的表上注明，以供分析。

每日测量后体温表应清洁和甩至 36℃，并放在枕边，以备次晨备用。

基础体温测定应坚持每日测量，至少 3 个月周期。

### 三、临床应用及意义

#### （一）判断有无排卵

一般卵泡期基础体温为 36.5℃，黄体期上升 0.5℃，因而出现双相表现，表示有排卵；若单相型，无后期升高的体温曲线，提示无排卵，其准确率为 70% ~ 80%。

#### （二）观察黄体功能

排卵后 BBT 应立即上升，且持续在高水平≥11 天。若 BBT 呈阶梯形（爬坡状）上升，曲线须 3 日后才达高水平，BBT 上升 <11 天，黄体期体温呈现两个峰状，前峰稍低，后峰稍高，或为相反的双峰状，或黄体期体温呈梯形下降，或黄体期体温波动呈锯齿状型均可诊断为黄体功能不全。

#### （三）诊断早孕

在未用孕激素或 hCG 的情况下，BBT 上升 18 天以上表示早孕可能，≥20 天可确定为早孕。

#### （四）判断孕早期的安危

在孕早期 BBT 曲线逐渐下降，表示黄体功能不足或胎盘功能不足，有流产倾向或早期亚临床流产。

#### （五）指导安全期避孕

BBT 持续升高 3 天以后，到下次月经来潮前为安全期。反之，基础体温最低的前后各二天，则为最易受孕期。

**（六）指导不孕者受孕**

精子在女性生殖道内可存活 2~3 天，而卵子排出后 24 小时即失去受精能力，BBT 上升提示黄体形成，孕酮产生增加，卵子早已失去受精能力。因此应按精卵细胞生命规律，并弄清排卵与 BBT 上升的关系，才能增加精子与卵子结合受孕的机会。根据精子生命期比卵子寿命长，应按精子等待卵子的原则，指导不孕夫妇在排卵前而不是在排卵后 1~2 天性交，才能提高妊娠率。所以根据 BBT 和（或）结合采用不孕治疗的措施可指导不孕者受孕。

**（七）诊断子宫内膜异位症**

在月经期间 BBT 仍不降低，且伴痛经者，应疑有盆腔子宫内膜异位症可能，因子宫内膜异位症的病灶出血后会产生吸收热之故。

**（八）推算适宜的内膜活检时间**

月经周期不规则的患者，要了解子宫内膜有无分泌反应和黄体功能，应在 BBT 上升后下次月经来潮前 2~3 天作内膜活检。

**（九）闭经病因初析**

原发闭经患者 BBT 呈双相型时，应考虑子宫性闭经，如先天性无子宫或生殖道结核，使子宫内膜破坏等。

**（十）选择适当时间性交决定生育性别**

但不宜随便使用，有碍性别平衡，故不予赘述，但对某些遗传性疾病者的生育，可在医生指导下采用。

BBT 属简单、经济、方便、也较可靠，有参考价值的检测方法。可了解卵巢功能相应的妇科疾病，亦可用于计划生育和指导不孕治疗等。

# 第三节　子宫颈黏液检查

宫颈黏液（cervical mucus，CM）是宫颈内膜腺体的一种复杂分子物，其内包括子宫内膜、输卵管液和卵泡液，还有子宫和子宫颈、上皮及白细胞的碎片。宫颈黏液是精子从阴道到输卵管受精部位的必经之路（当然某些辅助生育技术除外）。宫颈管内膜细胞包括分泌细胞与纤毛细胞，前者分泌黏液，后者的纤毛运动使黏液流向阴道。它的质和量受体内性激素的调节，在月经周期中呈现明显的规律性变化，此特征性变化对生殖过程的自身调节作用有重要意义，对 CM 内含物的研究有助于探索生殖的奥秘，了解宫颈性不孕的机制，探求新的避孕手段，而对宫颈黏液中一些抗体、病毒、支原体的检测可

预测宫腔及生殖道感染。

## 一、宫颈黏液的特点

**（一）宫颈的解剖特点**

宫颈管长 2.5~3.0cm，管腔呈纺锤状，内有 100 多个葡萄状的凹陷，故腔面呈羽毛状，高低不平。

**（二）颈管的开大**

排卵期由于大量雌激素的作用，颈管口由 1mm 张大至 3mm，原由黏液丝形成的网孔间隙由 6~10μm 扩大至 60μm，有利于精子的穿过。

**（三）宫颈分泌的黏液量**

腺体的分泌量和分泌物性状随月经周期有很大的变化，正常生育年龄妇女，宫颈每日可分泌黏液 20~60mg，接近排卵期分泌量可增加 10 倍，第 14 天可达 700mg。

**（四）成分**

宫颈黏液约含 92%~95% 的水分，排卵期水分增多可达 98%，无机盐占 1%，主要为氯化钠及少量钾、镁、钙、铜和磷等，低分子有机化合物，包括游离的单糖，氨基酸，还有大分子的蛋白质及多糖等。目前的研究发现，宫颈黏液中许多化学组成均有周期性变化。

**（五）pH 的变化**

阴道呈酸性，pH 4~5，而宫颈黏液呈碱性，居 7~8.5 之间，精子在碱性溶液中活力增加。

**（六）性状**

宫颈黏液有黏稠性、弹性、牵延性及羊齿结晶现象。其羊齿状结晶广泛地用于测定排卵，以及在临床上作为粗略了解血循环中雌激素水平的指标，结晶主要由蛋白质和钠、钾结合所形成。羊齿状结晶并不是宫颈黏液所特有的，它可以出现在含电解质，蛋白质或胶态溶液中，如鼻黏液、唾液、羊水、脑脊液等，但唯独宫颈黏液有周期性变化。

宫颈黏液作为一种水性凝胶物质，由高"黏性"成分和低"黏性"成分所组成。构成高"黏性"成分的是黏蛋白的大分子网，决定着黏液的流变学特性诸如黏稠度，成丝性和羊齿化等，而黏蛋白之间可能存在的由交联蛋白形成的连接桥以及黏蛋白中唾液酸或唾液酸/岩藻糖含量之比均影响着黏液的流变学性质，动物实验显示，尽管外源性雌激素能使宫颈黏液重量显著增加，但并不影响黏蛋白生物合成与释放，雌激素能使宫颈黏液黏性下降的作用是通过改变宫颈内膜毛细血管的通透性而促进黏蛋白的水化作用来完成的，这种水化作用亦使黏液量增加。

基于核磁共振和扫描电镜的观察（odeblad，1968-1972），宫颈黏液分为两型：①G型：孕酮型（gestagenic mucus）；②E型：雌激素型（estrogenic mucus，Es 或 $E_1$）。

G型结晶出现于黄体期，水含量低 85% ~ 92%，黏蛋白 2% ~ 10%，蛋白丝直径细（d=0.2μm），构成浓密细网状结构。网眼直径 0.2 ~ 0.5μm。不利于精子穿过。

E型（Es 或 $E_1$），出现于排卵期前后，水含量 95% ~ 98%，黏蛋白 0.5% ~ 1.5%，其蛋白丝（d=0.5μm）平行稀疏排列，丝间距 0.5 ~ 5μm，极利于精子穿过。

**（七）宫颈黏液中白细胞量**

排卵期宫颈黏液中的白细胞量减少。

## 二、宫颈黏液功能

**（一）防御屏障作用**

宫颈黏液栓除机械性阻塞颈管防止阴道病原体袭入外，其内含的溶菌酶，过氧化酶，免疫球蛋白等也可直接或间接地抑菌和杀灭菌原体。

**（二）保护精子**

宫颈黏液呈弱碱性，适于精子的穿过、存活，防止白细胞和巨噬细胞对精子的吞噬作用。

**（三）精子的筛选和储存**

宫颈黏液的周期性和功能变化，可保证仅在排卵期精子的袭入，其特征性筛网状结构也可以筛选和允许活动性强的健康精子穿过，以保证精子的质量而呈现自然生物选择作用。另外，宫颈黏液网状结构和葡萄状腺体隐窝，也可允许精子暂时停留和储存，其所含葡萄糖、果糖也可供给精子活动的能源。

## 三、影响宫颈黏液分泌的因素

性激素分泌紊乱，宫颈内膜细胞数量的改变及其功能的下降均可影响宫颈黏液的分泌，其中包括单纯的宫颈因素，排卵障碍累及颈管内膜细胞功能，宫颈内膜本身疾病伴有卵泡发育异常等。不适当的雌激素水平也可使宫颈黏液质量下降和卵泡发育障碍。

## 四、宫颈黏液的收集

用阴道窥器暴露宫颈，以消毒棉签或小棉球轻轻擦净宫颈表面及宫颈外口的阴道分泌物，然后用 1ml 空针筒，将连接针头部的细玻璃管端进入宫颈管内约 1cm 吸取宫颈管内的黏液，观察宫颈外口的开大程度，吸出黏液的量、透明度、牵延性，酸碱度及结晶的形态等，并可做化学成分、抗体、细胞数、病毒的检测。

## 五、临床应用

**（一）评价卵功能和预测排卵**

1. 宫颈黏液评分（CMS） 宫颈黏液评分依据宫颈黏液物理性和化学组分，随卵巢激素分泌变化而出现周期改变的特点，临床常用宫颈黏液改良 Insler 评分预测体内雌孕激素水平及排卵情况，满分为 15 分，总分 >10 分为雌激素水平反应佳，总分 <5 分为雌激素水平反应差。宫颈黏液为卵泡产生 $E_2$ 的"窗口"，在自然排卵周期中，当 $E_2$ 不断上升达高峰时，CMS 一般均≥9 分，在排卵期或接近排卵期时，雌激素水平最高，宫颈黏液的总评分亦最高，如宫颈无病变，此时总评分一般都大于 10 分，最高的 CMS 值与 LH 峰同步，故 CMS≥9 分时，可人为预测排卵的信号，排卵当日 CMS 可下降 30%，排卵后 24 小时，CMS 急剧下降，故一般 CMS 下降，CM 变稠常表明排卵已发生（LUFS 周期除外）。排卵后孕激素有抑制宫颈黏液量、拉丝及结晶形成的作用，故此时评分应下降，如居高不下，说明孕激素不足，CMS 与其他预测排卵的指标相关性好，如 B 超监测排卵，血、尿性激素测定等。并且简便易行，便于掌握，具有可靠性和在一定时间范围内良好的可重复性，有多项参数供综合进行评分，可评估体内激素水平，预测排卵时间，是生殖辅助技术中，促排卵治疗过程的观察指标，CMS≥8 分示宫颈成熟。另外，对选择受孕期及避孕也有一定价值。

2. 宫颈黏液结晶 临床把黏液结晶分为四型：

（1）典型羊齿状结晶：主干垂直，分枝密而长，示最佳雌激素作用。

（2）较典型羊齿状结晶：枝粗，分枝少而短，或臂不直，主干与分枝之间不互相垂直。分枝较小，枝短。

（3）不典型结晶：形态较多。有的分枝少，如秃的枯树枝状，或呈金鱼草状，或呈苔状，小的结晶个体散在分布，互不连接。

（4）椭圆体：顺长轴向同一方向排列，椭圆体较白细胞长 2 ~ 3 倍，较狭，透光度大，有亮感，常见于黄体期和孕早期。

月经周期中出现以上变化，示有排卵。

另外还有一种为无结晶形成，涂片中无结晶，仅可见不成形黏液，或其中可见上皮细胞及白细胞，这种结晶示无排卵。临床也可用于诊断早孕及先兆流产，前者90%宫颈黏液无结晶，10%可见少量不典型结晶混在椭圆体中。后者宫颈黏液中90%可见不典型结晶。因此在早期妊娠时，宫颈黏液出现不典型结晶时，应密切观察，必要时予以治疗，特别是习惯性流产的患者，更需密切观察加强治疗。

3. 宫颈黏液酶的周期性变化　近年的研究结果表明，宫颈黏液中过氧化物酶、乳酶脱氢酶、碱性磷酸酶和超氧化物歧化酶活性均呈现周期性变化，围排卵期活性呈低值状，明显低于卵泡期和黄体期，且这种四种宫颈黏液酶在周期中活性变化规律均与排卵时间密切相关，在卵泡期与 $E_2$ 呈负相关，黄体期与 P 呈正相关，其中以过氧化酶和超氧化物歧化酶最敏感。根据酶活性及其颜色强度测定的特点，确定排卵日可作为监测排卵的方法。

4. 宫颈黏液葡萄糖、果糖的周期变化　20世纪50年代 Birnberg 等对人宫颈黏液碳水化合物的研究发现宫颈黏液有葡萄糖、果糖、甘露糖、半乳糖、氨基己糖、麦芽糖、山梨糖等多种糖，目前的研究发现在周期中，宫颈黏液葡萄糖、果糖有特定变化规律，卵泡期稍高，排卵前最低，排卵后逐渐升高，黄体期达高峰。并且卵泡期宫颈黏液葡萄糖、果糖水平与 $E_2$ 呈负相关，黄体期与 P 呈正相关，所以根据其周期性变化的特点，可作为监测排卵的指标之一。

5. 宫颈黏液中 CA125 在月经周期中的变化　宫颈黏液中，CA125 含量较高，月经周期不同日期相应宫颈黏液中，CA125 总量随宫颈黏液含量的增加而增加，在排卵期前后宫颈黏液分泌的 CA125 水平与宫颈黏液的增加相平等，对于预测排卵，用于选择受孕期有一定的价值。

**（二）在不孕中的应用**

1. 宫颈黏液 pH 的变化与不孕　经测定宫颈黏液 pH 在 7～8.5，宫颈黏液的 pH 受性甾体激素的调节，雌激素是有利因素，雄激素是不利因素，宫颈黏液 pH 是精液－宫颈黏液间相互作用的重要因素之一，对精子在宫颈黏液中的活动有显著影响，雄激素可降低宫颈黏液 pH，pH 降低可减弱精子－黏液相互作用，降低生育力，因为当 pH 下降到一定程度，黏液中糖蛋白的电离度增加，改变了黏液流变学特性而阻碍精子穿透。另外，当宫颈黏液 pH<6 时，不仅可直接影响精子的穿透，还可通过改变黏液的组成成分间接影响精子功能。因 pH 与外周血激素水平有关，并受口服雌激素的影响，故可通过碳酸氢盐灌洗阴道或口服雌激素使 pH 得到纠正而明显改善生育力，宫颈黏液 pH 可经 pH 试纸测得，方法简单，不孕症患者在做性交后试验时可常规作宫颈黏液 pH 测定。

2. 宫颈黏液中抗精抗体的检测　临床检测发现不孕女性宫颈黏液中抗精子抗体明显高于生育组，抗精子抗体干扰精子获能及顶体反应；影响精子运动，抑制精子在女性生殖道内运动，尤其是通过宫颈黏液，阻碍精子接触和穿过透明带，促进巨噬细胞、白细胞杀伤和吞噬精子，阻断精卵融合的作用可导致免疫性不孕，所以宫颈黏液中抗精子抗体的存在是原因不明不孕的主要原因。因此对一些不明原因的不孕可行宫颈黏液抗精子抗体的检查，以期发现不孕的原因。

3. 性交后精子穿透力试验　详见本书不孕不育检查。

**（三）鉴别闭经的类型**

宫颈黏液有周期性变化的闭经，原因多在子宫即子宫性闭经，宫颈黏液不出现羊齿植物叶状结晶的闭经，其原因都在性腺及以上部位，若月经过期而宫颈黏液出现椭圆体常表示有早孕的可能，对更年期月经过期，但宫颈黏液良好者，可除外早孕。

**（四）宫颈黏液中 STD 病原体的检测**

详见本书第十八章女性下生殖道感染性疾病的实验诊断的相关内容。

**（五）预测早产**

宫颈阴道分泌物中催乳素（PRL）的含量可作为预测早产的标志物，及时采取措施可降低早产率等。

**（六）宫颈黏液酶**

CM 中有过氧化酶（PX），乳酸脱氢酶（LDH），碱性磷酸酶（AKP）也均有周期性变化，围排卵期活性低。另外还有超氧化物歧化酶（SOD），在排卵前 2 天降至低值，所以也可对排卵进行监测。

**（七）宫颈分泌型免疫球蛋白 A**

CM 中 SIgA 含量对慢性盆腔炎可作为诊断的一项指标。炎症时 SIgA 分泌明显升高，正常妇女为 6.9～16.7ng/L，平均为 9.8±6.9ng/L，盆腔炎时 SIgA 可升高 10 倍，病情好转又明显下降。

**（八）吸烟妇女宫颈黏液中检出尼古丁和可铁宁（Cotinine）含量增高，与宫颈 CIN 和宫颈癌发病有关。**

宫颈黏液在生殖中起着极其重要的作用，尤其对迅猛发展的生殖技术，而且宫颈黏液检查无创伤，取材方便，可重复多次检查，是妇产科生殖内分泌学者注目的课题之一。

# 第四节　子宫内膜检查

子宫内膜对卵巢激素有很高的敏感性，雌激素和孕激素的失调可由子宫内膜的变化反映出来，因此可通过刮取、吸取甚至已切除的子宫内膜做病理检查，了解子宫内膜的病变。

## 一、正常子宫内膜的变化，一般以28天为周期

**子宫内膜组织学变化**

子宫内膜分基底层和功能层，前者不受月经周期中激素变化的影响，后者受卵巢激素的影响而呈周期性变化。

1. 增生期

（1）增生期早期：在月经周期第5～7天，内膜的增生与修复在月经期即已开始，此期内膜较薄，仅1～2mm，腺上皮呈立方或低柱状，间质中动脉较直。

（2）增生期中期：在月经周期第8～10，此期特征是间质水肿明显，腺体数增多，弯曲，腺上皮增生活跃，细胞呈柱状，有分裂象。

（3）增生期晚期：在月经周期地1～14天，此期内膜增厚至2～3mm，表面高低不平，略呈波浪形。上皮细胞呈高柱状，核分裂象增多。腺体更多弯曲。间质相互结合呈网状，组织水肿，小动脉略呈弯曲状、管腔增大。

2. 分泌期

（1）分泌期早期：在月经周期第15～19天，此期内膜腺体更长，屈曲明显。间质水肿，螺旋动脉继续增生。

（2）分泌期中期：在月经周期第20～23天，内膜较前更厚并呈锯齿状，腺体内分泌，上皮细胞顶端胞膜破碎，细胞内的糖原溢入腺体，间质更加水肿、疏松，螺旋小动脉增生卷曲。

（3）分泌期晚期：在月经周期第24～28天，为月经来潮前，子宫内膜达10mm，并呈海绵状。

3. 月经期　在月经周期第1～4天，此时雌、孕激素水平下降，小动脉痉挛，内膜血流减少，组织变性、坏死、剥落，内膜与血液相混而排出，形成月经。

## 二、子宫内膜检查的各种方式

1. 子宫内膜吸取。

2. 诊断性刮宫。

3. 分段刮宫。

4. 宫腔镜下子宫内膜形态学观察。

5. 个别可从切除子宫的内膜进行病理检查。

## 三、适应证

1. 月经失调　凡月经过多、月经量过少、月经稀发等。

2. 异常子宫出血　阴道不规则出血、绝经后出血、子宫内膜增生（单纯型、复合型核不典型增生）、子宫内膜息肉等。

3. 疑有子宫内膜恶性病变　子宫内膜癌、子宫内膜间质肉瘤、子宫苗勒肉瘤或疑滋养细胞肿瘤和胎盘部位滋养细胞肿瘤、滋养细胞疾病宫腔内残留等。

4. 子宫内膜炎症　子宫内膜炎、子宫内膜结核。

5. 不孕不育　子宫腔形态和病变、卵巢内分泌功能异常致子宫内膜异常。

6. 放置宫内节育器取出后同时做子宫内膜活检。

## 四、禁忌证

1. 凡阴道有各种炎症，如白色念珠菌、滴虫性和细菌性阴道炎和细菌性阴道病等未治愈前。

2. 急性和亚急性盆腔炎。

3. 近期使用性激素。

## 五、临床应用

### （一）卵巢功能失调的子宫内膜变化

无排卵型子宫内膜变化常为早期增生呈晚期增生变化，月经后半期仍呈增生形态，甚至为单纯增生或复合增生或不典型增生。

1. 子宫内膜单纯增生　子宫内膜明显增厚，有时呈弥漫息肉状，镜下呈弥漫性，累及内膜的功能层与基底层，间质与腺体同时增生，腺体大小不一，轮廓较平滑，腺上皮细胞形态与正常的晚期增生相似。

2. 子宫内膜复合增生　病灶呈局灶性，可能与组织中激素受体分布有关。内膜可增厚或很薄，也可呈息肉状。腺体成分的局灶性增生不累及间质，腺体拥挤，可有"背靠背"现象。间质明显减少，腺体轮廓不规则或弯曲呈锯齿状。

3. 子宫内膜不典型增生　子宫内膜腺体、腺上皮细胞异型，病灶为局灶或多灶性分布，其间也可见正常、萎缩或其他类型增生的腺体。病变区腺体增多，间质减少，腺上皮细胞异型，细胞排列极向紊乱或消失，细胞核增大变圆、不规则。不典型增生分

轻、中、重三度。

轻度：腺体轮廓稍不规则，腺上皮细胞异型轻微。

中度：病变介于轻、重之间。

重度：腺体轮廓明显不规则，分支状，腺腔内有出芽和乳头状结构，腺上皮细胞异型明显。

### （二）黄体功能障碍子宫内膜变化

黄体功能障碍是指排卵后形成的黄体功能不健全，合成和分泌的孕激素不足，使子宫内膜分泌转化受影响，胚泡不能着床，易引起不孕或早期流产。

黄体功能障碍一种是使子宫内膜分泌反应不足，使子宫内膜较一般分泌期子宫内膜薄，显微镜下子宫内膜可具有分泌正常，分泌不足或具有增生反应的腺体，黄体生成期不足 8 天。另一种使子宫内膜不规则脱落，子宫内膜脱落不正常，在行经第 5 天后仍见到分泌期子宫内膜，临床常为经期延长，子宫内膜脱落不全，修复不佳，这样孕卵也不能着床怀孕。

### （三）卵泡期功能障碍子宫内膜变化

卵泡期功能障碍可使分泌期雌激素不足，使子宫内膜腺体与间质发育不同步或腺体中出现早期增生反应，但排卵后又有黄体形成，或不排卵而有卵泡膜细胞黄素化，分泌少量孕激素，使内膜呈现分泌反应，可表现为不规则出血。

### （四）激素药物引起的内膜变化

激素药物能影响子宫内膜，雌激素可使子宫内膜增生（单纯型、复合型或不典型增生），甚至可引起子宫内膜癌。

# 第五节　常用性激素测定

激素水平是和内分泌有关的妇产科疾病的重要诊断依据，也是观察疗效和估计预后的重要手段。测定方法有生物测定法，生物化学法和放射免疫测定法等。近 20 年来，免疫方法发展较迅速，已可用于大多数激素的微量和超微量测定。妇产科常用的激素测定有卵泡刺激素（FSH）、黄体生成激素（LH）、催乳激素（PRL）、胎盘生乳素（HPL）、雌激素、孕激素和雄激素。以下简介上述激素在不同生理阶段的正常值。

## 一、FSH 和 LH 测定正常值和临床应用（表 5-2）

FSH 和 LH 测定用于：

1. 闭经原因的判断，如二者均低于正常水平，提示闭经原因在垂体以上，应做垂体兴奋试验。

表 5-2　血 FSH 和 LH 测定生理值

| 各生理阶段 | FSH | | LH | |
|---|---|---|---|---|
| | mU/ml | U/L | mU/ml | U/L |
| 青春期前 | <5 | <5 | | |
| 卵泡期 | | | 5～30 | 5～30 |
| 排卵期 | | | 75～150 | 75～150 |
| 黄体期 | | | 3～30 | 3～30 |
| 绝经期 | >40 | >40 | 30～130 | 30～130 |

2. FSH 与 LH 均升高，甚或达绝经期水平，而雌激素水平低下，则提示卵巢功能衰退。

3. LH/FSH≥3，结合其他指标，应考虑多囊卵巢综合征可能。

4. 测 LH 峰值可预计排卵时间，有助于不孕症诊治和避孕指导。目前多用酶联免疫法测尿 LH 峰，作为监测排卵指标，方法简单、反应迅速、结果可靠，但精确性不如放射免疫测定法。

## 二、PRL 与 HPL 测定生理值与临床应用（表 5-3）

表 5-3　PRL 与 HPL 测定生理值与临床应用

| 样本 | 来源 | 生理期 | | 临床应用 |
|---|---|---|---|---|
| | | 非孕期 | 孕期 | |
| PRL | 血 | 垂体分泌蛋白激素 | 9～14μg/L | 200～400μg/L（孕晚期） | 垂体肿瘤、空蝶鞍、颅咽管瘤、甲状腺功能低下、闭经溢乳综合征、多囊卵巢综合征、酚噻类、口服避孕药等 PRL 均上升 |
| HPL | 血 | 胎盘合体滋养细胞分泌 | <0.5mg/L | 2.8～5.8mg/L（孕 30 周） | 监测胎盘功能，35 周孕后 PRL 多次在 4ng/L 以下或突然下降 50% 示胎功能减退 |

注意事项：PPL 为应激激素，睡眠、进食、哺乳、性交、精神心理因素等均可影响测定结果，并有明显的昼夜变化，故应在上午空腹 9～10 时，情绪稳定状态下抽血较为可靠。

## 三、甾体激素测定正常值与临床应用

### （一）$E_1$ 和 $E_2$ 测定

1. $E_1$、$E_2$ 不同生理阶段正常值（表 5-4）

表 5-4　$E_1$、$E_2$ 不同生理阶段正常值

| 各生理阶段 | Pg/L | | Pmol/L | |
|---|---|---|---|---|
| | $E_1$ | $E_2$ | $E_1$ | $E_2$ |
| 青春期 | 0 ~ 80 | | 0 ~ 296 | |
| 卵泡期 | 20 ~ 150 | 10 ~ 90 | 74 ~ 555 | 37 ~ 330 |
| 排卵期 | | 100 ~ 500 | | 367 ~ 1835 |
| 黄体期 | | 50 ~ 240 | | 184 ~ 881 |
| 绝经期 | 31.4 ~ 36.2 | 10 ~ 30 | 116 ~ 134 | 37 ~ 110 |

2. 临床应用　目前多借 $E_2$ 和 $E_1$ 了解卵巢功能。

（1）$E_2$ 为测定卵巢功能的激素指标之一。

（2）$E_2$ 可作为诊断性早熟的指标之一。

（3）$E_1/E_2$ 比值 >1 提示雌激素的外周转化增加，可见于 PCOS 患者。

（4）$E_2$ 作为诱发排卵和超促排卵时卵泡成熟和过度刺激的监测指标之一。

（5）$E_2$ 可作为卵巢颗粒细胞癌的诊断指标之一。

### （二）孕酮测定

孕酮主要来自卵巢和胎盘，用放射免疫测法测定，月经周期前半期甚低，排卵前有一小低波，排卵后由黄体分泌大量孕酮，妊娠中晚期由胎盘分泌并随孕周增加而稳定上升。

1. 孕酮在不同生理阶段的正常值（表 5-5）

表 5-5　不同生理阶段孕酮的正常值

| 各生理阶段 | ng/ml | nmol/L |
|---|---|---|
| 卵泡期 | 0.2 ~ 0.6 | 0.6 ~ 1.9 |
| 黄体期 | 6.5 ~ 32.2 | 20.7 ~ 102.4 |
| 绝经期 | <1.0 | <3.2 |
| 孕 7 周 | 24.5 ± 7.6 | 76.4 ± 23.7 |
| 孕 35 周 | 202.0 ± 47.0 | 630.2 ± 146.6 |

2. 临床应用

（1）血孕酮 >16nmol/L，结合其他指标，可作为排卵指标之一。

（2）观察药物促排卵效果。

（3）了解黄体功能，可在排卵后第 5、7、9 日各采血一次，测定孕酮，评估黄体功能。

### （三）睾丸酮测定

女性血循环中主要有 4 种雄激素，即睾丸酮（T），雄烯二酮（Δ4A）、脱氢表雄酮（DHEA）和硫酸脱氢表雄酮（DHEAS），其中睾丸酮的雄激素活性最高。正常情况下，卵巢分泌的 T 仅占循环中总量的 25%，肾上腺分泌的占 25%；而 Δ4A 的外周转化占 50%。其测定方法多采用放射免疫法。

1. 血中睾酮不同生理阶段的正常值（表 5-6）

表 5-6　血中睾酮在不同生理阶段的正常值

| 各生理阶段 | ng/ml | nmoL/L |
|---|---|---|
| 卵泡期 | <0.4 | <1.4 |
| 排卵期 | <0.6 | <2.1 |
| 黄体期 | <0.5 | <1.7 |
| 绝经期 | <0.35 | <1.2 |

2. 临床应用　T 测定可作为：

（1）卵巢男性化肿瘤的辅助诊断方法之一，患睾丸母细胞或门细胞瘤时，血 T 水平明显上升。

（2）两性畸形的鉴别诊断方法之一。

（3）多囊卵巢综合征的诊断指标之一，结合肾上腺皮质抑制试验，确定雄激素来源，有助于该病的诊断、治疗方案的确定和疗效观察。

# 第六节　其他方法（B 超、腹腔镜、宫腔镜）

## 一、B 超监测排卵

### （一）子宫内膜

卵泡早期内膜较薄，3 ~ 6mm，增生中晚期可见三线征，卵泡成熟期，内膜厚度达 10 ~ 14mm。

### （二）卵巢大小

育龄期卵巢（3 ~ 5）cm×（1.5 ~ 3）cm×（0.6 ~ 1.5）cm，卵巢体积：长 × 宽 × 前后径 ×0.523

### （三）卵泡大小

始基卵泡，初级卵泡，超声无法监测，超声能监测直径 ≥2mm，月经周期 3 ~ 5 天，卵巢内可见圆形或椭圆形无回声区，即卵泡直径 2 ~ 7mm，自然周期中通常只有一个卵泡发育成熟，其余相继闭锁。当卵泡直径达 10mm 成为优势卵泡，优势卵泡成长

速度 1~2mm/d，近排卵前 2~3mm/d，卵泡直径达 18~20mm 为成熟卵泡。

各种监测：周期 28~30 天者：从月经来潮第 8~10 天开始第 1 次阴道 B 超监测，月经不规则者：可从白带增多开始，当优势卵泡 <10mm 时，可 3 天测一次，10~14mm 时每 2 天一次，≥15mm 时每天一次。使用 CC 测排卵者：服药第 5 天监测；IVF-COH 者：Gn 用药 5 天后开始监测。

1. 经阴道超声多普勒（TVCD）监测卵泡 卵巢 A 供应卵泡发育的重要血管，月经周期中卵巢血流有周期变化，搏动指数（PI），阻力指数（RI），排卵期 RI 降低——E↑，卵巢 A 舒张期血流增高，优势卵泡壁见环状血流，表示排卵即将开始是监测排卵指标之一。

（1）排卵超声征象

1）排卵前超声征象：卵泡壁周围低回声，卵泡壁絮状改变，卵丘出现，卵泡壁环状血流。

2）排卵后超声征象：成熟卵泡消失，卵泡缩小，血体形成，子宫直肠凹积液（4~6mm），子宫内膜分泌期反应（高回声）。

B 超连续观察可看到卵泡逐渐增大、成熟至排卵的全过程。成熟卵泡典型超声特征：卵泡直径 >17~18mm，卵泡液增多，卵泡位于卵巢边缘，边界清晰，透亮度好；80% 成熟卵泡可见卵丘结构；卵泡周围出现透声环。

排卵的超声特征为：80% 表现为卵泡消失；数小时内卵泡可明显变小，卵泡壁塌陷，形态不规则，壁厚；卵泡内出现密度较高的光点，边缘不连续或呈锯齿状，提示血体，如继续监测可见黄体影像，光点致密，边缘厚实；20% 可出现子宫直肠凹积液。如逐步缩小即为闭锁卵泡。

（2）异常卵泡：无卵泡周期，小卵泡周期，LUFS（优势卵泡不破裂而突然增大，可能就是 LUFS），PCOS。

2. 连续 B 超监测卵泡发育 优势卵泡不破裂而突然增大，可能就是 LUFS，如逐步缩小即为闭锁卵泡。此技术要求有较高的 B 超分辨力，需要具有较高技术水平的医师，在监测期患者需每天到医院监测。

## 二、腹腔镜

观测有无卵泡破溃或子宫直肠凹有无游离液体。

## 三、宫腔镜

观测子宫内膜有无分泌相。

# 第七节　常用内分泌功能试验

## 一、孕激素试验

孕激素试验又称黄体酮试验，主要可诊断闭经的原因和病变部位，推测卵巢雌激素水平。

### （一）方法

黄体酮 20mg，每日肌内注射 1 次，共 5 日，停药 3~7 日后出现撤退性阴道出血，为阳性反应。提示体内有一定量雌激素水平。黄体酮能使已增生的子宫内膜起分泌反应，这种称 I 度闭经。若注射黄体酮后无出血，即为阴性反应，提示体内雌激素水平低。对黄体酮无反应，应进一步作雌激素试验。

### （二）临床意义

孕激素试验阴性提示体内雌激素水平过低，如原发性闭经、继发闭经、卵巢早衰、卵巢发育不全等；也可提示子宫内膜因缺乏雌激素刺激增生不良，对黄体酮反应不良，临床可见月经稀发或闭经；此外，若子宫内膜先天发育不良、子宫内膜已遭破坏、幼稚型子宫等，对黄体酮无反应，所以无阴道出血。

## 二、雌激素试验

临床上当孕激素试验阴性后，为进一步寻找闭经原因，则须作雌激素试验。

### （一）方法

口服倍美力 0.625mg，每日 1 次，共 20 天，撤药后一般 3~5 天出现阴道流血，为阳性反应，反之为阴性反应。

### （二）临床意义

阳性反应说明子宫内膜功能正常，对雌激素有反应，则属 II 度闭经。说明体内雌激素水平低下，闭经原因是由于卵巢、垂体或下丘脑功能不足所致，需进一步鉴别和查明原因。停药后无阴道出血为阴性反应，则表示子宫内膜有缺陷或遭破坏，闭经原因在子宫，故称子宫性闭经。

## 三、垂体功能检查

雌激素试验阳性提示患者体内雌激素水平低下，须进一步确定原发病因在卵巢、垂体或下丘脑，须作如下检查：

### （一）血清 FSH、LH、PRL 的放射免疫测定

PRL 正常值为 0~20μg/L，PRL>25μg/L 时称高催乳素血症，PRL 升高应进一步作头颅 X 线摄片或

CT 检查，排除垂体肿瘤。月经周期中 FSH 正常值为 5~20U/L，LH 为 5~25U/L，若 FSH>40U/L，提示卵巢功能衰竭；若 LH>25U/L，高度怀疑多囊卵巢；若 FSH、LH 均 <5U/L，提示垂体功能减退，病变可能在垂体或下丘脑。

### （二）垂体兴奋试验

又称 GnRH 刺激试验。

1. 典型方法　将 LHRH100μg 溶于生理盐水 5ml，30 秒钟内静脉注射完毕，注射前及注射后 15、30、60、120 分钟分别采取 2ml 静脉血，用放射免疫法测定 LH 含量。若注射后 15~60 分钟 LH 值较注射前高 2~4 倍以上，说明垂体功能正常，对 LHRH 反应良好，病变在下丘脑；若多次重复试验，LH 值仍无升高或升高不显著，提示病变在垂体。

2. Combes 法　将 LHRH100μg 静脉滴注 4 小时，正常情况在滴注后 30~45 分钟 LH 上升，60~90 分钟时下降，2~4 小时内 LH 第二上升。双相型分泌可用垂体促性腺激素存在两个功能池的理论来解释：即分泌池在 LHRH 刺激下立即释放 LH；合成、储存池在 LHRH 大量或长期刺激下释放已储存与新合成的 LH。此法的优点在于可准确区别下丘脑或垂体病变。若病因在下丘脑而引起垂体惰性，则 LHRH 推注试验可能阴性，而滴注试验可在 2 小时左右出现延迟反应。若垂体功能有缺陷，LH 虽有第一次上升，但不能维持，且不出现第二次上升，提示垂体合成 LH 的功能受限。

## 四、克罗米酚试验

又称氯米酚试验，主要估计闭经患者下丘脑 – 垂体 – 卵巢的功能。克罗米酚具有弱的抗雌激素作用，能使 GnRH 分泌增加，促使垂体分泌 FSH、LH，对有一定内源性雌激素水平者有效。

### （一）方法

月经来潮第 5 天开始每日口服克罗米酚 50~100mg，连服 5 天，服药后 LH 可增加 85%，FSH 增加 50%，停药后 LH、FSH 即下降。如以后出现 LH 达排卵期水平，诱发排卵，则为排卵型反应，排卵一般出现在停药后的第 5~9 天。如停药后 20 天不再出现 LH 上升，则为无反应。在服药第 1 天、3 天和 5 天测 LH 和 FSH，第 3 周或经前抽血测孕酮。

### （二）临床意义

1. 下丘脑病变　下丘脑病变时对 GnRH 兴奋试验有反应而对克罗米酚试验则无反应。

2. 青春期延迟　可通过 GnRH 兴奋试验判断青春期延迟是否为下丘脑、垂体因素所致。

除了上述各种常用的妇科内分泌检查外，B 超也可监测卵泡的发育，有无排卵，子宫内膜的厚度变化。腹腔镜也可检查卵巢上有无排卵孔以推测有无排卵等作内分泌功能的参考。

（石一复）

# 第六章

# 早期妊娠的实验室检查

妊娠试验是根据 HCG 的生物学或免疫学特点，检测受检者血和尿中是否存在 HCG 的试验方法。HCG 主要由合体滋养细胞产生，故临床上除用于确诊妊娠外，对异位妊娠和滋养细胞疾病也有重要辅助诊断价值；特别是对滋养细胞疾病患者的随访，治疗效果观察以及复发的监测具有极其重要意义。

妊娠试验方法众多，如早年的生物测定法、酶免疫测定法、单克隆酶免疫测定法以及放射免疫测定法等。有些方法已被淘汰，故就目前我国较普遍应用的方法介绍如下。

## 一、酶免疫测定法

酶免疫测定法（EIA）是利用酶促反应的放大作用，显示抗原抗体间反应，为常用的一种超微量检测尿液或血清中 HCG 的方法，又称单克隆酶免疫分析法。

### （一）原理

将含 HCG 的尿或血清样本，与已固定在聚苯乙烯试管上的抗 HCG 单克隆抗体，以及酶标记的作用于同一 HCG 分子上不同抗原性部位的抗 HCG 抗体进行温育。温育过程中形成固相抗 HCG 抗体 -HCG 抗原 - 酶标 HCG 抗体的夹心三层结构。温育后，洗涤试管，去除未被结合的酶标抗 HCG 抗体，再将试管与酶底物进行培育，在酶的强力催化作用下，酶底物呈现蓝色。将其与阳性参照管比色，即可判断试验结果。

### （二）评价

本方法优点具有：

1. 特异性强，灵敏度高，结果可靠。
2. 设备与操作简单。
3. 试剂价廉，且保存时间长。

4. 无放射性损害等。

不足之处在于非定量试验，不能提供定量参数。

### （三）临床应用

由于其特异性及灵敏度较高（灵敏度为 25～50μg/L），故可用于：

1. 早期妊娠诊断。
2. 可疑异位妊娠或排除妊娠的病例。
3. 协助诊断流产后的胎盘组织残留。

## 二、放射免疫测定法

放射免疫测定法（RIA）是将放射性核素特点与免疫学原理互相结合的一种超微量 HCG 检测方法。

### （一）原理

用放射性核素标记 HCG，取一定量的标记 HCG 与不同量的非标记 HCG 及一定浓度的特异抗 HCG 抗体相互作用，放射性核素标记标记的 HCG 即与非标记 HCG 竞争抗 HCG 抗体结合部位，而产生不同的结合率，按结合率与非标记 HCG 为函数，得出标准曲线。将样本所得的结合率，在标准曲线上找出相应的 HCG 量，遂得出样本精确的含量。

由于 HCG 抗体与 LH 抗原有交叉反应而影响结果的判断，故目前已用 β-HCG 放射免疫法代替，该法以 HCG-β 亚型为抗原，抗血清含 β-HCG 抗体，故与 LH 抗原无交叉反应。具有更高的特异性。

### （二）方法评价

本方法为微量分析法，具有特异性强和灵敏度高的优点，特别是 β-HCG 法，精确性可达 3μg/L 以下。缺点为：

1. 需要一定的仪器设备和环境。
2. 操作复杂，操作者必须经过严格的训练。
3. 有放射性物质污染的危险。

**（三）临床应用**

同酶免疫测定法，但由于其高度的特异性和灵敏度以及定量的精确性，故可用做滋养细胞疾病的随访和早期发现复发病例。β-HCG测得值 <3μg/L 为阴性，>6μg/L 为阳性。

## 三、胶体金妊娠检测法

**（一）原理**

与酶免疫测定原理基本相同。胶体金试纸条含2个抗人 β-HCG 单克隆抗体，1个吸附于硝酸纤维素薄膜上，另1个结合于金溶胶颗粒表面。受试者尿液中所含 HCG 先与硝酸纤维薄膜上的抗体结合，再与金溶胶单抗反应，则形成抗体-HCG-金标的三层夹心式复合物，呈现颜色反应，借以诊断。

**（二）操作方法**

将胶体试纸条插入受试者尿液中，深度不可超过试条上的标志线，5秒钟后取出平放，5分钟内观察结果。如在试条上的对照线和反应线上均呈现红色则为阳性反应，确诊妊娠则根据颜色反应的深度分为阳性和强阳性。如仅对照相馆线上呈现红色，反应线无变化则为阴性。

**（三）方法评价**

胶体金试纸条法操作简便快速，灵敏度好，结果可靠，缺点为无定量标准，故不适用于滋养叶细胞疾病的随访。

**（四）临床应用**

同酶免疫测定法。

此外，临床上还同时检查血孕酮，以了解胚胎发育和有无早期流产等。

（石一复）

# 第七章

# 输卵管通畅性检测

输卵管因素导致不孕占不孕症的 12%～33%。输卵管通畅性检测是不孕症检查的重要步骤。目前的检查方法有：输卵管通液术、子宫输卵管碘油造影术（HSG）、子宫输卵管超声造影术、B超介入宫腔镜输卵管插管通液术、腹腔镜下通液术、宫腹腔镜联合检查。

## 第一节　输卵管通液术

通液术为初步评估输卵管通畅性的筛选方法：将带有圆锥形橡皮塞头的金属导管，经子宫颈口插入子宫颈管内，外端连接装有 0.5% 普鲁卡因液 20ml 的针筒，将此溶液缓慢地以每分钟 5ml 的速度推入子宫腔内，注意推注时阻力的大小以及橡皮塞头是否紧塞子宫颈管，并注意在无液体从子宫颈管向外溢出的条件下，放松针管时有无液体回流入针筒中。根据子宫腔仅能容纳 5ml 容积的特点，如无阻力能顺利地推注入全部 20ml 溶液，放松针筒后无液体回流入针筒，提示溶液已通过子宫腔、输卵管进入腹腔中去，表明输卵管通畅；如阻力很大，放松针管后有 10ml 以上的液体回流入针筒，表明输卵管阻塞不通；如虽有阻力，尚能注入大部分液体，仅有少量回流，表明输卵管通而不畅。

有用酚红（phenolsulfonphithalein）液作检测者。术前排空尿液，饮水 200～300ml 以利尿，然后用 0.6% 酚红 2ml（内含酚红 12mg）加入生理盐水至 20ml，用针筒经带有橡皮塞头的金属导管，以每分钟 5ml 的速度，缓慢推注入子宫腔，随后维持针管在推注状态 10 分钟，以防液体流出，注射后 15 分钟排尿，在原尿中加入氢氧化钠后，如尿液变成玫瑰红色，提示酚红液经输卵管进入盆腔，经盆腔腹膜吸收后，由肾脏排出，表明输卵管通畅。

通液法的优点是简便、安全易行、患者痛苦轻，即使在设备简陋的基层卫生单位，只要具备放置宫腔避孕环或人工流产吸宫条件的，都可进行。缺点是：易出现假阴性和假阳性现象，出现假阴性则可能是由于宫腔、输卵管管腔增大如输卵管积水所造成的假象，例如输卵管积水时，液体进入积水腔中，如能顺利注入 20ml，实际上输卵管是不通畅的。另外液体也可进入血窦造成通畅的假象。出现假阳性可能是输卵管炎症、痉挛或是宫腔内膜碎片造成的输卵管暂时性阻塞。为避免出现假阳性操作过程，推液速度要慢，以避免推液过快，使压力迅速升高，输卵管细小不能适应而回流增多，或使液体进入血窦或造成输卵管痉挛的结果。因为通液是一种盲性操作，无直视指标，它不能确定是一侧还是双侧输卵管病变，也不能准确判定病变的具体部位及是否有粘连，所以不能进行不孕的病因诊断。

（姚济芬　石一复）

## 第二节　输卵管通气术

此法最为古老，系于 1920 年由 Rubin 首先报道，用来检测输卵管的通畅性，开始时采用空气，因曾发生空气肺栓塞导致死亡，以后改用 $CO_2$。方法为将带有圆锥形橡皮塞头的金属导管，经子宫颈口插入子宫颈管内阴道内注入生理盐水液，浸没橡皮塞头，以检测通气时有无漏气，漏气时有气泡逸出。外端连接装有压力表及调节器的 $CO_2$ 贮气瓶，以每分钟注入 60ml 的速度徐徐注入 $CO_2$。压力上升至 13.3kPa 时停止注入 $CO_2$。观察压力的变化，如自然下降至

4～6.7kPa，提示输卵管通畅；如压力不下降，则继续注入 $CO_2$，当增至 26.7kPa 而仍不能下降时，提示输卵管阻塞不通。注气时术者用听诊器置两侧下腹部直接听诊，在注气时如在该侧听到气泡通过声，而阴道内无漏气时，提示气体通过输卵管伞端逸入腹腔，该侧输卵管通畅。通气完毕后坐起，进入腹腔的 $CO_2$ 上升积聚于如横膈膜下，刺激横膈膜有肩酸不适，这时进行腹部透视，如横膈下有游离气体，则进一步证实输卵管是通畅的。

此法的优点：①设备简单，基层医疗单位可进行检测；②输卵管腔内有轻度粘连时，可被 $CO_2$ 冲击分开。缺点是：①通气时偶有胸闷、气急、抽搐、昏迷等气栓可能；②输卵管通畅者，术后 $CO_2$ 进入腹腔刺激横膈膜，有时可产生难以忍受的肩部酸痛；③如阻塞不能提示在何处阻塞。

（姚济芬　石一复）

## 第三节　子宫输卵管碘油造影术（HSG）

本法在不孕症的诊断中已近百年，由于其具有操作简单、价格低廉、安全且兼有诊断和一定的治疗作用，目前仍为评价输卵管功能最经典的方法。主要是利用造影剂注入宫腔和输卵管后摄片显示宫腔和输卵管的形态。除了了解输卵管通畅外，还能了解宫腔和输卵管内黏膜皱襞的病变。

### 一、适应证

1. 不孕症是丈夫精液检查无异常，患者 BBT 为双相且黄体功能良好已连续 3 个月经周期，仍未能受孕者。

2. 曾有下腹部手术史如阑尾切除术、剖宫产术，曾有盆腔炎史如淋球菌感染、产褥感染，曾有慢性阑尾炎史或腹膜炎史，现患子宫内膜异位症等，因不育而诊治，怀疑有输卵管阻塞者。

3. 观察子宫腔形态，确定有无子宫畸形及其类型，有无子宫腔粘连、子宫黏膜下肌瘤、子宫内膜息肉及异物等。

4. 腹腔镜检查有输卵管腔外粘连。拟作输卵管整形手术时的术前检查，因 HSG 能进一步提供输卵管腔内情况。

5. 多次中孕期自然流产，怀疑有子宫颈内口闭锁不全者，于非孕时观察子宫颈内口有无松弛。

### 二、造影剂

自 19 世纪 20 年代起即采用碘化油作造影剂，为 40% 碘的罂粟子油（poppy seed oil），药名 Lipiodol，此造影剂黏稠度高、刺激性少、显影清晰，缺点是吸收缓慢，偶可刺激局部使发生肉芽肿。另有采用 38% 碘溶液即泛影葡胺者，泛影葡胺为水溶液，黏稠度较低、能吸收后从肾脏排出，缺点是消失快、显影不够清晰。故以碘化油为常用。

### 三、造影前准备

#### （一）造影时间

选择月经干净后 3 日至排卵前进行，即月经周期的第 7～14 日间。如过早月经干净，则子宫腔内膜可能尚留有创面，造影剂可能从内膜创面进入子宫周围血管，造成肺栓塞；或将宫腔内尚残存的子宫内膜碎屑挤入盆腔，人为造成子宫内膜异位症，如过晚在排卵期后。则子宫内膜已明显增厚，可能在输卵管入口处增厚的子宫内膜，遮盖输卵管口，造成阻塞假象；同时，分泌期子宫内膜碎屑脱落，阻塞输卵管入口，或被挤入盆腔造成子宫内膜异位症；也可能将受精卵挤入输卵管，引起异位妊娠。欲了解子宫颈内口情况者，应在排卵期后造影。

#### （二）无急性或亚急性盆腔炎，如两侧附件处无炎性肿块或压痛，体温在 37.5℃ 以下者。

#### （三）白带悬液检查示阴道无滴虫或假丝酵母菌感染。

#### （四）造影前 3 日及造影后 2 周内，忌性交及深水盆浴，以防感染。

### 四、造影方法

排空尿液，取膀胱截石卧位。作妇科检查，摸清子宫大小、位置及屈度，更换手套，造影在无菌操作下进行。为避免将空气气泡注入宫腔，先将造影剂充满导管，然后将此带有圆锥形橡皮塞头的金属导管，经子宫颈口插入子宫颈管内，注意金属导管不应插入过深，以免造成创伤。圆锥形橡皮塞头应紧密堵住子宫颈外口，以防造影剂漏出。导管放妥后，将两腿放平。注释造影剂前先做透视，观察盆腔内有无异常阴影，再于透视下缓慢注入造影剂，所用的推力不可过大，如遇阻力或患者疼痛难受时，应立即停止推注，总量一般为 5～10ml。边注碘油，边在透视下观察宫腔充盈情况，如见有灌注缺损立即停止推注，并摄片，以了解缺损情况，然后再继续推注，待子宫腔、输卵管腔充盈后摄片。24小时擦洗阴道，清除可能积留在阴道内的碘剂，再摄平片一张，观察造影剂有否进入腹腔，以确定其通畅情况。如用泛影葡胺作造影剂者，于注药完毕及20分钟各摄片一张，次日不再摄片。

## 五、造影图像

### （一）正常图像

1. 输卵管腔道　输卵管全长10～12cm，形态柔软。间质部指被包裹在子宫肌壁内的一段，长约0.5～1cm，阴影呈棱形或三角形；峡部管腔直径一般在2mm以下，有时一小段不显影，似中断而不相连接；壶腹部宽而长，管腔直径约为5mm，有时可见纵形条状皱纹。

输卵管通畅者，24小时片上输卵管管腔中无造影剂残留，造影剂已通过输卵管伞端进入盆腔，散在地涂抹在肠曲周围。

2. 子宫腔道　子宫腔呈倒置三角形，三角形的底部即上边微凸，有时呈马鞍形，但其凹陷深度一般不超过1.5cm，两侧壁由于子宫收缩，可呈不同形态的锯齿形；宫腔内圆形灌注缺损常为空气气泡，有时因推注造影剂时用力过大，可在子宫腔见造影剂进入血管的网状阴影。

3. 子宫颈内口　有时子宫颈内口较明显地显示环形狭窄，但往往分界并不明显，使子宫腔与子宫颈管之间呈管状通道相连，故较难根据内口宽大而诊断子宫颈内口闭锁不全。此内口于卵泡期较大、黄体期较小。

4. 子宫颈管腔道　未生育妇女的子宫颈管长度为2.5～3cm，子宫颈管内膜为一层高柱状形上皮，该上皮向内凹陷而形成分歧的管道，造影显示侧面凹凸不平，或呈羽绒状，或呈锯齿状，这是正常表现，并非子宫颈管炎。

### （二）生殖道结核

子宫腔粘连变形，失去原有的倒三角，呈三叶草状，或仅存一盲腔；输卵管或如生锈的铁丝，或如结节状的串珠，或僵直末端圆钝如棍棒；有时盆腔有钙化阴影。

### （三）输卵管积水

输卵管远端扩张呈长形囊状，油剂进入积液中成圆形油珠，24小时后复查油珠仍在盆腔两侧堆聚，盆腔内无造影剂涂抹。

### （四）子宫器质性病变

根据子宫腔形态，可诊断双子宫、双角子宫、单角子宫、中隔子宫、子宫内膜下肌瘤或息肉、宫腔粘连等。

## 六、治疗意义

Palmer（1960）报道，HSG显示输卵管通畅者，一年内的受孕率高达75%，较未作HSG检查者高3倍。HSG对不孕症的治疗作用可能是由于：

1. 注入的造影剂有机械性的冲洗输卵管作用。

2. 造影时对子宫颈的牵拉作用。

3. 碘油黏稠且易于乳化，能均匀涂抹在输卵管黏膜表面，可充分发挥碘的局部杀菌作用。

4. 可改善宫颈管黏液环境。

5. 碘化油在体外实验时有减缓单核细胞的吞噬作用，可能在体内有减少单核细胞对精子的吞噬作用。

油造影剂对不孕症的治疗效果优于水造影剂，如Schwabe（1983）报道采用油造影剂后的9例中有7例妊娠，而采用水造影剂的10例中仅有1例妊娠。Gillespie（1965）报道用油造影剂造影后，1年内妊娠率为41.3%，而用水造影剂后仅为27.3%。

用油造影剂后，由于吸收缓慢，较长时间对局部的慢性刺激，有可能引起肉芽肿；也可能进入血管引起栓塞，但Bateman（1980）报道533例油造影剂造影，13例碘油进入血管，这些病员都无明显症状或病率。

HSG操作简单、方便、安全、并发症少、无创伤且相对便宜，是目前临床应用最广泛，诊断价值较高的方法。通过造影可以了解输卵管的形态、走行、通畅情况、梗阻部位的情况，还可以清楚的显示宫颈管、子宫腔的形态和轮廓，但对子宫输卵管以外的盆腔病变常不能做出相应的诊断。HSG也有一定的局限性，除了由于器械操作或造影剂的刺激、手术时患者紧张、疼痛等使输卵管平滑肌收缩、痉挛或一过性血块、黏液栓的堵塞或输卵管开口处的内膜、息肉的堵塞等使造影剂不能很好地弥散，造成输卵管梗阻的假象；或因部分病例行HSG时，因宫腔内气囊管偏向一侧宫角，或双侧输卵管通畅度不一致，通而不畅侧不显影，造成一侧间质部阻塞的假象或未能使造影剂完全充盈输卵管，以致壶腹部远端未见造影剂，而造成误诊。

HSG较严重的并发症是肺栓塞，在推注造影剂1～3分钟后患者出现呛咳、胸闷、气促、冷汗、口唇发绀，有的于8～12小时后出现寒战、发热，体温38～39℃。X线胸片提示肺纹理增粗，部分肺动脉分支显影，24小时再次摄片显示双肺弥漫性细小针状密集阴影和网状阴影。肺栓塞发生和患者年龄及病程长短无显著性。发生栓塞的主要原因为：①HSG检查的适应证、禁忌证掌握不严。860例患者中有743例在HSG前未做通液术，在没有证实输卵管通畅与否的情况下推注碘油时盲目加压；诊断性刮宫术后6周内HSG检查，子宫内膜修复不良；HSG检查前未行心肺功能常规检查；输卵管炎治疗不彻底。②HSG检查时间选择不当。月经周期较长者发生率较高，月经干净3~4天子宫内膜未完全修复，尤其是月经周期长的患者子宫内膜修复慢且发生栓塞的危险更大。③机械损伤。术者技术不熟练，操作粗鲁，损伤子宫内膜或宫颈内膜。因此对子宫发育不良、畸形者按正常子宫操作，容易造成机械损伤发生栓塞。④HSG检查时碘油用量过多（10~15ml），注药太快，压力过高，宫腔粘连，输卵管堵塞，术者在无压力控制系统的监测下全凭手的感觉操作，压力一旦过高时将造影剂压入血管、淋巴管；慢性炎症刺激，尤其是结合患者血管脆性增加，在增加压力注射时致血管破裂发生造影剂逆流。

造影剂发生逆流后患者处于危急状态，立即停止操作，吸氧，肌注654-2，静脉推注地塞米松，静脉点滴10%葡萄糖加维生素C、低分子右旋糖酐，发热者给予抗生素治疗。经上述治疗2~3天症状明显缓解，1个月后复查肺部有少部分阴影存在，3个月复查肺部阴影消失。

预防措施：①严格掌握HSG检查的适应证、禁忌证。不孕症，一般经3次通液术不通者再行HSG检查；常规心肺功能检查，对心肺功能不全者不用HSG检查；急、慢性输卵管炎，应经系统抗炎治疗3~6个疗程后再行HSG检查；疑为生殖器结核的患者应常规腹部拍片、子宫内膜病理检查，确诊后可慎用或不用HSG检查。②造影时间应选择在月经干净后5~10天进行。因此时子宫内膜创面修复，即使月经周期长的患者月经干净8~10天内膜也已修复；正常分娩、孕中、晚期早产，自然流产，人工流产，诊断性刮宫术者应在2个月后进行；子宫手术（子宫肌瘤剔除术）后6个月进行。③操作轻柔，插宫颈导管不宜过深，以导管进入宫颈内口2~3cm为宜。如子宫发育不良或畸形，导管进宫颈内口即可。④造影剂应控制在10ml以内，推注压力不宜过大，速度要缓慢。推注压力与静脉推注50%葡萄糖相同即可，推注时间应控制在5~10分钟内。遇有阻力应停止3~5分钟，肌注阿托品、普鲁卡因等解痉药后用相同的压力推注，仍有阻力时应停止操作以防碘化油逆

流引起栓塞。

国外也有对不孕症妇女分别做HSG和腹腔镜检查进行对比，结果HSG判断输卵管近端阻塞的准确性为70%，但对输卵管周围粘连的准确性仅11%。也发现HSG有较高的假阳性率，此可能是由于HSG检查中输卵管痉挛以及子宫输卵管开口处宫腔侧的小息肉或较厚的子宫内膜所致。

HSG还能根据输卵管腔内黏膜的显影情况判断输卵管腔的破坏程度，若输卵管远端有"鹅卵石"样表现的黏膜结构，常提示不可逆性输卵管黏膜破坏。

英国皇家妇产科医师协会（RCOG）在2004年的指南中建议，对没有明显盆腔炎和子宫内膜异位症的不孕患者，HSG应作为评价输卵管通畅性的首选筛查方法，而对疑有盆腔炎或子宫内膜异位症等患者应将腹腔镜作为第一线的诊断手段。

（姚济芬　何晓音　石一复）

## 第四节　子宫输卵管超声造影术

子宫输卵管超声造影术（hysterosalpingo-constrast sonography，HyCoSy）是在超声监视下，通过向宫腔注入各种阴性和阳性造影剂，实时观察造影剂通过宫腔、输卵管时的流动及进入盆腔后的分布情况，以判断输卵管的通畅性，同时观察子宫、卵巢及盆腔情况。HyCoSy造影剂一般分为两类：一类为阴性造影剂如生理盐水，另一类为阳性造影剂如过氧化氢或Echovist（一种由半乳糖制成的，能产生回声的微气泡造影剂）。国外常使用Echovist。方法：患者术前肌注阿托品0.5mg，阴道消毒后向宫颈旁注射1%利多卡因阻滞麻醉，向子宫腔置入双腔乳胶管并固定，经该管注入生理盐水20~40ml，推注过程中注意观察宫腔阻力大小，宫颈口有无渗液，导管内有无液体回流及患者腹痛情况，如注水阻力大，患者不能耐受则停止。检查明确后应用1.5%的过氧化氢或超声晶氧生理盐水溶液或Echovist行输卵管通液，继续观察气液体通过输卵管情况，判断其通畅性。判断标准是：

（1）输卵管通畅：①推注液体过程中阻力小或无，无渗液及回流；②子宫腔无扩张，肌层积气少或无；③输卵管无扩张或增粗、输卵管内无积气或串珠状改变、伞端气泡溢出多且快；④盆腔积液明显。

（2）输卵管欠通畅：①推注液体过程有阻力或有少许回流；②宫腔扩张 <4mm，肌层有少量积气；③输卵管管腔扩张或有积气，伞端气泡溢出少且较慢；④盆腔积液少。

（3）输卵管不通：①推注液体过程中阻力大，有渗液，回流多甚至将气囊从宫腔内迫出；②宫腔明显扩张 >4mm，肌层积气明显，患者疼痛难忍；③输卵管明显扩张或输卵管不显影；④盆腔内无积液；⑤输卵管伞端无气泡溢出。

为观察输卵管、卵巢及盆腔情况同时向盆腔内注入液体。方法是：于初次宫腔推注生理盐水后，有用17G 穿刺针经阴道 B 超探头指引刺入后穹隆达盆腔积液部位，避免损伤周围组织及血管。穿刺成功后向盆腔灌注 37℃生理盐水 1000 ~ 1500ml，使子宫和输卵管在水溶液中显影。随后用阴道 B 超扫描盆腔情况，完成后取出通液管，检查穿刺点无出血后术毕。主要观察输卵管的游离度，与周围组织有无粘连；特别是伞的指状突起是否存在，伞的活动情况，有无粘连，从而比较全面地判断输卵管功能。卵巢与子宫的位置，周围有无粘连，盆腔内粘连情况。最后观察宫腔情况，排除腔内占位等。

手术完毕休息 1 小时后，预防应用口服抗生素。观察其盆腔灌注的生理盐水在术后 3 ~ 4 天内全部吸收。

用生理盐水作造影剂的 HyCoSy 在对宫腔判断上与宫、腹腔镜通液近乎相似，而对输卵管评价时 HyCoSy 的敏感度和阴性预测值均为 100%，特异度和阳性预测值仅分别为 66% 和 57%；而阳性造影剂 Echovist 在超声下能较好显影，比使用阴性造影剂在特异性和阳性预测值上均显著提高，分别为 77% 和 70%；然而与宫、腹腔镜通液比较，仍有显著差异。

生理盐水在 HyCoSy 中了解输卵管形态和黏膜病变困难（对子宫内膜息肉，黏膜下肌病诊断较准确），直肠子宫陷凹内的积液仅提示至少有一条输卵管通畅，无法判断两条输卵管的情况；Echovist 在超声下为强回声，能较好显示造影剂通过输卵管的情况，从而了解输卵管阻塞部位。

影响 HyCoSy 检测结果准确性除了造影剂外，超声仪的分辨率也十分关键，彩色多普勒超声、三维超声的准确率高，一般使用的二维超声图像上较难区分输卵管情况。

HyCoSy 在超声引导下能综合评价盆腔情况，尤其观察子宫肌层组织、附件、卵泡成熟度具有 HSG无法比拟的优势，且无 X 线对人体的损害，故目前逐渐成为不孕症的检测手段。

（姚济芬　石一复）

# 第五节　B 超介入宫腔镜下输卵管插管通液术

方法：患者取膀胱截石位，常规消毒、铺巾、膨宫后用外鞘直径 6.5cm 的宫腔镜检查。检查顺序观察宫腔前后壁、双侧角部及输卵管开口、宫底，退镜时检查宫颈管，将外径 1.4 ~ 1.6mm 医用塑料导管插入输卵管开口 2 ~ 3mm，向插管注入 1 : 40 的亚甲蓝稀释液，同时 B 超检测通液情况。

诊断输卵管性不孕的分类标准：Ⅰ类：管腔丝状粘连或通畅：注入亚甲蓝稀释液 20ml，顺畅无阻力，镜下无反流，直肠子宫陷凹迅速出现液性暗区或原有暗区迅速扩大。Ⅱ类：输卵管间质部或峡部阻塞：注入亚甲蓝稀释液时阻力大，立即出现镜下反流，宫腔蓝染，经加压推注无改善，直肠子宫陷凹无液性暗区出现。Ⅲ类：输卵管周围粘连、管腔不畅：注入亚甲蓝稀释液时，阻力不大，注入 40 ~ 60ml 后可见少许反流或无反流，直肠子宫陷凹处缓慢出现小片液性暗区。Ⅳ类：输卵管伞端粘连、闭锁：注入亚甲蓝稀释液无阻力，注入 60 ~ 80ml 后直肠子宫陷凹处仍无液性暗区，镜下亦无反流。

理论上输卵管容积是十分有限的，但当输卵管伞端阻塞闭锁时，腹腔镜发现，输卵管可容纳 60ml 液体，宫腔镜下无反流。并且随着推液后输卵管压力的升高，注液可进入输卵管血液循环，故而感觉推注无阻力。此时如无腹腔镜或 B 超辅助检查，极易误认为输卵管是通畅的。故而有人认为单纯宫腔镜下输卵管插管注液 20ml 顺畅无反流、无阻力即提示输卵管通畅的观点是片面的。宫腔镜下输卵管插管通液术有助于排除输卵管痉挛、组织碎屑填堵等因素导致的输卵管暂时性梗阻，因此诊断输卵管通畅度有更高的价值。宫腔下输卵管插管 B 超介入检查能够从双重角度全面客观地反映输卵管通畅情况，且创伤小、无放射污染、过敏、无油栓形成之虞。较易被医患双方接受。其敏感性、特异性、阳性预测率、阴性预测率与腹腔镜检查相似。

（姚济芬　石一复）

## 第六节　腹腔镜下通液术

方法：于月经干净3～7天内在气管插管加静脉麻醉下行腹腔镜检查术。患者取头低足高膀胱截石位，注入$CO_2$形成气腹，于脐轮下缘经切口置入腹腔镜，再于左右下腹切口分别插入辅助器械，暴露盆腔脏器，经子宫颈插入双腔气囊通水管后注入稀释的亚甲蓝液，边注液边在腹腔镜直视下观察双侧输卵管的充盈、形态、功能状况，周围组织器官的关系及伞端有无亚甲蓝溢出。判断输卵管的通畅度：①通畅：将亚甲蓝液缓慢推入6～10ml见伞端有亚甲蓝流出；②通而不畅：注射亚甲蓝液时有一定阻力，加大压力推注15～20ml后，伞端有少量蓝色液体流出，输卵管呈蓝色，有明显扩张者为伞端狭窄，输卵管无染色亦无明显扩张者为峡部狭窄；③阻塞：注射亚甲蓝液时阻力大，加大压力亦未见伞端蓝色液体流出。输卵管明显扩张者为伞端阻塞，无明显扩张者为宫角部阻塞或峡部阻塞。

腹腔镜下通液不但能观察亚甲蓝液通过输卵管的全过程，了解输卵管的通畅情况、梗阻部位，而且也能观察输卵管的游离程度、蠕动情况和活动范围。根据输卵管注液时的阻力，宫腔内的逆流，输卵管充盈和膨胀的程度及伞端溢出的情况，对生殖能力作全面的分析和评估。腹腔镜检查对不孕症的病因可得到多因素的诊断，精确度高并兼有治疗作用。因此在经济条件许可时，及时行腹腔镜检查是早期诊断输卵管性不孕的重要手段。它绝不是应该首选采用的，最好在其他无创性检查手段如HSG检查不能提供充分信息的情况下，再考虑使用腹腔镜。腹腔镜检查不但可判断输卵管通畅度，同时可对其进行相应的治疗，可见腹腔镜在诊治输卵管性不孕中有着广泛的应用前景。但腹腔镜的不足之处为设备和器械较昂贵，技术要求较高，操作较复杂，须有一定专业水平的医师才能熟练掌握；加之医疗费用较高，有些患者难以承受。因而，在我国目前情况下，腹腔镜还不能替代HSG。

（姚济芬　石一复）

## 第七节　腹腔镜联合宫腔镜<br>输卵管通液术

腹腔镜联合宫腔镜输卵管通液术（hysteroscopic hydrotubation）在全麻下进行，患者取膀胱截石位，常规消毒铺巾后宫腔镜、腹腔镜同时进行。宫腔镜、腹腔镜检查方法见前，在输卵管开口处插管注入稀释亚甲蓝时，于腹腔镜观察亚甲蓝通过输卵管的情况，从而判断输卵管的通畅性。结果分3类，通畅：注入亚甲蓝即可见大量亚甲蓝从伞端溢出；伞端阻塞：推注时亚甲蓝直达伞端，伞端扩大而盆腔无亚甲蓝液；间质部阻塞：推注阻力大，有反流，子宫角隆起而输卵管无亚甲蓝液。

宫腔镜下输卵管插管通液术诊断输卵管通畅度也有一定的局限性，如在确定病变部位方面可能不如HSG，而且宫腔镜下插管通液术诊断的是解剖意义上的输卵管通畅并不能代表其功能也是正常的。同时结合腹腔镜检查可避免上述情况。所以宫腹腔镜联合检查较HSG更准确，被认为是诊断输卵管梗阻最可靠的方法。此外宫腔镜、腹腔镜还各有优势，腹腔镜联合宫腔镜输卵管通液可用于直接观察内生殖器和获知输卵管的通畅度，了解有无盆腔粘连、盆腔结核及子宫内膜异位症时的病变、范围和程度，还可通过活检了解其病理情况及卵巢功能，获得可靠诊断。宫腔镜还可以评价导致不孕的子宫、宫颈因素，可以直接检视宫腔和宫颈，对某些占位病变可以直接进行手术治疗且无放射线损伤。

（姚济芬　石一复）

## 第八节　输 卵 管 镜

输卵管镜是检查输卵管腔的显微内窥镜，是目前唯一对输卵管黏膜病变进行直接评价的方法，准确性较传统技术为高。根据输卵管通畅程度、上皮及异型血管的类型、粘连及扩张程度、输卵管腔内异物等一系列参数进行评分，可对输卵管成形术和预测妊娠可能性进行前瞻性评价。

应用输卵管镜的指征：不孕症妇女行HSG后疑有输卵管内粘连、阻塞，或对造影剂过敏，HSG禁忌者应用。

输卵管镜有两种类型：

1. 经伞端输卵管镜（salpingoscopy）通过腹腔镜放置输卵管镜，观察伞端至壶腹部－峡部结合处的输卵管黏膜。

2. 经宫腔内输卵管开口输卵管镜（falloposcopy）其可分为两型：①同轴型，包括输卵管镜和柔性宫腔镜，由宫腔镜导入输卵管；②线形外展导管系统，无须宫腔镜，可经宫颈向输卵管内置入输卵管镜体。

由于输卵管镜费用昂贵，技术上难掌握，因而限制了其使用。

（姚济芬　石一复）

# 第九节　"一站式生育诊所"的概念

一站式生育诊所（one-step fertility clinic）就是以经阴道内镜技术为核心，包括经阴道注水腹腔镜

（THL）、微型宫腔镜及宫腔镜输卵管染色通液术，以及有指征的输卵管镜检查。所有操作均在门诊、局麻下完成，在几小时内对盆腔做出全面评价，尤其是输卵管功能的评价，从而大大缩短就诊时间。

总之，目前临床评价输卵管通畅的方法很多，但还没有一种能观察输卵管内外病变的方法，每种方法各有利弊，腹腔镜联合宫腔镜输卵管通液术为目前广泛认可。

（姚济芬　石一复）

# 第八章

# 穿刺术

## 第一节 后穹隆穿刺术

后穹隆穿刺术（culdocentesis）是经阴道后穹隆向直肠子宫陷凹的腹腔最低部位做腹腔穿刺，将穿出的血液、囊液或脓液等内容物进行肉眼观察、实验室或病理检查，也可向病灶局部注射药物，以协助诊断或治疗。

### 一、适应证

临床疑诊下列疾病时可做后穹隆穿刺术。

#### （一）盆腹腔内出血

1. 异位妊娠破裂或流产。
2. 出血性输卵管炎。
3. 卵巢黄体破裂。
4. 卵巢子宫内膜异位囊肿破裂。
5. 子宫穿孔或破裂。
6. 恶性滋养细胞肿瘤子宫穿孔出血。
7. 妇产科腹部手术后继发出血。
8. 盆腹腔恶性肿瘤自发性破裂出血。
9. 生殖系统以外的脏器损伤内出血。

#### （二）盆腔炎症或脓肿

1. 急性输卵管炎、卵巢炎、输卵管卵巢炎及输卵管卵巢脓肿或囊肿。
2. 急性盆腔腹膜炎或盆腔结缔组织炎。
3. 盆腔脓肿。
4. 阑尾脓肿。

#### （三）盆腹腔积液或腹水

1. 盆腔恶性肿瘤伴腹水。
2. 盆腹腔结核。
3. 原因不明的腹水。

#### （四）卵巢非赘生性囊肿穿刺抽液

1. 黄体囊肿。
2. 卵泡囊肿。
3. 黄素囊肿。
4. 卵巢子宫内膜异位囊肿。
5. 多囊卵巢（PCOS）。
6. 卵巢过度刺激综合征（OHSS）。

#### （五）盆腔肿块细针穿刺抽吸病理诊断。

#### （六）辅助生育技术时，在阴道超声引导下，穿刺卵泡取卵。

### 二、操作步骤

1. 排尿或导尿后取膀胱截石位，估计积液量少者可取半卧位。
2. 外阴、阴道常规消毒，覆以无菌洞巾。
3. 常规行妇科检查。
4. 窥阴器暴露宫颈及阴道后穹隆，再次消毒阴道、宫颈及穹隆。
5. 用宫颈钳夹持宫颈后唇向上、向前牵引，充分暴露阴道后穹隆。
6. 用 16～18 号穿刺针接 10ml 注射器，在后穹隆中点或后穹隆最膨隆处，取与宫颈平行方向快速刺入 2～3cm，然后抽吸。有时针尖方向也可略偏向病灶一侧。若为肿块，则于最突出或囊性感最显著部位穿刺。如抽不出内容物或刺入血管，可适当改变穿刺部位、方向或深度，在缓慢退针的同时持续抽吸，一见抽得液体，固定穿刺针继续抽吸。
7. 抽吸完毕拔针。若有渗血，可用无菌纱布压迫片刻，待血止后取出窥阴器。

## 三、结果判断

1. 抽出鲜血放置 6 分钟以上不凝固，则为内出血，多见于异位妊娠破裂或流产、黄体破裂、子宫穿孔或破裂及其他脏器如肝、脾等破裂。

2. 抽出淡血性液体或血性渗出液，见于出血性输卵管炎。

3. 抽出巧克力色稠厚液体，则为巧克力囊肿或囊肿破裂。

4. 抽出陈旧性不凝血液，见于陈旧性宫外孕。

5. 抽出微混浊淡黄色或淡红色液体，为炎性渗出液，见于急性盆腔炎或急性阑尾炎。

6. 抽出脓液，则为盆腔脓肿或阑尾脓肿。

7. 抽出血性腹水，多为恶性肿瘤如卵巢癌、输卵管癌等癌性腹水。

8. 抽出草黄色或青绿色混浊多泡沫液体，为盆腹腔结核。

9. 抽出清亮无色少泡沫液体，多为漏出液，系肝硬化、心源性或肾源性腹水。

10. 抽出清亮淡黄色液体，见于卵巢黄体囊肿、卵泡囊肿、黄素囊肿、多囊卵巢等。

11. 若抽出鲜血，放置 6 分钟以上凝固，或滴在洁白的纱布上能出现红晕者，为血管内血液。

## 四、注意事项

1. 抽得的液体或内容物，在肉眼观察颜色、混浊度及黏稠度等性状后，应送常规化验、细菌学及细胞学检查，包括比重、总细胞数、红细胞数和白细胞数、Rivalta 试验（浆膜粘蛋白定性试验）、蛋白定量、细菌培养加药敏试验及有无癌细胞等，必要时作肿瘤标记物检测。

2. 注意进针方向及深度，避免伤及子宫或直肠。

3. 注意无菌操作，避免上行性感染。

4. 如包块机化太硬，不易抽出内容物时，可注入适量生理盐水稀释后再抽吸，若回抽得红褐色或混有小血块液体，证明包块为陈旧性血肿。

# 第二节　腹腔穿刺术

腹腔穿刺术（abdominocentesis）是经腹壁穿刺进入腹腔，吸取其内容物进行肉眼观察、实验室或病理检查，以协助诊断，或行腹腔内给药；当有大量腹水引起腹部胀痛或呼吸困难时，也可穿刺放液减压。

## 一、适应证

### （一）腹腔内出血

1. 异位妊娠流产或破裂。

2. 卵巢黄体破裂。

3. 子宫破裂或恶性滋养细胞肿瘤子宫穿孔。

4. 妇产科腹部手术后继发出血。

5. 盆腹腔恶性肿瘤自发破裂出血。

6. 肝、脾等脏器损伤出血。

### （二）急性盆腔炎症

1. 急性盆腔炎有腹腔炎性渗出者。

2. 盆腔脓肿。

3. 阑尾脓肿。

### （三）腹腔积液或腹水

1. 盆腹腔恶性肿瘤伴腹水。

2. 盆腹腔结核。

3. 卵巢过度刺激综合征出现腹水者。

4. Meig 综合征。

5. 原因不明的腹水。

（四）盆腹腔肿块细针穿刺抽吸病理诊断。

（五）气腹造影时穿刺注入气体，形成人工气腹。

（六）卵巢癌、输卵管癌、原发性腹膜浆液性乳头状癌及恶性腹膜间皮瘤的腹腔化疗。

（七）大量腹水致腹部胀痛或呼吸困难时，可穿刺放液暂时减压。

## 二、禁忌证

1. 腹腔内广泛粘连或有多次腹部手术史者。

2. 肠梗阻或有严重肠胀气者。

3. 妊娠 3 个月以上。

4. 尿潴留患者。

5. 巨大卵巢囊肿。

6. 意识障碍或穿刺不合作者。

## 三、操作步骤

1. 患者排空膀胱，一般取仰卧位，如腹腔积液量少时，也可取半卧位或侧斜卧位。

2. 穿刺部位　①一般在左下腹脐与髂前上棘连线中、外 1/3 交点处；②脐与耻骨联合上缘连线中点上方 1.0cm、偏左或偏右 1.5cm 处；③侧卧位，在脐水平线与腋前线或腋中线相交处；④积液量少或有包裹性分隔时，也可经 B 超定位后在病灶所在处穿刺。

3. 常规消毒，戴无菌手套后铺洞巾。

4. 穿刺点自皮肤至腹膜壁层用 2% 利多卡因局部

麻醉。

5. 术者左手固定穿刺点皮肤，右手持 17～18 号穿刺针经麻醉处垂直刺入腹壁，逐层进针，待针尖抵抗感突然消失时，示已进入腹腔，即可抽吸内容物至肉眼观察及送检所需的量。若腹腔给药或化疗，也可用静脉套管留置针，待刺入腹腔后抽出针芯，固定塑料套管针，连接注射器或静脉输液器。若腹腔放液减压时，可用 8 号或 9 号针头穿刺，并于针座接一胶管，用血管钳夹住，进入腹腔后固定针头，松开血管钳，见有腹水溢出时，胶管连接引流袋，既可计量，又可调节放液速度。

6. 抽吸、给药或放液后拔出穿刺针，局部消毒后覆盖无菌纱布，用胶布固定。

## 四、结果判断

同后穹隆穿刺术，不再重复。

## 五、注意事项

1. 抽得的液体或内容物的观察及送检要求同后穹隆穿刺术。

2. 腹腔积液少时，可边退针边抽吸，易抽得液体；也可在 B 超定位后穿刺。

3. 术中严密观察患者的一般情况，如出现头晕、心悸、气促、恶心、脉搏加快及面色苍白者，应立即停止操作，并作必要的处理。

4. 穿刺放液不宜过快、过多，一般不超过 1000ml/h，一次放液不超过 3000ml。

5. 给药或放液不畅时，可稍微移动针头或改变体位。

6. 腹腔给药完毕，嘱患者转动身体以使药液均匀分布腹腔；放液完毕，嘱患者平卧，并注意针眼漏液。

7. 如气腹造影而作穿刺者，造影完毕后须再作穿刺放气。

8. 穿刺时谨慎小心，避免损伤肠管、膀胱及血管。

9. 注意无菌操作，避免腹腔感染。

# 第三节 羊膜腔穿刺术

羊膜腔穿刺术（amniocentesis）是中晚期妊娠时经腹壁、子宫壁向羊膜囊内穿刺，抽取羊水进行有关内容物检查，也可向羊膜腔内注药进行治疗或引产，是产科常用的诊断和治疗技术。

## 一、适应证

1. 中期妊娠引产。

2. 羊膜腔造影或胎儿造影，以排除胎儿消化道畸形或体表畸形。

3. 母儿血型不合的产前诊断与监测 抽吸羊水后测定胎儿血型物质以判断胎儿血型；测定羊水中抗 D 抗体的效价和胆红素含量，如抗 D 抗体效价 >1∶32 或胆红素 $\Delta OD_{450}$>0.06，提示胎儿已受溶血损害。

4. 了解胎儿肺、肾、肝、皮肤和唾液腺等成熟度。

5. 急性羊水过多症的减压治疗。

6. 羊水过少时的羊膜腔内输液（amnioinfusion）。

7. 胎儿宫内药物治疗，如注射氨基酸治疗 FGR，注射 5% 碳酸氢钠治疗胎儿酸中毒，注射肾上腺皮质激素促胎肺成熟，注射抗生素治疗宫内感染，注射甲状腺素治疗甲状腺功能低下。

8. 出生前诊断胎儿染色体病、遗传性代谢病、遗传性分子病、先天性畸形及胎儿性别鉴定。

## 二、禁忌证

1. 生殖器官或腹壁皮肤的炎症。

2. 各种疾病的急性阶段，体温 >37.5℃。

3. 患者体质虚弱不能耐受穿刺术者。

## 三、穿刺时间

产前诊断选择 16～20 周穿刺，监测胎儿成熟度和母儿血型不合在妊娠晚期穿刺，中期妊娠引产术则在妊娠中期穿刺，因治疗所需则在相应时间穿刺。

## 四、操作步骤

1. 腹部备皮，排空膀胱，平卧位常规消毒后铺无菌洞巾。

2. 麻醉，一般不必需要，精神紧张者可用普鲁卡因或利多卡因局麻。

3. 选择穿刺部位，经 B 超胎盘定位后避开胎盘。

中期妊娠时，一般选择在耻骨联合上 3 横指相当于宫腔近子宫下段处，于腹中线或其左右侧旁，扪及囊样感的部位作穿刺；也可于宫底与耻骨联合连线中点或左右任何一侧穿刺。

晚期妊娠时，先扪清胎先露，然后上推先露部，在先露部下方穿刺；也可在胎儿颈背部空隙处或胎儿肢体侧空隙处穿刺。

4. 确定穿刺部位后，以 20～21 号腰椎穿刺针垂直刺入腹壁，通过腹壁及宫壁两次阻力，当有落空感时即进入羊膜腔，抽出针芯，见羊水溢出，接上注射器，顺利抽得清亮羊水、再次证实在羊膜腔内后，可注射药物。如欲做羊水检查，则抽取羊水 20ml 立即送检。

5. 穿刺完毕后拔出穿刺针，局部压迫 5 分钟，穿刺部位敷以无菌纱布，胶布固定。

### 五、羊水标本的判断

1. 正常羊水于妊娠前半期为无色透明或淡黄色，妊娠晚期因混有胎脂、脱落的上皮等有形成分而呈乳白色。

2. 若呈黄绿色或深绿色，表示羊水胎粪污染，为胎儿窘迫征象。

3. 若呈棕红色或褐色，多为胎儿已死亡。

4. 若呈金黄色，多为羊水内胆红素含量过高，提示母儿血型不合溶血病。

5. 若羊水呈黄色黏稠能拉丝，提示过期妊娠或胎盘功能减退。

6. 若羊水混浊呈脓性或有臭味，表示羊膜腔感染。

### 六、并发症

1. 流产或早产。

2. 羊水栓塞。

3. 母体损伤　如刺伤血管引起腹壁血肿或子宫浆膜下血肿；穿刺前未排空膀胱可损伤膀胱；若有肠粘连者也可刺伤肠管。

4. 胎儿及其附属器官损伤　刺伤胎儿可引起损伤部位出血；刺伤脐带或胎盘，可发生脐带或胎盘血肿、胎盘早剥。

5. 羊水渗漏　羊水自针孔处渗漏，致羊水过少影响胎儿发育。

6. 宫内感染。

### 七、注意事项

1. 抽不出羊水，可能为针孔阻塞，使用带针芯的穿刺针可避免之。此外，也可因穿刺部位或深度不当，可适当调整部位或深度。若再次失败，应停止操作，穿刺不得超过 2 次。若因羊水过少致穿刺失败，可经 B 超羊水定位后再次穿刺。

2. 抽出血液，出血可能来自腹壁、宫壁、胎盘或刺伤胎儿的血管，应立即拔出穿刺针加压包扎。若

对母儿无明显影响，应另选穿刺点，否则，可待一周后再行穿刺。如有胎心明显改变，应尽早终止妊娠。

3. 严格掌握适应证和禁忌证，注意无菌操作，避免母儿损伤或宫内感染。

4. 穿得的羊水标本，除进行肉眼观察外，还应通过生化检查、脱落细胞检查、细胞培养等方法，对胎儿的病理情况做出进一步诊断。

5. 穿刺术后应嘱患者卧床休息一天，并观察宫缩、胎心及有无呼吸困难、发绀等异常情况。

## 第四节　超声介导下穿刺术

超声介导下穿刺下（ultrasonically guided centesis）是在超声引导下，把穿刺针准确地插入所要到达的病灶、囊腔或其他特定部位，以达到诊断和治疗的目的。

### 一、适应证

#### （一）非赘生性肿块

1. 卵巢子宫内膜异位囊肿　穿得巧克力色稠厚液体后，即可协助诊断。也可以作无水酒精注射治疗，使囊壁的异位内膜上皮凝固坏死，囊腔闭合消失。

2. 卵泡囊肿　因较大（>5cm）卵泡囊肿持续存在，易于破裂或扭转，且影响排卵功能，穿刺抽液后利于排卵功能的恢复。

3. 黄体囊肿　黄体囊肿持续存在，易于破裂出血，也可影响月经周期，应作穿刺抽液，使囊肿消失。

4. 黄素囊肿　黄素囊肿持续存在，影响滋养细胞肿瘤患者 hCG 水平的及时下降，也易发生囊肿破裂或蒂扭转，因此，对囊肿较大者应穿刺抽液。

5. 卵巢过度刺激综合征　当卵巢黄素化囊肿较大时，可穿刺抽液，缩小卵巢体积，降低血 $E_2$ 水平，以免卵巢扭转或破裂，且有助于改善因 $E_2$ 水平过高引起的全身症状。

6. 单纯性囊肿　为内含清亮液体的单房薄壁囊肿，穿刺抽液并作脱落细胞学检查。

7. 中肾管和副中肾管囊肿　超声表现为两侧正常卵巢以外的附件区单房、薄壁、内部无回声囊肿，可穿刺抽液并作脱落细胞学检查。

8. 多囊卵巢综合征　对内含高水平雄激素的较大卵泡穿刺抽液，可降低血雄激素水平，利于 H-P-O 轴功能恢复和受孕。

## （二）盆腹腔包裹性积液

包括非特异性炎症渗出、周围组织粘连形成的假性囊肿和结核性包裹性积液，穿刺抽液并作细菌学、细胞学及其他实验室常规检查。

## （三）盆腔炎性包块和脓肿

穿刺抽液可缩小病灶，穿刺液作细菌学及其他有关检查；同时向病灶注射抗生素作局部抗感染治疗；盆腔脓肿者可置管引流。

## （四）异位妊娠

1. 输卵管妊娠　破裂出血者，穿刺抽得血液可进一步明确诊断；未破裂者可作 MTX 等药物胚囊内注射，以行药物保守治疗。

2. 宫角或间质部妊娠　作胚囊穿刺，抽得羊水后注射杀胚药物。

3. 陈旧性宫外孕　抽得陈旧性血液或血凝块可明确诊断。

## （五）性质不明的盆腔肿块

为明确肿块性质协助诊断，可作细针穿刺进行组织活检、细菌学检查或其他有关检查。

## （六）已确诊的妇科恶性肿瘤

晚期妇科恶性肿瘤患者不能手术切除或术后复发者，可作肿块穿刺注射抗癌药行局部化疗。

## （七）体外受精 – 胚胎移植（IVF-ET）等辅助生育技术

在超声引导下行取卵术，可提高成功率。有超声引导下经腹壁穿刺取卵、阴道超声引导下经阴道穹隆穿刺取卵、在腹壁超声引导下经阴道穹隆穿刺取卵和经尿道穿刺取卵（此法少用）等方法。

## （八）羊膜腔穿刺术

难度较大的羊膜腔穿刺术，在超声引导下穿刺，安全、方便、成功率较高。

## （九）胎儿宫内的诊断和治疗

1. 胎儿输血　用于治疗母儿血型不合引起的胎儿溶血性贫血。

2. 胎儿宫内药物治疗　详见本章第三节羊膜腔穿刺术及第三十四章羊膜腔内治疗。

3. 脐血检验　母儿血型不合、血友病、地中海贫血等患者抽取脐血标本作相应检查。

4. 胎儿活检　如皮肤活检、肝组织活检等。

5. 宫内胎儿引流术　胎儿脑积水、肾积水、胸水、腹水或某些巨大囊肿等的引流治疗。

6. 胎儿心脏穿刺　如多胎妊娠的减胎术、单卵双胎的输血综合征时，穿刺其中一个胎儿（一般为供血儿）的心脏，杀灭不希望存活的胎儿。

## 二、操作步骤

### （一）经腹壁穿刺

1. 患者取平卧位或侧卧位，常规消毒铺洞巾。

2. 皮肤穿刺点作 2% 利多卡因局部麻醉。

3. 换消毒的穿刺探头重点扫查穿刺部位，调整穿刺角度和测量穿刺深度，将穿刺引导线对准拟定穿刺的部位。

4. 将穿刺针插入探头导向器的针槽内，抵达皮肤后适当用力进行穿刺。

5. 通过显示器监视穿刺针沿着穿刺引导线前进，通过皮肤及腹壁直至穿刺部位，然后进行抽吸或注药等诊断、治疗操作。

6. 一般用 30 ~ 50ml 注射器抽吸，如液体稠厚可注入生理盐水稀释后再抽吸，尽量抽尽。如为多房肿块，可退出肿块再穿刺另一囊腔。

7. 将穿刺物送细菌学、细胞学或其他有关检查。

8. 对内膜异位囊肿或单纯囊肿可作无水酒精注射治疗。

9. 穿刺完毕拔出穿刺针，局部消毒后敷以无菌纱布，胶布固定。

### （二）经阴道穿刺

1. 取膀胱截石位，常规消毒外阴、阴道、宫颈和穹隆，铺无菌巾。

2. 将消毒的阴道超声探头插入阴道，在穹隆部扫查，显示肿块后将穿刺部位置于穿刺引导线上，并测量穿刺深度。

3. 术者将阴道穿刺针经阴道探头上的导向器（穿刺引导管）抵达穹隆部，适当用力穿刺。

4. 通过显示器监视穿刺针沿穿刺引导线经穹隆壁进入穿刺部位，然后进行有关操作。

5. 穿刺完毕后拔出穿刺针和阴道探头，再次消毒穿刺部位。

## 三、注意事项

1. 穿刺时宜选用最简捷的途径，尽量避开肠管和膀胱。

2. 穿刺用力适当，以短促而有力的手法进针刺入病灶，否则，游离或活动的肿块易被针尖推动而移位，影响穿刺的准确性。

3. 若穿刺针较细且进针速度较慢，穿刺针可能偏离穿刺引导线。

4. 对实质性肿块宜用组织活检细针，将组织块送病理检查，残余碎屑送脱落细胞学检查，避免来回提插，以免影响诊断的正确性。

5. 若为可疑恶性肿瘤，穿刺时和穿刺后注意肿瘤包膜破裂、肿瘤组织扩散和转移。

6. 穿刺注药时，要确认针尖在肿块内，否则，药物易对邻近组织产生有害作用。

7. 穿刺术后，适当应用抗生素，以防继发感染。

# 第五节 胸腔穿刺术

胸腔穿刺术（thoracocentesia）是经胸壁对胸膜腔进行穿刺，在妇科常用于癌性胸水的检查、胸腔给药或抽液减压。

## 一、适应证

1. 恶性滋养细胞肿瘤、卵巢癌、宫颈癌等肺部转移出现胸水时，需行胸水脱落细胞学及其他相关检查、穿刺减压和胸腔给药化疗者。

2. 卵巢纤维瘤出现胸水（Meig 综合征）。

3. 卵巢过度刺激综合征出现胸水。

4. 重度子痫前期并发胸水。

## 二、禁忌证

1. 体质衰弱、病情危重、难于耐受操作者。

2. 剧烈咳嗽者，在穿刺时易致脏层胸膜损伤而引起气胸。

## 三、操作方法

1. 嘱患者坐位，面向椅背，两前臂置于椅背上，前额伏于前臂。不能起床者可取半坐卧位，患侧前臂上举抱住枕部。

2. 选择穿刺点，可以在胸部叩诊实音最明显部位，也可经 B 超或 X 线协助定位。一般选择在：①肩胛下角线第 7～9 肋间；②腋后线第 7～8 肋间；③腋中线第 6～7 肋间；④腋前线第 5～6 肋间。穿刺定位后用甲紫在皮肤上作标记。

3. 常规消毒皮肤，戴无菌手套，铺盖无菌洞巾。

4. 用 2% 利多卡因在下一肋骨上缘的穿刺点自皮肤至胸膜壁层进行局部麻醉。

5. 先用止血钳夹住穿刺针后连接的橡皮胶管，左手固定穿刺部位皮肤，右手持穿刺针（用无菌纱布包裹），在麻醉部位经肋骨上缘垂直缓慢刺入，当针尖抵抗感突然消失后表示针尖已入胸膜腔，接上 50ml 注射器，由助手松开胶管上止血钳，并同时用止血钳协助固定穿刺针。抽吸胸水，注射器抽满后，

助手用止血钳夹紧胶管，取下注射器，将液体注入容器中，记量并送实验室检查。

若用三通活栓式穿刺针穿刺，穿刺前先将活栓转到与胸腔关闭处，进入胸腔后接上注射器，转动三通活栓，使注射器与胸腔相通，然后抽液。注射器抽满液体后，转动三通活栓，使注射器与外界相通，排出液体。

如需胸腔内注药，在抽液完后将含有药液的注射器接在穿刺针后方胶管上，回抽少量胸水稀释后缓慢注入胸腔内。

6. 穿刺完毕后拔出穿刺针，覆盖无菌纱布，稍用力压迫穿刺部位片刻，胶布固定，嘱病人静卧休息。

## 四、并发症

1. 气胸、血气胸。

2. 胸腔感染。

3. 胸膜过敏反应，如头晕、面色苍白、出汗、心悸、胸部压迫感或剧痛、昏厥等。

## 五、注意事项

1. 术前应向患者说明穿刺目的，消除顾虑；对精神紧张者，可于术前半小时给地西泮 10mg 或可待因 30mg 以镇静止痛。

2. 操作中应密切观察患者的反应，如出现胸膜过敏反应或连续剧烈咳嗽、气促、咯泡沫痰等现象，立即停止操作，皮下注射肾上腺素 0.3～0.5mg，并作其他对症处理。

3. 一次抽液不可过多、过快，诊断性抽液 50～100ml 即可；减压抽液首次不超过 600ml，以后每次不超过 1000ml；查脱落细胞至少抽 100ml，并应立即送检，以免细胞自溶。

4. 操作中防止空气进入胸腔，始终保持胸腔负压。

5. 穿刺谨慎小心，严格无菌操作，以免损伤或感染。

# 第六节 淋巴结穿刺活检术

淋巴结分布于全身，与妇科疾病有关的浅表淋巴结变化主要表现在腹股沟、颈部及锁骨上淋巴结，当妇科恶性肿瘤发生淋巴转移时，可使上述浅表淋巴结肿大，采用淋巴结穿刺活检术（lymph node puncture and biopsy）采集淋巴结组织，进行细胞学和病理学

检查，以协助临床诊断。

## 一、适应证

外阴癌、阴道癌、宫颈癌、子宫内膜癌、卵巢癌患者，出现体表淋巴结肿大，质硬，活动度差，与周围组织粘连者。

## 二、操作步骤

1. 选择穿刺部位 根据妇科恶性肿瘤的淋巴引流途径，多选择腹股沟淋巴结，晚期病人出现颈部或锁骨上淋巴结肿大者，也可选择相应浅表淋巴结。

2. 消毒 常规消毒局部皮肤和操作者的手指。

3. 麻醉 操作者戴无菌手套，铺无菌洞巾后用2%利多卡因局部麻醉。

4. 穿刺 操作者以左手拇指和示指固定淋巴结，右手持5~10ml干燥注射器，以18~19号针头沿淋巴结长轴刺入淋巴结内，刺入深度因淋巴结大小而定，然后边退针边用负压抽吸，采取淋巴结内的液体和组织细胞成分。

5. 送检 穿刺所得标本送细胞诊断室和病理科。

6. 包扎 穿刺完毕，再次消毒穿刺部位，并用敷贴覆盖。

## 三、注意事项

1. 选择易于固定、较大和表浅并远离血管的淋巴结。

2. 最好于餐前穿刺，以免抽取液中含有过多脂质影响诊断正确性。

3. 注意无菌操作，以免继发感染，必要时可应用适量抗生素预防感染。

# 第七节 经皮脐静脉穿刺术

经皮脐静脉穿刺术（cordocentesis）是近年发展起来的一项产前诊断和宫内治疗新技术，是超声引导下经母体腹壁抽取胎儿静脉血的宫内血液标本采集技术，也称经皮脐带血取样（percutaneous umbilical cord blood sampling），国内最早在1988年报道了脐静脉穿刺术取胎儿血行产前诊断。

## 一、适应证

1. 胎儿遗传性疾病、染色体疾病、代谢障碍性疾病的产前诊断。

2. 胎儿血液病（免疫性溶血、地中海贫血、血友病、血小板功能及数量异常）的产前诊断。

3. 胎儿宫内病毒、细菌、弓形体感染的诊断。

4. 胎儿生长受限的监测及胎儿宫内状况的评估。

5. 绒毛取样活检或羊水脱落细胞培养产前诊断失败的矫正或补救诊断。

6. 胎儿缺陷的宫内治疗，如免疫性溶血灌注红细胞，胎儿室上性心动过速注射抗心律失常药物等。

## 二、禁忌证

基本同羊膜腔穿刺术。

## 三、穿刺时间

妊娠16周至足月的任何孕周均可行脐静脉穿刺术，合适孕周为18~30周，但最佳时间为22~25周，因为此时脐带血管管径较粗，直径0.3~0.6cm，华通胶少，羊水较多，穿刺成功率高。

## 四、操作步骤

1. 腹部备皮，排空膀胱，平卧位常规消毒后铺无菌洞巾。

2. 超声确定胎盘和脐带位置，选择脐带容易暴露的部位来决定穿刺点。

3. 选好穿刺点，固定超声探头，使穿刺针和脐带在同一切面。

4. 采用2次进针法，先穿过腹壁、子宫肌壁进入羊膜腔，当穿刺针接近脐带表面时快速穿刺入脐静脉，抽取胎儿血液1~5ml用于产前诊断。

5. 穿刺完毕后拔出穿刺针，局部压迫5分钟，穿刺部位敷以无菌纱布，胶布固定。

6. 术后超声观察胎盘、脐带穿刺部位有无出血或血凝块，观察胎心变化。

## 五、并发症

经皮脐静脉穿刺有一定难度和风险，并发症较多。

1. 脐带或胎盘出血、血肿、胎盘早剥。

2. 胎儿心动过缓（穿刺机械刺激引起脐带血管痉挛及子宫收缩导致胎盘血流灌注不足所致）。

3. 流产或早产。

4. 羊水栓塞、羊水渗漏。

5. 母体损伤，如腹壁血肿或子宫浆膜下血肿，肠管损伤。

6. 胎儿体表损伤。

7. 宫内感染。

## 六、注意事项

1. 正确选择穿刺点，选择容易暴露的脐带段，被选择的脐带和羊水池深度必须适宜。

2. 选妥穿刺点，穿刺针与脐带在同一声像切面上，进针角度与脐带 <90°。

3. 超声监视与手术者配合默契，术者从穿刺到采血，应密切注视超声显示屏，在穿刺过程中针体应始终保持在屏幕上。

4. 选择合适的孕周，孕周太小或太大均会导致穿刺的失败率和并发症发生率增加。

5. 针尖刺中脐带抽吸无血，但也无羊水，针尖可能在脐带华通胶内，可尝试缓慢退针，同时抽吸；若抽到血液，说明刚才针尖是在脐血管后方的华通胶内；若抽吸数次仍未见到血且脐带未脱离穿刺针，说明这时针尖可能在脐血管表面的华通胶内，可快速稍微进针后抽吸。

6. 穿刺术后应嘱患者卧床休息一天，并观察宫缩、胎心及有无呼吸困难、发绀等异常情况。

（邵华江）

# 第九章

# 月经血、子宫内膜及宫腔排液培养

## 第一节 月经血及子宫内膜结核菌培养法

### 一、月经血的收集

临床疑有子宫内膜结核时，常需借助于经血结核菌培养来明确诊断。虽然结核分枝杆菌培养阳性率不高，但一旦有阳性结果，则对诊断、治疗有很大帮助。方法步骤如下：

**（一）吸管法**（适用于未婚者）

1. 于月经来潮后 6 小时内采集经血。

2. 取膀胱截石位，消毒外阴后将无菌玻璃吸管伸入阴道后穹隆，吸取月经血，并立即送化验室作细菌培养。

**（二）阴道隔膜法**（适用于已婚者）

1. 于月经来潮前，先选择大小合适的阴道隔膜，并试用，若恰好放入后穹隆和耻骨联合后缘之间，活动后不会脱落，则认为合适。

2. 月经来潮后 6 小时内，消毒外阴，放置干燥、消毒的阴道隔膜，采集经血。

3. 一般放置 2 小时左右，即取出放在消毒培养皿内送验。

### 二、培养用的试剂

**（一）** 25% 盐酸溶液。

**（二）** 4% 盐酸溶液。

**（三）氢氧化钠、钾明矾溶液**

氢氧化钠 35 克，钾明矾 2 克，水 1000ml。

**（四）孔雀绿溶液**

孙雀绿 2g，50% 酒精 100ml。

### 三、培养基的制备（曲氏培养基）

**（一）甲液**

| | |
|---|---|
| 马铃薯粉 | 20g |
| 甘油 | 10ml |
| 水 | 490ml |

溶解混匀。在 15 磅压力下灭菌 20 分钟备用。

**（二）乙液**

选择新鲜鸡蛋约 3 斤，用水和肥皂洗净，再用 75% 酒精消毒。然后打碎鸡蛋，把蛋黄、蛋白分开。

| | |
|---|---|
| 鸡蛋黄 | 475ml |
| 鸡蛋白 | 25ml |

放入 500ml 烧瓶内，瓶内放有玻璃珠，不时摇，以打碎蛋黄。

**（三）甲、乙两液混合**

甲、乙两液混合并加 2% 孔雀绿溶液 10ml。用无菌滤布过滤后分装，每管约 6ml 左右，搁成斜面。流动蒸汽灭菌 2 次，每天一次，每次在煮沸后维持 20 分钟，然后换软木塞用石蜡封口，存 4℃冰箱备用。

### 四、培养方法

1. 在送验的经血或内膜标本的试管内，加 1～1.5ml 无菌蒸馏水以溶血，再以玻棒研碎。如内膜组织过分厚大，则可放在无菌的研钵内研碎。

2. 在标本内加 1～1.5ml 氢氧化钠、钾明矾溶液，置 37℃水浴中 30 分钟。每隔 10 分钟振摇一次。

3. 加入 25% 盐酸 3～5 滴，再滴入 4% 盐酸直至标本呈豆沙色；此时以 pH 试纸测定直到调整至 pH 为 7。

4. 将已处理的标本种入曲氏培养基内，用石蜡封口。在 37℃温箱内先斜放培养一周。一周后直立培养，每隔一周观察一次。6~8周无生长者为结核菌培养报告阴性。如有菌落生长，即作涂片。经抗酸性染色后在显微镜检查，作出报告（染色法见下）。

结核分枝杆菌在曲氏培养基内的菌落为干燥、边缘不规则、坚韧黏稠、表面粗糙似菜花样生长。在显微镜下为细长略弯、末端钝圆的多形性杆菌。

## 五、抗酸性染色法

### （一）染色液的制备

1. 第一液

成分：

| | |
|---|---|
| 碱性复红 | 10g |
| 苯酚 | 50ml |
| 95% 酒精 | 100ml |
| 蒸馏水　加至 | 1000ml |

配制：将各成分混合即成。

2. 第二液：酸酒精液

成分：

| | |
|---|---|
| 95% 酒精 | 970ml |
| 纯盐酸 | 30ml |

配制：将酒精放在1000ml量筒内。

先将纯盐酸倒在100ml量筒内（注意：强盐酸避免用口吸，不能吸入口内。万一要用吸管，须塞好棉塞。瓶子倒出纯盐酸后要塞紧，并用牛皮纸扎好）。再将盐酸徐徐倒入酒精内，边加边用玻璃棒搅和。

混合后贮存在玻璃塞的1000ml瓶子内，塞紧瓶口备用（一般不用过滤）。

3. 蓝色复染液

成分：

| | |
|---|---|
| 蓝黑墨水 | 20ml |
| 蒸馏水 | 80ml |

配制：将各成分混合即成（一般不用过滤）。贮存在瓶内备用。

### （二）染色的方法

1. 涂片的制作　载玻片应选择新而无纹路的。制涂片时，每一标本最好作1~2张涂片。涂片应既不太薄，也不太厚。涂片迅速在空气中干燥或置37℃温箱内烘干。通过火焰固定。

2. 染色步骤

（1）涂片上布满抗酸第一液，不宜过多以免溢出。

（2）用微弱火焰徐徐加温，不可过烫或沸腾。

（3）静置5分钟。如见染液干处，可补染液并再加微温。

（4）倒去第一液，并用自来水冲洗，可补染液并再加微温。

（5）用第二液（酸酒精）褪色，直至肉眼看不见红色为止（一般约1~2分钟）。

（6）再用自来水冲洗（流水不可过急），直至正反两面均白洁。

（7）甩去水分，再加蓝色复染液染色2分钟。

（8）用自来水冲洗（流水不可过急），阴干后在油镜下检查。

### （三）检查结果及注意点

结核干菌呈红色，有时呈念珠状。

镜检前在玻片上加油时，不可碰着标本。镜检下找到阳性标本时，在检查完毕后应用拭镜纸蘸二甲苯少许，将油镜头揩干净。

# 第二节　宫腔细菌培养

## 一、适应证

1. 临床诊断为宫腔感染者，为进一步明确细菌的类别，并借以指导抗生素和中草药的选用。

2. 产褥期原因不明的发热者，以查明感染病灶是否来源于宫腔。

## 二、操作步骤

### （一）标本的采集

清洁消毒外阴后，用窥阴器扩张阴道，暴露子宫颈口、宫颈及阴道穹隆部，以消毒液消毒之。

采集标本的方法如下：用经消毒过的特制宫腔培养管采集标本；把管内之棉签芯子伸入宫颈口内，并向左右旋转、持续1分钟。这样能使芯子末端的棉花上能蘸有宫腔排液。退出后立即收入无菌封套，送验。

### （二）细菌的培养

1. 培养基及其制备　培养基包括：1% 葡萄糖肉汤管；血液琼脂平板；疱肉培养基。

疱肉培养基的制备：

成分：牛肉或牛心500克、蛋白胨20克、葡萄糖2克、氯化钠5克、蒸馏水2000ml。

制法：（1）清洗后，去筋膜、脂肪之牛肉500克，切成小块，置于1000ml蒸馏水内，以文火煮1小时。

（2）用纱布过滤及挤干肉汁后，将肉渣剪成细粒，保存冰箱内备用。

（3）上述牛肉汤内加入适量蒸馏水，使总量达2000ml，并将蛋白胨、葡萄糖及氯化钠溶解，然后校正 pH 为 8，因肉渣可吸收多量碱质，再在 15 磅高压下灭菌 15 分钟。

（4）分装小试管，每管中置 4~5ml 牛肉汤，再加少许肉渣细粒。经高压灭菌后，每管中加已灭菌之溶化凡士林一层（约 0.5ml），作密封，以避免外来氧进入培养基内。

此种培养基内含有肉渣，因肉渣内含不饱和脂肪酸而能吸收氧，故此培养基适用于培养厌氧细菌用。

2. 接种方法　将蘸有标本的棉拭自弯形玻璃管中取出，选接种于葡萄糖肉汤管中，再将棉拭涂于血液琼脂平板上。最后将棉拭插入疱肉培养基中（先将上层的凡士林在酒清灯上融化之），并置于 37℃温箱内，24 小时后观察结果。如肉汤变混浊、血液平板有菌落生长，则作涂片，待干后，以革兰染色液染色，并作镜检。

3. 几种常见细菌的特点　宫腔感染大多数是由乙型溶血性链球菌、厌氧性链球菌、大肠埃希菌、金黄色葡萄球菌所引起。

（1）乙型溶血性链球菌在葡萄糖肉汤中呈沉淀生长，血平板上细小菌落有溶血圈。

（2）厌氧性链球菌在疱肉培养基中生长良好。涂片在镜检查时能看到有革兰阳性呈长链状之球菌。在普通肉汤及血平板上生长较慢，菌落呈细小半透明状，一般无溶血圈。为革兰阴性杆菌。

（3）金黄葡萄球菌在肉汤中混浊；为革兰阳性球菌。在血液琼脂平板上呈圆形、不透明的菌落，产生溶血圈。金黄色葡萄球菌菌落呈黄色；能用白色小块滤纸蘸取菌落作观察而看得很清楚。此时色素之产生，对鉴别白色葡萄球菌和柠檬色葡萄球菌有很大价值。病原性葡萄球菌能产生凝固醇，而使血浆凝固。金黄色葡萄球菌则血浆凝固试验阳性。

血浆凝固试验：0.5ml 新鲜血浆、0.5ml 已生长球菌之牛肉汤培养液，置入小管中，摇匀后放在 37℃温箱中 4 小时，并不时观察血浆有无凝固现象，有凝固出现则表示所产生的凝固酶愈强。

## 三、注意事项

1. 伸入宫颈口内的棉签芯子等器械切勿触及外阴及阴道壁，以防污染。

2. 分娩 6 天后，子宫腔内往往都会有从阴道上升的细菌。因此，除非培养是在产褥早期所作，否则培养结果仅能供作参考。

（张松英）

# 第十章

# 女性生殖道瘘管检查

## 第一节 尿 瘘

尿瘘是指生殖器官与泌尿系统之间形成的异常通道。

### 一、原因

1. 产伤（现日趋减少）。

2. 妇科手术损伤（相对升高趋势）。

3. 晚期宫颈癌、阴道癌、膀胱癌等浸润尿道、膀胱、输尿管及阴道。

4. 盆腔内过量的镭疗或深度 X 线放射治疗，但极少见。

5. 阴道内长期放置子宫托，可发生组织压迫、坏死而致尿瘘。

### 二、类型

1. 尿道阴道瘘。

2. 膀胱阴道瘘。

3. 膀胱颈阴道瘘。

4. 输尿管阴道瘘。

5. 尿粪混合瘘。

6. 膀胱腹腔瘘。

### 三、诊断

1. 症状 主要症状是尿液不时地由阴道内流出。根据瘘孔的部位不同其漏尿表现也不一致。如瘘孔在尿道内口以下，尿道内括约肌未受损仍可控制小便时，则表现能分次解小便，但排尿时尿自阴道内流出；如瘘孔位于尿道内口以上，则完全不能控制小便；如为一侧输尿管阴道瘘，则表现为能分解小便而又持续由阴道流尿。外阴及臀部由于长期受尿液浸渍及刺激，可发生不同程度的尿疹。

2. 体征 根据瘘孔大小、部位、阴道瘢痕程度等而表现不同。尿道可横断或纵裂；阴道瘢痕挛缩可形成阴道狭窄或阴道不全闭锁；瘘孔小者，瘘孔周围肉芽组织增生，形成瓣状；巨大尿瘘，其膀胱黏膜常翻出，常因炎症或受摩擦而水肿、充血、溃烂、出血；检查时尿从阴道不断流出。

3. 探针检查 用子宫探针轻轻自尿道口插入，可测量尿道长度，了解尿道有无狭窄或闭锁。对一些较小而不易发现的瘘孔，移动探针时，可经瘘孔而入阴道内。

4. 亚甲蓝试验 经导尿管将亚甲蓝液注入膀胱后，观察阴道内蓝色液体流出的部位，或于注亚甲蓝前在阴道内塞一块纱布，注药后观察纱布有否变蓝。

5. 靛胭脂试验 患者有漏尿症状而亚甲蓝试验未见阴道漏蓝色尿液时，应疑为输尿管阴道瘘，可静脉注射靛胭脂5ml，5~10分钟后检查阴道内有否蓝色液体流出。

6. 膀胱镜检查 可了解膀胱内情况，瘘口的部位、大小、数目以及瘘孔与输尿管口的关系，亦能发现膀胱内有无结石及炎症。在检查时可行输尿管逆行插管，判断有无输尿管瘘，还可根据导管插入的深度选择适当的术式，故膀胱镜检查及输尿管逆行插管应成为输尿管阴道瘘的术前检查常规。

7. 尿路造影 常用的有排泄性尿道造影术，静脉注入含碘的造影剂，可作肾、肾盂、输尿管及膀胱造影，了解输尿管瘘的位置，双侧肾功能，有无上尿路梗塞等。也可行逆行性尿路造影，但方法较繁，患者多有不适，偶有引起感染。

## 四、治疗

### （一）非手术治疗

适用于产后或手术后所形成的小瘘，以期自然愈合。

1. 保留输尿管导管或导尿管长期开放 2～4 周。

2. 选用广谱抗生素预防继发感染，若为膀胱结核，则行抗结核治疗。

3. 气血双补，佐以清湿利尿治则的中药方剂。

### （二）手术治疗

1. 术中如能及时发现损伤应立即进行修复和纠正，如膀胱破损应按层缝合，输尿管损伤或切断，应修补或吻合，手术成功率很高。

2. 如保守治疗不能愈合或第一次修补术失败，应等待 3～6 个月后，等炎症水肿消退，局部组织软化后再作修补，手术宜在经净后 3～5 天内进行，有利于伤口愈合。

3. 手术者必须熟悉手术部位的解剖，选择合适的手术时间、体位、备好手术器械和良好的灯光照明。

4. 患者进行局部清洁，上消炎药物和术式的体位训练，加强营养，增强体质。

5. 麻醉以鞍麻或连续硬膜外麻醉为宜。

6. 手术途径视瘘孔部位、发生原因和手术的难易而定，可有经阴道、经腹和阴、腹联合三种，但一般以阴道手术为主。

7. 手术要点是尽量游离瘘孔周围组织，层次分明地切除瘘孔瘢痕，制造一个新的创面，然后用 3 "0" 羊肠线分层缝合。

8. 不切除瘘孔的方法　沿瘘孔边缘外 2cm 左右作一圈切开阴道黏膜，游离阴道黏膜近瘘口，以 "00" 肠线对合缝合阴道黏膜包埋瘘孔，远端黏膜再对合缝合加固。

9. 如果瘘孔过大无法缝合时，可采用：

（1）自体带蒂组织移植术，如球海绵体脂肪垫移植填充术、股薄肌移植术、子宫浆膜肌瓣移植术、阴道黏膜瓣移植术、大网膜填补术。

（2）异体组织移植，如胎盘片移植术、胎儿膀胱组织移植术、胎儿大腿肌肉移植术、涤纶布移植术。

（3）输尿管移植或尿路改道术。输尿管阴道瘘放置输尿管支撑管留置 4～8 个月，瘘孔可望自行愈合，是值得提倡大有前途的疗法，它不仅使患者避免了更大的手术，而且并发症最少，肾功能受损最小。

10. 术后卧床休息，大便保持通畅，多饮水，保留尿管长期开放 2 周和注意外阴清洁。

11. 应用抗生素预防感染。

12. 绝经期妇女，术前、术后可服用适量雌激素，这有助于提高疗效。

13. 术后 3 个月内禁止性交。

14. 尿瘘修补成功后再孕者，分娩时宜作剖宫产结束分娩。

## 五、预防

1. 加强围生期保健，农村提倡新法接生和避免产伤。

2. 提高术者的技术水平和熟悉手术部位的解剖结构。

3. 正确指导子宫托的应用和放射源的正确使用。

# 第二节　粪　瘘

## 一、原因

妇产科所见之粪瘘大都系直肠与阴道间的不正常通道，称为直肠阴道瘘，多因分娩创伤所致，如手术损伤或会阴撕裂、会阴切开或缝合时损及直肠等，可形成直肠阴道瘘；其他少数可因癌肿浸润坏死或放疗后射线损伤所致，如先天性肛门肠道畸形；不恰当的放置子宫托压迫坏死亦是原因之一。有时与尿瘘并存。

## 二、类型

1. 直肠阴道瘘。

2. 直肠子宫瘘。

## 三、诊断

1. 病史　寻找上述几种诱因有助诊断。

2. 阴道漏便和排气是本病主要体征，但小的粪瘘在干便时可无此症状。

3. 用窥阴器做阴道检查时，常可发现阴道后壁有瘘孔存在。若瘘孔小不易发现时，可用细小探针伸入瘘口，手指在直肠内可与探针相遇，或借助于直肠镜检查。

4. 亚甲蓝试验　于直肠内注入亚甲蓝溶液，并在阴道内填塞纱布，如纱布上染有蓝色表明有瘘孔存在。

5. 瘘管造影。

## 四、治疗

1. 粪瘘一律进行手术修补。低位直肠瘘，修补可以从会阴部途径进行；而高位直肠阴道瘘，则从经腹手术较安全。

2. 外伤所致者宜立即进行修补，无需肠道准备；坏死性所致宜局部控制炎症后 3 个月后再行手术治疗。

3. 小型直肠阴道瘘　沿瘘孔边缘作一圈切开，游离直肠和阴道壁 2cm 左右。以"00"肠线荷包缝合瘘孔，将直肠黏膜内翻入肠腔，必要时可行二次荷包缝合。

4. 较大的直肠阴道瘘　瘘孔的闭合类似尿瘘，须先行瘘孔周围充分松解，然后将直肠肌层及筋膜分层缝合将瘘孔闭合。

5. 瘘孔过大或瘢痕组织较多，可先作腹壁结肠造瘘，间隔四周后再行粪瘘修补，成功后拆除造瘘口，将肠断纳入腹腔，再行吻合。如粪瘘特大，难以修补时，则作永久性结肠造瘘术。

## 五、手术注意事项

1. 术前 3 天开始进食软食或少量饮食，术前一天进流质饮食。

2. 肠道准备　术前 3 天开始口服新霉素 1g，4 次 / 日，或磺胺脒 2g，4 次 / 日或庆大霉素 80 000 单位，2 次 / 日。

3. 术前晚行清洁灌肠。

4. 麻醉　硬膜外麻醉或局麻。

5. 低位粪瘘可按会阴Ⅲ度裂伤手术操作；瘘孔偏高者，因分层游离瘘孔周围组织，切除四周瘢痕，逐层缝合，共 3 层，但第一层缝合时不可穿过肠黏膜。

6. 术后 5 天内进少量饮食。

7. 大便可顺其自然，但必须防止便秘和禁止进行灌肠。

8. 保持外阴清洁一周。

9. 术后一月内禁做肛查。

## 六、预防

1. 提高手术技巧，避免损伤。

2. 指导子宫托和放射源的正确使用。

3. 正确处理产程，防止胎头压迫阴道时间过长。

# 第三节　子宫腹壁瘘

子宫腹壁瘘是指子宫腔与腹壁之间形成的异常通道。

## 一、原因

多见于剖宫产术后，也见于盆腔及子宫多次手术后。多与感染、切口选择或缝合不当导致切口愈合不良有关，也与全身状况不良，局部子宫内膜异位症的浸润等有关。

## 二、诊断

在未形成完整瘘道时较难诊断。

1. 症状　切口感染不愈合；切口流液；阴道流脓。

2. B 超检查。

3. 亚甲蓝试验。

4. 瘘道造影确诊。

## 三、治疗

1. 保守治疗　用于病程短，切口周围无瘢痕增生、清除坏死组织、线结、冲洗换药；纠正贫血及低蛋白血症；抗感染。

2. 手术治疗　切口周围瘢痕形成或子宫内膜异位症瘘道。

## 四、注意事项

1. 若瘘道小，液体流动阻力高，导致检查失败，因此重复检查也是必要的。

2. 清除的坏死组织需做病理检查确诊，以排除肠管、大网膜等脏器脱出的诊断。

（何晓音）

# 第十一章

# 妇产科的超声诊断

## 第一节 超声的物理特性、诊断原理及常用方法

超声诊断于 20 世纪 40 年代应用于临床，50 年代初 B 型超声仪问世，使其成为妇产科疾病诊断的首选辅助检查方法。随着科学技术的日新月异，近 20 年来相继推出了多普勒超声、彩色血流成像技术、腔内超声、超声造影、三维超声立体成像等先进便捷的超声技术，能为妇产科临床诊断提供更多、更确切的信息。

超声波的物理性能与声波相似，亦为疏密波。不同之处在于其频率极高，在 2000 赫兹以上，超过人的听觉感受范围，故称之为超声波。超声波的产生与接收都是通过换能器来完成的。将高频电压讯号作用于压电晶体，利用逆压电效应，晶体将以同一频率发生压缩与扩张，这种压缩与扩张可推动周围介质也产生压缩与扩张，形成疏密波即超声波。

实际医用诊断超声波的频率为 1~10 兆赫。

当两种不同组织其声阻抗之差 >1/1000，超声通过时在其界面上即可产生反射。B 型超声图像则以光点的大小、灰度、亮暗来显示各种图像。脏器之间、脏器内部、各种不同组织、各种正常组织之间、正常组织与病理组织之间、各种不同病理组织之间，其声阻抗皆有不同程度差异。因而构成众多界面，形成亮暗不等、疏密不等的多种多样排列光点，依此构成各种组织和脏器的剖面图。

为了方便理解超声图像的一些专用诊断语，解释一些常见的超声现象：

1. 声影　声束通过声衰减系数较大的结构时，声能急剧减弱。表现强回声的后方出现衰减暗区，称之为声影。如骨骼、结石等后方可见声影。因此，可利用声影作为标记寻找某些结构或病变。

2. 增强效应　被检查的结构或病变的衰减甚少时，其后方回声增强，称之为增强效应，例如囊肿等含液体的结构，其后方均有增强效应，利用此点作为鉴别囊实性肿物的标志。

3. 彗尾征　超声在靶内来回反射，形成彗尾状亮回声。例如超声波遇到金属避孕环、金属异物体或胃肠道气体时，由于声的混响而使强光团的后方尾随一串由宽变窄的光点，亮度越来越小，似彗星状。

4. 回声失落　探测环形物体时，两侧壁出现缺失暗区，是因角度关系，致使反射回声接收不到造成。

5. 侧壁效应　亦称边缘声影，即在球状含液体结构的两侧壁，各出现一条细狭的声影，称侧壁效应。

6. 透声　超声描述透声好为超声透过介质时，声能衰减少，其后方有增强效应；透声差为超声透过介质时，声能被大量吸收，其后方有声衰减。

超声检查要求解决两个问题：①显示脏器及病变（灶）的轮廓、大小、形态、部位；②显示脏器或病变（灶）的内部结构。

目前妇产科常用的超声方法有经腹部超声（TAS）、经阴道超声（TVS）、经直肠超声（TRS）。TAS 扫描范围广泛，较大包块能见其全貌，但需充盈膀胱，肥胖患者清晰度较差；TVS 扫描角度在 70°~240° 之间，探头频率 5~10MHz，聚集范围 6~10cm 内清晰度明显提高；TRS 主要观察子宫颈及浸润宫旁组织的程度，有时也用于未婚患者腹部扫查欠清晰者。近几年来，随着经阴道超声（TVS）显像检查应用的日益广泛，诊断和技术水平不断提

高，TVS 在妇科领域中已经起到很重要的作用，大多数作者认为，TVS 优于腹部超声，TVS 探头频率高（5.0~10MHz），扫视角大（60°~240°），更接近子宫，提高了分辨力，无需充盈膀胱，患者易于接受，也不受膀胱多重反射的影响，超声检查时间短，成本低。三种方法各有优缺点，互补其不足，犹如腹部触诊、妇科双合诊和三合诊，可以结合应用。

## 第二节　妇科超声诊断

妇科超声检查主要针对盆腔内生殖器，包括子宫、双卵巢、双输卵管、阴道。正常超声可显示部分为：子宫、双卵巢、阴道上 2/3 部分，而阴道下 1/3 和输卵管在正常情况下，前者因耻骨联合遮挡，后者因肠道气体干扰不能显示。

经腹部超声进行盆腔脏器检查，需膀胱适度充盈，在充盈膀胱良好透声区的后方，纵切面子宫呈倒置梨形（图 11-1），因子宫表面大部分覆盖一层腹膜，超声可见围绕子宫表面似为一层线样反光强的包膜，为子宫浆膜层。下方为较厚的中等回声的肌层，中央部分为宫腔呈线样回声，围绕宫腔线的为子宫内膜，其回声的强弱和厚度随月经的周期而变化。子宫总体表现为边缘光整，轮廓清晰，光点均匀。宫体与宫颈相连处可见一轻微角度，此处为子宫峡部，即子宫内口所在水平。经阴道超声检查时，因探头更接近子宫，图像清晰度更好，肌层回声及宫腔、内膜回声显示清晰（图 11-2）。

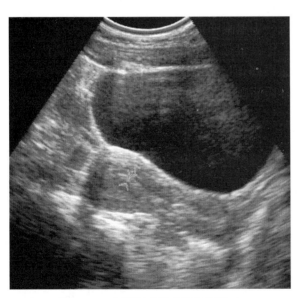

图 11-1　经腹超声检查纵切面子宫

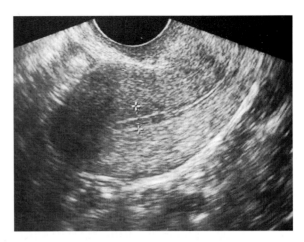

图 11-2　经阴道超声检查纵切面子宫，肌层、内膜和宫腔线显示清晰

子宫的大小常因不同的发育阶段，经产妇与未产妇及体形的不同而有生理差异。在实际工作中，子宫体最大值一般为未产妇三径之和不超过 15cm，经产妇子宫三径之和不超过 18cm。

## 一、子宫肌瘤

### （一）子宫肌瘤的超声表现

1. 子宫外形改变　除较小的肌壁间和黏膜下肌瘤，浆膜下肌瘤和宫颈肌瘤外，根据肌瘤的大小、数目、部位及生长方式不同子宫有不同的外形改变。

（1）子宫浆膜下肌瘤：瘤体向子宫体表面突起，子宫形态改变（图 11-3）。

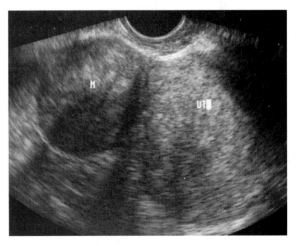

图 11-3　子宫浆膜下肌瘤。UT：子宫；M：前壁低回声向外突起，为浆膜下肌瘤

（2）肌壁间肌瘤：肌瘤主要位于子宫肌层内，肌瘤与宫壁之间界线较清晰，可见假包膜，CDFI 显示血流多呈半环或环状，较大肌瘤后方衰减。

（3）黏膜下肌瘤：瘤体突向子宫腔内，使子宫腔回声弯曲变形。当肌瘤完全突向宫腔时，宫腔内出现实质性占位，肌瘤与宫腔内膜之间有低回声裂隙。带蒂的黏膜下肌瘤可以突入宫颈管内，形成颈管内实质性占位，CDFI可见血流来自于子宫壁相连的蒂。

2. 肌瘤回声　根据肌瘤内结缔组织纤维多少及有无变性，肌瘤回声常见有以下三种：

（1）回声减弱型：最为常见，瘤体回声比子宫回声弱，呈实质性低回声。

（2）回声增强型：比子宫回声增强，肌瘤内纤维组织相对较丰富。瘤体周围常可见到低回声环，为假包膜；也有较大的肌瘤呈栅栏样回声增强。

（3）混合型：肌瘤回声不均质，可见大小不等的低回声、等回声及稍强回声光团混合，其后方回声衰减。

**（二）子宫肌瘤变性的超声表现**

在不同的体质状况下肌瘤会有变性，常见的子宫肌瘤变性的超声表现有：

1. 玻璃样变和囊性变　又称透明变性，最常见，这是由于肌瘤中心部位距假包膜的营养血管较远，血管不足造成。肌瘤漩涡状结构消失被均匀透明样物质取代，超声表现为变性部分回声明显偏低，失去漩涡状结构（图11-4）。子宫肌瘤玻璃样变进一步发展，细胞坏死液化即发生囊性变，玻璃样变和囊性变可间杂发生。

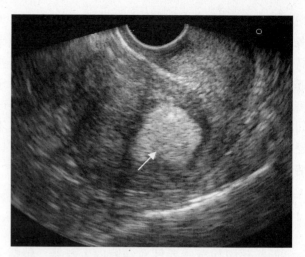

图11-5　子宫肌瘤脂肪变性。箭头：均质强回声的脂肪变性，后方无声影

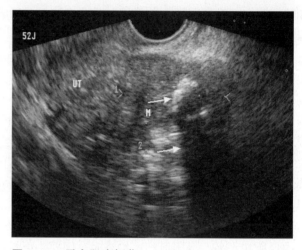

图11-6　子宫肌瘤钙化。M：肌瘤；箭头：斑状钙化回声，后方声影

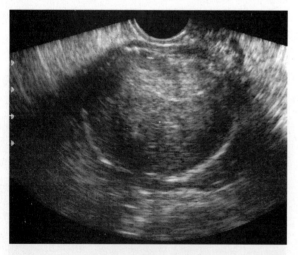

图11-4　子宫肌瘤玻璃样变，回声明显偏低，失去漩涡状结构

2. 红色样变　是肌瘤的一种特殊类型的坏死，可能与肌瘤内小血管退行性变造成的血栓、出血、溶血有关。

3. 钙化和脂肪变性　肌瘤血液循环障碍后，可以有脂肪变性，超声表现为均质的强回声（图11-5），进一步钙盐沉着，声像图上可以出现散在斑状、环状或团状的较强回声，后方有声影（图11-6）。

4. 肉瘤样变　肌瘤在短期内迅速长大，内回声杂乱复杂，间有不规则的暗区或低回声，边缘不规整，CDFI除原有的环状或半环状血流外，内部血流丰富，不规则，血流阻力变低，RI大多<0.4。结合声像图和临床表现，应高度怀疑肌瘤恶性变。

## 二、子宫内膜异位症

子宫内膜异位症的病变具有广泛性和多形性的特征，常见侵犯的部位是卵巢、子宫肌层、宫骶韧带、盆腔腹膜等。

卵巢子宫内膜异位又称卵巢"巧克力"囊肿，超声表现根据不同表现可分为：

1. 囊肿型　囊内呈细密光点回声，随探头可出现光点轻微飘动现象（图11-7）。

2. 多囊型　细密光点中见数条光带将囊肿分隔成多房，隔上或见血流。

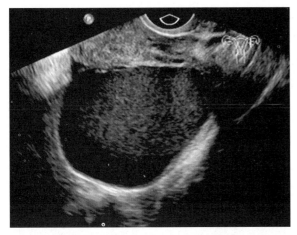

图 11-7　卵巢内膜异位症囊肿（囊肿型）

3. 混合型　细密光点中见散在偏强回声（图 11-8，见文后彩插）。

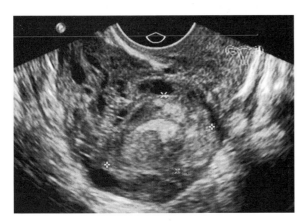

图 11-8　卵巢内膜异位症囊肿（混合型）

4. 实体型　由于血流机化和纤维沉着超声可呈典型实质性图像。常不易与卵巢肿瘤区别（图 11-9，见文后彩插）。

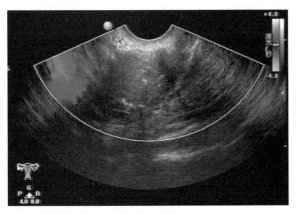

图 11-9　卵巢内膜异位症囊肿（实体型）

卵巢子宫内膜异位囊肿型和多囊型较为常见，混合型和实体型多见于绝经后妇女。

子宫内膜异位症彩色多普勒表现为：囊肿壁上可见少许血流信号，可记录到中等阻力（RI 为 0.5 左右）、低速（PSV 为 15cm/s 左右）血流频谱。一般囊内无血流信号。若囊肿内有分隔，隔上可见少许血流信号。

当子宫内膜腺体及间质侵入子宫肌层时，称为子宫腺肌病。子宫呈球形增大，三径之和常大于 15cm，因侵犯后壁较为常见，宫腔内膜线"前移"，肌层回声普遍增高，呈分布不均粗颗粒状，有时后方栅栏状衰减使子宫肌层回声普遍降低（图 11-10）。病灶与正常肌层之间没有清晰的边界。彩色多普勒超声表现子宫病灶内血流较正常肌层增多，弥散分布，较杂乱，无包膜，环状血流。

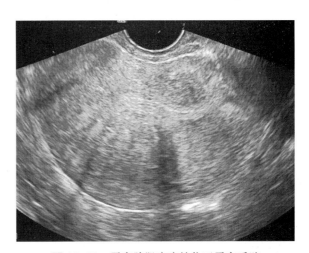

图 11-10　子宫腺肌病病灶位于子宫后壁

## 三、异位妊娠

输卵管妊娠本位型：是指输卵管妊娠位于管腔内，未破裂前。

1. 无论何种类型的输卵管妊娠，超声表现类似，主要有：

（1）子宫正常大或略大，子宫腔内无妊娠囊、胎体或胎心等特征性回声，可有内膜增厚。

（2）子宫旁或卵巢旁可见到边缘模糊不清的混合性包块回声，大多为增粗的输卵管，为环状回声（图 11-11），周边可有血流，但大多为增粗输卵管的营养血流，少见妊娠绒毛血流。输卵管妊娠本位型包块内见妊娠囊，胎儿存活，可见心搏。子宫直肠窝可见半月形无回声区，为盆腔积液。

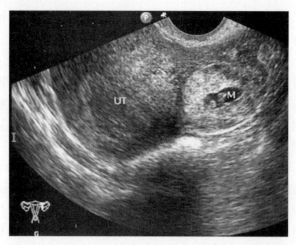

图 11-11 本位型输卵管妊娠，包块内见妊娠囊、胚芽，未见心搏。UT：子宫；M：本位型输卵管妊娠包块

2. 输卵管妊娠间质部 输卵管间质部妊娠仅占输卵管妊娠的 2%～4%。但因输卵管间质部是输卵管子宫肌层内部分，如妊娠诊断、治疗不及时，子宫肌层破裂，将严重出血，则危及患者生命。

输卵管间质部妊娠声像图特征为：

（1）子宫不对称增大，一侧宫底部膨隆，其内探及孕囊或不均质包块，与宫腔不相通，围绕的肌层不完全（图 11-12）。

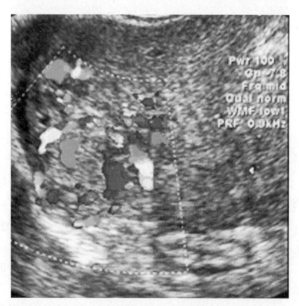

图 11-12 一侧宫底部膨隆，探及不均质包块

（2）彩色多普勒显示妊娠囊周围血液较丰富。

（3）阴道三维超声因探头接近检查器官，清晰度好，三维超声成像可清晰形象地显示子宫腔，显示宫角与包块的关系（图 11-13）。在子宫间质部妊娠诊断中具有较高的临床应用价值。

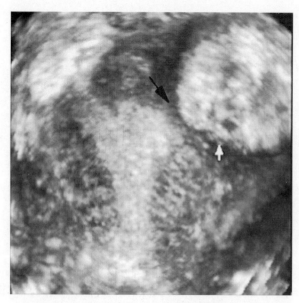

图 11-13 输卵管间质部妊娠阴道三维超声图

子宫间质部妊娠的超声诊断中，主要与宫角妊娠鉴别。宫角妊娠也是一种少见的异位妊娠，超声鉴别有时较困难。宫角妊娠是指受精卵种植在子宫的角部，宫角妊娠与输卵管间质部妊娠不同，其受精卵附着在输卵管口近宫腔侧，胚胎向宫腔侧发育生长而不是向间质部发育。超声除看见子宫不对称增大，一侧宫底部膨隆外，主要鉴别是宫角妊娠包块与宫腔相通，且全层肌层包绕。三维超声在鉴别诊断上有较大帮助（图 11-14）。

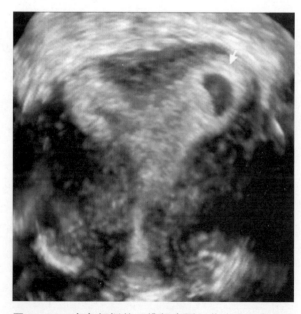

图 11-14 宫角妊娠的三维超声图。箭头：胚囊位于宫角处，与宫腔线之间未见"间质线"

## 四、完全性葡萄胎

滋养叶细胞增生，胎盘绒毛间质水肿形成大小不等的水泡，相互间有细蒂相连成串，形如葡萄状，故名葡萄胎。

声像图表现：子宫增大，大多大于停经月份，宫腔内无胎儿，充满无数大小不等的水泡，其界面反射形成"雪片状"或"蜂窝状"回声（图11-15）。有时在宫腔内可见不规整形液性暗区，为宫腔积血或残余的绒毛膜囊。卵巢常见单侧或双侧黄素囊肿，中等大小，多房分隔。其房内为回声暗区。

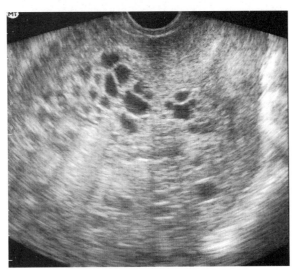

图11-15 完全性葡萄胎，宫腔内充满大小不等的"蜂窝状"回声

## 五、侵蚀性葡萄胎和绒毛膜癌

是指葡萄胎组织侵入子宫肌层局部或转移至子宫外，其子宫外转移又名"转移性葡萄胎"。因具有恶性肿瘤的生物学行为而命名。侵蚀性葡萄胎来自良性葡萄胎，多数在葡萄胎清除后6个月内发生，尤其是葡萄胎清除后2～3个月为多见。典型的侵蚀性葡萄胎超声和临床诊断并不困难，其临床鉴别很大程度上取决于前次妊娠史、临床病程以及血HCG的增高程度。但在某些临床病例需要多种辅助检查方法综合分析，甚至最后需手术后病理检查诊断。

侵蚀性葡萄胎超声主要表现有：

1. 子宫正常大或不同程度的增大；子宫形态可不规则。

2. 宫腔或子宫肌层内病灶处表现为界面较多，见不规则的点状、条索状、团状、海绵状或蜂窝状回

声，无明显边界（图11-16，见文后彩插）。

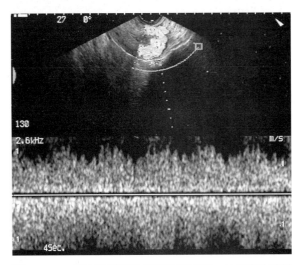

图11-16 侵蚀性葡萄胎动静脉瘘频谱，包络线毛糙状

3. 病灶侵及宫旁时，可在子宫旁出现不规则肿块，无包膜并向周围侵入。

4. 二维可见的海绵状或蜂窝状回声为扩张的血管，CDFI显示病灶处血流信号极其丰富，呈网状或湖泊状血流（图11-17），因滋养肿瘤细胞以侵蚀血管为主，造成血管动静脉之间的交通，故表现为动静脉交流形成和涡流的存在，彩色斑斓，RI极低，大都在0.2～0.4，动脉血流频谱明显包络线毛刺状，显示较高舒张期多普勒频谱或动静脉瘘频谱。盆腔静脉明显扩张，大多表现静脉波形（图11-18，见文后彩插）。

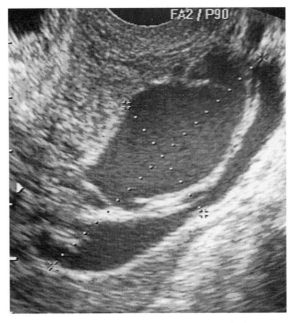

图11-17 侵蚀性葡萄胎宫旁病灶呈"湖泊状"

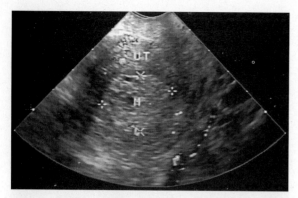

图 11-18　盆腔静脉明显扩张，大多表现静脉波形

## 六、卵巢肿瘤

超声检查从影像学的角度判断肿块为囊性、混合性或实质性，肿块和周围组织的关系，从而推断包块的来源和包块性质。

1. 卵巢成熟畸胎瘤是生殖细胞肿瘤的一种，又称"皮样囊肿"（dermoid cyst），为良性肿瘤。占卵巢肿瘤的 10%~20%，

卵巢成熟畸胎瘤内可含外、中、内三个胚层的组织，如向单一胚层分化，将形成高度特异性畸胎瘤，如卵巢甲状腺肿。

卵巢成熟畸胎瘤超声表现因各种胚层组织成分不同而不同，表现多种多样，特异性较强。形态上多呈圆形或椭圆形的肿块，包膜较厚。大多在边缘上见正常卵巢组织回声。内部回声大致可分为成团型（图11-19）、弥散光点型（图11-20）、类实质型、脂液分层型和多种回声型5种类型。

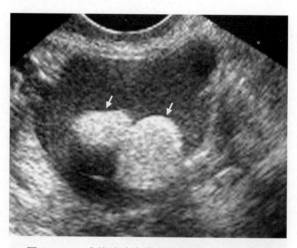

图 11-19　成熟畸胎瘤囊内强光团，为皮脂回声

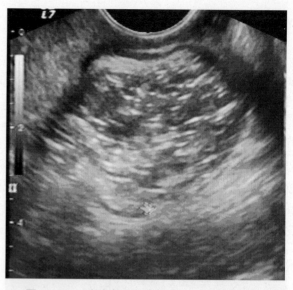

图 11-20　畸胎瘤（短线状回声，为毛发回声）

彩色多普勒超声在肿块内部及边界较难探及血管。由于畸胎瘤内部回声与肠曲相似，且混于肠曲中，超声下容易漏诊。

2. 卵巢肿瘤超声特征　就卵巢来源的包块，它在影像上有一些共性的表现：

（1）单纯的单房性囊肿几乎都是良性的，而多房性卵巢囊肿，尤其当发现其中有实质性区域或中隔有不规则的增厚区时，恶变的可能性大。

（2）囊实混合性肿瘤可以是良性的，也可以是恶性的；后者常伴有腹水，超声表现为囊性肿瘤腔内伴有较大的实质性暗区，也可以表现为实质性病变中伴有散在的囊性区。

（3）实质性肿瘤可以是良性的，也可能是恶性的。良性实质性肿瘤声像图显示肿瘤形态规则，边缘光滑完整，内部回声呈分布均匀的散在细小光点，均匀性透声性能良好者，可有后方回声轻度增强效应。而恶性实质性肿瘤声像图为：肿瘤形态多不规则，轮廓模糊，边缘回声不整或中断，厚薄不均（图11-21）；内部回声强弱不一，可呈弥漫分布的杂乱光点或融合性光团，或均匀性回声内出现不规则暗区（图11-22），后方无回声增强效应或有轻度衰减，并有粘连性腹水征。

（4）彩色多普勒超声从包块血供（图11-23）的丰富程度及血流指数的各项指标也可帮助判断卵巢包块的良恶性。

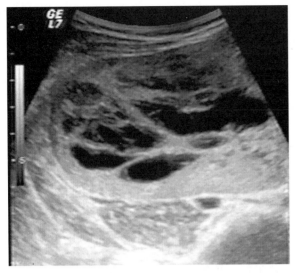

图 11-21　卵巢恶性混合性生殖细胞肿瘤，含无性细胞瘤、内胚窦瘤及未成熟畸胎瘤成分

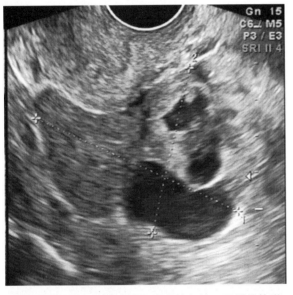

图 11-22　浆液性囊腺癌，囊实性包块，不规整外形

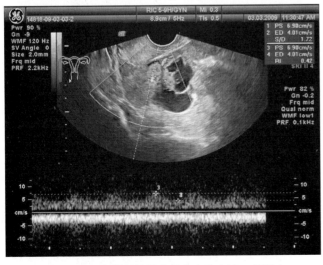

图 11-23　卵巢恶性肿瘤较为丰富血流，低阻力

# 第三节　产科超声诊断

## 一、产前诊断

产前诊断是一门新学科，是用医学技术对可能出现先天性疾病胎儿的孕妇进行宫内诊断，确定胎儿的表现性（形态学诊断、细胞遗传学及生化遗传学诊断）或基因型（基因诊断）。是一个多学科交叉学科，需要一个团队来完成，包括产科医生、医学遗传学学者、分子生物学学者、物理和化学学者、伦理学和社会学学者以及小儿外科医生等。

超声产前诊断目前占国内各产前诊断中心诊断的 90.5%；分子生物遗传分析占 5.4%；酶学诊断占 7.5%；细胞遗传分析占 3.6%；遗传咨询占 21.8%；生化检测占 57.1%；病原体检测占 72.1%。可见超声对产科临床产生巨大的影响，对于胎儿产前诊断，超声检查将其与许多近几年发展起来的生化和生物物理技术相比较，无疑是最佳的选择。产前超声诊断是高技术性和高风险性并存的，产前诊断也是先进性和成长性并存的，而西方国家模式仅能供我们参考。

## 二、产科超声筛查

11～14 孕周颈后透明层 NT（nuchal translucency）测量的早期妊娠超声筛查（first trimester ultrasound screening）（图 11-24）和 18～24 孕周胎儿形态学（morphology）为主要内容的超声筛查。在很多发达国家的产科超声中心，它们占 80% 以上的产科工作量。而妊娠中、后期胎儿异常的诊断 MRI 占很大的优势。

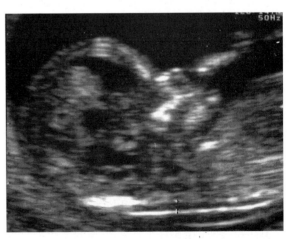

图 11-24　孕 12 周胎儿 NT 测量

早期妊娠11~14孕周超声筛查的意义在于：①许多胎儿畸形（约80%）在孕12周前已经发生，有可能被早期发现。②阴道超声应用有更高的分辨率，许多先天性畸形开始发生之后即被发现，如：露脑畸形、单脐动脉等。③早孕超声检查所确定胎龄最为正确，可确定多胎的类型及胎儿发育的相关病理情况。④超声发现先天性愚型在18~23孕周几率只有40%（1/3~1/2先天性愚型胎儿无明显的解剖结构异常），而在11~14孕周NT的测量可以提示很多相关的胎儿异常，如62%~80%先天性愚型胎儿的NT增厚，预测胎儿染色体异常发生的风险率，以确定是否再进一步进行其他的产前检查，如羊水穿刺染色体检查等。

18~24孕周形态学为最佳超声诊断时间的理由：①18周~24孕周胎儿各个系统已发育完善可以完成超声检查；②子宫内羊水较丰富，四肢活动较多，有利于超声看见完整的胎儿。③胎儿骨骼尚未完全钙化对超声检查的影响较小，便于对胎儿体表及内脏的观察。④在11~14孕周筛查时有不确定的情况可以在这一时期进行进一步检查，衔接羊水穿刺染色体检查时间。

超声产前诊断虽被广泛应用，但有局限性。美国妇产科医师协会警告：不管使用哪种方法，亦不管妊娠在哪一阶段，即使让最有名的专家进行彻底的检查，将所有的胎儿畸形被检测出这一期望是不现实的也不合情理的。

超声产前筛查是出生缺陷二级预防措施，不能预防发生，只能通过避免出生降低部分缺陷率。有很多因素影响超声检查的灵敏度和正确性。如：超声检查的技巧，筛查的时间选择，仪器的灵敏度，孕妇的条件，胎儿的方位，羊水的多少。某些发病机制不清的疾病，如果没有预兆性的形态学标记，超声产前诊断是不能有效、圆满完成的，如智力发育障碍等。胎儿生长的生命体，在发育过程中有的变化可造成超声检查结果的不确定性，产科超声检查随访很重要。

据国外产科超声中心报道，如在11~14孕周以及18~24孕周均进行过超声检查的，结合多种血清项目的检查可以排除85%~95%的胎儿缺陷，但始终还有5%~15%的胎儿缺陷无法在产前诊断。

## 三、常见胎儿畸形的超声诊断

卫生部2003年5月1日起实施的《产前诊断技术管理办法》中规定妊娠18~24周超声应诊断的致命性胎儿缺陷包括无脑儿、脑膨出、开放性脊柱裂、胸腹壁缺损内脏外翻、单心腔、致命性软骨发育不全。检查者应对胎儿畸形有较全面的认识，检查时要有一个清晰的思路，掌握一定的扫查技巧和方法，循一定的检查规律，以下6大胎儿异常还是可以发现的：

1. 无脑畸形　神经管头段未发育或未闭合即形成无脑畸形，无脑儿的颅底骨发育完全而缺少颅顶骨。超声可在10~12孕周便可诊断胎儿无脑畸形。超声表现：颅骨光环缺损，仅见一轮廓不规则的强回声，脑组织回声部分（图11-25）或完全缺失（图11-26）可显示，但颅面比例失调，眼窝浅小眼珠突出，耳低位，短颈，呈"蛙状面"。

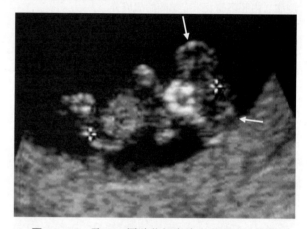

图11-25　孕13+周胎儿超声检查发现露脑畸形

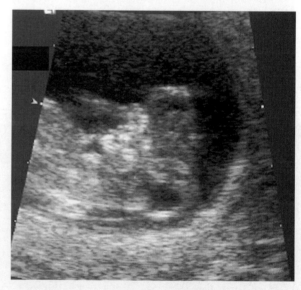

图11-26　孕19周胎儿超声发现无脑畸形

2. 脑膨出　脑组织从颅骨缺损口向外膨出犹如蕈状（图11-27）。男性好发颅前部脑膨出，女性多见颅后部脑膨出，约占70%。

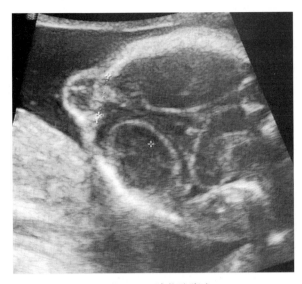

图 11-27　胎儿脑膨出

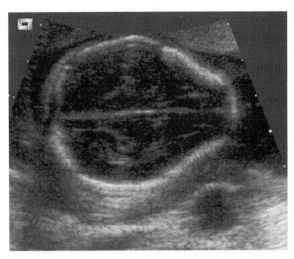

图 11-29　开放性脊柱裂柠檬头征

3. 开放性脊柱裂　脊柱裂是后神经孔闭合失败所致，其主要特征是背侧的两个椎弓未能融合在一起，脊膜和（或）脊髓通过未完全闭合的脊柱疝出或向外暴露，膨出包块内只含脊膜和脑脊液者为脊膜膨出，膨出包块内含脊膜、脑脊液、脊髓和神经组织者为脊髓脊膜膨出。脊柱裂膨出的包块多位于脊柱后方，常能见到椎骨异常及双侧椎弓分离，脊柱横切时脊椎三角形骨化中心失去正常形态，位于后方的两个椎弓骨化中心向后开放，呈典型的"V"或"U"形（图 11-28），另外，开放性脊柱裂还常伴有一系列的脑部超声特征：柠檬头征（图 11-29）、香蕉小脑征（图 11-30），后颅窝池消失、脑室扩大等，也可作为鉴别的参考。

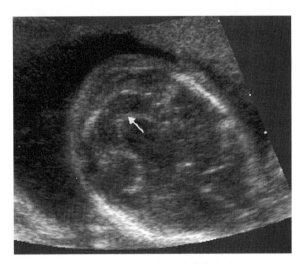

图 11-30　开放性脊柱裂香蕉小脑征

胎儿孕周较大、较小或胎儿体位不佳，脊髓脊膜膨出物较小时，病变部位不明显超声诊断较困难。

4. 胸腹壁缺损内脏外翻　腹裂属于非中线缺损，多位于脐带根部右旁，而脐根部正常，外翻的内脏表面无腹膜和羊膜覆盖（见图 11-31），母体的 AFP 有明显升高。

5. 单腔心　单腔心是指房间隔和室间隔均未发育，心脏只有心房和心室两个心腔，心房通过共同房室瓣与单心室腔相连接。单腔心常伴或不伴有残余心室腔和心室与大动脉连接关系等异常情况，是严重的心脏畸形（图 11-32）。

6. 致命性软骨发育不全　骨骼系统异常主要有成骨发育不全和软骨发育不全。

成骨发育不全有 2 型：I 型成骨发育不全罕见，发生率 1/25 000，是常染色体显性遗传疾病。超声表现：扫查发现胎儿四肢短小，特别是股骨及肱骨，并

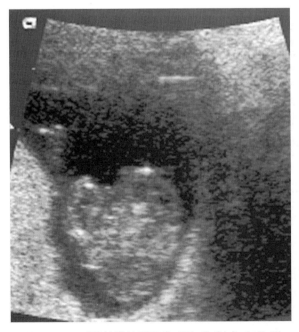

图 11-28　开放性脊柱裂呈典型的"V"或"U"形

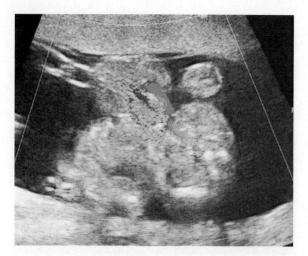

图 11-31　腹壁缺损伴胎儿肝脏、部分肠管外翻

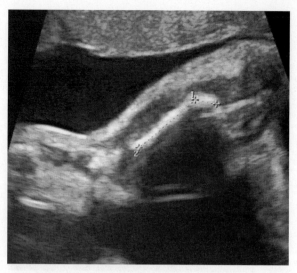

图 11-33　成骨发育不全胎儿，股骨成角

可以见到长骨呈弯曲状或成角现象（图 11-33）。Ⅱ型成骨发育不全属常染色体隐性遗传。超声表现：扫查时可发现胎儿四肢短小，特别是股骨、肱骨明显小于相应孕周值，并可见长骨成角等骨折现象（图 11-34）。Ⅰ型和Ⅱ型成骨发育不全超声确诊后需及时引产处理。

软骨发育不全主要病变发生于长骨的骨骺，软骨的骨化过程发生障碍，是一种特殊类型的侏儒症，此病脑发育正常，生后可存活。

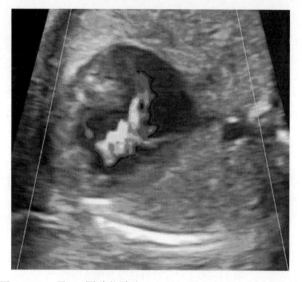

图 11-32　孕 21 周胎儿单腔心，见一股血流通过共同房室瓣

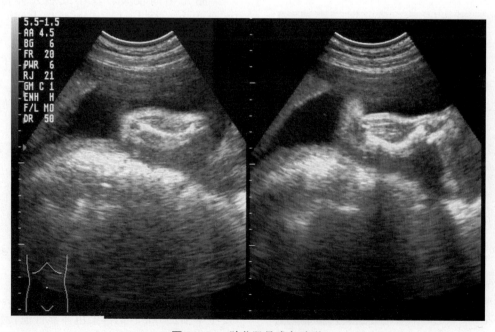

图 11-34　胎儿股骨成角畸形

# 附：超声产科监护主要指标

## 一、子宫动脉

子宫动脉是妊娠期子宫血液供应的主要来源，妊娠期子宫壁的血液较非妊娠期丰富。早孕期子宫动脉频谱呈高阻，有明显的舒张期切迹，早孕晚期子宫动脉阻力开始下降，中孕期呈迅速下降趋势，孕26周子宫动脉舒张期切迹消失，孕33周后血管阻力稳定，S/D 比值达 1.80，RI：0.45，一直持续到分娩。孕26周以后，子宫动脉 S/D>2.60，舒张期切迹未消失为子宫动脉阻力增高表现，引起子宫动脉阻力增高主要见于妊高征和 IUGR。妊娠期子宫动脉血流参数正常值如表 11-1 所示：

表 11-1 妊娠期子宫动脉血流参数正常值

| 孕周 | S/D | RI |
|---|---|---|
| 5～8 周 | 7.0 ± 5.0 | 0.84 ± 0.05 |
| 9～12 周 | 7.0 ± 5.05 | 0.78 ± 0.12 |
| 13～16 周 | 4.1 ± 2.6 | 0.68 ± 0.14 |
| 17～20 周 | 2.5 ± 20.72 | 0.58 ± 0.10 |
| 21～24 周 | 2.4 ± 10.68 | 0.56 ± 0.09 |
| 25～28 周 | 2.16 ± 0.89 | 0.49 ± 0.11 |
| 29～32 周 | 2.05 ± 0.38 | 0.49 ± 0.88 |
| 33～36 周 | 1.88 ± 0.34 | 0.45 ± 0.99 |
| 37～38 周 | 1.76 ± 0.35 | 0.41 ± 0.11 |
| 39～40 周 | 1.90 ± 0.37 | 0.45 ± 0.11 |

## 二、脐动脉

脐动脉是胎儿胎盘循环的重要血管通路，是超声用于产科临床评价胎儿胎盘循环应用最早和最广的重要检测指标之一，其血流动力学改变可反映胎盘胎儿及母体某些病理变化。

经阴道彩色多普勒在妊娠7周即可显示脐血管，频谱特征是收缩期单峰状，无舒张期血流信号，妊娠9周以后脐血管开始显示三根血管，妊娠11～12周脐动脉开始出现舒张期血流信号，中孕期脐动脉舒张期成分增多，血管阻力迅速下降，孕33周脐动脉 S/D 比值正常范围是 2.46 ± 0.38，RI 是 0.57 ± 0.09，一直持续到分娩。引起 S/D 增高的疾病有：妊高征、胎儿宫内生长迟缓、母亲糖尿病、多胎妊娠等。

妊娠期脐动脉血流参数正常值如表 11-2 所示。

表 11-2 妊娠期脐动脉血流参数正常值

| 孕周 | S/D | RI |
|---|---|---|
| 9～12 周 | 8.54 ± 0.95 | 0.80 ± 0.08 |
| 13～16 周 | 8.54 ± 0.95 | 0.80 ± 0.08 |
| 17～20 周 | 3.88 ± 0.98 | 0.73 ± 0.06 |
| 21～24 周 | 3.12 ± 0.67 | 0.67 ± 0.08 |
| 25～28 周 | 3.23 ± 0.98 | 0.66 ± 0.08 |
| 29～32 周 | 2.97 ± 0.74 | 0.64 ± 0.08 |
| 33～36 周 | 2.46 ± 0.48 | 0.57 ± 0.09 |
| 37～38 周 | 2.39 ± 0.38 | 0.57 ± 0.06 |
| 39～40 周 | 2.24 ± 0.41 | 0.54 ± 0.08 |

## 三、胎儿心功能

常规评价成人和儿童左心室收缩和舒张功能的超声心动图指标包括射血分数（EF）、短轴缩短率（FS）及二尖瓣口舒张期血流流速曲线分析等。而胎儿期心脏体积小、心室内膜显示欠清、较难标准化心血管结构的方位、胎动及母体腹壁声窗欠佳，较难准确的评价胎儿心室功能。由于胎儿特有的心脏解剖及循环生理特点，胎儿右心系统占优势，因此可靠的评价右心功能尤其重要，常用的方法及指标有：

1. M 型测量心室缩短分数（FS） FS%=（舒张期内径 – 收缩期内径）/ 舒张期内径 ×100%。正常值为 0.28～0.38。

2. 多普勒超声比较二尖瓣、三尖瓣频谱 正常情况下，E 峰 <A 峰，E/A 比值随妊娠周数的增加而增大，但始终小于1。三尖瓣 E 峰与二尖瓣 E 峰比值平均为 1.2：1。血流速度积分平均比值为 1.1：1。

3. Tei 指数 即心脏做功指数 =（ICT-IRT）/ET，其中 ICT 是等容舒张时间，IRT 是等容收缩时间，ET 是射血时间，理论上能综合反映心脏的收缩和舒张功能，而且其测量方法简便，重复性强，不受心室几何形态的影响，已被很多学者接受。正常胎儿左室 Tei 指数为 0.37 ± 0.12，右室 Tei 指数为 0.36 ± 0.12，不同孕龄、不同心率胎儿之间的 Tei 指数无显著性差异。

# 第四节 计划生育科的超声诊断

中国已婚育龄妇女 IUD 的放置率为 68.6%，超声检查逐步取代放射检查，超声对全金属节育器的反射敏感，对硅胶加金属等类材料制成的节育器敏感性相对减低。二维超声通过几个切面扫查，结合操作者的工作经验，大致了解宫内节育器的情况。

## 一、宫内节育器的定位

超声 IUD 检查首先要观察子宫内是否存在 IUD，如子宫内显示 IUD，需测量 IUD 上缘至宫底浆膜层距离及 IUD 下缘至宫颈内口的距离；子宫前壁和后壁的厚度之和；IUD 上缘到宫腔底部距离；子宫内膜线的长度（图 11-35）。

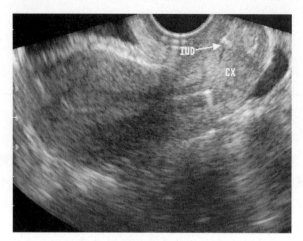

图 11-35　宫内节育器下移位于宫颈管内

## 二、IUD 宫腔内异常

IUD 宫腔内异常的表现包括 IUD 下移与带器妊娠，IUD 变形（图 11-36）、成角、断裂、嵌顿及穿孔等。超声能及时发现 IUD 在宫内有无下移、嵌顿。对于 IUD 变形的诊断，二维超声检查虽然可以通过探头的旋转及方向的改变来显示 IUD 的全貌，但由于 IUD 所含金属成分，声阻抗大，易产生多重反射，大部分 IUD 形态不能完整地显示出来，无法明确 IUD 是否变形或断裂。近年来开展的三维超声对 IUD 的形态及变形、扭曲、断裂可作出诊断，基本不存在误诊和漏诊（图 11-36、图 11-37、图 11-38）

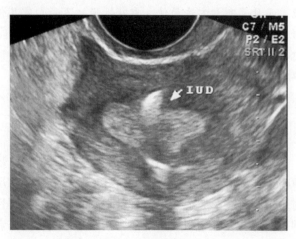

图 11-36　宫内节育器宫腔内变形

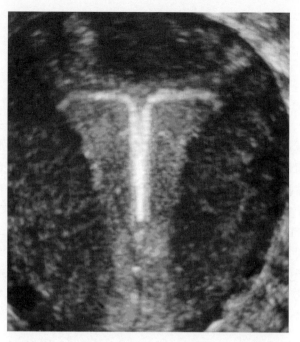

图 11-37　三维超声成像后显示的宫腔形态和节育器形态位置

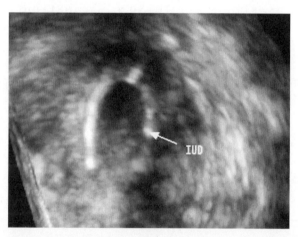

图 11-38　宫内节育器断裂后三位成像图，断裂节育器呈倒置"U"形。IUD：宫内节育器

# 第五节　不孕不育的超声诊断

## 一、无排卵周期卵巢、卵泡发育的一些现象

### （一）卵泡不发育

连续动态观测均无明显的卵泡或持续存在 <1cm 卵泡，无周期性变化。

### （二）不排卵而形成卵泡囊肿

动态追踪观测的卵泡，直径达到 20cm 仍不排卵，继续发展形成卵泡囊肿。超声表现为壁薄，囊内液清，后壁增强效应的囊性块，5～6cm 直径较常见。

### （三）无排卵黄素化综合征

较小卵泡，滞留卵泡或持续生长卵泡均可表现为不排卵，囊性暗区内有稀细的光点和稀疏网络状回声。

## 二、卵泡及排卵的监测

月经周期监测卵泡发育及排卵：于月经周期的第5天超声观察卵巢的基础情况，排除已有的卵巢异常情况，如卵巢非赘生性囊肿、残余卵泡等。第10~11天开始卵泡的发育，当一侧卵巢的优势卵泡直径大于等于15mm时，可每天超声观察，卵泡直径大于20mm时，基本为成熟卵泡。因排卵是瞬间的现象，超声观察到的大多是排卵以后的现象：追踪的成熟卵泡消失，皱缩，血体形成，后陷凹内液体。

诱发卵泡的监测根据不同药物的不同特点，超声观察的时间和内容也不同，如用HMG诱发排卵，除用药前检查外，要注意卵泡的多少和生长速度，增加检查的密度，注意卵巢的大小以及腹水的情况，及时发现卵巢过度刺激现象。

## 三、不孕不育中CDFI及多普勒频谱分析的应用

健康育龄妇女的子宫动脉的显示率应100%，其阻力指数平均0.85±0.07，增殖期为0.88±0.05，黄体期为0.84±0.06。卵巢动脉一般在月经的第9天有舒张期血流，第21天左右达高峰。有优势卵泡侧卵巢血流较丰富，血流阻力较低。黄体血流为低阻力的黄体新生血管血流，早孕3个月内，黄体支持胚胎的发育，故黄体血流一直存在直到妊娠3个月以后。

如子宫动脉在舒张期无血流灌注或者RI升高，表示子宫血流贫乏，常常是不孕症的一个原因。改善灌注后可怀孕。卵巢血流异常表现为卵泡期和黄体期阻力无下降，甚至无血流，会造成体内的激素低下。黄体期血流缺乏或阻力升高，可提升黄体功能异常，是流产和习惯性流产的原因。但卵巢动脉显示与仪器的灵敏度、正确的操作和检查者的熟练程度有关，其评价激素仅可做参考。

## 第六节 彩色多普勒超声和三维超声

### 一、正常妊娠血流

正常胎儿的发育需要充足的氧和营养物质的供给，而此依赖于良好的子宫－胎盘（utero-placent）、胎儿－胎盘（fetoplacental）循环。彩色多普勒超声检查提供了一种研究子宫－胎盘、胎儿－胎盘循环的无创伤的体测方法。更直接地了解胎盘发育，观察胎儿宫内情况。

子宫肌壁的血供与其下的胎盘绒毛植入是相互影响的，绒毛滋养层的发育对胎儿生长发育起着决定性的作用。在正常妊娠时，胎盘附着处子宫肌层的螺旋动脉被滋养层合体细胞侵蚀，在孕20~22周螺旋动脉肌层全部剥脱，肌层消失，降低了螺旋动脉水平的阻力，使绒毛血管灌注增加，同时，绒毛迅速发展成三级绒毛，具有很高的表面积/容积比率，有利于膜的交换，营养物质的转送，这种解剖和生理的发展有利于胎儿发育的需要。

正常妊娠时，孕6周后可测出胎儿腹主动脉血流；8周后可测出脐血流，12周后出现脐血流的舒张期血流；9周后可出现脑血流，11周后在颞骨平面可看见大脑中动脉（图11-39，见文后彩插）、大脑后动脉、基底动脉及其形成的Willis环。

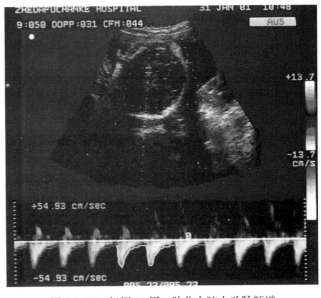

图11-39 妊娠32周，胎儿大脑中动脉频谱

正常妊娠的胎儿－胎盘循环也有相关的频谱及一定的规律性。通向胎盘的子宫动脉频谱为一种充填型的较子宫动脉阻力降低的频谱，从26孕周起，血流频谱S/D<2.7，RI也随妊娠周数而下降。胎盘床内子宫胎盘动脉频谱为较典型的低阻力型频谱，RI<0.4，主要反映母体的微循环情况，正常情况下该频谱无多大改变。有学者测脐动脉S/D，孕30周后持续>3，子宫动脉孕26周后持续>2.6，且有舒张期切迹存在，则尔后妊娠期高血压疾病、IUGR、胎儿宫内窘迫、

死胎、早产的发生明显提高。子宫动脉血流对高危妊娠预测敏感性为68%，特异性为69%；子宫动脉加脐动脉预测高危妊娠阳性率为93%，阴性率为91%。

## 二、异常的妊娠血流

子宫动脉、胎盘血管、脐血管的RI较正常范围增高或出现无舒张期血流、逆向血流，均提升胎儿宫内危险，后二者出现胎儿有可能在24~48小时内死亡。这些血管的S/D比值异常的出现，一般认为较NST异常出现为早。孕36周以上的S/D<2.2，胎儿较安全，>2.5时应密切随访，>3时应严密监护积极处理。在IUGR、妊娠期高血压疾病、胎儿宫内窘迫、胎儿畸形以及子宫肌瘤、盆腔包块时也有此现象。

大脑中动脉在妊娠中后期被应用于了解胎儿宫内窘迫的程度，其RI在后期呈负增长，代偿性血流增加，重新分配以保护脑、心等重要器官。其在正常范围内不能反映胎儿窘迫。大脑中动脉RI/脐动脉RI比值更能反映胎儿宫内情况。正常时应>1，如<1则表示胎儿宫内窘迫。

## 三、三维超声

三维成像技术近年来发展迅速，前景看好。随着计算机技术的发展，计算机容量和运行速度的改进，实时三维的重建，提供了更加丰富的三维立体空间信息，弥补了二维超声成像的不足。

### （一）妇科的应用

1. 卵巢囊性或囊实性肿瘤的囊壁及囊内容物的观察 肿瘤重新成像图像更清晰、直观、立体感强，切面更均匀，不易遗漏壁内的乳头状物且能更明确观察肿瘤侵入的深度（图11-40，见文后彩插）。对不孕症的患者二维超声能正确地辨认黄体，但观察卵丘结构很困难，三维超声能清晰、快速地确认。

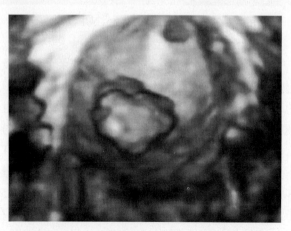

图11-40 卵巢囊肿壁上实质性突起三维超声图

2. 体积的测定 三维超声对肿瘤体积的测定有二维超声所不可及的优势，这对肿瘤良恶性的判定、手术指征及疗效的判定是很好的参考指标。

3. 畸形子宫及宫腔内容物的诊断 成像后的宫腔可清晰地显示其走向、双侧输卵管开口、与宫颈管的关系及宫腔内赘生物的大小、位置、蒂部粗细等情况，可与宫腔镜相媲美（图11-41、图11-42、图11-43）。

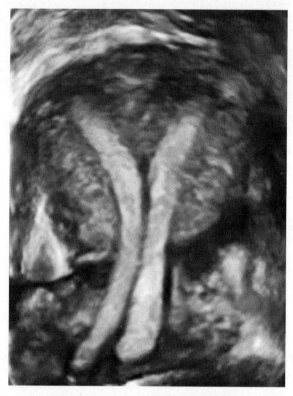

图11-41 完全纵隔子宫三维超声图

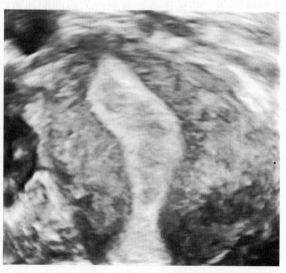

图11-42 单角子宫三维超声图

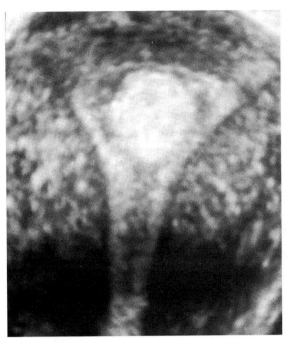

图 11-43 子宫内膜息肉三维超声图

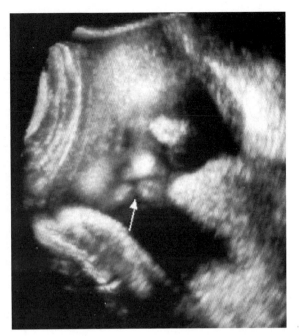

图 11-44 胎儿唇裂三维成像图

4. 妇科肿瘤良恶性判定 在二维超声断面形态学的基础上，三维超声诊断卵巢恶性肿瘤的标准是观察病变区域的囊实性、内壁是否光滑、有无乳头状物、囊壁厚（>3mm）薄（<3mm）的情况、实性肿块是否均质和腹水的有无。为判定提供有价值的诊断依据。

（二）在产科的应用主要有

1. 胎儿面部的观察 胎儿面部的观察主要针对一些先天性面部畸形和染色体异常的胎儿面部异常（图 11-44、图 11-45）。三维超声比二维超声可清晰观察胎儿面部解剖和相互关系。胎儿唇部的观察对 24 周以后的胎儿，二维和三维超声无明显差别，24 周以前的胎儿唇部的观察，三维超声能确诊 93% 的胎儿正常唇部，二维超声为 68%。

2. 胎儿骨骼的观察 胎儿脊柱和胸廓先天性畸形较常见，胎儿脊柱和胸廓肋骨为不同的曲线结构，二维超声很难完整地显示整个结构，三维超声的透明成像功能能不受胎儿体位的影响清晰地观察脊柱和胸廓的连续性和结构的曲率（图 11-46 见文后彩插、图 11-47）。

3. 各孕龄胎儿各器官的成像 孕 5～40 周各期的胎儿均可成像，8～13 周时可获得完整的胎儿图像（图 11-48），妊娠晚期羊水较少，探测成像较困难。

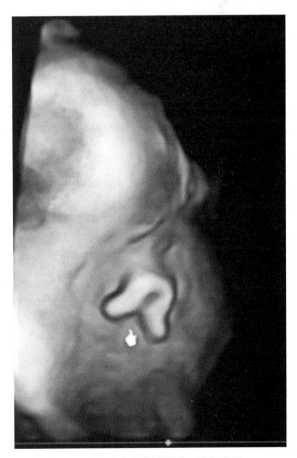

图 11-45 胎儿外耳异常三维超声图

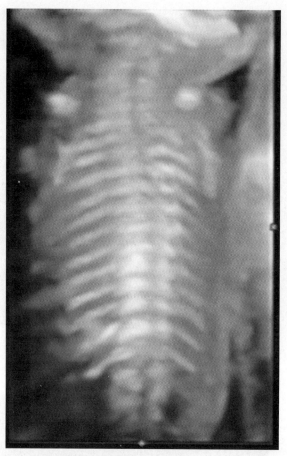

图 11-46　胎儿脊柱颈胸段三维超声图

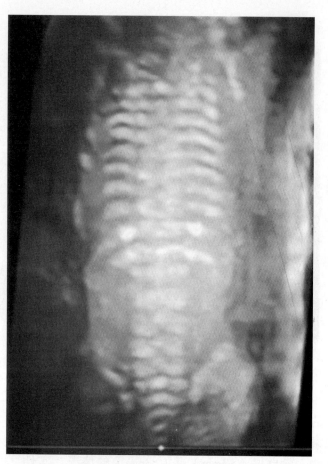

图 11-47　胎儿脊柱三维超声图

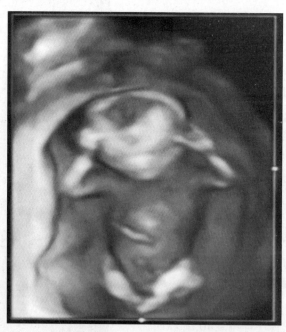

图 11-48　15 周胎儿三维成像图

（鲁　红）

# 第十二章

# 妇产科 X 线检查

随着医学影像学的快速发展，X线诊断学在妇产科领域的应用有了很大的变化，超声波、CT、磁共振已在很大范围内替代了普通的X线检查。但常规X线检查因简单、方便，在某些方面仍有相当的实用价值。如子宫输卵管造影术因其价廉，无需昂贵设备，对观察子宫输卵管结核、输卵管是否通畅、子宫畸形等方便易行，仍不能为其他影像学所取代。因此我们应根据具体情况和条件，合理选用各种影像学检查。

## 第一节 妇科疾病的 X 线检查

妇科常用的X线检查方法有腹部平片、子宫输卵管造影、尿路造影、盆腔充气造影、盆腔血管造影和淋巴造影等。

### 一、盆腔平片

盆腔平片主要用于观察盆腔或生殖器部位有无钙化、骨化、金属异物、异常积气等。另外也可显示较大的软组织块影，在妇科恶性肿瘤发生转移时，如累及盆骨和脊柱则在腹部平片上显示骨破坏征象。

#### （一）检查方法

摄片前排出粪便，拍片时患者取仰卧位，球管向足倾斜10°，中心线对准脐与耻骨联合的中点。

#### （二）平片X线表现

盆腔内显示的钙化影如为细带状、蚯蚓状、棒状、串珠状，可能为输卵管结核钙化。若是结节状钙化，则为淋巴结钙化。钙化结节数目不定，如为盆腔结核所致，此时常可合并子宫输卵管结核，如临床需要可作子宫输卵管造影进一步检查。若是蛋壳样钙化或牙齿影、碎骨片，则为卵巢畸胎瘤的特征。卵巢纤维瘤钙化为斑点状、岩石状、条纹状影。成簇的海绵

状钙化多为子宫肌瘤。静脉石为边缘光整、密度均匀的圆形致密影，多靠近盆壁。膀胱结石多为同心圆形（图 12-1～图 12-3）。

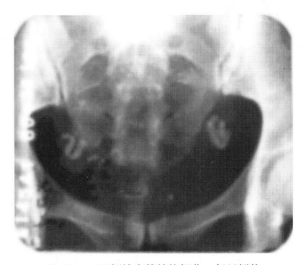

图 12-1 两侧输卵管结核钙化，似蚯蚓状

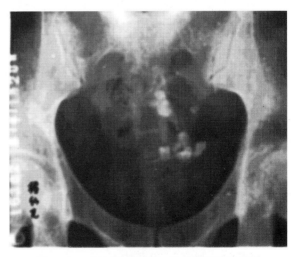

图 12-2 左卵巢畸胎瘤，见盆腔多枚牙齿影

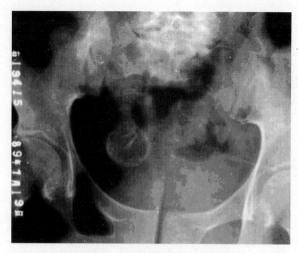

图 12-3 右卵巢肿瘤呈蛋壳样钙化

## 二、子宫输卵管造影

子宫输卵管造影（hysterosalpingography）是将造影剂经宫颈注入宫腔及输卵管以显示它们的位置、大小、形态等改变。主要适用于观察输卵管是否通畅，子宫有无畸形或占位性改变。作为治疗，它还可对刮宫后引起的轻度宫腔粘连起分离粘连作用，也有个别患者在造影后使原来阻塞的输卵管变为通畅而解决了不孕问题。由于输卵管较细，CT、B超不易清晰显示，故目前该检查仍相当常用，在许多情况下B超、CT、MRI仍不能取代。

### （一）适应证

1. 不孕症 通过造影寻找不孕的原因，如子宫位置或形态的异常，子宫内口过紧、内膜炎症、宫腔肿瘤、结核等。确定输卵管有无阻塞，若有则其阻塞原因、阻塞部位。能否进行输卵管造口手术等。

2. 内生殖器畸形 以明确畸形类型。

3. 阴道不规则流血 疑有黏膜下肌瘤、内膜息肉、内膜增生过长等。

4. 闭经 疑有刮宫后创伤性宫腔粘连。

5. 习惯性流产 以观测宫颈内口有无松弛情况。

6. 对输卵管结扎后欲再通者，观测子宫输卵管情况以确定是否具备再通术的条件。

7. 确诊宫内节育器异位。

### （二）禁忌证

1. 急性和亚急性生殖器炎症，急性盆腔炎，滴虫性或霉菌性阴道炎等。

2. 体温在37.5℃以上或严重全身性疾患。

3. 月经期或子宫出血。

4. 妊娠时，刮宫后30天内。

5. 有碘过敏史。

### （三）造影方法

子宫输卵管造影术常规在月经干净后3~7天进行，因此时内膜剥落的创面已愈合，子宫内膜尚未增生，既可避免造影剂进入血管，又可观察到子宫腔的真面目。造影前三天内禁止性生活。检查前排空小便，患者取膀胱截石位。常规消毒外阴及阴道宫颈，放置阴道扩张器，暴露子宫颈，然后将充满造影剂的导管插入子宫颈口，以前端的圆锥形橡皮套头或头端气囊堵住宫颈口，以免造影剂外溢。当造影导管放妥后，令患者双腿放平，注射造影剂前先作盆腔透视，或摄盆腔车片以观察盆腔内有无异常阴影，再于透视下缓慢注入造影剂，通常造影剂用量5~7ml，注射造影剂时所用推力不可太大。如遇阻力或患者诉有胀痛，应立即停止注射。透视下注意观察到宫腔和输卵管均充盈时即可摄片。如观察到宫腔充盈缺损，应立即停止注射，即刻拍摄半充盈片一张。然后继续注射，直至宫腔全充盈时再摄片一张。如在透视下看到子宫收缩、角部圆钝，输卵管始终不能显影时，则表示有子宫痉挛的可能。可嘱其全身放松，等待片刻，或在下一次先注射解痉剂后再进行造影。常用造影剂有40%碘化油和多种水溶性造影剂，如60%~70%泛影葡胺、碘海醇、优维显等。碘油吸收慢，在24小时后再摄盆腔复查片；水剂吸收快，在15分钟后即摄复查片，以观察造影剂有否进入盆腔及盆腔内弥散如何，以了解输卵管通畅情况。

### （四）不良反应及并发症

1. 用金属导管（Rubin头）造影时，需注意插入方向，且不可插入过深，以免造成创伤（穿孔）（图12-4）。

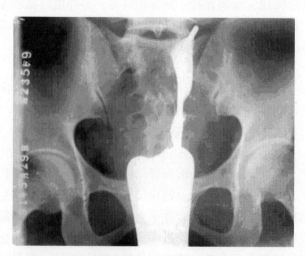

图 12-4 造影时，Rubin头插入过深，造成创伤

2. 静脉或淋巴管造影剂回流　由于注射压力过高或子宫内膜有疾患，使造影剂逆流进入静脉或淋巴管，若碘油可发生油栓，患者即刻产生咳嗽症状，具有一定的危险性。如发生这种情况，立刻停止注射，行吸氧等对症处理。

3. 碘油吸收很慢，有可能引起腹腔内局部粘连和慢性炎性肉芽肿。

### （五）子宫输卵管造影的正常 X 线表现

正常子宫腔为倒置的等腰三角形，底边在上，为宫底，两侧缘相等，下端与宫颈相连，宫腔边缘光滑整齐，子宫两侧上方为宫角，若此处括约肌收缩，子宫角呈环形狭窄，其远端呈三角形，尖端与输卵管相连，如括约肌痉挛，造影剂不能进入输卵管，造成不通的假象，肌注阿托品，可使输卵管充盈，正常子宫容量 5～7ml。子宫位置的正常差异较大，不同位置时，显示的宫腔常呈不同形态。输卵管左右各一与宫角相连，长 8～14cm，呈纤细而弯曲的线条影，分为间质部（在子宫角壁内）、峡部、壶腹部、伞部。正常输卵管形态迂曲自然，边缘光滑。

宫颈多呈纺锤状和筒状，少量呈球状，颈管边缘可见平行羽毛状、齿状结构（黏膜皱襞）。

输卵管畅通时，复查片上可见造影剂弥散在盆腔内，呈横行条纹状影或斑片影，分布较均匀。若盆腔有炎症粘连时，造影剂分布不匀或局部聚积（图12-5、图 12-6）。

### （六）子宫输卵管造影的异常 X 线表现

1. 子宫畸形　常见的畸形有鞍形子宫，纵隔子宫，不完全纵隔子宫，单角子宫，双角子宫，双子宫，子宫发育不良（幼稚子宫）等（图12-7～图12-12）。

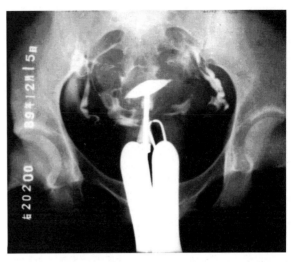
图 12-6　正常子宫输卵管造影，屈位子宫呈横置梭形，两侧输卵管迂曲自然，部分造影剂经伞端进入盆腔

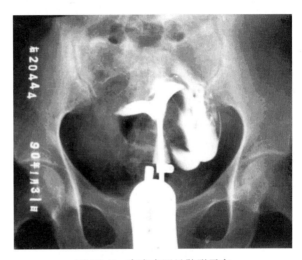
图 12-7　宫底内凹呈鞍形子宫

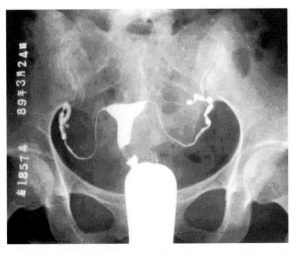
图 12-5　子宫输卵管造影正常，宫腔呈倒置等腰三角形，两侧输卵管迂曲自然

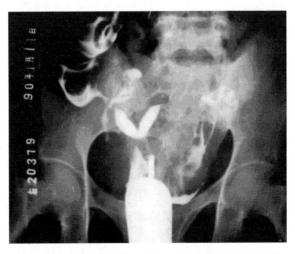
图 12-8　不全纵隔子宫，宫底内凹形成部分纵向隔膜，将部分宫腔左右隔开

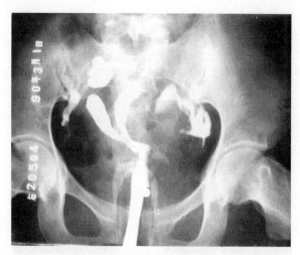

图 12-9　完全纵隔子宫，一个宫体中央形成一纵隔将宫腔分成左右两部分

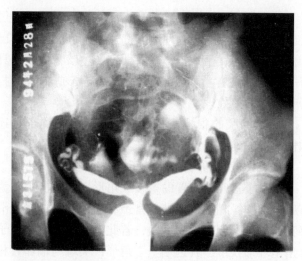

图 12-12　单宫颈、双宫腔畸形，一个宫颈管上两个完全分开的梭形子宫，两个宫体完全分开

2. 慢性输卵管炎　多为两侧性，常经淋巴系统或沿子宫内膜上升的感染所引起，炎症易于造成输卵管腔内粘连，导致输卵管部分阻塞，严重的可造成输卵管闭锁。闭锁的近端输卵管扩张其内积聚炎性渗出物或浓液。感染控制后，浓液吸收，代之以浆液性液体，形成输卵管积水。X 线见部分梗阻时，可见输卵管显影，边缘不规则，仅少量造影剂排入盆腔，且造影剂常堆集于伞端或伞端附近。当输卵管完全阻塞时，造影剂不能经伞端达于盆腔，呈截然中断状，阻塞可发生在输卵管任何部位，有时在阻塞的近端可扩大，特别是壶腹部、伞部，易形成输卵管积水。碘油进入积水囊中往往呈油珠状积聚，复查 X 线片仍可见造影剂呈团状潴留在扩大的积水囊中，盆腔无造影剂分布（图 12-13、图 12-14）。

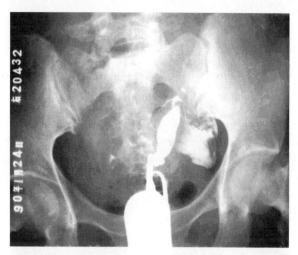

图 12-10　单角子宫，宫腔呈梭形，只有一个宫角，一根输卵管

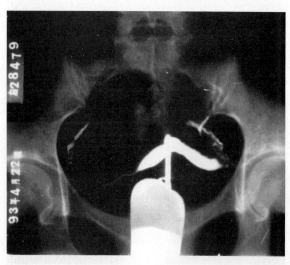

图 12-11　双角子宫，部分宫体相连，两个宫角分开，相距较远

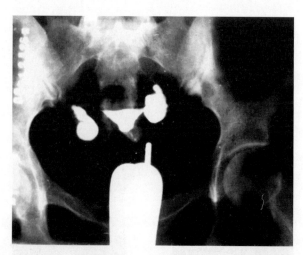

图 12-13　输卵管积水，造影剂积聚在输卵管远端，呈囊状

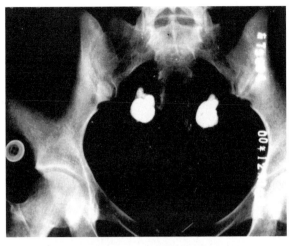

图 12-14　24 小时复查片示两侧相应输卵管位置造影剂堆积，形态基本同前，盆腔未有弥散

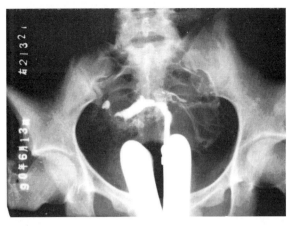

图 12-16　子宫内膜及输卵管结核，宫腔变形、边缘毛糙，造影剂逆溢。两侧输卵管壶腹部阻塞

3. 子宫输卵管结核　输卵管结核 90% 为双侧性，早期黏膜改变很少，随着病情进展，黏膜层受侵犯，发生充血、水肿，然后形成干酪样坏死及溃疡，最后纤维性变、粘连，使管腔狭窄、闭塞、管壁僵硬，X 线表现为输卵管狭窄、变细、僵硬、边缘不规则，呈锈铁丝状，管腔可有局限性狭窄与憩室状突出相间成为串珠状、水浸面条状，当输卵管因结核而闭塞时，闭塞端往往成为圆钝杵状，或花蕾状。当整个输卵管壁纤维化时，造影则见输卵管僵硬、强直，如棍棒状，结核侵及子宫时，早期 X 线表现不明显，当内膜结核进展后，可见宫腔边缘不规则，呈锯齿状，病变侵及子宫肌层后则见子宫狭小变形，宫腔粘连，可使腔影呈三叶草状或不规则的盲腔，宫颈管也变僵直，边缘不整（图 12-15 ~ 图 12-18）。

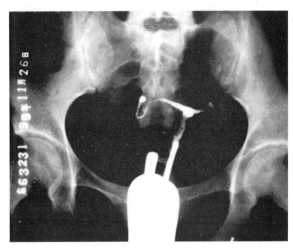

图 12-17　输卵管结核，两侧输卵管壶腹部闭塞，末端圆钝呈杵状

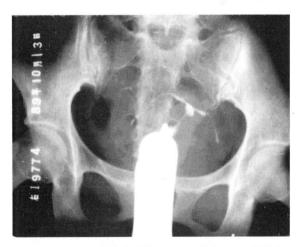

图 12-18　子宫输卵管结核，宫腔狭小呈三叶草状，双侧输卵管僵直呈棒状

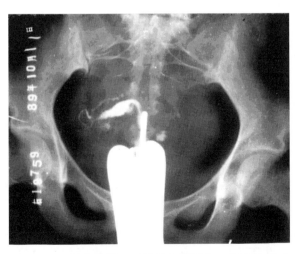

图 12-15　子宫内膜、两侧输卵管结核，宫腔边缘毛糙，右输卵管粗细不匀、边缘不规则，呈锯齿状

4. 子宫肌瘤　根据肌瘤在子宫肌壁深浅部位的不同，分为三类，浆膜下肌瘤、壁间肌瘤、黏膜下肌瘤。前二者因对宫腔影响不大，故子宫输卵管造影的诊断意义不大。子宫输卵管造影最适于对黏膜下肌

瘤的诊断。此时可见宫腔内有固定的充盈缺损，通常缺损呈圆形。小的肌瘤不影响宫腔的大小，仅在宫腔中央或边缘上有缺损（半充盈时显示清楚，碘油过多易将肌瘤遮盖，造成漏诊）。较大的黏膜下肌瘤除了缺损外，还使宫腔扩大，宫壁张力降低，呈弛缓状（图 12-19）。

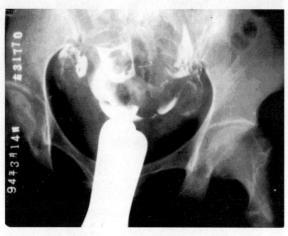

图 12-19　子宫黏膜下肌瘤，宫腔中央显示类圆形充盈缺损，宫腔扩大

5. 宫腔粘连　多次刮宫可引起宫腔粘连，X 线见宫腔缩小变形，内腔形态不规则，呈现雕花状、不规则形充盈缺损，且缺损不随造影剂注入的多少而改变，输卵管多显示正常（图 12-20）。

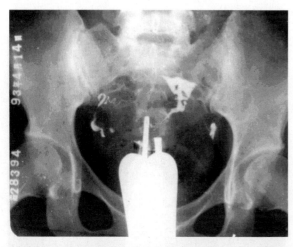

图 12-20　宫腔粘连，宫腔内数个不规则充盈缺损区，似雕花状

6. 子宫内膜增生过长　由卵巢功能失调引起的子宫内膜过度生长，可以呈息肉状，亦可内膜稍厚，X 线表现为子宫内膜增厚，增厚的内膜一般遍及整个宫腔，使子宫凹凸不平，有时部分内膜形成息肉样生长，宫腔内可见各种大小不等的不规则充盈缺损，严

重的内膜增厚，可使宫腔呈一朵盛开的"菊花"。较长时间的子宫不规则出血，可使子宫体增大，宫腔也增大（图 12-21）。

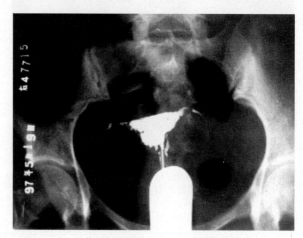

图 12-21　子宫内膜增生过长，宫腔扩大，宫腔壁边缘凹凸不平，局部呈息肉样不规则充盈缺损

## 三、盆腔充气造影

盆腔充气造影是通过人工气腹使盆腔充气以显示子宫输卵管及卵巢等器官外形，它主要用于观察卵巢和子宫与周围结构及盆腔肿块的关系，必要时可同时进行子宫输卵管造影，即双重造影，使其显示得更为清楚。近年来由于医学影像学的快速发展，盆腔充气造影已逐渐被 B 超、CT、MR 等取代。

（一）适应证

1. 盆腔肿块　观察肿块与生殖器的关系，确定肿块的来源，以估计手术的范围。

2. 各种类型的先天性子宫发育畸形，如无阴道者临床疑先天性无子宫或幼稚子宫等。

3. 内分泌失调　了解卵巢情况，观察有无卵巢发育不良、无卵巢、多囊卵巢或卵巢肿瘤等。

（二）禁忌证

1. 急性或亚急性盆腔炎。

2. 盆腔有明显粘连，肿块太大占据大部分盆腔者，因其阻碍气体分布影响造影结果。

3. 严重心血管疾患，全身衰弱者，体温 >37.5℃也属禁忌范围。

（三）造影方法

造影前排空大小便（可用开塞露通便，不宜灌肠以免肠管积气），按常规进行人工气腹，即取脐左下或右下 3cm 处为穿刺点刺入皮内，再嘱患者尽量鼓腹，并用力屏住，使腹壁绷紧，将穿刺针向深部穿刺，直至针头刺过筋膜、腹膜的阻力后，有一种脱空感，再稍推进，即已进入腹腔，此时穿刺针接以针筒，作抽吸，如回抽无血且呈负压即可开始缓慢注入气体，一般用氧气或空气，亦能用二氧化碳。注气压力不超过 40mmHg，注气量 1000~1500ml，可视患者腹腔大小而定。注气时患者逐渐感觉腹胀、呼吸稍困难、肩酸。当腹腔圆满充气后，拔出穿刺针，并以无菌敷料覆盖穿刺点。然后嘱患者俯卧，头低脚高位即检查台头端低 30°~35°，使气体向盆腔集中，将中心线对准臀间缝上端摄后前位片。摄片完后嘱患者采取俯卧位休息，过 1~2 天后气体会被吸收，无需特别处理（图 12-22）。

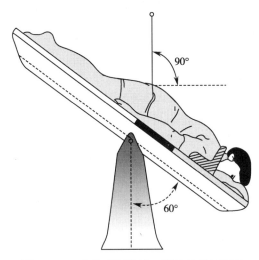

图 12-22 盆腔充气造影，摄片位置示意图

### （四）不良反应与并发症

一般性不良反应为腹部不适、腹部疼痛、肩痛，多在一天后减轻，数天后消失，无需处理。另外由于气腹操作不当引起如空气栓塞、纵隔气肿、气胸及肠道损伤等反应，如注气时注意回抽有无血液，进针时缓慢，使肠管自行让开，注气后 2 小时内保持平卧，多休息，这类情况是可以避免的。

### （五）正常 X 线表现

在盆腔气体对比下，可见子宫位于盆腔中央，正常子宫如一只横放的柠檬，两端尖，中央鼓，长 5~7cm，宽 4~5cm，上弧线比较凸起，下缘较平坦，从子宫两端向盆腔两侧壁延伸的带状致密影为圆韧带，圆韧带上方由粗变细，向外伸展的带状影为输卵管，卵巢多呈卵圆形，位于子宫两侧，靠近盆壁，密度均匀，表面光滑，亦可稍微凹凸不平，大小约 2cm×3cm，一般不超过子宫的 1/4。生育期妇女，卵巢可随月经周期而略有变化（图 12-23）。

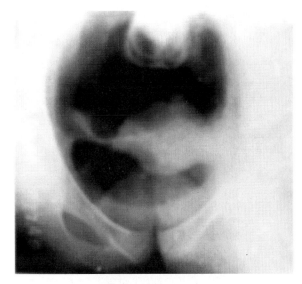

图 12-23 正常盆腔充气造影，近耻骨联合者为膀胱，盆腔中央区为子宫影，子宫两旁贴近盆侧壁为卵巢影，子宫后方靠近骶骨为直肠影

### （六）异常 X 线表现

1. 卵巢发育异常，如卵巢缺如，形态很小，卵巢增大，卵巢肿瘤等，两侧卵巢均匀性增大，子宫相对变小，即为多囊卵巢综合征（图 12-24，图 12-25）。

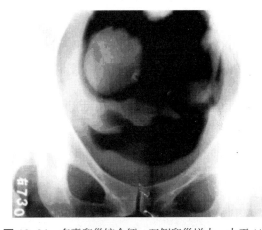

图 12-24 多囊卵巢综合征，双侧卵巢增大，大于 1/4 宫体

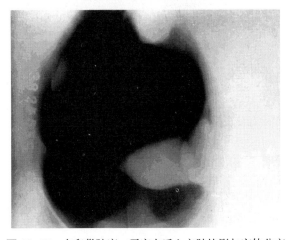

图 12-25 右卵巢肿瘤，子宫右后上方肿块影与宫体分离

2. 子宫形态异常或先天性缺如、幼稚子宫、浆膜下肌瘤时子宫表面呈结节状突出（图12-26）。

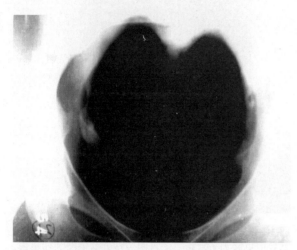

图 12-26 先天性子宫缺如，两侧卵巢紧贴盆壁，盆腔空虚

3. 盆腔内肿块，可辨明其与卵巢或子宫的关系。

## 四、双重造影

双重造影是指子宫输卵管造影盆腔充气造影同时进行，操作顺序是先作腹腔注气，注气完毕后暂不摄片，而行子宫输卵管造影并摄片，然后在保留造影导管下嘱患者俯卧位，按盆腔充气造影的方法摄片，所摄得的即为双重造影X线片，摄片完毕后，取出阴道内的造影导管（图12-27）。

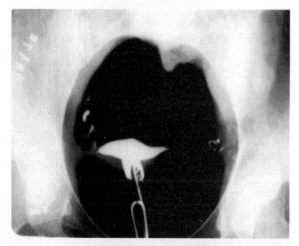

图 12-27 正常双重造影，宫腔及子宫外形、双侧输卵管显示清晰

双重造影能更清楚地显示肿块与子宫腔的关系及输卵管积水时子宫两侧囊肿阴影中的碘油造影剂聚积。

## 五、盆腔血管造影

盆腔血管造影不但可用于妇科疾病的诊断，由于介入放射学的发展，还可在血管造影的同时，作药物灌注、栓塞等，对某些疾病进行治疗。

### （一）适应证

1. 生殖系统的血管性疾病，如动脉瘤、血管畸形等。

2. 妇科肿瘤，确定盆腔肿块的来源和性质，盆腔内良恶性肿瘤的鉴别诊断。

3. 中晚期肿瘤的介入治疗。

### （二）禁忌证

1. 全身极度衰弱，严重的心、肝、肾功能不全者。

2. 碘过敏者。

### （三）造影方法

局部常规消毒，经股动脉穿刺后插入造影导管，将导管头端置于腹主动脉分叉处，作经腹主动脉双侧髂总动脉造影，注射造影剂时要压迫双侧股动脉，使造影剂集中进入盆腔动脉。另还可作选择性动脉造影，如单侧髂内动脉造影等。

### （四）并发症

主要有穿刺部位的血肿与出血，局部或全身感染，导管意外和造影剂过敏反应等。

## 六、盆腔淋巴造影

淋巴造影主要用于恶性肿瘤的转移，以了解盆腔及腹膜后淋巴结累及的情况，现用CT观察淋巴的转移更为优越，故盆腔淋巴造影已少用。

适应证为对子宫卵巢恶性肿瘤的探索，了解其转移范围和淋巴结累及情况，对碘过敏者及心、肝、肾功能不全者和极度衰竭患者禁用。

### （一）检查方法

采用一侧或两侧下肢淋巴管造影，在足背趾蹼间皮内注射亚甲蓝，使足背淋巴管染色，然后局部切开皮肤，分离出淋巴管，用带有塑料管的4号针头刺入淋巴管内，以每5分钟1ml的速度缓慢注入造影剂12～15ml，注射完后即拍骨盆及腹部平片1张，必要时加拍斜位片，24小时后重复拍片。

### （二）X线表现

注射完后立即摄片，可见下肢淋巴管，腹股沟淋巴结及部分盆腔淋巴结，24小时后摄片，盆腔淋巴结及腹膜后淋巴结均可显示，淋巴管内造影剂已排空，正常淋巴结内造影剂分布均匀，若有转移则出现充盈缺损或完全不充盈，淋巴管淤积增粗、弯曲，正常淋巴通路以外的淋巴管或淋巴结显影，表示淋巴结阻塞，出现了侧支循环。

## 七、选择性输卵管造影和再通术

输卵管阻塞是不孕症最常见的原因。目前采用同轴导管配导丝技术在透视下经宫颈管将导管、导丝送至子宫角－输卵管开口部行选择性输卵管开口部输卵管造影和输卵管再通术，以确定输卵管是否真正阻塞，以及阻塞的具体部位，同时对阻塞的输卵管直接进行介入放射学的再通。不同医院的实践证明效果明显，有报道称再通率达 75% ~ 76%。

**（一）适应证**

1. 各段输卵管阻塞均可试行选择性输卵管造影。

2. 间质部至壶腹部、峡部交界处阻塞试行导管再通效果较好。

**（二）禁忌证**

一般禁忌证同 HSG 检查，另需注意两点：

1. 壶腹以远、伞部阻塞者不宜行再通术原因：

（1）导丝不易达该部。

（2）强行再通易致输卵管穿孔。

（3）导丝穿破伞端有损伤卵巢导致大出血的危险。

2. 子宫角严重闭塞者、输卵管吻合术后又发生阻塞者，以及结核性输卵管阻塞者均不适宜行导丝再通术。因这类阻塞通常伴有输卵管周围粘连或输卵管壁僵硬，顺应性差，不能随导丝行进而相适应改变，极易发生穿孔。

**（三）操作方法**

术前准备同 HSG，插管在 X 线透视下进行，其基本方法是将一根微细导管内含 0.014 ~ 0.025in 导丝通过辅助外导管送入输卵管内至阻塞部位，再将内导丝推入，当到达阻塞段时可遇到阻力，轻轻给一点压力，轻柔地往返推进，使导管能通过阻塞处，然后再行输卵管造影术，如证实该侧输卵管通畅，则经 3F 导管注入药液（含庆大霉素、糜蛋白酶、地塞米松、生理盐水等）局部冲洗用药，巩固其治疗效果，保持输卵管通畅。根据辅助外导管类型的不同，可有单纯导管导向法、真空同轴导向法、球囊导管导向法。

# 第二节　产科疾病的 X 线检查

自从大剂量 X 线对胚胎的致畸作用被人们认识以来，产科方面许多检查已基本上由超声取代，如胎儿的数目、胎儿的姿势、胎位、畸形、宫外孕、死胎及胎盘情况等，都可用超声明确诊断，但在有某些内

外科疾病合并存在及有的骨病如石骨症、成骨不全、先天性梅毒等，X 线检查仍有一定的意义。一般认为，早孕期间为避免胚胎畸形不宜做 X 线检查，如有必要时宜等孕 20 周后进行。

## 一、腹部平片

主要用于胎儿发育情况、胎产式、胎方位、多胎、死胎、石胎等的检测。一般 X 线观察早孕胎儿须等到胎儿骨骼成分较多时，X 线才能显影。如果孕妇较瘦，一般在妊娠第 17 周时可显示胎儿阴影，如孕妇较胖，需等到妊娠 20 周才能在 X 线上观看到胎儿骨骼阴影。

**（一）拍片方法**

孕妇斜卧，使腹部紧贴检查台，这样腹部与 X 线片距离近，可避开母体背部的软组织影，胎儿影像可较清晰，用短的曝光时间，高千伏摄影技术可避免胎动造成的影像模糊。

**（二）正常妊娠 X 线表现**

正常胎儿在母体子宫内时，为了适应子宫腔形态，胎儿脊柱与母体脊柱平行，背部向前弯曲，胎头向前并俯屈，颌部靠近前胸，下肢向腹部屈曲上肢在胸部交叉靠拢，头在下为头先露，臀在下为臀先露，如双胎在 X 线片上可见两个胎头和两条脊柱，两胎儿大小相似，如果一胎骨骼较小，应注意观察是否有死胎征象。

**（三）异常妊娠 X 线表现**

1. 死胎　在平片上显示：

（1）胎儿颅骨呈瓦样重叠，这是因胎儿死亡后颅内压力降低使颅骨在颅缝处重叠。

（2）胎儿骨骼过分屈曲，脊柱弯度增加，四肢骨骼聚集成堆，卷曲成球状。

（3）胎儿体内积气。

（4）胎儿发育与妊娠月份不符。

2. 胎儿畸形

（1）无脑儿，胎儿无颅顶骨，颅底骨与面骨重叠，形态不规则。

（2）脑积水，胎儿颅缝分离，囟门增大，颅骨菲薄，胎头体积增大，整个头颅呈圆球状。

（3）先天性软骨发育不全，胎儿四肢长骨短而粗，略呈弯曲，干骺端变宽，椎体较扁，头颅大小正常。

（4）成骨不全症，由于骨形成障碍，骨脆易断，骨质疏松，出现肋骨、长骨多发性骨折，颅骨骨化不全、甚薄、出生后短期死亡。

3. 腹腔妊娠　正常情况下，母体，子宫及胎儿的长轴都是平行的。腹腔妊娠时，胎儿不受子宫长轴

的限制，胎儿长轴往往与母体长轴不一致，取横位或斜位，胎儿往往偏于母腹的一侧，胎儿肢体分散，不能聚拢，胎儿与母体之充气肠管阴影重叠且位置较高，在胎儿周围看不到子宫轮廓。

## 二、前置胎盘的 X 线检查

由于 B 型超声对前置胎盘的检查明显优于 X 线检查，故目前已极少再用 X 线检查来诊断前置胎盘。以往常用的 X 线检查有软组织摄影、膀胱造影和直肠造影等。

## 三、X 线骨盆测量

X 线骨盆测量能够提供一些临床测量不能获得的资料，例如骨盆入口诸径线的测量，观察骨盆的形态，了解胎儿先露情况，为减少 X 线剂量，目前骨盆测量一般只摄骨盆轴、侧位，其适应证主要为外测量骨盆狭窄，胎儿位置异常，骨盆曾有骨折，脊柱畸形，过去有难产史等。

1. 骨盆侧位相　孕妇侧卧于投照床上取正侧位，两腿并齐向后伸展，以充分显示耻骨联合下缘，将侧位相校正尺放在臀沟处，以髂前上棘向后 5cm 再向下 7cm 处为中心，相当于髋关节中心为 X 线中心线通过此点（图 12-28）。

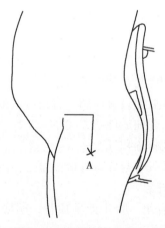

图 12-28　骨盆 X 线测量侧位相投照。从髂前上棘向后 5cm，再垂直向下 7cm 为中心点 A

侧位片要求：①双侧髋关节相重叠；②耻骨联合显示；③入口、中段、出口、前后据点应显示清楚；④胎头轮廓清晰。

2. 骨盆轴位相　孕妇取半坐位，斜靠于 45° 的靠背架上，坐于投照床面中心，调节靠背架角度，使第 4～5 腰椎棘突间距点到台面距离和耻骨联合上缘与台面的距离相等，使骨盆入口平面与台面平行，记录

入口平面到台面的距离（以备测量时选用同样高度的校正尺），X 线中心对准两侧坐骨棘连线的中点（即骨盆中心），注意骨盆前缘的耻骨联合及后缘的骶骨均须摄入片中（图 12-29）。

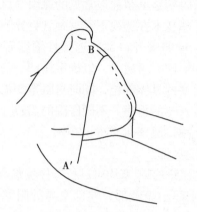

图 12-29　骨盆 X 线测量。轴位相中心线测定

轴位片要求：①骨盆入口轮廓清晰；②耻骨联合处呈蝶状阴影；③耻骨支与坐骨支重叠，不能出现闭孔；④两侧坐骨棘及坐骨结节显示清晰。

3. 骨盆径线测量（图 12-30）

（1）入口前后径：在侧位片上取骶骨岬前缘与耻骨联合后缘之连线，正常平均值为 11.6cm。

（2）中段前后径：取耻骨联合下缘往后 2cm 处和第 4、5 骶椎之间或第 5、6 骶椎之间的连线（主要决定于骶骨节数，前者适合骶骨 5 节者，后者适合骶骨 6 节者）。正常平均值 12.2cm，此径线大小决定于骶骨形态及骶骨节数。如骶骨形态为外展形且骶骨为 6 节，则中段前后径必然增大，如骶骨为内收型，则中段前后径必然短小。

（3）出口前后径：耻骨联合下缘与骶尾关节的连线，正常平均值为 11.8cm。

（4）入口横径：连接入口最宽处的两个点即为入口横径，正常平均值为 12.3cm。

（5）中段横径：又称坐骨棘间径，即取两侧坐骨棘尖端的连线，正常平均值 10.5cm。

（6）出口横径：又称坐骨结节间径，坐骨结节在轴位相上的投影为半圆形，联结两半圆直径上三分之一点，即为出口横径，正常平均值 11.8cm。

（7）中段后矢状径：从两坐骨棘之中间点至骶 4～5 或骶 5～6 之间的距离，其大小决定于骶骨坐骨切迹的宽窄，平均值为 4.4cm。

（8）出口后矢状径：从两坐骨结节后缘至骶尾关节之间的距离，其平均值为 5.7cm。

（9）入口倾斜度：即骨盆入口平面与地平线所呈

角度。正常平均值为 51°~68°。

（10）骶骨高度：侧位片上骶骨岬与骶骨末端的连线，一般不大于 11cm。

（11）骨盆深度：两坐骨结节中点至髂耻线的垂直距离，正常平均值 9cm 左右，骨盆深度与分娩时产程进展快慢关系很大，骨盆越深，则产程越长；骨盆越浅，产程越短。

（12）耻骨联合高度：从耻骨联合上缘到耻骨弓下缘的高度，平均值为 4.2cm，如大于 5cm 则应考虑耻骨弓低。

骨盆测量中，由于骨盆各平面的径线在 X 线片

上有不同程度的放大，因此必须用同等条件放大的校正尺来测量这些径线。骨盆 X 线测量最主要应测量 6 条径线，即各段前后径及横径，两条后矢状径，入口倾斜度共九项指标，此外通过骨盆轴侧位相，还应注意胎头与骨盆的比例问题，即头盆是否相称。

4. 骨盆常见形态　我国是十三亿人口的多民族国家，由于各地营养、气候、生活习惯、地理条件的不同，因此骨盆形态多种多样，按柯氏骨盆分析骨盆入口为十四种类型，中央四种为典型骨盆，周围十种为混合型骨盆，以妇人型骨盆最适宜胎儿分娩（图 12-31）。

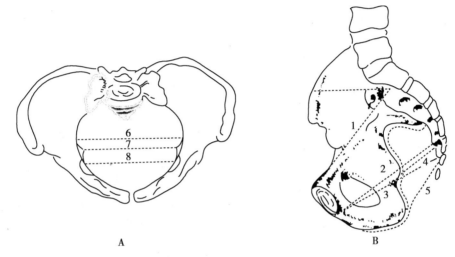

A　　　　　　　　　　B

图 12-30　骨盆各径线测量

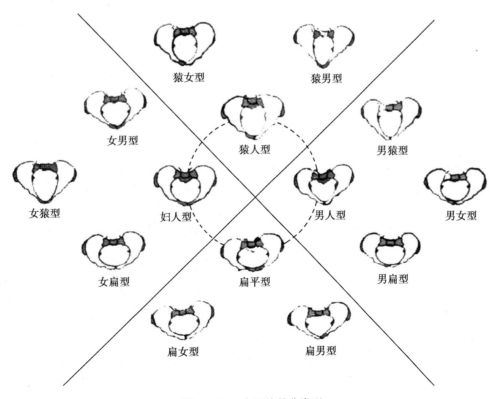

图 12-31　十四种骨盆类型

## 第三节 计划生育的X线检查

计划生育方面最常用的X线检查是观察宫内节育器的安置情况，以及人工流产术后宫腔粘连、骨片残留及输卵管结扎术后的情况。

### 一、宫内节育器的X线检查

#### （一）检查方法

由于宫内节育器大多都含有金属或其他不透X线的物质，故在大多数场合，可采用透视和摄片观察，必要时可采用子宫输卵管造影以明确定位，进一步了解节育器与子宫的关系。透视前一般应了解节育器的类型和放置时间，一般采用立位透视。如节育器位置过低或透视下不能明确节育器是否存在或有无断裂、移位等，可摄盆腔平片。当临床上取不出实物或考虑环残留、移位时，可作子宫造影，以明确节育装置是否嵌顿入子宫肌层或异位（方法同前，可根据需要加拍盆腔斜位侧位片）。

#### （二）正常X线表现

正位观察任何一种节育器其阴影应在小骨盆范围内，一般在耻骨联合上2～10cm，偏离人体中线1～3cm，立位与卧位高低相差1～4cm，当节育器位置与骶骨重叠或位于骶髂关节附近，应注意节育器是否穿通子宫而进入腹腔。当节育器低位时，如在耻骨联合以下，表示节育器可能已进入阴道。如节育器与耻骨联合重叠，则节育器可能在子宫颈管内，但子宫极度后屈时，节育器位置也可过低，可取卧位透视。如节育器上升，则证明节育器低位是由子宫屈曲所致。

宫内节育器种类繁多，常用的有金属环、麻花环、T形节育器、V形节育器、宫形环、混合环等。任何一种宫内节育器的形态都可因子宫位置的改变而发生投影形态的变化，但应符合投影规律，方可认为其形态正常。如广泛应用的金属环，在中位子宫其投影为圆形；子宫前后倾者，则投影为椭圆形；如子宫极度后屈时，环的投影可表现为横的"一"字形。

#### （三）异常X线表现

1. 节育器异常变形，失去原有的正常形态，如金属环可发生扭曲呈8字形、三角形、新月形、长印形等改变。

2. 节育器断裂可显示断裂的痕迹，节育环为半圆形或"U"字形，也可有取环后断裂的节育环残留，呈节段状。

3. 节育器重复，可见两个不同形态节育器重叠，也可同形态节育器重复，如圆形环重复时可类似双环节育器，此时应询问节育环的放置史，有否重复放环史。

4. 节育器异位，节育器离开正常位置，进入盆腔，也可嵌顿于子宫壁肌层，明确定位及了解节育器与子宫关系，可行子宫腔造影，造影时将造影剂稍稀释，透视下注入要缓慢，观察要仔细，以免宫腔内充满造影剂时将节育器遮盖（图12-32、图12-33、图12-34）。

5. 节育器脱落，包括节育环隐性脱落，透视环位置与耻骨联合重叠，或低于耻骨联合，说明节育器部分已位于颈管口。完全脱落则在盆腔或腹腔见不到节育器影。

6. 带节育器妊娠，妊娠早期节育器位置可以正常，随着子宫增大，节育器受胎囊推挤可向上、向下及左右移动，当胎儿骨骼显影后，可见节育器与之重叠。

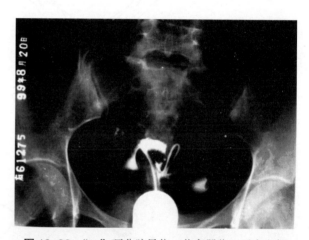

图12-32 "γ"环盆腔异位，节育器位于子宫左侧

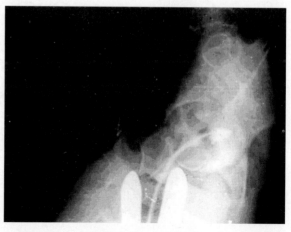

图12-33 盆腔侧位片，示节育器位于子宫前方

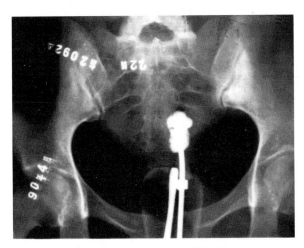

图 12-34　金属环颈管嵌顿

## 二、人工流产后遗症的 X 线检查

### （一）胎儿骨片的残留

胎儿骨骼一般在怀孕 20 周以后，X 线摄片方可

确认。故一般早孕人工流产所发生的骨片残留多需 B 型超声检查发现，若中孕引产后所致胎骨残留，有时可摄盆腔平片予以诊断，摄片前需排空大便或清洁灌肠，以免与肠内容物混淆。

### （二）宫腔粘连

人工流产术中吸宫或刮宫过度可致宫腔粘连。若患者人工流产术后发现闭经或经量减少，伴痛经，应考虑宫腔粘连可能。采用子宫输卵管造影检查，可发现宫腔内有一个或多个轮廓清晰，边缘锐利，形态各异，不规则的充盈缺损阴影，且不因注入造影剂的压力或量而改变，子宫腔局部边缘不整齐，甚或盆腔全部粘连闭锁，仅现宫颈盲端。

（潘芝梅）

# 第十三章

# 妇科 CT 与 MRI 检查

## 第一节  妇科 CT 检查

电子计算机 X 线断层摄影（computerized tomography，CT）与传统 X 线检查相比有许多优点，其横断面的扫描图像可清楚地显示盆腔内的解剖结构，对妇科疾患尤其是肿瘤及其对周围结构的侵犯以及有无淋巴结转移均可显示清楚，有利于制订治疗计划，因此 CT 已成为目前检查和诊断盆腔疾病的主要方法。

### 一、适应证

1. 检测各种妇科病变，如肿瘤、脓肿、血肿、囊肿、肿大淋巴结等。

2. 确定病变部位  通过轴位、冠状位及重建图像以清楚显示病变的准确部位。以利穿刺活检及制订手术计划。

3. 确定病变的性质  CT 平扫及增强扫描可作出病变的良恶性诊断，并鉴别病变是囊性或实体性、脂肪性、血性等。

4. 了解肿瘤邻近器官侵及范围及淋巴转移的情况，以便肿瘤的临床分期。

5. 观察疗效  对某些不易手术治疗的肿瘤患者，采用全身化疗或介入治疗后可通过 CT 比较治疗前后肿瘤的变化，从而判断治疗效果。

### 二、禁忌证

1. 对碘过敏者不能作 CT 增强扫描。

2. 对不能合作的患者及早孕（三个月内）者不宜作 CT 检查。

### 三、检查方法

1. 检查前一般准备  为获得高质量 CT 图像，扫描前 3 天开始进少渣或流质饮食，检查前一天晚上口服缓泻剂，以清洁肠道。检查前 3 小时左右分次口服 1%～2% 泛影葡胺 600～800ml，以充盈小肠与结肠。检查前 2 小时不排小便，使膀胱充盈，阴道放置阴道塞，这样有助于盆腔内各脏器的分辨。

2. 扫描方法  一般先作平扫，然后根据病变需要，再在静脉内注射含碘对比剂后作增强扫描，必要时作动态扫描。患者取仰卧位，平静呼吸，扫描范围自耻骨联合下缘开始向上至髂前上棘或肿块上缘，层厚 10mm，层距 10mm，对较小的病变可加 5mm 薄层扫描，增强扫描时，应尽可能采用非离子型对比剂，通常用量 80～100ml。目前大多采取团注法，即在 3～5 分钟内将造影剂全部注入，即刻扫描，扫描范围视平扫所见而定。卵巢恶性肿瘤常需作全腹扫描从耻骨联合往上扫描至膈顶。

### 四、正常 CT 表现

子宫分为宫体和宫颈两部分，位于盆腔中央，但可偏前偏后，亦可偏左偏右。前邻膀胱，后靠直肠。成人子宫长径约 7～9cm（宫颈至宫底），横径约 4～6cm，厚约 3～4cm。产后及月经期子宫略大，绝经期后子宫萎缩变小。在耻骨上方 3cm 层面上可见直径为 3cm 的圆形宫颈，在耻骨联合上 5～7cm 层面上即可显示宫体呈纺锤形或椭圆形软组织影，CT 值在 40～80Hu，边缘光滑锐利。中心可见一小圆形略低密度影为宫腔。在子宫两侧脂肪中有斑点状影为输尿管及子宫静脉丛，子宫与直肠间及直肠与骶骨间均有脂肪层相隔。卵巢为一对略呈椭圆形的软组织密度结构，位于子宫两侧，大小一般 2～4cm 以内，两侧大小可不对称，正常大小时常规显示的几率不高，输卵管在 CT 上更不易显示（图 13-1）。

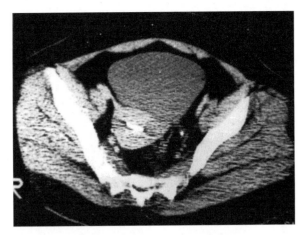

图 13-1　正常盆腔 CT 图像

## 五、常见妇科肿瘤的 CT 表现

### （一）子宫肌瘤

子宫增大和轮廓变形是最常见的表现，增大的子宫可呈分叶状，或局部向外弧形凸出，一般边界清楚，约有 10% 的肌瘤内可出现点状或不规则状钙化，少数肌瘤内可出现低密度区，为变性所致，增强扫描，肌瘤往往与子宫体同步强化（图 13-2）。

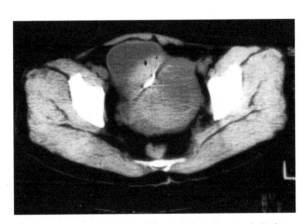

图 13-2　子宫肌瘤。子宫左后壁直径 8cm 大肌瘤

### （二）子宫颈癌

典型的 CT 表现为宫颈扩大，呈实质性软组织肿块，约有一半以上的肿瘤可在肿块内见到不规则的低密度坏死区。CT 的主要作用在于进行肿瘤分期，了解邻近组织的侵及和远处转移的情况，观察手术和放疗有无复发等，对早期宫颈癌作用不大（图 13-3）。

### （三）子宫内膜癌

多表现子宫体增大，宫腔变形，腔内密度不等，可见不规则低密度肿瘤坏死区，增强扫描后可清晰显示肿瘤对子宫肌层的侵犯深浅，及邻近结构侵及程度（图 13-4）。

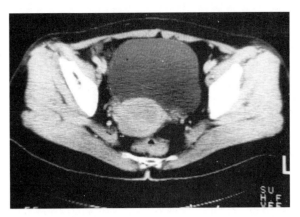

图 13-3　宫颈低分化腺癌。宫颈扩大，密度不匀，内见低密度坏死区

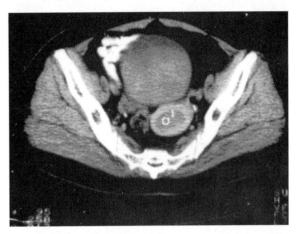

图 13-4　子宫内膜癌。宫腔扩大，腔内密度不匀，侵犯子宫浅肌层

### （四）卵巢囊肿

包括单纯囊肿、黄体囊肿、巧克力囊肿等，CT 表现为圆形或椭圆形均匀一致的囊性低密度影。单纯囊肿多呈水样密度，CT 值为 0～15Hu，边缘光滑，与邻近组织分界清楚，囊壁薄而均匀一致。巧克力囊肿密度较高，CT 值多在 20～30Hu，且囊壁稍厚，与周围组织可有粘连而分界不清，囊肿可单发或多发，可单侧亦可两侧同时发生，囊肿大小不等，大者直径可 >10cm，增强扫描囊内无强化，囊壁可有轻度增强（图 13-5、图 13-6）。

### （五）卵巢囊腺瘤

典型的囊腺瘤一般较大，囊壁较薄，其内充满囊液，浆液性囊腺瘤的 CT 值接近水的密度。黏液性囊腺瘤的 CT 值高于水，瘤体内可有分隔，分隔较细，肿瘤外形光滑，与周围组织分界清楚（图 13-7）。

### （六）畸胎瘤

CT 表现为密度不均匀之肿块，其内可见低密度脂肪组织及致密的骨组织及牙齿等结构，有时可见斑片钙化及软组织成分（图 13-8）。

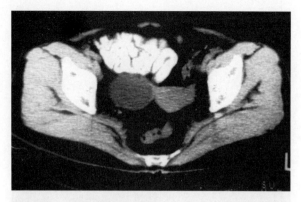

图 13-5 右侧卵巢单纯囊肿。右卵巢低密度卵圆形包块，密度均匀，壁菲薄

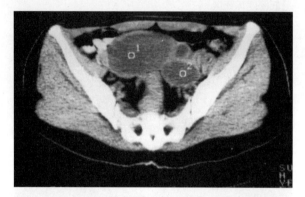

图 13-6 两侧卵巢巧克力囊肿。囊壁稍厚，互相粘连，囊内无明显强化

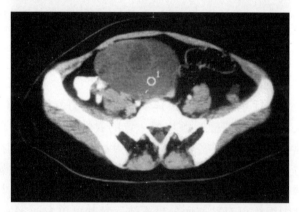

图 13-7 右卵巢黏液性乳头状囊腺瘤。盆腔右侧较大囊性肿块，边缘光滑，囊壁薄，有细小分隔

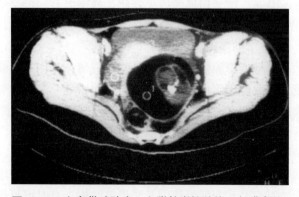

图 13-8 左卵巢畸胎瘤。左附件囊性肿块，包膜完整，内见低密度脂肪影及软组织成分和钙化影

### （七）卵巢癌

表现为盆腔内不规则囊实性，或实性肿块。肿块内密度不匀，多有不规则低密度坏死区。肿块包膜厚薄不等，与周围组织常分界不清，约 30% 卵巢癌患者伴有腹水，多数在发现肿瘤时已可见腹腔内及大网膜转移病灶，有时可见腹主动脉周围及髂外髂总淋巴结转移，以及肝脏转移的表现（图 13-9）。

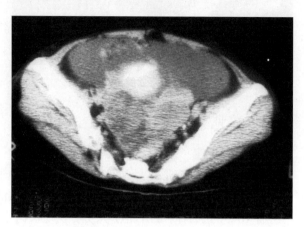

图 13-9 两侧卵巢子宫内膜样癌。盆腔内不规则囊实性肿块，边缘不清，密度不匀，内有不规则坏死区伴大量腹水

### （八）妊娠滋养细胞肿瘤

X 线计算机横断断层摄影术（X-ray computed axial tomography，CT）是放射学史上一个划时代的进步，尤其是经过多年来的不断改进，随着速度和分辨率的提高，使胸、腹部和盆腔疾病的诊断率明显提高。妇科肿瘤采用 CT 诊断已为常用，妊娠滋养细胞肿瘤中肺部和脑部的病灶，也常需采用 CT 诊断，CT 也是诊断肝和脾转移的重要手段。

1. 肺部是妊娠滋养细胞肿瘤最常见的转移部位 肺部转移意味着滋养细胞可通过血液循环转移到各处生成转移灶，因此早期诊断滋养细胞肿瘤肺部转移，对控制病情和改善预后等极为重要。以往通常以普通 X 线摄片以明确肺部转移情况，但难以显示微小病灶和隐蔽病灶，给临床造成错误导向。而采用 CT 则更能提高肺部转移病灶的诊断准确率。1996 年浙江大学医学院附属妇产科医院潘芝梅和石一复等对经临床、B 超、hCG 测定和病理检查明确诊断为妊娠滋养细胞肿瘤的 52 例患者，常规行肺 CT 和普通 X 线胸片检查，此 52 例中肺 CT 阳性者 24 例（占 46.1%），普通胸片阳性者 17 例，2 例可疑阳性（占 36%）；两者方法一致阳性 17 例，另 7 例 CT 阳性，而胸片显示可疑 2 例，阴性 5 例。可见 CT 诊断肺部病灶阳性率高。

滋养细胞肿瘤肺部转移 CT 的表现：

（1）单个小结节转移：病灶约 0.5cm 大小，有的位于肺尖或肋间胸膜下，结节呈类圆形，边界清晰。

（2）两肺散在或广泛转移：病灶从米粒至核桃大小不等，以胸膜下居多，边界常清晰、锐利，以圆形、类圆形为主。也可伴有周围炎性渗出，使周边稍模糊。

（3）单个病灶呈圆形或分叶状，密度不甚一致，可伴有胸膜局部增厚，或少量胸腔积液。

（4）单个团块型转移相对较少，有时可能为多个病灶融合而成。

肺部 CT 单个小结节转移灶者，普通胸片均示两肺正常，CT 显示散在或广泛转移者，而在普通胸片上显示病灶较 CT 为少。也有 CT 可见两肺多个大小不等结节，有些病灶位于心影后方及脊柱旁，而在普通胸片中仅显示模糊小片影，极易疏忽。

滋养细胞肿瘤肺 CT 检查价值：血行转移是滋养细胞肿瘤的主要转移途径，肺是其最常见的转移部位。早期肺转移病人多无咳嗽、咳血等明显自觉症状。浙江大学医学院附属妇产科医院石一复等报道单个小结节及两肺散在转移患者均无明显肺部症状。常规肺 CT 可早期发现、早期诊断。CT 的高分辨率和轴位扫描是普通 X 线所不能及的。对肺炎、胸膜下、脊柱旁、心影后及纵隔内等处普通 X 线胸片不易发现的病灶，CT 可明确显示其形态及大小。CT 能显示米粒大的极微小病灶和胸膜的细微改变，这对观察滋养细胞肿瘤的早期转移更优于普通 X 线；且对化疗过程中的追踪复查，观察其治疗效果，也有独到的意义。考虑其价格和射线因素一般以 2～3 个疗程后复查一次为宜。

滋养细胞肿瘤肺 CT 检查对临床的指导意义：上述肺 CT 检查结果对疾病的临床分期，提供了依据，对治疗计划的指导、疗效的观察、停药的指征、随访复发均起到重大作用。如石一复等报道 3 例化疗 8 疗程后症状消失，hCG 降至正常，普通胸片未见病灶，临床准备停药，而 CT 检查提示肺部病灶尚未完全吸收，临床继续进行化疗，以免耐药复发，直至病灶消失，对改善预后起重要作用。

综上所述，随着医学影像学的进展，滋养细胞肿瘤患者应常规检查肺 CT；有肺转移者应常规做脑 CT 检查。CT 价格目前一般患者能够承受，应作为滋养细胞肿瘤诊治中的重要手段。

2. 脑转移者 CT 检查　可见有直径大小不等的高密度软化灶，转移灶周围均见脑组织水肿。CT 对脑早期转移的诊断作用也大。

脑转移大多数病变位于顶叶，50% 脑转移病灶表现为出血，继而血管被滋养细胞浸润，95% 以上脑转移灶 CT 显示高密度影。

3. 肝、脾转移常发生在晚期病例，腹部 CT 表现为肝脏内低密度阴影。

（潘芝梅　石一复）

# 第二节　妇科 MRI 检查

磁共振是一种物理现象，磁共振成像（magnetic reonance imaging，MRI）自 1981 年开始应用于临床，近年来 MRI 作为医学影像学的一个重要组成部分，发展十分迅速，应用范围越来越广，MRI 检查女性盆腔具有许多优势，如对组织分辨率高，可多平面成像，无创伤，无放射损害等，但检查费用昂贵，需时较长。

## 一、适应证

可用于各种妇科疾患的检测，尤其是对子宫和附件的肿瘤，可显示病变的准确位置，判断病变的性质，了解有无转移及观察疗效等，MRI 比 CT 更为敏感。

## 二、禁忌证

凡体内置有金属物品者，如金属避孕器，心脏起搏器，各种动脉瘤夹闭术后者，有人工心脏瓣膜者等，因这些金属物可改变磁场均匀性，并产生明显金属伪影，掩盖整个盆腔，从而影响诊断。

## 三、检查方法

检查前必须彻底除去所携带的金属物品，如手表、手饰、义齿等。检查前 2 小时不解小便，使膀胱处于充盈状态，以便准确判断盆腔内器官的解剖关系。检查时患者取仰卧位，平静呼吸，并做好解释工作，以消除患者对幽闭及射频噪声的恐惧感。

盆腔扫描常规采用自旋回波（SE）序列，完整的盆腔检查应包括矢状位、冠状位和轴位，并分别作 $T_1$ 及 $T_2$ 加权像以获得足够的诊断信息，根据不同病变产生的信号改变而作出诊断。

MRI 对子宫内膜癌内膜侵犯肌层深度和子宫腺肌症（AM）、妊娠滋养细胞肿瘤等，软组织病变的诊断均有较大价值。

HricKet（1988）在 MRI $T_2$ 加权成像发现：①子宫内膜为带状高信号区；②子宫肌层是由不同的两层

89

组成——邻近子宫内膜为带状高信号区的内 1/3 肌层的低信号带，靠外的中等强度信号的外部肌层。

将子宫肌层的内 1/3 称为子宫内膜基底层与子宫内膜下肌层或称为子宫结合带（uterine junction zone，JZ）。

子宫结合带的结构特点：JZ 肌层在结构上不同于外肌层，它由纵行排列致密的平滑肌纤维组成，血管较外层少，含水量较低，单位内细胞核的数量较外肌层多，起源于苗勒管（外部肌层起源于间质细胞）。

JZ 与体内激素有密切关系：①各年龄段 JZ 厚度不同；②JZ 厚度变化在育龄妇女月经周期各个阶段中与子宫内膜相似；③JZ 厚度同子宫内膜一样随月经周期或外源性激素刺激而变化。在卵泡期和排卵期之间厚度明显增加，自排卵期到黄体期明显下降，育龄妇女正常 JZ 形态规则，厚度 5～6mm（平均5.4mm），也有认为 JZ 厚度 <5mm，月经规则妇女黄体期 JZ 平均 3.4mm，月经不规则妇女为 5.3mm，绝经后平均 2.9mm。

JZ 的功能：正常生理状况下，月经周期不同时相内 JZ 收缩波的方向、强度、频率不同；非妊娠期 JZ 的周期性、规律性收缩运动，保证了子宫结构和功能的完整性；月经期收缩为正向传播（从子宫底向子宫颈方向，为顺行收缩），这种收缩可使 JZ 处静脉充血，有助经期止血，更有助于脱落的内膜碎片自宫腔排出；月经期外的其他阶段：JZ 肌层收缩减弱，收缩传播方向自子宫颈向子宫底，为逆行收缩，有助于精子向输卵管运输以及孕卵着床于子宫腔上半部，外肌层收缩主要参与分娩过程。

JZ 结构异常与子宫腺肌症（AM）发生有关，正常情况下，子宫内膜与肌层之间的基底层具有一定的抵制子宫内膜向肌层方向生长的作用，结构改变是子宫腺肌症（AM）发生的重要前提，多种因素使 JZ 受到机械损伤和（或）物理损伤，造成子宫过度收缩，JZ 内环境的稳定遭到破坏，削弱了基底层的防御功能，正常结构扭曲导致 JZ 功能紊乱，在位内膜的腺上皮细胞功能活跃，侵袭能力增强，它们向肌层内陷、浸润生长、形成 AM，使肌层病灶得以生存与扩散。

MRI 对 JZ 收缩运动研究有助于：①卵巢子宫内膜异位症者与正常妇女子宫收缩明显不同，尤其在增生期子宫收缩次数、频率、宫颈→宫底方向收缩次数均少于正常对照组；②月经期正常妇女子宫收缩方向为宫底→宫颈，这种收缩能使 JZ 处静脉充血，有助经期止血，更有助脱落内膜碎片自宫腔排出；③卵巢子宫内膜异位症者这种收缩明显减少，甚至无收缩，

这些异常更易造成经血逆向流入腹腔。

在显示子宫内病变的位置方面，B 超与 MRI 相近，但明显优于 CT；在显示有无肌层侵犯方面，MRI 明显优于 B 超和 CT；B 超和 CT 皆难以进一步鉴别肿瘤的良恶性，而 MRI 凭借其对肌层侵犯显示的高度敏感性，可将良性葡萄胎与恶性的侵蚀性葡萄胎和绒癌相鉴别，但较难进一步区分侵蚀性葡萄胎和绒癌。

**（一）葡萄胎 MRI 特征**

1. 宫腔扩大和宫腔内肿物　肿物的信号等于或略高于子宫肌层，其中有时可见局限性高信号区，为葡萄胎出血，肿物高低信号混杂，呈"葡萄状"或"雪片状"，高信号代表绒毛的高度水肿，相对低信号为增生的滋养层细胞及陈旧性出血灶等。

2. 宫腔内葡萄胎与子宫肌层可见局灶低信号区。

3. 子宫常等于或大于相应的妊娠月份。

4. 黄素囊肿表现为低信号和极高磁共振信号。

5. 葡萄胎子宫增大，中心见分隔、大小不一泡状物，泡状物互相拥挤，界限清楚。

**（二）妊娠滋养细胞肿瘤 MRI 特征**

包括侵蚀性葡萄胎和绒毛膜癌，其特征为两者相似，除有葡萄胎的 MRI 特征外，还有肌层侵犯和血管扩张的特征。

1. 肌层侵犯　表现为子宫壁层状解剖结构消失和高信号的肿瘤组织占据相对低信号的肌层结构。

2. 肿瘤内血管扭曲扩张。

3. 子宫弓状血管和髂内血管扩张充盈，这可能与肿瘤内易出现动静脉短路致血供增加有关。

4. 侵蚀性葡萄胎和绒癌肌层内病灶 MRI 发现率可达 83%，而 CT 上观察到侵蚀性葡萄胎和绒癌均有连接带消失和肌层中断，这是提示肌层内有病灶的一个重要征象。

**（三）妊娠滋养细胞肿瘤化疗后 MRI**

1. 化疗后肿物逐渐缩小、原增大的子宫缩小。

2. 肿瘤内出现片状坏死和出血，前者呈低和高信号，出血者呈高信号。

3. 肿瘤和子宫肌层内扩张的血管消失，附件区和髂内血管的扩张也明显减轻或恢复正常。

**（四）神经系统的 MRI**

MRI 可作为妊娠滋养细胞肿瘤颅脑转移灶的诊断和治疗后效果观察的方法，观察病灶大小、治疗后病灶消退情况。

（潘芝梅　祁文瑾）

# 第十四章

# 母婴血型不合的检查

母婴血型不合引起的新生儿溶血病（hemolytic disease of the newborn，HDN）是因母婴血型不合，母亲的血型抗体通过胎盘引起胎儿、新生儿红细胞破坏。这类溶血性疾病仅发生在胎儿与早期新生儿，是新生儿溶血性疾患中相当重要的病因。胎儿主要表现为溶血性贫血、心衰和水肿等。自 1900 年 Landsteiner 发现了 ABO 血型，一个世纪以来，已经定义了 300 多种可遗传的血型抗原，分别归于 29 个遗传学上分离的系统中。每个系统都具有包含着由一个单基因或由两个或多个紧密连锁的同源基因编码的一种或多种特异性。ABO/Rh 血型是人类两个主要的血型，母婴血型不合主要有 ABO 和 Rh 两类，两者所占比例因人种差异而不同，在我国 ABO 型较多见，约占所有妊娠的 20%~25%，而 Rh 型约占 0.34%，其他血型抗体有 MN、Lew、Kell 和 Fya 等血型系统。

## 第一节　Rh 血型不合的检查

Rh 是人类血型系统中最复杂的一种，Rh 基因位于第一对染色体上，至少有 45 个表位，有两种 Rh 蛋白有两个高度同源的基因所编码：RHD 编码 D 抗原，RHCE 编码 Cc、Ee 抗原。其中 D 抗原性最强，故临床上将红细胞上具有 D 抗原者，称为 Rh 阳性 [Rh（+）]，缺乏 D 抗原者，称为 Rh 阴性 [Rh（-）]。我国汉族人中 Rh 阳性者占绝大多数，因此 Rh 血型不合发病率不高。母亲为 Rh 阴性，父亲为 Rh 阳性，其子女有 65% 的可能性为 Rh 阳性，其中约有 10% 可能发生 Rh 溶血病。一般第一胎不受影响，因胎儿红细胞除有偶然情况外，不能通过胎盘进入母体，故母体不产生抗 D 抗体，但是分娩时胎儿红细胞可以进入母体循环而渐产生抗 D 抗体，因此在第一胎以

后的胎次中可以发生溶血。胎次越多，溶血情况越重。此外也偶见母子均为 Rh（+）而发生本病者，这是由于其他因子如 E、e、C、c 等不合，以致母体产生抗 E、抗 e、抗 C、抗 c 等抗体引起。Rh 血型不合溶血病的临床表现往往起病早、病情重、病程长，发生胎儿贫血、水肿、心衰等，新生儿晚期贫血、溶血性黄疸和核黄疸等，严重者甚至发生死胎和新生儿死亡。

本病已确知为母儿间同种免疫所致，故诊断主要依靠实验室的特异抗体检查。凡既往有不知原因的死胎、流产或新生儿重度黄疸史的孕妇，都应检查其血清中有无特异性抗体。

## 一、产前检查

### （一）血型检查

有不良分娩史的妇女在再次妊娠前需要进行血型检查。所有妇女不管其既往内科史或产科史如何，都应该在初次产前检查时进行血型检查。若孕妇血型为 O 型或 Rh 阴性，需要进行配偶的血型检查。一些患者虽然 ABO 或 Rh 血型系统夫妇相配，但临床症状高度怀疑胎儿或新生儿溶血可能，或者孕妇血液中发现不规则抗体，需要进行 Rh 全套和特殊血型检查。若夫妇血型不合，需要测定孕妇的特异血型抗体。

### （二）母体血清抗体检查

对没有致敏但有危险的 Rh 阴性孕妇来说理想的处理是，从第 18~20 周开始每月做一次间接 Coombs 试验。第一次测定可作为抗体基础水平，以后每隔 4 周重复一次，测抗体上升速度。如果在同一家医院使用稳定的技术做母体间接 Coombs 抗体滴度，结果既具有可重复性，又在预测严重胎儿疾病方面具有临床价值。抗 D 抗体滴度自 1∶2 开始即有意义，抗 D 滴

度达到 1:16，胎儿溶血情况加重。每个实验室都应有一个最低滴度，低于该滴度则不会发生重度胎儿溶血性疾病。在第一次被致敏的妊娠中，用抗体滴度超过阈值来预测胎儿危险的价值最大。在以后的妊娠中，抗体滴度不是选择处理措施的充分根据。

### （三）胎儿超声检查

一些研究者发现，胎儿贫血的发生伴随着胎儿大脑中动脉收缩期峰值流速而升高，虽然我们发现至少有一半的贫血胎儿可以表现为正常的峰值流速，但相对于胎儿孕周的高峰值流速还是可以提示贫血的。总的来说，测量大脑中动脉峰值流速是一种非常好的、无创伤的监测胎儿贫血的手段。其他一些可以预测胎儿贫血，或可在胎儿水肿出现之前就出现的一些超声学表现包括：羊水量的改变，肝、脾的长度或厚度的改变，胎盘厚度增加，小肠回声增强以及双侧心室的直径变化等。

### （四）聚合酶反应（PCR）检测胎儿 RhD

用聚合酶链反应（PCR）技术可以快速地测定羊水细胞或者胎盘活检标本上的胎儿血型抗原，其敏感性和特异性分别为 98.7% 和 100%。阳性、阴性预测值分别为 100% 和 96.9%。与脐带穿刺和血清学检查比较，羊水穿刺 PCR 技术鉴定胎儿 RhD 可降低 4 倍围产病死率。有危险的孕妇在中期妊娠做羊水穿刺或绒毛取样（CVS）后，测定胎儿的 Rh 基因型应该成为一个标准。如果结果为阴性，则不需要进一步随访。有报道从母体血液中提取胎儿 DNA 以决定胎儿 RhD 的基因型，其敏感性超过 1/3。

### （五）羊水的分光光度测量

正常的羊水透明无色，重症溶血病羊水呈黄色。胎儿溶血程度愈重羊水胆红素就愈高，故羊水检查结果对进一步处理方法的决定有参考价值。450nm 处的光密度与羊水中胆红素含量有关。该处光密度增加可出现胆红素膨出部。此膨出部的高度与胎儿疾病的严重程度有一定的关系。但羊水在 450～460nm 处光密度膨出部的光密度读数在妊娠不同阶段并不是一致的，故同一 450nm 处光密度膨出部的读数在妊娠不同阶段有不同意义，凡膨出部值在 Ⅰ 区者提示胎儿未发病或病情为轻度，在 Ⅱ 区病情属中等度，在 Ⅲ 区则表明病情严重，有可能在 7 天内出现水肿。根据孕周、450nm 处的光密度膨出部所在的区域及其变化趋势，一般每 1～2 周重复进行羊水穿刺检测，然后根据这一系列的数值变化趋势作处理判断。

这种方法的最重要的优点在于操作简单，但是往往需要连续地进行有创性的操作而且它对于检测胎儿

的贫血只是一个间接的指标，受到很多外界因素的干扰。新近发现的胎儿大脑中动脉峰值流速与血胆红素的关系进一步削弱了羊水穿刺查 450nm 处光密度这种方法在检测胎儿贫血中的地位。

### （六）胎儿血样检测

脐带穿刺抽取胎儿血样进行检测可以直接准确地评估胎儿贫血。第一次进行脐带穿刺的时间选在上一胎受累的胎儿需接受宫内输血治疗时孕周的前几周，或者是大脑中动脉峰值流速上升时。从胎血标本中可以检测胎儿的血型、总胆红素、全血细胞数量以及人工网织红细胞计数和直接 Coombs 试验。如果胎儿在抽血检查时尚无贫血，那么直接 Coombs 试验强阳性或人工网织红细胞计数在 95% 的可信区间以外者有发展成为产前贫血的可能，应高度重视。

直接进行胎儿血样检查较羊水检测具有许多优越性。其诊断的敏感性和特异性以及对胎儿贫血的预测准确性均较羊水检测高许多。直接检测法诊断胎儿贫血的假阳性率为零，假阴性率也十分得低。为了减少发生胎膜早破、羊膜炎以及加重母体致敏的风险，要尽可能减少侵入性操作，尤其是应用穿刺针引导时。

## 二、产后检查

新生儿出生后，需密切观察其临床表现，如贫血、水肿、肝脾肿大，黄疸出现时间及进展情况，若黄疸出现早，进展快而疑及本病时做下列检查：

### （一）红细胞系测定

如果红细胞和血红蛋白下降，有核红细胞和网织红细胞增高等表示患儿可能存在溶血，但不能凭此而确诊，生后诊断的主要依据是血清特异性免疫抗体的检查（正常新生儿第 1 天网织红细胞可超过 6%，生后 1～2 天外周血可以找到有核红细胞 2～10 个 /100 个白细胞）。出生后同时随访胆红素，如果 48 小时内间接胆红素达到 20mg/dl 有换血指征。

### （二）血清特异性免疫抗体检查

1. 检查母婴的血型（ABO 及 Rh 血型）　了解他们之间是否不合。

2. 检查婴儿红细胞是否致敏　直接抗人球蛋白试验阳性，说明婴儿红细胞被血型抗体致敏。并可做释放试验以了解是哪种 Rh 血型抗体。

3. 检查婴儿血清有无血型抗体存在及其类型　游离抗体试验，在 Rh 血型不合时，用婴儿血清与各标准红细胞（CCDee，CcDEE，ccDee，Ccdee，ccdEe，ccdee）做抗人球蛋白间接试验来检查。

4. 母亲血清中有无抗体　做抗人球蛋白间接试

验可以证实。由于 Rh 血型抗体只能由人类红细胞引起，故在母体血清内有 Rh 血型抗体存在，对新生儿 Rh 溶血病的诊断有相当大的参考价值。但要确诊，必须婴儿直接抗人球蛋白试验阳性，只有婴儿红细胞被致敏才会发病。

# 第二节　ABO 血型以及其他血型不合的检查

ABO 血型基因位点位于第 9 号染色体上。ABO 血型不合是我国新生儿溶血病的主要原因，占 96%，也是高胆红素血症的常见原因，占 28.6%。ABO 血型免疫抗体，固然可因母亲与胎儿血型不合引起，但由于自然界 A、B 型物质存在广泛，故母体可以在妊娠前已存在 IgG 抗 A、抗 B 抗体，怀孕后这类抗体通过胎盘进入胎儿体内可引起溶血，故第一胎即可发病，约占 40%~50%。ABO 血型不合者，大多数母为 O 型，丈夫为 A 型或 B 型，胎儿亦为 A 型或 B 型。仅少数发生在母子 A–B、A–AB 血型。

目前 ABO 溶血病采用抗 A（B）IgG 定量测定方法。当抗 A（B）IgG 效价 >1∶128，胎儿可能发生溶血病。不过，抗体效价仅作参考，因效价高低和胎婴儿的发病及病情严重程度并不一定成正比，因为溶血病的发生还取决于：胎盘对抗体通透的屏障作用；胎儿的保护性机制，即胎儿对溶血病的耐受能力等。

尽管母婴 ABO 血型不合很常见，但真正发生 ABO 血型不合溶血病要少得多，这是因为 ABO 抗原通常是 IgM 抗原，这种抗原在胎儿红细胞上的表达不是那么强。

虽有多个血型系统因母婴血型不合亦可发生溶血病，但发生率低，仅有少数病例报告，其引起的同种免疫通常是由输血引起的。其中 Kell 引起的同种免疫特别引起人们的兴趣，因为它致病的病理生理学区别于其他的几种抗原，抗 Kell IgG 抗体通过破坏或阻止红细胞祖细胞的作用而致病，因此应用非直接性的胎儿检查手段更难对它的临床作出预测。在抗体滴度和羊水 450nm 处光密度值均很低的情况下，就有可能产生严重的贫血和胎儿水肿。

（余美玉）

# 第十五章

# 染色体检查

## 第一节 人类染色体

临床细胞遗传学是研究染色体的解剖结构、病理变化或由染色体畸变引起的疾病的一门学科，是人类细胞遗传学的临床应用分科，也是产前、产后遗传病诊断的最主要组成部分。临床细胞遗传学经历了数次重大的突破，从 1923 年早期 T.S.Painter 对人类 48 条染色体数目的初步确定，到当今以染色体荧光原位杂交为主体的分子细胞遗传学技术的应用，仅仅经历了不到 80 年的时间。每次技术突破都促进了临床细胞遗传学的发展及其应用，也使得越来越多的染色体综合征得到诊断。染色体是分裂期细胞核中由 DNA 蛋白质纤维（染色线）螺旋后形成的棒状结构，在显微镜下清晰可辨。染色体是遗传物质（基因）的载体。它对于细胞的增殖、个体发育和生理平衡的控制，以及生物的遗传、变异和进化等都有重要作用。在分裂中期，染色体呈杆状，形态特征清晰，轮廓分明，一般均以分裂中期的染色体作为分析的标准。

人类的每对同源染色体都具有特定的分子结构及形态特征，这些形态特征通常在亲代向子代传递过程中保持恒定。识别人类染色体的基本解剖结构、分子组成及其染色特点，是临床细胞遗传学临床应用的基本要求。

### 一、正常人类核型

核型（karyotype）是指一个细胞里全套染色体的形态特点及其数目组成。对细胞核型进行分析的过程称为核型分析（karyotype analysis），这一过程通常根据统一的国际染色体命名标准用图像表示。人类的体细胞中有 46 条染色体，成熟的生殖细胞中，因减数分裂染色体数减少一半，每个细胞核内只有 23 条染色体。23 条染色体为一个染色体组，用 n 表示。故体细胞中有两个染色体组，2n=46，称二倍体；生殖细胞中有一个染色体组，n=23，称单倍体。体细胞中的 46 条染色体可配对成 23 对，22 对为常染色体，一对为性染色体，每对染色体中的二条分别来自双亲，称同源染色体，常染色体无性别差异，性染色体组成随性别而异，在女性，性染色体由两条 X 染色体组成（XX）（图 15-1）；在男性，性染色体为一条 X 染色体和一条 Y 染色体（XY）。按丹佛体制将 22 对常染色体按其大小和形态特征进行排列，用 1 ~ 22 字母编号表示，而性染色体则用 X 和 Y 表示；另将 23 对染色体按其明显的形态特征分为七组，以 A ~ G 组表示。性染色体排列在大小和形态相似的常染色体组内（X 在 C 组，Y 在 G 组）。

### 二、染色体的形态和化学组成

用显微镜观察细胞分裂中期的染色体时，可见到每一条染色体由两条染色单体（即姐妹染色体）组成，它们的结构、大小和分子组成完全一样。染色单体呈棒状，两条染色体于中部有一狭窄区，即纺锤丝与染色体连接的部位，呈一染色较淡的区域，称着丝粒（centromere），又称初级缢痕。两条染色体于着丝粒处连结成一染色体，从着丝粒向两端即为染色体的两条"臂（arm）"。因每条染色体着丝粒位置不同，而将染色体分成短臂（short arm）和长臂（long arm）。染色单体的两端各有一端粒（telomere）。在 D 和 G 组染色体的短臂上往往可看到由一细丝与短臂相连的球形小体，称为随体（图 15-2）。在一些染色体上，除了着丝粒外还有一染色较淡的区域，称为次级缢痕。经过特殊处理和染色，染色体显示出深浅不同的条纹，称为染色体带（band）。显带染色体由一系列

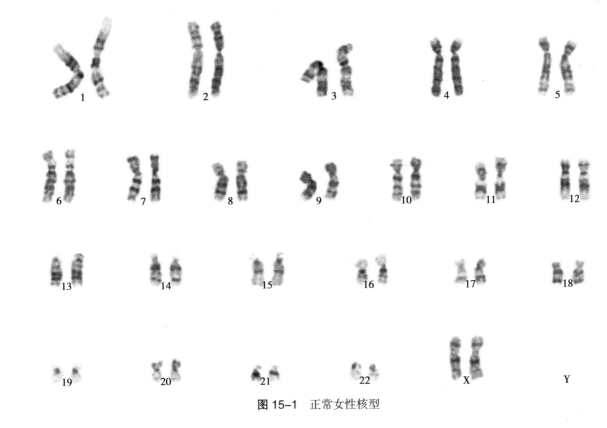

图 15-1　正常女性核型

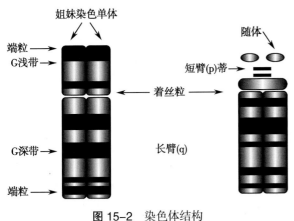

图 15-2　染色体结构

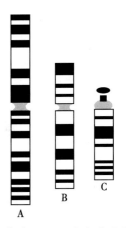

图 15-3　染色体类型。A. 中央着丝粒型染色体；B. 亚中央着丝粒型染色体；C. 近端着丝粒型染色体

连续的染色较深或较淡的带组成，不同编号的染色体显示出来的带结构及其排列都不一样，我们把这种染色体带的排列称为带型。

依据形态特征，如着丝粒、端粒、明显的深染带或浅染带作界标（landmark），将染色体分为数个区（regin），每个区中包含若干条带。根据国际命名法，不同的区和带以序号命名，从着丝粒两端的带开始，作为第一区第一条带第一条亚带，向两臂末端延伸，依次编为第二区、第三区等。每一区内依次编第一条带、第二条带等带。每一个染色体区带的命名，由连续书写的符号组成，例如：1q21.1 表示为 1号染色体长臂第 2 区第 1 条带第 1 条亚带。根据着丝粒位置，可以将染色体分为几种类型（图 15-3）。着

丝粒位于染色体中部的，称"中央着丝粒"型染色体（metacentric chromosome）；着丝粒位于中部附近的，称"亚中央着丝粒"型染色体（submetacentric chromosome）；着丝粒几乎位于端部的，称"近端着丝粒"型染色体（acrocentric chromosome）。

染色体内含等量的组蛋白和非组蛋白，两种蛋白占染色体重量约 58%，基本的遗传物质 DNA 约占 38%，另外含少量的 RNA（占 4%）。一条染色体内的 DNA 总长度约为 174cm，是一个连续的分子而形成一条染色体丝，它在细胞中期被压缩了近13 倍。

## 三、染色体多态性

不同个体之间染色体结构和染色的着色强度都存在着恒定但非属病理性的细小差别，称为染色体的多态性。多态性的本质关系到 DNA 种类及其大小发生变化。到目前为止，还没有发现染色体多态性能导致有害的遗传性状。染色体多态性可以按孟德尔方式从亲代向子代传递，主要包括如下几种。

### （一）倒位结构多态性

最常见是 9 号染色体臂间倒位，多见于黑色人种，其频率可达 10%。此外，还有断裂点紧靠着丝粒的 2、3、10 号染色体以及 Y 染色体的臂间倒位，这些通常是良性的染色体变异。但也有报道，2 号染色体臂间倒位与部分流产病例有关。

### （二）染色多态性

染色体着丝粒附近的区域含异染色质 DNA 顺序，可以通过特殊的染色（C 带染色）显示出来。这一区域的大小在不同个体间有不同程度的差别，其中第 1、9、16 号常染色体和 Y 染色体上的差别特别明显。Y 染色体上该区域的个体间差别很明显。某些男性的 Y 染色体比 18 号染色体还要长，均属于多态性变化。

### （三）随体多态性

在 D 和 G 组染色体的短臂上往往可看到由一细丝与短臂相连的球形小体，称为随体。不同个体的近端着丝粒染色体所含的随体数量及大小都不同。有的随体非常大，且呈现双随体结构；有的则很小，甚至缺如。一般随体数量在 2～10。

此外，还有一些比较少见的染色体多态性。例如经 G 显带后，个别染色体上某条带的大小在不同个体之间不一样，有的还可以出现多余的小条带。

## 四、染色体异常及其遗传效应

据统计每 120～150 个新生儿中有一个染色体异常者。21- 三体在新生儿中的发病率最高，约为 1.2‰～1.7‰；其次是性染色体异常，约为 1/1000～1/900；结构性染色体异常的发生率约为 2‰。染色体异常在人群中的频率受多种因素影响，包括孕妇年龄、胎龄以及染色体异常类型等。不同胎龄组染色体异常的发生率差别很大，孕早期自然流产中，约 60% 胚胎染色体异常，染色体异常占死产婴的 8‰，占新生儿死亡者的 6‰。

根据畸变发生时间的不同，我们可把染色体畸变（chromosome aberration）分为体质性染色体突变和获得性染色体突变。通常前者多发生在生殖细胞减数分裂过程以及胚胎、胎儿生长发育早期从卵裂开始到内细胞团形成之前的体细胞有丝分裂过程；后者则发生在正常胎儿生长发育以后的有丝分裂过程。与染色体病有关的染色体畸变都属于体质性畸变。常染色体和性染色体都可能发生两种类型的异常，既染色体数目异常和染色体结构异常，已知的染色体异常中 95% 以上是染色体数目异常。

### （一）染色体数目异常

以二倍体为标准，由染色体数目的增加或减少引起的染色体畸变称为染色体数目异常（numerical abnormality）。

1. 多倍体（polyploidy） 多倍体指含多个整单倍体数目的染色体数目，如三倍体（3n=69），四倍体（4n=92）。引起多倍体的原因是在第一次有丝分裂时受精卵不分裂，或者是受精时正常卵母细胞和 1 个以上的正常精子结合。临床上能见到的多倍体是三倍体或偶然出现的四倍体。绝大多数在胎儿期就发生流产，在早期绒毛或肿瘤组织中可以发现多倍体。

2. 非整倍体（aneuploidy） 染色体数目不是以 n 为基数成倍的增减，而只是二倍体细胞中某对染色体数目增加或减少一条或数条，形成非整倍体核型。其形成主要是由减数分裂时染色体不分离造成的，而且与母亲高龄有明确的联系。非整倍体数目异常较常见，可分为单体型、三体型、四体型、五体型、六体型，但以单体型、三体型常见。某一对染色体缺少一条，称为单体型，如 45，X，为 X 单体，即 Turner 综合征，是临床上最常见的单体。常染色体单体通常是致死性的，在出生前就流产。某一对染色体增加一条，称为三体型，包括性染色体三体和常染色体三体，前者主要表现性分化发育和生殖功能异常，后者主要表现为智力低下、生长发育迟缓和畸形。最常见为 21- 三体（图 15-4），依次为 18- 三体和 13- 三体。

3. 嵌合体（mosaicism） 一个个体如存在两种或两种以上具有不同核型的细胞系，称为嵌合体。嵌合体多数是由于早期有丝分裂时发生了不分离所致。嵌合体个体的病征程度轻于单纯性非整倍体的个体，例如 45X/46XX 之病情较 45X 为轻。并且一个非整倍体细胞系的优势比例，可影响嵌合体的患病程度，例如在 50% 细胞系由 21- 三体构成的个体中，病情较仅有 10% 为 21- 三体细胞系者为重。

### （二）染色体结构异常

染色体结构异常（structural abnormality）的基础是染色体断裂。断裂后立即愈合则不发生异常，若断

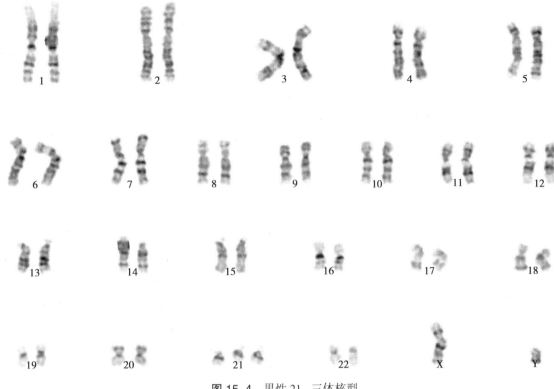

图 15-4 男性 21- 三体核型

裂后发生重组，则导致染色体异常。染色体结构异常可分为平衡性异常和非平衡性异常两大类。前者染色体重排后不发生遗传物质的丢失或增加，本人一般无畸形，生长发育和智力均正常，通常称为携带者。后者则发生了遗传物质数量上的改变。

平衡性染色体结构异常主要包括相互易位和倒位两种。非平衡性染色体结构异常主要包括缺失、重复、插入、等臂染色体、环状染色体以及标志染色体等。发生在肿瘤的染色体结构性异常还包括均等染色体区域以及双微粒。常见的染色体结构异常包括以下几种：

1. 染色体缺失（deletion） 染色体某一臂缺少一部分，称缺失。当染色体发生断裂后，一部分染色体可以丢失，导致染色体缺失的形成。缺失可以发生在染色体的末端或中间。常染色体缺失综合征是临床上比较常见的染色体病，其表现型与丢失的染色体片段大小及其基因组成有密切关系，严重的可使胎儿甚至配子不能存活，轻者则表现出不同程度的智力障碍和畸形。临床上比较常见的是第 5 号染色体短臂末端缺失引起的猫叫综合征。性染色体缺失主要表现为性发育异常。随着分子细胞遗传学的发展，原来在普通显微镜下不容易被辨认的微小缺失已能被检出，从而发现了一组微缺失综合征。图 15-5 为 X 染色体长臂部分缺失的核型。

2. 染色体易位（translocation） 两个非同源染色

体发生断裂后，断裂部分相互发生交换并粘合起来造成染色体间的重新排列，称为易位。根据遗传物质的组成情况可分为平衡易位（易位后虽染色体的形态大小或数目与正常不同，但细胞内的遗传物质没有改变）和不平衡易位（遗传物质增加或减少）。平衡易位是人类染色体畸变最常见的一种，其在人群中的频率介于 1/1000 到 1/673 之间，常见的染色体易位包括相互易位和罗伯逊易位两种。图 15-6 为第 6 号和第 15 号染色体间的相互易位。

平衡易位不发生遗传物质的增减，所以通常是健康的，极少数因位置效应，可出现智力障碍和发育畸形。在生殖细胞减数分裂过程中，易位染色体和正常染色体依照不同的分裂方式可能产生不同的配子，包括不平衡染色体异常的配子（部分单体或三体）、平衡易位和正常的配子。因此，易位携带者在生育时容易出现反复流产、胎儿畸形，当然也有可能生育平衡易位后代或正常的后代。

罗伯逊易位（图 15-7）系端着丝粒染色体在着丝粒位置或其近处发生了断裂，然后在它们的近着丝粒处发生融合，形成单条新的双着丝粒染色体，它也归为平衡易位。其致畸的风险率与携带者的性别和有关的近端着丝粒染色体关系密切，由罗伯逊易位产生的所有单体和大部分三体在孕早期都会因死亡而流产，只有包含 13 或 21 号染色体的罗伯逊易位携带者

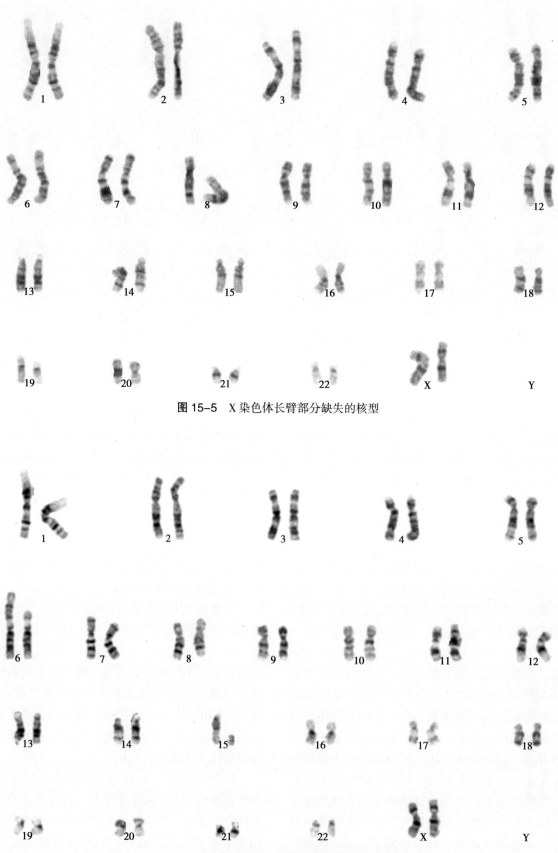

图 15-5　X 染色体长臂部分缺失的核型

图 15-6　第 6 号和第 15 号染色体间的相互易位

才可能生育存活的畸形子女。

3. 染色体倒位（inversion） 当染色体中有两处或两处以上发生断裂，断端倒转后重新接合，造成染色体的重排，其基因次序也产生倒转，称为染色体倒位。根据两断裂点的发生部位分为臂内倒位和臂间倒位。倒位在人群中的频率估计是 0.12% ~ 0.7%。由于倒位本身属一种平衡重排，通常不会导致遗传物质的丢失。因此，倒位携带者通常健康。但在极个别情况下，如果断裂点破坏了该位点上的基因，就可以导致疾病的发生。臂内倒位和臂间倒位都可以产生非平衡性衍生染色体，但两者具有的遗传效应不同。图 15-8 为第 5 号染色体臂内倒位。

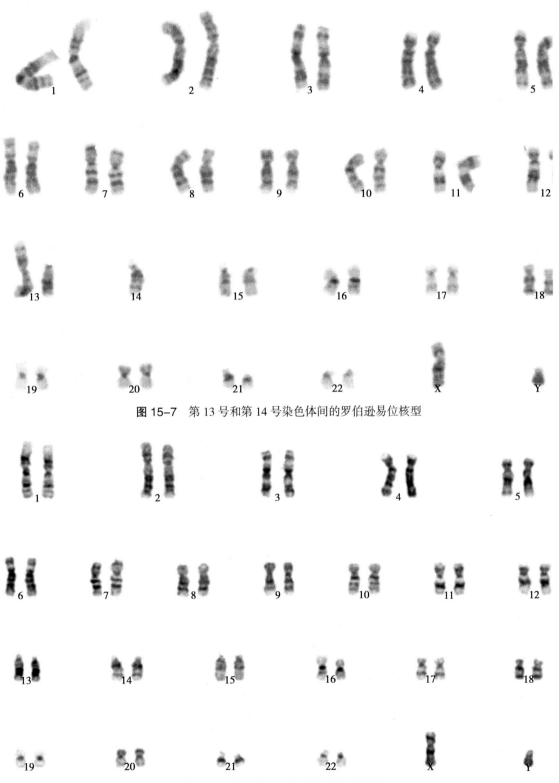

图 15-7　第 13 号和第 14 号染色体间的罗伯逊易位核型

图 15-8　第 5 号染色体臂内倒位的核型

4. 染色体重复（duplication） 系染色体的一部分被复制，新复制的一段染色体可位于同条染色体内，或附着到另一条染色体上或成为独立的节段。如果重复片段的区带顺序与原来方向一致称正位重复，如与原来方向相反，称为倒位重复。有染色体片段重复产生的遗传效应比缺失为轻，带有染色体片段重复的胎儿有可能存活至出生。

5. 环状染色体（ring chromosome） 指一条染色体的长、短臂远侧各发生一次断裂，有着丝粒的两端面相互连接成环状，这一衍生染色体即称环状染色体，无着丝粒断片以后将丢失。环状染色体在细胞分裂过程中容易丢失，故通常以嵌合体的形式出现。环状染色体可以往下代传递，胎儿的表现型与环状染色体的大小、断裂点位置和嵌合体程度有关。由于环状染色体通常会使体细胞分裂发生障碍，故胎儿通常发育不良。

6. 等臂染色体（isochromosome） 是含两条完整而相同的染色体臂的异常染色体。据认为其发生机制是染色体紧靠着丝粒处发生横裂，而分离后的染色体臂进行复制，最后形成等臂染色体。大部分的等臂染色体通常是致死性的。X 等臂染色体表现为闭经、性发育不良，临床相对多见。

7. 标记染色体（marker chromosome） 指细胞系内全部或大多数细胞内均出现同一形态的额外染色体。标记染色体可以来源于任何染色体，据统计，大约80%的标记染色体来源于近端着丝粒染色体，其中50%左右来源于 15 号染色体。此额外染色体由数目畸变或结构畸变而来，典型的例子如慢性粒细胞白血病时的 Ph' 染色体。标记染色体细小，在细胞有丝分裂过程中容易丢失，故常以嵌合体的形式存在。由标记染色体引起胎儿畸形的风险率取决于标记染色体的来源及其基因的组成。

8. 单亲二体（uniparental disomy，UPD） 是近年来新发现的一种染色体异常。在正常情况下，每对同源染色体都是由父母分别传递一条染色体组成，称为异二体。如果一对同源染色体都来自父亲或母亲，则称为同二体。单亲二体是同二体，是一种异常的同源染色体组合。单亲二体分为完全性和片段性两种。前者指的是两条完整的染色体，而后者指的是一对染色体上的某一片段。导致单亲二体表现型的发病机制主要是基因组印迹效应，其次是常染色体隐性遗传等位基因的双等位基因表达。此外，残余三体效应也被认为是导致单亲二体表现型的一种发病机制。

## 五、人类染色体的命名

国际人类细胞遗传学命名委员会（ISCN）建立于 1978 年，第一次出版了人类细胞遗传学国际命名体制，规定了正常和异常核型的命名格式和原则。这一体制的建立，有利于细胞遗传学在世界各地的交流。此后，在 1981 年、1985 年、1990 年、1995 年和 2005 年 ISCN 对人类染色体命名规则进一步修改并出版了新的版本。表 15-1 列举了临床上最常见的染色体书写符号及其意义。下面介绍常见的几种核型表示法。

在描述一个核型时，首先写明染色体总数（包括性染色体），其后写一逗号"，"，接着写出性染色体组成，最后是任何增加、减少或异常染色体的类型。

**（一）正常核型**

正常人核型描述如下：

46，XX：正常女性

46，XY：正常男性

**（二）染色体数目的异常**

染色体数目异常描述如下：

45，X：45 条染色体。一条 X 染色体，即少了一条 X 染色体的 Tunter 综合征女性患者的核型。

47，XXY：47 条染色体，性染色体为 XXY。Klinefelter 综合征（先天性小睾丸症）男性患者的核型。

符号"+"和"-"的使用：符号"+"或"-"放在专用符号之前表示增加或减少整条染色体；放在专用符号之后则表示染色体的一个臂或一个区的长度增加或减少。例如：

45，XX，-20：45 条染色体。性染色体为 XX，20 号染色体缺少一条。

47，XY，+21：47 条染色体。性染色体为 XY，第 21 号染色体多了一条。表示男性先天愚型患者的核型。

46，XY，+18，-21：46 条染色体，性染色体为 XY。第 18 号染色体多了一条，而第 21 号染色体少了一条。

46，XY，1q$^+$：男性核型。具有 46 条染色体，但第一号染色体长臂的长度增加了。

47，XY，+14p$^-$：男性核型。具有 47 条染色体，增加了一条第 14 号染色体，且短臂的长度减少了。

在嵌合体中，不同细胞系的染色体组成，不管所研究的个体的细胞类型出现的频率如何，均用斜线（/）使各核型分开。如：

表 15-1　常用染色体命名符号和编写术语

| 符号 | 意义和解释 |
| --- | --- |
| add（additional） | 附加在染色体某区带上的来源不明的染色体片段或物质 |
| [ ] | 中括号；括号内的数字是细胞的数目 |
| c（constitutional） | 体质性；紧位于染色体号之后 |
| cen（centromere） | 染色体着丝粒 |
| chi（chimerism） | 嵌合体 |
| ，（comma） | 逗号；将染色体数目、性染色体和染色体异常分开 |
| del（deletion） | 缺失；表示染色体上某片段的缺失 |
| de novo | 新发生性；即非家族性或非遗传性染色体异常 |
| der（derivative） | 衍生染色体 |
| dic（dicentric） | 双着丝粒；指含两个着丝粒的染色体。在某种情况下，双着丝粒染色体取代两个正常染色体，因此，其核型的染色体数目为 45 |
| dup（duplication） | 重复；染色体片段的重复包括正位重复和倒位重复 |
| h（heterochromatin） | 异染色质，分布在染色体的次级缢痕上 |
| i（isochromosome） | 等臂染色体；染色体上两臂相同，由正常染色体着丝粒横裂后的其中一臂复制而成 |
| idem | 在多克隆性染色体核型出现时表示次克隆中与主克隆相同的染色体组成。肿瘤多见 |
| inc（incomplete karyotype） | 不完整核型 |
| ins（insertion） | 插入；用于染色体片段的插入 |
| inv（inversion） | 倒位；指染色体断裂片段上下颠倒后在原断裂位与原来染色体断裂位置上相连接 |
| mar（marker chromosome） | 标记染色体；指来源不明的染色体小片段结构，但片段来源不明确 |
| mat（maternal origin） | 母源性；标记在异常染色体后表示其来源于母方 |
| − | 负号；代表染色体部分或整体丢失。如放在染色体号之前，表示该染色体整体丢失；放在染色体臂后面，表示该臂部分丢失 |
| mos（mosaic） | 镶嵌体（注意与嵌合体鉴别） |
| P | 染色体短臂 |
| （ ） | 小括号；将结构性异常染色体及其断裂点纳入括号内 |
| pat（paternal origin） | 父源性；与 mat 一样，表示染色体的亲源性 |
| + | 正号；多余或附加，其意义与负号相反 |
| q | 染色体长臂 |
| ? | 问号；表示识别无把握 |
| r（ring chromosome） | 环状染色体 |
| rob（Robertsonian translocation） | 罗伯逊易位 |
| ; | 分号；将不同的染色体及其区带隔开 |
| / | 斜号；将含不同核型的细胞系隔开 |
| t（translocation） | 易位 |
| upd（uniparental disomy） | 单亲二体 |

45，X/46，XY：两个细胞系的染色体嵌合体，一个细胞系具有 45 条染色体，性染色体只有一条 X 染色体；另一个细胞系为具有 46 条染色体、性染色体为 XY 的正常男性核型。

45，X/46，XX/47，XXX：三种细胞系的嵌合体。

**（三）结构异常**

以断裂点和染色体带的组成来表示染色体的结构异常有两种体制。一种是简式体系，它以发生断裂的染色体带或区来识别重排的本质和断裂点。由于它沿用了习惯方法，因此根据符号描述就可以推论出异常染色体带的组成。另一种是详尽体系，在这一体系中，除了辨别出重排的类型外，还要用它的带型的组成描述每一条异常染色体。这两个体系并不互相排斥，而是相辅相成。在这两个体系中，表示重排的符号和确定断裂点的方法都是相同的。下述举例中，简化体系在前面，其次为详尽体系。

1. 中间缺失

46，XX，del（1）（q21q31）

46，XX，del（1）（pter → q21::q31 → qter）

双冒号（::）表示第 1 号染色体长臂上有断裂和 1q21 带与 1q31 带的重接。在这两带之间的节段已丢失。

2. 臂内倒位

46，XY，inv（1）（p11q22）

46，XY，inv（1）（pter → p11::q22 → p11::q22 → qter）

断裂和重接发生在第 1 号染色体短臂的第 1 区第 1 带和长臂的第 2 区第 2 带处，其间的部分倒过来重新接合。

3. 等臂染色体

46，X，i（Xq）

46，X，i（X）（qter → cen → qter）

表示此类型的重排中，断裂点就在于或近于着丝粒处，但不能明确确定。符号表明 X 染色体的两个长臂都完整存在，并被着丝粒隔开。

4. 环状染色体

46，XY，r（2）（p21 → q22）

断裂发生于第 2 号染色体短臂的第 2 区第 1 带和长臂的第 2 区第 2 带。这些带的远侧段已缺失，两臂断裂端重接而形成一环状染色体。注意单冒号和双冒号已省略。

5. 相互易位

46，XY，t（1；7）（p22；q22）

46，XY，t（1；7）（1pter → 1p22::7q22 → 7qter；7q22::1p22 → 1pter）

断裂和重接发生在第 1 号染色体短臂的第 2 区第 2 带和第 7 号染色体长臂的第 2 区第 2 带。两个染色体的这些带的远侧段已相互交换。

6. 罗伯逊易位

45，XX，der（13；21）（q10；q10）

带有罗伯逊易位的女性。这是表示罗伯逊易位的最新表示法。核型表示一个正常的第 13 号染色体和一个正常的 21 号染色体被一个罗伯逊染色体所代替，故染色体总数为 45。断裂点都发生在着丝粒上。

# 第二节 外周血染色体的检查及其应用

## 一、外周血染色体检查的主要指征

1. 肯定和排除某些已知的染色体综合征的诊断 由于每一条染色体带所含基因数目不一样，从数个到数十个或更多，而且受基因多效性的影响，所以染色体一旦发生畸变就可能表现出多种多样的非特异性的临床表现（以综合征存在）。染色体病的临床表现可以累及多个器官系统的形态和功能，其中以先天畸形、发育迟滞、智力低下和性功能异常最常见。

2. 性分化和发育异常 主要表现两性畸形、原发闭经、继发闭经。

（1）原发闭经：表现为卵巢性闭经，其染色体异常率为 30% ~ 50% 不等，与患者选择有关。根据发生频率，异常核型依次为：

1）X 染色体数目异常：最常见为 45，X，约占 55%，其次有 45，X/46，XX；47，XXX 以及 45，X/46，XX/47，XXX 等嵌合型。

2）X 染色体结构异常：约占 25%，有 X 染色体缺失、重复、等臂、倒位、环状等不同的核型。

3）含 Y 染色体：为 46，XY。约占 5%，包括睾丸女性化和 46，XY 单纯性腺发育不良。

4）常染色体结构异常：发生率低，有人认为常染色体的某些区域与性腺发育也有一定关系。

（2）继发闭经：表现为卵巢功能早衰，其染色体异常率相对较低：约 5.3% ~ 13.7%，异常核型包括：

1）X 染色体数目异常：其中 95% 为嵌合型。

2）X 染色体结构异常： 同原发性闭经。

3）常染色体结构异常：发生率低。

4）不含 Y 染色体：这与原发性闭经有区别。

3. 男性不育　表现为男性性腺发育不良，染色体异常率报道不一，与病人选择有关。有作者报道为20.7%。异常核型最常见于47，XXY；其次Y染色体缺失；大Y及平衡易位等。据报道性染色体异常为82.9%，常染色体结构异常为17.01%。目前作为ISCI前常规的检查以此避免将遗传缺陷传给下一代。

4. 反复流产死胎史　反复流产病因复杂，50%以上是因为生殖细胞染色体突变而产生胚胎染色体异常，少数夫妇血染色体有异常（多为携带者）。文献报道异常率为2.4%～5.0%。男性患者的异常率低于女性，考虑与男性染色体异常患者多表现为不孕而不是流产有关。最常见的异常核型为染色体平衡易位，约占80%。其次有倒位、性染色体数目异常及标记染色体等。

## 二、外周血染色体检查的原理

人体外周血中淋巴细胞处于间期，经过有丝分裂刺激剂如植物血凝素（PHA）等刺激后转化成母细胞，然后进入细胞有丝分裂。于适当时间加入纺锤体抑制剂，使细胞分裂停止在中期，因这时期的染色体形态典型便于分析。而后低渗使细胞膜膨胀破裂，染色体铺展开。再经过固定、制片、染色进行染色体观察。

## 三、注意事项

1. PHA是体外细胞培养成功的关键，要考虑它的质量和浓度。

2. 在采血接种培养时，加入的肝素量要适当。因为肝素过多时可能引致溶血和抑制淋巴细胞的转化和分裂，但肝素量也不应过少，以免采血时发生凝血现象或培养物出现纤维蛋白形成的膜状结构。

3. 培养细胞的温度　应严格控制在（37±0.5）℃，pH应在7.0～7.2范围内，偏酸细胞生长不良，过碱细胞出现轻度固缩。

4. 秋水仙素浓度和处理时间　处理的浓度或时间不够，标本中分裂象少；反之，标本中的分裂象虽多，但染色体缩得太短以致形态特征模糊，不利于分析。

5. 所用试剂以高纯度为好　称量要十分准确，以免造成渗透压过高或过低影响细胞生长。

6. 固定液用时新鲜配制　固定时一定要彻底吹匀，吹吸不够则细胞在玻片上成堆，吹打过猛细胞易碎以致染色体数目不完整。

7. 由于新生儿血液中含丰富的红细胞，所以种植时宜用少量全血（通常0.5ml）。

# 第三节　染色体病产前诊断的适应证

染色体疾病是导致新生儿出生缺陷最多见的一类遗传性疾病，患染色体病的新生儿约占新生儿出生数的0.6%。多数染色体异常胚胎在妊娠早期即自然流产而被淘汰，仅有6%的染色体异常胎儿可维持宫内生存及分娩出生。染色体异常将引起许多基因的增加或缺失，而产生多种畸形或异常的综合征。染色体病目前多无有效的治疗手段，只有通过产前胎儿染色体检查，明确诊断后及时终止妊娠达到避免染色体异常患儿出生的目的。下面介绍染色体病产前诊断的各种指征。

## 一、年龄因素

染色体减数分裂不分离的发生很大程度上受母亲年龄的影响。在胎儿发育期，女性胎儿获得了一生所需要的卵母细胞，其中的大部分会随时间逐渐退化。卵母细胞的老化过程和（或）环境因素会对减数分裂的纺锤体产生不良影响。因此，母亲高龄就增加了胎儿染色体非整倍体疾病的风险。已有的资料提示，年龄35～39岁孕妇的胎儿染色体畸变的风险为2.2%，年龄35～40岁孕妇的新生儿染色体异常频率为1.5%，这两者之间的差别显然是由妊娠期胎儿流产所致。40岁妇女的妊娠，后代患染色体病风险为3.4%，随着年龄的增加，风险急剧上升。45岁时，风险大于10%，因此，高龄孕妇是产前诊断的主要指征，目前普遍将≥35岁的孕妇作为产前诊断的重点对象。有人分析，假如对35岁以上的孕妇都进行产前诊断，并对确诊的先天愚型患儿终止妊娠，先天愚型患者的总数约可减少20%～30%。父亲年龄效应曾经被认为主要表现在基因突变方面，但现在父亲年龄使某些染色体病如等臂X染色体综合征和16-三体综合征等的发生机制变得更为复杂，特别是新的染色体技术，对于一些额外染色体的起源有了更加明确的概念。据资料表明唐氏综合征额外染色体有1/4起源于父亲，在唐氏综合征发生率中，父亲年龄效应也是存在的，且父亲年龄大于55岁，效应更为显著。

## 二、曾生育过染色体异常患儿史

目前，只能对一些相对常见的染色体病进行再发风险的估计，而对一些罕见的细胞遗传学病例尚无这方面的基础资料。研究表明，生了一个染色体异常病孩之后的孕妇，其子代中非整倍体风险率增大了。原有至少一次常染色体三体患儿分娩史的孕妇，其子代患同样或其他常染色体三体的风险约为1%，若年龄超过35周岁，加上年龄因素，其风险可超过1%。其他染色体异常情况可能是遗传性的，再发风险会更高。因此，这些孕妇再次妊娠时，必须作产前诊断。

### 三、夫妇之一是染色体病患者或平衡易位、倒位的携带者

许多染色体病患者，可活到成年，他们子代为染色体病患儿的风险很大。Down综合征女性患者如能生育，子代再发风险约为1/3。平衡易位是人类染色体畸变最常见的一种，在人群中的发生频率介于1/1000到1/673之间。有文献报道，统计9258例自然流产患者的染色体核型分析资料，患者染色体的异常率为2.72%，其中平衡易位最常见，占81.0%。染色体平衡易位或倒位携带者，本人无任何症状，但其生殖细胞在减数分裂时，染色体经过重组可产生不同类型的不平衡染色体的配子、平衡易位、倒位的配子或完全正常的配子。在实际情况中，易位导致后代染色体缺陷的可能性比母亲年龄所导致的大得多。当双亲之一是染色体易位携带者时，风险大小因易位性质不同而不同。一般认为，母亲如为易位携带者时，其风险要比父亲为易位携带者时大，包括罗伯逊易位和相互易位、倒位、缺失、超数染色体以及其他不平衡易位结构，大概占活产儿的1/161。因此一定要作产前诊断。

### 四、有脆性X综合征家系的孕妇

脆性X综合征是X-连锁的智力低下综合征中发病率最高的一种，仅次于先天性愚型的智力低下，它与X染色体上的脆性位点有连锁关系。现在已可用DNA诊断扩增法发现CGG三联体，而达到产前诊断。

### 五、夫妇一方为X连锁遗传病患者或携带者的孕妇

单基因病的遗传方式符合孟德尔定律，故生育病儿的风险可以预测。对伴性遗传病首先进行胎儿的性别诊断。

### 六、曾有不明原因的自然流产史、畸胎史、死产或新生儿死亡史的孕妇

据资料报道，在反复流产的夫妇中，染色体异常的发生率约为一般群体的12倍，其染色体平衡易位的发生率约为4%~6%，子代再次流产或发生染色体异常的风险较高。

### 七、孕妇有环境致畸因素接触史

在妊娠前三个月胚胎形成期，有如下情况之一者：第一，放射线接触史；第二，曾服用某些药物的孕妇；第三，病毒等病原体感染过的患者，

### 八、本次妊娠超声检查胎儿异常

超声检查不能直接观察到胎儿的染色体结构及数目异常，但近十年来遗传超声学的发展，通过对胎儿的细致及系统研究，积累了大量丰富的临床经验与检测数据。产前超声检出的胎儿畸形数越多，其患染色体异常的可能性越大。强烈提示胎儿染色体异常的结构畸形有：颈部水囊瘤、颈部水肿、十二指肠闭锁、某些类型的心脏畸形（如房室共道畸形等）、前脑无裂畸形、Dandy-Walker畸形、脑积水、泌尿系统畸形（如多发性囊性肾发育不良）、胎儿水肿和脐膨出。

### 九、产前母血清筛查为高风险者

产前母血清筛查是一种经济、简便、无创伤性的检验方法，目前可筛查胎儿21-三体，18-三体和神经管缺陷三种疾病。但是，筛查存在假阳性，对于筛查为高风险的孕妇需进一步作产前诊断。有文献报道，在母血清高风险孕妇的羊水染色体异常核型中约有一半为非21-三体的其他异常核型，包括性染色体数目异常和常染色体结构异常。

## 第四节 染色体病产前诊断的方法

自1966年Steele和Breg成功地进行了羊水细胞染色体核型分析及1967年Jacbson首先应用羊水细胞培养诊断出第一例21-三体胎儿以来，至今不过30多年的时间，而其间新的诊断方法不断出现，绒毛活检、胎血采样和胎儿皮肤活组织检查等相继应用于染色体疾病的产前诊断。除了传统的细胞遗传学分析以外，目前的诊断方法还有荧光原位杂交（FISH）诊断13，18，21，X和Y染色体的非整倍体和其他分子遗传学方法。这些方法使得对更微小的异常也能够检测。建立在DNA基础上的检查可以用于寻找单亲二体（UPD）。

## 一、羊水细胞染色体检查

德国人 Schatz 在 1882 年作为羊水过多的治疗手段之一，首次提出了羊膜腔穿刺技术。以后 1955 年 Serr 首次报告了直接检查羊水细胞的性染色质，1956 年 Fuchs 和 Rus 等应用性染色质测定性别的方法对伴性遗传病进行了产前诊断。1966 年 Steele 和 Breg 羊水细胞培养成功。1968 年 Alenti 及 Nadler 报告的第一例羊膜腔穿刺，先天愚型及半乳糖血症产前诊断的成功，标志着宫内诊断的可行性。羊膜腔穿刺术依然是目前最常用和最安全的产前诊断技术，羊水细胞培养染色体检查仍为最基本的产前诊断方法。

### （一）原理

羊水的来源主要为胎儿尿液、气管支气管分泌液、羊膜上皮分泌液及母血清经胎盘渗出液等。羊水细胞包括羊膜和胎儿脱落细胞，主要为胎儿肾细胞与胎儿上皮细胞。各种羊水细胞均来自早期的同一受精卵，可培养制备染色体，也可作 DNA 和部分酶学分析，用作诊断胎儿染色体异常、先天代谢病和基因遗传病。培养的羊水细胞有三种形态：上皮细胞、成纤维细胞及羊水细胞。上皮细胞经过 1~2 次分裂即自行解体，成纤维细胞可以较长时间繁殖传代，羊水细胞在培养中起初生长很好，大多数的染色体研究均用这类细胞。

### （二）穿刺时间

以妊娠 16~21 周为最佳。孕龄太小，羊水量少、子宫未超出盆腔，穿刺不易成功而且容易出现并发症。孕龄过大，羊水中活细胞较少，不易培养成功。但刘慧姝等作者报道孕 17~20 周与孕 20~27 周的羊水细胞培养成功率无显著性差异。至于在妊娠 11~14 周间所作的早期羊膜腔穿刺，已有多个国外中心的研究报道，但总体来讲，早期羊膜腔穿刺的并发症较高（包括流产、羊水渗漏及胎儿畸形）而细胞培养成功率较低。有作者报道早期羊膜腔穿刺术后的流产率为 2.5%，胎儿足畸形的发生率为 1%~1.4%，而中期羊膜腔穿刺对照组该两项指标仅为 0.7% 和 0.1%（相当于自然发生率）。因此，许多中心已不再做孕 14 周以下的早期羊膜腔穿刺术。

### （三）穿刺方法

穿刺前应认真核对适应证、妊娠周数、子宫大小、有无妊娠并发症。对有出血倾向、盆腔或宫腔感染、先兆流产者不宜施行。穿刺可在门诊进行，B 超指导下先确定胎儿大小、胎儿胎盘的位置、进针位置（尽量避开胎盘）及深度，然后在严格无菌操作下，20~22 号带芯长针头经腹壁、子宫壁进入羊膜腔，取出针芯抽取 1~2ml 羊水弃之（或做 AFP 检查）以免混有母体细胞，继续抽取羊水 20~30ml，分装两管。穿刺结束后 B 超观察胎心、剩余的羊水量及穿刺部位有无出血情况。抽取的羊水无菌条件下送实验室做培养或其他检查。一般穿刺不超过 2 次，若穿刺失败，1~2 周后可考虑再次穿刺。

不孕症的治疗让 10% 的妇女有多胎妊娠的可能，在产前诊断病例中，多胎妊娠的比例也逐年增加。当孕囊之间的羊膜层和绒毛膜羊膜能够清晰辨别时，一般在连续超声下容易区别两个孕囊。将第一个穿刺针留在一个孕囊内，同时引导第二个穿刺针进入第二个孕囊内，以至于在超声下同一平面内同时看见两个针头，两者之间存在绒毛膜羊膜层。现在随着技术的进步，用一个穿刺针分别对两个孕囊进行穿刺技术已经越来越成熟。

### （四）羊水细胞制备染色体的方法

羊水细胞培养的成功是进行细胞遗传学产前诊断的关键。羊水细胞培养成功率可达 92%~100%，目前国内有几种羊水细胞培养制备染色体的方法，常用的有胰酶消化法和原位法（包括培养瓶法和平皿盖玻片法）。胰酶消化法是开展最早的羊水细胞培养方法，具有分裂象分散、带型稳定清楚、阅片方便等优点。但是同时也存在着许多问题，如细胞培养时间较长、染色体易在收获过程中丢失、分裂象少等缺点。培养瓶法是将贴在壁上的细胞就地收获，大大减少了染色体的丢失，但有个别染色体不分散的缺点。平皿盖玻片法是将细胞直接培养到盖玻片上，既解决了胰酶消化法的时间长、易丢失的问题，也避免了阅片、染色体不分散的现象，而且利于进行进一步的分析如 FISH 分析。由于原位培养每个克隆的细胞各自分开，可以计数几个克隆有异常染色体，几个克隆是正常染色体，从而能除外离体培养中个别细胞的染色体变异，并能准确计算嵌合比例。

## 二、绒毛细胞制备染色体

常规的羊水穿刺术必须在孕中期进行，若能更早地进行产前诊断（妊娠 3 个月以前），那么终止妊娠就只需在门诊行吸宫术，这样可以减少患者痛苦，如胎儿正常也可减少孕妇的焦虑。绒毛吸取术就是基于这一要求发展起来的。在 20 世纪 80 年代中期，随着超声技术的提高和细胞遗传学实验水平的进步，妊娠早期进行绒毛取样已经成为可能。经过 20 年的取样经验，我们认为此项技术是安全有效的。尽管在 20

世纪 90 年代有研究显示可能增加胎儿畸形的风险，且目前仍是部分学者之间争议的焦点，但是现在已经被客观数据清楚地反驳了，绒毛活检经历了从接受到排斥再到接受的过程。

### （一）原理

绒毛组织是从受精卵发育而成的，位于胚囊的外周又具有和胚胎同样的遗传构成，故早孕期绒毛活检被认为是产前诊断的一个突破。获取的绒毛组织可根据需要进行染色体分析或基因及酶代谢的诊断。从绒毛提取胎儿 DNA 的量多，因此，绒毛组织更适合作胎儿的基因诊断。绒毛活检的内容与羊水相似，唯一的区别是绒毛活检不能检查神经管缺陷，与胚胎相比，绒毛 DNA 甲基化不准确，不是检查脆性 X 综合征的可靠手段。

### （二）绒毛活检时间

绒毛取样的方法有两种：经腹绒毛取样和经宫颈绒毛取样。前者多在妊娠 10～13 周进行，早于这一时期，不仅胎盘绒毛较薄，超声下很难将其与包绕它的蜕膜组织区分开，易致污染，而且有增加胎儿畸形的可能。过晚由于胚胎迅速发育，经宫颈途径导管难以进入胎盘附着部位。而经腹绒毛活检可用于孕 10 周至足月。

### （三）绒毛细胞制备染色体的方法

直接法是利用具有自身分裂活性并可产生原代核分裂象的细胞滋养层细胞制备染色体。取材后不需进行细胞培养或仅经过几小时短期培养后即进行染色体制备分析。该法具有快速诊断、避免母体细胞污染等优点；但分裂指数低、染色体形态差，并可出现滋养层细胞核型与胎儿真实核型的不一致，即胎盘局限性嵌合体。绒毛培养法采用酶解法将绒毛胚外中胚层间质细胞解离为单细胞悬液之后，在培养瓶内建立单层细胞培养，一般经过 6～10 天培养后即可收获细胞并行染色体制备和显带。由于培养法无需经过 60% 冰醋酸解离细胞，其染色体形态及 G- 显带质量均明显优于直接法。同时，因培养法所用的细胞为绒毛内层胚外中胚层组织，其出现绒毛与胎儿核型不一致的现象明显少于直接法，因此核型分析结果更能真实反映胎儿的核型，该法的主要缺点是可能发生母体细胞污染。直接收获不作为一个标准检查，因为可能存在假阳性或假阴性结果。

产前诊断中发现大约 2% 的存活胎儿会出现一种特殊情况：绒毛细胞诊断发现异常核型而随后的羊水细胞或胎儿血诊断的结果却正常，在对胎儿外组织进行检查时又可发现异常核型，我们把这种只出现在胚胎中单一组织的镶嵌体称为限制性镶嵌体。该现象多由将要分化成胎盘的一个或多个细胞在早期有丝分裂期发生不分离所致，发生率约 2% 左右。如果绒毛活检为染色体嵌合体核型，应进一步行羊水穿刺或胎血采样来证实胎儿真实核型。

## 三、胎儿脐血染色体检查

直接进入胎儿循环对产前诊断及治疗是非常重要的。1973 年 Valenti 经过全麻后在腹腔镜下最先获取了胎儿脐血。此后，一些作者研究在胎儿镜下行胎盘穿刺取血，但其效果不理想。1983 年由 Daffos 首先报道在超声引导下成功地进行脐血管穿刺，获取胎血产前诊断胎儿先天性疾病。目前，此项技术在国内外已用于染色体病、某些基因病、宫内感染及胎儿血液性疾病等产前诊断及宫内治疗，并取得了满意的效果。

### （一）取脐血时间

可从妊娠 17 周开始直至足月，孕 18～24 周容易穿刺成功。

### （二）方法

操作时首先用超声定位胎盘、胎儿及脐带位置，确定穿刺点，最常用的穿刺点为脐带入胎盘根部 2cm 以内的脐蒂部，此处相对固定，易于穿刺。然后在无菌条件下用 22 号穿刺针在穿刺探头引导下经母腹壁及宫腔后刺入脐血管抽取胎血。良好的 B 超技术、顺利暴露胎盘处的脐带根部是穿刺成功的保证。

### （三）胎血的鉴定

所获取的胎血标本必须行胎血鉴定以排除母血污染的可能，从而确保检测结果的准确性。可选择以下方法：

1. 血红蛋白电泳　纯胎血 $HbA_2$ 应为 0。

2. Kleihaure 染色　每例标本取血制成薄而均匀的涂片，1 小时后置于 80% 乙醇固定，pH3.3 柠檬酸 - 磷酸盐酸缓冲液洗脱 5 分钟，0.5% 酸性溶液染色 3 分钟。经上述步骤后，胎儿血红蛋白未被洗脱，仍为双凹圆盘状，色鲜红。而成人血红蛋白被洗脱，呈无色空泡状。

3. 抗碱变性试验　取试管 1 支，加入 1/12N NaOH（或 KOH）溶液 2ml，滴少许血入试管内，摇匀，1 分钟后肉眼观察是否为胎血：胎血（HbF 抗碱变性的能力比 HbA 强）不变色，暗红，成人血则变色（HbA 变性），为棕色。

### （四）脐血染色体检查的意义

胎血细胞培养只需 48 小时即可进行染色体制备，

简便、可靠，可对绒毛及羊水培养出现的假嵌合体或培养失败进行矫正或补救诊断。也可对妊娠中晚期发现的严重宫内生长迟缓或畸形胎儿进行染色体核型分析，发现胎儿有无染色体异常既对妊娠处理、分娩方式的选择有非常重要的意义，又可指导下次妊娠的产前诊断。

### 四、荧光原位杂交技术在产前诊断中的应用

荧光原位杂交技术（fluorescence in situ hybridization，FISH）是以荧光素标记取代放射性核素标记而形成的一种新的原位杂交方法。它利用已知碱基序列的非放射性核素标记的核酸探针，依据碱基配对原理，通过免疫细胞化学检测体系在组织切片、细胞间期核或染色体等标本上进行DNA的定性、定位及定量分析。它具有快速、安全、灵敏度高，特异性强等优点，不仅能显示于染色体中期分裂象，还能显示于间期核细胞。染色体异常的产前诊断主要依靠细胞分裂中期染色体的分析，但这一常规细胞遗传学方法因需细胞培养而要经2~3周完成。而应用特殊标记的染色体特异性探针，对未经培养的细胞进行原位杂交即可快速诊断常见的X，Y，13，18，21等染色体数目异常。使用这一方法进行染色体数目异常的产前诊断只需1天的时间。另外，若能获得特异探针，FISH在染色体结构异常的产前诊断中，不仅对那些易位性重排，而且对重复、缺失或插入性重排都能为确定类型、来源和断裂点提供可靠依据。在对标记染色体、环状染色体来源的研究中，FISH也具有高度的敏感性和可靠性。Manji等作者报道在46例B超提示胎儿心脏缺陷而常规G带染色体核分析正常者中，经FISH发现5例有22q$^{11.2}$区缺失。但目前FISH在产前诊断中的应用亦有一定的局限性，表现在：缺乏特异性探针；信号的释译必须注意到由于杂交技术或生物问题可能造成的混淆；尚缺乏广泛、普遍地应用在不同个体的探针；有一定的漏检率；成本较高。故FISH目前仅作为补偿的手段而不能取代细胞遗传学方法。

## 第五节　妇科肿瘤的染色体畸变及其研究方法

### 一、肿瘤染色体畸变的研究方法

多种恶性肿瘤的发生与染色体畸变有关。确定染色体畸变与肿瘤的关系，必然离不开染色体畸变的检

测分析。以往很长一段时间里，由于对实体瘤染色体的制备存在技术上的困难，所以对于肿瘤染色体改变的认识进展缓慢。只是近几年来随方法学的发展，这方面的资料才有较多的积累。

1. 常规细胞遗传学　经典细胞遗传学技术需具备足够的细胞分裂数和良好的中期染色体形态，对血液肿瘤的诊断、判断预后和治疗效果起了重要的作用，但在实体瘤研究中的作用却相对有限，可能因为实体瘤组织培养，染色体制备方面存在一定困难以及核型复杂，继发性染色体变化多，分析有一定难度。但是这种技术对染色体核型的分析到目前为止仍然是其他方法不可替代的，并且该方法能够提供染色体改变的完整图像，因此，常规细胞遗传学方法至今仍然是染色核型分析的金标准。

2. 荧光原位杂交技术（FISH）　虽然常规细胞遗传学分析方法简单易行，但仍有部分来源不明的标志染色体和复杂的染色体易位不易被诊断。而FISH建立在荧光标记的DNA探针与肿瘤间期核或中期染色体杂交的基础上，具有探针稳定、操作安全、可以快速多色显示多个不同探针的杂交信号等优点。根据所使用的探针类型不同，可以将FISH技术分为着丝粒FISH（centromere-FISH）、端粒FISH、染色体涂染FISH（painting-FISH）、区带特异性FISH（locupecific-FISH）以及结合显微切割技术发展起来的反义涂染FISH（reverse painting-FISH）等。其中着丝粒FISH主要用探针分析标本中间期核染色体数目的变化，而端粒FISH则用于确定特定染色体数目和末端变化。涂染FISH中，探针可以识别整条染色体或部分染色体（染色体臂或条带），从而检测染色体数目改变或结构重排。区带特异性FISH则可检测复杂或隐匿的染色体变化。近十多年来，荧光原位杂交技术不断发展，在其基础上又发展了许多新技术，包括多色荧光原位杂交、光谱染色体核型分析、多元荧光原位杂交、组合比率荧光原位杂交、着丝粒多元荧光原位杂交、交叉物种彩色显带等。这些技术现在已成为了极其重要的研究染色体的方法。目前，FISH技术已广泛应用于肿瘤生物学、核组成、基因定位、基因扩增等领域。有报道，病理石蜡标本和组织微阵列（tissue microarray，TMA）中也可以应用FISH分析。

3. 比较基因组杂交（CGH）和微阵列比较基因组杂交（Array CGH）　其基本原理是用不同的荧光染料标记正常的基因组DNA和待测细胞的DNA，再与正常人的中期染色体杂交。通过检测染色体上两种荧

光信号的相对强度比率，了解待测组织 DNA 拷贝数的改变，同时在染色体上定位。CGH 是全基因组分析技术，能够很好地检测出超过 50% 的细胞同时表达的基因扩增或缺失，但是，CGH 对无拷贝数异常的染色体检测则无能为力，这包括平衡易位、倒位和染色体重排。染色体倍数异常也不表现出拷贝数变化，故也不能检测。

最近，传统的 CGH 得到了全新的发展——array CGH，在 array CGH 中，杂交靶点是 DNA 克隆，因此阵列杂交显著提高了 CGH 的分辨率。

## 二、妇科肿瘤的染色体畸变

1. 卵巢肿瘤的染色体畸变　恶性卵巢染色体的数目改变，可归为两类，即近二倍体和高异倍体，以近二倍体类型的肿瘤预后较好。恶性卵巢肿瘤染色体的结构改变比较复杂，虽然个别染色体发生重排的频度与染色体长度可能有关，但其中一些染色体似乎比另一些更常受累。例如 1、3、6 号染色体的重排颇常见，而 2、4 和 5 号染色体的异常却不多见。在 1、3 和 6 号染色体中，常见的异常为缺失和重排，断裂点位于 1p3～4、1p36、3p14～21、6q15～21。其他较常见的重排发生于 7p、10q、11p、14q 和 19q。也有报告有标记染色体出现，包括等臂染色体 i（4p）、i（5p）、i（6p）和 i（12p）。特别是 i（12p）尤值得注意，因也见于男性生殖细胞瘤中。另外还发现有双微体和均匀染色区的出现，提示有异常的基因扩增。从一些患者的随访观察中显示，在肿瘤的发展过程中，染色体的改变也在继续。细胞遗传学的研究结果显示某些染色体区带的丢失和另一些区带的扩增，提示这些部位应该作为分子学研究的目标。

从交界性囊腺癌经 7～12 天培养后制备的染色体分析中显示，10 号三体可能是染色体早期的特异性变化。良性卵巢肿瘤的染色体改变不显著，最常见的为 12- 三体。

2. 子宫颈癌的染色体变化　根据染色体众数和 DNA 含量，子宫颈癌的染色体改变可归为两类，一类为近二倍体，另一类为高异倍体（通常为 3～4 倍），如不考虑肿瘤的临床分期和病理分化程度，高异倍体的子宫颈癌的平均预后比近二倍体组要好。

虽然对子宫颈癌的染色体作分带研究的例数还不够多，不足以指示这类肿瘤的核型特征，但发现绝大多数子宫颈癌都有 1 号染色体的改变，包括数目增多或结构异常。后者常见的是 1 号染色体长臂的部分或整条复制，有的出现等臂染色体。其他较

常出现数目和结构异常的染色体为 3、5、7、9、17 和 20 号染色体。

子宫颈癌的癌前病变通常存在非整倍体克隆，染色体众数常见的为近 3～4 倍体，但详细的核型变化尚未清楚。从染色体的显带分析来看，其结构异常率低于浸润性子宫颈癌。标记染色体的出现在浸润癌中多于早期病变，个别也有见到 1 号染色体长臂缺失。

有报道子宫颈癌患者外周血姊妹染色体交换频率明显高于正常人，反映患者染色体的不稳定及 DNA 修复能力的下降。

3. 子宫体肿瘤的染色体变化　子宫体恶性肿瘤以子宫内膜腺癌为主，少数为肉瘤，鳞状上皮癌则很罕见。虽然子宫内膜癌相当常见，但对这类肿瘤的细胞遗传学研究并不多。大部分子宫内膜癌的染色体数目为近二倍体。通常高二倍体者的肿瘤分化和预后均较差。一部分近二倍体的肿瘤中，只涉及 1、2 个染色体的增加或丢失，有的以单个染色体的三体或 8 号四体为唯一的异常改变。1 号染色体长臂的三体或四体颇为常见。1 号染色体在子宫内膜癌中的改变，也包括数目异常和各种结构异常，包括等臂染色体形成、缺失、复制和染色体长短臂之间的易位。其他染色体数目异常有 10 号三体；结构异常常见于 2、3、4 和 11 号染色体。

1 号染色体三体或四体在 I 期子宫内膜腺癌中有报告发生率达 97%，提示了 1 号染色体和早期子宫内膜腺癌之间可能的关系。

长期以来，人们都以为良性肿瘤无细胞学异常，但近年来陆续有研究报道，良性肿瘤也存在染色体异常，包括子宫平滑肌瘤。其异常的主要核型为 t（12；14），q13～15；q23～24，del（7）（q21）（q31）和 12- 三体。这些染色体的重排或数目异常，可能在子宫平滑肌瘤的发生发展中起重要作用，但究竟通过何种机制发挥作用，与雌激素之间有内在联系，尚待进一步研究。

4. 滋养细胞肿瘤的染色体变化　大多数完全性葡萄胎为纯合子，核型为 46，XX；少数完全性葡萄胎为杂合子，核型为 46，XY 或 46，XX。不完全性葡萄胎大多数为三倍体，也有为四倍体者，大多数核型为 69，XXY 或 69，XXX。采用多态性分析的方法，研究完全性葡萄胎的起源，发现构成二倍体的两份单倍体均源自父亲，因此这些葡萄胎为雄性来源，来自单倍体精子与空卵受精后的复制。部分性葡萄胎的三倍体中，两份单倍体来自父亲，一份来自母亲，主要是双精受精所致。

绒癌细胞的染色体也多数有数目和结构异常，分析 4 个绒癌细胞株的染色体结构显示，染色体数目为 55~91，众数分别为 74，74/76，80 和 81。性染色体分别为 XY，XXY 或 i（Xq）Y，XY 和 X。1 和 9 号染色体有结构重排。在葡萄胎后的绒癌中，除了染色体数目异常外，也发现有 1 号染色体结构重排。

研究滋养细胞肿瘤的性染色质成分发现，绒癌和侵蚀性葡萄胎的 Y 染色质阳性发生率高，提示大部分绒癌和侵蚀性葡萄胎为杂合子。

（余美玉）

# 第十六章

# 胎 儿 监 护

## 第一节　胎儿监护仪

胎心率监护仪（fetal heart rate monitor）曾称为分娩监护仪，现简称为胎儿监护仪。用胎儿监护仪将胎儿心率曲线和宫缩压力波形描记在图纸上供临床分析，判断胎儿宫内情况的这种方法称为胎儿监护仪检查。其图形称为胎心宫缩图（cardiotocograph，CTG）。

自 20 世纪 60 年代初，由美国耶鲁（Yale）大学美籍华人爱德华·洪（Edward Hon）发明了第一台胎儿监护仪，几十年来随着电子技术的发展，许多国家已在产科领域里日益广泛地应用胎儿监护仪检查，目前成为孕妇产前和产时了解胎儿储备功能和胎盘功能的第一线筛选性试验方法之一。

仪器包括两个系统：一是接受胎心率变化信号和子宫收缩压力的接收系统，另一个是描绘记录系统，将接收到的信号经过选择、放大，换能后描绘成可供分析用的图形，CTG 的描记有外监护法和内监护法两种类型。

### 一、外监护法（间接法）

即在孕妇腹壁外进行的胎儿监护法。将测定胎心率的胎心探头放置于胎心听诊最清楚的部位；将测定宫缩压力的宫缩探头放置于宫底最突起的部位，并用松紧带固定后即可开机进行描绘记录。

优点：无创伤性，操作简便、快捷，可重复检查。

缺点：图形可因母体干扰而记录不稳定。

### 二、内监护法（直接法）

即在孕妇宫腔内进行的胎儿监护法。用于临产后胎膜已破，宫口开大 3cm 以上时，将测定胎心率的螺旋形电极固定于胎儿头皮，或臀部或肢体的皮肤上；将测定宫缩压力的塑料导管通过宫颈置入宫腔，即可开机进行记录。

优点：描记的图形清晰、精确、稳定不会受到母体干扰，能发现极细微的偏差，并能真实记录宫腔内压力，为科研提供可靠数据。

缺点：监护时间受限，临产后方可测试，且为有创伤性检查，并有引发母婴感染的危险。

目前国内较多地采用外监护法。

记录走纸速度可分为快速 30mm/min 供分析用；慢速 10mm/min 供记录用。

## 第二节　胎心监护（CTG）

分析 CTG 图形拟从以下几个方面来观察：胎心率基线、基线率的变异以及胎心率的短暂变化（指减慢或增速）与胎动或宫缩的关系。

### 一、胎心率曲线的基本类型及其临床意义

#### （一）胎心率基线（FHR-baseline）

指在无胎动无宫缩影响时，持续 10 分钟以上的胎心率平均值为基础胎心率，亦称胎心率基线。正常胎心率基线波动于 120～160bpm，妊娠早期胎心率受交感神经优势影响，心率偏快，随胎儿发育成熟及副交感神经调节，胎心率逐渐减慢。异常胎心率基线有两种：

1. 心动过速（tachycardia）　指胎心率 >160bpm，可因副交感神经兴奋性下降而增速，或由于儿茶酚胺分泌增加，是胎儿宫内窘迫早期代偿的一种表现。也可能由其他因素引起，如孕妇发热，孕妇患有甲状腺功能亢进，或使用过阿托品等。当胎心率 >180bpm

110

时称为重度心动过速。

2. 心动过缓（bradycardia） 指胎心率 <120bpm，常见于胎儿缺氧后期，为失代偿期表现。其产生的生理机制为缺氧刺激化学感受器反射，或副交感神经兴奋性增加，或为心肌直接受抑制。当胎心率 <100bpm 时称为重度心动过缓。

**（二）胎心率基线变异**（FHR baseline variability）

指在胎心率基线上不断快速变化的小波，包括基线率自身的微小波动，它分为长变异（LTV）及短变异（STV）。短变异是显示瞬息胎心率的振幅差异，一般不易观察。临床观察以长变异为主，LTV 包括振幅（指 1 分钟内基线变异的高度）和频率（指 1 分钟内基线与虚设线交叉点的数目，正常 >6 次/分）按 Hammacher 分类标准将基线变异分成 4 个型：

0 型（静止型）：基线变异 <5bpm，常见于胎儿宫内缺氧，代谢性酸中毒，畸形儿或未成熟儿。

Ⅰ 型（狭窄型）：基线变异 6~10bpm，多见于胎儿睡眠状态，或孕妇使用过镇静剂。

Ⅱ 型（波浪型）：基线变异 11~25bmp，为正常胎儿储备功能良好的表现。

Ⅲ 型（突变型）：基线变异 >26bpm，提示胎儿有宫内缺氧，多见于脐带因素造成。

**（三）胎心率的短暂变化**

受胎动、宫缩、腹部触诊及声响等刺激，胎心率发生暂时性加快或减慢，持续十余秒钟或数十秒后又恢复到基线水平，称为胎心率的短暂变化，包括以下几种类型：

1. 加速（Acceleration） 胎心率基线短暂性增加 15bpm 以上，持续时间 15 秒，称为加速，是妊娠晚期所特有的生理现象，是胎儿良好的表现。加速又可分为两种：

周期性加速（periodic acceleration）：伴随宫缩而发生者。

非周期性加速（non-periodic acceleration）：伴随胎动，内诊或腹部触诊而发生者。

2. 减速（deceleration） 指胎心率由于宫缩而出现的一过性减慢，根据其出现的时间、形态及持续时间的长短及与宫缩的关系又分为早期减速、晚期减速和变异减速。前两者减速伴随宫缩反复出现，波形大致类同，下降与恢复均较缓慢。后者减速与宫缩无恒定关系，波形各异，变化较大，下降与恢复均较迅速。下面分别加以叙述：

（1）早期减速（early deceleration，ED）：其特点为胎心率与宫缩同步发生，胎心率曲线的最低点与宫缩高峰可谓"针锋相对"，当宫缩曲线降至原水平点，胎心率基线也随即恢复至原基线水平线。出现 ED，一般认为是生理性的，提示胎头受压引起迷走神经兴奋所致，但也有脐带受压造成血流短暂性中断可能，因而要重视过早出现的 ED。

（2）晚期减速（late deceleration，LD）：其特点是宫缩高峰时胎心率尚在正常范围，随着宫缩逐渐恢复，胎心率伴随着下降，因此胎心率下降的波谷与宫缩的高峰呈"相嵌"状。发生 LD 提示胎盘功能不良，是典型的胎儿宫内缺氧的表现之一。有时与孕妇持续仰卧引起的"仰卧综合征"或催产素使用不当有关。胎儿缺氧的程度与 LD 胎心下降的幅度大小、持续时间长短成正比，如胎心率"V"字形下降示胎儿缺氧早期，而胎心率下降呈"U"字形示缺氧严重属失代偿期。

（3）变异性减速（variable deceleration，VD）：VD 具有胎心率变化与宫缩无恒定关系的特点，胎心率曲线下降幅度较大，但恢复较迅速，图形变化无常、无规则可循。受交感神经影响，变异性减速前后可出现一过性的胎心加速为一种代偿表现。VD 多见于脐带受压引起的缺氧，而胎盘功能尚好。根据胎心下降幅度和持续时间又可分为两种类型：即轻、中型 VD：振幅下降的最低点 >70bpm，持续时间 <60 秒；重型 VD：振幅下降的最低点 <70bpm，持续时间 >60 秒。

## 二、宫缩曲线及其测定

测定宫缩曲线为胎儿监护的重要组成部分，其持续时间长短、压力强弱与胎儿安危密切相关。用胎儿监护仪能确切测定其强度、周期、持续时间，通过宫缩与胎心率的变化规律判断胎儿状况。

**（一）妊娠期宫缩的变化**

妊娠期无宫缩时宫腔也保持一定压力，孕晚期时为 6~12mmHg，临产后增至 20~30mmHg，第二产程时可达 100~150mmHg，宫缩对胎儿是一种负荷，长时间宫腔压力 >80mmHg 胎儿可造成窘迫。

**（二）宫缩曲线特点**

宫缩具有对称性、极性和节律性来保持协调。一般宫缩曲线由弱到强，达顶峰后下降，抵达基线后经过有规律的间歇后再开始下次宫缩，周而复始，直到胎儿娩出。

**（三）宫缩强度**

一般观察宫缩曲线到达的峰值便可一目了然，

内监护时代表真正的宫腔内压力，而外监护时同时包括腹肌收缩压力，当宫缩压力 >100mmHg 时称宫缩过强。

**（四）宫缩持续时间**

指宫缩开始到结束的时间。

**（五）宫缩周期**

指二次宫缩之间的距离，一般以二次宫缩的峰值间隔时间计算。

**（六）影响宫缩的因素**

孕妇的体位、胎方位、催产素、胎动及孕妇身体状态及情绪。

# 第三节 胎儿监护的几种临床试验方法

应用胎儿监护仪来了解胎儿胎盘功能情况可选择进行无负荷试验、自然宫缩负荷试验、催产素激惹试验、乳头刺激试验、声刺激及阿托品试验等，现主要介绍前 4 种方法。

## 一、无负荷试验

无负荷试验（non-stress test，NST）是一种在无宫缩无外界负荷刺激的情况下，对胎儿储备功能进行测定的一种方法。简便、快速、无禁忌证，无不良反应，为临床第一线的筛选性试验方法之一，应用最为广泛。

**（一）适应证**

1. 正常孕妇孕 34 周后的常规监护。

2. 各种高危妊娠及妊娠合并各种内外科疾病。

3. 胎动减少，胎心率异常或可疑胎盘功能不良者的筛选。

**（二）方法**

1. 保持环境安静，孕妇排空膀胱，禁喝咖啡、浓茶等并禁用镇静剂，取半卧位，左侧倾斜 15°。

2. 常规监护每周一次。高危妊娠监护时间适当提前，可自 32 ~ 34 周开始，复查间隔可适当缩短为每周 2 ~ 3 次。

3. 每次监护时间一般为 20 分钟，根据胎动情况可缩短或延长时间直至有满意结果。如 20 分钟内无胎动可经腹壁推动胎儿以唤醒胎儿，连续摇动 5 秒钟，反复 3 次。

4. 将胎心探头涂抹耦合剂后放在孕妇腹壁胎心听诊最清楚的部位，将宫缩探头放在宫底下三横指或胎儿肢体处。

**（三）结果评定**

1. 有反应型 当胎心率波动于 120 ~ 160bpm，20 分钟内胎动次数≥3 次，每次胎动时胎心率增速≥15bpm，持续时间≥15 秒钟，基线率变异为Ⅰ ~ Ⅱ型时判定为 NST 有反应型。

临床意义：提示胎儿储备功能良好，中枢神经系统对胎心率的调节功能正常。若无发生意外情况，1 周内是安全的，1 周后需重复检查。但对 NST 有反应型的过期妊娠或胎盘功能减退孕妇应提高警惕，增加监护次数，以防假 NST 反应型发生。

2. 无反应型 指胎心率波动尚在正常范围，在监护的 20 ~ 40 分钟内没有出现胎动，或有胎动但无加速；或有加速但次数不够标准，持续时间短于标准要求。若在开始 20 分钟内无胎动，必须用触诊法或摇动胎头，持续 5 秒钟，反复 3 次，以排除因胎儿睡眠引起的假 NST 无反应型，再监护 20 ~ 40 分钟仍无胎动才判定为无反应型。

临床意义：无反应型常见于胎盘功能低下，胎儿慢性缺氧可能，或孕妇接受大量镇静剂、硫酸镁等治疗者。也不排除胎儿深睡眠时出现的假无反应型。可结合使用声刺激试验，或结合胎心率监护综合评分法，提高结果评定准确性。对于无反应型 NST 宜进一步用 OCT 试验了解胎盘功能情况。

3. 正弦型波（sinusoidal wave） 指胎心率基线表现为一种特殊规则的波状曲线，形态一致，缺乏短变异呈正弦状摆动，在临床上较少见。

波形特点：①胎心率基线稳定在 120 ~ 160bpm，且伴有规律的波状摆动；②振幅很少 >5 ~ 15bpm；③波动频率每分钟为 2 ~ 5 个周期；④短变异平坦甚至消失；⑤无胎动和胎动增速反应。

临床意义：常见于胎儿重度贫血，Rh 同种免疫作用和儿 - 母大量血液转输者。也常见于产时或胎儿死亡前的重度低氧血症和酸中毒，或产时孕妇接受过麻醉镇痛剂。另外与孕妇发热、羊膜炎等有关。正弦型波出现的时间与振幅大小多变，振幅大并持续存在者为危险信号，多为胎儿濒死前的征兆，围产儿死亡率极高，可达 50% ~ 75%。本院曾发生一例因胎心不规则入院的正弦型波形的病例，胎心波动范围为 107 ~ 170 次 / 分，呈持续性正弦摆动，无胎动，振幅高达 50 ~ 60bpm 以上，入院 15 小时后胎心消失，说明持续性长时间大振幅的正弦型波为胎儿濒死信号，一般来说正弦波形振幅小，且间歇性出现无特异性临床意义，特别是明确为羊膜炎引起，因不影响母婴预后故不必急于干涉。

## 二、宫缩负荷试验

宫缩负荷试验主要是通过观察宫缩前后的胎心率变化来了解胎盘功能状况的试验方法，包括自然宫缩负荷试验（contraction stress test，CST），催产素激惹试验（oxytocin challenge text，OCT）和乳头刺激试验（nipple stimulation，NS）。均需住院进行，并需备有氧气和宫缩抑制剂，一旦发生过强宫缩应立即停药，连续晚期减速时停止试验。

### （一）适应证
1. 正常孕妇临产后的常规监护（CST）。
2. NST 无反应型者。
3. 拟了解胎盘功能者。

### （二）禁忌证
1. 产前阴道出血。
2. 有早产史，宫颈功能不全或有剖宫产史。
3. 胎盘功能严重减退或明确胎盘功能不良者。
4. 胎儿严重宫内窘迫。
5. 多胎妊娠。

### （三）方法
1. 孕妇体位及探头放置与 NST 相同。
2. CST　适用于临产后有自发性宫缩者。
3. OCT　静脉滴注催产素直至 10 分钟内出现 3 次中等强度的宫缩为试验标准。应用催产素需掌握用药注意事项，先小剂量，低浓度，慢滴速开始，专人观察宫缩情况，防止出现过强过频宫缩。
4. NS　用手指捻转乳头，从单侧，从轻开始，慢慢加强，如无宫缩再刺激双侧，要求 10 分钟内出现 3 次中等强度的宫缩为标准。此法较 OCT 简便、安全、省时、危险性小。但本院运用 NS 过程中发现，刺激乳头的强弱度，持续时间的长短和刺激乳头间隔的频率均应在医务人员的现场指导下进行，否则易引起强直性宫缩。

### （四）结果评定标准
1. CST/OCT/NS 阳性
（1）指出现连续 3 次以上晚期减速（LD）图形。
（2）虽然并非连续性 LD，但 LD 发生率在 30% 以上。
（3）连续发生重度 VD 或同时伴有基线变异减少或胎心率异常者。

临床意义：阳性者提示胎盘功能不良，胎儿宫内窘迫，胎儿处于危急状态，已经不起阴道分娩的负荷，宜及时终止妊娠。由于有假阳性的发生率，故阳性者并非剖宫产的唯一指征，宜结合临床其他指标综合分析，以减少不必要的剖宫产。

2. CST/OCT/NS 阴性　指宫缩后不发生晚期减速，不发生重度 VD，无明显胎心率改变者。

临床意义：阴性者预示胎盘功能良好，胎儿无宫内缺氧情况。OCT/NS 后未分娩者宜 1 周后复查。

3. CST/OCT/NS 可疑　偶发 LD、VD 发生率 <30%，或伴有重度 ED。

临床意义：提示胎儿可能有宫内缺氧，需进一步检查确诊。

# 第四节　胎儿心电图检查

胎儿心电图（FECG）是围生期胎儿监测的方法之一。其通过放置在孕妇腹壁或胎儿体表的电极获取胎儿心电传导引起的电位差并描绘记录下来的图形，能观察到胎儿每一心跳发生的微细变化，从中了解胎儿的安危与否，因此是一种反映胎儿在子宫内活动的客观指标，它为早期诊断胎儿宫内窘迫及先天性心脏病，提供了一项快速有效的检测方法。

## 一、胎儿心电图测试原理

据研究报道，胎儿心电传播至母腹壁途径在妊娠中期和妊娠晚期是不相同的。孕 20~28 周时是心电向量式传播，FECG 传导均匀，易获取图形，而在孕 28~34 周时由于胎心电流传导呈不均匀状，电压较低，测 FECG 成功率下降。孕 34 周后随胎儿生产发育，此时胎儿心电图的最佳信号据 Roche 和 Hon 认为是从胎盘附着区和靠近胎儿口鼻处获得。

## 二、FECG 测试方法

1. 直接法　将电极置于胎儿体表（头部或臀部），获得的 FECG 图形清晰、稳定、干扰小，可为研究 FECG 提供可靠数据，不足之处是需临产破膜后可作，并有引起感染之虞。
2. 间接法　将电极置放于母体表面，无创伤性，操作简单，结果迅速，可反复监测。获取的图形主要显示 3 种波形：即孕妇心电波、胎儿心电波及二者重叠的融合波。区别在于孕妇波幅度大，频率慢与孕妇脉搏一致；胎儿波幅度小，频率快；与前二者波形各异的为融合波，下面讨论的为间接法即经腹壁胎儿心电图检查。

### （一）适应证
1. 确定胎儿存活与否　孕 12 周时可以测到 FECG，

随孕周增加，检出成功率增高。孕 28～34 周时则降低，孕 34 周后又增高，羊水过多，腹壁肥厚则可影响检出率。

2. 临床听诊胎心异常或疑有心脏畸形和先天性心脏病者　行 FECG 测定可了解胎心率波动范围、心律异常的种类及异常波形的类型。

3. 高危妊娠疑有胎儿储备功能和胎盘功能不良　因胎盘功能不良造成胎儿宫内缺氧者，FECG 可提示缺氧可能造成的原因，诸如 IUGR、脐带绕颈、羊水过少等。

4. 诊断臀位或双胎　通过 FECG 表现，当其主波倒置时可确定为臀位，当出现两组不同的胎儿心电图时提示双胎。

因无创性故无禁忌证。

**（二）胎儿心电图的使用**

1. 安放环境　保持安静、空气流通、清洁干燥。

2. 室内温度　保持恒温，避免流汗或肌肉收缩。

3. 电源安装　必须安有接地装置，保证安全，降低干扰，防止其他电磁波干扰。

4. 孕妇体位　被试者排空膀胱，肌肉放松，取半卧位。

5. 电极安放　腹壁及肢体安放电极的部位用 75％酒精棉球擦洗去脂，直至皮肤微红、干燥后电极上安放充满生理盐水导电液的小棉球，将正电极放在宫底部，负电极放在耻骨联合上，地线电极放在腹部侧壁或手腕内侧或大腿内侧均可并固定之。

6. 开机　完成以上过程即可开通 FECG 机，走纸即出现心电波形，若图形不满意则需调整位置，重新皮肤脱脂，重新安放电极。

## 三、FECG 的分析测量及正常值

按照第二届全国胎儿心电图学术会提出经第三届全国胎儿心电图研讨会修改并制定的标准规定正常胎儿心电图表现如下：

1. 胎心率　凡是在任何导联持续出现有规律的，时限为 0.02～0.05 秒，振幅≥5μV，且与孕妇心电图波无关的即为胎儿心电图波形，一般用二脚圆规测得 R-R 间隔 5 个以上，求其平均值，即为每一心动周期时间，对照 R-R 间期推算胎心率（表 16-1）即得出每分钟胎心率，也可按公式计算：

$$胎心率 = \frac{60}{平均 R\text{-}R 间隔（秒）}$$ 正常胎心率为 120～160bpm

表 16-1　R-R 间隔与胎心率对照表

| R-R | 胎心率 | R-R | 胎心率 | R-R | 胎心率 | R-R | 胎心率 |
|---|---|---|---|---|---|---|---|
| 17 | 88 | 17.25 | 86.95 | 17.5 | 85.71 | 17.75 | 84.5 |
| 16 | 94 | 16.25 | 92.5 | 16.5 | 91 | 16.75 | 89.5 |
| 15 | 100 | 15.25 | 98.5 | 15.5 | 97 | 15.75 | 95 |
| 14 | 107 | 14.25 | 105 | 14.5 | 103 | 14.75 | 101.5 |
| 13 | 115 | 13.25 | 113 | 13.5 | | 13.75 | 109 |
| 12 | 125 | 12.25 | 122.5 | 12.5 | 120 | 12.75 | 117.5 |
| 11 | 136 | 11.25 | 133 | 11.5 | 130 | 11.75 | 127.5 |
| 10 | 150 | 10.25 | 146 | 10.5 | 143 | 10.75 | 139 |
| 9 | 166.5 | 9.25 | 162 | 9.5 | 158 | 9.75 | 154 |
| 8 | 187 | 8.25 | 182 | 8.5 | 176 | 8.75 | 171.5 |
| 7 | 214 | 7.25 | 207 | 7.5 | 200 | 7.75 | 193 |
| 6 | 250 | 6.25 | 240 | 6.5 | 230 | 6.75 | 222 |
| 5 | 300 | 5.25 | 285 | 5.5 | 272 | 5.75 | 260 |

注：R-R 间隔单位 mm，走低速度为 25mm/s；胎心率单位：次／分

2. FQRS 波群　由于胎儿心电较微弱，表现出 FECG 电压较低，P 波及 T 波经孕妇腹壁已经不能测到，仅见胎儿 QRS 波群。FQRS 时限为胎儿心室的除极波，表示全部心肌纤维的兴奋，正常 FQRS 振幅平均为 10～30μV，正常 FQRS 时限为 0.02～0.05 秒，FQRS 时限随胎龄增长逐渐增宽，与胎儿心脏大小及

体重呈正相关。

3. FST 段　是指 QRS 波群终点至 T 波的一段等电线，代表心室除极完毕到复极开始的一段时间。FECG 不能测到 T 波，但是可以见到 ST 段。正常 ST 段不偏离等电线，压低或抬高不超过 5μV，当 FQRS 波群结束后 ST 段应该回到等电线。

## 四、异常胎儿心电图及临床意义

1. 胎儿心动过速　当胎心率 >160bpm，持续 10 分钟以上或经休息后仍 >160bpm，称为胎儿心动过速，当 >180bpm 为重度心动过速。

临床意义：

（1）为早期胎儿窘迫的表现。

（2）也见于未成熟儿，孕妇发热，药物阿托品、莨菪碱等引起。

（3）长时间持续过速时要注意心力衰竭，心脏畸形及心脏肿瘤等。

注意事项：胎动和宫缩对胎心率有影响，作 FECG 时最好避开胎动及宫缩。

2. 胎儿心动过缓　当胎心率 <120bpm，持续 10 分钟以上或经休息后仍 <120bpm 称为胎儿心动过缓，当 <100bpm 为重度心动过缓。

临床意义：

（1）为胎儿进行性缺氧加重的表现。

（2）持续缺氧造成代谢紊乱、酸中毒、心肌损害不可逆转。

（3）胎儿心脏传导阻滞。

注意事项：需注意胎心率减慢与宫缩的关系，若心动过缓发生于宫缩之后，往往提示胎儿胎盘功能不良造成的缺氧，可结合自然宫缩负荷试验 CST 明确诊断。

3. 胎儿心律不齐　由于在无宫缩、无胎动的情况下正常胎心率具有生理性的变异，正如前一章节所述胎心率基线变异的概念一样，因此正常的胎儿心电图 R-R 间隔可以不完全相等，允许每分钟有 25bpm 的差异，但当差异 >30bpm 时则诊断为胎儿心律不齐。

临床意义：

（1）是胎儿窘迫的表现之一，如同时伴有期前收缩、心动过速等胎儿窘迫可能性较大。

（2）需排除胎儿心脏疾病可能，宜结合胎儿监护仪、B 超等检查。

4. 胎心期前收缩　指 FQRS 波群提前出现，期前收缩与后一 QRS 波的距离为代偿间歇。若代偿间歇与期前收缩前的一个 FQRS 波距离（联律间距）之和等于两个正常 R-R 间距为代偿间歇完全，若小于两个正常 R-R 间距则为代偿间歇不完全。国内标准定为 1 分钟内出现 6 次以上（含 6 次）期前收缩为频发性期前收缩；仅出现 5 次（含 5 次）期前收缩为偶发性期前收缩。期前收缩频繁时可呈二联律或三联律。

临床意义：

（1）有时因胎儿缺氧造成。

（2）受病毒感染，心肌炎影响。

（3）多数一过性的功能紊乱、交感、副交感神经平衡失调所致期前收缩可在孕期或分娩后消失。

5. FST 段改变　当 FST 段压低或上抬 >5μV 时为 ST 段改变。在慢性缺氧时，FST 段改变较 pH 降低要提早 10 小时，缺氧时肾上腺素的高峰也是引起 FST 变化的因素之一，当 FST 段明显改变时出现于胎儿死亡前 12 小时。

临床意义：

（1）目前认为 FST 段改变是反映胎儿缺氧的主要 FECG 指标，最为敏感。

（2）本院资料提示 FST 段改变对预测因脐带因素和羊水过少引起的胎儿宫内缺氧具有重要价值。

6. FQRS 时限增宽　当 FQRS 时限 >0.05 秒为异常 FECG 指标。提示心肌因缺血缺氧造成心肌劳损，导致心室除极过程延长。

临床意义：

（1）常见于心肌肥厚，胎儿充血性心脏扩大，心肌缺血缺氧，心肌炎症及心室内传导阻滞等。

（2）有时巨大儿因心脏发育相对较大，时限也随之增宽。反之发生 IUGR 时 FQRS 时限可小于同胎龄的值达 2 个标准差。

7. FQRS 振幅增高　当 FQRS 振幅 >30μV 时称为振幅增高。由于胎儿心电波传导是通过孕妇腹壁、子宫肌层及羊水而获取，因此 FECG 会受到上述因素的影响。国外学者认为测量 FQRS 振幅及形态意义不大，但本院资料提示还是有一定临床意义的。

临床意义：

（1）与羊水过少有关。

（2）胎儿体重 ≥3500g 时振幅明显增高。

（3）与电极的安放位置有一定关系。

# 第五节　超声多普勒脐动脉血流图检查

近十几年来已经将非侵入性超声多普勒血流测量

和频谱技术应用于产前胎儿诊断领域。超声多普勒可对各种血流进行测定，如胎儿脐动脉、肾动脉、孕妇子宫动脉、新生儿脑动脉等。本文重点介绍胎儿脐动脉血流图检查。应用超声血流分析仪对胎儿脐动脉进行监测，从中了解血流动力学的变化，通过测定血流速率波收缩期/舒张期比值（简称 S/D 值或称 A/B 值），能反映胎盘功能状况及胎儿宫内状况。

## 一、超声多普勒用于脐血流监测的原理

将超声探头（5MHz）置于孕妇腹壁表面，对准需检测的脐动脉血管时，脐动脉血流与探头之间有相对运动，使超声发射波经血流反射后产生频率偏移（频移），频移的符号大小与相对运动的方向和大小有关，由此推算脐动脉内血流速率、方向及分布情况，利用现代数字信号处理和计算机成像技术，即显示出脐动脉血流的彩色频谱图。根据血流动力学理论计算出 S/D 比值及阻力指数 RI、搏动指数 PI 等项指标。

## 二、超声多普勒脐动脉血流测定

### （一）指征

1. 高危妊娠包括妊娠期高血压疾病、IUGR 以及各种内外科疾病合并妊娠者。

2. 疑有胎盘功能不良者。

3. 正常孕妇作为孕期了解脐动脉血流速率指数的常规监测。

### （二）检查方法

1. 孕妇取半卧位，并向左侧倾斜以避免发生仰卧综合征。

2. 为寻找脐带，先运用产科四步触诊法确定胎儿腹部所在位置，如有 B 超指引，则寻找脐带更方便。

3. 在脐带所在区域内腹壁上涂抹耦合剂，然后用超声多普勒探头进行多点探测。

4. 由于探头面小，移动位置及改变探头与脐带间的角度幅度宜小，同时需仔细分辨脐动脉血流声音，直到取得探头与血流方向的最佳夹角，出现满意的脐动脉血流速率频谱图。

5. 探测时必须避开胎动及胎儿呼吸，以免波形受到影响，若波形不理想，则需重测。

6. 标准的脐动脉血流图具有的特点为：同一画面出现连续 8～12 个频率相似、峰值高度基本一致的波形，并伴有频率一致的脐动脉血流声时可按键冻结画面，选择 5 个以上的波形测定平均的 S/D，RI 及 PI

等各值。

7. 脐动脉血流图的常用数值。

S/D：血流收缩末期峰值（S）与舒张末期峰值（D）的比值，该值又称血流速率指数。代表了胎儿胎盘循环中胎盘末梢的阻抗，能间接反映胎盘血流灌注量。

RI：阻力指数，为心动周期中血流速度变化幅度与收缩末期最大血流速度的比例关系。计算方法：$RI = \dfrac{S-D}{S}$ 是末梢循环阻抗监护指标。

PI：搏动指数，为心脏舒张期血流速度下降幅度与平均速度的比例关系，也是末梢循环阻抗的指标，计算方法：$PI = \dfrac{S-D}{Mean（平均血流速度）}$

### （三）结果评定

1. S/D 值与 PI、RI 在脐动脉血流测定中均代表了末梢循环阻抗，其意义基本相似，相互间关系密切，均随妊娠进展呈下降趋势。

2. 正常妊娠时随孕周增加，S/D 值逐渐下降，表示血管阻力下降，血流灌注良好，有利于胎儿生长发育。一般孕 30 周后正常 S/D<3，孕 38 周时为 2.2 左右。

不同孕周脐动脉血流 S/D 比值见表 16-2。

表 16-2　各孕周脐动脉血流 S/D 参考值

| 孕周 | S/D | 孕周 | S/D | 孕周 | S/D |
|---|---|---|---|---|---|
| 26 | 3.4±0.5 | 32 | 2.8±0.4 | 39 | 2.2±0.2 |
| 27 | 3.1±0.3 | 33 | 2.4±0.3 | 40 | 2.1±0.2 |
| 28 | 3.3±0.5 | 35 | 2.5±0.3 | 41 | 2.2±0.3 |
| 29 | 3.2±0.5 | 36 | 2.4±0.3 | 42 | 2.2±0.4 |
| 30 | 2.7±0.4 | 37 | 2.2±0.3 | | |
| 31 | 2.7±0.4 | 38 | 2.2±0.3 | | |

3. 正常妊娠孕 28 周后 PI<1.5 至足月时为 0.8；RI≤0.60，妊娠后期较中期进一步下降。

## 三、脐动脉血流图在高危妊娠中的应用

1. 妊娠期高血压疾病　因妊娠期高血压疾病特有的病理变化，造成子宫胎盘的血管痉挛使子宫胎盘血流阻抗增高，血流灌注量下降，致使胎儿发育不良、缺氧等一系列后果。据报道轻、中度妊娠期高血压疾病胎儿脐血流波形可以无显著改变，其新生儿预

后正常，而患重度妊娠期高血压疾病者胎儿脐血流则有显著改变预示围产儿预后不良。本院临床资料也提示当妊娠期高血压疾病已造成明显的胎盘功能损害时，S/D 值增高往往预示同时伴有胎儿宫内生长迟缓的发生。

2. 胎儿宫内发育迟缓 据国外学者 Turdinger 报道脐动脉 S/D 值升高者，IUGR 发生率达 72%，Rochelson 提出有脐动脉舒张末期血流缺失图形（AEDV）出现时，IUGR 占 60%，国内王宏报道脐动脉 S/D 值异常增高时 IUGR 预测敏感性达 82%，并认为当 B 超与 S/D 值协同诊断 IUGR 时，不仅可大大提高对 IUGR 的诊断率还可进一步了解其预后。还有学者认为外因性不均称型 IUGR 的发生与胎盘血流阻抗是相关的，其 S/D 均异常增高，而 S/D 正常的 IUGR，多为内因性均称型的 IUGR。Giles 等使用超声多普勒技术结合胎盘病理，发现镜下正常胎盘组织可见到小动脉数目增加，新增加的小动脉和绒毛血管减少了血流阻力，与高危组胎盘小动脉计数有显著差异。以此可解释因胎盘病理性改变导致血流阻力增高引发 IUGR，S/D 预测 IUGR 优于 B 超及 NST。

3. 胎儿宫内窘迫与 AEDV 脐动脉血流波形如出现舒张末期血流缺失波形（absent diastolic velocity，简称 AEDV）时，妊娠期高血压疾病发生率为 73%，IUGR 发生率为 60%，胎心率异常占 73%，均示胎儿宫内窘迫而剖宫产，有报道当 AEDV 发生时，围产儿死亡率可高达 100%，S/D 值 >4 时，预示围产儿预后差，胎儿窘迫发生率高、死亡率高。本院临床观察，当脐动脉 S/D 值异常时，新生儿并发症明显升高。主要以低体重儿、早产儿、新生儿窒息及新生儿死亡为主。AEDV 出现比胎心率异常出现早，是胎儿宫内窘迫的敏感指标之一。

4. 双胎妊娠脐动脉 S/D 值的临床意义 在双胎妊娠时，凡是胎儿体重与妊娠相适应，其脐动脉血流图一般均在正常范围，当双胎中两个 S/D 值差异 >0.4 时，提示两个胎儿体重之差 >350g 左右，差异越大，则体重差异越大。提示很可能其中 1 个胎儿发育正常，而另一个胎儿发生了 IUGR。在双胎的测定中要仔细区分来自不同胎儿的脐带，最好能在 B 超指引下取得准确的 S/D 数值。

5. 脐动脉 S/D 值与脐带缠绕的关系 有学者报道当无其他胎儿窘迫表现、S/D 值 >4.0 时进行剖宫产，术中发现脐带紧密缠绕。本院资料示当 S/D≥3 时脐带缠绕的发生率为 30.7%，并发现 S/D 增高与脐带过短有关。S/D 值能预示脐带缠绕时是否影响到胎儿胎盘循环，导致脐动脉血流阻抗指数增高及对了解围产儿预后造成危害的程度具有积极意义。

6. 脐动脉 S/D 值与新生儿体重的关系 S/D 值与新生儿体重成反比，即 S/D 值越高，新生儿体重越低。本院观察到当 S/D≥3.0 时平均体重（2617±651）克，而 S/D<2.0 时平均体重（3503±445）克，$P<0.001$，观察到的所有巨大儿 S/D 值大多波动于 1.6~1.9，发生率为 85.7%，经比较 S/D 对巨大儿的阴性预测率为 100%，优于 NST 和 B 超。

胎儿监护分仪器监护和非仪器监护，后者因无需使用仪器，方法简便故可用于居家胎儿的自我监护。

# 附：胎儿自我监护

胎儿自我监护包括胎心听诊和胎动计数两种方法。

## 一、胎心听诊

胎心听诊被认为是一种最原始、最传统且最为常用的一种了解胎儿宫内安危的方法。

优点：简单、方便、快捷、不受限制、经济实用，应用最为广泛。

缺点：需掌握听诊要点，如听诊区域的选择，需鉴别胎心与母体心率等。而且单纯靠间歇性听诊无法获取全面的胎心率变化规律，难以正确判断胎儿宫内情况。

### （一）胎心听诊方法

从妊娠第 18~20 周时用听诊器可经腹壁听到胎心。可由医务人员用木制听诊器听取，亦可由孕妇丈夫用耳朵直接贴附在胎背所在区域或孕妇脐下两侧的位置听取。自我监护时可以每天听诊 1~2 次，每次持续 1~2 分钟，听到的心音如钟表的"滴答"声，快速而规则。

### （二）正常胎心

正常胎心率为 120~160bpm，受交感和副交感神经的调节处于平衡状态。妊娠中晚期心率有一定差异，中期心率可以偏快，随胎儿发育成熟，在中枢神经系统调节下，妊娠晚期胎心率呈渐渐减缓趋势。

### （三）异常胎心

当胎心率 <120bpm 称为胎儿心动过缓；当胎心率 >160bpm 称为胎儿心动过速；或当胎儿心率不规则时均为异常胎心。听诊时需排除孕妇发热、贫血、羊膜炎及药物影响。改变体位后听诊，仍不能恢复正常胎心者提示胎儿宫内缺氧。

## 二、胎动计数

胎儿在子宫内的活动称作胎动。胎动可以由孕妇感觉到，也可通过其他方式观察到。由于有胎动是胎儿宫内良好的表现，因此胎动的自我监测成为了解胎儿宫内安危的一项重要手段。

优点：简单易行，是每个孕妇均可掌握的自我监护方法。

缺点：受药物影响，胎儿睡眠周期影响，孕妇的胎动个体差异及计数差异较大。

### （一）胎动计数方法

孕 18～20 周时开始感到胎动。胎动计数从孕 28 周开始，每周记录一次，孕 32～36 周时每周 2 次，孕 36 周后每天早、中、晚各计数 1 次，最好每天同一时段，卧床作记录 1 小时。3 次相加乘 4 为 12 小时胎动数。如发现 1 小时胎动 <3 次，则应连续记录 6 或 12 小时的胎动数。

### （二）正常胎动

正常情况下若胎动计数 ≥30 次 /12 小时为正常。也有学者认为如每日计数 3 次有困难者也可以计数 1 小时，若 >3 次 / 小时也属正常。

### （三）异常胎动

1. 胎动减少　当胎动 <10 次 /12 小时或胎动 ≤3 次 / 小时；或胎动数逐日下降 >50%，要考虑胎儿宫内缺氧。需要排除应用镇静剂对胎动的抑制或 IUGR、羊水过多、腹壁肥厚等影响对胎动感受异常导致对胎动减少的误判。

2. 胎动急剧　若发现胎动突然明显增多称为胎动急剧。胎儿在急剧活动后停止，提示急性宫内缺氧而死亡，多半由于脐带受压，或胎盘早剥等引起。

（邹　平）

# 第六节　振动声刺激试验

振动声刺激试验（vibratory acoustic stimulation test，VAST）又称声刺激试验（sound stimulation test，SST 或 acoustic stimulation test，AST），是客观监测胎儿活动的方法之一，可单独或与胎儿监护仪联合应用，对监测胎儿在子宫内的安危，起到良好的作用。

胎儿活动包括呼吸、心跳及四肢、躯干肌肉活动，胎儿活动监测包括自测法和客观检查两大类，前者有孕妇自数胎动，简便可靠，方法也多。后者也有数种，振动声刺激试验即是其中之一。

## 一、振动声刺激的过程

包括声源的发生、信息传导、胎儿感受器的接收、胎儿对声刺激作出反应、母体对胎儿反应的感受和客观记录五个过程。

1. 声源　现常用人工电子喉，为一种电动脉冲发生器，产生声音可为 110dB 左右。

2. 传导　声刺激传导的特点是声波从空气传递到固态物质，其声强逐渐衰减，声音从体外传到宫内有一定衰减，频率越高衰减越大。

3. 胎儿感受器接收　胎儿达 24 孕周时，耳蜗和感觉末梢已发育正常，耳部皮肤、前庭器官都参与了对声刺激的反应，孕 24～28 周，胎儿体内即可从解剖上认出传导皮肤振动的触觉小体，因而可接收振动刺激。

4. 胎儿对刺激作出反应　可产生胎心率增加、胎动增多、呼吸活动减慢，同时可有眨眼、惊跳反射及催醒，使休眠状态转为活动状态。

5. 母体对胎儿反应的感受和客观记录　VAST 对胎动较其他方式如转身、单次运动等刺激易被母体所知觉，母体有自我胎动感觉，通过胎儿监护措施或 B 超观察均可证实。

## 二、振动声刺激引起胎儿反应的机制

1. 声音引起胎儿反应　无脑儿无听觉，但存在短祥脊髓反射弧，对触觉有反应，可引起胎动，无脑儿对电子人工喉刺激无反应，证明神经系统发育正常胎儿对声刺激动反应是由纯声刺激引起的。

2. 振动引起胎儿反应　声音从体外传到宫内有一定衰减，来自母体血流和肌肉运动所产生的声音传入宫内平均为 85dB，胎儿已习惯于这种环境，经腹壁阻挡减弱的外界声音已低于 85dB，几乎被宫内原有声音所掩没，但仍可引起胎动反射，故说明胎动反射是振动声音刺激所致。

3. 声音和振动共同引起胎儿反应　胎儿通过感觉末梢器和耳蜗接受振动和（或）声刺激后使大脑皮层产生特殊电信号，胎儿体内儿茶酚胺释放增多，某些中枢神经传递物质变化，通过神经反射，改变胎儿行为状态，功能成熟的胎儿表现为胎心率增加，胎动增多，呼吸运动减慢、眨眼、惊跳等反射。

## 三、仪器和使用方法

振动声刺激仪为采用手持电池电源的振动声音器，调整至 115dB，孕妇取半卧位，或左侧卧位，仪器紧贴胎儿头所在处的孕妇腹壁，刺激 3 ~ 5 秒。孕妇胎动感或用胎心监护仪监测胎心率及胎动。

## 四、VAST 结果评定标准

评定根据：声刺激后：①胎心率加速的幅度；②胎心率加速持续时间；③孕妇自己有无胎动感。

1. Polizin 标准　VAST（+）：≥15 次 / 分，≥15 秒；VAST（±）：≥0 次 / 分，≥10 秒；VAST（-）：无加速。

2. Westgern 标准　VAST（+）：声刺激后 5 秒内感胎动；VAST（±）：胎动感不确切；VAST（-）：无胎动感。

3. Querleu 标准　VAST（+）：≥5 次 / 分，≥15 秒；VAST（-）：未达以上标准。

4. Smith 标准：VAST 有反应：≥15 次 / 分，≥15 秒，2 次 /10 分（胎动）；无反应：≥40 分钟未达此标准。

5. 国内三军大新桥医院标准　VAST（+）：声刺激 20 分钟内出现 1 次或更多次胎心率加速，幅度≥15 次 / 分，持续≥15 秒；VAST（-）：未达上述标准。

6. 浙江大学医学院附属妇产科医院标准　①单纯声刺激 VAST（+）：刺激后孕妇即感胎动，刺激后孕妇无胎动但经 2 ~ 3 分钟再刺激后有胎动；VAST（-）：声刺激后经 2 ~ 3 次刺激无胎动；VAST（±）：声刺激后有无胎动感不能肯定。② VAST+NST。

## 五、VAST 临床应用

1. 产前监护　本法对产前胎儿窘迫的阳性预报值可为 40% ~ 50%，应用 FHR 观察对电子人工喉反应最高敏感性为 88%，胎儿围生期病死率的阴性预报值约 100%。FHR 对 VAST 的反应可受孕龄（<28 周）、刺激前基线 FHR、分娩、破膜等因素影响，所以在估计对胎儿预后的预报时应考虑这些因素。

2. 在产时监护中的作用　产时存在异常胎心率类型时，则 90% 以上酸中毒胎儿对人工电子喉刺激将无胎心率反应，多数胎儿产时 VAST 后胎心率加速，且头皮血 pH>7.20，其中至少 85% 胎儿头皮血 pH>7.25，所以产时 VAST 阳性说明胎儿基本良好，也无酸中毒。

3. 与 OCT 对照　正常胎儿 VAST（+），则 OCT 均阴性，表示胎儿预后好，VAST 后胎心率加速 <15 次 / 分，通常随后 OCT 阴性，所以 VAST 阳性，则不必作 OCT，VAST 阴性，则需作 OCT，因 VAST 耗时少，可作人群筛选，列入常规。

4. 与 NST 比较　VAST 敏感性高于 NST，VAST 阴性与 IUGR、胎儿缺氧、新生儿死亡呈正相关，NST 常规作 20 分钟不足说明正常胎儿不活动时间，必须延长对 NST 时间才能降低假阴性，VAST 与 NST 结合可降低 NST 阴性率 50%，VAST 时间短，操作方便。

5. VAST 后 B 超下观察胎儿反应　胎儿对 VAST 眨眼惊跳反应最早出现于妊娠 24 ~ 25 周，28 周后持续存在，缺乏此反应，表示胎儿严重听力损害，中枢神经抑制，有惊跳反应表示脑干未受损。

6. VAST 与胎儿头皮血 pH 关系　胎心监护在诊断产时胎儿窘迫方面假阳性多，VAST 阳性说明胎儿无酸中毒，此时 98% ~ 100% 胎儿头皮血 pH≥7.20。

7. VAST 能敏感地发现胎儿受损　本法对胎儿微小的变化较为敏感，如出生时胎儿受抑，破膜 2 小时以上，妊娠期高血压疾病及其他产科危险因素，则 VAST 反应均减弱，其与 Apgar 评分也相符。

8. 羊膜腔穿刺时避开脐带　羊膜腔穿刺时，穿刺部位常有脐带阻挡，易造成脐带损伤，故刺激后使胎动增加，随之脐带移开穿刺区，便于穿刺成功。

9. 外倒转　利用刺激后胎动增多，胎先露未入盆者可自行外倒转，纠正胎位。

10. 看清胎儿性别　常因胎儿双腿盘曲交叉，掩盖外阴部，无法看清性别，对少数遗传性疾病者，必须了解胎儿性别，在 VAST 胎动后则易看清楚，决定胎儿去留。

11. VAST 与入室试验联合应用　两者均正常者胎儿窘迫发生率为 1.7%，两者均异常者胎儿窘迫发生率为 55.6%，VAST 正常，入室试验异常胎儿窘迫发生率为 6.1%，而 VAST 异常，入室试验正常则胎儿窘迫发生率为 14.2%，显示 VAST 预测胎儿窘迫的发生较入室试验更有意义。此外，VAST 异常，胎儿窘迫阳性预测率 30.4%，入室试验为 13.8%，说明胎心率图形有异常，联合用声刺激试验可较好地估计胎儿宫内状况。

## 六、VAST 的局限性

孕 30 周前胎心率对 VAST 刺激反应在健康胎儿偶有缺乏，因而估计这一孕龄胎儿健康有局限性，VAST 也有假阴性，胎儿行为状态影响 VAST，胎儿休眠状态时对 VAST 后出现胎动反应所需时间最长，胎儿与新生儿一样存在醒 - 睡周期，所以 VAST 缺乏反应并不一定属病理状态。

（石一复）

# 第十七章

# 妇产科内镜检查

## 第一节　宫腔镜检查

宫腔镜是将子宫腔镜经子宫颈管插入子宫腔，主要观察子宫腔内病变、形态、输卵管开口、子宫内膜有无赘生物以及子宫颈管有无病变，必要时可取组织作病理学检查，借以明确诊断，同时也可配以各种不同的特殊器械，在直视下进行各种手术操作，作相应治疗。宫腔镜已成为诊断和治疗某些妇科疾病的重要诊治手段之一。宫腔镜目前有直型和可弯型两种，也可分诊断用宫腔镜和诊断、治疗两种功能均具有的宫腔镜。

### 一、宫腔镜诊断的适应证

1. 各种异常子宫出血的诊断。

2. 子宫颈管和子宫腔内赘生物性质的检查和鉴别，如子宫黏膜下肌瘤、息肉等。

3. 不孕症原因的检查，有无子宫内膜结核、宫腔粘连、宫腔畸形或黏膜下肌瘤或其他赘生物等。

4. 子宫内膜癌的诊断和鉴别。

5. 宫内节育器的定位和取出。

6. 重新评估子宫输卵管碘油造影的异常结果。

7. 评估超声检查的异常宫腔回声和占位病变。

8. 宫腔镜手术后随访，也可评估手术后的效果。

9. 观察月经周期不同阶段的子宫内膜变化，间接了解卵巢内分泌变化和子宫内膜的变化。

### 二、宫腔镜治疗的适应证

1. 宫腔镜下疏通输卵管（宫腔注射）。

2. 宫腔镜下输卵管通液试验。

3. 宫腔镜下注药，治疗输卵管妊娠。

4. 宫腔镜下粘堵输卵管绝育术。

5. 子宫内膜电切割、摘除息肉，黏膜下肌瘤切除。

6. 电凝止血，子宫内膜切除。

7. 宫腔粘连分离术。

8. 子宫纵隔切除术。

9. 宫腔、宫颈粘连闭锁切除。

10. 输卵管内人工授精或孕卵移植术。

11. 子宫颈内赘生物的切除、电凝止血等。

### 三、操作步骤

1. 一般不需麻醉，精神紧张者术前肌注哌替啶50mg，若行宫腔镜下手术，则需麻醉，常采用硬膜外麻醉或骶麻，也有全身麻醉者。

2. 排空膀胱取膀胱截石位，外阴阴道常规消毒，阴道窥器暴露宫颈，再次消毒用宫颈钳牵持。

3. 以子宫探针探明子宫曲度和深度。

4. 用 Hegar 扩张器扩张宫颈口到 7 号。

5. 将宫腔镜顺宫腔方向送入子宫颈内口，先用生理盐水冲洗宫腔。

6. 宫腔镜接上膨宫液管，注入膨宫液（10% 羟甲基纤维素钠中分子右旋糖酐液或 5% 葡萄糖液），充盈宫腔，顺序观察宫腔，先观察四壁，再观察输卵管开口，最后观察宫颈管内膜，再徐徐将宫腔镜退出颈管。

7. 若宫腔镜下治疗，则选用各种不同器械，可作切、割、摘除、诊刮子宫内膜及电凝等各种操作。

8. 检查或操作后观察 1 小时，酌情应用抗生素预防感染。

### 四、注意事项

1. 术前询问病史，全身检查，包括腹部和妇科检查，常规宫颈刮片和阴道分泌物检查。

2. 检查时间宜在月经干净后 5～10 天内进行，特殊情况例外。

3. 注意无菌观察，严格无菌操作，防止上行性感染。

4. 防止并发症发生，如盆腔感染、损伤、出血、宫颈裂伤、子宫穿孔等。

5. 膨宫液个别患者有过敏。

6. 扩张宫颈时注意是否引起迷走神经反射。

7. 宫腔镜下手术，为防止穿孔、损伤等，可在 B 超或腹腔镜监视下进行。

8. 宫颈癌、瘢痕子宫、宫颈裂伤或松弛者不宜行宫腔镜操作。

# 第二节　腹腔镜检查

腹腔镜检查是将腹腔镜自腹部插入腹腔（妇科主要为盆腔）内观察病变的形态、部位、必要时取有关组织作病理学检查，借以明确诊断的方法。辅以各种不同的特殊器械，同时可在腹腔镜下进行手术操作，此称腹腔镜手术。

## 一、临床应用

1. 各种原因不明的盆腔疼痛的诊断和鉴别。

2. 盆腔肿块的诊断。

3. 生殖器畸形的诊断如子宫畸形、两性畸形等。

4. 异位妊娠的诊断和鉴别诊断。

5. 盆腔子宫内膜异位症的诊治　镜下电凝，分离粘连，抽吸卵巢子宫内膜囊肿等。

6. 盆腔恶性肿瘤　盆腔液抽吸、细胞学、染色体和生化检测。

7. 滋养细胞疾病　卵巢黄素囊肿囊内液的抽吸，黄素囊肿扭转的复位，子宫病灶内抗癌药物注射等。

8. 计划生育中应用　绝育术包括 Falope 圈、Hulk 夹和电凝输卵管绝育术；穿孔后异位的宫内节育器的取出；子宫穿孔的检查和电凝或缝合治疗，复孕手术后评价等。

9. 不孕症患者的诊治　输卵管通畅性、粘连的检查和评价及其有关治疗。

10. 辅助生育技术　采卵，配子输卵管移植至输卵管壶腹部。

## 二、禁忌证

1. 严重心血管疾病，肺功能不全者。

2. 脐疝、膈疝。

3. 腹壁广泛粘连或其他原因所致腹腔粘连者。

4. 腹腔肿块大于妊娠 4 个月或中、晚期妊娠者。

5. 相对禁忌证为肥胖、晚期恶性肿瘤、腹腔手术史等。

6. 年龄大于 60 岁妇女。

## 三、方法

1. 术前准备　同一般腹部手术的术前准备。包括病史和有关检查，特别强调心电图、胸部 X 线检查和肝功能检查，术前晚少食，检查前 4 小时禁食，术前晚灌肠，术前排尿或留置导尿管。外阴及阴道消毒、冲洗。

2. 麻醉　硬脊膜外麻醉（单次或持续）或全麻为宜。不提出单用局麻。

3. 膀胱截石位　消毒外阴、阴道，放置阴道窥器，再消毒宫颈和阴道后，置入举宫器或 Rubin 探头，可使子宫随意运动或子亚甲蓝注入等，观察输卵管通畅程度。

4. 腹部皮肤常规消毒　在脐缘下作一小切口，约 1cm，插入 Veress 针进入腹腔，行人工气腹，注入 $CO_2$ 气体，压力不超过 2.94kPa（30cmH$_2$O），充气总量达 2000～3000ml。

5. 插入套管针，拔出套管芯，将腹腔镜自套管插入盆腔，接上光源，即可顺序观察盆腔。

6. 观察时寻找子宫、输卵管、卵巢、直肠子宫陷凹或盆、腹腔内病灶，观察其性状、部位，必要时嘱手术台下助手移动举宫器或注入亚甲蓝液。

7. 若需操作，则可在脐耻中点下或双侧脐与髂前上棘连线中、外 1/3 交界处穿刺第二套或第三套管针，抽出套芯，置入各种不同器械，可作有关操作。

8. 操作结束，取出窥镜前，先排出 $CO_2$ 气体，再拔除套管。

9. 术后 4 小时内严密观察血压、脉搏和呼吸。

## 四、并发症

1. 腹部气肿，形成假气腹。

2. 腹部血肿或大网膜血管损伤或盆、腹腔内大血管损伤所致内出血。

3. 脏器损伤（肠管、子宫、膀胱损伤等）。

4. 心律不齐，血压下降，心搏骤停。

5. 气体栓塞。

6. 腹壁和腹腔感染。

## 第三节　羊膜镜检查

羊膜镜检查是在胎膜完整未破前以窥镜插入子宫颈，在强光照射下观察羊水的色泽、量的技术。

### 一、适应证

1. 妊娠期高血压疾病　因妊娠期高血压疾病的病理变化，使胎盘缺血、梗死，包蜕膜血管壁呈现粥样化及纤维素样坏死，易导致胎盘功能不良，引起胎儿宫内窘迫，甚至胎死宫内。羊膜镜检查时，约3%~5%的患者发现羊水内胎粪，或羊水出现黄绿色，尤其是羊水Ⅱ度以上污染时，是终止妊娠的指征。

2. 过期妊娠　过期妊娠时胎盘有各种病理变化，过期儿易呈缺氧状态，故产前羊水粪染率很高，约20%~40%。而用羊膜镜检测时，胎粪的发现率也可高达10%~20%。

3. 临产孕妇足月妊娠入院待产而未破膜者，也宜进行一次羊膜镜检查，以发现虽无高危因素的隐性胎盘宫内不全病例，也能检查前因素中有无脐带，以防破膜后引起脐带脱垂。

4. 诊断胎膜早破　对有移动流液而pH试纸及其他检查不能确定是否破膜者，可作羊膜镜检查。

5. 羊膜镜下人工破膜　在先露高浮时，破膜前先作羊膜镜检查，然后用细针高位破膜，控制羊水流出，以防脐带脱垂。

### 二、操作步骤

1. 受检查者排空膀胱，取膀胱截石位，消毒外阴，铺巾。

2. 先行阴道检查，经穹隆触摸先露部位，除外前置胎盘可能，同时检查子宫颈的位置、方向及软硬度，子宫颈开大情况以及先露下降程度，同时也注意前羊水中及羊膜囊中有无脐带。

3. 根据宫口开大情况及软硬度，分别选不同直径的已消毒的羊膜镜。

4. 以阴道检查的手指导入羊膜镜，放入子宫颈管内，逐渐深入宫颈内口，通过内口后再进入约1cm，然后取出探芯，连接冷光源，即可检查。若有宫颈黏液或血性分泌物，则用消毒棉球擦净。正常羊水澄清或半透明，或可见有胎脂在羊水中漂浮，或因胎脂的细小浮浊化呈乳白色。当发现羊水为黄色、褐色或绿色，或胎膜紧贴胎头，看不到羊水，这些均为羊膜镜检查阳性发现，有其临床意义。

### 三、注意事项

1. 凡外阴、阴道有炎症，宫颈重度糜烂同时伴有活动性出血，前置胎盘，性传播疾病，子宫颈癌，臀位，子痫发作或未控制和稳定时，均不宜行羊膜镜检查。

2. 检查前、中、后均应注意外阴、阴道消毒，以及羊膜镜的严格消毒和无菌观念，防止感染。

3. 检查动作必须轻柔，防止因羊膜镜检查时硬质金属器械使胎膜破裂或引起出血，动作粗暴也易引起宫缩，甚至引起早产等。

## 第四节　胎儿镜检查

胎儿镜是应用内镜技术以了解胎儿生理解剖，可为优生和产前诊断的一种技术。因为是直视，故可弥补影像学方面某些不足，也可直接采取脐血标本，皮肤或肝脏取材作组织学检查，也可识别性别，对某些遗传性疾病的诊断有助，但该检查法有一定创伤性，所以目前临床未能普遍应用。

### 一、适应证

主要是可直接观察胎儿外形，采集胎儿血样标本和取胎儿皮肤作病理诊断。

1. 直接观察某些出生缺陷（畸形），如：多指（趾）畸形，唇裂、腭裂，神经管畸形，面部和肢体畸形，软骨发育不全，以及少数连体婴儿、内脏外翻、腹壁裂等。

2. 直接采集胎儿血样，用于：血液疾病，血型测定，地中海贫血，镰状细胞贫血，血友病A、血友病B，假血友病，胎儿营养不良症以及胎儿宫内感染等。

3. 直接取胎儿皮肤做病理检查，对某些先天性皮肤病（如：先天性大疱性鳞状红皮病、大疱性表皮松解症等）及早作出诊断。

4. 直接观察胎儿性别，对少数遗传性疾病决定胎儿去留。

### 二、操作步骤

1. 孕妇排空膀胱，取平卧位。

2. 超声定位胎盘位置。

3. 常规消毒腹部皮肤，铺巾。

4. 在脐轮下缘切开皮肤，插入已消毒的带有套管的穿刺针，穿过腹壁、子宫壁，直插至羊膜腔，在超声指引下更为安全和准确。也可在开腹后直接从子宫壁插入。

5. 进入羊膜腔后，抽取 15ml 羊水作检测，测定 AFP、染色体或其他相应检查，同时观察羊水性状。

6. 取针芯，置入胎儿镜，逐步观察胎儿外形、体表。包括颜面、耳廓、手指、足趾、生殖器等。也可观察胎盘面血管，也可从脐血管采集血样，或直视下从胎儿腹部或大腿部取皮肤活组织检查。

7. 检查结束立即取出胎儿镜，并拔出套管。皮肤小切口可用创口贴粘敷，也可缝合一针。

8. 结束后应超声监测，观察胎儿血管采集血样的穿刺点有无出血渗入羊水，若见血管有喷血，应立即向羊膜腔内注入无菌生理盐水 20～50ml，一般喷血现象即可停止。若采用管径较大的胎儿镜在拔除后也可有羊水自子宫壁溢出。

9. 术后需观察胎动，孕妇腹痛，宫缩，必要时用胎儿监护仪监测，一般至少观察 24 小时。

### 三、主要事项

1. 胎儿镜检查一般最佳时机为 20 周，过早因胎儿小，胎儿血管过细，观察和采集血样会受影响。某些先天性疾病也要孕 18 周后才表达，否则易造成误诊。孕 26 周以后胎儿发育速度快，使羊膜腔相对变小，空间相对小，也不宜操作和诊断。

2. 孕妇体温应正常，无全身和宫腔感染，无出血倾向。

3. 胎死宫内者禁忌作检查。

4. 因属创伤性诊断和操作技术，所以可有一定

并发症（如早产、脐血管大出血、胎盘早期剥离、羊膜炎症等），应注意。

## 第五节　输卵管镜检查

输卵管镜是检查输卵管腔的显微内镜，是目前唯一对输卵管黏膜病变进行直接评价的方法，准确性较传统技术高。根据输卵管通畅程度、上皮及异型血管的类型、粘连及扩张程度、输卵管腔内异物等一系列参数进行评分，可对输卵管成形术和预测妊娠可能性进行前瞻性评价。

应用输卵管镜的适应证：不孕症妇女行 HSG 后疑有输卵管内粘连、阻塞，或对造影剂过敏、HSG 禁忌者。

输卵管镜有两种类型：

（1）经伞端输卵管镜（salpingoscopy）：通过腹腔镜放置输卵管镜，观察伞端至壶腹部－峡部结合处的输卵管黏膜。

（2）经宫腔内输卵管开口输卵管镜（falloposcopy），其可分为两型：①同轴型，包括输卵管镜和柔性宫腔镜，由宫腔镜导入输卵管；②线型外展导管系统，无须宫腔镜，可经宫颈向输卵管内置入输卵管镜体。

由于输卵管镜费用昂贵，技术上难掌握，因而限制其使用。

（石一复）

# 第十八章

# 女性下生殖道感染性疾病的实验诊断

下生殖道感染性疾病是育龄妇女最常见多发的局部感染性疾病，通常经性接触传播，即使是全身性的疾病首先累及的也常常是性器官。其中以念珠菌性阴道炎、滴虫性阴道炎、细菌性阴道病最为常见，此外，尚有支原体、衣原体、淋病球菌人乳头瘤病毒感染所致的炎症性疾病。在女性下生殖道感染性疾病的诊断中，实验诊断多是病原学诊断，涉及治疗的有效性，意义重大。标本采集符合要求的阴道分泌物湿片镜检，结合临床即可对念珠菌性阴道炎、滴虫性阴道炎、细菌性阴道病作出初步诊断，必要时进一步做培养或采用分子生物学诊断技术；支原体、淋病奈瑟菌感染通常用培养作出病原诊断，而衣原体与人乳头瘤病毒则需要用分子生物学方法诊断。

## 第一节　阴道毛滴虫病

阴道毛滴虫病是一种常见的性传播疾病。病原体是阴道毛滴虫，呈梨形，无色透明似水滴状。只有滋养体而无包囊期。生存力强，在 $3 \sim 5\,℃$ 能生存 2 日；$46\,℃$ 能生存 $20 \sim 60$ 分钟；半干燥环境中能生存约 10 小时；在普通肥皂水中也能生存 $45 \sim 120$ 分钟；在 pH<5 或 pH>7.5 的环境中则不生长（患者的阴道 pH 通常为 $5.1 \sim 5.4$）。

### 一、标本的采集

#### （一）分泌物

应使用无润滑剂窥阴器扩张阴道口，用无菌棉拭子、涤纶或藻酸钙拭子从阴道后穹隆处取分泌物。在无窥阴器的条件下，也可用长棉拭子伸入阴道内取材。

#### （二）尿液

收集清晨第一次尿的首段 $10 \sim 30ml$，经 2000 转／分离心 $15 \sim 20$ 分钟，取沉渣镜检或培养。

#### （三）标本采集中应注意的问题

1. 女性患者取材时所用的窥阴器，只能用少量灭菌生理盐水润湿，不可使用润滑剂，因为某些润滑剂对阴道毛滴虫的活动有影响。

2. 从取材到观察和培养的时间间隔越短越好，否则易影响检查结果。

3. 注意标本的保温，尤其是冬季，气温较低，影响毛滴虫的活动性。

4. 女性患者检查前，未做过阴道灌洗。

### 二、标本的运送

一般情况下，标本采集后应立即送检。在无条件立即检验需要转送时，可以直接接种于 Diamonds 培养基或 Stuart 培养基中室温保存，阴道毛滴虫在这些培养基中室温可存活 24 小时以上。运送到实验室后，先放入 $35\,℃$ 温箱培养 $24 \sim 48$ 小时后，再转种到合适的培养基上。

### 三、显微镜检查

#### （一）生理盐水湿片

1. 将采集标本的拭子放入含有少量生理盐水的小试管内。

2. 采用阴道冲洗液，混匀后吸取一滴悬液滴于载物片上。

3. 将采标本的拭子直接涂在滴有生理盐水的载玻片上。

4. 尿液标本则需经离心后取沉渣一滴于载玻片上。

5. 加盖玻片，于 $\times 400$ 镜下观察毛滴虫。毛滴虫在镜下应为梨形，无色透明虫体，虫体长

15～20μm，稍大于白细胞。活的虫体可借助鞭毛和波动膜作跳跃式运动，活动迅速。

**（二）涂片染色镜检**

标本加少量生理盐水涂成薄片置室温下自然干燥。用酒精灯火焰固定或用甲醇固定。

染色方法：铁苏木素染色、吉姆萨染色、瑞氏染色、革兰染色、巴氏染色、Leishman 染色或吖啶橙荧光染色等（表 18-1）。

**表 18-1　常见的显微镜检查方法的技术特性**

| 方法 | 敏感性 | 特异性 |
| --- | --- | --- |
| 生理盐水湿片 | 38%～92% | 100% |
| 吖啶橙染色法 | 66% | 100% |

油镜下观察：能见到结构清晰的虫体，有长圆形的细胞核，疏松而有空泡的细胞质以及鞭毛等。

## 四、培养

阴道毛滴虫能在人工培养基中生长。在培养基中需加入血清，以促进滴虫生长繁殖，加入抗生素以抑制杂菌。

常用培养基为肝浸液培养和 Diamonds 培养基、Kupferberg 培养基（Difco 或 BBL）、改良 Feinberg 培养基（Oxiod）等。

培养最适温度为 35～37℃，最适宜 pH 为 5.5～6.0。

阴道毛滴虫为厌氧生物，培养基在培养前应隔水煮 5～10 分钟驱氧，阴道毛滴虫在管底生长得最好。一般在 15×150（ml）的有盖试管内分装培养基 9～10ml。

将所取标本直接放入培养基中，置 35～37℃温箱培养 24～48 小时，用无菌滴管伸入管底吸取 0.05ml 培养物作悬滴法或涂片染色法检查。如为阴性，继续培养至 6～7 天再检查一次。必要时离心取沉渣检查。

本法阳性检查率可高达 98%，但因操作较麻烦，不作为常规检查，主要用于检查无症状感染（主要指滴虫数量少）、妇女有症状但涂片检查为阴性者以及诊断男性滴虫病，同时也可用于寻找敏感药物以及用于观察药物效果等。

# 第二节　外阴阴道念珠菌病

病原体包括白色念珠菌（85%～90%）、近平滑念珠菌、热带念珠菌、光滑念珠菌、克柔念珠菌等。孢子呈卵圆形呈群或呈链状排列，大小约为 2μm×6μm，有时见假菌丝。

正常人的口腔、肠道、阴道黏膜，男女外生殖器及其周围皮肤均存在念珠菌。也有致病性念珠菌存在，而不引起症状，但这些部位的念珠菌可以互相传染。当局部环境条件合适时易发病。

## 一、标本的采集

**（一）分泌物**

灭菌棉拭子从小阴唇内侧、阴道壁、后穹隆取分泌物。白色凝块或豆渣样分泌物检出率高。

**（二）尿液**

有尿道感染时，收集清晨中段尿 10～20ml，以每分钟 2000 转离心 15 分钟后，取沉渣送检。

## 二、标本的运送

湿片直接镜检的标本运送无特别要求，标本用做培养时则需将采集标的本拭子放入无菌试管内尽快送检，或接种于 Stuart 转送培养基，放 4℃冰箱保存。尿液标本用灭菌导管采集，放 4℃冰箱保存。标本应尽早处理。

## 三、显微镜检查

将采集的标本放入盛有少量灭菌生理盐水的小试管内，取一滴放在载物片上，然后滴加 10% KOH；或将采集标本的拭子直接涂在滴有 10% KOH 的载玻片上，使细胞散开；直接在 ×100、×400 的显微镜观察。必要时可将涂片固定后，作革兰染色，油镜观察。

念珠菌阳性者镜下可见略带淡绿色折光的假菌丝和成群的卵圆形芽胞，其直径约为 3～5μm。假菌丝的菌丝节间有明显的狭窄部，芽胞往往集中于菌丝分隔处，偶可见到分隔的真菌丝。

革兰染色后假菌丝和芽胞均被染成紫色。假菌丝的狭窄部及孢子芽生的特征更为明显。有时仅有芽生孢子而无假菌丝，此时报告为芽生孢子阳性，可供临床医生参考。

涂片检查虽简便易行，有一定敏感性，但采集标本方法要准确，标本量要稍多；革兰染色时应仔细按照标准操作，尤其是脱色时间要把握好。

## 四、培养

念珠菌在沙堡葡萄糖琼脂培养基上生长良好。将分泌物标本用棉拭子采集后直接涂在培养基表面；尿液标本则需先离心取沉渣滴于斜面，用接种环划线，或直接用接种环种于斜面上。35~37℃培养48~72小时。

接种后1天开始生长，菌落为奶油色，闪光，软而平滑，颜色呈乳白色或略呈黄褐色，日久颜色加深，菌落表面发干变硬，表面可有皱褶毛发状突起。镜下可见排列整齐的真菌丝、假菌丝及成群的芽胞，即可作出念珠菌的诊断。仅有芽胞和孢子，无菌丝及假菌丝需考虑酵母菌。

由于部分正常女性的阴道取材，也可培养出念珠菌，因此必须结合临床症状、KOH湿片的检查结果综合判断受检者的感染状况。

在一般情况下不必做确证试验。如因临床或科研工作需要，如为探讨阴道念珠菌病发病与念珠菌菌株的关系等，可将所分离到的念珠菌纯化后，送有条件的专业实验室进行一系列的确证试验或参照有关专业书籍介绍的方法进行鉴定。

# 第三节　细菌性阴道病

细菌性阴道病（bacterial vaginosis，BV）是阴道内的乳酸杆菌被另一组有特点的细菌所取代，同时伴有阴道分泌物性质改变的一组症候群，其病理特征无炎症病变和白细胞浸润。

该病的病原学和发病机制尚未完全清楚。以往认为是由阴道加特纳菌引起，但是该菌不仅在细菌性阴道炎患者中的检出率极高，而且在正常非怀孕妇女中其阳性率也可高达16.6%。Pedraza等研究发现 G.vag 存在许多生物型，在有无临床症状的患者中各生物型的分布存在显著性差异。近年发现其他微生物也与该病的发生有一定关系。目前认为该病最可能是由某些厌氧菌、阴道加特纳菌及人型支原体、生殖道支原体等的共同作用所致。

细菌性阴道病的诊断主要是根据临床特征，下列4个特征中至少具备3个：

1. 阴道壁上附有稀薄而均质的白色分泌物。
2. 分泌物 pH 大于4.5。
3. 分泌物加10%KOH后释放鱼腥样氨味。
4. 分泌物湿片镜检查到线索细胞。

运用这一标准诊断的患者，在患者阴道中100%能分离到阴道加特纳菌，76%分离到厌氧的类杆菌。这一诊断标准现在仍被广泛使用，具有简便、实用、价廉及方便的特点，有临床指导意义。

## 一、标本的采集

插入窥阴器后，用棉拭子从阴道壁或后穹隆处取分泌物。涂于干净载玻片上，或放置试管内送检。采集标本时需注意，如果用做直接作嗅试验与 pH 测定和镜检者，不能接触到宫颈黏液；如果用做细菌培养和 DNA 分析则应在子宫颈管内取材。

## 二、嗅试验与 pH 测定

### （一）嗅试验

将分泌物涂于干净载玻片上，滴加一滴10%KOH，嗅有无氨味产生（闻有无鱼腥味）。罹患细菌性阴道病时，阴道加特纳菌和厌氧菌的过度生长抑制了正常情况下占优势的乳酸杆菌。厌氧菌可产生丙酸盐、丁酸盐和大量的胺类如尸胺等，造成阴道分泌物的 pH 升高。当加入 KOH 时，可导致游离胺释放，从而产生典型的鱼腥样气味。这种试验被称为"嗅试验"。

### （二）pH 测定

使用 pH 范围在4.0~7.0的精密试纸。用棉拭取出分泌物，与 pH 试纸直接接触。也可在窥阴器从阴道取出后，将 pH 试纸接触其顶端。注意不要接触到宫颈黏液，因为宫颈黏液的 pH（7.0）高于阴道。

正常成人阴道分泌物呈酸性，pH 为4.0左右。在细菌性阴道病时 pH 高到5.0以上。

## 三、显微镜检查

### （一）湿片法细胞的检查

在载玻片上加一滴生理盐水。用阴道拭子取分泌物，与生理盐水混合成悬液。然后加上盖玻片，置于显微镜下（×400）检查是否有线索细胞（clue cell）。此玻片也可用来检查阴道毛滴虫。

线索细胞是由阴道鳞状上皮细胞上覆盖了许多短杆菌和球菌，因为大量细菌的存在以致细胞边缘模糊不清。乳酸杆菌也能吸附于脱落的阴道鳞状上皮细胞上，但很少会使细胞边界模糊，其形态也易于识别。

### （二）染色阴道菌群的检查（革兰染色）

阴道拭子取分泌物，涂片，空气中干燥，加热固定。革兰染色。油镜（×1000）下观察。

正常阴道的优势菌丛是乳酸杆菌，其为革兰阳性杆菌，末端钝圆或平齐，呈单根、链状或栅状排列。阴道加特纳菌和其他厌氧菌为小的革兰阴性或革兰染色不稳定的球杆菌或弯曲的杆菌。细菌性阴道病时乳酸杆菌很少甚至消失，取而代之的是较多的阴道加特纳菌和其他厌氧菌的混合菌群。

## 四、培养

尽管阴道加特纳菌能够培养，但用于诊断细菌性阴道病的价值仍尚存疑问。这是因为细菌性阴道病是阴道内乳酸杆菌与其他多种菌群间的平衡失调有关，为阴道乳酸杆菌减少或缺失，加特纳菌及其他厌氧菌大量繁殖引起，因此单一细菌的培养在细菌性阴道病的诊断中意义不大。

## 五、测定唾液酸酶法

有研究发现引起细菌性阴道病的细菌能产生唾液酸酶，据此设计了以唾液酸酶底物为主要试剂的酶生物化学检测方法。该方法操作简便：用拭子取阴道分泌物置于特定溶液中（试剂商提供）于 37℃ 放置 10 分钟，然后加入两滴显色液，观察溶液的颜色。由于阴道加特纳菌在正常非怀孕妇女中的阳性率也在 10%~20%，也有人认为 G.vag 是一种条件致病菌，且正逐渐受到重视。因此测定唾液酸酶法用于诊断细菌性阴道病的阳性率显得太高。

## 六、阴道加特纳菌致病株的基因诊断方法

由于阴道加特纳菌不仅在细菌性阴道炎患者中的检出率极高，而且在正常非怀孕妇女中其阳性率也高达 16.6%。目前检测 G.vag 的方法主要有细菌培养、免疫学方法、免疫荧光法、DNA 探针等，有研究显示 G.vag 的致病性与生物分型等有关，而 ITS 区基因多态性是导致 G.vag 出现不同生物型的原因之一，而上述方法均不能有效地区分致病性与非致病性生物型的 G.vag。而传统的生化反应加镜检方法敏感性又太低，因此有作者试图应用基因诊断方法分辨阴道加特纳菌致病株。基因诊断多用于研究，临床实用性不大。

# 第四节　沙眼衣原体感染

沙眼衣原体在宿主的上皮细胞的胞浆内形成包涵体，由密集的原体和始体颗粒组成，原体球形或类球形，具有坚韧的细胞壁，中央有致密物质。始体形状不规则，核质分散。

## 一、标本的采集

由于沙眼衣原体是细胞内寄生物，所采集的标本必须含上皮细胞。要求用棉拭子擦去子宫颈表面的分泌物后，用另一拭子插入宫颈管内 1cm 左右，转动数圈，停留半分钟后取出。置于无菌管中或特定缓冲液中送检。

阴道分泌物、尿液、精液、服用抗生素患者的标本和新近用过某些阴道制剂的患者标本都不宜行衣原体培养。

采集用做检测衣原体的标本，如果在 24~48 小时内检测，应将标本储存在 4℃ 环境中；若 48 小时后检测，应储存在 -7℃ 环境中。

## 二、细胞生物学检查方法

### （一）直接涂片染色镜检

沙眼衣原体寄生于柱状上皮细胞内形成包涵体，取子宫颈或尿道标本涂片后，通过吉姆萨染色和碘染色等可见细胞内包涵体。

1. 吉姆萨染色法　标本涂片、自然干燥后用甲醛固定 5~10 分钟，吉姆萨染色液染色 1 小时后，镜检。

2. 碘染色法　标本涂片、自然干燥后用无水甲醇固定 5~10 分钟，用 Lugol 碘液或用含 5% 碘的碘化钾液染色 3~5 分钟后镜检。

上皮细胞内的包涵体用吉姆萨染色时呈蓝色、深蓝色或暗紫色；用碘染色呈红褐色或棕色斑块。

包涵体呈散在型、帽型、桑葚型或填塞型存在于胞浆内。散在型：始体呈圆形和卵圆形散在于胞浆内，一个细胞内可含 1 个以上。帽型：一般由始体连续排列而形成如鸭舌帽或瓜皮帽，大小不一，贴扣在细胞核边上。桑葚型：由始体和原体堆积而成，形似桑葚，较大。填塞型：病原体较多，通常因原体堆积而把整个细胞填塞满，将细胞核挤压得变形，成为一个巨大的包涵体。

由于泌尿生殖道中完整细胞较少，以及细胞内的包涵体脆性较大，从而造成敏感性太低。

### （二）细胞分离培养法

由于沙眼衣原体的专性寄生性，只有在活的细胞内才能增殖、复制。常接种于鸡胚卵黄囊、McCoy 细胞或 Hale-229 细胞中作培养，72 小时后，取鸡胚卵黄囊膜、McCoy 细胞或 Hale-229 细胞作吉姆萨染色或荧光免疫标记后镜检。

## 三、免疫学检查方法

### （一）直接荧光抗体测定

将沙眼衣原体特异的抗体用荧光作标记，与标本

涂片中的沙眼衣原体反应，然后洗去未结合的荧光标记物，在荧光显微镜下观察，能见到发荧光的原体即为衣原体感染阳性。

### （二）胶体金标记免疫测定法

将沙眼衣原体特异的抗体预固定于层析膜上；另一沙眼衣原体特异的抗体用胶体金作标记，利用层析技术使预固定于层析膜上的沙眼衣原体特异的抗体结合沙眼衣原体，并与胶体金作标记的抗体反应，在检测窗能见到紫红色条带即为衣原体感染阳性。

### （三）酶免疫测定法

用酶标记抗体检测沙眼衣原体的脂多糖或外膜蛋白，酶反应后生成有色产物，用酶标仪检测。已有市售的专门试剂盒。其灵敏度从64%到98%不等。酶免疫测定法的优点是方法简便、操作自动化，易于短时内大批量的检测；缺点是与其他常见微生物产生交叉反应，如金黄色葡萄球菌、A及B群链球菌、淋病奈瑟菌、醋酸钙不动杆菌、肺炎克雷伯菌及其他革兰阴性细菌，从而使特异性达不到100%。国外此法多用于高危人群的筛查，国内应用较少。

## 四、分子生物学检测方法

### （一）基因探针技术

利用核酸分子根据互补碱基配对复性的原理，用特定的与靶核酸碱基配对的标记探针去检测标本中的靶核酸。最初用放射性标记，以后逐渐发展为酶、化学发光或荧光试剂等标记。有报道，与培养法相比，此方法的敏感性和特异性分别为73%～96%和98%～99%，尚无培养法敏感和特异。此法成本高、步骤烦琐，实用性不大。

### （二）核酸扩增技术

核酸扩增技术是将靶DNA或RNA进行扩增后再行检测，显著的放大了被检物中的被检信息，提高了检测灵敏度，如果引物设计恰当，实验条件严密，操作规范，则有很高的特异性和灵敏度，有广阔的应用前景。

1. 聚合酶链反应（PCR） PCR是一种在体外模拟自然DAN复制过程的核酸扩增技术，它以待扩增的两条DNA链为模板，有一对人工合成的寡核苷酸作指导在DNA聚合酶的作用下经过数十个DNA合成的重复循环来实现对靶核酸序列的体外扩增。PCR每个循环包含变性、退火、延伸3个步骤，经过30个左右的循环，在理论上可将最初的靶DNA扩增$10^9$倍。现在临床检测中多用实时荧光定量法，PCR扩增产物在扩增过程中实时检测，其敏感性较直接检测核酸大大提高。

PCR较培养法和EIA法都要敏感，而且PCR对于有症状或无症状人群同样敏感。需要注意的是：①基于不同引物的PCR敏感性仍有所不同。Roosendaal等的研究表明，质粒引物PCR最敏感，omp1引物PCR最不敏感，16SrRNA基因引物PCR介于两者之间。虽然omp1引物PCR敏感性较质粒PCR为差，但omp1引物PCR扩增的特异性好。②尿中可能存在扩增的抑制物。PCR技术不但能检测宫颈或尿道拭子标本，而且可以采用尿标本进行检测。但尿中可能存在扩增的抑制物，从而影响PCR的敏感性。有报道将标本预先进行加热处理或使用2SP转运培养基可显著降低这种抑制作用。③PCR技术高度敏感，如果实验条件不合格或操作不慎，容易产生污染而导致假阳性的结果。

2. 连接酶链反应（LCR） 又称连接酶扩增反应（LAR）探针扩增，LCR属于一种探针扩增技术，可用于检测基因的点突变，近年亦有学者应用LCR检测衣原体。LCR需要两对引物，双链DNA经加热变性后，两对引物分别与模板复性。复性后一对引物的3端与另一对引物的5端紧邻。若完全互补，则在连接酶的作用下，使相邻的两个引物的5磷酸与3羟基形成磷酸二酯键而连接。连接产物变性后，可作为引物模板，重复上述变性－复性－连接20～30个循环。同PCR相比，由于使用两对引物，用LCR检测沙眼衣原体感染，具有更高的敏感性和特异性。尽管已有商品化的试剂盒，但价格昂贵，在临床上一时还难以普及应用。

# 第五节　支原体感染

支原体（*Mycoplasma*）是一类细胞壁缺乏的微生物，呈高度多形性，能通过滤菌器，是在无生命培养基中能生长繁殖的最小原核型微生物。支原体大小一般在0.3～0.5μm，基因组为环状双股DNA。分子量为$5×10^8$。革兰染色为阴性，但一般不易着色。支原体引起人类尿道炎、宫颈炎、子宫内膜炎、输卵管炎乃至盆腔感染以及相关的不孕不育等。在孕产妇可引起绒毛膜羊膜炎、产后热等。性传播疾病高危人群支原体感染率明显升高。

## 一、标本的采集

女性标本采集时需先擦去宫颈表面的黏液或脓液，再将木签拭子插入宫颈口1～2cm，因支原体对热和干燥敏感，取材后宜立即接种，或置于液体培养基中4℃保存，根据所置的培养基和所置的温度不同，保存的时间从5~24小时不同。用做PCR的标本：拭子在宫颈或尿道内留置2秒钟旋转3圈后取出，洗脱于Eppendorf管的生理盐水中，三天内处理者置4℃，否则-20℃或-20℃以下冻存。

## 二、微生物检测方法

### （一）直接镜检

由于支原体无固定形态，染色后且不易与分泌物中的组织碎片等杂物区别，故标本直接涂片染色在一般显微镜下观察意义不大。

### （二）分离培养

为确诊支原体感染的可靠方法之一。常用的培养基为尿素-精氨酸肉汤培养基。目前商品化的培养基配方已相当完善，为支原体的培养和鉴定提供了极大的方便。标本接种于培养基后，在（36±1）℃培养24小时或48小时后，只要根据所处培养基的颜色变化即可对支原体作出初步鉴定。如用生物-梅里埃公司的尿素-精氨酸肉汤培养基做培养，在24小时观察结果微管中的培养基从橙色变为红色则为解脲脲原体阳性，菌落形成单位（colony-forming units，CFU）在 $10^4$ 以上，阴性者培养基由橙色变成黄色；在48小时观察结果培养基由橙色变为红色则为人型支原体阳性，人型支原体的数量在 $10^4$ CFU以上，阴性者培养基由橙色变成黄色。

## 三、免疫学方法

1. 免疫荧光法　使用荧光素标记的抗支原体多克隆抗体或单克隆抗体（McAb），以间接法或直接法检测标本中支原体抗原，McAb特异性强，敏感性高。还可以荧光标记的抗人免疫球蛋白（IgM或IgG）抗体检测支原体抗体，急性期及恢复期双份血清抗体滴度呈4倍以上升高，IgM在1:4以上，IgG在1:16以上有诊断意义，该法特异性较强，但敏感性稍差。

2. 双抗体夹心酶联免疫吸附试验法　本法可用来检测标本中支原体抗原或抗体（IgM或IgG抗体）。该法敏感性高，但特异性稍差。近年来采用 $\mu_2$ 链捕获酶联免疫吸附试验（ELISA）检测IgM抗体，该法用抗人 $\mu_2$ 链捕获抗体，特异性地结合待检标本中的IgM，使ELISA的非特异性反应减少，其灵敏性和特异性均较间接ELISA为高。此外，通过使用支原体种属特异性抗原（如脂结合膜蛋白）检测在通常实验

条件下难以培养的生殖支原体、发酵支原体的特异性抗体，特异性高。ELISA法是一种高度敏感和特异的方法，具有较好的重复性、简便、快速，可以定量、定性测定IgM、IgG抗体或抗原，因此在支原体的血清学研究中有广泛的应用前景。

3. 免疫印迹法　免疫印迹法是将凝胶电泳的高分辨率与固相免疫测定的高特异性和敏感性相结合的技术，可用于病原体检测及病原体抗原成分的分析，也可用于检测特异性抗体。此法可检出1pg~1ng的抗原蛋白。

## 四、分子生物学方法

解脲脲原体、人型支原体和生殖支原体、发酵支原体等均可应用聚合酶链反应（PCR）的方法予以检测，由于最常见的人型支原体、解脲脲原体用培养的方法已能初步鉴定，而对于生殖支原体则分离培养非常困难，使得生殖支原体的鉴定尚无"金标准"，直至建立核酸探针及PCR技术后，才使有关生殖支原体的流行病学研究、致病性及临床治疗等研究得以进一步开展。

PCR是研究生殖支原体最常用的手段。引物设计主要参照生殖支原体的DNA编码区和生殖支原体16SrRNA保守区。解脲支原体和人型支原体亦可应用PCR法进行检测，包括直接PCR法和采用肉汤培养基增菌后提取DNA进行PCR两种方法。PCR的特点是对多种来源的临床标本均具有很高的敏感性和特异性，用于筛查无症状人群有一定优势，由于是检测DNA，临床上不能作为疗效观察；解脲支原体共分为14个血清型，这14个血清型可分为2种生物型。Parvo生物型由解脲支原体血清型1、3、6、14组成；T960生物型则包括解脲支原体2、4、5、7、8、9、10、11、12、13血清型。区分两种生物群一般采用PCR法，使用16sRNA的基因序列对两种生物型进行区分。

### （一）标本的处理

取分泌物标本2000μl，离心15 000r/min×5分钟，弃上清液，向沉淀中加80μl裂解液混匀，95℃15分钟，离心10 000r/min×10分钟，取上清液作为模板。

### （二）引物序列

1. 生殖支原体黏附蛋白基因（Mg-Pa，140 000）引物

引物1：5′ AGTTGATGAAACCTTAACCCCTTGG 3′（179~206bp）

引物2∶5′ CCGTTGAGGGGTTTTCCATTTTTGC 3′
（435～460bp）

预期扩增片段长度为281bp。

2. Mg种属特异性（16S-rRNA）引物

Mg16S-45F: 5′ TACATGCAAGTCGAACGC-AAGTAGC3′

Mg16S-44R: 5′ AATCTCCAGCCATTGCCTGCTAG 3′，
预期扩增片段402bp。

**（三）PCR反应及检测**

1. Mg16S-rRNA的扩增　在50μl PCR反应体系中，依次加入10×PCR Buffer，2mmol/L dNTPS，每条引物20pmol/μl，Taq DNA聚合酶1U，临床标本提取物6μl（Mg标准株3μl），采用超纯水补足，经94℃预变性3分钟后，进入94℃ 30秒，60℃及72℃ 60秒钟的循环反应，共进行40个循环，最后1个循环于72℃延伸5分钟。

2. Mg-Pa引物的扩增　总反应体积50μl中含10μl模板，1.5U Taq-DNA聚合酶，200mmol/L dNTPs，20μmol引物和1×PCR Buffer［50mmol/L KCL，10mmol/L Tris-HCl（pH 8.4），1.5mmol/L MgCl₂，0.01%明胶，0.1%TritonX-100］。循环温度及程序为94℃、55℃、72℃各1分钟，40次循环后72℃ 5分钟延伸。每批标本设阳性及阴性对照，前者加Mg标准株，后者加PCR缓冲液。

反应结束后，以2%琼脂糖凝胶电泳，在透射式紫外线灯下观察结果并照相，出现与标准株PCR产物在同一水平的亮光带型记为阳性。

鉴于PCR产物的电泳观察易造成污染，现多用实时荧光定量PCR方法检测，既提高了检测特异性与灵敏度，又避免了PCR产物的污染。

# 第六节　淋病双球菌的检测

淋病奈瑟菌简称淋球菌，它是淋病的病原体，革兰染色阴性，呈球形或肾形，成对排列，形似一对黄豆。有的淋病奈瑟菌有菌毛。

淋病奈瑟菌的抵抗力极弱，对干燥、寒冷、热、常用消毒剂均敏感。经干燥1～2小时或加热55℃ 5分钟即可死亡。

## 一、标本的采集

在女性患者主要感染子宫颈与尿道，因此，宫颈是主要的取材部位。标本采集时，先用一个棉拭子擦拭宫颈以除去表面的黏膜，另用一个拭子插入宫颈管内2cm，转动数圈后，约30秒后取出。

## 二、检测方法

### （一）涂片染色显微镜检查

将标本滚动涂于干净的玻片上，涂片应厚薄均匀，不应用力过猛，待自然干燥后，在火焰上迅速通过3次固定。经革兰染色后镜检。典型的感染者标本经涂片染色，在中性粒细胞内可找到革兰染色阴性的双球菌。虽然此法简便易行，但敏感性不高，据报道在女性患者检出率只有50%左右，也不能确诊，因此，WHO没有推荐用涂片染色法作为淋病奈瑟菌感染的确诊，主张用分离培养法。

### （二）淋病奈瑟菌培养

淋病奈瑟菌培养是确诊淋病的重要手段。目前国内采用巧克力琼脂或血琼脂培养基，培养基内含有抗生素，可选择性地抑制许多其他细菌。在36℃，70%湿度，含5%～10%二氧化碳条件下培养24～48小时（也可将已画线接种好的培养基放入烛缸，烛缸中放入浸水的湿棉球以保持一定的湿度，36℃培养24～48小时）。观察结果可见典型淋病奈瑟菌菌落。此外，还须经菌落形态，革兰染色，氧化酶试验和糖发酵试验等进行鉴定。培养阳性率在女性为80%～90%。由于淋病奈瑟菌十分脆弱，离体后很快死亡，因此要取材后立刻接种。需有良好的培养基与正确的取材方法，其敏感性与特异性均可达90%。有条件的实验室，应对分离出来的淋病奈瑟菌做药敏试验及产生β-内酰胺酶的常规试验。以判定其对药物的敏感性及是否为青霉素耐药菌株。此法生化鉴定复杂，需要较长时间。

### （三）酶联免疫吸附试验（ELISA）

ELISA试剂盒可用于泌尿生殖器分泌物标本的直接检测，具有快速、操作简便稳定、不需特殊设备等特点。但其结果与淋病奈瑟菌培养结果的符合性、敏感性、特异性，因试剂不同而有所不同，临床应用不多。

### （四）淋病奈瑟菌的基因诊断

淋病奈瑟菌的基因诊断多用于研究，临床多用涂片染色与细菌培养。这更适合目前淋病奈瑟菌感染的诊断与治疗。

1. 基因探针　淋病奈瑟菌基因诊断中有应用的探针包括：质粒DNA探针、菌毛DNA探针、染色体基因探针和rRNA基因探针。目前已鉴定出了不少淋病奈瑟菌特异的探针，核酸标记技术也有了长足的发展，已从放射性核素发展到生物素、酶化学发光物质、地高辛、稀土类。

2. PCR 方法　用 PCR 法检测淋病奈瑟菌是基于扩增淋病奈瑟菌特异 DNA 片段的一种基因诊断方法。具有敏感性高特异性强等优点，实现了快速、特异、敏感地检测和鉴定淋病奈瑟菌的目的。可作为涂片染色与分离培养法的补充。如细菌已经死亡或为经抗生素治疗后采集的标本，只要有淋病奈瑟菌的 DNA 存在，PCR 检测就可做出准确的诊断。但目前因试剂盒制备、实验室条件、操作技术等因素，其敏感性和特异性差异很大。有报道根据淋病奈瑟菌隐蔽性质粒的 DNA 序列设计的引物有较高的特异性和敏感性，其扩增长度为 633bp。

# 第七节　子宫颈 HPV 感染的实验诊断

人乳头瘤病毒（HPV）广泛存在于自然界，对人黏膜上皮具特殊的亲嗜性，引起皮肤黏膜良性增生性改变，其中发生在女性外阴的 HPV 感染——尖锐湿疣，是常见的性传播性疾病。

人乳头瘤病毒属乳多孔病毒科多瘤病毒属，是一种双链 DNA 病毒，但其所有的遗传信息均存在于一条 DNA 链中。病毒直径约 50～55nm，DNA 分子量约为 $5.2 \times 10^6$，转化细胞内 DNA 的状态为非整合型，具有明显的宿主和靶细胞特异性，主要侵犯皮肤、黏膜引起疣状增生性病变。

迄今已鉴定出 HPV 至少有 68 个亚型，其中的 20 多个亚型与男女肛门、生殖器疣状病变有关，某些亚型与宫颈癌的发生有关，HPV 是人类癌瘤发病中惟一可以完全确认的致癌病毒。现今的研究甚至可以证实，预防 HPV 感染就可以预防宫颈癌，没有 HPV 感染就可以不罹患宫颈癌。根据其引起宫颈病变的良恶性程度，可将 HPV 分为高危型和低危型两组。HPV-6、11 等型为低危型，可引起人表皮细胞良性增殖，如乳头状瘤和疣；HPV-16、18、31、33、35、39、45、51、52、56、58、59、68 等型为高危型，与宫颈癌及宫颈上皮内高度病变（CIN Ⅱ、CIN Ⅲ）的发生相关，其中 HPV-16 型最常见于宫颈癌中。

## 一、标本的采集与处理

### （一）生殖道脱落细胞的采集

常用刮板或用生理盐水浸润的棉拭子从阴道壁和宫颈外口取分泌物。宫颈取材时应将棉拭子置入宫颈 1～2cm 旋转数圈停留数十秒钟后取出。

### （二）组织采集

活检组织和手术切除组织也是常用的检测标本。但活检组织较局限，多点取材可提高阳性率。

### （三）标本处理

用于组织学检查的标本：取材后应尽快固定。用于 PCR 检测的生殖道脱落细胞标本：可置于 3～5ml 含有 0.05% 硫柳汞的 PBS 中，用 PBS 离心洗涤两次，将沉淀细胞重悬浮于 PBS 中提取 DNA。

## 二、HPV 病毒的检测

### （一）组织学检查

脱落细胞涂片和组织切片做 HE 染色后镜检是较方便的 HPV 感染诊断方法。HPV 感染后病理改变为基底层和棘细胞层增生，表层细胞角化不良，分散或成群存在，细胞呈橘黄色、双核或多核。在宫颈表层和中层上皮中出现挖空细胞（kilocyte）。挖空细胞镜下特征：细胞体积大，圆形、类圆形或多边形，胞界清楚，含 1～2 个浓染致密的核，核周有许多空晕，胞浆空虚，呈气球样肿胀，是变性细胞。有人认为出现挖空细胞是 HPV 感染的标志，但也有研究发现挖空细胞阳性的病例中 HPV-DNA 和抗原的检出率并不高，且在某些挖空细胞阳性的病例中却发现了 HSV-2 抗原，从而认为挖空细胞并不是 HPV 感染所特有的。

### （二）电子显微镜检查

电子显微镜检查病变组织：主要观察鳞状上皮增生性改变；挖空细胞核的改变；胞质的改变。病毒颗粒的观察：如见细胞核内的病毒颗粒，则可诊断 HPV 感染。电子显微镜诊断 HPV 也是特异性高，敏感性较低。用电子显微镜价格昂贵，临床应用不多。

### （三）血 HPV 抗体测定

用酶免疫法检测血清中 HPV 抗体有助于 HPV 感染的诊断，检出率为 32.6%～95% 不等。

### （四）免疫组织化学方法

HPV 感染后在细胞内增殖合成衣壳蛋白，衣壳蛋白为人种特异性抗原，采用特异性抗 HPV 衣壳蛋白的抗血清以显示病毒蛋白，检出感染病变组织细胞内的 HPV 抗原。常用的方法有 PAP 法和 ABC 法，可以对组织细胞内的 HPV 抗原成分进行检测。此法也是特异性高，敏感性低。检出率约为 50%。

### （五）核酸分子杂交法

核酸杂交技术是用分离纯化的已知 RNA 或 DNA 序列片段去检测未知的核酸样品，可以定性或定量地检测特异 RNA 或 DNA 序列片段。主要方法有：

Southern 杂交、斑点杂交、反向杂交、原位杂交。

杂交捕获法（hybrid capture，HC）是目前较普遍采用的 HPV 检测方法。方法学原理是利用对抗体捕获信号的放大和化学发光信号来检测 HPV DNA。第二代杂交捕获试验（HC-II）是美国 Digene 公司发展的曾是美国 FDA 唯一批准的可在临床使用的一种 HPV-DNA 检测技术（现又批准许多其他测定方法），采用 96 孔平板法和非放射性 RNA 作为探针，可检测 13 种高危型 HPV（HPV-16、18、31、33、35、39、45、51、52、56、58、59、68 型）和 5 种低危型 HPV（HPV-6、11、42、43、44 型），目前已有试剂盒应用于临床，对于检测 CIN II、III 和浸润癌中的 HPV，其敏感度为 66%~100%，特异度为 61%~96%。

HC-II 具体介绍如下：

1. 标本采集　可用阴道细胞刷或棉签。通常在巴氏涂片完成后进行宫颈标本收集，由医生采用特制锥形采样刷或棉签为受检对象采样，或由受检对象自己取样，即将 15cm 长塑料杆尼龙头棉签插入阴道，直至遇到阻力（约 6cm），旋转 4~6 圈退出后放在装有保存液的试管中密封保存。

2. 基本实验步骤　①样本 DNA 双链被释放并分解成为可以杂交的核苷酸单链；② DNA 单链与 RNA 组合探针结合为 RNA-DNA 杂合体；③第一抗体（特异性抗体）将 RNA-DNA 杂合体捕获并固定在试管壁或微孔壁上；④耦联有碱性磷酸酶的第二抗体与 RNA-DNA 杂合体结合；⑤碱性磷酸酶使酶底物发光，判读光的强弱可确定碱性磷酸酶的含量，从而确定 RNA-DNA 杂合体的含量。

3. 结果分析　样本产生的光由微孔板判读器来测量，表达为相对光单位（RLU）。通过其与设置的标准阳性对照（PC）之比来判定结果。当比值 >1.0 时，认为 HPV-DNA 检测阳性，反之当比值 <1.0 时为阴性。由于 RLU 与样本所含 DNA 是成比例的，比值越高，样本中 HPV-DNA 的量越多，因此 HC-II 可对病毒进行半定量测定，便于临床监测 HPV 的消长。

4. HC-II 的特点及评价　HC-II 无需基因扩增，不必在基因扩增实验室检测，检测时间 4 小时左右，并具有灵敏度高、特异性好、重复性和客观性强等优点，阴性预测值高，临床应用价值较大。HC-II 试剂盒已经被世界上许多国家采用，检测的结果具有很好的可比性。缺点是该方法没有区分具体的 HPV 型别，无法估计各种型别 HPV 致癌的危害程度。

（六）聚合酶链反应法

近年来随着分子生物技术的发展，PCR 技术日益广泛地用于 HPV-DNA 的检测。PCR 反应能使几个 DNA 膜板通过数小时扩增后，增加到百万倍以上，使检测结果具有特异性高、敏感度强、简便快速等优点。目前，应用前景最好的是 PCR 技术。PCR 不仅能对新鲜或冰冻的组织进行检测，对亚临床感染及潜伏期感染也能诊断。引物的设计极为重要，决定了特异性，扩增循环中的变性、复性、延伸温度的控制，Tag 酶的活性对结果也有明显的影响，而污染问题，为影响实验结果准确性的最重要因素。

（七）基因分型检测试剂

提取标本 DNA 后先用 HPV 通用引物扩增（PCR），再用 HPV 分型特异的探针杂交 PCR 产物，进行 HPV 分型，国产的 HPV 基因分型检测试剂能检测 23~29 种 HPV 亚型。已有荧光定量 PCR 分型的试剂盒问世，在分型的同时避免了产物污染的可能性。

（吕时铭　石一复）

# 第十九章

# TORCH 感染的实验诊断

TORCH 感染多为全身性疾病，其感染途径也较复杂。弓形虫（*Toxoplasma*，TOXO）感染多与接触动物有关。风疹病毒（rubella virus，RV）感染则常为呼吸道传播。巨细胞病毒（human cytomegalovirus，CMV）感染、单纯疱疹病毒（herpes simplex virus，HSV）感染则与性接触有关。

据有关报道，弓形虫在正常人群中的感染率在4%～9%，巨细胞病毒的感染率在40%～80%，10%左右的育龄妇女仍易感，风疹病毒的感染率在育龄妇女可达90%以上。其中15%～20%可初次感染，疱疹病毒的感染近年有上升的趋势，感染率在3%～9%。

TORCH 感染除了有临床症状的显性感染以外，绝大多数可以是无症状或症状极轻的亚临床感染或隐性感染，TORCH 感染的危害在于一些孕妇感染后可造成胎儿异常的严重后果。因此，诊断 TORCH 感染的重要性不仅仅是要确定是否感染，更重要的是要确定存在的感染是否会造成胎儿异常等不良妊娠结局。后者通常难以诊断，许多情况下只能作胎儿异常的风险评估，或者需要借助影像学技术。重视 TORCH 感染对胎儿的影响，应提倡孕前检查及时治疗，孕期预防感染。

TORCH 感染的实验诊断具有极重要临床价值。病原体的培养、抗原或 DNA 的检测是诊断感染的直接证据，但不能反映机体对相应病原的免疫反应。由于 TORCH 是一组病原体感染，既有寄生虫又有病毒，所以生物学性状存在显著差异，检测的方法也有所不同。如弓形虫可直接检测病原体，而在 RV、CMV、HSV 要检测病原体，就比较困难；在弓形虫由于虫体破裂后特异循环抗原可释放入血液，使得循环抗原的检测成为可能，而 RV、CMV、HSV 属病毒

生存于细胞内，很少有循环抗原，即使利用细胞（白细胞、尿沉渣细胞等）作病毒抗原的测定，灵敏度也低，多需经过培养才能检测。利用分子生物学技术制作的 TORCH 各病原体的 DNA 和 cDNA 探针，进行原位杂交等，虽然可以用于 TORCH 感染病原体 DNA 或 RNA 基因组序列的检测，但灵敏度仍不高，临床应用不具普遍性。电子显微镜观察病毒颗粒，虽然可以用于病原体的诊断，但多用于研究，临床诊断不具可行性。用特异 IgM、IgG 的检测不仅是诊断 TORCH 感染的间接证据，也能反映机体对感染的免疫状态，有利于预后评估。需注意的是在感染后存在免疫检测窗口期，在免疫缺陷者抗体检测可为阴性、在自身免疫性疾病或免疫异常者可产生假阳性。在本节中，将对临床普遍使用的 TORCH 感染的特异性循环抗体（IgM、IgG）的检测及其意义等作主要介绍。另对病原体特异 DNA 的检测也稍作介绍。用 DNA 方法直接检测病原 DNA，在免疫缺陷者显得更重要。

## 第一节　弓形虫感染

### 一、简述

在育龄妇女中，80%以上的人对弓形虫易感。怀孕期间初次感染可经胎盘传播导致先天性感染。如果母亲的急性感染发生在妊娠的头3个月，先天性感染的风险较低（10%～25%），如果发生在孕晚期先天性感染的风险最高（60%～90%）。但在孕早期感染者，严重的胎儿先天性感染最多。先天性弓形体病常见的结果包括脉络视网膜炎、颅内钙化、脑积水。大多数孕晚期感染的婴儿在出生时没有症状，但在以后的生活中发病和产生后遗症。早期治疗孕期弓形虫

感染已证明能降低先天性弓形虫病的发生率和严重程度。IgG 抗体的存在表明发生了弓形虫感染，但不区分是近期感染还是以往感染，IgM 阳性表明近期感染，但是 IgM 抗体可在感染后持续 1 年半左右。IgM 和 IgG 均阳性者应做 IgG 亲和力试验。IgG 抗体的亲和力指数高提示感染发生于 4 个月前。

由于 90% 的孕妇感染后无症状，且无特异性，所以诊断弓形虫病必须靠实验室诊断。特别是单独 IgM 抗体阳性，多为急性原发感染。筛查时多选用 IgM 抗体测定。有报道 IgG 阳性者胎儿畸形发生率为 1.9%，而 IgM 阳性者胎儿畸形发生率为 10.34%。弓形虫感染者虽有特异抗体产生，但主要靠细胞免疫，抗体对胎儿并无保护作用。因此，只要确诊孕期宫内弓形虫感染者，应考虑作治疗性流产。

## 二、病原体的直接检测

弓形虫的整个生活史出现 5 种不同的形态，即滋养体、包囊（在中间宿主）、裂殖体、配子体和囊合子（在终末宿主）。取急性患者的体液、腹腔渗出液、羊水、脑脊液等经离心沉淀，取沉渣作涂片，用姬氏液染色；或组织切片染色后镜检可查到滋养体：长 $4\sim7\mu m$，宽 $2\sim4\mu m$，呈香蕉形或半月形，一端较尖，一端钝圆，一边较平坦，一边较弯曲，细胞质呈蓝色，红色的细胞核位于虫体中央，虫体一端常可见一红色的副核。

## 三、特异循环抗原检测

弓形虫破裂后其循环抗原释放入血液，利用其特异的抗体，可用常规的放射免疫方法或酶免疫方法测定弓形虫循环抗原，多采用抗弓形虫抗体包被微孔板，通常灵敏度不高，需结合特异抗体测定等其他实验诊断方法。

## 四、特异性抗体检测

特异性抗体检测是 TORCH 感染最常用的检测方法。

根据免疫原理，除免疫缺陷者外，在弓形虫感染后人体均会产生一定量的特异性抗体（IgM、IgG 等），检测弓形虫特异性的抗体来诊断弓形虫感染，实际上是一种间接诊断法。

### （一）酶联吸附免疫检测——抗原包被法

抗原包被法的原理：

1. 用被检物的抗原包被微孔板。

2. 标本稀释液中含有抗人 IgG 或 IgM 抗体等，以灭活待测血清中的 IgG 或 IgM 和有干扰作用的类风湿因子（如要测定 IgG 时则灭活 IgM，而要测定 IgM 时则灭活 IgG）。

3. 标本稀释后加入微孔板与抗原反应，洗去游离抗体。

4. 加入酶标记的抗人 IgM 或 IgG 抗体，孵育后洗去游离抗体；加入底物作显色反应。

5. 测定光密度，确定阳性与阴性。

### （二）酶联吸附免疫检测——抗体捕获法

目前使用的 TORCH 特异抗体 IgM 诊断试剂中，多数厂商的产品用的是抗体捕获法。

目前使用较广的试剂基于的原理基本相同（采用抗体捕获法）：

1. 用抗人 IgM 的抗体包被微孔板。

2. 人的被检血清标本中含有 IgM 类抗体，加入微孔板后，被包被在微孔板上的抗体所结合。

3. 加入待测病原体的特异抗原，若该血清中存在待测病原体的特异抗体，则被特异抗体所结合，由于特异抗体的桥接作用，而被连接于固相载体（微孔板）。

4. 加入酶标记的抗病原体抗体，与病原体结合再次通过桥接连接于固相载体（微孔板）。

5. 洗去游离的抗原、抗体及酶标记物，加入底物作显色反应。

6. 测定光密度，确定阳性与阴性。整个反应桥接过程：固相抗人 IgM 的抗体 –IgM– 病原体抗原 – 酶标记的抗病原体抗体→底物呈色→测定、判断。如果待测血清中不存在特异的抗待测目标病原体的抗体，反应中后续的桥接就无法实现，酶标记物将被洗去，加入底物，则呈阴性反应。

抗体捕获法检测的特点是：

（1）特异性强。

（2）灵敏度高。

（3）可以鉴别是初次感染还是再次感染，初次感染时仅 IgM 升高，再次感染时 IgG、IgM 均升高。

（4）技术成熟，结果稳定。

（5）操作简便，可以自动化，宜于大批量检测。

### （三）化学发光法 TORCH 抗体检测

近年来除了上述酶标记的 TORCH 抗体检测技术以外，在标记免疫的检测系统中，采用不同的固相载体如微粒磁珠，采用不同的标记发光物质如电化学发光、酶促发光（磷酸伞型酮）等，各种标记免疫检测技术迅速发展，不仅特异性、灵敏度提高，自动化程度也很高，但均基于上述免疫检测的基本原理测定

TORCH 抗体。

**（四）结果判断时需要注意的问题**

1. 感染早期（一周内）抗体测不到，但不能排除已有弓形虫感染。弓形虫感染后 IgM 抗体产生于感染后 7～8 天，在此前称为窗口期，是测不到抗体的，因此无法用于早期诊断。IgM 抗体产生后，可持续 4～6 个月，但部分患者感染后 3 周内 IgM 会降至阴性水平，这些患者应检测 IgG 水平，可能有助于血清学评价。

2. 某些患者初次感染后低水平的 IgM 可维持至一年，应做 IgG 抗体测定，以得到血清学评价。

3. 在免疫抑制患者或先天性弓形虫患者可能不产生弓形虫 IgM 抗体。

4. 在自身免疫性疾病患者中，有可能产生假阳性。

## 五、聚合酶链反应方法

聚合酶链式反应（polymerase chain reaction，PCR）是通过对病原体 DNA 特异序列的体外扩增以检测病原体的方法，具有快速、准确、灵敏度高的特点。应用 PCR 法检测弓形虫感染，可取患者的体液、腹腔渗出液、羊水、脑脊液等经离心沉淀，取沉渣提取 DNA，作 DNA 检测。引物序列设计的靶序列为弓形虫 P30 基因的一部分，用两对引物进行巢式 PCR 以提高灵敏度。也有以弓形虫基因组中线重复序列（25～50 拷贝）B1 基因的内含子下游部分为模板而设计引物的。

# 第二节　风疹病毒感染

## 一、简述

风疹病毒是 RNA 病毒，以呼吸道传染为主。有报道称人群中 85% 的人在 15 岁时已获得自然免疫，其余 15%～20% 在 20～30 岁时获得免疫。

孕妇已获得自然免疫者，即使再次感染风疹病毒，其宫内感染导致胎儿畸形损害的危险也极小。而孕妇在孕 12 周内初次感染 RV 则造成胎儿损害的可能性极大。

自 1969 年起欧、美等国已陆续开始了风疹病毒疫苗注射进行主动免疫。我国也已普遍开展风疹病毒疫苗注射，经抗体检测尚未免疫者（RV IgM、IgG 均阴性）可接种疫苗。

风疹病毒感染后抗体的产生：RV 感染后 IgM 在 2 周左右产生，3 周达高峰，6～7 周就不能测出，IgG 在 3 周就能测出，且表明对 RV 获得了免疫力。

## 二、抗体的检测及意义

**（一）抗体测定标记免疫法**

风疹病毒感染特异性抗体 IgM、IgG 的检测多采用标记免疫法，其原理如同弓形虫特异性抗体的测定。

**（二）风疹病毒感染特异性抗体阳性的意义**

1. 孕前抗 RV IgG 的检测阳性说明已获得免疫力，但 IgG 至少要 15IU/ml 才具保护作用。

2. 在孕早期检测 IgM 抗体，阳性表明有近期感染，IgM 只持续 6～7 周。因此，第 8 周时 IgG 阳性、IgM 阴性。不能排除近期感染的可能（表 19-1）。

表 19-1　IgM、IgG 阳性和阴性的意义

| IgG | − | + | + | − |
|---|---|---|---|---|
| IgM | + | + | − | − |
| | 急性感染早期 | 近期感染 | 已获免疫（慢性感染） | 没有感染过或感染者免疫缺陷 |

## 三、RT-PCR 法

除了上述采用抗体测定法来诊断 RV 的感染以外，RV 的检测包括组织培养直接测定病毒的存在，但是对临床标本的原代培养，细胞病变常常出现很慢，间接肠道病毒干扰测定法又较麻烦，难以满足临床的需要。利用 PCR 技术检测风疹病毒的感染，体外扩增特异 DNA（RNA），检测特异性及灵敏度均高。因风疹病毒属 RNA 病毒，因此需采用 RT-PCR 法，重要的是要获得有代表意义的标本，RV RT-PCR 法检测可用咽拭子。

# 第三节　巨细胞病毒感染

## 一、简述

CMV HSV-Ⅰ、HSV-Ⅱ同属 DNA 病毒人类疱疹病毒科，见表 19-2。CMV 的感染率为 40%～80%，大多数育龄妇女在感染后已获得免疫力，但是 CMV IgG 存在并不能免于再次感染或潜伏性病毒的再次激活。CMV 感染可以是初次感染、再次外源性感染，也可以是潜伏性病毒的激活。孕妇感染是否导致胎儿

畸形与是否处于免疫状态有很大的关系。近年的研究表明 CMV IgG 亲和力测定比单独 CMV IgG 定性、定量测定更有临床价值，正日益受到关注。

表 19-2　6 种人类疱疹病毒简表

| 病毒名称 | 病毒英文缩写 | 亚科 |
| --- | --- | --- |
| 人类疱疹病毒 -1 | HSV-1 | alpha |
| 人类疱疹病毒 -2 | HSV-2 | alpha |
| 人类疱疹病毒 -3 | VZV | alpha |
| 人类疱疹病毒 -4 | EBV | gamma |
| 人类疱疹病毒 -5 | CMV | beta |
| 人类疱疹病毒 -6 | HHV6 | beta |

## 二、CMV 感染时抗原、抗体检测

CMV 感染检测的重点是孕妇初次感染者。

### （一）CMV 感染抗体的产生

初次感染后第 2~3 周开始产生 IgM 抗体，于第 8~9 周时迅速上升，5~6 个月后下降；IgG 于 6~8 周时出现，于第 10 周时迅速上升，IgG 持续较长的时间。再次感染时 IgG 立刻迅速上升，而 IgM 在再次感染时很少升高，甚至很少出现（图 19-1）。

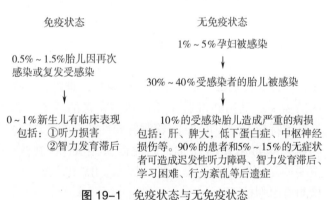

图 19-1　免疫状态与无免疫状态

### （二）CMV 抗体的检测与意义

初次感染后第 3 周时可用标记免疫法（抗体捕获法）测到 IgM 抗体，于第 10 周可用标记免疫法测到 IgG 抗体，持续较长时间。标记免疫法测定 IgM 对于诊断初次感染比较有价值。IgM 阳性往往提示急性感染。测到 IgG 抗体时，血清中 IgM 抗体存在与否有助于判别是初次感染还是再发感染。单独 CMV IgG 阳性提示以往感染，宫内感染风险低；CMV IgM、IgG 均阳性，应进一步做 CMV IgG 亲和力测定，如果 CMV IgG 亲和力低，提示初次感染，宫内感染风

险高；如果 CMV IgG 亲和力高提示非初次感染，宫内感染风险低。过去曾以 IgM 阳性为原发（或活动）性感染的指标，但 IgM 抗体与其他病毒感染有交叉反应，检查结果易出现假阳性。宿主在初次接触抗原后产生特异性 IgG 的亲和力，随着免疫时间的推移会逐渐升高，用尿素处理可去除以往产生的低亲和力的抗原抗体复合物，而近期产生的高亲和力抗体则不受影响，据此进行 CMV IgG 亲和力测定。有人报道将抗体亲和力指数结合 IgM 测定用于 HCMV 的诊断，可有效判断 CMV 的感染类型，抗体亲和力指数大于 50% 时胎儿宫内受损情况明显减少。

### （三）CMV 抗原的检测

CMV 抗原的存在提示有急性感染。由于感染后特异抗体的产生往往出现于第 2~3 周后，无法应用血清特异抗体的测定来早期诊断巨细胞病毒的感染；而免疫缺陷者、新生儿通常不显示免疫应答，也无法应用血清特异抗体的测定来诊断巨细胞病毒的感染。因此抗原的检测可早期诊断 CMV 感染者，或免疫缺陷者。但是如果不结合病史，单独抗原的测定不能区别是初次感染还是再次感染。

## 三、病毒的分离培养

从临床标本中分离培养病毒，并使用敏感的细胞培养分离法，这是传统的病毒学诊断方法。通常采用胎肺纤维细胞最有效，培养 1~2 周后培养中的细胞受到巨细胞病毒的作用变得大而圆，且斑块形成（plaque formation）；但是阴性结果须在 6 周时才能报告。尽管此方法相当准确，灵敏度也很高，单实际上几乎不用于常规的临床诊断，原因是标本易受污染，受其他快速生长的微生物的影响，如疱疹病毒（如 HSV）、真菌等。

## 四、DNA 诊断

随着分子生物学的发展，CMV 的一系列基因序列已被用做基因诊断的探针。Southern 杂交和斑点杂交技术在用尿沉渣和白细胞作检体时应用不广；探针主要用于组织标本甚至石蜡切片中的原位杂交。

理论上，用 PCR 方法作病原 DNA 分析直接检测病毒 DNA，在 10μg 的 DNA 就有可能检测出 1 个分子的 CMV DNA。只要严格控制技术质量，防止污染是特异、灵敏、有效的诊断方法。

近年发展起来的荧光定量 PCR 技术，不仅具有快速、准确、灵敏度高的特点，同时具有 DNA 半定

量的性质，可用来评价抗病毒药物的疗效。

荧光定量 PCR 技术原理的生物学基础是按 PCR 方式进行的体外基因扩增。在荧光定量 PCR 技术的反应体系中，不仅有两条普通的 PCR 引物，还有一条荧光标记探针。这条探针的 5' 端和 3' 端分别标记了荧光报告基团（R）和荧光淬灭基团（Q）。当这条探针保持完整时，R 基团的荧光信号被 Q 基团所淬灭；一旦探针被切断，淬灭作用消失，R 基团的荧光信号就可以被测定。荧光标记探针结合在 PCR 扩增区的中间，PCR 反应开始后随着链的延伸，Taq 酶将荧光探针切断，释放出 R 基团的荧光信号。被释放的游离的 R 基团的荧光信号强弱与 PCR 产物的数量呈正比关系，测量出前者就可以计算出后者。

性接触是 CMV、HSV 感染（传染）的主要途径。因此，在宫颈拭子或尿沉渣（CMV 常在尿沉渣中存在）提取 DNA，作 CMV 诊断是可靠的病原直接诊断方法。

# 第四节　疱疹病毒感染

## 一、简述

HSV-1 和 HSV-2 病毒感染相对较少，但在孕妇感染也可造成宫内感染，引起胎儿畸形、流产等。HSV-1 经常造成口腔部和眼部的感染，而生殖器和新生儿的感染多由 HSV-2 造成，但是组织特异性并不是绝对的。HSV-2 偶可从口腔分离出来，而 5%~10% 的原发性生殖器感染可以是 HSV-1 感染。在感染者的生殖道可分离出相关病毒。因此，用 PCR 方法对宫颈管拭子标本，作 DNA 诊断是可靠的病原直接诊断方法。已有不少证据提示 HSV-2 感染可能与宫颈癌有关。HSV 感染后典型的抗体产生情况是：最初，大约在感染后 2 周时 IgM 升高，6 个月左右消失，再次感染再次升高，而 IgG 持续较长时间。IgM 阳性可以诊断近期感染。

## 二、病原体检查

### （一）脱落细胞学检查

在疱疹病灶基底部刮片，经巴氏染色后查嗜酸性包涵体。此法阳性率可达 50%。

### （二）病毒培养与分离

在疱疹出现 24~48 小时后，持续 2~4 天取疱疹液，进行培养，其阳性率达 80%。

## 三、血清 HSV 抗体测定

常用酶联免疫测定法，测 IgM 采用抗体捕获法，于感染后 1~2 周可测到 IgM 抗体，抗体最高效价出现于第 3 周，此后慢慢下降，故对诊断有局限性，对复发型患者无意义。对于初次感染过于早期留取的标本 IgM 水平有可能达不到检测水平，在此情况下，应在第三周再次留取测定，以观察抗体的变化。单独一次一份标本的抗体阳性滴度一般不能确定是否感染，观察抗体的动态变化（急性期与恢复期），诊断价值较高。在一些初次感染的患者中，可检出低水平 HSV-1 IgM 抗体，维持时间可长达 1 年。有时测孕妇血清中的特异 IgG 抗体的阳性率可达 70%~80%，这是因为 HSV-1 和 HSV-2 具有许多的共同抗原。妊娠致使孕妇体内的 HSV 病毒活化出现症状的诱发型，出现症状的同时，就可测出高抗体效价的血清特异抗体。新生儿感染者，从脐静脉血清测特异 IgM>22nmol/L 可确诊。

## 四、聚合酶链反应方法

用 PCR 方法作病原 DNA 分析直接检测病原 DNA 在病毒感染的诊断中显得日益重要。荧光定量 PCR 技术，可在女性生殖器分泌物中检出疱疹病毒 DNA，此方法快速、准确、灵敏度高，同时因为具有 DNA 半定量的性质，可用来评价抗病毒药物的疗效。

（吕时铭　石一复）

# 第二十章

# CA125 测定及临床意义

CA125 是一种血清抗原，普遍认为是上皮性卵巢癌的肿瘤标志物。Bast（1981）以卵巢浆液性囊腺癌细胞株 OVCA433 作为抗原所产生的单克隆抗体 OC125，可识别卵巢上皮癌的抗原 CA125。免疫组织化学研究证实，CA125 是一种高分子糖蛋白，一种膜抗原，普遍存在于胚胎体腔上皮来源的组织中。以 OC125 检测各种组织，发现 CA125 存在于下列组织中：①间皮细胞组织，包括腹膜、胸膜和心包膜；②米勒管上皮，包括输卵管，子宫内膜及宫颈内膜；③自间皮细胞及米勒管衍生物所发生的肿瘤，包括卵巢上皮癌、输卵管癌、子宫内膜癌、宫颈癌及间皮细胞瘤等。因此 CA125 不但是卵巢上皮癌的相关抗原，也与其他米勒管的良性肿瘤、子宫内膜异位症及腹膜炎性反应等有关。

## 一、CA125 的特异性和敏感性

大多数上皮性卵巢癌中血清 CA125 升高，在其他一些恶性肿瘤中血清 CA125 也升高，包括子宫内膜癌、输卵管癌、胰腺癌，少数乳腺癌、肺癌、结肠癌等，均可使 CA125 值升高。盆腔炎症性疾病、早孕、经期、人绝经期促性腺激素（hMG）或人绒毛膜促性腺激素（hCG）治疗导致卵巢过度刺激综合征的患者血清 CA125 的水平也有可能增高。因而认为 CA125 特异性不是很强。

Bast（1981）以单抗 OC125 检测 888 例健康献血妇女的血清，其中 1% 血清 CA125>35kU/L，0.2%>65kU/L，因此建议以 35kU/L 和 65kU/L 定为正常血清 CA125 的标准。连利娟（1985）以 OC125 放免药盒，对正常妇女、良性妇科疾病及卵巢上皮癌的血清检测结果显示，如以 35kU/L 作为正常值标准，其敏感性及特异性分别为 93.5% 和 75.2%；如以

65kU/L 作为正常值的标准，则其敏感性和特异性分别为 89.1% 和 94.4%。

## 二、血清 CA125 水平与上皮性卵巢癌的关系

有关卵巢上皮癌的检测有多种肿瘤标志物可供检测，如 CA125、CA15.3、CA19.9、CEA 等，但以 CA125 检测的敏感性最高。在对卵巢上皮癌进行病情监测时强调其敏感性而不强调其特异性，所以一般选用 35KU/L 作为正常标准。Bast（1981）以 OC125 检测卵巢上皮癌血清 CA125 值，其敏感性为 82%。德国汉堡 24 个研究所对 287 例卵巢上皮癌患者进行检测，敏感性为 93%（Hoffmann，1988）。临床应用结果均证实单抗 OC125 检测卵巢上皮癌的敏感性很高。但在部分卵巢上皮癌病例检测血清 CA125 未发现升高，故对部分病例血清 CA125 仍不够敏感。检测的敏感性也因卵巢上皮癌组织类型的不同而有区别。

## 三、血清 CA125 水平与子宫内膜异位症的关系

子宫内膜异位症患者血清 CA125 水平较正常妇女高。对于子宫内膜异位症患者的血清 CA125 阳性率国内外均有报道，差异较大。一些作者以放射免疫法测定子宫内膜异位症患者的血清 CA125，以>35kU/L 作为诊断标准，报道阳性率 18%~56% 不等。在 I~II 期患者血清 CA125 水平与正常妇女有部分交叉，在 III~IV 期患者中升高更明显；CA125 的值在中重度内膜异位症患者的平均值较轻度者为高，其值在一定程度上可以反映内膜异位症患者的病情严重程度。

对内膜异位症患者采用安宫黄体酮或丹那唑等

药物治疗后，或采用手术治疗后，CA125 均有明显下降。所以对治疗前后血清 CA125 的检测比较，结合临床症状体征变化，可对药物或手术的治疗效果进行监测。若随访过程中发现 CA125 值上升，可考虑是否为内膜异位症复发，必要时进行腹腔镜检查。

## 四、血清 CA125 水平与子宫腺肌病的关系

子宫腺肌病血清 CA125 阳性率，国内外学者均有报道但差别较大。Halila 等报道 11 例子宫腺肌病患者无 1 例血清 CA125 阳性；但国内熊晓燕等测定 15 例子宫腺肌病患者，发现血清 CA125 明显升高，阳性率（CA125>35kU/L）可达 76.9%。周应芳等测定 55 例子宫腺肌病患者血清 CA125 水平，结果表明明显高于正常妇女，以血清 CA125>50kU/L 作为阳性标准，阳性率达 80.0%，而正常对照组阳性率只有 5%。血清 CA125 水平，在弥漫型为 158.3（78.8～271.9）KU/L，局限型为 86.5（47.3～115.5）kU/L，两者差异有极显著性（$P<0.01$）。并发现子宫肌腺病患者痛经及月经过多与血清 CA125 水平无关。子宫肌腺病患者术后 1 周，复查血清 CA125，与术前比较，均值明显下降。一般在 1 个月内恢复正常。

血清 CA125 水平有助于鉴别子宫腺肌病和子宫肌瘤。子宫腺肌病和子宫肌瘤同属于子宫病变，临床表现有许多相似之处，两者鉴别有一定困难，症状不典型的子宫腺肌病更易误诊为子宫肌瘤。然而，鉴别两者有时十分必要，尤其是对年轻欲保留生育功能者。国内叶素珍等报告 60 例子宫肌瘤血清 CA125 平均值 9.68kU/L，仅 1 例阳性（CA125>35kU/L），而在 22 例子宫腺肌病中 19 例（86.4%）升高，血清 CA125 均值为 65.02kU/L。国内周应芳等研究发现，子宫肌瘤血清 CA125 水平正常或稍高，有 10% 的患者血清 CA125 阳性，而且即使升高，其值均在 100kU/L 以下。而子宫腺肌病组有 50.9%CA125>100kU/L。因而血清 CA125 水平测定可作为子宫腺肌病与子宫肌瘤的鉴别诊断依据，血清 CA125>100kU/L 时子宫腺肌病的可能性就更大。但子宫腺肌病也常合并子宫肌瘤存在。

## 五、影响血清 CA125 检测的干扰因素

### （一）腹部手术

腹部手术对腹膜的刺激，有可能使血清 CA125 水平有短暂的升高现象。

### （二）大量放腹水

卵巢上皮癌腹水内有大量的 CA125 抗原。一次放出大量腹水可使血清 CA125 值随之下降。因体内癌块仍继续存在，血清 CA125 值不会下降。

## 六、CA125 在卵巢上皮性肿瘤监测

癌抗原 125（CA125）是上皮性卵巢肿瘤最常用的肿瘤标志物；CA125 不能单独作为筛选或早期诊断；CA125 对上皮性卵巢肿瘤可作为诊断参考、随访追踪有无复发的指标。

1981 年 Bast 首先发现卵巢浆液性腺癌细胞株，OCV433 作为抗原所产生的单克隆 CA125 可以识别卵巢上皮性肿瘤的抗原 CA125；1983 年发展了放射免疫测定 CA125 抗原药盒；发现 80% 以上的卵巢上皮性肿瘤血清 CA125 升高，仅 10% 以下健康妇女 CA125 升高；CA125 属黏蛋白类分子，是一种高分子糖蛋白，分子量 200～2000kD，分子结构为 11 氨基酸，具有 CA125 免疫活性的最小亚基为 50kD；2001 年 Lloyd 报道 CA125 抗原分子克隆具黏蛋白分子特性；目前临床应用 CA125 测定方法为放射免疫法（RIA）、酶联免疫法（EIA）；两种方法测定法转换公式：CA125（EIA）=0.75×CA125（RIA）–7.9；近期研究 CA125 抗原决定簇有三种：可被 OC125 单抗识别、由 M11 识别、由 OV197 识别。

1. 血清 CA125 测定及临床意义　卵巢上皮性癌治疗过程中 CA125 水平是监测病情变化的一个最好指标，符合率 93%；血清 CA125 可预测晚期卵巢癌是否达到理想减灭术，但也有不同意见；血清 CA125 可预测二探术时有无病灶存在，以 35IU/ml 为界限；也有提出以 CA125 20IU/ml 作为考虑是否作二探术更恰当；CA125 能否预测二探术结果也有不同意见。

反映化疗疗效，采用 Rustin 标准（分别为 50% CA125 反应、75% CA125 反应）；化疗初三疗程后血清 CA125 值与预后、生存期有关；CA125 是高分子糖蛋白，不易直接进入外周血循环，故血清 CA125 值较低；术前预测初次理想减灭术，术前以 400IU/ml 为界，也有以 330IU/ml 或 500IU/ml 为界（表 20-1）。

化疗效果评价：50% 反应——比二次最初上升的血清 CA125 水平下降 50%，显示降为达 50% 必须被第 4 个血标本证实（即必须有 4 个血清样本）；75% 反应——超过 3 次血清标本连续水平下降 75% 以上（即必须 3 个血清标本）；CA125 进展是指二次 CA125≥2 倍的正常上限或最低水平，最初 CA125 必须≥40IU/ml，最后样本距前次至少 28 天（表 20-2）。

表 20-1　CA125 反应的定义

满足下面任何一条标准则发生 CA125 反应：

50%CA125 反应：发生在这一反应至少需在同一患者采集 4 份血清标本。第 1、2 份血清标本，CA125 浓度均升高，但第 2 份标本血清 CA125 浓度较第 1 份标本 CA125 浓度下降 50%，则 50%CA125 反应发生，但必须是第 4 份标本血清 CA125 浓度较第 1 份标本下降 50%，则 50%CA125 反应被确定。

75% CA125 反应：发生这一反应至少需在同一患者采集三份血清标本，这 3 份标本血清 CA125 浓度较第 1 份标本下降 75%，则为 75% CA125 反应。

这两个定义中，最后一份标本采集时间与第一份标本采集时间至少间隔 28 天。

表 20-2　CA125 进展的定义

| A 类患者 | B 类患者 | C 类患者 |
| --- | --- | --- |
| 血清 CA125 浓度在二次检查 ≥ 正常值上限的 2 倍 | 血清 CA125 浓度在二次检查 ≥ 升高值中最低值的 2 倍 | 作为 A 类患者的对照 |
| 发生 CA125 进展时间为 CA125 浓度 ≥ 正常值上限 2 倍时第一次时间 | 发生 CA125 进展时间为 CA125 浓度 ≥ 高值中最低值 2 倍时第一次时间 | |
| A 类患者：术前血清 CA125 值升高，一线化疗后 CA125 水平降至正常 | B 类患者：术前血清 CA125 值升高，一线化疗后 CA125 水平未降至正常 | C 类患者：术前血清 CA125 值正常 |

注：满足任何一条标准则为 CA125 进展

2. 囊液 CA125 测定　卵巢囊液通常在 B 超引导下经阴道吸液针获取，并作细胞学和生化分析；血清 CA125 抗体主要是该抗原进入循环因素所致，囊液在循环中有物理屏障；良性肿瘤这种屏障可能存在于肿瘤组织周围的完整基底膜；恶性肿瘤在抗原能到达血管前，肿瘤生长导致肝内降解该抗原；囊液 CA125 值高于同类卵巢肿瘤血清 CA125 值，浆液性卵巢肿瘤囊液 CA125 水平最高；良性、交界性、恶性卵巢肿瘤囊液 CA125 水平无明显差别，但有重叠。

Jose 测定：恶性肿瘤囊液 CA125 值为 2972～617 300IU/ml（均值 23 853IU/ml）；交界性巢肿瘤 10 320～250 500IU/ml（均值 23 850IU/ml）；良性卵巢肿瘤 114～857 400IU/ml（均值 10 590IU/ml）；囊液 CA125 值与 FIGO 分期无明显差别；功能性肿瘤囊液 CA125 值为（420±10.4）IU/ml；器质性肿瘤囊液 CA125 值为（75 200±17 500）IU/ml。

3. 腹水 CA125 测定　体腔上皮衍生物包括胸腔、腹膜等组织者可产生 CA125 抗原；Zeimet 研究腹膜细胞所产生的 CA125 抗原比癌细胞还多；CA125 是高分子糖蛋白，不易直接进入外周血循环，所以血清 CA125 值不高，卵巢上皮癌及腹膜转移可脱落大量的 CA125，故腹水 CA125 值高，也可能是肝内降解该抗原使腹水 CA125 值高。

腹水取样强调要取原腹水检测，不要与其他液体混淆；不要用腹腔冲洗液，因子宫直肠窝至少可吸取 5ml 腹水。足够测定所用；腹水 CA125 正常界值为 200～316IU/ml，与血清值升高平行，一般腹水 CA125 值比血清高 8 倍左右；腹水 CA125 值在 FIGO Ⅲ、Ⅳ 期高于 Ⅰ、Ⅱ 期；浆液性卵巢肿瘤腹水 CA125 值高于非浆液腹水 CA125 值可预测临床完全缓解患者的肝内残存癌，比血清 CA125 敏感；CA125 是上皮性卵巢肿瘤最常用的肿瘤标志物；其值升降与上皮性卵巢肿瘤病变密切相关；囊液 CA125 值、腹水 CA125 值均高于同种类卵巢肿瘤血清 CA125 值；浆液性卵巢肿瘤 CA125 值最高，其他组织也均有 CA125 表达；CA125 是一种肿瘤相关抗原；年龄 <50 岁者，CA125 升高提示盆腔恶性肿瘤的可能性 <25%；年龄 >50 岁者，CA125 升高提示盆腔恶性肿瘤的可能性为 80%；Ⅰ 期卵巢上皮性癌中仅 50%CA125 升高；CA125 升高强度也很重要，即使年龄 <50 岁者，CA125>300IU/ml 也通常提示恶性肿瘤可能性为。

4. 预测卵巢癌复发及预后　前次化疗前、中、化疗结束后 CA125 可用于预测复发和预后，化疗前 CA125 增高 1 倍，疾病进展危险增加 7%，化疗开始到正常 CA125 半衰期，以 25 天为界，生存期显著差异（Gadducci），化疗 8 周后 CA125<35IU/ml 或下降至 0 生存期明显提高（Markman）。术前 CA125 较高或化疗 3 疗程未达正常，复发较早。

5. 初次治疗结束后随访

NCCN 建议：如 CA125 初治前就升高，每次随访均应测 CA125，CA125 随访：每 2~4 个月一次，共 2 年；3~6 个月一次，共 3 年；以后每年一次。

FIGO 建议：CA125 作为常规随访。

6. 临床问题　CA125 测定的变异系数大约是 15%；目前认为抗原的水平增倍或减半是非常有意义的；如确定 35IU/ml 为正常水平的高限，则发现 1% 正常捐血者、6% 良性疾病、28% 非妇科疾病、82% 经手术证实为上皮性癌者可大于 35IU/ml。90% 卵巢上皮性癌中 CA125 升降与疾病进展、消退呈正相关；85% 复发者肿瘤分泌 CA125 抗原，真正代表该癌抗原由肿瘤细胞分泌，预示疾病复发；CA125<35IU/ml 二探术阴性率高，但仍有 50% 有残留癌灶，反之则阴性率低，常有癌灶，持续升高的 CA125 与病灶的持续呈平行关系，二探术前 CA125（+）者，手术均见残存病灶或手术后 4~6 个月出现疾病进展；手术、化疗后 CA125 迅速下降者，常预示二探术阴性可能性大；几乎所有初次肿瘤减灭术后 3 个月内 CA125 降至正常者，二探术多阴性；CA125 升高通常在疾病复发前 1~14 个月，平均 5 个月；约 1/3 或更多患者 CA125 正常者也可能有病灶存在，且病灶直径可以 ≥2cm；肿瘤减灭术后开始化疗者，其良好的预后和迅速回落的 CA125 曲线明显相关；术后初 3 疗程化疗 CA125 能迅速下降至正常者的预后优于第 4 疗程化疗前 CA125 仍高者；CA125 半衰期 <16 天者生存时间长，>16 天者生存率低；完成治疗的卵巢癌患者都应至少每 3m 进行一次 CA125 测定，临床检查和 CA125 正常者复发风险低，CA125 升高者复发可能性为 70% 或更高，CA125 升高一直处于平台者应严密随访。

7. CA125 筛查的价值探讨

（1）过去一直建议每个妇女应定期进行盆腔检查和 CA125 检测，以确保除外隐匿性卵巢癌——这是人们的美好愿望；统计资料显示：在普通无症状人群中发现 1 例早期卵巢癌，需进行 10 000 次的常规盆腔检查。

（2）Jacobs 等一次 22 000 例妇女大型研究：应用 CA125 作筛选指标，平均随访 6.76 年；所有对象均为 >45 岁绝经妇女；共筛选出 49 例癌症，Ⅰ 期 16 例（32%），Ⅱ 期 4 例，Ⅲ 期 22 例，Ⅳ 期 7 例；22 000 例 >45 岁绝经妇女共筛查 47 775 例次，其中 1180 例次（2.5%）检测，发现 767 例（3.5%）CA125 30IU/ml，总的特异性 96.6%，阳性预测值 3.1%，随访 1 年和 7 年的敏感性分别为 75% 和 57%，CA125 升高妇女只占 49 例（6.3%），患卵巢癌仅占筛选妇女总数的 0.0022%；以上结果认为在普通绝经妇女中应用 CA125 筛选无意义。

（3）Jacobs 等的另一观察：将上述 22 000 例妇女分为两组，筛选组发现 6 例卵巢癌（3 例 Ⅰ 期，3 例 Ⅲ 期），后继随访发现 8 例 Ⅲ、Ⅳ 期；观察组共诊断 20 例卵巢癌（8 例是 Ⅲ、Ⅳ 期）；但两组早期癌总的诊断率仍相当低；目前认为，将 CA125 检测作为卵巢癌筛查手段是没有意义的，尤其是在绝经前人群。

CA125 与卵巢癌转移：CA125 介导上皮性卵巢癌转移，CA125 细胞外部分刷子样结构，提供转移卵巢癌细胞与腹膜间皮细胞之间最初接触，CA125 的高糖化和重复序列，促进卵巢癌细胞与腹膜间皮细胞的黏附和结合，外源表达 CA125 促进卵巢癌细胞的生长，克隆形成和促进成瘤、转移。

（陈利友　石一复）

# 第二十一章

# 女性不孕不育检查

世界卫生组织（WHO）提出不孕症、心血管疾病和肿瘤已经并列为当今影响人类生活和健康的三大疾病。

不孕症是妇产科临床常见病症之一。其定义是婚后夫妇同居 2 年未采取避孕措施，性生活正常，而未妊娠者。由于绝大多数符合上述条件者均能于第 1 年内受孕，所以婚后 1 年未受孕者也应引起重视。2013 年美国生殖医学会（ASRM）辅助生殖技术学会（SART）公布不孕症的定义，指出不孕症是一种疾病，是经过 12 个月或更长时间适当、适时的无保护性交或供精人工授精治疗后，仍未能实现成功妊娠者。

不孕不育并不威胁患者生命或伤害患者身体，但仍是不幸的病态，患者遭受因不能完全作为一个母亲的生物学角色而带来精神创伤，更有甚者，可能必须代人受过而受指责——因为可能真正的不育原因是丈夫。

不育并不少见，累及约 10% 的夫妇，其中约 3% 可逆转，获得性的因素可使病率上升 30%（FIGO，1990）不育检查的深度和水平依赖于实验室的完善及妇科专家的水平，需详细询问病史、体检及基础检查。

20 世纪 80 年代美国估计因性病引起的不育约为 15% ~ 30%，不育常见原因是和 PID 引起的输卵管闭锁或瘢痕有关，不育和 PID 发作次数有关：1 次发作有 11% 不孕，2 次发作有 34%，3 次发作有 54%，一般而言，正常夫妻每月受孕率为 20% ~ 50%，假如有 100 对夫妻尝试生育，50 对在 5 个月内受孕，75 对在 10 个月内受孕，87.5 对在 15 个月内受孕，剩下 12.5 对就可能面临不孕不育问题。

男女不孕不育中女方原因占 50%，男方原因占 40%，男女双方因素占 10%。不孕不育诊治面临的问题：在亚洲只有 <20% 的人口能到三级医院就医，80% 的不孕不育初筛在基层进行，广大基层医疗单位缺乏规范的不孕不育诊治训练、技术和设备，以盈利为目的非法和欺骗性医疗行为泛滥，造成不必要的过度检查、过度诊断、过度治疗（三"过度"），部分医务人员"吃老本"、不"与时俱进"、不遵循"科学发展观"——少学习、不学习、不接受医学继续教育，媒体和广告业的助纣为虐，人民群众对不孕不育和生殖健康知识的贫乏。

女性生育力临床评估：体格检查，实验室检查，排卵功能检测，性交后试验，子宫内膜活组织检查，妇科放射学检查，妇科内镜的应用。

男方生育力评估：体检、病史、实验室检查（主要精液检查）。

## 一、不孕症的原因

### （一）卵巢功能障碍

约占不孕妇女中的 20% ~ 40%，持续不排卵约 15% ~ 25%，稀发排卵约 8% ~ 10%，此外还有小卵泡排卵，多囊卵巢综合征，高催乳素血症，黄素化卵泡不破裂综合征等，具体涉及下丘脑性继发闭经、垂体性席汉综合征、卵巢的特纳综合征、睾丸女性化、先天性疾病、黄体功能不全等多种疾病。

### （二）输卵管病变

约占不孕的 30% 或更高，与性传播性疾病、多次人工流产、盆腔炎症、结核、输卵管子宫内膜异位症、宫外孕手术后、输卵管绝育或先天性疾病有关。

### （三）子宫病变

常见为子宫肌瘤、子宫畸形、子宫内膜息肉、炎症粘连、子宫颈管炎症、子宫颈重度糜烂以及先天发育异常等有关。

### （四）子宫内膜异位症

近年发病率高，约占不孕妇女病因中的 1/3。

## （五）男性问题

精液异常，性交和射精功能障碍而影响女性的孕育。

## （六）免疫性不孕

如精子免疫问题，女方血清抗精子抗体形成，子宫内膜抗体等。

## （七）原因不明因素

# 二、以往常用不孕症的检查

## （一）病史

凡有月经异常、闭经、稀发月经或不规则出血史，过去有妊娠史、流产史、引产史、产后感染史、宫外孕史、下腹部手术史、结核病史、性交异常不适等，均应考虑是否与不孕不育有关。家族史、以往慢性病史等以及个人嗜好、有无毒物接触史等均重要。

## （二）体格检查和妇科检查

身高、体重、体型、第二性征、全身发育、子宫大小、子宫位置、子宫颈炎症、白带异常、阴道炎症、盆腔炎症、附件肿块、增厚或压痛、毛发分布、乳房大小、挤压有无乳汁分泌。

## （三）实验室检查

1. 一般检查　血常规，尿常规，血型，血沉，胸透等。

2. 白带常规检查　清洁度，pH，滴虫，白色念珠菌，线索细胞等。

3. 子宫颈刮片。

4. 宫颈支原体、衣原体、淋病奈瑟菌等检查。

5. 阴道涂片　测定和了解体内雌激素变化。

## （四）妇科特殊检查

1. 卵巢功能检查　包括：

（1）基础体温测量：判断有无排卵，预测排卵日，有无黄体形成或黄体是否健全等。

（2）阴道脱落细胞及宫颈黏液检查。

（3）月经期前子宫内膜活组织检查。

（4）垂体促性腺激素测定（FSH，LH）、雌孕激素和催乳素测定。

2. 输卵管通畅试验　检查输卵管是否通畅，还可分离轻度输卵管管腔内的粘连，也具有一定的治疗作用。常用的有子宫输卵管碘油造影术、输卵管通液试验、B超下输卵管通液术等。

3. 腹腔镜检查　了解盆腔情况，并可进行输卵管亚甲蓝通液试验，或作电灼、粘连分离、活检等。

4. 子宫腔镜检查　了解子宫内腔有无病变，寻找不孕原因。

5. 性交后精子穿透力试验（性交后试验，PCT）夫妇双方检查均无异常发现，常行此试验可了解男性精子数量，活力情况，女方有足够雌激素，精子与子宫颈黏液的相容性好。具体是近排卵期性交后卧床30分钟至1小时后来院检查子宫颈黏液中的精子是否存活。正常值为10~15个活精子/HP，表示精子能正常穿透宫颈黏液，如仅见不活动死精子或精子活动力弱，说明宫颈黏液存在对精子不利因素，应怀疑有免疫问题。精子存活率受子宫颈黏液性质及其中有无抗精子抗体和精液本身的影响。现已不推荐作为评估不孕妇女的标准。

6. 精子穿透宫颈黏液试验　目的是检查精子是否穿透宫颈黏液，时间应选择在预测排卵期进行。常于玻片上先放1滴新鲜精液，然后取宫颈黏液1滴，放在精液的旁边，相距2~3mm，放盖玻片时不要加压，使两滴液体相互接近，镜下观察精子穿透能力，如精子穿透黏液，游动非常活跃为阴性，表示精子活动能力及黏液性状正常，黏液中无精子抗体。否则为阳性。

7. B超检查　了解卵泡发育、排卵、黄体等征象，有无黄素化未破裂卵泡综合征，观察子宫内膜等。

## （五）血液激素测定

在卵巢功能检查中已经提及，可另作染色体分析和免疫学测定。

有关不孕不育的检查，可总结下列两表格（表21-1、表21-2），以便于临床应用及记忆。

# 三、现今女性不孕不育检查路径

对于年龄较大的不孕不育妇女，应尽早查明原因，给予针对性治疗。因为随着年龄增大，卵巢功能逐渐衰退，本身生育机会也逐渐下降，所以应有别于年轻不孕不育妇女。对年龄较大的妇女不能"按部就班"地进行，因历时较长，所以可提早作腹腔镜检查，也有提出对30岁左右的不孕不育妇女，腹腔镜检查应作为常规项目，以及早了解子宫、输卵管、卵巢及盆腔病变，也可为辅助生育技术提供信息和依据。不孕不育的诊断和治疗也可参照下列步骤，分步进行，有关精液检查很重要，WHO2010年又有第5版新内容公布，日后也将逐步推行，临床医生必须掌握。2012年中华医学会生殖医学分会推出不孕症诊断方案，初筛路径主要为男性精液筛查、女性盆腔检查、排卵监测和输卵管通畅试验。更适合基层不孕不育专科医生掌握和遵守，遏止不孕不育诊治中的过度检查、高额成本、诊断紊乱、处理不当等问题。

表 21-1　不同病因选择的检查项目

| 病因 | 检查项目 |
|---|---|
| 外阴、阴道、子宫颈原因 | 除病史、阴道检查外，可作宫颈管黏液细菌培养，宫颈黏液性状检查，白带常规检查、滴虫、念珠菌、衣原体、支原体等检测，性交后试验 |
| 子宫体原因 | 探针检查，子宫内膜组织检查，经血培养，子宫、输卵管造影，宫腔镜检查等 |
| 输卵管、卵巢、腹膜原因 | 基础体温，输卵管通气术，子宫输卵管造影，胸片，后穹隆镜、腹腔镜检查及卵巢内分泌检查等 |
| 全身原因 | 血、尿、粪常规检查，X 线等全身检查 |
| 内分泌原因 | 宫颈黏液结晶检查，阴道涂片，尿 17- 羟、尿 17- 酮，血雌二醇、孕酮、促卵泡成熟素、促黄体生成素，基础代谢、血清蛋白结合碘等 |
| 神经 - 精神性原因 | 详细病史，精神分析，自主神经系统检查 |

表 21-2　一般检查程序

| | 女方 | 男方 |
|---|---|---|
| 初诊 | 详细询问病史，血常规，血沉，胸部摄片，全身一般检查，阴道白带检查，妇科检查，基础体温 | 详细询问病史，血常规，血沉，血型，尿粪检查，胸部摄片，全身一般检查，精液检查 |
| 第二次复诊（30~50 天） | 基础体温，阴道涂片，颈管黏液检查 | 精液检查 |
| 三次以后 | 阴道涂片，颈管黏液检查，颈管黏液细菌培养 | 若精液检查异常，则请泌尿科医师进一步诊治 |

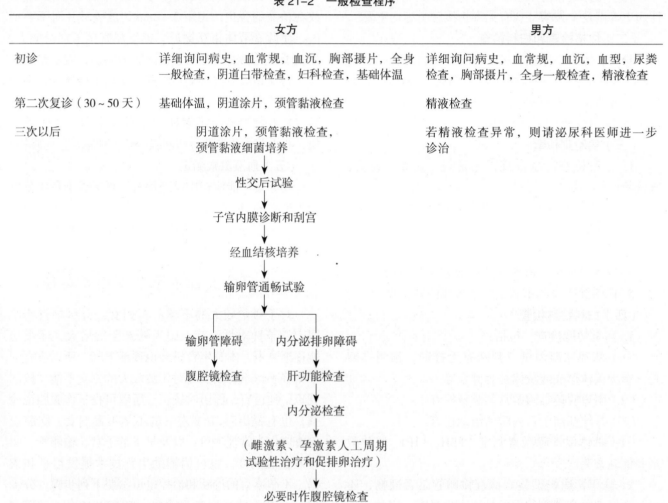

（一）不孕不育初筛步骤第一步——病史、一般体检

1. 不孕不育的初诊时间　三年内大约 95% 的夫妇可自然得到后代，因此医疗干预应在未避孕 3 年后进行。有下列情况者，应及早进行医疗咨询和临床诊疗：

（1）女方年龄超过 30 岁的不孕者。

（2）初潮后 15 年尚未生育者（错失最佳生育年龄者）。

（3）女方有月经不调或闭经史。

（4）怀疑／确诊有子宫、输卵管、卵巢、子宫内膜异位症者。

（5）女方有流产、盆腔或下腹剖开手术史。

（6）配偶有影响生育病因。

2. 应采集病史内容

（1）孕产史及可能伴发的并发症。

（2）初潮年龄，月经周期（是否规律？是否有痛经？发生时间和严重程度）。

（3）避孕方法和性交频度。

（4）不孕年限，以往诊治情况。

（5）过去手术史，手术指征及结果；既往住院，重病，外伤史；盆腔炎史，STD 史；幼年特殊疾病史。

（6）既往宫颈涂片，宫颈治疗史。

（7）近期用药，药物过敏史。

（8）吸烟、吸毒、酗酒、药物成瘾。

（9）家族中是否出生缺陷、智障患儿，是否有不育史。

（10）甲状腺疾病史，盆腹腔痛，泌乳，多毛，性交困难等。

3. 体格检查

（1）体重和体重指数（BMI）。

（2）甲状腺触诊，有无肿大、结节、压痛。

（3）乳腺分泌物及性状。

（4）雄激素过多体征。

（5）骨盆，腹腔压痛和反跳痛，包块。

（6）阴道，宫颈分泌物。

（7）子宫大小，位置，形状，活动度。

（8）附件压痛，包块。

（9）子宫直肠凹处包块、触痛、结节。

**（二）不孕症初筛第二步——重视男方精液检查**

精液分析（1999 年第 4 版）——WHO；现在基本仍使用（1999 年第 4 版）——WHO；精液分析第 5 版于 2010 年制定，2011 年公布，应学习，今后会运用——WHO。

1. 精液分析目的

（1）男性不孕的诊断。

（2）男性避孕中判断是否达避孕效果。

（3）生殖生理研究——对民族、年龄、季节、饮食、职业、行为等对精液的影响。

（4）生殖流行病学调查。

（5）生殖毒理学——工作环境、环境污染、环境，雌激素对精液影响，雌激素污染使全世界精子数量降低。

2. 精液常规检查（1999 年 WHO 第 4 版）标本采集：精液标本采集是精液检查的一个重要环节。采集精液前 3～5 天避免性生活，如动态观察，每次采集前禁欲时间应相同，2 次采集的间隔应在 7～21 天。标本采集后应在 1 小时内检查，一般用手淫的方法采取精液，射入一干净的广口容器中，保持温度 20～40℃。

3. 精液常规分析

（1）精液量：一般每次射精量为 1.5～6ml，如果少于 1.5ml 则属于不正常。

（2）精液的颜色：刚射出的精液微带浑浊的灰白色或灰黄色，液化后则为半透明的乳白色或灰黄色，长时间禁欲者呈淡黄色。若精液为棕红色或带血液，则与精囊腺炎、前列腺炎等生殖系统疾病有关。

（3）液化时间：WHO 规定新采集的精液标本在室温 1 小时内液化，若 1 小时内不液化称为精液迟缓液化症。精液迟缓液化症是男性不育的原因之一。精液不液化的原因与前列腺功能低下有关。

（4）酸碱度：正常精液呈弱碱性，pH 7.2～8.0。

（5）精子密度：精子正常密度应是每毫升 2 千万以上，每毫升小于 2 千万为轻度少精，每毫升 5 百万～2 千万为中度少精，每毫升小于 5 百万为重度少精。

（6）精子总数是指每次排出精液中的精子数量，正常应大于 4 千万。

（7）黏稠度：正常液化后的精液呈稀薄状的液体，黏稠过高或过低，均反映精液质量不佳。

（8）凝集度：正常精液滴在玻片上，显微镜下观看可以看到精子分散、自由游动、偶有少量精子缠绕在一起，如果精子凝集成一团一团的，提示精液中可能存在抗精子抗体。

（9）精子形态：在正常精液中形态正常的精子平均在 70% 左右。

（10）WBC<10/HP。

（11）精子的活动率：正常精液精子活动率为射精后 1 小时大于 60%。

（12）精子活动力：WHO 规定：正常精子活动力：a 级精子 >25%，或 a 级加 b 级精子总和 >50%。

按 WHO（1999）标准将精子活动力分为 4 级。

附件 1：世界卫生组织 2010 年（第 5 版）有关人类精液检查有关问题——2011 年公布

如果男性精液中精子密度低于 $40 \times 10^6$/ml，其生育能力就会随精子密度减少而相应下降，但 WHO 第 5 版（2010 年）将正常精子密度的下限，从原来的 $20 \times 10^6$/ml，降到 $15 \times 10^6$/ml，这一改动，全世界很大部分生育能力低下的男性，将被认为"正常"，而得不到适当的男科治疗。

1944 年有正常生育能力的精子密度为 $\geq 60 \times 10^6$/ml（$\geq 6000$ 万 /ml）。

1980 年 WHO 最低的精子密度下限为 $20 \times 10^6$/ml（2000 万 /ml）。

2010 年 WHO 第 5 版的精子密度再次降为 $15 \times 10^6$/ml（1500 万 /ml）。

建议精子密度为 $40 \times 10^6$/ml 作为其有生育能力下限值。

精子密度应高达（$50 \sim 60$）$\times 10^6$/ml。

1980 年 WHO 第 1 版：正常形态无数字描述，平均值 80.5%。

1987 年 WHO 第 2 版：降至 50%。

1992 年 WHO 第 3 版：变为 $\geq 30$%。

1999 年 WHO 第 4 版：没有具体数值表示，但称如正常形态 <15% 时体外受精率降低。

2010 年 WHO 第 5 版：4% 的正常形态可能与生殖能力低下和不育相关。

1. 精液样本采集　在医院或家中，待检标本能保持 20℃以上，在 $2 \sim 3$ 小时内能送实验室。

2. 物理属性评价　液化，黏稠度，精液量，pH。

3. 精子活力评价　a，b，c，d 四级；第 5 版为三级：向前运动（PM），非向前运动（NP）（即第 4 版中的 a，b 级），不活动（IM）；运动速度 >25μm/s 的精子密度与妊娠呈正相关，向前运动（PM）的平均速度是预测生育力的重要指标，尤其是活动精子百分数低于 40% 时。

4. 精子活率评估。

5. 精子计数　WHO 推荐简便，改良的血细胞计数板，无精症诊断至关重要，因 IVF/ICSI 仅需几十个精子。

6. 计数非精子细胞　WBC 与精子常难以区分。

7. 精子形态评估　是精液分析中最难部分，不同染色会影响精子长度及头部宽度等。第 5 版将第 5 百分位（与 95%CI）作为生育力正常人群的参考下限。精子正常形态的参考值下限应为 4%，95%CI 为 3%~4%，此值低于 IVF 确定的 14%~15%、IUI 中 9% 的临界值。传统方法精子正常形态率≤30%；第 5 版分析男性是否有生育力时，精子正常形态范围可能是 0~30%。采用计算机辅助精液分析。

8. 抗精子抗体。

2010 年 WHO 第 5 版（表 21-3）有关人类精液检查最低数据为：

（1）精液量：1.5ml。

（2）精子数：1500 万 /ml（$15 \times 10^6$/ml）。

（3）总精子射出数：3900 万 /ml（$39 \times 10^6$/ml）。

（4）精子活力：40%（a+b+c）。

（5）向前运动（PM）精子：32%（a+b）。

（6）正常形态：4%。

（7）精子活率：58%。

（8）白细胞：<$1 \times 10^6$/ml。

表 21-3　精液分析（2010 年第 5 版，WHO）

| WHO 推荐多数下限 | | （5%~ | 50%~ | 95%）可信度 |
|---|---|---|---|---|
| 容积 | $\geq 1.5$ml | （1.5~ | 3.7~ | 6.8） |
| pH | $7.2 \sim 8.0$ | | | |
| 精子密度 | $\geq 15 \times 10^6$/ml | （1.5~ | 7.3~ | 21.3） |
| 精子总数 | $\leq 39 \times 10^6$/ml（每次射精） | （39~ | 255~ | 802） |
| 活力 | PR（快速向前运动的精子）$\geq 32$% | （32~ | 55~ | 72） |
| 形态学 | 49%（Kruger 标准） | （4~ | 15~ | 44） |
| 存活率 | $\geq 58$% | （58~ | 79~ | 91） |

**（三）不孕症初筛第三步——仔细妇科检查**

妇科检查：子宫大小、位置、质地、活动度，子宫骶韧带根部有无触痛、结节，附件有无增厚、压痛，必要时腹腔镜检查。

**（四）不孕症初筛第四步——监测卵泡、超声检查、激素测定**

排卵监测，基础体温测定（BBT），超声监测卵泡，激素测定，必要时子宫内膜活检。其中三大检查（排卵监测、输卵管通畅性检查、男方精液检查）甚为重要。其他检查（免疫因素、高泌乳素血症、甲状腺功能、高血糖等）也应予注意。

1. 排卵监测　孕酮测定，BBT 测定，宫颈黏液超声监测卵泡发育，子宫内膜活检。（详见第二十二章相关内容）

（1）血孕酮（P）的测定：

WHO 制定的排卵标准为 P>18nmol/L，欧洲人类生殖和胚胎学协会（ESHRE）提出排卵标准至少 5 天 P>16nmol/L 或单次 >32nmol/L。

因血 P 水平的变化与促性腺激素（Gn）的脉冲式分泌有关，所以不能完全依赖一次血 P 值来确定有无排卵或是否存在黄体功能不全，而且黄素化未破裂综合征（LUFS）患者黄体中期血 P 水平可达 32nmol/L 或更高。

（2）基础体温测定（BBT）（详见第二十二章相关内容）

BBT 类型有八种。Ⅰ型为正常基础体温图形，Ⅱ－Ⅶ为黄体功能正常，Ⅷ型为单相无排卵（图 21-1）。其临床应用为：

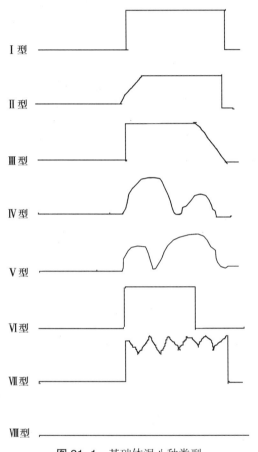

图 21-1　基础体温八种类型

1）初步判定下丘脑－垂体－卵巢轴功能：①双相表示本周期有排卵；②黄体功能正常者高温相（14±2）天；③<11 天黄体功能不足。

2）初步确定排卵期，对指导怀孕及排卵后避孕有一定意义。

3）生殖内分泌治疗疗效判断。

4）BBT 上升 14 天后持续不降，可能妊娠，帮助推算孕龄。

5）指导激素测定、诊刮等。

6）EM 诊断基础体温：正常基础体温在排卵后升高，然后在经前不久下降；但在子宫内膜异位症的患者中，在月经前并不下降，而且还在月经后几天可持续抬高。

7）生男生女（不提倡）。

（3）宫颈黏液评分（详见第二十二章相关内容）

（4）超声监测卵泡发育：月经第 5 天到排卵：主卵泡平均每日增长 1.5mm；第 10 日前平均每日增长 1.2mm，排卵前 4 天平均增长 1.9mm。

1）临近排卵图像：出现卵丘、卵泡周围的透声环，预测排卵发生在 24 小时内；卵泡内壁齿状改变，预示排卵将发生在 6～10 小时内。

2）排卵后超声表现：成熟卵泡消失；卵泡体积缩小，壁厚，边界模糊，内部出现光点；卵泡呈多孔状，24 小时内消失；直肠凹出现少量液体。

3）B 超监测排卵

子宫内膜：卵泡早期内膜较薄，3～6mm，增生中晚期可见三线征，卵泡成熟期，内膜厚度达 10～14mm。

卵巢大小：育龄期卵巢为（3～5）cm×（1.5～3）cm×（0.6～1.5）cm，卵巢体积：长×宽×前后径 ×0.523。

卵泡大小：始基卵泡、初级卵泡，超声无法监测，超声能监测直径≥2mm 的卵泡。月经周期 3～5 天，卵巢内可见圆形或椭圆形无回声区，即卵泡直径 2～7mm，自然周期中通常只有一个卵泡发育成熟，其余相继闭锁，当卵泡直径达 10mm 为优势卵泡，优势卵泡成长速度 1～2mm/d，近排卵前 2～3mm/d，卵泡直径达 18～20mm 为成熟卵泡。

各种监测：周期 28～30 天者，从月经来潮第 8～10 天开始第 1 次阴道 B 超监测；月经不规则者，可从白带增多开始监测；当优势卵泡 <10mm 时，可 3 天测一次；当优势卵泡 10～14mm 时，每 2 天测一次；当优势卵泡≥15mm 时，可每天一次；使用 CC 测排卵者，服药第 5 天监测；IVF-COH 者，Gn 用药 5 天后开始监测。

经阴道超声多普勒（TVCD）监测卵泡：卵巢动脉供应卵泡发育的重要血管，月经周期中卵巢血流有周期变化；搏动指数（PI），阻力指数（RI）；排卵期 RI 降低→E↑，卵巢 A 舒张期血流量增高；优势卵泡壁见环状血流，表示排卵即将开始，是监测排卵的指标之一。

排卵超声征象：①排卵前超声征象：卵泡壁周围低回声，卵泡壁絮状改变，卵丘出现，卵泡壁环状血流；②排卵后超声征象：成熟卵泡消失，卵泡缩小，血体形成，子宫直肠凹积液（4～6mm，）子宫内膜分泌期反应（高回声）；③异常卵泡：无卵泡周期，小卵泡周期，LUFS，PCOS。

（5）子宫内膜活检：月经前数日或月经来潮 6 小时内进行，内膜呈分泌改变。但现已不再推荐作为评价不孕妇女的标准。

（6）排卵试纸（LH 试纸）：尿 LH 峰与血 LH 峰有很好相关性，较血 LH 峰晚 6~7 小时，尿 LH 试纸有定性和半定量两种，常以最短月经周期天数减 18 天，作为测定起点，半定量试纸测得较高值时，应增加测定次数，4~6 小时一次，以尽早发现 LH 峰，预测排卵。

（7）自我监测排卵：排卵痛（排卵日下腹部短暂疼痛，甚至肛门坠胀，持续数小时）、排卵期出血、排卵后乳胀。

### （五）不孕症初筛第五步——特殊检查

1. 子宫输卵管碘油造影（HSG） 了解有无子宫畸形、输卵管炎症、输卵管积水。

（1）输卵管通畅性检查。

（2）输卵管通液检查。

（3）子宫输卵管造影（HSG）。

（4）子宫输卵管超声下通液检查。

（5）腹腔镜下通染试验。

子宫输卵管碘油造影（HSG）：文献报道 HSG 对输卵管疾患的诊断准确性在 60%~90% 以上，HSG 方法简便快捷、经济实用性、影像直观性、可靠性及安全性等明显优于其他相关检查。有资料显示，个别患者行 HSG 后可使原输卵管阻塞转为通畅，达到治疗的目的，对于多次刮宫后引起的宫腔内粘连，造影还有分离粘连的作用。

2. 腹腔镜检查 腹腔镜检查的作用：

（1）诊断子宫、输卵管、卵巢和盆腔腹膜的病变，如子宫内膜异位症、盆腔粘连、输卵管病变、子宫畸形、多囊卵巢等。

（2）通染试验：了解输卵管通畅情况。

（3）治疗：分离粘连、内异治疗、卵巢囊肿剥离等。

### （六）不孕症临床路径（图 21-2）

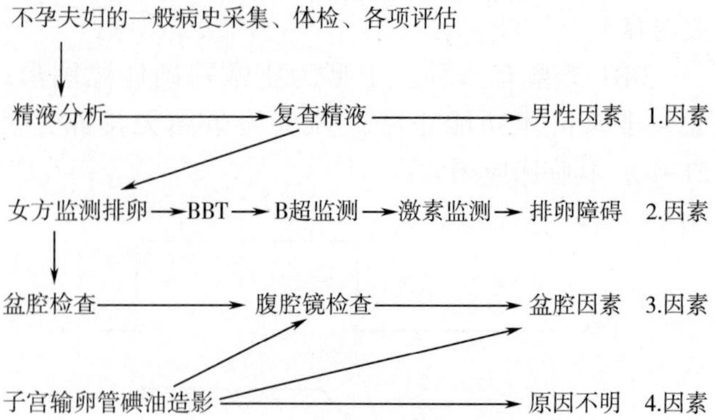

图 21-2 不孕症临床路径

### （七）不孕症病因初筛临床路径的意义

规范不孕不育诊断方案的有效工具，可遏制过度检查、高额费用，避免诊治紊乱和处理不当，便于循证医学研究，利于统一标准和统一调研，适合基层医师对不孕症掌握，也利于各级医生掌握，也可不断论证、修订、完善，在此基础上进一步深入对不孕症的诊治。

### （八）PCOS 合并不孕的专家共识

第一线（6 个周期）：体重控制和生活方式调整，克罗米酚诱导排卵，芳香化酶抑制诱导排卵，胰岛素增敏剂。

第二线（3 个周期）：小剂量 FSH 递增方案诱导排卵，腹腔镜下卵巢打孔术。

第三线（上述不成功，再进入 ART）：辅助生育技术——IVF/IVM。

（石一复 李娟清）

# 第二十二章

# 卵泡监测的意义和方法

## 一、卵泡的发育及排卵

卵泡的发育过程：卵泡发育经过三个过程：募集、选择和优势化。一个卵泡从开始发育到最终成熟需约85天。募集过程相当于周期1~4天，其机制可能与卵泡刺激素（FSH）受体数量或卵泡局部微环境的状态等因素有关。募集对排卵是必要的，但其发生后并不一定有排卵发生。选择是指在被募集的卵泡簇中有一个卵泡发育为优势卵泡并具有排卵能力的过程。在周期的5~7天，被选择的卵泡通过其他卵泡的闭锁而最后被筛选出来。介于优势卵泡的选择和排卵之间的阶段则为卵泡的优化过程。

1. 始基卵泡　直径0.03~0.06mm，每个卵原细胞具有46条染色体，进行有丝分裂，是由初级卵母细胞和其周围单层扁平的前体颗粒细胞组成。卵巢皮质内形成的始基卵泡不断地移向卵巢的髓质，为下个周期的卵泡发育提供来源。妊娠3个月时，有些卵原细胞含23对染色体。

2. 初级卵泡和次级卵泡　此时单层上皮细胞转变为立方形的颗粒细胞，其中含初级卵母细胞，卵泡直径大于0.06mm。次级卵泡直径达0.12mm。

3. 窦前卵泡及窦卵泡　颗粒细胞增生达6~7层，直径约0.12~0.20mm，垂体促性腺激素对窦前卵泡无作用。当卵泡直径达0.2~0.4mm时，颗粒细胞间产生液体，堆积形成腔。

4. 成熟卵泡　体积显著增大，颗粒细胞层内侧液体逐渐增多，空腔亦随着增大，卵细胞移向一侧。此时卵泡芳香化酶活性进一步增强，雌二醇分泌达高峰，并可对下丘脑-垂体的周期中枢产生正反馈效应，使促性腺激素释放剧增，形成排卵前黄体生成激素（LH）峰而促发排卵。其结构从外向内依次为：卵泡外膜、卵泡内膜、颗粒细胞、卵泡腔、卵丘、放射冠。在放射冠与卵细胞之间还有一层很薄的透明带。在临近排卵前，卵丘中的颗粒细胞排列疏松。成熟型卵-冠-丘复合物的形态特征是：颗粒细胞展开，细胞之间距离加大，放射冠细胞分散，卵母细胞排出第一极体，此时为MII期卵母细胞。

5. 闭锁卵泡　卵细胞结构不清晰，甚至消失，透明带皱缩，卵泡壁塌陷（图22-1）。

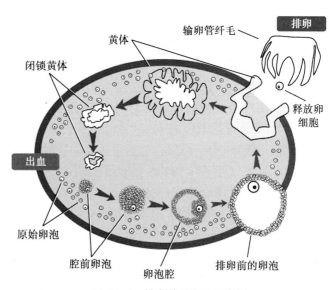

图 22-1　排卵前后卵泡示意图

## 二、卵泡发育不良

卵泡发育不良是指在卵泡晚期，卵泡生长始终不能达到成熟卵泡大小，且功能差，分泌雌激素不足，临床检查宫颈评分不能达到应有高值（>10分）。

## 三、卵泡的检测方法及意义

监测排卵的目的：①确定有无排卵；②了解排卵

质量；③了解排卵日；④治疗某些妇科疾病；⑤生殖调节：指导避孕或生育、ART、自我保健（要求生育者应在精液常规、HSG 等基础上进行，否则无意义）。

监测排卵的重要性：排卵障碍约占女性不孕症的 33%，准确预测排卵是治疗不孕症和计划生育指导重要环节，监测有无排卵，寻找全面、精确的排卵检测指标已成为利用各种助孕技术提高妊娠率和进行生殖研究的关键所在。

监测排卵基本方法：①卵巢周期中卵泡发育、成熟、排卵、黄体形成——卵巢形态化（B 超）；②体内生殖激素的周期变化——生殖激素测定（血、尿）；③靶器官对性激素的反应——BBT/ 宫颈黏液评分 / 阴道脱落细胞成熟指数，子宫内膜活检及自我监测。

**（一）基础体温测定（BBT）**

自我监测、简单、易行，但干扰因素多，临床 BBT 类型及临床意义详见第二十一章。

**（二）宫颈黏液评分（cervical mucus，CM）**

宫颈黏液由宫颈腺体分泌，水分占 90% 以上，余为电解质、免疫球蛋白、黏蛋白、溶菌酶等，受卵巢性激素影响，量可 60~600mg/d，E 促其增多，稀薄，拉丝度增加，可呈羊齿状结晶，P 则相反。随卵泡发育，E 上升，使宫颈腺体产生易孕型宫颈黏液，E 达排卵前峰值，黏液量也达峰值，并变稀薄，为精子穿透提供内环境。

1. 宫颈黏液评分　Insler 评分参见相关章节。

卵泡期宫颈评分由低逐渐升高，满分出现于排卵前 1~2 天，可达 10~15 分，持续 1~3 天后下降。宫颈评分一般 ≥9 分，可以作为预告排卵的信号，排卵当日宫颈评分可下降 30%，排卵后 24 小时，宫颈评分急剧下降。满分后如评分 ≤4 分，表示有排卵，如持续高分，表示无排卵。出现典型羊齿结晶后，无任何结晶或出现椭圆体，表示有排卵，如持续为典型或较典型羊齿结晶，则表示无排卵。宫颈评分作为监测及预测排卵的方法，具有简单、易行、可重复性的优点，并且容易掌握。宫颈评分作为一种孕激素依赖试验监测排卵的方法，单独使用对无排卵而有黄体形成的情况（如 LUFS），无监测价值。宫颈评分不能准确测定排卵日，每次月经周期要去医院 5~8 次。宫颈评分与 B 超配合更有实用价值。

临床应用：①月经紊乱时了解卵巢功能，协助诊断闭经、功血类型；②判断 E 水平；③指导受孕及避孕，生殖激素检查，ART 治疗时间；④判断内分泌治疗效果。

2. 妇女自检宫颈黏液　宫颈黏液多于排卵前 7~3 天分泌，以第 5~4 天最多，并逐渐增多，滑润、拉丝好，黏液峰日多在排卵前 2~1 天，黏液高峰后骤减，变干燥。经培训，妇女可学会自检，该法不需特别条件，可供排卵前 5 天左右预测，用于自然避孕，正确使用成功率为 90% 以上。性生活、宫颈、阴道病变会影响自检。

**（三）生殖激素测定**

激素标志：血孕酮的测定（P）；动态监测体液中雌二醇（E2）水平：血液，尿液，唾液，宫颈分泌液；LH 峰监测：血液，尿液。

1. 雌二醇（E2）　E2 主要来自优势卵泡，卵泡发育进入活跃期后上升，并成倍增加，排卵前 24~36 小时达峰值（第一峰值 >732pmol/L，提示卵泡发育成熟）；排卵后 E2 快速下降，为峰值 50%，随黄体形成 E2 达第二峰。

E 第一峰是受孕良机，结合 LH 测定，指导性生活及 ART 获受孕。

（1）动态监测体液中 E2 水平

1）可直接监测卵泡发育及功能状态，推测有无排卵，具有较高的准确性。

2）目前常用的是测定血中的 E2 浓度，此方法设备复杂，昂贵，为国外生殖中心常用方法，目前国内有的生殖中心也列入常规。

3）在自然周期中，卵泡早期血 E2 为 110~280pmol/L，排卵前 3 天开始明显上升，可达 740pmol/L，至 LH 峰前 24 小时达 ≥1460pmol/L，称 E2 峰值。血 E2 峰值后 24~48 小时排卵，与 B 超的符合率达 80% 以上。

（2）促排卵周期：E2 水平是多个卵泡作用之总和，过高的 E2 代表多个卵泡发育，是 OHSS 的高危因素，E2>7320pmol/L 发生 OHSS 危险高，应使用 Gn，IVF-ET 治疗周期，应卵泡穿刺，减少 OHSS。

2. 黄体生成素（LH）　血 LH 在卵泡期和黄体期均处低值（5~10U/L），在 E2 峰后形成 LH 峰（40~200U/L），峰顶一般在排卵前 10~24 小时，平均 16 小时。宫颈黏液评分 8 分以上，B 超监测见优势卵泡，开始测定，可用于预测排卵，指导性生活，提高受孕率，指导辅助生育技术（ART）。

E 达峰值，宫颈黏液评分达峰，优势卵泡成熟 2~3 天以上，无 LH 峰，多为 E2 正反馈缺陷，可使用诱发排卵药（如 HCG）。

LH 峰监测：最常用的，最显著的激素标志，在有排卵周期中，LH 呈周期型变化，卵泡早期血 LH 水平较低，约 2~3U/L，排卵前达高峰 40~200U/L，称 LH 峰。起始峰在排卵前 32 小时，顶峰在排卵前 16.5 小时。之后缓慢下降为下峰，LH 峰从升高至下降到基值约 3 日。约 97% 的排卵发生在血 LH 峰值后 24 小时以内，因此是一种可靠的预测排卵的方法。监测的方法有放免测定法（RIA）、酶标免疫法（ELA）、荧光免疫法（FIA）等。缺点有需要多次采血、昂贵且不能即时得到结果指导应用等。

测定尿 LH 来间接推测血 LH 峰时间，尿 LH 峰一般较血 LH 峰晚 3~6 小时，约 1/3 超过 6~12 小时，其结果与血 LH 测定结果相似，与血清中的 LH 有很好的相关性。此方法为半定量性质，操作简单，经济，无损伤，且便于自我监测。患者用尿即可测定，可在医务人员的指导下，通过培训后即可自己监测，不用每天到医院监测，可在 LH 上升时，及时到医院行 B 超检查以确定排卵时间，有临床使用价值。

3. 血孕酮（P）的测定　临床可通过黄体中期血 P 的测定间接证实有排卵的发生。卵泡期血 P 平均值为（0.96±0.16）nmol/L，一般均 <10nmol/L（2ng/ml），LH 峰开始 12 小时内 P 开始上升，于黄体功能成熟时达高峰。

血 P 测定时间应在经前一周进行，但对月经周期不规则者，很难实施，可重复测定 P，在估计最短周期月经前一周开始测定，隔周一次，直至月经来潮。

WHO 制定的排卵标准为 P>18nmol/L，欧洲人类生殖和胚胎学协会（ESHRE）提出排卵标准至少 5 天 P>16nmol/L 或单次 >32nmol/L。

因血 P 水平的变化与促性腺激素（Gn）的脉冲式分泌有关，所以不能完全依赖一次血 P 值来确定有无排卵或是否存在黄体功能不全，而且黄素化未破裂综合征（LUFS）患者黄体中期血 P 水平可达 32nmol/L 或更高。

卵泡期 P 水平低，排卵前与 LH 峰同步上升，排卵后黄体形成，排卵一周形成 P 峰，血 P≥15.85nmol/L 作为排卵标准。

P 分泌呈脉冲式，有条件时应在排卵后 5、7、9 天分别测定，平均值 47.55nmol/L 为黄体功能不全，临床上黄体期测定，任何一次 P>31.7nmol/L 可认为黄体功能正常。

临床可通过黄体中期血 P 的测定间接证实有排卵的发生。卵泡期血 P 平均值 0.96±0.16nmol/L，一般均 <10nmol/L（2ng/ml），LH 峰开始 12 小时内 P 开始上升，于黄体功能成熟时达高峰。

4. 排卵试纸（LH 试纸）　尿 LH 峰与血 LH 峰有很好的相关性，较血 LH 峰晚 6~7 小时，尿 LH 试纸有定性和半定量两种，常以最短月经周期天数减 18 天，作为测定起点，半定量试纸测得较高值时，应增加测定次数，4~6 小时一次，以尽早发现 LH 峰，预测排卵。

**（四）自我监测排卵**

排卵痛（排卵日下腹部短暂疼痛，甚至肛门坠胀，持续数小时；排卵期出血；排卵后乳胀。

**（五）B 超监测排卵**

1. 子宫内膜：卵泡早期内膜较薄（3~6mm），增生中晚期可见三线征，卵泡成熟期，内膜厚度达 10~14mm。

2. 卵巢大小：育龄期卵巢（3~5）cm×（1.5~3）cm×（0.6~1.5）cm，卵巢体积：长 × 宽 × 前后径 ×0.523。

3. 卵泡大小：始基卵泡、初级卵泡，超声无法监测，超声能监测直径≥2mm，月经周期 3~5 天，卵巢内可见圆形或椭圆形无回声区，即卵泡直径 2~7mm，自然周期中通常只有一个卵泡发育成熟，其余相继闭锁，当卵泡直径达 10mm 成为优势卵泡，优势卵泡成长速度 1~2mm/d，近排卵前 2~3mm/d，卵泡直径达 18~20mm 为成熟卵泡。

4. 监测时机

周期 28~30 天者：从月经来潮第 8~10 天开始第 1 次阴道 B 超监测。

月经不规则者：可从白带增多开始监测，当优势卵泡 <10mm，可 3 天测一次，10~14mm 时每 2 天一次，≥15mm 时每天一次。

使用 CC 测排卵者：服药第 5 天监测；IVF-COH 者：Gn 用药 5 天后开始监测。

5. 经阴道超声多普勒（TVCD）监测卵泡　卵巢 A 供应卵泡发育的重要血管，月经周期中卵巢血流有周期变化，搏动指数（PI），阻力指数（RI），排卵期 RI 降低——E↑，卵巢 A 舒张期血流增高，优势卵泡壁见环状血流，表示排卵即将开始是监测排卵指标之一。

6. 排卵超声征象

排卵前超声征象：卵泡壁周围低回声，卵泡壁絮状改变，卵丘出现，卵泡壁环状血流。

排卵后超声征象：成熟卵泡消失，卵泡缩小，血体形成，子宫直肠凹积液（4~6mm），子宫内膜分泌期反应（高回声）。

B 超连续观察：可看到卵泡逐渐增大、成熟至排卵的全过程。成熟卵泡典型超声特征：卵泡直径>17～18mm，卵泡液增多，卵泡位于卵巢边缘，边界清晰，透亮度好；80%成熟卵泡可见卵丘结构；卵泡周围出现透声环。

排卵的超声特征：80%表现为卵泡消失；数小时内卵泡可明显变小，卵泡壁塌陷，形态不规则，壁厚；卵泡内出现密度较高的光点，边缘不连续或呈锯齿状，提示血体，如继续监测可见黄体影像，光点致密，边缘厚实；20%可出现子宫直肠凹积液。如逐步缩小即为闭锁卵泡。

7. 异常卵泡　无卵泡周期，小卵泡周期，LUFS（优势卵泡不破裂而突然增大，可能就是 LUFS），PCOS。

8. 连续B超监测卵泡发育　优势卵泡不破裂而突然增大，可能就是 LUFS；如逐步缩小即为闭锁卵泡。

9. 药物诱导周期卵泡超声表现　药物诱导排卵治疗不孕已广泛应用，并取得巨大成就。正常诱导周期一般于周期5～7天起可见卵泡图像，多卵泡发生率为35%～80%。多个卵泡分布在一侧或两侧卵巢内，互相挤压变形。不少文献报道诱发周期的卵泡每天生长速度和排卵前卵泡最大直径与自然周期无明显差异，也有作者认为诱导周期的卵泡发育显著大于自然周期。排卵发生在绒毛膜促性腺激素（HCG）给药后36～48小时，多个卵泡可在同一天破裂，也可分别相隔1～2天破裂。诱导周期的排卵期和黄体期的超声表现与自然周期无明显不同。

（1）克罗米酚（clomiphene）：又称氯苽酚胺，其卵泡期与自然周期相似或稍长，主卵泡大多超过1个，通常1～2个以上卵泡成熟。其成熟卵泡直径比自然周期大，平均约23mm（18～25mm）。超声监测必须连续进行，近排卵前2～3天应每天监测。

（2）尿促性腺激素（HMG）：含促卵泡素（FSH）和促黄体素（LH），或用纯 FSH 诱发排卵治疗。其卵泡超声表现可呈不规则圆形、椭圆形、三角形、多边形，一个卵巢内的多个卵泡大小不等。用 HCG 后卵泡进一步增大，平均卵泡直径约25.6mm（18～30mm）排卵后直肠窝暗区较多。

（3）促性腺激素释放激素激动剂（GnRH-A）联合 HMG 或 FSH 诱发排卵，是目前治疗不孕症，进行体外受精 - 胚胎移植（1VF-FT）较理想方案。它可有效抑制内源性黄体生成素（LH）分泌，避免过早 LH 峰形成，能增加卵细胞采集率、受精率及妊娠率。

10. 局限性　此技术要求有较高的B超分辨力，需要具有较高技术水平的医师，在监测期病人需每天到医院监测。

**（六）子宫内膜诊刮**

子宫内膜活检可以了解子宫内膜发育情况，并能诊断子宫内膜病变，一般于预期月经来潮前1～3天及月经来潮后6～12小时内进行。分泌期子宫内膜提示有排卵，增生期子宫内膜提示无排卵。要了解黄体功能最好在黄体期的21～24天进行。目前仍以 Noyes 的标准进行判断，分泌期改变较正常月经落后2天或以上诊断为黄体功能不全（LPD）。

内膜活检是一种创伤性的检查，现一般少用。

**（七）腹腔镜**

观测有无卵泡破溃或子宫直肠凹有游离液体。

**（八）宫腔镜**

观测子宫内膜有无分泌相。

临床使用上述检查时可参考情况而定，直接监测排卵：腹腔镜，B超下见到卵泡破溃或子宫直肠凹有游离液体。预测排卵方法：测定排卵前的血清、尿和唾液中的 E2 浓度；测定血或尿中的 LH 峰值和连续宫颈评分，其中 LH 峰测定最好，最可靠。血 LH 峰测定结合排卵前血 E2 浓度，如能结合B超监测卵泡发育将更佳。间接证实有排卵的方法：经前一周行血 P 测定、BBT 和子宫内膜活检。其中血 P 测定最好，BBT 麻烦而欠精确，要淘汰，却是一种自测的好方法，内膜活检是一种创伤性、昂贵的检查，而且不能监测卵泡 LUFS 的发生。不再作为不孕症的常规检查方法。宫颈评分，B超，尿 LH 试纸监测排卵的准确性分别为81.1%，95.5%，93.2%，差异无显著性。

（石一复）

# 第二十三章

# 妇科肿瘤标记物

肿瘤标记物（tumor marker，TM）是肿瘤细胞产生和释放的某种物质，常以抗原、酶、激素等代谢产物的形式，存在于肿瘤细胞或宿主体内，反映癌变发生、发展的过程及肿瘤存在的一类物质，包括蛋白质、激素、酶、多胺、癌基因等。

临床上可将肿瘤细胞产生的或其代谢异常引起出现在肿瘤者的体液、排泄物或组织中，质或量的改变物质，用来作为肿瘤的识别、诊断。

肿瘤标志物临床应用：①对肿瘤的辅助诊断；②对高危人群的筛查；③对肿瘤器官的定位；④判断肿瘤大小和临床期别；⑤肿瘤治疗随访中监测；⑥联合监测以提高肿瘤辅助诊断价值。

## 一、新的卵巢癌标记物——人附睾分泌蛋白（HE4）

HE4于1991年发现来自附睾上皮组织，在全部卵巢子宫内膜样癌，绝大多数卵巢浆液性癌，半数透明细胞癌中表达。

HE4和CA125可在卵巢癌临床诊断前3年左右开始缓慢升高，两者存在表达谱的互补性，两者联合检测有可能成为诊断和筛查早期卵巢癌的良好组合。

美国FDA已批准HE4用于卵巢上皮性癌的随访监测。

## 二、滋养细胞肿瘤标记物（hCG）

hCG测定不仅限于妊娠/妊娠滋养细胞疾病，其他妇科肿瘤也可测得。游离β-hCG和核心碎片可作为：卵巢肿瘤68%，宫颈癌46%，子宫内膜癌51%，子宫其他恶性肿瘤诊断。但hCG是滋养细胞疾病的重要特征。

人正常妊娠时hCG可通过滋养细胞上的hCG受体反馈调节hCG产生，高水平的hCG产生抑制作用，低水平的hCG则刺激其产生。妊娠早期这种负反馈调节并不存在，随妊娠进展，负反馈遂显现，GTD使上述负反馈调节功能丧失，因此hCG持续超量上升。

20世纪80年代前对hCG的认识：①hCG是一种糖蛋白激素，由α、β两条肽链结合组成；②α亚单位与FSH、LH、TSH有交叉反应；③β亚单位仅与LH末端35个氨基酸相似，有极低的交叉；④血清中存在α-hCG、β-hCG和整分子hCG三种成分，而处于β-hCG状态少。20世纪80年代末hCG的认识：普通hCG由合体细胞产生，糖基化hCG由具侵蚀性的细胞滋养细胞产生，近年将糖基化hCG重新命名为侵蚀性滋养细胞抗原（invasive trophoblast antigen，ITA）。ITA测定区分侵蚀性和非侵蚀性滋养细胞疾病，判断葡萄胎患者是否需要化疗。

hCG测定方法改进：①生物测定（定性）、免疫测定（半定量）、放射免疫（定量）放射免疫测β-hCG；②酶标及荧光法；③尿hCG片段测定。

Immulite1000测定法，美国hCG咨询服务中心采用西门子公司的Heallhcare Diagnostic Immulite1000测试法来测定总hCG值，可准确测定GTD或GTT者血液/尿液中的规则hCG、高糖基化hCG和hCGβ亚单位，如无上述方法测定，最好将标本送多个实验室测定。

hCG测定：滋养细胞疾病的治疗主要依靠总hCG的测定，应测定hCG分子的所有部分，尤其是游离β-hCG、缺刻hCG、高糖基化hCG及C端缺如的hCG，GTT中这些hCG成分较总hCG更为多见。一些商业性试剂盒不能测出游离β-hCG、缺刻hCG或区分识别高糖基化hCG亚型。临床医生治疗GTN

时，必须确保化验结果的准确性，若出现假阴性会导致不恰当治疗。临床须注意错觉 hCG（血清 hCG 测定 +，事实上没有 GTD，也无妊娠，此为患者血清内含有一种能与试剂盒内抗体起反应的嗜异性抗体，造成假阳性结果，稀释后血清若能成比例检测到相应的 hCG 或血、尿中同时检测到 hCG 相同片段，能鉴别出真性 hCG，排除错觉 hCG）。有疑问时可向美国 hCG 参考实验室咨询（larry@hcglab.com）

**（一）持续性低水平 hCG 问题**

持续性低水平 hCG 升高是指患者血清 hCG 持续呈低水平升高（一般低于 250U/L），体检及影像学未发现病灶，治疗（化疗、手术）不能使 hCG 降低。

1. 持续低水平 hCG 升高分型

（1）假性低水平 hCG 升高：血液测定 hCG 呈低水平升高，但实际并不真正有异常 hCG，升高系测定方法导致的一种假象，称幻觉 hCG。

其特点为：①不同药盒测定值相差 5 倍以上；②血清 hCG（+），尿（－）；③血清中不存在 hCG 成分（核心片段）也呈（+）；④使用嗜异性抗体阻断剂能避免或限制假性低水平 hCG 升高。

（2）真性低水平 hCG 升高：指血清中确实存在低水平升高的 hCG，可分三种情况：

1）继发于 GTD：为静止型滋养细胞疾病，是规则 hCG 水平降至 220U/L 以下时疾病的一种静止状态。其又分两类：①葡萄胎清宫后，hCG 下降到一定水平后持续呈低水平升高；②GTT 患者治疗后，hCG 降至一定水平后持续呈低水平升高。两类患者临床、影像学均未发现子宫及子宫外病灶，化疗及手术无法使 hCG 降至正常。大部分静止型 GTT 在发病 6 个月内自行消失（有的可 2 年），当 hCG 出现反复持续上升（或高糖基化 hCG 比例 >20%）提示侵袭性疾病。

2）继发于妊娠或不规则阴道流血：为无法解释的 hCG 升高，前次妊娠为正常妊娠、流产或异位妊娠，存在一定的恶变几率。

3）垂体来源：20 余年前已发现 hCG 与 LH 有相同的 α 亚基，在正常生理性月经周期中，垂体促性腺激素细胞在 GnRH 作用下会分泌 LH β 亚基，并同时分泌少量 hCG β 亚基，在围绝经期，由于负反馈抑制作用减少，导致 LH 升高及 hCG 生成增加（血清水平 1～32U/L），给予激素治疗后血 hCG 均可下降。

2. 持续低水平 hCG 异常问题 持续低水平 hCG，无子宫或转移灶证据，临床难以给予处理，持续低水平 hCG 四种可能性：①假阴性或假性 hCG：其特点

是血清中测得，尿液测不出，使用嗜异性抗体阻断剂可降低 hCG；②静止期或非活动性或非侵蚀性滋养细胞疾病：可持续 2 个月～16 年，可用 ITA 测定区别，静止期滋养细胞疾病（不需化疗）是一种癌前综合征，静止期需与持续性葡萄胎、GTD 鉴别；③垂体性：能使黄体酮抑制；④其他：来源于游离 hCG 的 β 亚单位和 β 亚单位核心片段，患者为 PSTT 或非滋养细胞肿瘤。

3. 持续低水平 hCG 升高的处理 ①首先除外假性低水平 hCG 持续升高，按上述假性低水平 hCG 四个特点区别；②除静止期或非活动性或非侵蚀性滋养细胞疾病外假性低水平 hCG 持续升高，即为真性；③若 hCG 水平很低 / 患者处围绝经期，应考虑垂体来源可能给予 E、P 序贯治疗，若 hCG 下降可确诊；④除上述外诊断静止型 GTT 或无法解释的 hCG 升高，其区别是有无 GTD 病史。

4. 持续性低水平 hCG 升高者的随访 静止型 GTD 者在血清总 hCG 值明显升高前，即可出现高糖基化 hCG 升高，高糖基化 hCG 是存在活动性疾病的最早证据，每周或两周一次血 hCG 测定（测定所有 hCG 分子），经阴道彩超 /MRI 检查子宫和卵巢，至少每年一次双肺、纵隔、后腹膜 CT 检查，鉴别有无子宫外转移，垂体及脉络丛 MRI 检查排除原发性垂体肿瘤。

**（二）静息（止）期妊娠滋养细胞疾病**

过去 5 年，临床医师遇到：葡萄胎治疗后血 hCG 轻度升高，波动于 50～100mIU/ml，且 hCG 为真性 hCG，而非错觉 hCG，患者无阳性症状、体征，影像学（－），化疗或手术后血 hCG 无明显变化，持续数周至数年后 20%hCG 再度升高，上述可诊断为静息（止）期妊娠滋养细胞疾病，也可称静息（止）期妊娠滋养细胞疾病（qGTD）。hCG 持续在 200mIU/ml 左右的低水平升高时，需考虑静息型妊娠滋养细胞疾病（qGTD），其组织成分中绝大多数为高分化的合体细胞，含具有分化潜能的滋养细胞量很少，仅有规则 hCG 升高，而无高糖基化 hCG-H 升高时，应考虑静息型妊娠滋养细胞疾病。22% 的 qGTD 最终发展成活性 GTN，静息（止）型 GTD 血清 hCG 一般为 20U/L，很少 >215U/L，若 hCG>215U/L，则持续性葡萄胎或 GTT 可能性大，静息（止）型 GTD 或无法解释的 hCG 升高者应严密随访，不宜化疗或手术。随访中出现 GTT 表现、有明显病灶、血 hCG 明显升高，可按 GTT 治疗，方法及预后均与一般 GTT 相同。

美国 hCG 咨询服务中心报道，疑存在 GTT 或

持续 GTD 而接受化疗或子宫切除者中，有一半是不必要的，且没有 1 例经化疗或子宫切除后疾病得到完全抑制（hCG<1U/L），因这些静止的细胞增生不活跃，化疗未能清除产生 hCG 的滋养细胞原因，因这些细胞还存在于子宫以外部位，所以子宫切除效果不佳。不主张对静止型 GTD 者进行任何化疗或手术治疗，葡萄胎、GTT 者血清 hCG<215U/L 时，在化疗前必须考虑到静息型 GTD 的可能性，当不具备测定高糖基化 hCG 的条件时，同时存在持续低水平的血清总 hCG，且 hCG 变化差异在 2 倍以内，必须考虑到疾病处于静止期，应对患者严密观察。应注意 hCG<215U/L 意味着存在微小滋养细胞团块，只有当 hCG>2000U/L 时滋养细胞团块才能被 MRI 发现，大部分静止型 GTD 可通过细胞团块的自发性溶解而自愈。

**（三）高糖基化 hCG（hyperglycosylated，hCG-H）**

是规则 hCG 的结构变异体，一般 hCG 由合体滋养细胞产生，hCG-H 由细胞滋养细胞产生，滋养细胞侵蚀 / 恶变 hCG-H 起重要作用，目前认为 hCG-H 是 GTN 最好的标记物，hCG-H 比例升高代表侵蚀性滋养细胞比例升高。hCG-H 在 GTN 中占总 hCG 的 20% 以上，葡萄胎清宫后 hCG 下降过程中，其第一次平台发生和重新升高常与 hCG-H 升高有关。

hCG-H 评估 GTN 的恶变程度：侵润性绒癌（hCG 及肿瘤病灶每 2～5 天增长 1 倍）hCG-H 占总 hCG（61±44）%，侵润性葡萄胎中占（30±35）%，微小侵润性绒癌（hCG 及肿瘤灶每增长一倍需 20 天以上时间），仅占（21±14）%。

**（四）规则 hCG 测定**

葡萄胎后恶变为滋养细胞肿瘤：凡下列 3 项之一应诊断 GTN：①葡萄胎排空后 4 次测定血清 hCG 呈平台，至少维持 3 周；②葡萄胎排空后连续 3 次测定血清 hCG 上升（>10%），并维持 2 周或 2 周以上；③葡萄胎排空后持续异常达 6 个月或更长。

非葡萄胎后 GTN，也可通过血清测定，流产、足月产、异位妊娠后 4 周以上，血 hCG 持续在高水平 / 曾一度下降后又上升，已排除妊娠物残留或排除再次妊娠，应考虑绒癌可能。

## 三、鳞状细胞癌抗原（SCCA）

1977 年从宫颈鳞状细胞中分离出来，正常值为 <1.5ng/ml，包含两个基因，SCC1 和 SCC2，广泛存在于不同器官的正常组织中（含量极微）和恶性病变的上皮细胞中，SCC 由女性生殖道上皮以及不同器官的鳞状上皮分泌，SCC 主要存在于宫体、宫颈、头颈等鳞状上皮细胞的细胞浆中，主要有助于所有鳞状上皮细胞起源癌的诊断和监测，如子宫颈癌，肺癌（非小细胞肺癌）头颈部癌、食管癌以及外阴部鳞癌等，敏感性 44%～69%，复发癌敏感性 67%～100%，特异性 90%～96%，除淋巴结状态，血清 SCC 是判断宫颈癌预后最好的一项独立指标，SCC 升高提示肿瘤生长或淋巴转移。

## 四、糖类抗原 125（CA125）

癌抗原 125（CA125）是上皮性卵巢肿瘤最常用的肿瘤标志物；CA125 不能单独作为筛选或早期诊断；CA125 对上皮性卵巢肿瘤可作为诊断参考、随访追踪有无复发的指标。

CA125 可在间皮细胞组织、苗勒管上皮、间皮细胞和苗勒上皮衍生物等部位表达，胚胎发育期的生发上皮、羊膜上皮均可表达，月经期、腹部手术 CA125 也可升高，多数非黏液性上皮肿瘤组织中有 CA125 的表达。

1. 血清 CA125 测定及临床意义　卵巢上皮性癌治疗过程中 CA125 水平是监测病情变化的一个最好指标，符合 93%；血清 CA125 可预测晚期卵巢癌是否达到理想减灭术，但也有不同意见。

血清 CA125 可预测二次探查术时有无病灶存在，以 35IU/ml 为界限；也有提出以 CA125 20IU/ml 作为考虑是否作二次探查术更恰当；CA125 能否预测二次探查术结果也有不同意见；反映化疗疗效，采用 Rustin 标准（分别为 50% CA125 反应、75% CA125 反应）；化疗初三疗程后血清 CA125 值与预后、生存期有关；CA125 是高分子糖蛋白，不易直接进入外周血循环，故血清 CA125 值较低。

腹水 CA125 82.5%（+）（CA125>35IU/ml）；腹水癌细胞（+）者，腹水 CA125 值为 80～68 100kU/L［平均（5170.61±1432.61）kU/L］；腹水癌细胞（-）者，腹水 CA125 值为 16～3200kU/L［平均（324.94±527.64）kU/L］（石一复，郝敏，丁志明 . 中华妇产科杂志，2000，9：551-553）。

2. 预测卵巢癌复发及预后　化疗前、中、后 CA125 可用于预测复发和预后，化疗前 CA125 增高 1 倍，疾病进展危险增加 7%，化疗开始到正常 CA125 半衰期，以 25 天为界，生存期显著差异（Gadducci），化疗 8 周后 CA125<35IU/ml 或 50% 生存期明显提高（Markman），术前 CA125 较高或化疗 3 疗程未达正常，复发发生较早。

NCCN 建议：①如 CA125 初治前就升高，每次随访均应测 CA125；② CA125 随访：每 2～4 个月一次共 2 年；3～6 个月一次共 3 年；以后每年一次。

FIGO 建议：CA125 作为常规随访，CA125 测定的变异系数大约是 15%；目前认为抗原的水平增倍或减半是非常有意义的；如确定 35IU/ml 为正常水平的高限，则发现 1% 正常捐血者，6% 良性疾病，28% 非妇科疾病 82% 经手术证实为上皮性癌者 CA125 超出正常。

3. 可能导致 CA125 水平升高的非恶性疾病

妇科方面：急性盆腔炎性疾病，子宫腺肌症，良性卵巢肿瘤，子宫内膜异位症，功能性卵巢囊肿，Meigi's Syndrome，月经，OHSS，原因不明的不育，子宫肌瘤。

非妇科方面：急性肝炎，急性胰腺炎，慢性肝炎，肝硬化，结核病，充血性心力衰竭，糖尿病（疾病控制差的），憩室炎，间皮瘤，非恶性腹水，心包炎，肺炎，结节性多动脉炎，手术后，肾病，接触啮齿动物（HAMA 反应），SLE。

## 五、甲胎蛋白（AFP）

2/3 原发性肝癌者血清 AFP 升高，正常人群一般不超过 20ng/ml，肿瘤太小时可在正常范围，卵巢生殖细胞中，如畸胎瘤、胚胎细胞和内胚层细胞型睾丸癌，卵黄囊肿瘤和生殖细胞癌时 AFP 升高。

## 六、糖类抗原 153（CA153）

主要用于乳腺癌的辅助诊断，早期 10% 患者升高，中晚期 75% 患者升高，正常人群一般在 35U/ml 以下，CA153 也存在于乳房、肺、卵巢、胰腺的正常或恶性上皮细胞中。

## 七、糖类抗原（CA199）

最初用于结、直肠癌，对胰腺癌更灵敏，目前是胰腺癌患者的最佳肿瘤标志物，其他肠道癌症患者 CA199 升高，黏液成分细胞病变 CA199 也升高，黏液性肿瘤较敏感，卵巢恶性肿瘤时 CA199 也明显增高。

## 八、癌胚抗原（CEA）

是结、直肠癌患者的首选肿瘤标记物，参考值 <5μg/L，血液 CEA 超过 5U/ml 为异常，主要用于肺癌、乳癌的随访指标，在甲状腺、胰腺、肝脏、子宫颈、膀胱癌等 CEA 也升高。

## 九、血清 Her-2/neu

最初为乳腺癌的标志物，主要在肿瘤中，可释放入血液，血液中水平一般低于 450fmol/ml。

## 十、性激素

卵巢性索间质肿瘤中有部分类型具有分泌类固醇激素功能，卵巢颗粒细胞肿瘤、卵泡膜细胞瘤 E 可升高，浆液性、黏液性或勃仑纳瘤有时也可分泌一定量 E，环管状性索间质肿瘤可同时分泌 E、P，约 75% 的卵巢支持 – 间质细胞瘤和卵巢硬化性间质瘤可产生雄激素。

有关肿瘤治疗后半衰期和正常参数值见表 23-1。

表 23-1　部分肿瘤标志物治疗后的半衰期

| 肿瘤标志物 | $t_{1/2}$ | 治疗 | 正常参考值 |
| --- | --- | --- | --- |
| CEA | 数周 | 手术 | <2.5～5μg/L |
| CA199 | 8.5 天 | 手术 | <37kU/L |
| AFP | 4.5 天 | 手术 | <10μg/L |
| β–hCG | 24～36 小时 | 手术 | <5U/L |
| CA153 | 8～15 天 | 手术 | <25～35kU/L |
| CA125 | 4.8～9.2 天 | 手术、化疗 | <35kU/L |
| SCC | 2 分钟 | 手术 | <1.5μg/L |

注：肿瘤标志物变化的影响因素：

1. 肝、肾功能异常和胆汁淤滞，可使肿瘤指标升高，如 AFP、CEA；

2. 强烈治疗（手术、放疗、化疗）和连续的细胞死亡、肿瘤部位血供障碍，可使其变化；

3. 药物影响；

4. 检查因素，多次检查（组织创伤而非采血等）可影响；

5. 标本污染，如汗液、唾液和其他体液中均含有 SCC，如污染上述液体，可有假阳性，CA153 对蛋白酶很敏感，应避免微生物污染而降解；

6. 其他疾病影响，如风湿病时 CA199 会升高；

7. 血清存放中的自然降解；

8. 试剂影响，同一患者使用不同试剂盒测定也有差异。

（石一复　李娟清）

# 第二十四章

# 2003年世界卫生组织子宫肌瘤病理学分类

2003年世界卫生组织（WHO）肿瘤病理学及遗传学分类中有关子宫肌瘤分类及解释：

子宫肌瘤是妇科常见病、多发病，涉及妇科、产科、计划生育、妇女保健、生殖健康。

典型的子宫平滑肌瘤病理诊断容易，但特殊的组织学形态和生长方式也不少见，有些肿瘤组织的形态与生物学特性不相符，也有具有良性的形态，但可浸润或转移生长，交界性肿瘤的诊断定义尚不十分明确。

临床医生熟悉病理知识，对治疗、随访等有帮助，临床医生对术后的病理报告有不清楚的地方，应多向病理科医生请教。临床医生应掌握子宫肌瘤常见、少见、交界性变、恶变的病理学名称、意义，有助于进一步指导临床工作。各地病理科应加强力度和诊断水平，开展肿瘤增殖指标，受体，癌基因蛋白的产物，DNA倍体、含量等辅助诊断，对诊断疑难的片子应多会诊，疑难病例读片、讨论等以提高病理诊断质量。

## 一、2003年世界卫生组织（WHO）肿瘤病理学及遗传学分类中有关子宫肌瘤分类及解释

平滑肌肿瘤

    平滑肌肉瘤……………………………（8890/3）

    上皮样型亚型………………………（8891/3）

    黏液样亚型…………………………（8896/3）

不能确定恶性潜能的平滑肌肿瘤…………（8897/3）

平滑肌瘤，没有其他特殊………………（8890/1）

组织学变异

    核分裂活跃型

    富于细胞型……………………………（8892/0）

出血性富于细胞型

    上皮样型………………………………（8891/0）

    黏液型…………………………………（8896/0）

    非典型性………………………………（8893/0）

    脂肪平滑肌瘤亚型……………………（8890/0）

生长特点上亚型

    弥漫性平滑肌瘤病……………………（8890/1）

    分隔性平滑肌瘤

    静脉内平滑肌瘤病……………………（8890/1）

    转移性平滑肌瘤………………………（8898/1）

其他间叶性肿瘤

    子宫内膜间质和平滑肌混合性肿瘤

    血管周上皮样细胞肿瘤

    腺瘤样瘤………………………………（9054/0）

    其他恶性间叶性肿瘤

    其他良性间叶性肿瘤

注：括号中分子为国际肿瘤疾病分类（ICD-O）的形态学编码和医学系统命名；分母是对肌瘤生物学行为给予明确标注：0——良性肿瘤，1——交界性或生物学行为未定，2——原位癌，3——恶性肌瘤

## 二、解释

**平滑肌肿瘤**（smooth muscle tumours）

平滑肌肿瘤是由具有平滑肌分化的细胞组成的良性及恶性肿瘤。

1. 平滑肌肉瘤（leiomyosarcoma）

（1）定义：由具有平滑肌分化的细胞组成的恶性肿瘤。

（2）流行病学：平滑肌肉瘤是最常见的纯粹的子宫肉瘤，占子宫恶性肿瘤的1%以上。据报告平滑肌肉瘤的发病率为每年0.3~0.4/100妇女。平滑肌肉瘤

几乎都发生在成年人。在一项大宗的研究中，平滑肌肉瘤的中位年龄为 50~55 岁，15% 的患者 <40 岁。尚不清楚子宫内膜癌的危险因素，如：未生育、肥胖、糖尿病以及高血压等因素是否与平滑肌肉瘤有关（表 24-1）。

表 24-1 平滑肌肉瘤的诊断指标

| | 标准平滑肌分化 | 上皮样分化 | 黏液样分化 |
| --- | --- | --- | --- |
| 组织学 | 雪茄形梭形细胞束，细胞具有稀少到丰富的嗜酸性的胞质 | 圆形细胞具有中位细胞核及透明到嗜酸性的胞质 | 梭形细胞位于丰富的黏液样基质中 |
| 诊断指标 | 出现凝固性肿瘤细胞坏死。在不出现肿瘤细胞坏死时诊断需要有弥漫、中等到重度的细胞学非典型性及核分裂象≥10 个 /10HPF。当分裂指数 <10 个 /10HPF，复发的机会较低（<2%），并且复发的速度较缓慢。这组病变称为"非典型性 - 滑肌瘤具有低度复发风险" | 出现凝固性肿瘤细胞坏死。在不出现肿瘤细胞坏死时，诊断需要有弥漫、中度到重度的细胞学非典型性及核分裂象≥5 个 /10HPF | 出现凝固性肿瘤细胞坏死。在不出现肿瘤细胞坏死时诊断需要有弥漫、中度到重度的细胞学非典型性及核分裂象≥5 个 /10HPF |
| 注释 | 不出现凝固性肿瘤细胞坏死、明显的非典型性、高的核分裂指数，是与良性的临床过程相一致的。当核分裂指数 >15 个 /10HPF 时，可以使用"分裂象活跃的平滑肌瘤，对其经验有限"这一名称。"对其经验有限的平滑肌瘤"这一类病变也可用于局灶有中度到重度非典型性的平滑肌瘤 | 局灶上皮样分化可能类似标准平滑肌束的横切面 | 非常常见的结节周围的水肿变性不应该包括在这一组中 |

（3）临床表现：平滑肌肉瘤位于子宫并且引起与平滑肌瘤相似的症状。虽然在绝经后出现子宫快速增大，有平滑肌肉瘤的可能性，但实际上在有"快速生长"平滑肌瘤的妇女中，肉瘤并不常见（<0.5%）。

平滑肌肉瘤可能局部区域播散或血源性播散。这对于诊断及制订治疗方案有提示作用。局部及区域的扩散可能产生腹部或盆腔的包块，并且出现胃肠道或泌尿道的症状。血源性播散最常见于肺。在子宫内膜标本中很少诊断平滑肌肉瘤。

（4）大体所见：子宫平滑肌肉瘤的特点是子宫壁内的孤立性肿块，通常不伴有平滑肌瘤。平滑肌瘤的平均直径为 8.0cm，并且为边界不清的肉质感肿物。在灰黄色及粉色的切面中特征性地插入出血及坏死带。

（5）组织病理学：通常子宫平滑肌肉瘤是一个富于细胞的肿瘤，由具有丰富嗜酸性胞质突起的梭形细胞束组成。典型者，细胞核为纺锤形，通常两端圆形，染色深带有粗染色质并且核仁明显。肿瘤细胞坏死明显但并不一定出现。分裂象指数通常 >15 个 /10HPF。>25% 的平滑肌肉瘤可以确定血管侵犯。在其他方面，典型的平滑肌肉瘤偶尔可以出现类似破骨细胞的巨细胞，并且罕见情况下，黄瘤细胞可能很明显。

对于 <30 岁的妇女作出平滑肌肉瘤的诊断应该慎重，并且只有在除外接触过亮脯利特后才能诊断。亮脯利特有时可以引起坏死，其结构为凝固性肿瘤细胞坏死。

（6）上皮样型：上皮样平滑肌肉瘤具有"上皮样"表现及普通恶性肿瘤的特征，即高度富于细胞、胞质非典型性，细胞坏死以及高核分裂率。特征是：上皮样皮化的肿瘤细胞有圆形轮廓，胞质嗜酸到透明。当胞质全部透明时，使用"透明细胞"命名。虽然透明细胞平滑肌肉瘤有报告，但多数恶性上皮样平滑肌为平滑肌母瘤型。

（7）黏液型：黏液样平滑肌肉瘤为大的、胶样肿瘤，在大体检查时经常表现为有界限的肿瘤，平滑肌细胞被黏液样物质分隔开。多数黏液样平滑肌肉瘤的特点是细胞数少，每 10 个高倍视野仅有很少的分裂象。几乎所有黏液性平滑肌肉瘤都显示有细胞的多形性和细胞核的增大，它们常显示肌层浸润，有时有血管的侵犯。

（8）预后及影响因素：平滑肌肉瘤是高度恶性的肿瘤。历史上报告的生存率不一，很可能是由于采用了不同的诊断标准。整体上 5 年生存率为 15%~25%，Ⅰ期和Ⅱ期肿瘤的 5 年生存率为 40%~70%。在一些研究中，绝经前妇女的预后更好些，但另一些研究则不同。多数复发是在 2 年内发现的。

平滑肌肉瘤的预后主要依据播散的程度。对于肿瘤仅限于子宫体内者，一些研究都发现肿瘤大小是重要的预后因素，其最终的分界线是肿瘤发生时是否为5cm。最近的一些研究，包括妇科肿瘤组的大宗研究发现，核分裂指数具有预后意义，而另一些研究则未发现这一结果。平滑肌肉瘤分级的作用尚有争议，并且尚无被广为接受的分级系统。病理学诊断时应当注明是否出现子宫外侵犯、是否出现血管腔受累、肿瘤的最大直径是以核分裂象指数。

2. 不能确定恶性潜能的平滑肌肿瘤（smooth muscle tumour of uncertain malignant potential）

（1）定义：根据普遍应用的标准不能肯定地诊断为良性或恶性的平滑肌肿瘤。

（2）组织病理学：谨慎使用不能确定恶性潜能平滑肌肿瘤这一分类，它用于那些由于某些原因表现不确定的平滑肌肿瘤，并且相关诊断的可能性不同于它们的临床含义。而实例包括那些平滑肌分化亚型不明确，如标准的平滑肌、上皮样或黏液样的病变应用不同的分类规则将导致不同的临床预测。在其他情况下，诊断特征的评估，例如坏死的类型或分裂象的说明是不明确的，选择不同的解释将导致不同的临床预测。

3. 平滑肌瘤（leiomyoma）

（1）定义：一种具有数量不等的纤维间质，由平滑肌细胞组成的良性肿瘤。

（2）大体所见：典型的平滑肌瘤为多发性、球形、质韧肿物。切面白色到深棕色，具有漩涡状、梁状结构。平滑肌瘤从周围的子宫肌层突出，并容易脱壳而出。黏膜下平滑肌瘤使覆盖的子宫内膜变形，随着它们的增大，可能突入子宫并导致出血。罕见的病例形成蒂并下垂到宫颈。肌壁内平滑肌瘤最为常见。浆膜下平滑肌瘤可以形成蒂，并且发生扭转，蒂部的坏死可能使平滑肌瘤失去与子宫的连接。非常罕见的情况下，一些肿瘤与盆腔另一些结构相接触（寄生性平滑肌瘤）。平滑肌瘤的外观经常由于变性而发生改变。黏膜下平滑肌瘤常常有溃疡和出血。一些平滑肌瘤中可以见到出血和坏死，特别是在妊娠或经大剂量孕激素治疗的妇女中大的平滑肌瘤。暗红色区域代表出血，而明显的黄色区域反映了坏死。损伤的平滑肌最终可被质韧的白色或半透明的胶原组织所替代，囊性变也可发生，一些平滑肌瘤出现广泛的钙化。

（3）组织学：多数平滑肌瘤由容易识别平滑肌特征的、一致的、纺锤形细胞组成，这些细胞呈漩涡状排列或吻合成束。梭形细胞的特征是：边界不清，丰富的经常是纤维状嗜酸性的胞质。有时，特别是富于细胞的平滑肌瘤，胞质稀少，细胞的束状排列可能消失。细胞核增大，两端圆钝或呈梭形，染色质细腻、分散、核仁小，通常少见核分裂象。

多数平滑肌瘤要较周围肌层更富于细胞。而缺乏细胞数量增加的平滑肌瘤可通过结节的界限、其内的平滑肌束紊乱以及不同于周围肌层的排列来确定。

平滑肌瘤常见变性改变，玻璃样纤维化，水肿，偶尔可以出现明显的水肿改变。在妊娠或服用孕激素的妇女的平滑肌瘤中可以出现出血、坏死、水肿、黏液变、细胞丰富灶以及细胞肥大等改变。坏死区域附近分裂活性增加并不少见。

另一方面，常见于平滑肌肉瘤的凝固性肿瘤细胞坏死常常不伴有急性炎细胞和出血。孕激素药物常伴有核分裂性的轻度增加，但没有达到平滑肌肉瘤的水平。此外，与炎性坏死连接处的核分裂象有正常的组织学表现。多数平滑肌瘤的边界在组织学上是最清楚的，偶尔良性肿瘤与周围肌层交错，但范围可能不广泛。

子宫平滑肌肉瘤常用名称和注释见表 24-2。

表 24-2　子宫平滑肌肉瘤常用名称和注释

| 名称 | | 定义或注释 |
| --- | --- | --- |
| 坏死 | | 部分组织坏死 |
| 凝固性肿瘤细胞坏死 | | 存活肿瘤与坏死间的移行非常突然，细胞通常有鬼影轮廓，出血及炎症少见 |
| 玻璃样坏死 | | 非存活与存活组织的间隔带，出血常见，经常看不见细胞的轮廓 |
| 非典型性 | | 在低倍镜下评估 |
| 弥漫与局灶 | | 在许多被检查的视野中细胞弥漫出现与在广泛的细胞聚集区域中分散出现 |
| 没有 / 轻度 | 中度~重度 | 多形性：在低倍镜下观看细胞核的多形性 |
| | | 一致型：细胞缺乏多形性，但显示一致性，并且有明显的细胞核分裂象的数目，只有明确的核分裂象才能被计数 |
| 核分裂指数 | | |

（4）免疫表型平滑肌肿瘤对肌肉特异性肌动蛋白（muscle-specific actin，NSA）、α-平滑肌肌动蛋白（α-smooth muscle actin，α-SMA）、desmin以及h-caldesmon呈阳性反应。在子宫肌层及平滑肌肿瘤中常常发现cytokeratin的异常结构表达，反应的程度及强度依据使用的抗体及标本的固定情况而定。平滑肌肿瘤中上皮样膜抗原（EMA）阴性。可能出现CD10局灶反应。

（5）组织学类型：对平滑肌瘤多数亚型的主要兴趣是由于它们在一个或多个方面类似于恶性肿瘤。

分裂象活跃的平滑肌瘤（mitotically active leiomyoma）：分裂象活跃的平滑肌瘤最常发生在绝经前妇女。它们除10个高倍镜视野中有5个或更多个分裂象外，具有平滑肌瘤典型的大体及组织学表现。偶尔，平滑肌瘤分裂象>15个/10HPF，在这样的病例中可采用"经验有限的分裂象活跃的平滑肌瘤"名称。即使肿瘤采用子宫切除术，临床过程也是良性的。必须强调的是，这一诊断不适用于那些有中等到重度非典型性、含有异常核分裂象或有明确凝固性肿瘤坏死带的病例。

富于细胞的平滑肌瘤（cellular leiomyoma）：富于细胞的平滑肌瘤占平滑肌瘤的5%以下，定义为肿瘤细胞的数目明显多于周围的肌层。孤立发生的细胞丰富的平滑肌瘤可能提示平滑肌肉瘤。富于细胞的平滑肌瘤缺乏肿瘤细胞坏死以及中等到重度的非典型性，并且分裂象少见。由稀少胞质的小细胞组成的富于细胞的平滑肌瘤可能与子宫内膜间质肿瘤相混淆，尤其在那些被命名为高度富于细胞的平滑肌瘤。

出血性富于细胞的平滑肌瘤及激素引起的改变（haemorrhagic cellular leiomyoma and hormone changes）：出血性富于细胞的或"卒中"平滑肌瘤是富于细胞的平滑肌瘤是一种形式，主要见于口服避孕药妇女，也可见于妊娠或产后的妇女。大体检查显示多发的星形的出血区域。一般不出现凝固性肿瘤细胞坏死，可出现正常的核分裂象，通常仅限于与出血区域相关的肉芽组织的狭窄带中。

上皮样平滑肌瘤（epithelioid leiomyoma）：上皮样平滑肌瘤由上皮样细胞组成。切面呈黄色或灰色，可能含有肉眼可见的出血及坏死区域，较普通的平滑肌瘤质地柔软，多数为孤立性的。组织学上，上皮样细胞圆形或多角形，排列呈簇或索，细胞核圆形，比较大，位于中央。上皮样平滑肌瘤有3种基本亚型：平滑肌母细胞瘤、透明细胞平滑肌瘤以及丛状平滑肌瘤。常见各种结构混合，因此对它们笼统采用"上皮样"命名。

不具有细胞学非典型性、肿瘤细胞坏死或分裂指数增高的小肿瘤，可以很安全地认为是良性病变。丛状型肿瘤总是良性。具有清楚边界、广泛玻璃样变以及明显透明细胞的上皮样平滑肌瘤一般为良性。具有下述2个或更多个特征的上皮样平滑肌瘤的生物学行为难以确定：体积>6cm；中等程度的核分裂活性（2~4个/10HPF）；中等到重度的细胞学非典型性；坏死。这样的肿瘤应当分在不能确定恶性潜能的类型中，建议进行密切随访。分裂象≥5个/10HPF者转移相当常见，应该考虑上皮样平滑肌肉瘤。

黏液样平滑肌瘤（myxoid leimyoma）：为良性平滑肌肿瘤，肿瘤中有黏液样物质将肿瘤细胞分开。它们质软、半透明状，在组织学上，平滑肌细胞之间出现丰富的无形的黏液样物质。黏液样平滑肌瘤的边界清楚，既没有细胞学的非典型性也不出现核分裂象。

非典型性平滑肌瘤（多形性，奇异性或合体细胞性平滑肌瘤）（atypical leiomyoma pleomorphic，bizarre or symplastic leiomyoma）：当不伴有凝固性肿瘤细胞坏死，分裂象指数<10个/10HPF时，即使细胞的非典型性达到严重的程度，对于确定临床恶性子宫平滑肌肿瘤来说也只是一个不可靠的指标。这些非典型细胞具有增大的、深染的细胞核以及明显的染色质集块（经常呈焦块状）。经常出现大的细胞质内假性核内包涵体。非典型细胞可能分布在整个平滑肌瘤中（弥漫性）或可能为局灶出现（可能是多灶性）。当非典型性至多为多灶性并且肿瘤的标本完整时，这种肿瘤被命为"非典型性平滑肌瘤，仅有复发的潜能"。除个别病例外，这种肿瘤具有良性的生物学行为。

脂肪平滑肌瘤（lipopeiomyoma）：典型的平滑肌瘤中散在脂肪细胞是相当常见的，当平滑肌瘤含有明显数量的脂肪细胞时称为脂肪平滑肌瘤。

（6）生长结构的亚型：生长结构的亚型可能产生不同寻常的临床表现、大体形态和（或）组织学特征。

弥漫性平滑肌瘤病（diffuse leiomyomatosis）：一种罕见的情况，数量众多的小的平滑肌结节使得子宫均匀增大，有时是实质上的增大。增生的平滑肌结节有时直径可达3cm，但多数直径<1cm。它们由一致的、分化良好的、梭形平滑肌细胞组成，界限不如平滑肌瘤清楚。临床过程可能由于出血而变得复杂，但一般为良性。

分隔性平滑肌瘤（dissecting leiomyoma）：分隔性平滑肌瘤是指良性平滑肌增生，它们有明显的边界，增生的平滑肌可呈挤压性的舌状物突入周围的子宫肌层，偶尔可突入阔韧带及盆腔。浸润的方式也可见于静脉内平滑肌瘤病。当水肿充分明显时，一个伴有子宫外扩展的子宫分隔性平滑肌瘤可能类似胎盘组织，因此命名为小叶样分隔性平滑肌瘤（cotyledonoid dissecting leiomyoma）。

静脉内平滑肌瘤病（intravenous leiomyomatosis）：一种非常少见的平滑肌肿瘤，特征：组织学上为良性的平滑肌结节状肿物及条索，在平滑肌瘤界限外的静脉管腔内生长。静脉内平滑肌瘤病应当与平滑肌瘤界限内常见的血管侵犯相区别。静脉内平滑肌瘤病形成一个复杂的、盘卷或结节状的子宫肌层生长方式，经常旋绕状、蠕虫样扩展到阔韧带中的子宫静脉中或进入其他盆腔静脉中。偶尔，肿瘤生长扩展到腔静脉，有时，可延伸到右心。组织学上，肿瘤出现在有内皮细胞衬覆的静脉管腔中。即使是在同一肿瘤中，组织学表现也多种多样。静脉内平滑肌瘤病的一些样本中的富于细胞成分与平滑肌瘤相似，但更多的成分是含有明显纤维化或玻璃样变的区域，平滑肌细胞可能不明显并难以确定。任何平滑肌肿瘤的恶型，例如：富于细胞性、非典型性、上皮样或脂肪平滑肌瘤等，都可在静脉内平滑肌瘤病中见到。

良性转移性平滑肌瘤（benign metastasizing leiomyoma）：良性转移性平滑肌瘤是一种临床病理学不明确的情况，其特征为：组织学上良性的平滑肌肿瘤"转移到"肺、淋巴结或腹部，这些看似来自于良性子宫平滑肌瘤。这种情况的报告经常难以评估。几乎所有良性转移性平滑肌瘤都发生在有分次手术史的妇女中。典型者，原发肿瘤在子宫外病变出现前数年已被切除，并且常常没有对其进行充分的研究。然而，多数良性转移性平滑肌瘤的标本既可是一个肺的原发性平滑肌病变，患者有子宫平滑肌瘤病史；也可以是肺的转移病变，但没有组织学上子宫平滑肌肿瘤的证据。最近的细胞遗传学研究发现，多数病例子宫及肺的肿瘤为单克瘤，为单克隆起源，表明肺部的肿瘤是转移性的。通过在转移病变中发现雌激素及孕激素受体，以及妊娠期、绝经后及卵巢切除术后肿瘤退化，提示这种增生性病变是激素依赖性的。

遗传学：通过细胞遗传学分析，在子宫平滑肌瘤中经常可检测到染色体异常，最常涉及的是 HMGIC（12q15）和 HMGIY（6P21）。

4. 子宫内膜间质和平滑肌混合性肿瘤（mixed endometrial stromal and smooth muscle tumour）

（1）定义：这类肿瘤，以前命名为间质肌瘤，它是由子宫内膜间质和平滑肌成分混合组成。在典型的子宫内膜间质肿瘤中常常见到小片区域的平滑肌分化，反之亦然；但对于命名为混合性子宫内膜间质－平滑肌肿瘤者，要求其中一种成分最少要达到 30%。

（2）大体所见：肿瘤可能主要位于子宫肌层、黏膜下或浆膜下。一些肿瘤边界清楚，而另一些为多结节或有浸润性的边界。一些含有漩涡状区域的肿瘤质地柔软。

（3）组织病理学：具有圆形到卵圆形的细胞核、多量小动脉及胞质不明显的小细胞群是子宫内膜间质成分的特征。通常子宫内膜间质成分显示有轻度的细胞学非典型性，并且分裂象比例多少不等。在子宫内膜间质成分中可能出现具有性索样的分化区域及血管周玻璃样变。有一例报告肿瘤具有由子宫内膜腺体组成的腺腔成分，周围有子宫内膜间质。

平滑肌成分通常为良性表现，经常排列成结节状，结节中央区有明显的玻璃样变，形成星芒状。然而，有些病例的平滑肌成分可能显示出任何一种或几种恶性特征，如：细胞学非典型性、肿瘤细胞坏死以及明确的核分裂象。

平滑肌成分对 desmin 和 α–SMA 阳性，然而，也可能对子宫内膜间质成分的抗体阳性，因此不能用来可靠地区分子宫内膜间质平滑肌成分。研究显示，针对子宫内膜间质的标记，而针对平滑肌的 h-caldesmon 及 calponin 可能对于区别两种成分有价值。性索样区域可能显示 α－抑制素及其他性索间质标记阳性的免疫染色。

（4）预后及影响因素：对这种罕见肿瘤的有限文献提示，应该采用与子宫内膜间质肿瘤相同的评价及报告方式，如果有血管或子宫肌层的侵犯，则为恶性，否则为良性。

［以上均摘自：诊断病理学杂志，女性生殖器官肿瘤（WHO 肿瘤病理学及遗传学分类）2003 年］

（石一复）

# 第二十五章

# 子宫内膜异位症生育指数，输卵管最低功能评分系统

2003 年有学者提出应对内异症患者生育能力进行全面评估，即内异症生育指数（endometriosis fertility index，EFI），或结合输卵管功能的评分系统（least function scoring system，LF），这比 r-AFS 的临床评分更有意义。

美国 Adamson 和 Pasta 提出一个简化的内异症生育指数（EFI），即对年龄、不孕时间、既往生育情况、输卵管、卵巢和子宫功能以及内异症的程度（rAFS 分期）作量化的记分，最后作出生育能力的评估和治疗。

1. 输卵管最低功能评分系统　LF 综合了 EM 的严重程度、病史因素和输卵管功能，可有效评估 EM 患者生育能力。

评分：左右输卵管均需评估，分别予以评分，左、右、总分。

评分指标：单侧输卵管伞端结构、输卵管活动度、输卵管粘连程度以及通畅程度。

4 分：功能正常：输卵管伞端正常，活动好，无粘连，输卵管通畅。

3 分：轻度功能受损：伞端结构正常，轻微可分离的粘连，输卵管通畅或者加压后通畅。

2 分：中度功能受损：分离粘连后可见正常结构的伞端，粘连重，可分离输卵管通畅或者加压后通畅。

1 分：重度功能受损：伞端结构消失，粘连重，输卵管不通，成形术或者造口术后通畅。

0 分：功能丧失指输卵管不通。

2. 子宫内膜异位症不育指数（表 25-1）

统计 1015 例子宫内膜异位症患者累积妊娠率：0～3 分者，12、24、36 个月均为 0；4 分者 10%～20%；5 分者 20%～30%，6 分者 30%～50%；7～8 分者 30%～60%；9～10 分者可达 55%～70% 的妊娠率，此输卵管功能的评估对临床有参考价值。

3. 输卵管内病变分类评分　Kerin 等制定了一种输卵管镜检查结果的分类和评分系统（见表 25-2）。评分标准根据输卵管的通畅程度、粘连程度、管腔扩张和异常内容物等作为评分标准，并按左右输卵管的

表 25-1　子宫内膜异位症不育指数

| | 病史因子 | | | | | | |
|---|---|---|---|---|---|---|---|
| | 年龄 | | | 不育年 | | | |
| | ≤35 | >36 | ≥40 | ≤3 | >3 | 原发不育 | 继发不育 |
| 得分 | 2 | 1 | 0 | 2 | 0 | 0 | 1 |
| | 手术因素 | | | | | | |
| | 输卵管最低功能评分 | | | rAFS | | rAFS | |
| | LF7-8 | LF4-6 | LF0-3 | rAFS EM<16 | rAFS EM≥16 | 总分 <71 | 总分≥71 |
| 得分 | 3 | 2 | 0 | 1 | 0 | 1 | 0 |

表 25-2　输卵管内病变分类评分

| 病变分类 | 评分 | 病变分类 | 评分 |
|---|---|---|---|
| 通畅程度 | | 血管情况 | |
| 通畅 | 1 | 正常 | 1 |
| 狭窄 | 2 | 紊乱 | 2 |
| 阻塞 | 3 | 苍白 | 3 |
| 上皮情况 | | 粘连情况 | |
| 正常 | 1 | 无 | 1 |
| 苍白 | 2 | 薄网状 | 2 |
| 扁平 | 3 | 致密 | 3 |
| 扩张程度 | | 其他 | |
| 无 | 1 | | |
| 轻度 | 2 | | |
| 积液 | 3 | | |

间质部、峡部、壶腹部及伞部四段逐段进行评分，每侧输卵管总分为 20 分，属于正常，20～30 分为轻至中度输卵管内膜疾病，30 分为严重输卵管内膜疾病。其他包括黏液栓或管腔碎片、管腔内息肉、子宫内膜异位灶、峡部结节炎。感染、炎症、新生物形成和输卵管段的缺损，可依其受损情况评 2～3 分。

对内异症不育患者应首先施行腹腔镜手术，以明确诊断，同时进行 EFI 评估和 LF 评分，并施行子宫内膜检查，输卵管粘连松解、分离处理。

如果患者年轻，且为轻至中度病变、EFI 较高，术后可短期（3 个月左右）观察，并给予生育指导。

如仍未妊娠，则应给予助孕技术。

若年龄较大（≥35 岁）或有其他"高危因素"（EFI 低等），应积极采用辅助生育技术包括促排卵（COH）和（或）人工授精（IUI）或体外受精-胚胎移植（IVF-ET）。对Ⅲ、Ⅳ期患者，术后应给予 GnRHa 治疗 2～3 个周期，再行人工助孕（ART）更为合理、有效。

ART 治疗提倡抓紧术后"黄金时间"（半年左右）速战速决。

4. 1996 年美国生殖医学会修订的子宫内膜异位症分期及评分标准（表 25-3，图 25-1）。

表 25-3　1996 年美国生殖医学会修订的子宫内膜异位症分期及评分标准

病人姓名_____　　日期_____

Ⅰ期（微型）：1～5 分　　腹腔镜_____　剖腹探查_____　绘图_____

Ⅱ期（轻型）：6～15 分　　推荐治疗_____

Ⅲ期（中型）：16～40 分　_____

Ⅳ期（重型）：>40 分　　预后_____

总计_____分

| | 异位病灶 | | <1cm | 1～3cm | >3cm |
|---|---|---|---|---|---|
| 腹膜 | 表浅 | | 1 | 2 | 4 |
| | 深层 | | 2 | 4 | 6 |
| 卵巢 | 右 | 表浅 | 1 | 2 | 4 |
| | | 深层 | 4 | 16 | 20 |
| | 左 | 表浅 | 1 | 2 | 4 |
| | | 深层 | 4 | 16 | 20 |
| 直肠子宫陷凹 | | | 部分 | | 完全 |
| | | | 4 | | 40 |

163

| 粘连范围 | | | <1/3 包裹 | 1/3~2/3 包裹 | >2/3 包裹 |
|---|---|---|---|---|---|
| 卵巢 | 右 | 薄膜 | 1 | 2 | 4 |
| | | 致密 | 4 | 8 | 16 |
| | 左 | 薄膜 | 1 | 2 | 4 |
| | | 致密 | 4 | 8 | 16 |
| 输卵管 | 右 | 薄膜 | 1 | 2 | 4 |
| | | 致密 | 4* | 8* | 16 |
| | 左 | 薄膜 | 1 | 2 | 4 |
| | | 致密 | 4* | 8* | 16 |

注：* 如伞端完全封闭，更改为 16；多个病灶计分法：如有 5 个单独的 0.5cm 的内膜异位灶，2.5cm 计算，应评为 2 分。

将浅表种植灶的外观分类描述为红色病变 [（R），红色、红 – 粉色、火焰状、水泡样、透明小泡样]，白色病变 [（W），混浊、腹膜缺损、黄褐色]，或黑色病变 [（B），黑色、含铁血黄色素沉着、蓝色]。分别计算各种病变的百分比 R _____ %，W _____ %，B _____ %。总和相加为 100%。

其他部位异位病灶_____，相关病理诊断_____

_____ _____

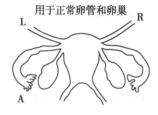

用于正常卵管和卵巢

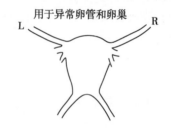

用于异常卵管和卵巢

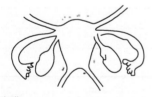

Ⅰ期(微型)

腹膜
　浅表内异灶——1~3cm　　–2
右卵巢
　浅表内异灶——<1cm　　–1
　薄膜粘连 ——<1/3　　–1
　　　　　　　　　　　──
　　　总分　　　　　　4

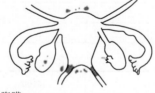

Ⅱ期(轻型)

腹膜
　深部内异灶——>3cm　　–6
右卵巢
　浅表内异灶——<1cm　　–1
　薄膜粘连 　——<1/3　　–1
左卵巢
　浅表内异灶——<1cm　　–1
　　　　　　　　　　　──
　　　总分　　　　　　9

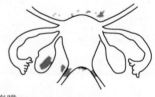

Ⅲ期(中型)

腹膜
　深部内异灶——>3cm　　–6
直肠子宫陷凹
　部分封闭　　　　　　–4
左卵巢
　深部内异灶——1~3cm　–16
　　　　　　　　　　　──
　　　总分　　　　　　26

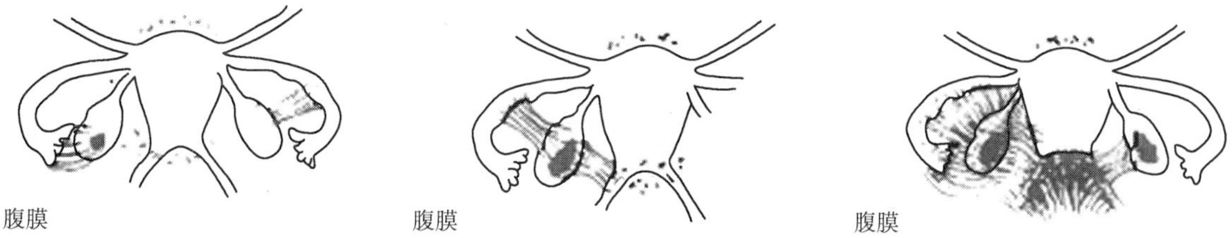

Ⅲ期(中型)

腹膜
　　浅表内异灶——>3cm 　　-4
右卵管
　　薄膜粘连　——<1/3 　　-1
右卵巢
　　薄膜粘连　——<1/3 　　-1
左卵管
　　致密粘连　——<1/3 　　-16*
左卵巢
　　浅表内异灶——<1cm 　　-4
　　致密粘连　——<1/3 　　-4
　　　　　　　　　　　　　　————
　　　　总分　　　　　 30

Ⅳ期(重型)

腹膜
　　浅表内异灶——>3cm 　　-4
左卵巢
　　深部内异灶——1~3cm 　　-32**
　　致密粘连　——<1/3 　　-8**
左卵管
　　致密粘连　——<1/3 　　-8**
　　　　　　　　　　　　　　————
　　　　总分　　　　　 52

* 评分变为 16 分
** 评分加倍

Ⅳ期(重型)

腹膜
　　深部内异灶——>3cm 　　-6
直肠子宫陷凹
　　完全封闭　　　　　 -40
右卵巢
　　深部内异灶——1~3cm 　　-16
　　致密粘连　——<1/3 　　-4
左卵管
　　致密粘连　——>2/3 　　-16
左卵巢
　　深部内异灶——1~3cm 　　-16
　　致密粘连　——>2/3 　　-16
　　　　　　　　　　　　　　————
　　　　总分　　　　　 114

图 25-1　美国生殖医学会修订的子宫内膜异位症分期标准（1996）

（石一复）

# 第二十六章

# 子宫内膜疾病的分类

正常性成熟期妇女未孕时子宫内膜有周期性变化，出现月经，这是女性健康的象征，也是女性特有的生理现象之一，是反映女性生殖内分泌的镜子。子宫内膜与月经、月经病、孕育及相关疾病、计划生育、内分泌、炎症、肿瘤、发育异常、子宫内膜异位症、药物、直接或间接医源性损伤等关系密切，由此可引起许多子宫内膜的疾病，纠缠女性，影响妇女本身的健康、生理、心理、生殖健康、家庭关系等。所以应引起妇产科、病理学及其他诊断和治疗学相关医务人员的重视。所以可概括为子宫内膜的特殊性：

1. 子宫内膜的组织特点　①对于内分泌的特殊敏感性（内膜不同部位对性激素敏感性、反应性不同，内膜存在一定的个体差异，与 ER、PR 敏感性、形态基础有关；②子宫内膜周期性变化（正常同期内膜可能会有变异），内膜与年龄的特点、内膜有很强的再生能力、内膜易受到外界因素的影响。

2. 子宫内膜活检的影响因素　重要的临床信息，取样内膜的诊断价值（量/部位/代表性/即时性等），制片造成的人为假象，病理医生错误的判断（局限/简单），临床医生错误的解读，如分泌的理解。

3. 子宫内膜发育的一致性（正常增生期、正常分泌期、口服避孕药），内膜发育的多样性（妊娠、内膜炎、息肉、增殖症）。

## 一、子宫内膜的发生

胚胎学研究表明原始的子宫是胚胎第 12 周时（胚胎 48mm 长度时）由两条米勒管完全融合而成。子宫重量的增长速度与孕周的增加成正比，子宫及双侧附件的重量在 20 孕周之前每周平均增长 0.04g，22 ~ 27 孕周为 0.07g，28 ~ 37 孕周为 0.14g，37 孕周

以后则为 0.18g。胎龄 26 ~ 29 周时，子宫内膜组织厚度增长迅速。子宫内膜在母体孕期激素影响下，自胎儿 20 周开始缓慢生长。出生时大部分新生儿子宫内膜较薄，厚度只有 0.2 ~ 0.4cm，表面有一层矮立方上皮细胞，有些新生女婴子宫内膜腺体发育，大多处在增殖期，部分新生女婴子宫内膜增殖后转为分泌期。

## 二、正常生理状况的子宫内膜

有关人子宫内膜周期性组织学变化最早的重要论述是 20 世纪初的十年间（Hitschmann 和 Adler，1908 年）。

正常生理状况的子宫内膜分为三种：新生儿及发育前儿童的子宫内膜；正常育龄妇女的子宫内膜；绝经期子宫内膜。

由于受母体妊娠激素的影响，新生女婴的子宫内膜（以下简称内膜），可有生理性变化。曾有观察发现初生女婴的子宫内膜 68% 呈增生反应，27% 呈分泌反应，5% 有蜕膜样反应，出生后激素撤退，所以内膜可有增生、分泌、萎缩的混合图像，也可有少量出血。生后 14 天左右内膜退化，厚度约 0.4mm，呈静止状态，直至月经初潮前。女童开始发育，卵巢中的雌激素促使内膜生长，在初潮后的 1 ~ 3 年内常是无排卵性出血。

正常育龄妇女的内膜有正常周期性变化——增生期、分泌期、月经期。妊娠期子宫内膜刮出物中见到绒毛或滋养细胞，则可肯定为宫内妊娠；如见不到上述内容，但见到底蜕膜可确定为宫内妊娠，因底蜕膜是胎盘种植之处；刮出物中见到蜕膜组织或 A-S 反应的腺体时，应诊断为妊娠，此为与妊娠有关的子宫内膜变化。

绝经期子宫内膜可有单纯萎缩和囊性萎缩。绝经

数年因卵巢分泌激素并不完全停止，内膜经过一段时间的积累刺激，后可出现增生反应，偶尔还可有排卵，使内膜呈分泌反应，故有少量阴道流血。

## 三、子宫内膜疾病的分类

### （一）卵巢功能失调的子宫内膜病变

子宫内膜对性激素甚为敏感，卵巢功能失调，激素分泌多少，雌孕激素比例失衡都可从内膜变化中反映出来，临床会引起月经异常或阴道流血。

1. 内膜萎缩　临床可见月经少、周期延长甚至闭经。

2. 内膜增生反应　常因卵泡发育不良、分泌雌激素少，对子宫内膜作用不足，临床可引起月经少、稀发、闭经等。

3. 内膜不规则增生　多见无排卵月经，内膜受一定量的雌激素影响，根据雌激素水平多少可出现不规则增生。

4. 子宫内膜增殖症（详见"子宫内膜良性疾病"）。

5. 内膜反应不佳　常是黄体发育不全或过早萎缩，内膜受孕激素影响的量不足，临床常有月经周期缩短或周期不规则和不育。

6. 内膜不规则脱落　因黄体萎缩不全，持续分泌孕激素，内膜受此影响，不能很快脱落。临床常见周期正常，但经期延长。育龄妇女在流产或产后多见。

7. 内膜分泌反应不同步　常由雌、孕激素比例失调或内膜受雌激素的准备不足引起，多见更年期月经失调者，也见于流产或异位妊娠，或服用避孕药者。

8. 内膜高度分泌　应考虑是否有早孕，也可是孕激素过量者，常表现为月经过多。

### （二）各类月经失调的子宫内膜病变

1. 闭经　大多为雌激素不足，可引起内膜不同的变化反应，如萎缩、增生反应。如雌激素积累也有不规则增生；闭经而子宫内膜有分泌反应，可说明有黄体存在。闭经也可能有宫腔粘连、滋养细胞疾病、子宫本身疾病存在。

2. 月经量少　与无排卵月经、内膜分泌反应差等有关，后者可与雌孕激素失调或内膜结核或多次刮宫、内膜创伤等有关，也有月经量少，但内膜有正常分泌反应，只有表层细胞少量脱落所致，这种并不影响孕卵着床。

3. 月经量多　除外子宫肌瘤等器质性病变，常是由于内膜分泌反应，甚至高度分泌或代谢紊乱所致。

4. 不规则流血　月经不规则、经期长、经量多，常是内膜增殖症或器质性病变。

5. 绝经后流血　通常绝经后无阴道流血，若出现应诊刮，排除子宫内膜癌等恶性肿瘤，其他如子宫内膜炎症、功能性或非功能性卵巢肿瘤等均可引起。

6. 功能失调性子宫出血（简称功血）　常根据临床表现，最后子宫内膜活检证实，其主要可有无排卵性和排卵性功血，内膜病理上可出现上述卵巢功能失调中的子宫内膜相关类型（详见"功能失调性子宫出血"）。

### （三）子宫内膜医源性疾病

使用避孕药物、宫内节育器、服用激素治疗、激素替代疗法、人工流产刮宫、药物性流产、阴道冲洗上行感染等，激素药物、宫内节育器对子宫内膜的压迫、机械作用和释放药物、流产刮宫后创伤、阴道冲洗或宫腔内灌注引起化学性内膜炎症等均使内膜发生变化，临床出现月经异常，不规则阴道流血、宫腔息肉、粘连等各种相应症状。

### （四）子宫内膜良性疾病

1. 炎症　子宫内膜炎症因子宫位置较低，又有开口于阴道，易于引流，且子宫内膜有周期性脱落，浅层子宫内膜感染可随内膜脱落，感染可逐渐消失。

（1）子宫内膜炎：可分急性和慢性，急性者常见于流产、分娩、宫腔操作后，慢性常由于急性时治疗不当或对药物不敏感，病变浸润至内膜基底层，不随月经而脱落，形成慢性内膜炎。急性炎症时内膜间质有灶性或弥漫性中性粒细胞浸润伴充血、水肿，有时有坏死，慢性炎症内膜肿胀，见有浆细胞浸润，也可有成纤维细胞及血管增生，形成肉芽组织，或有吞噬细胞。子宫内膜炎可有不规则出血、月经量多、经期延长，影响月经周期等。

（2）流产后子宫内膜炎：多见于流产后，开始急性，后转为慢性。

（3）老年性子宫内膜炎：子宫内膜薄，对感染抵抗力差，常为慢性内膜炎改变。内膜表面偶有鳞形化生。

（4）结核性子宫内膜炎：结核病是慢性病，是一种古老的疾病和消耗性疾病，第1次和第2次世界大战全球出现两次结核病回升。20世纪80年代世界范围结核病第3次回升。主要与人口密集、移民潮（民工或人口迁移）以及公共卫生项目不完善，结核分枝杆菌多重耐药增多有关。子宫内膜结核好发于性成熟和育龄期女性，是引起不孕不育的重要原因之一。内膜结核特殊病理变化是内膜中出现结核结节，中央有巨细胞，外有一群杆形的类上皮细胞围绕，最外有大量淋巴细胞浸润，腺体破坏、表面溃疡、有干酪样坏死物，临床可表现为初有月经量多，后月经紊乱，经量逐渐少，直至闭经，子宫内膜破坏、瘢痕形成。

（5）合体细胞子宫内膜炎：是胎盘部位的过度反应，又称超常胎盘部位反应，过去称为合体细胞子宫内膜炎或融合细胞子宫内膜炎。本病指胎盘附着部位组织过度反应性良性病变，1991年WHO将其列入妊娠滋养细胞疾病，主要是种植部位的中间型滋养细胞增多，并侵入子宫内膜和肌层中，常发生在正常妊娠或流产时、葡萄胎后，临床表现为产后、流产后或葡萄胎后反复阴道流血，常误认为流产不全或胎盘病变。

（6）放射性子宫内膜炎：妇科肿瘤放射治疗后出现放疗反应及并发症，特别在腔内治疗过程中及结束后导致宫腔积液，在此基础上并发感染，出现子宫内膜炎和（或）宫腔积脓。

（7）少见特殊子宫内膜炎：①内膜结节病（散在肉芽样病变）；②内膜放线菌病（罕见，放线菌经阴道上行感染或血行播散感染内膜，子宫内有脓性肉芽组织囊，也见于放置宫内节育器者）；③内膜病毒感染（疱疹病毒）；④衣原体内膜炎；⑤内膜弓形体病；⑥内膜血吸虫病；⑦淋菌性子宫内膜炎；⑧子宫内膜软化斑（绝经后偶见，肉芽肿性内膜炎，有典型的Michiaelis-Gutmann小体及棒状细菌）。

2. 子宫内膜息肉 由内膜腺体及间质组成的小块状物，向宫腔突出，可无症状，或引起月经过多/不规则，或绝经后流血。本病任何年龄均可发生，可单发或多发，有蒂或无蒂。根据对卵巢激素的反应不同可分为未成熟内膜息肉和功能内膜息肉，也可息肉中混合平滑肌，称腺肌瘤样息肉，息肉个别可恶变。

3. 子宫内膜化生 是指一种成熟组织被另一种成熟组织所替代，子宫内膜上皮与阴道、宫颈、输卵管、卵巢生发上皮都具有高度的分化潜力。内膜受激素、炎症等局部刺激，原来内膜腺上皮下的储备细胞可向其他部位的上皮化生。子宫内膜化生多见于子宫内膜增殖症和绝经后内膜。

内膜化生可分为鳞状化生、黏液（颈管）化生、浆液乳头状化生、纤毛细胞化生、透明细胞化生、骨化生（内膜中小片骨组织，有时是人工流产后胚胎潴留物或坏死组织钙化后形成等）、间质化生（中胚层成分需与流产后胚胎残留组织或恶性苗勒管混合瘤相区别）。

### （五）子宫内膜异位症和子宫腺肌病

子宫内膜异位症是指子宫腔外存在有功能性的子宫内膜组织（包括腺体和间质）引起的病变［症状和（或）体征］，是一种妇科的常见病和多发病。主要分为腹膜型、卵巢型、深部型，是子宫内膜的特殊病变所致的疾病。

子宫腺肌病指子宫内膜在子宫肌层内的良性侵入，伴平滑肌增生、肌层内的内膜灶距内膜基底层-肌层交界处多少才算腺肌病，标准不一。现今发现育龄妇女子宫磁共振（MRI）有一明显的低信号密度区域，内侧紧贴高信号密度的子宫内膜层，外侧为等信号的子宫肌层包绕，这区域命名为"子宫内膜-肌层交界区"（endometrial-myometrial interface，EMI），便形成子宫腺肌病的病理改变。

### （六）子宫内膜增生、子宫内膜瘤样改变、癌前病变性疾病

子宫内膜增生是妇科临床常见病，属良性病变，因具有一定的癌变倾向，被列为癌前病变。以往命名分类较为混乱。1986年Kumman和Norris根据增生病变中的组织结构和细胞学表现提出新分类方法，1987年被国际妇产科病理学界所接受。1994年版和2003年版WHO女性生殖道肿瘤分类中有关子宫内膜增生均采用Kurman和Norris分类法，将子宫内膜增生分为4类，首先根据子宫内膜的结构分为单纯性和复杂性，再根据腺上皮细胞的改变分为典型性和非典型性（表26-1）。

**表26-1 WHO子宫内膜增生分类**（1994/2003年版）

| 典型增生 |
|---|
| 　不伴非典型性的单纯性增生 |
| 　不伴非典型性的复杂性增生 |
| 非典型增生 |
| 　单纯性增生伴非典型性 |
| 　复杂性增生伴非典型性 |

上述分类目前虽被普遍采用，但仍有许多不尽如人意之处，分类仍较复杂，诊断重复性差，不同病理医师之间，甚至同一病理医师的重复性也差。

鉴于上述原因，2000年Mutter及国际子宫内膜合作组织提出新分类方法，称为子宫内膜上皮内瘤变（endometrial intraepithelial neoplasia，EIN），这一分类结合组织形态学、计算机形态测量、分子遗传学、细胞生物学及临床随访资料，并采用D-score计分，计算包括间质体积百分比，最短核轴标准差，以及腺体外表面密度等在内的数据。该诊断分类将子宫内膜病变分为三大类（表26-2）：

表 26-2 EIN 诊断术语

| 类型 | 分布 | 功能范畴 | 治疗方法 |
|---|---|---|---|
| 良性子宫内膜增生 | 弥漫 | 长期雌激素作用 | 激素治疗 |
| EIN | 局灶到弥漫 | 癌前病变 | 激素或手术 |
| 子宫内膜样腺癌 | 局灶到弥漫 | 恶性 | 根据分期进行手术治疗 |

1. 良性子宫内膜增生 由雌激素长期作用所致,孕激素治疗有效,发展成癌的危险性较小。

2. EIN 属于子宫内膜癌的癌前病变,一项研究 EIN 者随访 1 年内发生子宫内膜样癌的比例高达 41%。

3. 子宫内膜样癌。

EIN 分类提出至今,推广及认可度并不理想。目前国内外病理学界和临床医生仍普遍采用 1994/2003 年版 WHO 分类法。

**(七)子宫内膜恶性疾病**

1. 子宫内膜癌 子宫内膜癌不是单一的肿瘤,是由生物学、组织学各异的一组肿瘤组成,包括不同亚型及其独特的病理学表现及生物学行为。目前较为公认的是 2003 年 WHO 女性生殖道肿瘤分类的子宫内膜癌分类(表 26-3)。

表 26-3 子宫内膜癌分类(WHO,2003 年)

| 类型 | 类型 |
|---|---|
| 子宫内膜样腺癌 | 浆液性腺癌 |
| 伴鳞状分化型 | 透明细胞腺癌 |
| 绒毛腺型 | 混合性腺癌 |
| 分泌型 | 鳞状细胞癌 |
| 绒毛细胞型 | 小细胞癌 |
| 黏液性腺癌 | 未分化癌 |

近年随分子遗传学的进展,又提出一型与家族遗传相关的子宫内膜癌,此型内膜癌常伴有遗传性非息肉病性的结直肠癌(HNPCC),也即 Lynch Ⅱ 综合征。也有个案报道的淋巴上皮样癌、中肾癌、伴有滋养细胞分化的癌等。

此外,在诊断上还有子宫内膜上皮内癌(EIC),指局限于上皮内未突破内膜基底层的内膜癌,也被称为子宫内膜原位癌、浸润前癌,实际临床和病理上诊断此类实属不多,与取材部位、镜下诊断标准、诊断时机等因素有关。

2. 子宫内膜转移性癌 常见的内膜转移性癌来自宫颈、卵巢及输卵管。远处病灶转移至内膜者少见,可有乳腺癌、胃肠道癌,也有来自胰、胆囊、膀胱、甲状腺等恶性肿瘤者,但多累及子宫肌层,达内膜者少见。黑色素瘤内膜转移也有报道,尚偶见慢性白血病、何杰金病者。

3. 累及子宫内膜的癌肿 如:

(1)内膜间质肉瘤(直接来自成熟的内膜间质细胞或来自肌壁间有潜在分化能力的原始子宫内膜间质细胞,分低度恶性和高度恶性两种)。

(2)恶性苗勒管混合瘤(根据含组织类型再分癌肉瘤、恶性中胚叶混合瘤)。其发生认为是肿瘤来自子宫内膜的间质细胞或胚胎细胞残留带入苗勒管(副中肾管)之故,肉眼观肿瘤长于子宫内膜,常位于子宫后壁,呈息肉状向宫腔突出,多发性,呈分叶状。

(3)苗勒管腺肉瘤(肿瘤呈息肉状,宽底,常充满整个宫腔)。

(4)异源性肉瘤(表现为息肉状物充满宫腔)。

(5)内膜原发性淋巴瘤。

(6)胎盘部位滋养细胞肿瘤(偶见子宫内膜呈息肉状向宫腔突起,此种病理改变者可通过诊刮后病理诊断)。

**(八)子宫内膜发育异常**

常因胚胎第 12 周时米勒管发育异常所致,出现子宫发育异常,如先天性无子宫、始基子宫、痕迹子宫等形成无宫腔或无子宫内膜病变;子宫发育不良则子宫体小,内膜发育不良、菲薄、月经量少;其他各种子宫发育异常如双角子宫和纵隔子宫等,因宫腔和(或)内膜异常可致月经异常,不孕或流产、早产、痛经、子宫内膜异位症等。

## 四、子宫内膜疾病的诊治现状

子宫内膜疾病的诊断方式较前有长足的进步,原先诊断主要根据病史、临床表现,主要检查除细胞学、诊刮病理或子宫输卵管碘油造影(HSG)、内分泌测定外,其他诊断手段不多,现在 B 超(二维或三维立体,腹部、阴道、直肠超声以及超声多普勒、血流指数——血流阻力指数、脉冲指数)、CT、MRI、PET-CT,肿瘤指标包括:

(1)激素受体标志物(ER、PR 及其亚型 ERα、ERβ 和 PRα、PRβ)。

(2)血清肿瘤标志物:CA125、CA199、CEA、CA153、人附睾分泌蛋白 4(HE4)。

(3)肿瘤基因标志物(癌基因 ras,HER2/neu、

抑癌基因 *PTEN*、*P53*、*nm23*、*p16* 基因，细胞增殖相关抗原 Ki67，蛋白质组学技术）等子宫内膜肿瘤标志物在辅助诊断、判断预后和转归，检测病情发展、指导个体化治疗、评价治疗效果和高危人群随访观察等方面都有实用价值。

三维阴道超声肌层形态改变和病理组织分析，包括子宫内膜厚度、内膜 – 肌层交界区范围等，腺肌病超声图像中以内膜光环或"z"交界最常见，内膜下线条形条纹是诊断腺肌病最特异性的超声特征，所见内膜下光环及相应变化对诊断腺肌病特异性高。

1. 子宫内膜疾病的治疗方法多，包括药物治疗（激素、抗生素、人工周期、止血药等）、宫腔治疗（包括引流、灌注、冲洗，刮宫、宫腔镜下各种操作）、子宫内膜物理治疗（电切割、子宫热球治疗、微波子宫内膜切除术、双极气化、射频自凝消融、聚焦超声、宫腔冷冻等去除或毁坏内膜等），栓塞治疗，腹腔镜下子宫切除、腹部或经阴道子宫切除、放射治疗等，各有关适应证和禁忌证，应根据具体疾病、年龄、婚育等个体化选用。

2. 子宫内膜病理变化多端，受年龄、孕育、内分泌、药物、疾病（炎症、肿瘤、发育异常、子宫内膜异位症等）、医源性等影响，无论临床医师和病理医师，应与时俱进，依据科学发展观学习子宫内膜疾病的新知识、新理论、新进展，不断提高子宫内膜疾病的诊治水平，各级医师也需要进行系统化、规范化、经常化的培训和医学继续教育，相互学习，并与临床实践联系，解决患者的诊治问题，改变临床与病理医师相互脱节，应加强联系，有利于双方业务水平提高，提高诊治水平。

3. 临床医师必须重视和具有一定的妇产科病理知识，也是打好扎实基础的重要内容之一，否则会影响对子宫内膜疾病的诊治。目前还有相当一部分临床医师未予足够重视，若能将病史、体征、诊治经过、妇科检查、B 超、CT、MRI 图像、宫腔镜所见、大体标本、病理结果有机联系，则对子宫内膜疾病的诊治必将大有提高。

4. 病理医师根据科室人员情况，内部应有分工，各有重点，以便积累经验，精益求精，正确诊断。以往我校病理教研室的教师均安排到病理科专门进修学习子宫内膜病理，以了解子宫内膜疾病的诊治，有利做出正确的病理诊断。病理科积极开展实验病理学、免疫组化、癌基因等检测有利对子宫内膜病理的诊断水平、科研水平的提高，对疑难的子宫内膜病理开展集体读片、病理会诊，临床病理讨论会等均是很好的方法和途径。

5. 认真填写病理申请单和完整病理报告。临床医师填写病理申请单时必须将年龄、月经情况、孕育、主要症状及治疗、手术翔实说明，有利病理医师诊断参考，同样病理医师除主要病理描述外，还需有明确诊断，应有组织类型、细胞分级、有无淋巴转移等，有利临床医师指导治疗。

6. 子宫内膜标本要能使病理科医师满足病理诊断之需要量，避免研究生或其他科研所需任意取材而影响病理诊断和对患者的正确治疗。

7. 子宫内膜疾病虽诊治方法多样和有所进步，但仍有一些疾病是扑朔迷离的，困惑着医务人员，如：

（1）子宫内膜异位症被称为"良性癌"，其实或为难治之症，病因不明，学说甚多。

（2）子宫腺肌病真正病因也不十分清楚。

（3）子宫内膜增殖症、子宫内膜癌前病变的分类，也有待进一步完善，便于临床和病理医师的诊断和指导治疗。

（4）子宫内膜息肉电切割后的复发。

（5）卵巢功能与子宫内膜疾病的诊治。

（6）激素的正规应用。

（7）子宫内膜异位症、功血、子宫内膜癌等诊治规范的推广和使用。

（8）子宫内膜癌分期：2009 年 FIGO 新分期与 2007 年中国版改动较大，删除Ⅰa 期，将其与原Ⅰb 期合并为Ⅰa 期，宫颈内膜腺体受累原为Ⅱa 期，现为Ⅰ期，腹水细胞学阳性原为Ⅲa 期，新分期中删除细胞学检查结果，细胞学阳性不改变分期，Ⅲc 期再细分为Ⅲc1 及Ⅲc2，如此快的更新又使医师有无所适从之感。

（9）腹腔镜手术对Ⅰ期子宫内膜癌以外的其他内膜恶性肿瘤的应用。

（10）宫腔镜对内膜癌播散和预后的影响。

（11）细胞学检查对内膜恶性疾病的诊断价值。

（12）子宫内膜异位症、子宫腺肌病、子宫内膜增殖症等虽属良性，但仍有少数能恶变，其规律性等诸多问题，还需要进一步探索、研究或从循证医学要求探讨。

总之，学习和掌握子宫内膜疾病必须从子宫内膜的发生、发展、影响因素、分类和相关疾病及其诊治着手，较全面和系统地了解，以有利于诊治。

（石一复　李娟清）

# 第二十七章

# 绝经后阴道流血的病因、诊断和治疗

## 一、定义和发生率

绝经后子宫出血（PMUB）是指绝经1年以后出现的子宫出血，出血部位较为特定，即各种病变和因素引起的子宫出血。绝经后阴道流血（PMVB）则是泛指绝经后因生殖系统或泌尿系统或内科等其他疾病和原因所引起的阴道流血，其原因可能是多方面的。而绝经后出血（PMB）则从字面上讲更为泛指。凡绝经妇女子宫阴道有流血除外其他任何部位的流血均可称为绝经后出血，所以绝经后出血的称呼含义更广。对妇产科来说，绝经后阴道流血或绝经后子宫流血主要以妇产科原因为主。用词上采用"出血"与"流血"，含义上也有不同，以"流血"之称更为符合实际。

绝经后阴道流血是常见的临床症状之一，是妇科肿瘤的信号之一。但随着年代的不同，绝经后阴道流血所占比例逐有变化，20世纪50～60年代绝经后阴道流血病人中其他疾病占76.2%～87%，90年代后恶性疾病<10%～22.7%不等，大多报道仍占20%左右，尤其是绝经年龄越长，阴道流血时间越长，则恶性肿瘤可能越大，所以绝经后阴道流血，应引起医患双方的重视，切勿掉以轻心。

## 二、病因

有关病因的分类各异，有以解剖部位划分，各器官划分，良性和恶性划分，炎症性、肿瘤性、内分泌性和特发性划分，妇科、泌尿科、肛肠科和内科因素等多种分类法。一般以从女性生殖系统解剖部位，从外至里结合内科及肛肠科疾病考虑则便于记忆和诊断时思考，以免遗漏（表27-1）。

除上述女性生殖器官各部位可引起绝经妇女阴道和外阴流血外，尚须考虑或排除内科血液病、肛肠科的痔出血或其他病变，也可有表现阴道流血或内裤上沾染血液，常与妇产科所指的绝经后阴道流血相混淆，应鉴别。此外，许多绝经妇女服用含有激素类的补品，也可引起阴道流血，应考虑。

## 三、诊断

### （一）病史询问

询问绝经年龄，阴道流血距绝经年限，流血距就诊时间，流血量多少、色泽，间歇性或持续性，有无性交后出血，有无白带增多，白带内有无带血，有无放置宫内节育器，出血前有无乳胀、下腹坠胀，出血前一段时间有无服用带有激素的滋补品，有无应用激素替代疗法（HRT），有无使用血管扩张药或活血类药物。

### （二）妇科检查

检查外阴，前庭，尿道口，阴道口，有无炎症、损伤、赘生物、出血点，同时检查有无肛裂、痔疮等。

阴道窥器检查阴道壁有无炎症，黏膜出血点，破损，赘生物，溃疡面，异物，阴道穹隆四周是否完整。

宫颈大小，糜烂，息肉，赘生物，宫颈口开大情况等。

双合诊和三合诊检查子宫大小、质地、压痛、形状、有无高低不平、活动度等。绝经妇女子宫逐渐缩小，若绝经妇女子宫仍如育龄妇女大小，则应视为子宫增大。正常情况下均不能触及卵巢，若触及卵巢或卵巢明显增大，均视为异常。

表 27-1 常见绝经后阴道流血病因

| 病变部位 | 良性疾病 | 恶性疾病 |
| --- | --- | --- |
| 外阴 | 外阴炎症，皮肤黏膜破损<br>外阴皮下淤血，血肿破裂<br>阴道口狭小，性交粗暴，致会阴破裂<br>外阴良性肿瘤破溃<br>外阴梅毒，软下疳<br>外阴湿疹，神经性皮炎<br>外阴静脉曲张破裂<br>外阴结核，溃疡<br>外阴尖锐湿疣<br>眼 – 口 – 生殖器综合征（Behcet's disease）<br>外阴营养不良 | 外阴癌<br>外阴转移性肿瘤<br>外阴肉瘤<br>外阴恶性黑色素瘤 |
| 前庭 | 尖锐湿疣<br>炎症<br>前庭大腺炎破溃<br>尿道外口炎<br>尿道肉阜 | 尿道癌<br>前庭大腺癌 |
| 阴道 | 阴道损伤（性交、药物、机械性）<br>阴道异物<br>阴道炎症<br>阴道壁膨出、擦损、溃疡<br>阴道腺病<br>阴道囊肿破溃<br>阴道瘤样病变（以阴道壁息肉多见）<br>子宫全切术后阴道残端肉芽<br>阴道血管瘤破溃<br>阴道阿米巴炎<br>放射性阴道炎症出血 | 阴道癌（原发或转移）<br>阴道肉瘤<br>阴道黑色素病<br>阴道绒癌 |
| 子宫颈 | 糜烂、炎症<br>颈管炎症<br>息肉<br>宫颈子宫内膜异位症<br>宫颈平滑肌瘤<br>宫颈血管瘤<br>子宫颈上皮不典型增生 | 子宫颈癌（鳞癌、腺癌）<br>子宫颈黑色素瘤<br>子宫颈肉瘤<br>子宫颈转移性癌<br>子宫内膜癌、肉瘤等累及宫颈<br>子宫颈残端癌 |
| 子宫 | 卵巢功能失调子宫内膜变化<br>绝经后 IUD<br>内膜炎症<br>内膜息肉<br>内膜软化斑<br>子宫内膜不典型增生<br>子宫肌瘤（黏膜下）<br>子宫血管瘤<br>子宫淋巴管瘤<br>HRT 后流血<br>血管扩张药物、活血药物 | 子宫内膜癌<br>子宫肉瘤<br>子宫转移性癌肿<br>绝经后绒癌 |
| 卵巢 | 卵巢上皮性良性肿瘤<br>卵巢卵泡膜细胞瘤 | 卵巢上皮性癌<br>卵巢颗粒细胞癌 |
| 输卵管 | | 输卵管癌<br>输卵管绒癌<br>转移性癌 |

## （三）阴道 pH 测定

阴道 pH 可影响微生物环境，阴道微生物环境又是阴道炎症、内分泌环境和子宫颈癌流行病学研究的一个常用指标，然而阴道 pH 测定未引起普遍重视。绝经前阴道 pH 多为 4.5（占 67.6%）。绝经后阴道 pH 分布：4.5（占 34.6%），5.0（占 37.2%），5.5（占 27.1%）。

阴道 pH 随年龄增加而增加，约 40% 的 50～54 岁绝经前妇女的阴道 pH 开始增加，而且同一年龄中 pH5.0～5.5 者，绝经后较绝经前所占比例大。绝经妇女近年来有性生活者比无性生活者阴道 pH 高（5～5.5）者减少 10%，宫颈癌患者阴道 pH5.0～5.5。

## （四）宫颈肿瘤细胞学检查

正确的宫颈刮片和后穹隆分泌物细胞学检查对诊断宫颈、子宫内膜、输卵管和卵巢恶性肿瘤均有参考价值。然而实际因未采取正确的取材、涂片、固定、染色和镜检等，故假阴性率甚高。检查前禁止阴道用药、冲洗和禁性生活。正确的宫颈刮片检查如下：

1. 放置窥阴器暴露宫颈时，防止器械与宫颈表面的损伤，否则易引起出血或因出血而影响涂片正确的检查。

2. 暴露宫颈后用干棉球擦去表面的分泌物。

3. 以宫颈口为中心，用刮片顺时针或逆时针方向刮一圈，其用力程度以刮宫颈表面一周后，去除宫颈刮片后，见宫颈表面被刮部分似有渗血样为度。

4. 宫颈刮片宜在鳞柱状上皮交界处，老年妇女或外观宫颈正常而疑颈管病变或宫颈桶形增大者宜作宫颈管内刮片。

5. 刮片后即作涂片，刮片与玻片呈 45°，在玻片自左向右涂一层薄层，用力均匀，可在玻片上涂 2～3 条涂片带，切勿来回涂片，以免细胞破坏、重叠等影响读片。

6. 涂片完成后立即将涂片完全浸入 95% 酒精中，若有两片以上涂片应注意两玻片粘合而影响固定染色和读片。

7. 镜下读片应仔细、认真，防止遗漏。

目前还有计算机辅助细胞检测系统（CCT）及 TBS，将电脑细胞指数和先进人工智能脑神经网络模拟技术进行诊断。

## （五）阴道脱落细胞学检查

取阴道侧壁上端分泌物，涂薄片，以 95% 酒精固定 10 分钟，巴氏染色后观察细胞形态和表层、中层和底层细胞的分布，了解体内雌激素的水平。检查

前 1～2 天应禁止性生活，禁止阴道冲洗。

主要评定标准成熟指数（MI），计算底层、中层、表层细胞在总细胞数中的百分比，从左到右，底层 / 中层 / 表层。如 2/83/15，即表示底层为 2%，中层为 83%，表层为 15%。卵巢功能低下时，左侧数字增加，称左移；雌激素水平升高时，右侧数字增加，称右移。

卵巢功能轻度影响为 MI 的表层细胞数在 20% 以下；中度影响为 MI 的表层细胞占 20%～60%；高度影响 MI 的表层细胞占 60% 以上。卵巢功能轻度低落时底层细胞 <20%；中度低落为底层细胞占 20%～40%；高度低落为底层细胞占 40% 以上。

对绝经后阴道流血者推测其内分泌变化与子宫内膜癌，卵巢性索间质肿瘤或 HRT 后观察等均可应用此法检查。

## （六）阴道镜检查

对宫颈可疑癌肿或其他赘生物，可作阴道镜检查，观察细胞形态和血管分布，特别是将宫颈阴道部黏膜放大 10～40 倍，借以观察肉眼看不到的宫颈表面层微小的病变，发现子宫颈部与癌有关的异型上皮及早期癌变的部位，以便准确地选择可疑部位作活组织检查。所以对绝经后妇女宫颈癌前病变和宫颈癌或其他宫颈病变应早期发现、早期诊断，从而达到早期治疗的目的。

## （七）碘试验

窥器暴露宫颈后，以无菌棉球轻轻擦去宫颈及穹隆表面的黏液，然后用蘸有碘溶液的小棉球均匀涂布病变部分和周围黏膜，观察着色变化。

正常宫颈或阴道鳞状上皮含有丰富的糖原，表面涂碘后可染成棕褐色或黑褐色，其着色深浅与细胞所含糖原多少有关。正常宫颈管柱状上皮或被覆于糜烂面的柱状上皮均不着色。鳞状上皮病变时，如不典型增生或上皮癌变，其上皮内糖原含量明显减少或缺少，故涂碘后不着色或着色很浅。

绝经后妇女因雌激素水平低，上皮菲薄，细胞内糖原含量少，故碘液不着色或着色浅。

碘试验可区分正常鳞状上皮，或需作活检时，不着色区，以提高活检阳性率，或作为术前使用，了解癌肿累及部位，供手术切除范围之参考。绝经后阴道流血妇女为排除宫颈病变和活检时常用此法。

## （八）子宫颈固有荧光诊断仪检查

由于活体组织能吸收一定的光量子，而正常组织与癌组织吸收光量子不同，而释放的荧光波长也有异，从而有不同峰值的固有荧光。所以利用检查时所

见宫颈局部不同的颜色，或观察仪器上描绘的光谱和波峰进行判别。

综合评判标准：

1. 阳性（＋） 目测色暗（紫色或红紫色），比率值<50%，宜进一步做荧光下活检。

2. 可疑（±） 目测色暗，而比率值正常或目测正常而比率值偏低者，按炎症治疗后复查或荧光下活检。

3. 阴性（－） 目测正常，比率值不低者。

本法对绝经后妇女疑有子宫颈病变，如炎症或癌肿，外阴或阴道疾病也均有诊断价值，其结果与病理符合率高。

### （九）子宫颈活体组织检查

本法简称宫颈活检，或宫颈切片，系从子宫颈病变处切下小块组织、固定、切片、染色和进行显微镜下检查后作出诊断。宫颈活检前先消毒宫颈和阴道，作碘试验或在固有荧光诊断后或在阴道镜下作活检，则可提高阳性率。一般取材组织要大，直径在5mm以上，否则因取材组织少不易诊断。一般可采用多点或四象限活检。对绝经后阴道出血妇女，若须作本检查应从颈管鳞柱上皮交界处甚至颈管取材才能作出诊断。

### （十）子宫颈锥形切除术

子宫颈刮片阳性者即发现癌细胞者，须进一步作子宫颈多点活检或宫颈锥形切除，连续切片病理检查，以明确最后诊断。

适用于宫颈活检为原位癌，重度不典型增生，宫颈刮片多次阳性，但活检未能发现病变者，重度宫颈糜烂经各种治疗无效者，可作子宫颈锥形切除。绝经后阴道流血者，对疑有宫颈上述病变者也可考虑作宫颈锥形切除。

### （十一）子宫颈环形电刀切除术（LEEP）

本法是一种特殊的采用高频无线电刀，通过Loop金属丝传导高频交流电，迅速加热，快速切割组织而不影响切口边缘组织的病理学检查。如病变在宫颈管内，可直接选用锥形电极顺时针方向连续移动切下。

### （十二）子宫颈电灼环切（LLETZ）

用一个由金属丝绕成的环形电极，在使用阴道镜的同时切除宫颈上皮移行带及其周围和其下的部分宫颈组织。

### （十三）子宫颈管诊断性刮宫术

是妇科常用的诊断性方法，在分段诊断性刮宫术和单纯宫颈管刮宫术时常用。老年绝经妇女，宫颈鳞柱状上皮交界处逐渐向宫颈管移行。一般宫颈外表切片不能诊断者，宫颈管息肉或其他赘生物，或疑有子宫内膜癌累及宫颈者可用此法。

### （十四）子宫分段诊刮

分段诊刮是先刮取子宫颈管内膜，然后再作子宫腔内刮宫，所刮取的组织必须放入不同的标本瓶内，分别送病理组织学检查。分段诊刮的目的：

1. 子宫内膜癌的临床分期，若癌肿已侵犯宫颈管为Ⅱ期，因此必须刮子宫颈管，然后作子宫腔刮宫以明确子宫内膜癌的临床分期。

2. 绝经后的鳞状上皮和柱状上皮交界处将上移至宫颈管内，子宫颈癌变可发生在宫颈管内，宫颈阴道部可能保持光滑，作分段诊刮可以明确宫颈癌的诊断，尤其是宫颈腺癌。

3. 绝经后阴道流血的恶性肿瘤中以子宫内膜癌最多，其次为宫颈癌，因此绝经妇女作诊刮时，必须采用分段诊刮术。

4. 对某些非器质性疾病引起的子宫出血，在诊刮时作全面刮宫有可能达到止血效果。但分段诊刮也可能有些不足之处：

（1）一些子宫内膜息肉，小的或位于宫角部的病灶可能会遗漏。

（2）隐匿性宫颈的癌变，可能会漏诊。

（3）子宫内膜癌组织脱落至子宫颈管者，或操作时把宫腔组织带到宫颈管者，则有可能误诊。

### （十五）超声检查

1. 阴道超声 超声是无创伤性检查，采用阴道超声检查测定子宫内膜厚度与子宫内膜组织检查结果进行比较的报道甚多。各家制定的标准不一，其中最低标准以子宫内膜3mm为界，也有4mm和5mm为界者。

（1）阴道超声测量子宫内膜厚度：绝经后阴道流血者阴道B超测量子宫内膜。

萎缩性子宫内膜平均厚度2.4mm

增生性子宫内膜平均厚度7.1mm

良性子宫内膜新生物内膜平均厚度8.0mm

子宫内膜癌平均厚度11.8mm

当子宫内膜厚度>4mm时，子宫内膜癌的敏感性和特异性分别为94.9%和43.5%；良性和恶性内膜新生物的敏感性和特异性分别为84%和53%；癌阳性和阴性的符合率分别为25.3%和97.7%。

Granberg报道正常绝经后妇女的子宫内膜厚度为（3.2±0.7）mm，子宫内膜癌的厚度为（17.7±5.8）mm。当绝经后妇女的子宫内膜厚度>8mm应列入高危人群。

超声检查子宫内膜厚度>4mm（也有报道>5mm）是判断良性和恶性子宫内膜新生物的敏感参数。

绝经妇女使用HRT时，通过阴道超声测量子宫内膜，<4mm时可采用非对抗性激素HRT，而>8mm时应及时加用孕激素。服用三苯氧胺可以增加子宫内膜异常（息肉、增生和内膜癌）可用超声监测子宫内膜，内膜厚度≥5mm则异常增多。

超声检查正常妇女和良性疾病阻力指数RI>0.5，子宫内膜癌的RI为0.34±0.05，子宫内膜血流阻力

指数（RI）<0.4，当RI在0.4~0.5应属可疑患者。

绝经妇女正常萎缩的子宫内膜很薄，声像测量厚度为2~3mm；未接受HRT的妇女超声检查子宫内膜厚度<5mm，不必行诊刮术；子宫内膜≥5mm应作诊刮术，进一步病理检查明确诊断。绝经后妇女采用HRT者，建议子宫内膜厚度<8mm为阈值界限，在无症状妇女中不需进一步检查。

Maliinava等指出阴道超声和孕酮试验识别绝经后阴道流血妇女子宫内膜的病理（图27-1）：

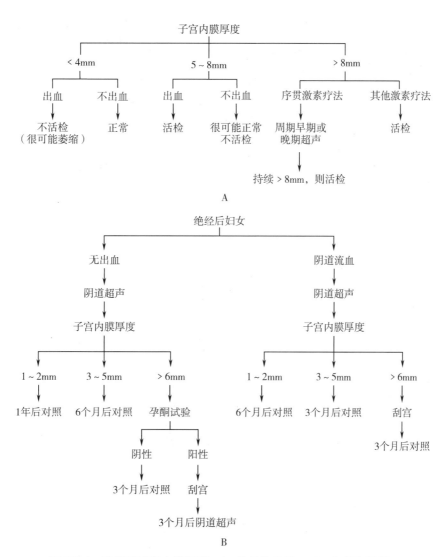

图27-1 绝经后子宫内膜厚度。A. 处理流程图1；B. 处理流程图2

（2）阴道超声测量卵巢大小

1）应用椭圆计算公式（L×H×W×0.523）计算卵巢体积

<30岁卵巢平均体积：（6.6±0.19）cm³

30~39岁卵巢平均体积：（6.1±0.06）cm³

40~49岁卵巢平均体积：（4.8±0.03）cm³

50~59岁卵巢平均体积：（2.6±0.01）cm³

60~69岁卵巢平均体积：（2.1±0.01）cm³

>70岁卵巢平均体积：（1.8±0.08）cm³

30岁以后卵巢体积会缩小。每10年卵巢体积有明显缩小。绝经前卵巢体积持续>20cm³和绝经后卵巢体积持续>10cm³应视为异常。

2）正常绝经前妇女卵巢大小 3.5cm×2cm×1.1cm，绝经 3～5 年卵巢大小为 1.5cm×0.75cm×0.5cm。

3）绝经妇女超声检查卵巢任何一剖面直径 ≥5cm，或体积＞ 8cm³ 应视为异常。

4）Hijins 以绝经后卵巢体积＞8cm³ 或有异常回声及绝经前体积＞18cm³ 为筛选标准。

5）阴道彩色血流多普勒示波描示器（TVS-CD）：在阴道超声图像特征基础上加上脉冲指数（PI），PI＜1.0 为恶性，阻力指数（RI）＜0.4 为恶性卵巢肿瘤。

2. 经阴道子宫超声造影检查（TV-SHSG） 本法是在阴道超声基础上为了提高对比度，向宫腔注入液体（多为无菌生理盐水）的超声检查方法，能提高诊断子宫内膜增生，子宫内膜息肉，黏膜下肌瘤的特异性。TV-SHSG 联合子宫内膜活检可提高诊断准确性。

3. 三维子宫超声造影检查（3D-SHSG） 是一种无创伤性诊断子宫内膜病变更准确的新技术。有报道 3D-SHSG 检查结果与宫腔镜加刮宫术取得病理诊断相同。

4. 三维立体超声 对子宫内或卵巢病变更直观、图像清晰。

阴道超声监测子宫内膜和卵巢大小是对绝经后妇女筛查的好方法，但对子宫内膜来说，在区别子宫内膜增生、子宫肌瘤、子宫内膜息肉等不是很特异的方法，需进一步做病理检查或宫腔镜检查。对卵巢来说除测量其大小外，还须注意卵巢的内壁结构，壁的厚薄、分隔、回声或配合腹腔镜检查、CA125 检测等。经阴道子宫超声造影检查，三维子宫超声造影，三维立体超声等则可根据设备条件等选择使用。

**（十六）宫腔镜检查**

宫腔镜检查是一种侵入性操作，但已普遍用于绝经后阴道流血妇女，宫腔镜检查对子宫内膜息肉、黏膜下息肉的诊断较诊刮和超声检查准确，所以有它的优点。但是，子宫内膜增殖症和内膜癌的早期局限性病灶，阴道超声也易遗漏。

宫腔镜在绝经后阴道流血和接受 HRT 或三苯氧胺妇女中的应用可归纳如图 27-2。

**（十七）腹腔镜检查**

对绝经后阴道流血妇女，疑有卵巢肿瘤、输卵管癌或子宫内膜癌盆腔转移等时也须做腹腔镜检查，对可疑处做活检，对腹腔液也可进行各种检测以协助诊断。

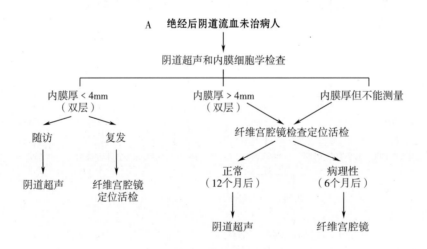

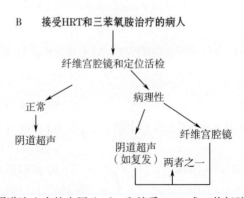

图 27-2 宫腔镜在绝经后阴道流血中的应用（A），和接受 HRT 或三苯氧胺妇女中的应用（B）

## （十八）计算机 X 线断层摄影（CT）

对子宫颈癌、子宫内膜癌、卵巢肿瘤、输卵管肿瘤等以及有无盆腔淋巴转移，盆、腹腔有无转移等均可协助诊断。绝经后阴道流血妇女在明确诊断时可采用本法协助诊断。CT 诊断子宫内膜癌的价值主要是决定子宫内膜癌有无宫外浸润及术前分期，也可发现肿瘤侵及宫壁；子宫颈癌则宫颈增大，向子宫和宫旁浸润，也可见向外伸出的不规则形分叶状软组织影。卵巢癌可见囊性或实性包块，边缘不规则或模糊等，或腹腔内不规则结节等。

## （十九）磁共振成像检查（MRI）

MRI 显示子宫肌层、宫颈病变优于 CT，可显示子宫内肿瘤生长情况，分出器官解剖层次，也可发现盆腔器官受累情况等。

## （二十）内分泌测定

如怀疑有内分泌功能的卵巢肿瘤应作 FSH、LH、E2、P、T 等测定，以及与之相关的肾上腺、甲状腺等内分泌功能检测。

## （二十一）肿瘤标记物测定

1. β-hCG　对不规则阴道流血的老年妇女，疑有子宫或卵巢滋养细胞及含有绒癌成分的卵巢生殖细胞肿瘤，可测定 β-hCG。

2. CA125　绝经后阴道流血者，疑有卵巢上皮性肿瘤及输卵管恶性肿瘤可测定 CA125。

3. 其他肿瘤标记物　如 LDH、CEA 等，但特异性不强，对老年妇女阴道流血的诊断及鉴别诊断意义不大。

4. 鳞状细胞癌抗原（SCC）　绝经妇女阴道流血疑为宫颈癌、外阴癌可予检查，协助诊断或随访。

5. 胎盘蛋白 14（PP14）　通过检测血或宫腔冲洗液中胎盘蛋白 14（PP14）的含量，对测定绝经后阴道出血、子宫内膜病理改变，特别是子宫内膜癌很有价值。

## （二十二）癌基因测定

对绝经后阴道流血妇女患有妇科肿瘤者可作相关基因的检测，但目前临床并不实用，仅用于研究和有关理论探讨。

绝经后阴道流血的检查和诊断方法虽然较多，但也不能随便盲目使用，应有的放矢，不能为"经济效益"而"狂轰滥炸"，既增加了病人的经济负担，又增加了病人的痛苦。一般应根据年龄、症状、体征，考虑可能引起流血的原因，然后选用相关检查。

传统的观念是辅助诊断中的宫颈刮片和分段诊刮是子宫异常出血的首选方法，特别是绝经后阴道流血。由子宫内膜癌引起者，分段诊刮一直被作为诊断的"金标准"；宫颈活检是诊断宫颈癌的"金标准"；宫腔镜检查可直接观察宫腔内结构，并进行活检和治疗，被认为诊断子宫内膜息肉和黏膜下肌瘤的"金标准"。

目前也有认为阴道超声检查是排除子宫内膜和宫内异常的有效方法，是子宫异常出血常规第一线诊断手段。宫腔镜、诊刮术、活检及病理诊断是位于第二线的诊断手段。阴道超声和宫腔镜是互补的诊断方法。在无症状的绝经后妇女中，特别是有子宫内膜癌高危因素者，应用阴道超声和宫腔镜作为绝经后的主要筛选手段。超声、宫腔镜检查和诊刮多种手段联合应用为最佳方法。对绝经后阴道流血者能作出血较为正确的诊断。

## 四、治疗

绝经后阴道流血在查明病因、明确诊断后分别治疗。

良性病变的治疗以保守性、创伤性小为处理原则，如去除病因、对症处理、消炎、去除异物、修补、药物、摘除息肉、宫颈物理治疗、子宫内膜去除术（通过子宫内膜电切割，激光，微波，热能等），常可在门诊或宫腔镜下处理。只要子宫内膜病理为良性，绝经后阴道出血不是子宫切除术的指征；但个别绝经后阴道出血妇女原因不明，疑为子宫或附件病变，又无随访条件，患者及家属顾虑也大，必要时也可作子宫及附件切除术。

恶性病变可以进行手术、放疗、化疗、激素辅助治疗等。

（石一复）

# 第二十八章

# 子宫颈 HPV 感染

1977年在电镜中观察到子宫颈活检组织中存在HPV颗粒，目前已证实HPV感染与子宫颈癌有确切的病因关系，世界范围内子宫颈癌HPV检出率>96%，曾认为7种常见HPV类型疫苗可以预防世界范围内87%子宫颈癌，实际在临床应用还有漫长路程。

HPV感染分为潜伏期、亚临床感染期、临床症状期、HPV相关肿瘤期，从HPV感染到子宫颈浸润癌，期间前驱病变CIN长达10年之久，并非所有HPV感染和CIN都会发展为癌，主要取决于病毒类型、宿主因素、环境因素，30%左右HPV感染后CIN会进展成浸润癌。

过去认为CIN Ⅰ、Ⅱ、Ⅲ级是一个形态学发展过程，是浸润癌连续发展阶段；现已观察到CIN Ⅰ、Ⅱ、Ⅲ级患者50%以上并未经过CIN Ⅰ级的阶段；CIN Ⅱ、Ⅲ级是化生上皮被HPV感染后改变，其高危因素只与高危型HPV有关；CIN Ⅰ级只是HPV感染的证据，而不是CIN Ⅱ、Ⅲ级的前奏；并非所有低危型HPV均是良性行为，而高危型导致CIN也有自然缓解。

## 一、女性生殖道HPV检测

宫颈癌仅次于乳癌，在全球妇女癌症中发病率居第二位，每年世界新发病率46.5万/年（1998，WHO），其中我国每年新发病率13.5万，占全球1/3，流行病学和生物学资料显示：持续高危型HPV感染是宫颈癌及癌前病变的主要病因，HPV检测对早期防治宫颈癌有重要意义，检测HPV作为宫颈癌筛查的手段。

HPV的型别有200多种，大约35种与生殖道感染有关，约20种与肿瘤有关，低危型HPV如6、11、42、43、44等常引起良性病变；高危型HPV如16，18、31、33、35、39、45、51、52、56、58、59、68等与宫颈CIN和宫颈癌有关，尤其是HPV16、18；人宫颈癌标本中HPV-DNA检出率高达99%；持续高危型HPV感染是CIN进展的重要条件，潜在高危型HPV包括26、53、66。HPV主要通过性传播，其次为母婴传播，如经胎盘垂直传播、分娩时经产道传播等。临床流行病学研究还证实低危型HPV存在接触传播、经血流、母乳、精液传播等。

1. 细胞学检查　HPV感染主要由三类细胞构成：挖空细胞、角化不良细胞、湿疣外底层细胞；宫颈涂片中挖空细胞可诊断HPV感染，（受取材、染色、细胞学家主观因素影响）特异性低；巴氏涂片、TCT中可发现。

2. 病理学诊断　HPV感染病理学诊断标准：镜下可见鳞状上皮疣状乳头状增生；表皮细胞过多角化或角化不全；棘细胞增生；表皮基底层增生，上皮脚延长；特征性挖空细胞，位于中表层，散在或群集。

3. 免疫组化检测　病理切片通过检测HPV的衣壳抗原，进一步确诊HPV感染；HPV-DNA复制成熟后，才有衣壳装备，故敏感性及阳性度低

4. 分子生物学技术

（1）核酸杂交检测

1）Southen印迹杂交：敏感度高，与PCR联合，理论上可测1个病毒/细胞；适用于HPV分型、HPV-DNA分子量鉴定；复杂、烦琐，必须用新鲜组织标本，用于研究、不便于临床。

2）点杂交：特异性强，敏感性高，能检测每100个细胞中1个DNA分子。

3）原位杂交：敏感性较低，仅能检出每个细胞中5~50个DNA分子，不适合临床。

（2）聚合酶链反应技术（PCR）

1）运用引物 PCR：手段繁复、费时，不能大量进行，能分的型号也少，不能对多重感染作准确诊断，无法推广。

2）型特性 PCR：局限，劳动强度大，费用贵，无法检出新的 HPV 亚型。

3）荧光定量 PCR：较以上两种方法为好，但由于技术原因只能对极少数 HPV 亚型进行分型检测。

（3）杂交捕获第二代：采用免疫技术，通过化学发光仪使基因信号放大的微孔板检测方法；HC-Ⅱ能检出 18 种生殖道 HPV；高危型试剂盒能同时检测高危型 HPV16、18、31、33、35、39、45、51、52、56、58、59 和 68 共 13 种；低危型试剂盒能检测 HPV6、11、42、43 和 44 型 5 种；一次可检测 90 份标本；HC-Ⅱ检测 HPV 的缺点：检测结果为混合阳性结果，不能具体逐个分型，高危、低危不能同时检测。高危、低危型探针有交叉反应。不是测定 HPV-DNA 含量的精确方法，最多是一种半定量检测。

（4）DNA 芯片分型检测：快速、灵敏、高适量、自动化，可一次检测 23 种 HPY 亚型（18 种高危型 16、18、31、33、35、39、45、51、52、53、56、58、59、66、68、73、83 和 MM4；5 种低危型 6、11、42、43、44），其结果与 HC-Ⅱ相似，弥补 HC-Ⅱ不足，而且检测化时短。

（5）导流杂交技术：是一种快速的杂交技术——导流杂交技术（hybrimax）与低密度基因芯片技术结合；可同时测定 21 种（高危型 16 种和低危型 5 种）HPV，具体为 HPV6、11、42、43、44、16、18、31、33、35、39、45、51、52、53、56、58、59、66、68、cp8304 基因型进行快速分型诊断，但假阴性假阳性多，一些单位已弃用。

其他新方法：分子生物学 HPV-DNA 检测又有一些新方法：

1）异性 HPV 分子标志物检测更灵敏、特异。

2）HPV 基因片段特异表达产物建立多种宫颈癌 HPV 检测：①HPV-DNA 核酸序列和 mRNA 检测；②血清抗 HPV 抗体分子检测；③细胞学特异标志物检测。

3）多种改进的 PCR 方法普遍用于 HPV-DNA 序列检测，已商品化，其中包括：杂交捕获试验（HC-Ⅱ）——同时检测 13 个高危 HPV，但不能分型；HPV-L1 为基础的 PCR（Linear Array）可区分 37 个 HPV；HPV E6E7 基因为基础的 QIAPLex HPV 具有敏感、精确的优点；PCR-ReverseLine Blot Assay 可检测 43 个 HPV；Pre Tech HPV-Proofer 可检测 HPV16、18、31、33 和 45 型 E6/E7。

5. 阴道镜检查 在转化区内、外；多中心病灶；3% 冰醋酸发白；扁平或粗糙不平，小斑块，微小乳头；异型血管；中央毛细血管；乳头状或手指状突起，可见特征性疣状毛细血管袢。

6. 电镜 直接观察病毒颗粒。

7. 血清中 HPV 抗体检测。

## 二、HPV 感染常见基因与宫颈病变

宫颈疾病中 HPV 单一感染阳性率 55%、二重 24%、三重 15%、四重 4.5%、五重 1.3%、六~十重少数；宫颈炎症 HPV 多重感染比例随病变级别增加逐增加；由正常组的 19% 升高到 CIN Ⅲ级的 60.8%。

多重 HPV 感染者出现持续感染危险性大，而 HPV 持续感染是宫颈病变发生的原因；多重 HPV 感染对放疗敏感性差；无进展生存期和带病生存期均比 HPV 单一感染病人明显缩短；多重 HPV 感染宫颈癌危险性比单一感染者明显升高。

1995 年国际癌症研究协会（IARC）专题会议上通过 HPV 感染是宫颈癌的主要病因；HPV 感染是宫颈癌发生的先决和必要引发条件；HPV 分高危和低危型两种（原还分中危型）；长期持续高危型 HPV 感染可致宫颈癌——危及生命、低危型可致生殖器尖锐湿疣——影响生活质量、有一定比例低危型感染也伴有高危型感染，所以临床对尖锐湿疣者应同时行低危、高危 HPV 检测；至少 20 种高危型 HPV 与 95% 的早期浸润和浸润性宫颈癌有关。

Hwang（2003 年）：CIN Ⅰ 中 16、18、39、35、51、52、56、66 多见；CIN Ⅱ 中 35、58、16、18、33、66、51、52 多见；CIN Ⅲ 中 16、31、58、33、39、51、52、18 多见；宫颈癌中 16、33、58、18、35、34、45、51 多见；HPV16、18、58、33 在 CIN Ⅰ 级以上的各组中均占优势，易致高级别病变。

IARC（2003 年）新增：73、82 为高危型；26、53、66 为可能高危型；40、54、61、70、71、81、CP6108 为低危型；将原先未定型或定为低危型的 26、53、66、73、82 列入高危型或可能高危型范畴。

## 三、青少年女性 HPV 感染

HPV 是世界范围内最常见的性传播感染因子；75% 性活跃人群在其一生中都可能感染 HPV，均可能有发展为 HPV 相关疾病的危险；青春期和年轻女性中 HPV 积累感染率可达 82%；美国女大学生在性

接触开始 12M 内感染 HPV，而 4 年内 HPV 阳性率达 50% 以上。

青少年女性的肛门，生殖器易感染 HPV；处女罕有 HPV 感染；学龄女童直接皮肤接触是一种传播方式；母亲生殖道 HPV 可通过阴道分泌物传播至婴儿口腔和咽喉中。

生殖道 HPV 感染高峰人群 15～25 岁青少年女性。

青少年 HPV 易感生理因素：

1. 青少年女性宫颈外口以柱状上皮和移行上皮为主。

2. 小儿生长过程中大量过度型鳞细胞，腺细胞和化生细胞易在快速增殖的细胞中大量复制，诱导化生上皮产生基因突变。

3. 首次性生活年龄越小，HPV 感染率越高。

4. 30 岁以后 HPV 感染率下降，因已存在获得性免疫。

5. 性伙伴数多，男性伙伴本身又有多个性伙伴，则增加青少年 HPV 感染危险。

6. HSV 感染可破坏生殖道黏膜的保护屏障，使 HPV 直接侵入上皮基底层。

7. 不同避孕套和其他工具避孕有些关系。

8. 宿主免疫反应直接影响 HPV 的清除和转化。

9. 吸烟、酗酒，生殖器癌、阴茎癌增加 HPV 感染风险。

## 四、妊娠期 HPV 感染

HPV 感染率上升，年轻化；HPV 感染途径——性接触、非性接触、垂直传播；妊娠期 HPV 感染及对母婴健康受关注。

正常无症状的妇女中 HPV 感染率 5%～40%；妊娠期 HPV 感染率 5.4%～68.8%；妊娠期 HPV 感染以 16、18 型为多，亚临床感染明显；不同孕期及产褥期 HPV 感染率不同，以孕晚期为最高，产后有一定的自然转阴率。

Rando 报告：孕早期 HPV（+）率 20.9%（23/110）、孕晚期 46.2%（37/80）、产褥期 17.5%（10/57）、孕晚期 HPV（+）＞孕早期，但部分孕早期（+）者到孕晚期自然转阴；有学者报道 HPV 检出率波动与激素水平波动有关，所以应慎重对待单次 HPV 检测结果；Nobbenhuis 报告，孕早、中、晚期及产后期 HPV 感染率分别为 50%、44%、45% 和 31%；也有认为妊娠期、产褥期及正常妇女 HPV 感染无差别。

1. 妊娠期 HPV 感染的可能因素

（1）妊娠期细胞免疫功能受抑制，降低对病毒抵抗能力。

（2）孕期盆腔血供丰富，体内 E 值增加，机体免疫力下降，致细菌和病毒易感染。

（3）妊娠期免疫系统、一些受免疫系统控制的可溶因子失调，增加 HPV 易感性。

（4）孕期性激素水平升高，性激素可增强 HPV 非编码区的转录活性。

（5）孕期抗 HPV 的体液免疫能力下降。

（6）患者年龄、性伴数、吸烟、种族因素、<30 岁易感染。

（7）妊娠合并糖尿病者易感染 HPV。

2. HPV 感染对妊娠的影响

（1）HPV 感染与其他病毒不同，一般不引起妊娠终止。

（2）感染 HPV 后局部体征较非孕期严重：组织充血、松软、疣体迅速增大，甚至发展为巨型疣，复发率高；产时阻塞产道，导致产道分娩时会阴严重撕裂或大出血；通过多种途径传给胎儿。

（3）HPV 感染孕妇剖宫产率高。

（4）HPV 感染母婴传播包括产道、母血、羊水、胎盘。

（5）剖宫产不能预防和阻止 HPV 垂直传播。

3. HPV 感染对婴儿和新生儿影响

（1）目前未发现 HPV 感染与流产、早产、死胎、畸形等异常有关。

（2）50% 以上新生儿有咽喉部乳头状瘤。

（3）新生儿 HPV 检出率 4%～87% 不等。

（4）新生儿 HPV 感染主要皮肤、黏膜（先天性肛周多发性尖锐湿疣，婴儿期咽喉乳头状瘤）。

（5）新生儿 HPV6 和 11 感染导致复发性呼吸道乳头瘤，严重者出现肺炎、肺气肿、肺不张。

4. 妊娠期 HPV 感染母婴传播途径

（1）孕期 HPV 垂直传播途径不十分明确：已发现 HPV 感染的孕妇外周血、羊水、剖宫产儿阴茎包皮、口腔中均有 HPV-DNA 存在；多数认为可能是 HPV 的病毒血症。

（2）产道传播、新生儿经产道吞咽分泌物、血液。

（3）宫内感染：母血经胎盘到脐血和胎儿吞咽被 HPV 污染的羊水；脐血、胎盘污染。

（4）出生后母婴与周围密切接触、新生儿接触污染的橡皮奶头、新生儿吸痰、气管插管等。

5. HPV 合并妊娠的预防和处理

（1）根本措施是孕妇预防 HPV 感染。

（2）避免与高危人群接触 / 采用避孕套。

（3）个人卫生。

（4）妊娠期常规检查宫颈 / 阴道 HPV 感染情况。

（5）发现尖锐湿疣或亚临床感染予以适当治疗。

（6）HPV 疫苗应用？

（7）HPV 感染处理原则是治疗不治毒，即仅治疗 HPV 感染引起的病变，而不是治疗 HPV 本身。

（8）妊娠合并 HPV 感染是否治疗？意见不一，多数认为应及早治疗，减少新生儿感染。

（9）病灶表面化学腐蚀剂（二氯乙酸、三氯乙酸、5%5Fu 软膏）/ 物理治疗（激光、冷冻、电烙、手术）/ 免疫疗法（干扰素）。

# 附：为什么要 HPV 分型

（1）HPV 的流行病学调查：不同国家、地区 HPV 致宫颈疾病的亚型不一。

（2）不同的 HPV 亚型对宫颈疾病的严重程度不一：宫颈炎、CIN Ⅰ、Ⅱ、Ⅲ、癌 HPV 亚型不一；随疾病进展而高危型增多。

（3）HPV 亚型多重感染与宫颈疾病的严重程度不一：多重 HPV 亚型感染易引起严重病变。

（4）宫颈癌高危型 HPV 感染对放疗效果差。

（5）高危型 HPV 感染的宫颈癌其生存率相对为低。

（6）HPV 亚型感染与宫颈癌的转移和预后密切相关。

（7）高危型 HPV 感染而细胞学正常者，若无处理，10% 今后 4 年内发展成 CIN Ⅲ。

（8）宫颈癌筛查和预防中，有针对性地进行监控，早期发现癌前病变和宫颈癌。

（9）HPV 检测阴性者，可将筛查间隔延长到 3 年一次，大大降低检查成本。若术后 6 个月、12 个月 HPV 阴性，提示病灶切净；若仍阳性提示病灶残留或复发。

（10）有宫颈癌高风险者从低风险和一般人群中区分出来，合理进行阴道镜检查。

（11）HPV 检测提供的阴性结果妇女，可重新放回常规筛查人群。

（12）对细胞学检测为 ASCUS、AGC、LSIL 者的监测和作为有效的再分类方法，可将 ASCUS/AGC 中的 CIN 有效的检出，减少阴道镜下活检明确 CIN 的病例数。

（13）HPV 分型为 HPV 疫苗的研制、开发、临

床预防提供更精确的依据。

## 五、EUROGIN 对宫颈癌筛查中 HPV-DNA 检测的共识

EUROGIN 为欧洲生殖道感染和瘤样病变研究组织，就子宫颈癌预防创新达成一系列共识，并形成报告，于 2006 年后期公布。

（1）众多临床研究表明单独使用 HPV-DNA 检测作为初筛方法，比细胞学更敏感。

（2）国际癌症研究所表示：HPV 检测作为初筛方法至少与常规细胞学检查一样有较好的效能。

（3）HPV 检测比宫颈细胞学检测对 CIN-2 和 CIN-3 更敏感，目前涂片和 HPV 均（－）者可放心，因不能查出 CIN-2 和 CIN-3，或宫颈癌的可能性为 1/1000。

（4）成本 – 效果模式显示，许多情况下单用高危 HPV 检测受人欢迎，研究价廉的 HPV 检测会更受人欢迎。

（5）高危型 HPV 感染后引起宫颈癌可能性很小。

（6）持续高危型 HPV 感染是 CIN-3 产生、持续和进展的必要条件。

（7）绝大部分 HPV 感染会自然消失而不留下严重后果。

（8）检测持续 HPV 感染应考虑感染清除时间，一过性 HPV 感染时间为 6 ~ 18 个月。

（9）经验证的检测方法进行 HPV 检测以保证客观性和可重复性。

（10）HPV 检测不存在实验室或观察者之间的变异性，而细胞学检测则相反。

（11）关键问题是如何处理初筛 HPV（+）而细胞学（－）者，对其进行 HPV16，18，45 等分型检测，将会对下一步选择很有帮助，以 HPV-mRNA 或 P16 为基础的检测将会同样有用。

（12）应当教育妇女和临床医生，大部分 HPV 感染比较常见且不会致癌。

**（一）HPV（+）怎么办**

1. 定期随访　HPV 一过性问题，低危 HPV 自然消失时间平均 8 ~ 12 个月，高危 HPV 自然消失时间平均 18 ~ 24 个月。

2. 筛查方案　结合宫颈癌筛查制度定期子宫颈细胞学、HPV 筛查，必要时阴道镜筛查。

3. 病灶表面化学腐蚀剂　二氯乙酸，三氯乙酸，50%5Fu 软膏等。纳可佳 – 红色诺卞氏菌细胞壁骨架制剂，对 Hela 细胞生长有抑制，阻止在 G0 ~ G1 期。

4. 免疫疗法（干扰素，局部／全身）。

5. 物理治疗（激光、微波、冷冻、电灼等）。

6. 手术（LEEP/CKC 等），结合筛查方案。

7. 避孕套使用。

**（二）HPV 疫苗的现状**

2009 年诺贝尔奖获得者德国的楚尔·豪森第一个提出 HPV 与子宫颈癌发生可能有关的假设，第一个揭示了某些类型的 HPV 与子宫颈癌发生的因果关系，并于 1983 年首先从子宫颈癌标本中分离出 HPV16，1984 年又成功克隆了 HPV16、18 基因，在他的基础上开发和研制出预防子宫颈癌的疫苗，使子宫颈癌成为人类第一个有可能预防和根治的恶性肿瘤。现经 10 余年的临床研究终获批准上市，成为人类通过注射的疫苗。由于 HPV 的多样性，在体外培养困难，以及潜在的致癌性等原因，不能采用 HPV 减毒疫苗或死疫苗，只能研制基因工程疫苗。其预防性疫苗的作用机制主要通过体液免疫预防 HPV 感染。一般以 HPV 主要衣壳蛋白 L1 和次要衣壳蛋白 L2 为靶抗原，诱发机体产生特异性的中和抗体和有效的局部免疫反应，以阻止 HPV 的长期感染和再感染。HPV 的衣壳蛋白具有高度的免疫原性，但不含活生物制品或病毒 DNA，可使机体产生高浓度血清中和抗体，从而建立免疫保护、防止机体被 HPV 感染。

1. HPV 疫苗接种对象和年龄　HPV 疫苗成为全球宫颈癌防治领域关注的热点问题之一，然而有关医务人员及民众对 HPV 疫苗的认识不尽一致，甚至有误区，所以如何正确认识和对待 HPV 疫苗值得进一步认识和思考，至少对现阶段的应用、效果、对防治宫颈癌作用等一系列问题，应有全面的认识，客观评述，不能只谈优点和好处，引起误导。甚至女性是否愿意接种？应在知情同意后任其选择。HPV 疫苗主要在年轻女性感染 HPV 前使用，对已经感染 HPV 或已经有子宫颈癌前病变及子宫颈癌者无效。为预防宫颈癌而引入 HPV 疫苗，首先应优先考虑在作为目标人群的青春期女孩中，即未有性生活前的女孩中实现较高的接种率，青春期女性初次性交后，在 3 年内50% 成为 HPV 暴露者。世界上接种率较高的英国、澳大利亚、加拿大、美国均建立在以学校为基础的接种体系，所以青春期和年轻女性是 HPV 疫苗的主要接种人群。WHO 推荐主要目标人群为 9～12 岁的女孩，次要目标人群为 13～26 岁的青春期后期女孩和年轻成年女性，而美国免疫实施咨询委员会推荐主要目标人群为 11～12 岁的女孩，英国为 12～13 岁，德国为 12～17 岁，瑞典为 11～14 岁，法国为 14 岁的

女孩。澳大利亚主要针对在校 12～13 岁女孩，捕获学校中 13～18 岁较大女孩。由于社会因素，<26 岁结婚者较少，HPV 疫苗对 >26 岁女性不推荐使用，且许多 30～50 岁女性可能有 2 次婚姻或有多个性伙伴等早已有 HPV 感染，该年龄本身已经证实有免疫遗传作用，自身潜在益处比疫苗的价值更优。

2. 二价和四价 HPV 疫苗　现有二价 HPV 疫苗（商品名 Cervarix 疫苗），含有 HPV16、18 的病毒样颗粒（Virus like particles，VLP），每 0.5ml 疫苗中含有 HPV16、18 型的 L1 蛋白的含量为 20μg。肌内注射，每剂 0.5ml，在 6 个月内接受 3 剂注射，以接种第一剂为基线在之后的 1 个月和 6 个月后分别接种第二和第三剂。四价 HPV 疫苗商品名 Gardasil 疫苗，含有 HPV6、11、16、18 型的 L1 蛋白，含量分别为 20μg、40μg、40μg 和 20μg。肌内注射，每剂 0.5ml，在 6 个月内接受 3 剂注射，以接种第一剂为基线，之后的 2 个月和 6 个月分别接种第二和第三剂。目前两家公司的 HPV 疫苗在中国内地并未上市，而只在中国香港和台湾等地区上市。四价疫苗已在美国、欧盟、加拿大、巴西、墨西哥、澳大利亚、新西兰、俄罗斯等国上市，二价疫苗已批准在欧盟 10～25 岁女性、澳大利亚 10～45 岁女性应用。

3. 有效持续时间　迄今为止，发表的有关二价疫苗接种后 6 年和四价疫苗接种后 5 年有免疫反应，也有报告平均仅有 3.5～5 年的免疫效果。目前两种疫苗的公司都计划在接种第三剂后至少随访 14 年，以确定抗体的持续时间和临床保护效果。有学者预测，如果疫苗的效力持续时间超过 15 年，那么没有条件定期做子宫颈细胞学筛查的国家，子宫颈癌的发病率将从现在的 50/10 万降至 15/10 万，每年可以拯救 10 余万女性的生命，但如果疫苗的效力持续 <15年，子宫颈癌只是被延期，而不是真正被预防。

4. HPV 疫苗的不良反应　HPV 预防性疫苗的安全性问题一直受到广泛关注，注射局部的不良反应约10%～20%，美国 FDA 通过疫苗不良事件报告系统（The Vaccine Adverse Event Reporting System，VAERS）对所有接受疫苗注射的个体进行追踪。VAERAS 的监测数据显示：截止 2008 年 12 月 31 日，美国全境已注射了 2.3 千万盒 Gardasil，仅收到 11 916 份注射该疫苗的不良事件报告，相当于每 2000 个被免疫者中有 1 起不良事件的报告，而其中 94% 被认为是"不严重的"，仅 6% 的不良事件被认为是"严重的"，这些严重的报告均由医学专家仔细分析后，作出不良事件是否与疫苗具有直接关系的结论。严重的不良事件

主要是吉兰－巴雷综合征（Guillin-Barr's syndrome, GBS），又称急性感染性多发性神经炎（acute infection polyneuritis）或称急性多发性神经根炎。美国 10 岁以上青少年每 10 万人中会有 1~2 例患 GBS，许多感染可造成 GBS。

至 2008 年 12 月 31 日止已有 32 位女性使用疫苗后死亡，血栓栓塞、免疫系统病变等，其他有瘫痪、昏迷、肌肉无力、关节痛、视力模糊、呕吐、全身发疹等，美国总计有 4260 人使用后送入急诊室，259 人住院治疗。上述事件与疫苗有无因果关系，CDC 和 FDA 尚未完全肯定。

5. HPV 疫苗的成本效益比　目前国内市场使用的 HPV 疫苗全程免疫需注射 3 组针剂，疫苗成本每人需要人民币 4000 元，国外每剂 120 美元，3 剂约 400 美元。

疫苗成本效益分析的原理是根据疫苗所预防的疾病的直接费用、间接费用以及疫苗接种费用等数据计算疫苗效益－成本比值（benefit-cost ratio，BCR）、净效益（net benefit，NB）等作出评价指标，以 BCR 为例，疫苗效益 / 疫苗成本 =BCR 如果 BCR>1，表示效益大于成本，如果 <1，表示效益少于成本。

以 HPV16 和 18 型疫苗成本效益分析：

（1）首先统计 HPV16 和 18 型在人群中的感染率，Gary Clifford 等对 HPV 感染情况的 meta 分析发现，HPV16 型 ASCUS、LSIL、HSIL 和宫颈癌这 4 类人群中所占比例分别为 6.5%~13%、16%~29%、34%~52% 和 40%~60%。HPV18 型在上述所占比例为 1.7%~6%、5%~12%、6%~12% 和 13%。

（2）按 1000 万名女性为基础，ASCUS、LSIL、HSIL 和宫颈癌共同费用为 17.46 亿元，即 HPV 疫苗能够创造的效益是 17.46 亿元（A），疫苗免疫成本是 400 亿元（B），BCR=A/B=0.04365，BCR<1，表示成本远高于 HPV 疫苗所创造的经济效益。

（3）对发展中国家而言，疫苗的推广使用还要从经济学的角度进行衡量和评估，根据目前 HPV 感染或相关疾病的流行情况，绝大多数 HPV 感染者凭借自身免疫系统能够清除 HPV，仅有少数感染者会发生慢性 HPV 感染，极少数进展为宫颈癌前病变和癌。而目前无法判断哪些女性将发展为宫颈癌，因此 HPV 疫苗的获益不确定。广泛推广免疫接种计划还不成熟，甚至会给个人和社会带来负面影响。推广 HPV 疫苗后可能也会导致接种人群的不安全性行为，也可能会导致人们忽略定期子宫颈癌的筛查。根据现阶段的费用－成本效益比在发展中国家尚难以推广。

WHO 认为 HPV 疫苗的引进工作应作为预防宫颈癌和其他 HPV 相关疾病策略的一部分，具备：预防宫颈癌已成为公共卫生领域重点任务；引进 HPV 疫苗在规划方面是可行的；对 HPV 疫苗在本国或本地区的接种策略的成本效益已进行过评估。

HPV 疫苗接种率是分析监测生物学终点和疫苗效果的必备资料。根据接种剂量、年龄，监测 HPV 疫苗接种率，对评估 HPV 疫苗项目和疫苗影响价值重大。宫颈癌发病状况监测对评价预防效果意义重大。

## 六、我国开展预防性 HPV 疫苗的现状和思考

目前我国少数城市对四价 HPV 疫苗也在进行临床试用，是与国外公司及有关机构的合作项目，但主要是用于 ≥25 岁以上妇女，似乎是对已有性活动和已有 HPV 暴露者，而非国外主要接种对象（11~13 岁未接触性活动前的女性）。有些接种者也不知有哪些 HPV 亚型感染，此举有在年龄较大女性人群中试验之嫌，且受试者每注射一剂有 100 元营养费（3 剂共 300 元），而实际公司与有关组织除无偿提供疫苗外，其他科研和劳务费提供的费用是大大超过给受试者的费用。所以对药物临床试验必须进行伦理审查，要注意正确分组，实事求是报告受试效益及潜在危害，受试者的报酬应合理，知情同意，让受试者了解接种疫苗的可能反应、效果、日后仍需定期作宫颈癌筛查等，若发生异常应给予赔偿和补救，使受试者得到全方位的保护，人道地对待受试者，是基本科研道德的要求，只有保证医学研究按照符合伦理规范的轨道健康发展，才能实现它的真正社会价值。

技术发展要以社会和个人经济承受能力为衡量指标之一，新技术的发展和使用，不能忽视有多少人能享用这项技术，也不能忽视对经济承受能力以及对社会的不良影响。目前美国新技术的使用在医疗费用增长中的贡献超过 2/3，也即新技术的使用在人类医疗作用中的贡献不及 1/3。医疗技术发展的医疗费用增长是世界性难题。中国老百姓也期望的能享受世界最先进的医疗技术，但中国人均 GDP 和个人收入处于世界 100 多位，这是一个目前无法回避的事实，所以考虑在我国目前开展预防接种 HPV 疫苗是必需要思考和回答的问题，新技术的应用也应防止过度治疗。

## 七、小结

综上所述，HPV 感染是全球性的大问题，对女

性宫颈癌防治和女性健康尤为重要，所以对宫颈 HPV 感染和预防性 HPV 疫苗在现阶段应有如下认识：

1. 女性宫颈有 HPV 感染不等于日后即会变癌，更不应制造耸人听闻的消息。

2. 有宫颈 HPV 感染不等于一定有乱性或不正常性关系，更不应引起夫妻间相互猜疑或反目。

3. 应检查 HPV 是属高危或低危型，有无多重感染，若高危型 HPV 感染，持续不消退应及时诊治，同时测定病毒载量。

4. HPV 感染各年龄段均可发生，当然以性活跃期感染率为高，<50 岁女性 80% 在一生中有过 HPV 感染，绝大多数女性 HPV 感染不作任何治疗，能自行清除，低危型平均 8 个月（6~12 个月），高危型 13.5 个月（12~24 个月）。不必谈 HPV 即色变，过度紧张。

5. 预防性 HPV 疫苗能进入临床是一大进步，但尚在不断研究、观察和进一步完善中。目前报道 5 年左右的有效免疫，但接种 3 剂后随访 14 年后的免疫效果尚有待于进一步观察。

6. 接种 HPV 预防性疫苗者仍需定期进行宫颈癌有关筛查（细胞学、HPV 筛查和阴道镜检查等），并非注射疫苗者可"一劳永逸"。

7. 预防性 HPV 疫苗价格昂贵，在第三世界人群中普通使用尚不现实，作为有条件者，知情同意自愿使用又作别论。

8. 现有的预防性 HPV 疫苗，只针对高危型 HPV16、18 亚型，而亚洲及中国 HPV16、31、33、52、58 型为主，所以现有疫苗并不能覆盖所有引起宫颈癌的主要病毒，虽对 HPV31、33 有一定的交叉防御作用，但交叉防御的程度和持续时间尚待进一步研究。

9. 预防性 HPV 病毒的成本效益比目前 <1，所以其确切效益还有待进一步观察。

10. 目前尚不建议孕妇接种 HPV 疫苗。

11. HPV 疫苗与乙肝、百白破灭活疫苗、脊髓灰质炎疫苗可同时接种，但应使用单独的注射器并选择不同的注射部位。

12. ACOG 认为：建议女童应在其性行为活跃前（11~12 岁）注射疫苗，是否会影响儿童发育等尚待观察，安全性问题也有待较长时间观察。

虽然预防性 HPV 疫苗批准在临床使用，这也是多年来有关对防治宫颈癌的重大进展和不可抹杀及不可否定的事实，但尚需进一步完善，因临床许多问题还需进一步解决。针对目前存在的相关问题还需不断观察、研究和改进，如免疫效益持续时间、不同 HPV 亚型交叉防御的程度和持续时间、开发免疫增补疫苗、研制作用于多种 HPV 致癌亚型疫苗、进一步减少接种疫苗后不良反应问题等，使预防性 HPV 疫苗发挥更大作用。

（石一复　李娟清　赵湘婉）

# 治 疗 篇

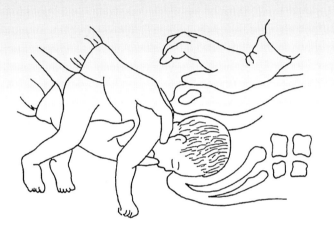

# 第二十九章

# 妇产科常用一般治疗

## 第一节　子宫颈 / 阴道冲洗

宫颈冲洗和阴道冲洗两者不易决然分开，是妇科常用的治疗措施之一。阴道及宫颈、颈管都是女性自然防御功能之一，如阴道口的闭合，阴道前后壁的紧贴，阴道上皮细胞在雌激素的影响下增生，表层角化，阴道 pH 保持在 4 ~ 5，使适应碱性的病原体的繁殖受抑，而子宫颈管黏液呈碱性，使适合酸性环境的病原体的繁殖和生长会受到抑制。再加上健康妇女阴道内的寄生细菌较多，又随妇女内分泌的影响，可以影响阴道生态的平衡。此外，妇女因流产、分娩等宫颈易损伤，以及性传播疾病的病原体影响宫颈，所以宫颈和阴道易患各种炎症。

阴道冲洗虽是妇产科常用的一种治疗方法，设备简单，方便易行，患者在医师指导下也可自行治疗，更有一些治疗阴道炎的洗液附有冲洗器，让患者自行治疗。

阴道冲洗有其两面性，在阴道、宫颈、宫腔操作、子宫切除术前准备时必须的处置步骤之一，但在使用阴道冲洗时对选用的冲洗液、性状、主要成分、使用量、冲洗压力和速度、宫颈内外口是否闭合等均对妇女有影响，所以使用阴道冲洗要慎重，一般是必要时才选用（如术前、放疗前后等）且冲洗次数也不宜过多。因现今一般对各类阴道炎、宫颈炎的治疗均不使用阴道冲洗，因阴道冲洗会对女性造成许多不利因素。

阴道冲洗的不利因素：

1. 阴道冲洗可改变阴道微生态，而引发阴道症状（表 29-1）

● 常冲洗阴道女性，患 BV 的风险较不冲洗者 1 倍以上

**表 29-1　冲洗对阴道生态的影响**
（Onderdon K. Enviorn Microbiol，1987）

| 微生物 | 冲洗（%） | 非商品冲洗剂（%） | 商品冲洗剂（%） |
|---|---|---|---|
| 乳杆菌 | 98 | 84 | 64 |
| $H_2O_2$ 乳杆菌 | 90 | 70 | 51 |
| 加德纳菌 | 27 | 36 | 41 |
| 厌氧菌 | 36 | 51 | 46 |
| 大肠埃希菌 | 24 | 30 | 38 |
| 肠球菌 | 19 | 27 | 54 |

● 单纯清水冲洗，阴道乳杆菌减少不明显

● 采用活性剂（如洗必泰等各种冲洗液）阴道乳杆菌下降 50%

● 采用防腐剂（如苯扎氯铵）则乳杆菌消失

● 阴道杀菌剂：苯醇醚 -9，也是常用的阴道冲洗剂，可使肠球菌、大肠埃希菌、动弯菌进居机会增加，引发阴道症状

2. 阴道不同冲洗液 pH 影响，改变阴道 pH

3. 阴道冲洗引起细菌上行感染

### 一、炎症性疾病的子宫颈冲洗

#### （一）慢性宫颈炎

药物治疗前可用 1：5000 高锰酸钾液，在上药前作阴道和宫颈冲洗，然后用消毒棉签擦拭后，在宫颈上敷药，或塞药。

#### （二）细菌性阴道病

细菌性阴道病常可引起妇女下生殖道疾病，宫颈及阴道分泌物增多，病人有鱼腥臭味的灰白色白带，阴道灼热，痒感，分泌物在宫颈和阴道上黏着，但易

擦去，阴道分泌物 pH>4.5，常可找到线索细胞（clue cell），治疗主要除应用甲硝唑（灭滴灵）、氯林可霉素等外，必要时可配合 1% 过氧化氢冲洗宫颈及阴道效果更好。

### （三）老年性阴道炎

老年性阴道炎常见绝经前后，主要因卵巢功能低落，雌激素水平下降，阴道黏膜及宫颈上皮细胞萎缩，阴道 pH 上升为碱性，抵抗力差，宫颈及阴道易有炎症，再因外阴清洁卫生差，或性生活频繁，营养不良，维生素 B 缺乏，可使分泌物增多，灼热，宫颈表面或阴道壁上有出血点或出血斑，分泌物臭，感染严重还能使宫颈管粘连闭合。

治疗除适当补充雌激素（口服或阴道用药，或雌激素皮肤敷贴片外），为增强阴道酸度，可用 1% 乳酸，或 0.5% 醋酸，或 1：5000 高锰酸钾液冲洗宫颈及阴道，每日一次。冲洗后再局部使用甲硝唑或诺氟沙星栓剂每日 1 次，共 5~7 天，对宫颈及阴道炎症治疗均有益。

### （四）阿米巴宫颈和阴道炎

阿米巴病原体可侵入阴道黏膜，并可侵犯子宫颈等，主要表现为阴道分泌物多，呈血性、浆性、脓性或黏液脓性，具有腥味，诊断主要有宫颈和阴道分泌物作涂片找阿米巴滋养体或特殊培养，也可作宫颈和阴道病理检查。

确诊后治疗应以全身治疗为主，主要采用甲硝唑或盐酸吐根碱口服或肌注。局部每日用 1% 乳酸或 1：5000，或灭滴灵稀释液冲洗宫颈和阴道，冲洗后擦干，局部再用灭滴灵栓（200mg 一枚），7~10 天为一疗程。

### （五）白色念珠菌阴道、宫颈炎症

妇女患白色念珠菌感染者甚多，一生中几乎所有妇女均患过此病，只是病情程度不同，在妊娠期，糖尿病患者长期使用免疫抑制剂，或大量应用广谱性抗生素等易发病，阴道宫颈均有改变，甚至通过性交影响男性阴茎龟头也有感染，形成破溃。

患者有外阴瘙痒，白带增多，白带呈白色或凝乳块或豆渣样。

治疗常用或擦干宫颈和阴道分泌物后，用凯妮汀（内含克霉唑 500mg）只使用一片足矣，甚至孕妇也可应用，而其他抗念珠菌栓对孕妇不宜应用。对念珠菌阴道炎也可不用阴道冲洗，用棉纸擦去阴道豆渣样分泌物，阴道内置入凯妮汀即可。因它的乳酸配方对发挥药效、提高局部浓度和恢复正常阴道酸性环境。其他有抑制白色念珠菌的栓剂也可使用。极个别患者

必要时可用 2%~3% 的碳酸氢钠（苏打水）用中药制成的洁尔阴冲洗宫颈，阴道或外阴，不宜每日冲洗。

### （六）滴虫性阴道、宫颈炎

滴虫阴道感染也常可累及宫颈，促使宫颈和阴道分泌物增多，典型者为黄色或黄脓样泡沫状分泌物，有臭味，患者常有外阴、阴道灼热和瘙痒感，或伴有泌尿系症状。

除典型的症状，取白带在显微镜下寻找滴虫已列入常规检查，灭滴灵口服，每日 3 次，共 7~10 天为一疗程，也可用灭滴灵栓剂，每枚含 500mg，在宫颈、阴道冲洗后塞入阴道 7~10 天为一疗程。偶尔可用 0.5%~1% 的乳酸或醋酸溶液冲洗阴道一次，主要仍用灭滴灵口服或灭滴灵栓剂塞入阴道。滴虫性阴道炎也能促使宫颈炎症，且宫颈滴虫感染也易引起宫颈鳞状上皮发生不典型增生，与宫颈癌的关系密切。滴虫感染也有吞噬精子的作用而影响生育。

## 二、计划生育手术前的宫颈/阴道冲洗

早孕妇女，又因宫颈重度糜烂，分泌物多，或白带化验患有滴虫或白色念珠菌感染等，或阴道清洁度差，在术前三天到医院门诊。用药液连续冲洗三天，每日 1 次，或冲洗阴道塞药后再次复查，上述情况改善，则可做流产手术。

放置或取出宫内节育器前，若发现有宫颈或阴道有严重炎症时，也应先行阴道和宫颈冲洗及阴道及塞药治疗，待下次月经净后 3~7 天，再复查白带或观察宫颈分泌物后放置或取出宫内节育器为宜。

## 三、阴道异物及子宫颈炎症时阴道冲洗

阴道异物留置久后也易合并宫颈炎症，且分泌物增多，可呈黄脓样并有臭味，当异物取出后宜用药液冲洗。子宫托放置时间久后，更易引起宫颈炎症，也有少数为木棒，玻璃棒，玉米秆等，久置且未及时取出，对宫颈及阴道均会引起炎症，须予阴道冲洗和局部塞药治疗。

## 四、紧急避孕的子宫颈/阴道冲洗

紧急避孕至少有 3000 余年的历史，当时显然是没有任何科学根据，当时还有性交后站立起身，屈膝

坐位,擦洗阴道等方法,以企图达到避孕。几百年前也有用植物提取或浸泡液,作事后阴道冲洗。当时开始阴道冲洗或灌洗还设计了不少器具,采用硫酸锌、硼砂、明矾液等在性交后阴道冲洗或灌洗,在 20 世纪 30 年代达到顶峰,至今仍有 25% 的西方妇女采用这一方法,但实际避孕效果差。

### 五、子宫切除术或阴道手术前的子宫颈 / 阴道冲洗

作子宫全切除术,子宫次广泛切除术,子宫广泛切除术,阴道内子宫切除术等术前均须作阴道、宫颈冲洗,且要用肥皂浆或 PVP 液擦洗,然后再用肥皂水或 1 : 5000 高锰酸钾液或低浓度的新洁尔灭液冲洗,以使宫颈和阴道清洁,防止因宫颈或阴道消毒不严,子宫切除过程中使阴道与盆腔相通,细菌或病原体进入盆腔,引起感染,或术后阴道残端炎症而引起感染。

### 六、性传播性疾病子宫颈 / 阴道冲洗

各种性传播性疾病时,宫颈和阴道最易受累而产生一系列症状,故在治疗时常须作宫颈 / 阴道冲洗,然后应用相应针对病原体的有效药物治疗。青少年女性 STD 所引起的宫颈炎,如沙眼衣原体、淋球菌和单纯疱疹病毒对青少年女性因宫颈外翻,比成熟女性易感染上述各种病原体的宫颈炎,多为脓性黏液宫颈炎,治疗主要选用有关药物全身和局部治疗,必要时作宫颈 / 阴道冲洗。

### 七、与生育有关的子宫颈 / 阴道冲洗

经阴道及宫颈分别采用酸性或碱性不同的液体作冲洗,使宫颈与阴道 pH 改变,改善阴道和宫颈局部环境,用生理盐水或 5% 葡萄糖液灌洗以稀释黏稠的宫颈黏液,以利精子穿透;以 0.5% ~ 1% 碳酸氢钠液于性交前 30 ~ 60 分钟灌洗阴道,以碱化局部的酸性环境,提高精子成活,提高受孕率。

### 八、工厂女工卫生室的子宫颈 / 阴道冲洗

女工集中的厂矿单位,宫颈炎症,各种阴道炎症的发病率相对较高,尤其是未使用淋浴设备和未使用蹲式厕所单位,上述宫颈炎和各种阴道炎发病率均较高,为开展妇女保健工作,积极治疗有关疾病,在医务人员指导下均逐步自行掌握宫颈 / 阴道和外阴冲洗。但现在已少使用。

### 九、幼女或未婚妇女的子宫颈 / 阴道冲洗

幼女或未婚妇女也可因炎症,宫颈赘生物,甚至宫颈肿瘤等引起阴道分泌物增多等症状,但对幼女或未婚妇女,处女膜完整,根据中国人的习俗非要不得已的情况或因疾病急需,征得家长同意后可使用窥阴器暴露阴道和宫颈作冲洗外,一般是采用细软的消毒导尿管,经阴道口小心插入阴道连接冲洗液作冲洗,也可用宫腔镜头置入阴道,既可观察宫颈及阴道情况,又可作使用药液冲洗。

### 十、冲洗方法

#### (一)在医院由医务人员进行的冲洗

患者排空膀胱后,在妇科检查床取膀胱截石位,臀部垫橡皮垫或塑料垫,灌洗液 600 ~ 800ml 置输液架,根据不同疾病所需冲洗压力大小,冲洗桶悬挂高处(一般高出检查床 60cm)及冲洗头开关来调节冲洗压力和流量。先冲洗外阴,再冲洗阴道。冲洗时窥阴器需左右旋转,以充分冲洗阴道穹隆及前后左右侧壁,冲洗完毕后干棉球擦干,如为阴道炎则在穹隆部放入相应药物。

#### (二)患者自行冲洗

如患者自行冲洗,则取下蹲位,下放置便盆,取灌洗液 50ml,用冲洗器冲洗阴道后再放入药物。

## 第二节　宫腔注射疗法

宫腔注射疗法是用导管向宫腔注入药液,以治疗宫腔和输卵管等局部病变的一种方法。

### 一、适应证

慢性输卵管炎,输卵管梗阻、子宫内膜炎。也有用于治疗慢性盆腔炎,但效果不确切。

### 二、注射药液

根据病情和致病菌药物敏感试验结果而选用抗生素。常用青霉素 40 万 ~ 80 万单位,或庆大霉素 8 ~ 16 万单位,加透明质酸酶 1500 单位(或 α 糜蛋白酶 5mg)溶于生理盐水 10ml 中。

### 三、操作步骤

1. 排空膀胱,取膀胱截石位。
2. 外阴消毒铺巾。

3. 窥阴器暴露宫颈，消毒宫颈和阴道。

4. 以双腔管插入宫颈，缓慢注入上述配制药液，注射压力 21.3kPa，以每分钟 1ml 速度注入。

5. 注入量不超过 10ml。

6. 如病人感下腹疼痛或注射压力大，高阻，应立即停止推注药液。

7. 注药后保留导管 15～20 分钟后取出。

8. 嘱患者静卧 30 分钟。

## 四、注意事项和术后处理

1. 此为局部治疗，同时仍应全身治疗。

2. 内外生殖器急性、亚急性炎症时禁用。

3. 月经期或阴道流血者禁忌注射。

4. 注意无菌操作，以免加重感染。

5. 治疗输卵管性不孕宫腔注射于月经净后 3～7 天开始，每隔 3～4 天向子宫腔内注射 1 次，每月 3～4 次，必要时可重复 3～4 个周期。

（石一复）

# 第三节 热 敷

## 一、原理

利用各种热源直接接触患区体表，将热能传导至机体，通过其温热和机械压迫作用，可促进局部血液循环，改善组织营养，调节神经功能，加速组织再生和消炎、止痛等。

## 二、适应证

外阴血肿吸收期、慢性盆腔炎、痛经等。

## 三、禁忌证

血肿出血未控制时禁用。

## 四、操作方法

1. 准备热源袋 蜡袋（56～60℃）、热水袋、化学热袋、电热包等。

2. 患者取舒适体位，暴露治疗部位。

3. 把制备完好的热源袋直接敷于患区，固定之，并用毛毯等包裹保温。

4. 治疗时间 20～30 分钟，1 次 / 天，12 次为一疗程。

## 五、注意事项

1. 定期检查各种热源袋的完好性，防止烫伤。

2. 治疗过程中出现疼痛、不适或烧灼感，应立即停止治疗，寻找原因，及时处理，对皮肤感觉异常者应特别注意。

# 第四节 冷 敷

## 一、原理

在患者皮肤或黏膜上应用寒冷刺激，通过快速反应的神经反射或缓慢反应的体液途径，可使机体产生一系列生理反应，能提高中枢神经兴奋性和免疫功能，具有消炎、消肿、止痛、缓解肌肉痉挛、止血、镇静、止痒和抑制代谢等作用。

## 二、适应证

外阴挫伤急性期、外阴疱疹、外阴瘙痒、高热物理降温、产后中暑等。

## 三、禁忌证

局部循环障碍性疾病、冷过敏等。

## 四、操作方法

1. 准备冷源，如冰氯乙烷喷筒、好得快喷筒、半导体、冷疗机等。患者取舒适体位，裸露患区，按医嘱取冷源。

2. 冷敷法 冰袋敷布或半导体冷疗机（约 4℃）作用于患区，治疗时间 10～25 分钟，1 次 / 日，3～6 次为一疗程。

3. 冰块按摩 将干毛巾包住去除棱角的冰块，直接轻触患区皮肤，轻压患区体表，以患区为中心作圆周移动，约 5 分钟至皮肤表面温度 15℃，皮下组织约为 18℃，使病灶及周围组织皮肤麻木为止。冰块按摩的感觉周期为先感冷，继感发热，再感痒，最后麻木。1 次 / 日，3～6 次为一疗程。

4. 喷法 取氯乙烷或好得快喷筒，将喷嘴对准患区，距离 5～10cm，每次喷射 6 秒，间隔 10 分钟，喷射 3 次。

## 五、注意事项

1. 防止冻伤，对局部血供障碍、皮肤感觉迟钝者更需注意。冻伤常发生于治疗后 24 小时内，表现为皮肤红肿、触痛。

2. 发生冷变态反应者（全身瘙痒、面部发红、荨麻疹、关节痛、心动过速及血下降等）应立即停止治疗，并作相应处理。

## 第五节　坐　浴

### 一、适应证

各种外阴炎症，前庭大腺炎、外阴皮肤病变、外阴瘙痒症，各种阴道炎、子宫脱垂、宫颈或阴道黏膜破溃、会阴切口愈合不良。

### 二、禁忌证

月经期、产褥期子宫内口未闭，阴道出血。

### 三、药物及用法

1∶5000 高锰酸钾；1∶2000 新洁尔灭；1∶1000 醋酸；3∶100 碳酸氢钠；中药或中成药，以蛇床子为主药，辨证配伍，煎汤坐浴，亦有中成药液，如洁尔阴、肤阴洁、洁身纯等化水坐浴。

以上各种药物根据各种疾病需要而选用。1500~2000ml 置入盆中坐浴 15~30 分钟/次，1~2 次/日。

### 四、注意事项

1. 药物浓度太过引起刺激反应。

2. 高锰酸钾需充分溶解方可坐浴，否则引起皮肤灼伤。

3. 水温适中，以 37~40℃ 左右为宜。

4. 坐浴时需将整个外阴部浸入药液中。

## 第六节　保 留 灌 肠

通过肠道黏膜吸收药物，对慢性盆腔炎治疗有一定作用，作为综合治疗的措施之一，对减轻腹痛、腰骶部酸痛、直肠刺激症状均有一定效果。

### 一、适应证

慢性盆腔炎、盆腔炎性包块、子宫内膜异位症骶部疼痛。

### 二、禁忌证

月经期、各种肠炎。

### 三、药物与方法

#### （一）抗生素保留灌肠

0.5% 灭滴灵 100ml，1 次/日，7 天一疗程。

#### （二）中药保留灌肠

红藤败酱汤加减，方药：红藤、败酱草、蒲公英、鸭跖草、地丁，辨证加减，煎汤 100ml。

#### （三）中西药联合保留灌肠

如红藤败酱汤浓煎成 100ml，同时加 0.5% 普鲁卡因 20ml，庆大霉素 8 万 U。

### 四、用法

用药液加温至 37~40℃，患者侧卧位抬高臀部，肛管插入，药液注入降结肠，约半小时滴完，操作尽量轻柔，使药物在肠内保留时间越长，疗效越充分。

（赵湘婉）

## 第七节　子宫颈锥形切除术

### 一、适应证

1. 宫颈活检为原位癌，并已确诊无浸润。

2. 宫颈重度不典型增生。

3. 宫颈刮片多次阳性，但活检未能发现病变者。

4. 重度宫颈炎，经各种治疗无效者。

5. 宫颈原位癌或中、重度不典型增生，因手术禁忌不能或不愿经腹施行手术治疗者。

### 二、禁忌证

急性生殖道炎症、性传播性疾病、宫颈浸润癌、生殖道畸形、血液系统疾病并有出血倾向者。

### 三、术前准备

1. 月经干净 3~7 天手术。

2. 检查白带常规、宫颈刮片、血常规。

3. 术前 3 天用 0.5% 洗必泰或 0.2%PVP 溶液灌洗或者擦洗阴道、宫颈，每日一次。

### 四、麻醉

骶管内麻醉或腰椎麻醉。

### 五、体位

取膀胱截石位。

## 六、手术步骤

1. 常规消毒外阴、阴道及宫颈，铺消毒巾。

2. 阴道拉钩暴露宫颈，以复方碘溶液涂整个宫颈，明确病灶范围，用鼠齿钳夹宫颈部碘不着色区，并轻轻向下牵引，金属导尿管插入膀胱，以测定膀胱底下缘的境界。

3. 在子宫颈病灶外 0.3~0.5cm 处，用手术刀以垂直方向作一环形切口，注意向内倾斜 30~40 度逐渐向宫深顶部作锥形切除。注意锥尖朝向宫颈内口，方向不得偏斜，使颈管组织完整地呈锥形切下。一般而言，锥形底宽 2~3cm，锥高 2.5cm 左右。但不能超过子宫颈内口，宫颈创面如有出血点，可用 3-0 肠线缝扎或电烙止血，用纱布填塞局部 24 小时后取出。

4. 宫颈成形缝合，同宫颈切除术，但不一定需要。

## 七、术中注意要点

1. 切除宫颈创面的顶端应与内口方向一致，如切斜或切得过多可误伤周围组织或引起大出血。

2. 切除范围应包括宫颈病灶区域及大部分颈管组织。避免由于切得过少过浅，而达不到诊断及治疗范围的要求。

3. 切除宫颈标本，应作标志，通常在 12 点处穿以丝线。

## 八、术后处理要点

1. 应用抗生素及止血药以预防感染和出血。

2. 术后创面有少许血性分泌物属正常现象，不需处理。若渗血较多，可用局部压迫止血，必要时再次缝扎。

3. 一般手术后 5~6 周创面为黏膜覆盖，此时可用子宫探针探宫颈，若发现宫颈狭窄，及时用小号扩张器扩张，以利月经通畅。

（赵湘婉）

# 第八节 子宫颈环形电切除术

## 一、适应证

宫颈环形电刀切除法（the loop electro-surgical excision procedure，LEEP）是一种特殊的工具，可作诊断和治疗宫颈疾病，采用高频无线电刀，通过 LOOP 金属丝传导高频交流电（3.8MHz），迅速加热，细胞内水分形成蒸汽波，快速切割组织而不影响切口边缘组织的病理学检查。常用于慢性宫颈炎（糜烂、外翻、红斑）、宫颈息肉（颈管大息肉，多发息肉）、宫颈外翻、宫颈湿疣、CIN 或 CIN 合并湿疣，或原位癌等，是一种简单易行、疗效高，既能达到治疗目的，又可以进一步作病理诊断的方法。

## 二、手术时间

一般于月经净后 3~7 天之内进行为好，对已绝经的妇女则无此时间限制，若有少量淡色血性分泌物或少量出血者也可宫颈检查后决定。

## 三、手术条件

1. 白带常规及清洁度，排除滴虫、念珠菌、线索细胞，清洁度不超过 II 度。

2. 妇科检查外阴、阴道和盆腔无明显炎症。

3. 体温在 37.5℃以下。

4. 无出凝血异常者。

## 四、方法

患者取膀胱截石位，常规消毒阴道、阴道内放置带排烟管窥具，暴露宫颈后用碘液涂布宫颈，标志移行区范围，接通电源，开关拨到切割位（CUT），功率调至 30W，根据病变性质和范围选用不同型号的环形电极，距碘不着区外缘 0.5cm 处进电极，从左至右或从上至下缓慢均匀地连续移动电极，这样可一次将全部移行区病变组织切割下。如果病灶面积大，可分多次，进行切割，直至将整个病变组织全部切除。

切除深度约为 0.6~1cm，然后再改用方形或小环形或锥形电极切除中央部位的组织，包括部分颈管，深 1~2cm。

止血时改用球形电极，并将开关拨到凝结（coagulate）位置，功率调至 50W。

如病变在颈管内，如宫颈外翻、颈管多发性息肉等，可直接选用锥形电极顺时针方向连续移动 360°即可将颈管内赘生物切下。

## 五、手术时间、出血量和术后病人反应

术中出血量少，可 <5ml 或 5~10ml，个别出血量较多，可达 70~80ml，但也有一些病人术中无出

血。手术时间平均约 5 分钟，个别病灶大者，因分次切割，时间稍长。

手术前不须用镇痛药，术时个别患者下腹隐痛，但能忍受，大多患者无不适感，术后即可下地活动，术后也不用止痛药。

术后 7 天内大多无阴道出血或不适。但术后约一周后，大多患者开始有少量血性分泌物，持续 2~7 天不等，也有少量出血持续 14 天，个别出血量相当于月经量的 1/3。

少数患者经长期随访发现宫颈管狭窄。

（赵湘婉）

# 第三十章

# 人工流产止痛法

## 一、子宫颈管表面麻醉法

### （一）子宫颈喷注麻醉法

宫颈喷注麻醉是在外阴、阴道和宫颈清洁后可于宫颈管内置一种一次性的宫颈麻醉器，其前端为已灭菌消毒的塑料细管，直径5mm，周围有多个细小孔洞，进入宫颈管约3cm，其后连接一次性注射器，注入1%利多卡因2ml，等待2分钟后即可作人工流产手术操作。使用后由于1%利多卡因通过多个细小孔洞向颈管作浸润麻醉，使宫颈均有松弛，63%可直接用6号吸管进行吸刮术，37%可通过5号扩张器，稍予扩张也可用6号吸管进行吸刮，且术中腹痛、恶心、呕吐及出血量均明显好转。

### （二）子宫颈管表面麻醉法

利用细橡皮导尿管向宫腔内注射2%利多卡因3ml，再退出部分细橡皮导尿管向宫颈管注入2%利多卡因1ml，等待2~3分钟后即可手术。

### （三）棉棒法宫颈管表面麻醉

术前宫颈消毒后用消毒棉棒蘸1%利多卡因，放置宫颈管内2~3分钟再行人工流产术，以能达到上述效果。

## 二、子宫颈注射麻醉法

宫颈消毒后注射0.5%~1%利多卡因3ml加阿托品0.5mg，注射深度达宫颈内口水平，多点注射（3，6，9，12四点各注射1ml），同时于术前5~10分钟肌注地西泮10mg，此法可使受术者心率明显较术前减少，术中疼痛、呕吐、出汗、出血等均明显好转。该法能有效减轻人工流产时孕妇的疼痛和预防人工流产综合反应。

## 三、子宫颈肌注药物麻醉法

术前禁食，手术前5分钟肌注氯胺酮0.5mg/kg，阿托品0.3mg混合液，入睡后手术，维持10分钟左右清醒，人工流产时可明显减少疼痛及人工流产综合反应。

## 四、静注药物子宫颈麻醉法

### （一）氯胺酮、阿托品、胃复安合剂静脉全麻法

术前禁食，取氯胺酮0.4mg/kg，阿托品0.25mg，甲氧氯普胺（胃复安）10mg混合静脉缓注，入睡后手术，维持5分钟左右清醒，伴有轻微头晕，无痛率可达100%，也无人工流产综合反应发生。

### （二）芬太尼静脉镇痛法

术前禁食，取芬太尼0.05mg加入50%GS 20ml，2分钟静脉完毕，2分钟后手术。无痛率90%，有3%左右受术者血压下降，术后嗜睡，但均于1小时内清醒可离院。

### （三）依托咪酯（etomidate）静注法

术前禁食，配制0.2%依托咪酯溶液10ml，按0.3ml/分速度静脉推注，直至意识消失后停止注射，即可手术。用药量平均16mg，意识消失平均38秒，苏醒时间平均8分钟。术后血压、心率轻度上升，肌肉震颤为87%，醒后呕吐率6%，局部硬结3.3%。人工流产术中无痛有效率90%以上。

## 五、口服药物止痛法

### （一）术前30分钟口服去痛片

配方：非那西汀0.15g，氨基比林0.15g，咖啡因0.05g，苯巴比妥0.015g。可对抗因牵拉宫颈而引起迷走神经兴奋，减轻紧张情绪、扩张宫颈和吸刮时疼

痛减轻。

**（二）曲马朵口服**

也有使用曲马朵 20～40mg 术前口服，则人工流产扩张宫颈及手术操作时也可减少疼痛。

## 六、子宫颈旁神经阻滞

两侧阔韧带基底部，有来自子宫神经丛和骨盆神经丛的丰富神经分支，此处若局部麻醉能阻滞走向子宫下段和阴道上段的神经分支，从而消除宫颈扩张时的疼痛。分娩时由于子宫和子宫下段扩张和宫体收缩所致的第一产程产痛，可行宫颈旁阻滞麻醉镇痛，82% 的产妇能得到较好效果。常在第一产程进入活跃期，宫口开大 3～4cm 时，取膀胱截石位，常规消毒铺巾，消毒宫颈、穹隆和阴道后，用一细长针，在左手示指和中指引导下，于穹隆 3，9 点钟部位，刺入黏膜即可，深度不超过 0.5cm，抽吸无回血后，各点注入 1% 普鲁卡因或 1% 利多卡因 10ml，即可逐步发挥效果。

此法在人工流产术中在宫颈黏膜与阴道黏膜交界的 3，9 点钟方法，每点用 7 号针头刺入 0.5～1cm，无回血抽得后，可注入 1% 利多卡因 5ml，片刻即手术，也可使宫颈扩张松弛和减少疼痛。

## 七、氧化亚氮吸入麻醉止痛法

用麻醉机面罩半紧闭法吸入 $N_2O$ 和 $O_2$ 各 3L/mm，3 分钟后即可作人工流产术，术毕先停吸 $N_2O$，吸入纯 $O_2$ 3 分钟即可停止，用于人工流产术无痛率可达 100%，停吸 $N_2O$ 1 分钟左右即可完全清醒，此法也可用于无痛分娩，在助产人员指导下，产妇自持吸入器口罩，于宫缩阵痛时吸入，阵痛消失或神志消失时，即停止吸入，如此反复。

## 八、骶管麻醉

将 1% 利多卡因 10～15ml 注入骶管，阻断宫颈及宫体神经传导，5 分钟后手术，镇痛及宫颈松弛效果更好，但操作较麻烦，有一定并发症，故在临床实践较少应用。

## 九、氯胺酮

静脉麻醉药，使用后疼痛消失，意识部分存在，有用药后残留精神兴奋现象。一般用量为 0.3～0.5mg/kg 静脉注入，镇痛效果好，但术后病人意识蒙眬，出现幻觉，噩梦、清醒后兴奋等发生率高。

## 十、曲马朵

此药为中枢镇痛药，作用强，不影响血压及呼吸，起效快，维持时间长。曲马朵一般可采用口服或 100mg 静脉注射。

## 十一、前列腺素抑制剂

常用吲哚美辛 100～200mg 肛门栓、肛门塞，除有减少疼痛外，对扩展宫颈效果较佳。

有关人工流产止痛方法很多，临床使用手术操作简单，起效快，镇痛效果确切，能防止人工流产综合征，药物作用时间能满足手术操作时间，术毕即能恢复正常，自行离院，无眩晕、呕吐、影响呼吸等并发症，安全而经济，所以应根据具体情况选用。

（石一复）

# 第三十一章

# 子宫颈物理治疗

子宫颈物理治疗是通过激光、电灼、电凝、微波、红外线等物理治疗仪将子宫颈病变的上皮破坏，使之坏死、脱落，新生的鳞状上皮再重新覆盖有病变的部位。子宫颈物理治疗主要用于治疗子宫颈良性病变（如子宫颈糜烂、子宫颈息肉、子宫颈腺体囊肿等）、子宫颈上皮内瘤样变（CIN），甚至也可治疗极早期的子宫颈癌。但临床主要治疗子宫颈良性病变，对子宫颈上皮内瘤样变，甚至极早期的子宫颈癌者均须慎重，切勿因漏诊或误诊等延误诊断造成不良后果。

## 第一节 子宫颈电熨治疗

子宫颈电熨疗法是通过电热灼及热熨作用，使子宫颈整个糜烂面，包括深部腺体的炎性病灶凝固坏死、结痂、待焦痂脱落后由周边增生的鳞状上皮向内生长，覆盖肉芽面而获治愈。

### 一、适应证

适用于慢性子宫颈炎，中、重度子宫颈糜烂。

### 二、禁忌证

1. 内、外生殖器官急性炎症期。
2. 子宫颈癌。
3. 子宫不规则出血。
4. 盆腔肿块。
5. 妊娠期。
6. 有出血倾向的血液系统疾病及重度贫血等。
7. 严重心血管及肝、肾疾病。
8. 活动性肺结核。
9. 月经期及排卵期。

### 三、操作步骤

1. 患者排空膀胱，取膀胱截石位，窥阴器暴露并消毒子宫颈及阴道。

2. 球形电熨头接触糜烂面并稍加压，所施加压力由内向外逐渐减少。自子宫颈下唇颈管内 0.5cm 深处开始，依次由内向外，由左至右，电熨至表面呈焦黄色，一般深度为 2～3mm，直到略超出糜烂面边缘 1～2mm 为止。子宫颈上唇病变也同法处理。

3. 有子宫颈腺体囊肿时，先用针尖刺破，逐个灼除。

4. 有子宫颈管炎者，电熨头伸入颈管内 0.5～1cm，紧贴其内膜电熨一周。

5. 拭净渗出液，创面以 1%～2% 甲紫（龙胆紫）涂布或喷洒呋喃西林粉于子宫颈表面。

### 四、注意事项及术后处理

1. 治疗前必须明确诊断，作子宫颈刮片细胞学检查，必要时于子宫颈病变处作活组织检查，以排除子宫颈癌及其他特殊性炎症，如子宫颈结核，子宫颈阿米巴病等。

2. 治疗应在月经净后 3～7 日内施行。

3. 未产妇及希望妊娠者，尽量避免烧灼子宫颈管内，以防宫口狭窄。

4. 电熨时注意保护阴道壁，防止灼伤正常组织。

5. 治疗后 2～3 月由于焦痂脱落，出现阴道分泌物增多，呈浆液性或浆液血性。术后 2 周左右出现新鲜肉芽面，鳞状上皮逐渐由外向内生长。一般经历 6～8 周创面愈合。

6. 术后患者须保护外阴清洁，并忌性交和盆浴 2 个月。

7. 个别患者治疗有较多量阴道出血，多为焦痂脱落，暴露创面并有较大血管破裂所致，可局部喷洒呋喃西林粉或甲硝唑粉后用止血纱布敷贴或用碘仿纱条或凡士林纱布填塞，同时适量使用抗生素，预防感染。

8. 有较多量阴道流液时，患者感乏力，主要系钾离子排出过多，可适量补充10%氯化钾口服并多食水果等。

# 第二节　子宫颈冷冻治疗

采用低温冷冻医疗机快速产生超低温，使子宫颈局部病变组织冻结，细胞内的液体结冰形成冰晶，细胞脱水，电解质浓度增加，蛋白质变性，局部毛细血管阻塞，微循环停止，冷冻区域发生全面缺血、坏死、透明性变使坏死组织脱落，冷冻复温过程对组织也有破坏作用。

## 一、适应证

1. 子宫颈糜烂及子宫颈癌前病变（CINI-Ⅱ级）。
2. 子宫颈尖锐湿疣。

## 二、禁忌证

用子宫颈电熨疗法。

## 三、操作步骤

1. 以液氮为制冷剂，温度可达 -198℃，选配适宜的冷冻头，而治疗时组织的温度约为 -40℃。
2. 暴露并消毒子宫颈和阴道，置冷冻探头于糜烂面，加压使其密切接触，冷冻1~3分钟，待自然复温后撤出探头，再重复冷冻1~3分钟，再待自然复温后即可撤出探头，冷冻结束。
3. 局部也涂1%~2%甲紫或喷洒呋喃西林粉。

## 四、注意事项及术后处理

同子宫颈电熨疗法。

# 第三节　子宫颈微波治疗

微波是一种波长为1mm~1m的高频电磁波，其频率为300~300 000MHz，其波长和频率介于超短波和红外线之间。不同组织对微波吸收不同，微波的主要生物学效应是作用于组织的热效应和非热效应。一般剂量可使组织血管扩张，血流加快，细胞膜通透性

增高，从而改善组织营养，促使炎症吸收，提高组织再生能力。大剂量微波属高温热灼，可使组织变性、炭化、坏死，从而可切割或破坏病变组织。

## 一、适应证

可治疗子宫颈糜烂、子宫颈息肉、子宫颈尖锐湿疣等，对旧裂的子宫颈也有一定的整形作用。

## 二、禁忌证

同上。

## 三、操作步骤

1. 微波功率调至 50~60W。
2. 外阴、阴道、宫颈消毒。
3. 将双极探头与子宫颈糜烂面紧密接触，由内向外行点状治疗，至糜烂面外围1~2mm处，使表面呈白黄色。近子宫颈口处略深，使整个手术创面呈浅锥状。
4. 对子宫颈息肉，子宫颈腺体囊肿，在进行微波医疗时，采用针状电极插入子宫颈赘生物的基底部进行凝固。
5. 治疗完毕，子宫颈局部可用0.5%聚维碘带尾棉球压迫创面，8小时自行取出。

## 四、注意事项及术后处理

同前。

# 第四节　子宫颈激光疗法

激光是一种激光辐射发生的光效应，其包括热效应、压力效应、光效应、电磁效应和生物刺激效应。大功率激光是利用其热效应对组织产生物理性破坏作用，主要产生汽化和坏死。

## 一、适应证

主要治疗慢性子宫颈炎、子宫颈糜烂、子宫颈不典型增生（CIN Ⅰ、Ⅱ级），也可治疗子宫颈尖锐湿疣等。

## 二、禁忌证

同前。

## 三、操作步骤

1. 患者排空膀胱，取截石位、窥阴器暴露并消

毒子宫颈及阴道。

2. 调试激光器，功率为40W，光斑为0.6cm平行光速。

3. 置导光管头于子宫颈病变组织1~2cm处，激光发射头指针对准子宫颈口，自中心向外作圆锥状烧灼，使病灶迅速炭化、汽化。烧灼深度根据病变而定，可深度5~6mm，烧灼范围应超过糜烂面边缘1~2mm。

4. 对子宫颈腺体囊肿，应逐个刺破，去除囊内黏液，烧灼到囊底部。

5. 术毕子宫颈管及汽化面，涂以金霉素甘油及喷洒呋喃西林粉。

## 四、注意事项和术后处理

同前。

# 第五节　子宫颈多功能红外热疗

多功能红外治疗仪及利用红外热能照射组织，使黏膜凝固，血管闭塞，在妇科可用来治疗子宫颈糜烂等。红外光波的嗜蛋白性和热效应，其对正常组织与病变组织对一定波段光能量的照射具有不同选择性吸收的特性，通过红外光辐射器对病变宫颈进行照射，使局部病变组织蛋白质发生凝固、脱落，同时增加局部血液循环，继而促进新生的上皮细胞覆盖，从而达到治愈的目的。

## 一、适应证

治疗子宫颈糜烂、子宫颈腺囊肿、子宫颈息肉和宫颈尖锐湿疣。

## 二、禁忌证

同上。

## 三、操作步骤

1. 患者排空膀胱，取膀胱截石位，常规消毒外阴、阴道。

2. 置阴道窥器，暴露宫颈并消毒。

3. 用宫颈钳夹住并固定宫颈，将治疗器头部接触宫颈糜烂面，并稍加压每次定时照射3秒钟，连续照射直至糜烂面全部发白为止。

4. 术后创面涂以2%甲紫。

## 四、注意事项及术后处理

同上。

# 第六节　子宫颈波姆光治疗

波姆光的光谱特性是可见和红外波段，最大输出功率>18W。根据正常组织与病变组织对一定波段光能量的照射具有不同选择性吸收特性，保护正常组织，利用红外和可见光辐射的光热效应，使局部炎性病变组织蛋白发生凝固、变化、坏死、脱落等一系列反应，继而促使新生的鳞状上皮细胞恢复创面，从而达到治愈目的。

## 一、适应证

同上。

## 二、禁忌证

同上。

## 三、操作步骤

1. 患者排空膀胱，取膀胱截石位，常规消毒外阴及阴道。

2. 窥阴器暴露宫颈，并消毒。

3. 将照射机头伸入阴道内的窥阴器中，不接触其他组织，距糜烂面约0.5cm，功率10~16W，每次10秒至数分钟，创面颜色变为灰白色即可终止照射，病变组织无需烧灼及炭化。

4. 术毕局部喷洒呋喃西林粉。

## 四、注意事项和术后处理

同上。

# 第七节　子宫颈KS光热疗法

KS光热治疗仪发生的光是一种特定波段的光，波带宽。人体有着密集的分子、原子且有许多很宽的固有震动频率吸收带。当KS光热治疗仪的某段光的频率与机体某一分子振动频率相吻合时，使产生共振，从而引起分子固有偶极矩的改变，并可达到人体皮肤较深的真皮层。KS光热治疗本身具有光热复合效应，即光和热同时作用于病灶部位，以达到治疗和消炎作用，产生的特异波段的光（0.3~0.4μm）可选择性的对病变部位治疗，治疗时无烟无味，病人无明显痛苦，创面愈合无瘢痕，表面光滑，不影响生理功能，不破坏组织弹性。

## 一、适应证

同上。

## 二、禁忌证

同上。

## 三、操作步骤

1. 其他步骤均同前。
2. 使用 KS 光热治疗仪进行照射是将光功率调到 7~9W，距组织 0.5cm，垂直照射。照射范围超过病损边缘 1~3mm，持续时间 1~3 分钟，直至被照射处呈淡黄色或乳白色痂块（蛋白凝固）停止照射。
3. 术毕局部也喷洒呋喃西林粉。

## 四、注意事项和术后处理

同上。

（石一复）

# 第八节　子宫颈聚焦超声治疗

子宫颈聚焦超声治疗是采用特制的超声波换能器，使超声波在表皮下几毫米的超短距离内聚焦，超声波的声能被转换成为热能，焦点局部的温度瞬时升高到 60℃ 以上。从宫颈感染组织深面开始治疗，向浅面延伸，直接破坏病原体及其产物，根除它们对宫颈组织的刺激，阻止慢性感染性炎症的迁移。

## 一、适应证

1. 症状性宫颈上皮移位。
2. 宫颈上皮内瘤样病变（CIN-Ⅰ）。

## 二、禁忌证

1. 内外生殖器急性炎症期。
2. 子宫颈癌。
3. 子宫不规则出血。
4. 有出血倾向的血液系统疾病及严重贫血等。
5. 月经期妇女、妊娠和哺乳期妇女。
6. 未控制的糖尿病患者。
7. 严重的心血管、脑、肺及肝肾功能异常者。
8. 活动性肺结核。

9. 近 3 个月内做过宫颈物理治疗。

## 三、操作步骤（以 CZF 型超声波治疗仪为例，不同的仪器可能会有差异）

1. 患者排空膀胱，取膀胱截石位，常规消毒外阴及阴道；用窥阴器扩张阴道，充分暴露宫颈。
2. 治疗功率选择 3.5~4.5W（Ⅲ~Ⅴ挡）；由宫颈外口向四周进行放射状、环形或线型扫描；治疗范围包括病变区及超过病变 2mm 的区域。扫描速度 3~5mm/s。
3. 如有增生的地方可单独扫平；有纳氏囊肿的患者，可先按上述方法扫描治疗区，待宫颈组织凹陷后可见囊肿明显突起，此时再用针头刺破，排干囊液，然后用治疗头扫描到局部凹陷变干以破坏囊壁。
4. 治疗结束后先消毒，然后在宫颈治疗面喷洒呋喃西林粉。

## 四、注意事项及术后处理

治疗后应保持外阴清洁，2 月内禁盆浴、性交和阴道冲洗，并定期随访。术后一个月禁止剧烈运动及重体力劳动，忌辛辣刺激食物，加强营养。3 个月随访疗效不明显者，可以进行超声加强治疗。若 3 月回访仅剩宫颈口表浅炎症反应区，可用爱宝疗液局部敷 2~3 次，促进愈合。

（李成志）

# 第九节　宫颈物理治疗后脱痂期出血的治疗

宫颈糜烂是慢性宫颈炎的一种，在正常育龄期妇女中发病率约 20%。目前治疗宫颈糜烂的方法有很多，临床多采用物理治疗，其原理是将糜烂表面的柱状上皮破坏，使其坏死脱落后被复层鳞状上皮覆盖，宫颈转为光滑。治疗方法大同小异。具体方法包括冷冻治疗、微波治疗、电灼及高频电波刀治疗。物理治疗后 1~2 周左右可出现脱痂期出血，出血量多时可超过月经量，须及时止血。单纯压迫、电凝或缝合加压迫是最初的创面止血方法，具体方法为：

## 一、局部治疗

1. 传统方法多用纱布填塞　用 5% 聚维酮碘液的纱布填塞，压迫止血，一般 24 小时后取出，同时给予抗炎治疗。

2. 聚甲酚磺醛溶液局部烧灼 聚甲酚磺醛溶液是一种强酸性物质，pH 为 0.6，其活性成分为聚甲酚磺醛，毒性极低。它对坏死或病变组织具有杀菌、凝结、止血和收敛作用。其特点：一是对坏死或病变组织具有选择作用，能使病变组织凝结而易排出，对正常的鳞状上皮无影响；二是可使血管收缩，并使血浆蛋白凝结而起止血作用。用聚甲酚磺醛溶液棉签（或棉球）直接在出血面上停留 3 分钟左右，使创面变成灰白，必要时加用纱布压迫治疗。

3. 云南白药粉敷出血创面 云南白药的作用：

（1）活化血小板表面膜糖蛋白，促进血小板相互黏附。

（2）激活静息血小板表面 a 颗粒膜糖蛋白，增强血小板凝血功能。

（3）提高局部表皮生长因子的含量，促进成纤维细胞的生成。

（4）抑制炎症介质组胺和前列腺素 E 的释放。

云南白药抗炎，有促进伤口愈合的作用。云南白药粉直接敷于出血创面，必要时加纱布置于阴道内，使药物与宫颈创面接触紧密。

4. 在宫颈创面活动性出血处以小号针头注射缩宫素 10~20IU，并喷洒肾上腺素稀释液（肾上腺素 0.5mg 加入生理盐水 10ml 中）。血止后局部喷洒庆大霉素 8 万~16 万 IU 预防感染。因缩宫素可以收缩子宫平滑肌，肾上腺素可收缩血管而具有局部止血功能，两者合用起到止血作用。

## 二、局部再次电凝止血

如果经多次压迫止血效果差的病例实行再次电凝治疗，同时加用抗炎治疗。

## 三、宫颈缝合

1. 用可吸收线作"U"形间断缝合，在宫颈 3 点和 9 点处各缝合一针达止血目的，必要时在前后唇再各缝一针。

2. 也有的学者以荷包缝合宫颈创面方法止血。即用 0 号肠线将宫颈手术创面的上下边缘分别连续缝合起来，并于左右两侧互相打结收紧，再以碘仿纱条填塞阴道，术后 3 天取出碘仿纱条。

（童羿萍）

# 第三十二章

# 外阴病变的治疗

## 第一节　外阴白色病损的治疗

外阴白色病损是指外阴皮肤和黏膜变性，色素减退，以外阴瘙痒为主要症状。

晚期常伴有外阴萎缩、阴道口狭窄、性交不适。影响身心健康。

1987 年国际外阴病研究协会重新分类，将非肿瘤性外阴皮肤病分为：鳞状上皮增生；硬化苔藓；其他皮肤病。同时有前两者称为硬化苔藓伴鳞状上皮增生；非典型增生为肿瘤性（目前国内外大多采用此分类法）。

其发病原因不明、机理不清，有多种治疗方法。

### 一、一般治疗

1. 平时保持外阴皮肤清洁、干燥。

2. 及时治疗阴道、外阴炎症。

3. 忌食过敏、大量辛辣食物、少饮酒。

4. 不宜经常使用肥皂、清洁剂及药物擦外阴。

5. 必要时用 1：5000PP 坐浴，坐浴时忌用毛巾擦洗。

6. 外阴痒时，随时采用有效止痒剂涂瘙痒处，忌手或器械搔抓。

7. 衣着宽大，忌穿不透气、化纤、尼龙内裤。

8. 夜间瘙痒难以入睡，加服抗过敏和安眠药。

### 二、局部治疗

局部症状为主，局部治疗是目前有效的治疗方法。

#### （一）糖皮质激素

肾上腺皮质激素——抗炎、抗过敏作用；使真皮层毛细血管收缩；抑制结缔组织细胞增生；稳定细胞内溶酶体膜，防止溶酶体酶释酶释放组胺而引起组织损伤。

临床使用糖皮质激素均系人工合成，按作用和效价强弱分为低、中、强三类（表 32-1）。

表 32-1　各种糖皮质激素效价比较

| 糖皮质激素 | 效价 | |
| --- | --- | --- |
| 氢化可的松 | 低效 | 1 |
| 氟轻松 | 中效 | 6 |
| 曲安奈德 | | 6 |
| 强的松龙 | | 5 |
| 氯倍他索 | 强效 | 100 |
| 倍他米松 | | 50 |
| 氟米龙 | | 40 |
| 地塞米松 | | 35 |

临床一般多用氟轻松或曲安奈德软膏涂擦患处，每日 4~6 次，当瘙痒症状控制后，改用氢化可的松软膏，每日 2~3 次，一般用药 3~6 个月。

上述不能控制瘙痒者，改用高效氯倍他索软膏，因其可透过表皮进入真皮层力度最强，效果最好。

患者可自行处理的非药物治疗方法：冰敷外阴止痒。

也有用曲安奈德混悬液 2ml，生理盐水稀释皮下注射止痒。

皮质激素治疗鳞状上皮增生的效果优于硬化性苔藓。

#### （二）丙酸睾丸酮

丙酸睾丸酮有促进蛋白合成的作用，促使萎缩的皮肤恢复正常，有利治疗硬化性苔藓。硬化性苔藓患者血清睾酮并无减少，但 5α- 双氢睾酮水平显著低下。

局部应用丙酸睾丸酮后首先导致 $5\alpha$ – 还原酶活化，继而引起双氢睾酮增加，缓解症状。

也有认为 $5\alpha$ – 还原酶活化低下是导致硬化性苔藓的主要因素。

### （三）黄体酮

青春期前硬化性苔藓患者，以及长期使用丙酸睾丸酮引起男性化的患者，可用黄体酮 100mg。

加入 30g 凡士林油膏局部涂擦代替丙酸睾丸酮。

### （四）维甲酸制剂

维甲酸有维持上皮和黏膜正常功能和结构作用，外阴白色病损患者血清维甲酸水平较正常健康妇女为低，采用维甲酸局部用药或口服缓解皮肤瘙痒症状。

维甲酸油膏局部用药：53 例中 33 例症状完全缓解，15 例部分缓解。

维胺酸（维甲酸化合物）40mg 口服 Bid，连服 3 个月，30 例症状均消失，6 例外阴色泽恢复正常。

口服维甲酸对胎儿有致畸作用，在人体内有较长期积蓄作用，生育期妇女至少应避孕 2 年（表 32-2、表 32-3）。

表 32-2　药物治疗效果比较

| 疾病 | 治疗药物 | 例数 | 效果 | | 病理组织学恢复正常鳞状上皮 | |
|---|---|---|---|---|---|---|
| | | | 3 个月 | 6 个月 | 3 个月 | 6 个月 |
| 鳞状上皮增生 | 糖皮质激素 | 152 | 84.8% | 92.7% | 63.67% | 74.8% |
| 硬化性苔藓 | | | 70.8% | 87.5% | 29% | 42% |
| 硬化性苔藓合并鳞状上皮增生 | | | 68.8% | 80.3% | 21% | 34% |

表 32-3　皮质激素与丙睾治疗效果对比

| 疾病 | 例数 | 治疗药物 | 效果 | |
|---|---|---|---|---|
| | | | 3 个月 | 12 个月 |
| 硬化性苔藓 | 20 | 0.05% 丙酸氯倍他索油膏 | 1 例无效 | 18 例缓解，16 例停止治疗 |
| 硬化性苔藓 | 20 | 2% 丙睾油膏 | 4 例无效 | 14 例无效停药 |

## 三、激光治疗

$CO_2$ 激光照射皮肤深度 0.2cm，可烧灼和破坏真皮层内神经末梢，阻断瘙痒和搔抓引起的恶性循环，$CO_2$ 激光照后皮肤表面有焦黑痂形成，6 周左右可愈合，低功率氦氖激光照射可引起细胞凋亡，光化作用可改善真皮层血循环和营养代谢，每日照射一次，10～15 天一疗程，须多疗程方能缓解症状。

## 四、冷冻治疗

棉签蘸液氮，直接涂擦皮损表面，液氮治疗仪冷冻探头贴于皮损表面，每次 30～60 秒，每周 1～2 次，皮肤 2 周～3 月愈合。

## 五、超声治疗（聚焦超声）

超声波束经体外透入组织内预定深度，局部产生生物学焦域而不损伤超声波所经过的表皮及邻近组织，超声治疗外阴白色病变，焦域定于真皮层，使其中血管和神经末梢发生变性，促进局部微血管形成，改进神经末梢营养而达治疗目的，总有效率 95% 以上。

## 六、手术治疗

376 例外阴白色病变随访 4～12 年，最后癌变率 0～9%。传统的外阴切除白色病损已摒弃。

目前外阴切除术适用于：①持续用药或物理治疗无效；②局部病损组织出现不典型增生或有恶变。

手术多采用单纯外阴切除术，外阴切除后症状迅速消失，但复发率高达 39%～50%，复发部位以切缘为主。

（石一复）

# 第二节　外阴上皮内非瘤样病变的聚焦超声治疗

聚焦超声治疗是近年发展起来的一种非侵入性治疗外阴上皮内非瘤样病变的新方法，其作用机制是将超声波束经表皮透入真皮组织内聚焦，在该处释放能量，产生的热效应、空化效应和声化学效应，使真皮内病变组织包括病变的微血管和神经末梢发生变性。超声辐照后使组织中氧分压急性降低，形成的低氧环镜，可刺激成纤维细胞生长因子（fibroblast growth factor，FGF）、血管内皮生长因子（vascular endothelial growth factor，VEGF）以及神经生长因子（nerve growth factor，NGF）的产生和释放，从而刺激细胞增殖和促进蛋白质合成及局部真皮内微小血管的修复和再生，促进胶原纤维和神经末梢的增生与修复，从而改善了组织内的微环境和末梢神经的营养功能状况，最终使病变的皮肤组织得以恢复正常。

## 一、适应证

1. 符合外阴上皮内非瘤样病变的临床诊断标准　外阴奇痒；增生病变为皮肤增厚似皮革，隆起有皱襞或有鳞屑、湿疹样变；外阴颜色多暗红或粉红、夹杂有界限清晰的白色斑块；萎缩病变为皮肤黏膜变白、变薄、干燥易皲裂，失去弹性，阴蒂萎缩，小阴唇平坦消失，晚期皮肤菲薄皱缩，阴道口挛缩狭窄。

2. 病变位于大小阴唇、阴唇间沟、阴蒂包皮、后联合及肛门周围。

3. 外阴活检为外阴皮肤慢性炎症改变或表皮过度角化、胶原纤维玻璃样变等特征性改变。

## 二、禁忌证

1. 严重心、脑、血管、呼吸系统疾病及肝肾功能异常。

2. 血液系统疾病　凝血功能异常等。

3. 全身胶原结缔组织疾病　系统性红斑狼疮、瘢痕体质等。

4. 盆腔接受过放射治疗的患者。

5. 药物未能控制的糖尿病。

6. 生殖系统恶性肿瘤，以及外阴活检发现有外阴上皮内瘤样病变及以上的患者。

7. 生殖系统结核。

8. 内外生殖器官急性炎症期。

9. 处于月经期、妊娠期及哺乳期和怀疑妊娠的患者。

## 三、操作步骤

1. 治疗时机　生育年龄患者选择在月经干净后3～7天。年幼的患者应选择在青春期以后。

2. 备外阴皮肤。

3. 确定物理量　用专用辅助设备测定物理量，确认治疗头已达到有效功率输出。

4. 调节参数：频率8～12MHz，功率3.5～4.5W，辐照方式为连续直线扫描，速度5～10mm/s，时间10～30分钟。

5. 麻醉　一般采用1%利多卡因5～10ml局部麻醉；有条件的医院亦可采用异丙酚加芬太尼静脉复合麻醉或者骶管麻醉等。

6. 治疗经过　患者取膀胱截石位，暴露外阴病变部位，常规消毒外阴。在局麻或静脉麻醉下进行超声治疗。治疗范围：病变及距病变边缘外5mm。涂专用治疗耦合剂，治疗头紧贴皮肤，进行线形扫描（间距2mm，扫描速度为3～5mm/s），逐步覆盖整个治疗区域。

7. 调节治疗剂量　治疗剂量一般控制在160～320J/cm²，根据患者个体敏感性和局部组织敏感性以及治疗的次数进行调节：如患者为第二次治疗，本次治疗剂量为前次剂量的60%～80%。对于临床评价组织质地较硬，皮肤角质增厚的患者，应给予治疗剂量的低限（160J/cm²）。如患者只有局部组织出现上述改变，则其他部位可适当增加剂量。

8. 停止治疗标准

（1）局部组织水肿，毛孔增大，皮肤皱褶或凹陷处变平坦或光滑。

（2）局部组织充血，颜色变红润。

（3）局部温度升高。

## 四、治疗后的护理

外阴皮肤疾病超声治疗后即刻，外阴出现充血水肿，24小时后达高峰，3天后，水肿逐渐减轻，1周左右消退。治疗后即刻及每次便后给予皮肤碘附消毒外阴；用消毒紫草油纱布外敷治疗区，然后用冰袋局部间歇性冰敷/冷敷（冰敷3～5分钟，间隔5分钟），如此循环12小时（夜间可暂停冰敷，以保证病人的休息）以此来降低皮肤及皮下组织温度，同时可减少炎症介质释放，减轻组织水肿。冰敷时应防止皮肤冻伤，随时观察皮肤颜色，发现皮肤明显苍白应立即停止。冰敷12小时后即可停止；继而给予

203

1：5000 的高锰酸钾坐浴 1 天 2 次；继续用消毒紫草油纱布外敷治疗区并用 50% 硫酸镁湿热敷，两者交替，1 天 2 次，至局部水肿消退为止，同时给予 3~5 天的预防性抗炎及对症治疗。

治疗外阴上皮内非瘤样病变应根据不同类型的病变，在水肿完全消退后（一般 2 周后）可给予相应的药物辅助治疗，以增强疗效，减少复发。

## 五、可能的不良反应及其防治

1. 疼痛 外阴皮肤含有丰富的感觉神经纤维，超声治疗时需要局部注射足量的麻药以保证治疗正常进行。在注射麻药时会患者会出现疼痛，如患者不能耐受可在术前 30 分钟提前给予利多卡因乳膏涂抹在外阴部，以减轻注射时的疼痛感。治疗后部分病人局部疼痛，进行严格的冰敷可减轻。

2. 外阴充血水肿 所有患者在超声治疗后因其热效应会导致局部充血水肿，术前将耦合剂冷藏处理再使用可降低充血反应，同时术后即刻需对外阴进行间歇性的冰敷（冰敷 3~5 分钟，休息 5 分钟）以减轻充血水肿，冰敷时间为 6~12 小时。

3. 外阴局部淤血 由于超声对毛细血管的破坏作用在术后局部可能出现淤血，通常在治疗后第二天

开始给予 1：5000 的高锰酸钾坐浴，继之用 50% 硫酸镁湿热敷，两者交替，1 天 2 次，至局部症状消退为止。

4. 外阴皮肤毒性 超声治疗时其热效应会使局部组织温度升高。如局部剂量过大或术后冰敷不严格会形成皮肤烫伤。轻度的烫伤形成水泡，一般在治疗后即刻或第二天出现，此时用无菌针头刺破水泡排除液体即可；如在术后 1~2 周左右出现溃疡，则需使用烫伤膏等外敷，注意防止感染，并可联合使用促表皮生长因子以促进溃疡愈合，一般在 3~6 周内会愈合。个别患者在溃疡修复后，外阴会形成瘢痕，此时可扪及皮下硬结。治疗时注意剂量不要过大。

5. 神经毒性 超声治疗后在恢复过程中可出现感觉降低或感觉过敏，表现为外阴瘙痒或疼痛，可局部应用高效糖皮质激素及神经营养药物。

## 六、疗效评价

依据患者的瘙痒症状减轻程度和皮肤体征的变化（包括色素减退区缩小的程度，皮肤颜色的变化及皮肤弹性恢复情况），外阴皮肤组织结构变化情况，作为疗效评定指标，进行临床疗效评分（表 32-4）。

表 32-4 外阴上皮内非瘤样病变的组织学分期和临床评分

| 评分 | 患者评分 | | 医生评分 | | |
| --- | --- | --- | --- | --- | --- |
| | 瘙痒* | 皮肤弹性* | 皮肤颜色* | 病变范围大小占外阴部的百分比* | 组织学分期** |
| 0 | 无 | 正常 | 正常 | 0 | 0 |
| 1 | 轻 | 差 | 红色 | <30% | I |
| 2 | 中 | 皮肤菲薄 | 粉红色 | 30%~50% | II |
| 3 | 重 | 皮肤皲裂 | 白色 | >50% | III |

注：* 根据 Cattaneo 等的分类；** 依照 Ackerman，Clark 及 Carlson 等的分类

所有患者均定期进行随访，根据患者的症状和体征变化作为疗效的评定指标，计算疗效指数。公式如下：

疗效指数 =（治疗前合计分值 − 治疗后合计分值）/（治疗前合计分值）× 100%。

完全缓解（score 0）：疗效指数 ≥90%。

有效（score 1）：疗效指数 60%~89%。

好转（score 2）：疗效指数 20%~59%。

无效（score 3）：疗效指数 <20%，或继续加重。

（李成志）

# 第三十三章

# 妇产科止血治疗

出血是妇产科疾病中常见的症状，若不给予及时有效的治疗，可致贫血、休克、感染，甚至死亡；因而，如何采取积极得力的止血措施甚为重要。对于妇产科疾病的出血，首先需查找出血原因，分析单因素抑或多因素，是主要问题还是疾病的某个表现，是显性的还是隐匿的，是医源性的还是病源性的，并分析其发生出血的基本病理生理变化，然后再作相应的治疗，这样止血效果迅速彻底。

## 第一节　止血基础理论

正常人体小血管损伤后血液从血管流出来，数分钟后出血自行停止，这种情况称为生理性止血。出血时间的长短反映体内止血功能的状态，凝血有缺陷时常表现流血不止。显然，生理性止血主要是由小血管的收缩，血小板和血浆中一些凝血因子共同完成的。

### 一、血管的止血作用

#### （一）小血管的生理性结扎

血管具有生理性收缩功能。如果小血管收缩及关闭良好，那么即使血小板或凝血机制中有一种受到损害，止血过程仍能完成；若两种机制同时受损，则严重的出血必将发生。在产后出血中，强烈的子宫收缩可使子宫螺旋动脉扭曲缩短，形成子宫生理性压迫性止血，称小血管的生理性结扎；一旦胎盘残留或子宫收缩不良，则子宫肌层对螺旋小动脉的被动收缩作用将被削弱，出血即发生；相反，若作加强子宫收缩的处理，并达到所需要的强度、速度和持续时间，仍能达到止血目的。

#### （二）大血管的完整性

血管的收缩功能仅限于微血管，生理性结扎的止血功能只限于子宫螺旋动脉，一旦机体发生较大血管受损，上述机制难于止血，必须借助手术缝合保证大血管的完整性，以达到止血目的，所以临床上一旦大血管损伤，必须借助手术、栓塞等方法。

### 二、血凝过程

从血管抽出的少量血液置于玻璃管内，数分钟后，血液变成不能流动的胶胨状凝块，这一过程称为凝血。血浆具备了发生凝血的各种物质，即凝血因子，已知有 12 种，组成了体内两大凝血系统，即内源性及外源性凝血系统。凝血过程是一系列蛋白质有限水解的过程，可以分为三个阶段，因子 X 激活成 Xa，因子 II（凝血酶原）激活成 IIa（凝血酶），因子 I（纤维蛋白原）激活成 Ia（纤维蛋白），而其他的凝血因子也不可缺少。因此凝血过程是个复杂、系统的工程，任何环节出现异常，均会导致整个凝血障碍。因而一旦人体的凝血因子发生障碍，出血即可发生。

### 三、血小板的止血功能

血小板源于骨髓巨核母细胞。当细胞核内 DNA 合成增加并成熟后，才分离出血小板，进入血循环。血小板自骨髓内释放后有 30% 贮存于脾脏中，与血流中的血小板保持平衡。机体处于应激状态或肾上腺分泌时，贮存的血小板进入血循环中，进入血液后只有开始 2 天具有生理功能，约占血液血小板总数的 20% ~ 25%。健康成年人血小板数波动于 10 万 ~ 30 万 /mm³。血小板的寿命约 7 ~ 14 天，平均 10 天左右，静止的血小板成椭圆形或圆形，中央稍厚，直径 2 ~ 4μm。血小板具有黏着、聚集、释放、收缩及吸附功能，对保持血管内皮完整性，促进止血和加速凝血有特殊作用。

# 第二节 止血药物

## 一、一般止血治疗

止血药仅对小血管出血有效，对较大血管出血仅起辅助作用，按机制分为三大类。第一类促进凝血因子活性的药物（如维生素K）；第二类抗纤维蛋白溶解的止血药［如氨甲苯酸（止血芳酸）］；第三类作用于血管、血小板的止血药［如卡巴克洛（安络血）、止血康］。

### （一）维生素 K₁

性状：黄橙色透明的黏稠液体，遇光易分解，溶于植物油及有机溶剂。

作用与用途：临床主要用于凝血因子减少症、维生素缺乏症、维生素 K 缺乏症、新生儿出血症的防治，以及因服用双香豆素类、水杨酸类等过量所致的出血，亦可用于长期使用广谱抗生素引起的维生素 K 缺乏性贫血。其特点为作用较迅速，不良反应较少。本品脂溶性，口服必须有胆汁或胆盐存在才能吸收，一般以肌注为主，静脉注射过速可引起出汗、胸闷、血压下降等症状，必要时可采取静滴。

剂量与用法：肌注：10mg/次，2次/日。术前用量、妊娠合并肝病终止妊娠前用量可加大。

制剂：注射剂：1ml：10mg。

### （二）氨甲苯酸

性状：白色结晶性粉末，为酸碱两性化合物，在碱性或酸性溶液中均能溶解。

作用与用途：本品多用于纤维蛋白溶解亢进所引起的出血，而对非纤维蛋白溶解所致的出血无效。其止血机制是抑制纤维蛋白溶解酶原的激活酶，使之不能被激活转变为纤维蛋白溶解酶，从而阻断纤维蛋白的溶解，保护伤口处血凝块的生成及稳固，也可防止血浆中纤维蛋白等因子受到破坏。临床上主要用于纤维蛋白溶解亢进所引起的出血，如消化道出血和产后出血及其他脏器手术后出血。

剂量与用法：口服：每次 0.25～0.5g，每日 3次；静注：每次 0.1～0.3g，以 5%～10% 葡萄糖注射液或生理盐水 10～20ml 稀释，一日量不得超过 0.6g。

不良反应：剂量过大可能有血栓形成，并能诱发心肌梗死及栓塞性疾病。

制剂：10ml：0.1g。

### （三）安络血（卡巴克络）

性状：橘红色结晶粉末或片状结晶，能溶于水。

作用与用途：降低毛细血管的通透性，增进毛细血管断裂端的回缩作用，临床上常用于毛细血管通透性增加而产生的多种出血，如视网膜出血、慢性肺出血、血尿、产后出血、手术出血的预防和治疗。

剂量与用法：口服：成人 2.5～5mg/次，3次/日；肌内注射：成人 10～20mg/次，2～3次/日。

不良反应：本品含有水杨酸，反复使用可能产生水杨酸过敏反应。

制剂：片剂：2.5mg、5mg；注射剂：1ml：5mg。

### （四）止血敏（酚磺乙胺）

能增强血小板功能及毛细血管抗力，剂量为 0.25～0.5g 肌注，1～2次/日；或与 5% 葡萄糖液配成 1% 溶液静脉滴注，5～10g/日。

### （五）维生素 C

能增强毛细血管抗力，口服或静脉注射，0.3～3g。

### （六）立止血

是一种从蛇血清中经过分离提纯的凝血酶制剂，每支 1 单位，可肌注或静脉注射。每日 1 次，每次 1～2 支，连续 3 天。注射 20 分钟后出血时间会缩短 1/3～1/2，疗效可维持 3～4 天。特别需提醒的是该药有过敏反应的报道，需做过敏反应皮试。

### （七）中医中药起辅助止血作用

1. 云南白药　有粉剂及胶囊，1g，2次/日，口服。

2. 参三七片　6片，3次/日，口服。

## 二、激素止血治疗

为无排卵型功血大量出血时的主要止血药物。

### （一）青春期功血

主要止血方法如下，要求在 24 小时内出血明显减少，48～72 小时血止。

1. 苯甲酸雌二醇　2mg 肌注，q3h.，2～3 次后改为 q8h，血止后减为 q12h.；以后每三天减去 1/3. 量，直至维持量 1mg/d，至止血 20 天停药。

2. 炔诺酮　5mg 口服，q3h，连续 2～3 次出血即明显减少；随后改为 5mg，q8h.，出血应在 3 天内停止；以后每天减少 1/3 量，至维持量 2.5mg/d，至止血 20 天停药。雌激素无效时可试用，常见效。用药期注意肝功能。

3. 甲地孕酮　8mg 口服，q3h.，出血明显减少后改为 q8h. 血止后改为 q12h.；以后每天减少 1/3 量，至维持量 2mg/d，至止血 20 天时停药。上述药物无效时用。

4. 复方己酸孕酮（I 号避孕针）1 支，加复方黄体酮 1 支，肌注，各 1 次。出血应在 3 天内停止，于 7～10 天后再注射复方己酸孕酮 1 支。上述药物无效时用。

5. 孕激素内膜脱落止血法　本法只适用于贫血不严重的患者，特别是长期淋漓不止但出血量并不多的病例。对严重贫血者不宜用。可用于任何年龄的妇女，包括青春期、生育期和围绝经期。其机制是用孕激素使子宫内膜转为分泌期，停药后发生撤退性出血，如同一次排卵月经。当陈旧的内膜脱落完全，新的内膜覆盖了创面，出血便会停止。

常用方法：黄体酮 20mg 肌内注射，每日 1 次，连用 3～5 天。为预防撤退出血过多，在用黄体酮的同时，可合用丙酸睾丸酮每次 25～50mg。也可用其他孕激素如：安宫黄体酮 8mg/d，连用 7～10 天。炔诺酮 5mg/d，连用 7～10 天。甲地孕酮 8mg/d，连用 7～10 天。停药后多在 1～3 天内发生撤药性内膜脱落出血，有时出血量较多，一般持续 7～10 天，若出血多可辅用其他止血剂。

6. 雌激素内膜生长法　本法只适用于青春期未婚患者及血红蛋白 <60～70g/L 时。机制是以大剂量雌激素使增生的子宫内膜在原有厚度基础上，修复创面止血。不同患者止血的有效雌激素剂量与其内源性雌激素水平的高低呈正相关。原则上，应以最小的有效剂量达到止血目的。一般采用雌激素小剂量开始，若出血量无减少趋势，可逐渐加大剂量，希望在 2～3 天内出血停止，血止 3 天后可逐步减量，每 3 天减少 1/3 量，速度以不再引起出血为准，维持至用药 20 天左右。血红蛋白已高于 70～80mg/L 时，再改用黄体酮及丙酸睾酮使内膜脱落，结束这一止血周期。故内膜生长法的用意是为争取时间纠正重度贫血。

7. 内膜萎缩法　本法适用于出血多且贫血严重的病例，如血红蛋白 <60～70g/L，急需迅速止血又不适合刮宫者。可用于任何年龄的妇女，包括青春期、生育期和围绝经期无排卵功血的止血。其止血原理为大剂量的合成孕激素或雌、孕激素制剂通过抑制垂体分泌促性腺激素进而抑制卵巢分泌雌激素，内源雌激素的降低使子宫内膜萎缩达到出血迅速减少或停止。

（1）合成孕激素制剂：常用的药物有：左旋 -18- 甲 2mg/d，炔诺酮 2.5～5.0mg/d，醋酸甲地孕酮 4～8mg/d，安宫黄体酮 10～30mg/d。一般用药后 1～3 天血止或明显减少。血止后可逐渐减量维持，连续用

21 天左右，在此期间积极纠正贫血。待血红蛋白回升接近正常后，可停药出现撤退性出血。

（2）雌、孕激素制剂：任何剂型的口服避孕药制剂均可。每日 2～3 片，通常在用药后 1～3 天血止或明显减少。血止 1 周后逐渐减量至每日 1 片，维持 21 天左右，在此期间积极纠正贫血。待血红蛋白回升接近正常，可停药撤退性出血。

**（二）更年期功血**

对大量出血者，要求于 8 小时内明显见效，24～48 小时内止血。

1. 丙酸睾酮　25～50mg 肌注，qd，血止后改为每周 2 次，连续 7 针，每月总量不超过 300mg。适用于内膜腺型增生过长者。

2. 三合激素　1 支，肌注，q8h，4～6 小时后出血明显减少；如 24 小时未能控制出血，应考虑器质性病变可能。

# 第三节　子宫兴奋剂

子宫兴奋剂是一类能选择性兴奋子宫平滑肌的药物。其兴奋作用的强度，依子宫生理状态和用药种类及剂量的不同，而表现为节律性收缩或强直性收缩。引起子宫节律性收缩的药物，可用于产前的催产、引产。引起子宫强直性收缩的药物，则多用于产后止血或产后子宫复旧。虽不属于止血药物类，但常用于流产后、产后止血及子宫复旧。

**（一）催产素**（缩宫素）

性状：本品是脑垂体后叶激素的一种主要成分，是从动物猪、牛、羊的脑垂体后叶中提取或化学合成而得，为白色无定形或结晶性粉末；能溶于水，其水溶液为酸性。

作用与用途：本品小剂量时能增加妊娠末期子宫收缩力、收缩频率及子宫平滑肌张力，用于催产、引产。大剂量可能引起子宫平滑肌的强直性收缩，压迫肌纤维间血管而止血，起到生理性结扎作用，可用于产后出血。本品作用迅速，但维持时间短，是产后出血的首选药物。

剂量与用法：产后出血时，肌注、静注、静滴或宫体注射，5～10IU/ 次，但用量 >5IU，其抗利尿的不良反应就较为明显。口服易被消化液所破坏。

制剂：注射剂，10IU：1ml。

**（二）垂体后叶素**

性状：本品系自猪、牛、羊等动物的脑垂体后叶中提取的水溶性成分，为白色粉末，微臭，能溶

于水。

作用与用途：垂体后叶素主要含有两种不同的激素，即催产素和加压素，前者可使子宫平滑肌收缩。后者可收缩小血管平滑肌，并有抗利尿作用，剂量加大时，也能升高血压。理论上用于产后止血、产后子宫复旧不全，但鉴于其对血压的不良反应，产科临床少用。

剂量与用法：流产或产后出血，肌肉或皮下注射，每次 5～10IU。静滴时 5～10IU 宜加入 5% 葡萄糖液 500ml 中。极量 10IU。因能被消化液破坏，故不宜口服。

不良反应及注意点：①注射后有面色苍白、恶心、腹痛、心悸及过敏反应等（甚至过敏性休克），应立即停药进行必要的治疗；②因收缩血管可诱发心绞痛，对冠心病、动脉硬化、心力衰竭、高血压及肺源性心脏病患者禁用。

制剂：注射剂：5IU/ml，10IU/ml。

**（三）麦角新碱**

性状：白色或类白色结晶性粉末，无臭，微有引湿性，遇光易变质，能溶于水及乙醇。

作用与用途：本品可选择性直接兴奋子宫平滑肌，尤其是宫颈部位，作用强而持久。妊娠子宫对麦角新碱比未孕子宫敏感，在临产或产后子宫更为敏感。临床一般多用于治疗严重产后子宫出血者。

剂量和用法：静脉或肌注 0.1～0.2mg/次，极量 0.5mg/次，1mg/d。子宫壁注射，剖宫产时直接在子宫肌层注射 0.2mg；产后或流产后为了防止出血可在宫颈注射 0.2mg，注射于宫颈两侧。口服 0.2～0.5mg/次，1～2次/日。

不良反应及注意点：①不宜静注，因静注本品有时可发生呕吐、出冷汗、面色苍白、血压升高等反应；②对心脏病、肝病、妊娠高血压综合征者禁用。

**（四）前列腺素**

前列腺素（PG）是一种具有广泛重要生物活性的不饱和脂肪酸，其化学结构为 20 个碳原子构成的前列烷酸，广泛分布于身体各组织和体液中，最早从人的精液和羊的精囊中提取获得，与生殖药理密切相关的是 PGE 型和 PGF 型。

前列腺素有多种生理作用，如能兴奋妊娠子宫、胃肠道和心脏平滑肌，但对血管和支气管平滑肌则有抑制作用；参与并维持生殖功能。

1. 前列腺素 $E_2$（$PGE_2$）

（1）品名：前列腺素 $E_2$ 又称地诺前列酮（dino-prostone）。

（2）性状：无色结晶。

（3）药理作用及用途：对各期妊娠子宫都有收缩作用，以妊娠晚期子宫最敏感。临床多用于妊娠晚期引产，亦可用于产后出血止血。

（4）剂量及用法：对产后出血者可肌注，宫壁、宫颈注射或静脉滴注，亦可放置于阴道后穹隆或肛门。在其他宫缩剂无效后使用，效果显著，具有急救意义。

（5）不良反应：本品安全、有效、少数病例出现呕吐或轻度腹泻，有时可出现类似静脉炎症状，停药后常消失。

（6）禁忌证：癫痫患者禁用。

2. 卡前列甲酯栓（卡孕栓）

我国 20 世纪 80 年代初合成的前列腺素 F2a 衍生物，对平滑肌有极强的收缩力。作用特点为能促进子宫收缩，以产后子宫收缩尤为显著，作为产后出血的首选药物。

（1）给药方法

1）阴道给药：用手指将 PG05 1～2 枚（1～2mg）送入阴道前壁下 1/3 处，用手指按压 2 分钟，待药物基本溶解后取出手指。

2）直肠给药：经肛门将卡孕栓 1～2 枚送入直肠深约 5cm 处。

（2）不良反应：本药还能使胃肠道平滑肌收缩，可有恶心、呕吐、腹泻等轻微胃肠道反应，也有少数病例出现发热，未见严重不良反应发生，而对心血管无不良反应，提示可用于妊高征及合并高血压疾病的产后出血。

# 第四节 压迫填塞止血

## 一、单纯纱布压迫止血

常在出血表面用干棉球或干纱布压迫，若出血以渗出为主，凝血功能正常，一般出血均能停止。常用于浅表部位渗血的止血方法有：

1. 宫颈锥形切除术后，宫颈组织表面渗出。
2. 宫颈活检处出血、宫颈息肉摘除术。
3. 宫颈电熨、冷冻、激光或锥切后出血。
4. 宫颈癌局部出血。

如压迫后仍有出血，或出血量较多，可局部加上止血粉或吸收性明胶海绵，用纱布或纱条填塞，于 12～24 小时后取出。

## 二、其他按摩和压迫止血

### （一）按摩子宫止血

1. 腹部按摩法　一手置耻骨联合上缘按压下腹部，另一手置于子宫底部，拇指在前壁，其余四指在后壁，作均匀有节律的按摩。在按摩过程中，应将子宫腔内积血压出，以免影响子宫收缩。按摩时必须待宫缩好转，出血控制后始可停止。

2. 阴道按摩法　经上述按摩无效时，可选用此法。术者一手握拳置于阴道前穹隆，顶住子宫前壁，另一手自腹壁按压子宫后壁，使子宫体前屈，两手相对紧紧压迫子宫并作按摩，持续15分钟，常可奏效。

3. 剖宫产时按摩子宫　术者的一手置于子宫底部，拇指在前壁，其余四指在后壁，作均匀有节律的按摩。

### （二）压迫腹主动脉

用拳垂直向腰椎前面压迫腹主动脉，减少子宫的血液供应，暂时减少出血，争取时间采用其他措施，该方法临床极少应用。

### （三）前后穹隆填塞纱布块压迫子宫下段止血法

适用于中央性或部分性前置胎盘，产后宫体收缩良好子宫下段出血者。

产妇取膀胱截石位，用两叶窥阴器暴露阴道穹隆部及宫颈。用宫颈钳将宫颈后唇夹住向前上方牵拉，将3~4块纱布整齐排列填入后穹隆顶端。然后再将宫颈前唇夹住向后下方牵拉，将2~3块纱布整齐排列填入前穹隆顶端。使子宫下段前后壁紧紧压在前后穹隆纱布块之间，达到止血目的。插导尿管持续导尿，以防排尿困难，且便于观察宫高。术后观察血压、宫高变化，注意有无子宫内积血，止血效果良好者，6~12小时取出纱布并拔掉导尿管。

### （四）宫腔纱布填塞术

宫腔纱布条填塞术是用纱布条填塞宫腔，有刺激宫缩及压迫止血作用。对宫缩乏力引起的产后出血各种药物及按摩处理无效时，可用以暂时性止血或减少出血。由于此法容易引起感染，而且纱布条填塞不紧，可形成隐性出血而被忽略，延误治疗，现今少用，但在病情紧急，条件困难，急需止血时，正确及时地填塞纱布条还是一种有效的方法，可作为应急措施。

1. 适应证

（1）宫缩乏力引起的产后出血经各种处理无效，或无输血、手术条件，病情危急者。

（2）产后出血的产妇因当地条件困难须转送之前。

2. 禁忌证

（1）有先兆子宫破裂征象者。

（2）有子宫颈裂伤者。

（3）有宫腔感染者。

3. 术前准备

（1）准备长6cm、宽5~6cm、厚4~5层的无菌纱布条。

（2）胎盘钳或卵圆钳1把消毒备用。

（3）给予适量镇静剂。

4. 操作步骤

（1）手填塞法：取膀胱截石位，术者一手放于产妇腹壁上固定宫底并向下压，以另一手食、中指夹纱布条的一端送达宫腔内，从宫底一侧填向另一侧，其他手指将纱布条填紧，逐步均匀填满整个宫腔，不留空隙，但不可用力过猛。宫腔填满后，再以同法继续填满宫颈及阴道。外阴覆盖无菌纱布垫。同时注射宫缩剂、按摩子宫，并以砂袋压迫包扎腹部。

（2）器械填塞法：助手从腹壁固定宫底，并向下压，术者左手伸入宫腔作引导，右手持胎盘钳或卵圆钳夹纱布条的一端送入宫腔，填塞方法同用手填塞法。

（3）剖宫产时子宫填塞：术者一只手固定子宫，另一只手填塞纱条的方法同上。填满填紧大部分宫底部宫腔后，将纱布尾段送入阴道内，再填子宫下段部分，小心缝合子宫切口。

5. 术中注意要点

（1）纱布条必须按次序塞紧，不留死隙，否则可继续出血，形成隐性出血，发生生命危险。填紧不留空隙是成功的关键。

（2）填塞时切勿用力过猛。

（3）填塞中发现子宫痉挛时暂停操作，注射阿托品0.5mg解痉，好转后继续手术。

6. 术后处理

（1）继续防治休克，如仍继续出血，情况未有好转，应果断行子宫切除术。

（2）留置导尿管，与纱布条同时取出。

（3）应用宫缩剂。

（4）必须及时应用抗生素。

（5）一般情况好转，术后24~48小时缓慢取出纱布条，取出前应用宫缩剂。

### （五）宫腔水囊压迫法

有研究证实，宫腔水囊压迫法能及时有效地控制子宫出血，与宫腔纱布填塞法相比，操作简便，宫腔水囊放到位后注水即可，无技术要求，且注水速度快，手术时间明显缩短。而且水的流动性可使宫腔各点压力均匀，从而快速有效止血，无内出血隐患，减少了患者休克和严重贫血的风险。且填塞后可观察出血量，如出血量较多或放水减压过程中如有出血，均可再次注水加压止血，过程可逆，并且填塞物留置时间短，能有效地减少宫腔感染的发生。

1. 适应证、禁忌证和放置时机　宫腔水囊压迫法的适应证为宫缩乏力、胎盘剥离面弥漫性渗血和前置胎盘子宫下段收缩欠佳所至产后出血。当剖宫产术中出血量达到800ml或有大出血倾向时即可放置。禁忌证为胎盘植入、凝血功能障碍及产道裂伤出血。

2. 放置、取出注意事项　严格无菌操作，将水囊放至宫底，引流口可适当剪大防止血块堵塞，如为剖宫产，缝合子宫后再向水囊注入生理盐水100～150ml，压力较大时即停止注水。缝合子宫时勿损伤水囊。水囊放置后如出血较多，可再注入生理盐水30～50ml。留置12小时后如出血很少，则每30分钟自水囊抽水30ml，观察30分钟，如出血量小于l0ml，可逐渐抽水直至取出水囊；如出血在10～20ml，观察1小时如无出血可继续抽水；如出血大于20ml，立即注水30ml至出血停止，观察3小时如无出血再继续抽水，最晚24小时取出水囊。

# 第五节　手术止血

## 一、缝合止血

缝合止血是一种极为有效的止血方法，但需遵循下列原则：

1. 处女膜裂伤或阴道黏膜轻度裂伤，一般不需缝合止血，出血多者应缝扎止血。

2. 外阴创伤出血者，应在清洁局部伤口后，立即仔细检查，寻找出血部位，及时止血和缝合。

3. 如有血肿形成，直径小于5cm者局部置冰袋冷敷；血肿无扩大，则24小时后可用温水热敷，促进血肿的吸收。

4. 如血肿较大或血肿有进行性增大趋势，需行血肿切开引流，取出血块。仔细止血、缝合。

## 二、血肿清除术

可发生于外阴、阴道、阔韧带，甚至沿腹膜后上达肾区，严重者失血性休克，危及生命。

### （一）适应证

血肿较大或有进行性出血者。

### （二）术前准备

1. 检查血常规、出凝血时间、血小板计数等。
2. 做好输液、输血准备。
3. 给予止痛镇静剂。
4. 准备好油纱条、引流条等。
5. 做好良好的照明。

### （三）麻醉与体位

根据血肿大小、部位深浅，取局麻、阴部神经阻滞麻醉或硬膜外麻醉。一般取膀胱截石位，如需剖腹手术，则取仰卧位。

### （四）操作要点

原则为切开血肿，清除凝血块，结扎破裂血管，关闭腔隙，必要时放置引流，根据血肿大小及部位，血肿是否继续增大、疼痛，压迫症状以及贫血状态加以全面考虑。

1. 外阴血肿　血肿小于5cm不继续增大，可用冷敷加压迫，待其自然吸收，加用抗生素预防感染。若血肿继续增大，局麻或阴部神经阻滞麻醉下，选黏膜侧血肿最突出处切开，达血肿腔内，清除腔内全部血块，缝扎出血点止血后，以冷生理盐水清洗血肿腔内，以0号可吸收线由底部开始间断"8"字或荷包式缝合腔壁，避免死腔，缝合后以丁字带加压防止渗血。

2. 阴道血肿　多为阴道黏膜下较深血管破裂，如常见的侧切术黏膜尖端的血肿，多因缝合不当或未结扎破裂的血管所致，溢血积聚逐渐肿大。切开血肿，清除血块，缝扎出血点。如找不到出血点，为大片渗血，可用吸收性明胶海绵蘸凝血酶干粉，贴敷于创面处止血，或到0号肠线或可吸收线"8"字缝合创腔后，以油纱布卷填塞阴道，24～48小时后取出。

3. 腹膜下血肿　如阴道血肿上延至阔韧带内，一侧髂凹处有血肿形成，病情较稳定时，自阴道切开血肿最下缘，清除局部血肿予以引流，对静止的腹膜下血肿可不处理待其自然吸收，加用抗生素防治感染。如腹膜下血肿伴血压下降，心动过速，应行剖腹探查，寻找出血点予以结扎。若腹膜下弥漫性血肿，血块清除后广泛渗血不易控制时，应积极处理继发性凝血障碍的同时，补充温的新鲜血，行该侧髂内动脉结扎术，迅速有效止血，术后使用广谱抗生素预防感染。

## 三、刮宫治疗

适于宫腔大量出血、激素无效，或不能排除流产、内膜癌者。全面分段诊刮，既可迅速止血，又可明确诊断，故作为首选治疗。

（一）手术方法

1. 体位 膀胱截石位。

2. 消毒 常规冲洗消毒外阴、阴道。

3. 探宫 用宫颈钳固定宫颈上唇。沿子宫体方向将探针送至子宫底部，了解子宫大小。

4. 扩张宫颈 用宫颈扩张器扩张宫颈管，直至可通过宫腔吸引器。

5. 清宫 无负压下，将宫腔吸引器送入宫腔。然后维持负压，进行反复刮吸，整个过程动作要轻柔。吸宫时如遇组织堵塞吸头，应迅速将组织夹取后再继续吸宫。如无吸宫条件，可行刮宫术。

吸宫时要特别注意两侧宫角及宫底部，如感觉仍有组织，可用刮匙搔刮一遍如感觉到子宫壁已变粗糙及观察到吸瓶内出现血性泡沫，检查子宫显著缩小，意味着子宫内已清空，可结束手术。

（二）常见并发症及处理

1. 宫颈撕裂 常见于未育的女性，一般发生在宫颈两侧。对于此类病人，操作时动作要轻柔。小的撕裂创口可行碘仿纱填塞止血；对于较大的裂口，应在直视下运行缝合止血。如经阴道止血无效，则需剖腹找到出血的血管结扎止血，偶有需作子宫切除者。

2. 子宫穿孔 妊娠和肿瘤（如葡萄胎）均可使子宫壁变得柔软脆弱，清宫术时易造成子宫穿孔。对出血较少的子宫穿孔，可行抗炎、止血等保守治疗；若穿孔较大，并发大出血，则需剖腹探查止血，行穿孔创面的修补，或行子宫切除。

3. 感染 术前准备充分，严格无菌操作，术后预防性抗生素治疗，可减少感染的发生。

4. 子宫腔粘连 如清宫时搔刮过度，会出现宫腔粘连，其后果为不孕、流产、闭经、痛经等。

## 四、徒手剥离胎盘术

胎儿娩出后，胎盘部分剥离引起子宫出血，经按摩、子宫收缩药物胎盘仍未能剥离者，应迅速施行徒手剥离胎盘止血。

（一）手术步骤

1. 产妇取膀胱截石位。

2. 麻醉 用乙醚或硫喷妥钠作短时间麻醉，情况紧迫者不用麻醉，可肌注哌替啶100mg。

3. 消毒 手术者须严格注意无菌操作，重新消毒外阴，更换手套。

4. 剥离胎盘 右手并拢，呈圆锥状，沿脐带通过收缩环，到达子宫体胎盘附着部。通过收缩环时应

特别当心，因产后子宫下段很薄，子宫口也很松弛，如用过猛或方向失误常可穿破下段，为避免此种意外，左手应在腹部固定并向下按压子宫体，然后顺胎盘面向下找到胎盘边缘与胎膜交界处，用四指并拢作锯状向上剥离，固定子宫体部与宫腔内操作的手配合动作，因胎膜较坚韧一般能随同胎盘一起被剥离。待整个胎盘剥离后，将胎盘握在手掌中取出如此操作可减少胎盘剥离面上血窦感染。徒手剥离胎盘应一次完成，不可反复进出伸入的手，增加感染机会，剥离时应摸清胎盘及子宫的接触面轻轻操作，更不可用暴力扯拉胎盘或手指挠取胎盘。

5. 注射宫缩剂 手术结束后肌内注射催产素10IU，麦角新碱0.2~0.4mg。

（二）手术中可能发生的困难及危险

1. 胎盘在子宫角部附着常较牢固，该部肌层较薄，胎盘及子宫接触而层次不清，用手剥离时不如其他部位疏松，分界限亦不清楚，操作时应特别当心，以免用力不当穿破子宫。

2. 胎盘剥离后子宫壁上遗留的创面比较粗糙，切不可用刮匙搔刮以求平整，搔扒常导致子宫壁损伤，再次妊娠易发生子宫破裂。

3. 胎盘用手剥离，须严格掌手术指征及注意无菌操作，否则可诱发子宫腔感染造成败血症，严重者可致死亡，切不可忽视。

4. 剥离确实困难者，应想到可能为胎盘植入，按胎盘植入原则处理。

## 五、其他手术止血方式

（一）B-Lynch缝扎

适用于宫缩乏力、胎盘因素和凝血功能异常性产后出血，子宫按摩和宫缩剂无效并有可能切除子宫的患者。

1. B-Lynch缝合方法 先试用两手加压观察出血量是否减少以估计B-Lynch缝合成功止血的可能性，应用可吸收线在子宫切缘下3cm左右，距右侧缘3cm处垂直进针穿入子宫前壁，在子宫切缘上方3cm出针穿出子宫前壁，越过子宫底部压在距右宫角3~4cm处，到达子宫后方在子宫后壁切口高度的相应部位进针，相反的方向缝合左半侧，最后将左右缝线拉紧打结，使子宫呈纵向压缩状，子宫切口按常规缝合。

2. 疗效报道 据B-Lynch统计，至2005年，全世界共有130例成功的案例。B-Lynch缝合术后并发症的报道较为罕见，但有感染和组织坏死的可能，应

掌握手术适应证。

**（二）盆腔血管结扎术**

如经上述积极处理出血仍不止，可再行子宫动脉结扎，剖宫产时子宫出血一般方法治疗效果不好时，可直接实施。

1. 子宫动脉结扎术　推荐五步血管结扎法：单侧子宫动脉上行支结扎；双侧子宫动脉上行支结扎；子宫动脉下行支结扎；单侧卵巢子宫血管吻合支结扎；双侧卵巢子宫血管吻合支结扎。手术要点：结扎时应避免损伤输尿管，采用可吸收线尽量靠近子宫肌层贯穿缝合，并缝入较多肌层。

2. 髂内动脉结扎　是对近侧大血管的干预，可明显减少子宫血流，但由于侧支循环的快速建立，复发率高达50%，加之产妇手术，有庞大的子宫影响，结扎难度大、风险高、创伤大，一般已很少采用。

**（三）经导管动脉栓塞术**

介入治疗能栓塞血管的分支，有效阻塞出血的血管，达到止血目的，并能保留患者的生育功能，总有效率可达85%，是一种简单、安全、创伤小、效果好的治疗方法。适用于经保守治疗无效的各种难治性产后出血，生命体征稳定者。对于合并其他脏器出血的DIC患者，生命体征极度不稳定、不宜搬动的患者，重度全身感染者，严重的心、肝、肾和凝血功能障碍，对造影剂过敏者不宜采用。

## 六、子宫修补术

妇产科病人因发生子宫破裂（穿孔、不全或完全破裂，或癌灶自发破溃穿孔），或手术后切口感染，溃疡，在采用上述有关措施无效情况下，可分别作子宫修补、病灶切除术等措施以达止血目的。

## 七、子宫切除术

急症子宫切除术是一项抢救极严重产后出血的重要措施和手段，具有较普遍的临床应用价值，实施急症子宫切除术成功抢救产后出血毋庸置疑，但必须掌握下列要点：

**（一）产后出血子宫切除的适应证**

产科子宫切除术对产妇的身心健康有一定的影响，特别是给年轻及未有存活子女者带来伤害，因此必须严格掌握手术指征。只有在采取各种保守治疗无效，孕产妇生命受到威胁时，才采用子宫切除术。

1. 子宫收缩乏力　虽然子宫收缩乏力是产后出血的首要原因，但较少成为急症子宫切除的主要手术指征。临床上还有下列几种情况须行子宫切除术：

①宫缩乏力性产后出血，对于上述处理难以奏效，出血有增多趋势；②子宫收缩乏力时间长，子宫肌层水肿、对一般保守治疗无反应；③短期内迅速大量失血导致休克、凝血功能异常等产科并发症，已来不及实施其他措施，应果断行子宫切除手术；④对于基层医疗机构，如山区、海岛、乡镇卫生院，在抢救转运时间不允许、抢救物品和血液不完备、相关手术技巧不成熟的情况下，为抢救产妇生命，应适当放宽子宫切除的手术指征。

2. 胎盘因素　胎盘因素引起的难以控制的产科出血，是近年来产科急症子宫切除术最重要的手术指征，胎盘植入往往发生在前置胎盘的基础上，这两种疾病并存时是产科子宫切除的高危因素。具体说如果有下列情况，需及时行子宫切除手术：①穿透性胎盘植入，合并子宫穿孔并感染；②完全胎盘植入面积>1/2；③作楔形切除术后仍出血不止者；④药物治疗无效者或出现异常情况等；⑤胎盘早剥，一旦发生严重子宫卒中也应果断地行子宫切除。

3. 子宫破裂　子宫破裂引起的产后出血是急症子宫切除的重要指征。当下列情况发生，须及时行子宫切除术：①破裂时间长，估计已发生继发感染；②裂口不整齐，子宫肌层有大块残缺，难以行修补术或即使行修补但缝合后估计伤口愈合不良；③裂口深，延伸到宫颈等。

4. 凝血功能异常　凝血功能异常是产后出血的原因之一，凝血功能异常产后出血子宫切除的适应证。①羊水栓塞：它是常见的引发凝血功能异常的产科严重并发症；②胎盘早剥：当阴道出血呈持续且不凝时，应该切除子宫，阻断促凝物质进入母血循环，这是彻底处理DIC的关键。

5. 其他子宫切除术适应证　剖宫产同时行子宫切除术除上述原因外，还有下列情况：①合并巨大子宫肌瘤；②多发性子宫肌瘤；③恶性子宫肿瘤。

**（二）手术难点**

1. 足月妊娠子宫的切除不同于一般的妇科子宫切除，足月子宫远远大于一般的子宫肌瘤，巨大的子宫占据盆腹腔，操作极为困难，视野暴露不充分，术中需要把子宫提出腹腔进行操作。

2. 足月妊娠子宫的解剖结构发生改变，巨大的子宫伴随严重的右旋，使子宫韧带牵拉过度且不对称。

3. 由于子宫下段的形成，使子宫长度明显增加，同样原子宫峡部形成宽大的子宫下段，而此处恰恰是剖宫产下段切口缝合处，另外两角部组织质地脆，子宫动脉的分支往往紧贴其周边，这些都增加了手术难度。

4. 足月妊娠的子宫组织水肿明显，所有盆腔组织充血，易出血，而且盆腔血管充盈明显，尤其宫旁静脉丛最粗直径可达 2~3cm，这些血管迂曲怒张，操作稍有不慎，容易损伤血管发生血流不止，增加手术危险性。

5. 接受急症行子宫切除的产后出血患者，一般情况较差，往往合并有 DIC，术中创面渗血明显，止血困难。

**（三）手术要点**

急症子宫切除是高难度的手术操作，这就要求我们清楚了解该手术的特点，掌握手术要领，操作时大胆仔细，特别注意产科子宫的解剖特点，必须强调：

1. 由于产科切除子宫是在大出血情况下，手术中尽快止血是首要任务，因此在操作时，不像妇科子宫切除那样依次逐步处理宫旁的血管、结缔组织，即"钳夹、切断、缝扎、下移"游离子宫，而是"钳夹、切断、下移"游离子宫，以更大限度地节约手术操作时间，尽快止血。

2. 若因剔除肌瘤后创面出血不止而需行子宫切除，此时应用 10 号丝线快速关闭瘤腔，不需要在瘤腔创面处理上花费宝贵的手术时间。

3. 对于子宫切除的位置选择上，一般而言当剖宫产切口有撕裂或感染、坏死时，子宫切除的切口应选在健康组织的下方 1.5~2.0cm 处，必要时直接行子宫全切术。

（贺 晶 黄秀峰）

# 第三十四章

# 羊膜腔内治疗

羊膜腔内治疗是近十几年来在妇产科领域开展及不断完善的一项新举措。羊膜腔内治疗最初的灵感来源于 Gabbe 的动物实验，在实验中发现吸去妊娠母猴体内的羊水可使猴胎心发生可变减速，而恢复了羊水量后可变减速消失。1983 年，Miyazakis 和 Taylor 第一次将羊膜腔内灌注法应用于临床，补充了羊水不足，置换了粪染的羊水，确保了羊膜腔容积，保证胎儿自由的活动，防止脐带受压，降低了剖宫产率。近年来，由于羊膜腔内治疗被认为是一种安全、直接、价廉的方法，并且易于被孕妇理解和接受，此项技术得到不断的发展及完善，应用范围日益扩大，并且临床效果令人鼓舞。

## 一、羊膜腔内治疗的适应证

1. 胎膜早破
2. 羊水过少
3. 胎儿宫内窘迫
4. 反复发作的可变减速
5. 过期妊娠
6. 早产
7. 胎儿宫内生长迟缓
8. 宫内感染
9. 胎儿甲状腺功能低下

## 二、羊膜腔内治疗的方法

### （一）器械

B 超仪及其穿刺探头等附件，20～23G 穿刺针，长 18cm，三通活塞一个，20ml 针筒，宫腔导管。

### （二）药物

1. 羊水替代液　0.9% 生理盐水。
2. 胎儿营养液　小儿复方氨基酸。

3. 碱性药物　碳酸氢钠。
4. 促胎肺成熟药物　地塞米松。
5. 抗生素。
6. 甲状腺素。

### （三）产前经腹壁－羊膜腔途径进行羊膜腔内治疗的步骤

1. 穿刺前半小时口服宫缩抑制药　硫酸舒喘灵 4.8mg；孕妇排空膀胱。
2. 取仰卧位，先做产科常规超声检查选择最佳穿刺点。
3. 常规消毒铺巾，换消毒穿刺探头，调整探头上穿刺角度，测量进针深度，使穿刺部位置于穿刺引导线上。监视屏上见穿刺针沿着穿刺引导线，经皮肤进入腹壁各层，穿过子宫壁或（和）胎盘、羊膜进入羊膜腔。
4. 取出针芯，连接三通管，一端行宫腔压力监测，另一端为治疗通道。先用 20ml 针筒抽取 10～40ml 羊水做检查，后行羊膜腔内治疗。
5. 羊膜腔内灌注后，严密观察患者的体温、脉搏、血象，胎膜早破者行羊水细菌培养加药敏试验，检查 C-反应蛋白，动态监测宫内安危，隔日或每日测羊水指数，当羊水指数 >8cm 停止羊膜腔输液，>32 孕周者每日作 NST，或每 3 日对胎儿作生物物理评分，每周测脐血流 S/D 比值，以了解胎盘、脐血流灌注阻力，指导治疗，作为妊娠能否继续的指标之一。

### （四）产时经阴道－宫颈－羊膜腔途径补充羊水

1. 在做羊膜腔内灌注之前，须做阴道检查，以排除脐带脱垂，并了解胎先露及宫颈扩张程度，颈管是否消失，质地等情况，然后用头皮电极直接连续监护胎儿，通过导管了解宫腔压力，采取左侧卧位以防止仰卧位性低血压发生。

2. 备1000ml生理盐水，宫腔的导管及三通活塞各一。宫腔导管装置基本上用单导管或双导管，宫腔压力导管也可通过一种Y型或三通阀输入盐水；或者导管输入盐水，优点是能在输入的同时监测宫腔压力。

3. 在开始做羊膜腔内灌注之前要对生理盐水进行加温，再以大约每分钟15～20ml的速度向宫腔内灌注。在最初的20分钟内，最多只能灌注500ml；在1小时之后，通常灌注的速度可以设置在大约180ml/h，但此速度可以按照可变减速的严重性和发生率或对粪染羊水的光密度的测定来进行调节。如果灌注生理盐水的量超过了600ml，而没有液体从阴道中排出，或如果宫内压力导管表明子宫处于高张状态，则灌注必须停止。

4. 羊膜腔内灌注后，严密观察孕妇的血压、脉搏等生命体征，观察羊水性状，持续监测胎心及宫腔压力。

## 三、羊膜腔内治疗在现代产科中的应用

### （一）羊膜腔注射碳酸氢钠，纠正胎儿酸中毒

胎儿在宫内缺氧时，常常发生酸碱失衡，出现呼吸性及代谢性酸中毒。为纠正胎儿代谢性酸中毒，常需补给碱性药物碳酸氢钠。但是，碳酸氢钠通过胎盘速度甚慢，难以达到抢救的目的。临床实践证明，改为羊膜腔给药具有良好效果。据Hamiton（1972年）报道，通过对11例足月妊娠合并胎儿宫内窘迫者，向羊膜腔内注入碳酸氢钠40～100mEq，可使脐动脉中剩余碱（BE）明显提高，证明胎儿吞进了羊水中的碳酸氢钠，被肠道吸收后移向血中。

### （二）羊膜腔内灌注生理盐水

已被越来越多的医生们使用。由于羊水在孕产期的重要作用：妊娠期羊水保护胎儿防止直接受压，有利于胎儿活动，防止胎体粘连；保持宫腔的恒温与恒压；保持胎儿新陈代谢和水的平衡，及促进胎肺发育成熟；在分娩期，羊水可协助宫口的扩张，正确传导宫缩所产生的压力，保护胎儿及脐带免受宫缩的直接挤压。当羊水过少时，以上的功能均不能充分起作用。而羊膜腔内灌注生理盐水，恢复宫腔的液量后，重新建立起羊水的保护功能，羊膜腔内灌注又可对羊水内胎粪起到稀释和冲洗的作用。羊膜腔内灌注生理盐水，在预防和治疗以下情况时很有效。

1. 反复发作的可变减速　可变减速是由于脐带间歇性受压而引起脐血流减少所致，严重的或持续性的心率减速可导致胎儿酸中毒，增加新生儿死亡率。常规治疗法如吸氧，改变孕妇体位等方法效果均较差。Miyazaki首次报道了羊膜腔内灌注治疗羊水过少者42例，其中使异常胎心率转为正常者达73.8%。Miyazaki和Neverez随机选取了96例有可变减速的孕妇分为两组：一组实施羊膜腔内灌注法，另一组为对照组。在灌注组中有51%的孕妇可变减速得到了完全缓解，但对照组只有4.2%（$P<0.05$）得到完全缓解。这两组病人中，因胎儿宫内窘迫而行剖宫产术的比率灌注组为18%，对照组为25.5%；

2. 羊水粪染　羊水粪染的病例中有1%～3%可以发生胎粪吸入综合征，Carson等提出，尽管新生儿出生时用气管插管法可减少其发生，但发生率仍在25%。Sadovsky等报道，在分娩过程中如果发生羊水粪染，使用经宫颈羊膜腔内灌注可以有效地降低新生儿酸血症（脐动脉血pH<7.2）的发生频率，对照组达38%，灌注组仅为16%（$P<0.05$）。在接受羊膜腔内灌注的病员中所生新生儿，声带下没有发生胎粪的痕迹，而对照组有29%（$P<0.05$）。他们还指出在灌注组中出生时需要正压给氧的新生儿数比对照组少得多。这一研究结果表明，通过羊膜腔内灌注对粪染羊水产生稀释作用。这一稀释效应通过分光光度测定法在羊膜腔内灌注前后测定被胎粪污染的羊水的光密度得以证实。羊膜腔内灌注前的羊水的光密度要比灌注后的羊水的光密度高得多。Wenstrom和Parsons报道，在他们的研究中：在伴发羊水粪染的孕妇的生产过程中实施羊膜腔内灌注的新生儿，Apgar评分低于7分，声带下有胎粪的发生率均大大降低。

3. 胎膜早破　胎膜早破主要是引起早产及感染，且往往因胎儿宫内窘迫而使剖宫产率增加。Moberg等报道胎膜早破（妊娠26～37周）在其后的分娩过程中75%的胎儿宫内窘迫是脐带受压所致。因此Negeotte等主张胎膜早破者出现规律性阵痛后应全部进行预防性羊膜腔内灌注。他们在一项前瞻性的随机抽样的研究中发现对61例孕周分别为26～35周的胎膜早破者进行治疗，其中29例行预防性分娩期羊膜腔内灌注，其余为对照组。变异减速发生率：第一产程中两组分别为2.4%及7.9%，第二产程中分别为2.9%及10.1%，统计学有显著性差异。分娩时脐带血的pH，对照组较灌注组显著低下。在灌注组，因胎儿宫内窘迫而作剖宫产的发生率为3%，而对照组为22%。对胎膜早破者进行保守治疗时，存在胎儿肺发育不全的危险，重要问题要保持羊水的临界量，以

便胎儿呼吸及自主活动。Nakajama 等的研究中发现羊膜腔内灌注保持羊水量能防止胎儿肺发育不全。

4. 过期妊娠　随着妊娠过期，胎盘过度成熟和老化，尿生成率降低从而使羊水过少。

5. 羊水过少　羊水保护脐带直接挤压。Strong 等通过治疗 60 例超声诊断羊水过少（羊水指数≤5cm）的足月孕妇，随机分为羊膜腔内灌注组与对照组（n=30），胎粪吸入率分别为 13% 及 37%；严重变异减速为 7% 比 27%；因胎儿宫内窘迫而作剖宫产的发生率为 3%，而对照组为 37%，灌注组显著减少。在胎儿脐动脉血 pH 平均值，灌注组显著高于对照组（P=0.02）。因此推测对于羊水过少的足月或过期孕妇预防性进行羊膜腔内灌注是有利的。武久铁矢对 3644 例产妇进行回顾性分析发现，分娩前诊断羊水过少（羊水指数≤5cm）者 40 例，在经阴道试产中，因胎儿宫内窘迫而作剖宫产的发生率为 14.3%，比全部分娩数中因胎儿宫内窘迫的剖宫产率 1.18% 明显增高。他后来在另一项前瞻性研究中对 50 例羊水过少的孕妇进行羊膜腔内灌注，结果在经阴道试产中，因胎儿宫内窘迫而作剖宫产的发生率为 3.91%，因而提出羊水指数≤5cm 者经阴道分娩采用羊膜腔内灌注法可使剖宫产率下降。1985 年 Miyazaki 报道了羊膜腔内灌注在缓解变异或持续心率减速有效果。

6. 羊膜腔内灌注用于有剖宫产史试产的孕妇　Strong 等报道 1989 年 1 月 1 日至 1990 年 12 月 31 日 18 例有剖宫产史试产的孕妇进行羊膜腔内灌注术。18 例均为单胎，头先露，14 例曾剖宫产 1 次，4 例 2 次。前次手术均为子宫下段横切口。羊膜腔内灌注指征分别为羊水过少（羊水指数≤5cm）或有变异型胎心减速（胎心率下降≥60 次 / 分；持续 60 秒以上）。平均羊膜腔内灌注量为 448±197ml。结果：18 例羊膜腔内灌注者 15 例试产成功。产后检查子宫瘢痕无破裂，平均失血量为（248±93）ml。3 例因宫颈扩张阻滞行剖宫产，平均失血量为（767±71）ml。单胎妊娠时羊膜腔内灌注 250ml 液体后，羊水指数仅上升 4cm，在本研究中平均灌注量接近 500ml 亦无子宫瘢痕裂开者。子宫破裂常见的临床表现为胎心率减速，而羊膜腔内灌注的最常见的指征也是胎心率减速，故有剖宫产史欲试产的孕妇行羊膜腔内灌注术时医生应警惕在进行羊膜腔灌注前已存在子宫瘢痕的破裂，灌注时阴道无灌注液流出，而羊水指数不增加，说明可能子宫破裂。

### （三）羊膜腔内注射地塞米松，促使胎肺成熟

对某些高危妊娠如前置胎盘、重度妊高征、妊娠合并慢性肾炎、妊娠合并糖尿病或母儿血型不合等，常常在孕足月以前终止妊娠，出现所谓医源性早产。早产儿死亡率为足月儿 11～16 倍，并与新生儿呼吸窘迫综合征密切相关。此时为防止新生儿呼吸窘迫综合征，应提前促胎肺成熟。最常用的是肾上腺皮质激素，肾上腺皮质激素促使胎肺成熟给药途径有三：肌内注射、静脉注射及羊膜腔内注射。肌内注射简单方便最为常用。羊膜腔内给药是近年来发展的一项新技术，属宫内治疗范畴。由于肌注或静脉给药需经母体才作用于胎儿，所以药物剂量大，易使糖尿病患者血糖升高，妊高征患者血压增高，因此受到限制。而羊膜腔内给药，胎儿日吞咽羊水 200～450ml，，肾上腺皮质激素直接经胎儿胃肠道单层上皮细吸收或通过胎儿呼吸样运动，由羊水介导直接作用于肺泡 II 型细胞。所以所需剂量少、见效快、不经母体循环、不抑制母体免疫功能、不干扰母体糖代谢，母体不良反应少，给药时还可取羊水判定胎儿成熟度，在重度妊高征患者，动脉痉挛，胎盘血流障碍的情况下，药物也能直接经胎儿吸收而发挥作用，而羊膜腔内给药可不受母体疾病的影响。据报道，向羊膜腔内注射地塞米松 10mg，于 24～48 小时内，L/S 比值平均增长 1.88。

### （四）羊膜腔内注射氨基酸，治疗胎儿宫内生长迟缓（IUGR）

氨基酸是胎儿蛋白质合成的主要来源，是胎儿生长发育的物质基础，其以主动运输的方式通过胎盘，能量合剂有助于氨基酸的主动转运；葡萄糖是胎儿热能的主要来源，是经易化扩散通过胎盘；锌作为维持人体正常生理功能和生长代谢必需的微量元素，它有利于核酸及蛋白质的合成，是身体不可缺少的，故目前临床一般采用母体静脉滴注葡萄糖、能量合剂及复方氨基酸，同时口服锌来治疗胎儿宫内生长迟缓。这些治疗措施对细胞的分化、生长、繁殖起着重要的作用，是治疗胎儿宫内生长迟缓的措施之一。在临床上，我们观察到上述方法虽有一定疗效，但疗效不佳，因为胎儿宫内生长迟缓时胎盘灌注不良，而经静脉给予的营养物质必须通过胎盘屏障才能对胎儿发挥效果，这样势必影响疗效。有学者试图通过羊膜腔内注射氨基酸溶液，通过胎儿直接吞咽来促进胎儿生长发育，同时选用的小儿氨基酸更符合胎儿生长发育的需要，它含有 19 种氨基酸，同时增加了牛磺酸，提高了胱氨酸、酪氨酸及必需氨基酸的含量，有利于胎儿的生长。

### （五）羊膜腔内注射抗生素，预防或治疗宫内感染

胎膜早破易并发宫内感染，且破膜时间越长，感

染率越高，传统的方法给予孕妇口服或肌注或静注抗生素预防或治疗宫内感染。据报道，一般抗生素（如氨苄西林），在注入母体静脉后 8 小时才会在羊水中达到有效峰值浓度，这给抗生素有效降低感染率带来不利的影响。因此，羊膜腔内注射抗生素可以及时达到有效峰值浓度，有效降低感染率。Ogita 等用一种可以防止羊水及注入的抗生素漏出的特殊宫内压力导管，对 84 例胎膜早破的孕妇（平均孕周 29.1 周）进行羊膜腔内注射头孢类抗生素，结果显示，用药前羊水中细菌阳性率为 39.1%，分娩时减少至 4.3%，新生儿仅 4 例感染。目前，羊膜腔内注射抗生素尚有争议，要求应用对胎儿无害、胎儿胃肠道吸收少的广谱抗生素，如氨苄西林、头孢类抗生素等。有学者认为，羊水中抗生素浓度有待于探讨，胎儿浸泡在高浓度抗生素中也不适宜，其实用性尚需进行动物实验和临床多方面的探讨。

（六）羊膜腔内注射甲状腺素，治疗甲状腺功能低下。

（七）有学者报道，直接向羊膜腔内注射甲状腺素，可以纠正胎儿甲状腺功能低下，还可促使胎肺成熟。

## 四、羊膜腔内治疗的禁忌证与并发症

羊膜腔内治疗一般是安全的，但也不能忽视潜在的危险。

### （一）禁忌证

1. 急性胎儿宫内窘迫　由于羊膜腔内灌注用重力流量法滴注到治疗量一般需 10~25 分钟，因此抢救急性胎儿宫内窘迫应用受限。

2. 胎先露异常。

3. 多胎。

4. 前置胎盘。

5. 胎盘早剥。

### （二）并发症

1. 医源性宫内感染。

2. 胎盘早剥。

3. 胎膜早破。

4. 脐带脱垂　进行预防性羊膜腔内灌注时，是在宫口开大 2~3cm 时行人工破膜，插入宫腔压力导管。胎头未固定时人工破膜，脐带脱垂的危险性有 1/2500~1/10 000。Gimberl 论述羊膜腔灌注后，脐带脱垂发生率可能升高。另外，羊膜腔灌注时，特别是阵发性宫缩时能使大量羊水涌出，这时也有脐带脱垂的危险。因此，在羊膜腔灌注时，应进行严密的胎心监测，并且做好剖宫产术前准备，一旦发生脐带脱垂，立即行剖宫产结束分娩。

5. 羊水栓塞。

6. 产前多次羊膜腔内灌注生理盐水治疗孕、中晚期羊水过少时可引起早产、自然流产及胎死宫内。

7. 急性羊膜腔内压升高。

8. 经腹羊膜腔穿刺，还可造成母胎损伤，近年来，随着超声技术的发展，操作技术的提高，此并发症大大减少。

9. 子宫破裂。

10. 胎心变异。

11. 孕妇心力衰竭和呼吸衰竭。

虽然羊膜腔内治疗是一项安全、直接、价廉的方法，但也不可忽视其潜在的危险，应严格掌握适应证和禁忌证，及时发现及处理并发症，进一步研究及完善此技术。

（钱建华）

# 第三十五章

# 换 血 疗 法

换血疗法是治疗高胆红素血症最迅速有效的方法，是重症母婴血型不合溶血患儿最主要的治疗手段，近年来，应用领域日益扩大。它的主要目的是换出致敏红细胞，移出抗体和降低血清胆红素以防止核黄疸。同时还可清除细菌毒素及异常代谢产物，纠正贫血，防止心力衰竭，改善凝血机制障碍，供给抗体、补体及粒细胞改善机体抗感染能力。由于换血偶可引起心力衰竭、血栓、空气栓塞和继发感染等合并症，所以必须严格掌握指征。

## 一、指征

1. 新生儿出生前溶血诊断明确，并且脐带血红蛋白低于120g/L（12g/dl），伴有明显贫血、水肿、肝脾肿大、心力衰竭者。

2. 脐带血胆红素超过58.0μmg（4mg，）以上或任何时候胆红素超过380.0μmol/L（23mg/dl）且主要为未结合胆红素者。

3. 凡有早期核黄疸症状者。

4. 早产儿或前一胎情况严重者，对胆红素为20mg者，是否换血应结合临床病情加以考虑。

5. 重症新生儿呼吸窘迫综合征。

6. G-6-PD缺陷症。

7. 药物中毒。

8. 重症新生儿败血症。

## 二、选血

1. ABO血型不合时用O型红细胞，AB型血浆混合血，这种血既无抗原又无抗体。

2. Rh血型不合时用Rh阴性血，如Rh（抗D）溶血无Rh阴性血时，不得已可用无抗D（IgG）的Rh阳性血，此时输入的血液被RhIgG破坏影响疗效，

但至少也能换出相当量的胆红素和抗体，同时消耗游离的Rh抗体使溶血早期停止。重要的是献血员红细胞与母亲的血清作交叉配血，无凝集反应。

3. 对有明显贫血和心力衰竭的患儿可用血浆减半的浓缩血来纠正贫血和心力衰竭，只需在换血时插入长针头输血。一般换血时可先用上层血，用其丰富的血红蛋白结合更多的胆红素，以便换出，而换血结束时可换入较多的红细胞以纠正贫血。如在换血前一小时注入白蛋白1g/kg，可使胆红素换出量增加40%。

4. 来对献血员筛查更严格，强调用24小时以内新鲜血，最好与中心血站联系现采、现配、现用，首选肝素抗凝，以防止高钾、低钙、酸碱失衡、白细胞和血小板减少、血源性传染病等并发症。换血前将血液静置于24~28℃室温内30分钟，预温静置使红细胞沉降分离出保养液、血浆层与血细胞层。但Rh阴性血甚为难找，应急时可用冷冻血，可节省时间，经验证明可靠安全，冷冻血中2,3磷酸甘油酸不像储存72小时的新鲜血一样降低，而它的含量与新鲜血相当，具有较强的携氧能力。但有堵管的问题，须加少量肝素，还有冷冻血，经20%ACD液的稀释，易造成贫血。均可用3份洗涤压积红细胞加2份血浆，即可纠正。

## 三、抗凝剂的选择

### （一）肝素

抗凝能力强，每100ml血只需加3~4mg肝素，大多数新生儿肝素可在6小时内分解，通常换血后须按血量所需肝素量减半给鱼精蛋白中和之，因另外半量肝素已随血换出被肝脏代谢，肝素作用时间短，24小时内作用消失，故无鱼精蛋白也可不用，另外肝素血血糖含量很低，换血时可发生低血糖，每换100ml

血可通过脐静脉给 50% 葡萄糖 5~10ml。

**（二）枸橼酸右旋葡萄糖保养液**

使用也方便。但保养液占血量的 1/5，血液被稀释后贫血不易纠正。有人认为枸橼酸与钙结合，造成低钙血症，但不超过 10 分钟后又恢复正常。故传统方法每换血 100ml 注射 10% 葡萄糖酸钙 1ml 既无必要，又无作用。有些学者提出除非有心电图提示有低钙血症，即可不额外补钙。高浓度葡萄糖的 ACD 血有刺激胰岛素分泌的作用，使血糖降低，应注意。

## 四、换血前准备

**（一）**如患儿伴有窒息、缺氧、酸中毒、心衰、休克、低血糖、低蛋白血症等，须先纠正。

**（二）环境、人员**

手术室温度维持在 26℃ 左右；手术者，助手，观察记录者各一人，另外护士 1~2 人。手术者负责插管、换血、测静脉压、应急处理整个换血过程的操作与指导。助手协助手术者消毒皮肤、准备器械、插管、固定导管、抽血注血、结扎脐带等操作。观察记录者，除记录手术中情况和出入血量外，并观察患儿状态。如有重要变化时，应向手术者报告并作急救措施。护士负责准备器械和供应敷料、药物、冲洗器械、照料血瓶、接受标本等工作。

**（三）药物准备**

500ml 生理盐水 3 瓶，肝素 1 支，10% 葡萄糖酸钙 2 支，1:5000 呋喃西林 100ml，10ml 生理盐水 5 支，硫酸鱼精蛋白 1 支，急救备用药品等。

**（四）器械准备**

大字形五通活塞 2 支，带滤器输血管、加温管圈、恒温水浴箱、成人输注泵、心肺监护仪各一个，20ml 换血注射器 4 副，试管 2 支，备换血塑料管 2 根，宜 20cm 长，长度宜短，插管进入脐轮最多 9cm，脐轮处量静脉压不到 11cm，管不宜太长，因每次抽血注血都丢掉一部分管腔内血，管太长，浪费太多。管外径要有 0.4cm，因脐静脉直径有 0.5cm，早产儿管径略小些，前端要修剪成钝圆以免太尖了容易穿孔，在靠管前端处要剪侧孔两三个，以免管端抵住血管壁而不出血。容器 3 只（盛放盐水、废血、肝素盐水）。长针头 4 只（套橡皮管），钢尺 1 把（测静脉压），探针 2 支，布巾钳 4 把，蚊式钳 8 把（直、弯各 4 把），持针器 1 把，眼科小解剖镊 1 把，眼科中解剖镊 2 把（有齿、无齿各 1 把）。眼睑拉钩 2 把，3 号刀柄 1 把，小组织剪刀 1 把，小尖头剪刀 1 把，"0" 号丝线 1 圈，细圆针 2 个，直血管钳 2 把用做

消毒皮肤），10ml，5ml，2ml 针筒若干副，滤血器 2 副，标本试管 4 支。

**（五）体位及其他**

新生儿换血时应放置在远红外线保暖床上，取卧位，暴露手术部位；手脚分别用夹板棉垫绷带固定，换血大部分采用脐静脉，如脐带老化或干燥，可用盐水浸泡 30~60 分钟软化，易将导管插入静脉。术前应安置心电监护。患儿术前应禁食，如已进食应插胃管，抽出胃内容物，以防呕吐后再吸入。换血前 1~2 小时静脉滴注 1.4% 碳酸氢钠、白蛋白（1g/kg）以置换更多的胆红素，但心力衰竭患儿禁用；烦躁者可给予镇静剂。

**（六）**换血开始前及换血过程中，注射器、活塞塑料管装配后，放入肝素生理盐水内（200ml 盐水加肝素 6~8mg）抽注润滑。五通开关的各个通道与换血注射器、塑料管和出入血橡皮管接妥，放好废血盆。

**（七）记录和观察**

要专人记录报告出入量及观察记录血压、脉搏、呼吸、血氧饱和度及各项临床参数。

**（八）换血前后做血培养**

## 五、换血方法与途径

大致可分为传统的单管交替抽注法和以后发展起来的双管同步抽注法两类七种（见表 35-1）。

表 35-1 换血方法与途径

| 种类 | 换血途径 | 特点 |
| --- | --- | --- |
| 单管交替抽注法 | 脐静脉 | 较慢，不同步 |
| | 脐动脉 | 较慢，不同步 |
| | 中心静脉 | 最慢，不同步 |
| 双管同步抽注法 | 脐动脉和脐静脉 | 最快，同步 |
| | 桡动脉和脐静脉 | 较快，同步 |
| | 桡动脉和周围静脉 | 较慢，同步 |
| | 脐静脉和周围静脉 | 较慢，同步 |

各种换血方法均有利弊，以下是各种换血方法的比较：

**（一）单管交替抽注法**

大部分沿用脐静脉，因它是新生儿出生后数日内最方便的血管通路，易插管，只插入到血液能顺利抽出为度。脐动脉插管技术难度较大，采用者少。中心静脉大多采用经肘静脉穿刺，将针内导管前端推入锁

骨下静脉，但因导管过细抽血不畅，常因管腔阻塞而终止手术，故罕用。单管交替抽注法优点是操作比较容易。其共同的弊病有三。

1. 对血流动力学的不良影响及其恶果：因抽注不同步，血压波动可达 1.3 ~ 1.9kPa，足月新生儿右心房的容量为 7 ~ 10ml，无论从何途径一次抽出 20ml 血，都会减少回心血量和心输出量。整个换血过程频繁的血压和心输出量波动，势必影响对各脏器的灌注。Touloukian、Oski、Kleigman 等先后报道单管换血法可致胃肠道缺血、出血和坏死性小肠结肠炎；Aranda、Ata 等分别报道可诱发心动过缓、频发早搏甚至不可逆转的低血压；Lou、Weindling、Milligan、Bada 等观察了单管换血过程中的脑血流变化，发现抽血时脑灌注量减少，可影响脑的代谢，而注血时脑血流增加，颅内压升高，可使绒毛膜状毛细血管扩张和破裂，招致脑水肿和早产儿脑室内出血。

2. 缓慢费时 单管交替抽注法比双管同步抽注法或连续抽注耗时多 1 ~ 4 倍，而多开辟一条通路仅多消耗数分钟。如增加每次抽注的速度和血量，会加重对血流动力学的不良影响及其后果。

3. 在同一部位同一导管中的进出血液难免有少许相混，加之注射器前端的一段死腔使每次有约 1ml 推入的新鲜血又抽出弃去，有约 1ml 储留的废血重又推入，按 25 ~ 35 次累计，至换血完毕时少换血量可达患儿血容量的 1/10，故效果不及双管同步抽注法。

**（二）双管同步抽注法**

开辟两条血管通路，抽注同时进行，同步、等量、等时，故无单管交替抽注法的三大弊病，且效果优于前者。其中以脐动脉抽血与脐静脉注血血流最畅，因两管前端均处在中心血管中且导管管径较粗，故抽注方便快捷。如脐动脉插管困难可改用桡动脉，但穿刺针套管比较细、软、短（约 1.6cm），抽血不及脐动脉插管顺畅，如抽吸固定不牢，有松脱出血的危险；其血流来源于靠近颈动脉的锁骨下动脉，在抽血时对脑灌注的影响也有待研究。如脐静脉插管困难可改用周围静脉作输入通路，新生儿用的针头型号小，故速度较慢，倘若加用输液泵或手工强行加速，可出现局部渗漏或血肿。比较可见，双管法四种不同的抽注通路组合虽均属同步，但只有脐动脉与脐静脉这一对组合才堪称"快速"。如插至正规深度加以固定保留，可备重复换血之需，还可分别用于动态监测动脉压、动脉血气、监测中心静脉压、采血化验、输液和给药等。

## 六、换血量及速度

换血量通常为新生儿全身血量的两倍。新生儿血容量通常为 80ml/kg，因此换血量为 150 ~ 180ml/kg。但亦有人通过对比观察认为每次换 80ml/kg 效果与 160ml/kg 无异。换血过程中每次更换血量为 10 ~ 20ml，这个量是根据新生儿对换血的耐受力而决定的。每次交换量决不能超过总换血量的 10%，通常每次量开始用 10ml，如全过程进行顺利，新生儿体重大于 2kg 者，则以后每次可交换 20ml，换血时间为 1.5 ~ 2 小时。双倍血容量可换出约 85% ~ 90% 的致敏红细胞及降低循环中 60% 的胆红素和抗体。

## 七、换血的危险性及并发症

换血时要思想集中，操作轻巧，温度调节换入血的稀稠等细小枝节问题均需慎重思考。换血病例的死亡率与手术者操作熟练程度关系较大。换血期间可发生以下一些并发症：

1. 多发及主要的危险是心力衰竭，所以要注意抽注时用力不能大，注意抽注时要轻柔，注血时不要用力，要定时测量静脉压，如过高则要多抽少注。如同时要进行持续静脉补液者应减慢流速，否则会干扰静脉压。

2. 库血未经逐步复温而立即输入，可引起心血管功能障碍。一般将血瓶置于室温下复温，应保持在 27 ~ 37℃，如血瓶外加用温水不能超过 37℃，以免溶血。国外有螺旋管置水浴箱中使换入的血液加温至 30 ~ 37℃，据称效果满意。使用陈旧的血（3 天以上），血清钾含量高；高血钾可引起心室纤维颤动，心脏停搏。

3. 静脉插管时，出血不畅是最常遇到的问题，术者需要转动导管或前进后退，以便取得通畅位置。若用暴力，可引起脐静脉穿孔出血或进入腹腔和肝脏，故导管尖端要修剪圆润，以减少这种可能性，由导管尖端与心肌直接接触或由于迅速向心脏灌注血液可引起反复的心律不齐。

4. 换血过程中切忌有空气和凝血块注入，静脉导管不可开口放置在空气中，量静脉压时必须注意；患儿哭闹和深喘气可吸入空气，造成空气栓子。导管插入前应装满盐水，可指示导管内液体的流向。导管插入后先抽血，可避免脐静脉的小血块推入引起血栓。

5. 用肝素作为抗凝剂者，肝素用量不宜过大，以免引起出血和血小板减少。

6. 换血时严格执行无菌操作，防止引起败血症感染。

7. 坏死性小肠结肠炎及肠穿孔，是由于换血过程中注射血液时门静脉系统产生反压，引起肠道缺血和坏死，甚至肠壁穿孔的后果。

8. 脐动、静脉抽注血时影响静脉回流，降低心输出量及动脉血压，影响组织器官灌注，可并发术后颅内出血。

## 八、换血后处理

1. 换血后脐带包以无菌纱布，倒上消毒过的1:5000呋喃西林液，保持湿润，以备再用。如脐上切口要注意预防伤口感染。伤口未拆线时不宜淋浴。

2. 患儿送新生儿室重点护理，继续光疗和药物治疗，密切观察患儿黄疸程度及有无嗜睡、拒食、烦躁、抽搐、拥抱反射、呼吸、心跳等变化，并及时处理。术后应补液、纠正酸中毒，心电监护，注意肝肾功能监测，注意血糖监测，以防止各种并发症的发生。

3. 换血后禁食8小时，情况平稳后，可试喂糖水；如无呕吐等异常情况可进行正常喂养。黄疸减轻后可继续母乳喂养。

4. 每日测血红蛋白、血细胞比容、有核红细胞。

5. 术后3天内，常规用抗生素预防感染。

6. 换血后根据病情每8~12小时复查胆红素，如其值又达换血前水平，必要时再考虑换血。

7. 术后5~8周内贫血仍较显著，铁剂治疗无效，输血可延迟骨髓的再生能力，故一般贫血不必输血，如血红蛋白低于7g/dl，仍应少量输血，每次20ml，用浓缩红细胞更有利于纠正贫血。

（钱建华）

# 第三十六章

# 促子宫颈成熟方法

随着产科学的发展，崇尚自然分娩，计划引产的推广，对宫颈组织学、生物化学和内分泌调节等产科基础研究的进展，宫颈在分娩发动中的主要作用越来越受到产科学者的关注。顺利的自然分娩和引产是子宫收缩与宫颈扩张相互协调作用的结果，但宫颈扩张已不再被认为是被动的子宫体肌肉阵发性收缩牵引的结果，相反，现代研究认为宫颈在妊娠足月并不是静止不变的，而是在多种因素的协调作用下，经历着生物合成和降解同时进行的周期变化。从解剖上可发现宫颈逐渐变平、变短、变软，宫颈口从闭合状态变得可容纳一指。从微观结构来看，宫颈发生胶原纤维分解，数量减少，排列疏松，水分增加。这种改变到妊娠后期逐步明显，称之为宫颈成熟。

临床上宫颈成熟异常时会对母儿构成威胁。宫颈的过早成熟能引起早产，相反，足月妊娠宫颈不成熟则将引起妊娠过期或产程延长。此外，因各种原因需要提前终止妊娠时，宫颈成熟与否是决定能否顺利经阴道分娩的一个重要因素。因此，如何判断宫颈成熟、掌握促宫颈成熟的方法就成为产科亟待解决的课题。

## 第一节　子宫颈的生理特征

以往的观点认为子宫颈在分娩过程中处于被动的地位，即单由于子宫节律性的肌肉收缩，使宫颈扩大和回缩，近年来随着组织化学的发展，动物实验及临床的观察，发现子宫颈在整个妊娠中，尤其在妊娠晚期和分娩前后，均有其自身独特的变化，亦是一个重要的功能器官。

### 一、非孕宫颈的生理特点

子宫颈指的是从子宫峡部下界至子宫颈外口，

非孕妇女的宫颈一般长 3~4cm。其结构包括上皮、腺体、结缔组织、肌肉组织及血管、细胞，其中结缔组织最多，约占 85%~90%，肌肉组织仅占 10%~15%。因此，结缔组织是宫颈组织的主要部分。所谓宫颈功能的变化，主要是结缔组织的变化。

#### （一）上皮、腺体

宫颈管黏膜上皮是由单层高柱状上皮细胞组成，黏膜层有许多腺体，分泌黏液，呈碱性，形成子宫颈管的黏液栓，能使颈管与外界隔开，对防止逆行性感染起重要作用。

#### （二）结缔组织

宫颈结缔组织中含三种纤维，即胶原纤维、弹力纤维和网状纤维。胶原纤维为主要成分，约占 70%，由胶原蛋白组成，有强大的韧性。非孕状态宫颈硬度如软骨样，起着支持子宫内容的作用。胶原纤维的量和形态是由可溶性和不可溶性两种胶原的比例确定的，可溶性胶原是一种共价键少、欠稳定的胶原，其形成的胶原纤维疏松、易拉开，并容易被蛋白酶消化；而不可溶性的胶原形成的胶原纤维韧性强、张力大，弹力纤维量少，由弹性蛋白组成散在宫颈间质中，其特点是伸展性强，使分娩中扩张的宫口复原到正常形态。网状纤维由网状蛋白组成，含量多少与宫颈坚韧度相关。

#### （三）宫颈间质

宫颈间质中蛋白多糖是氨基葡萄糖聚多糖，它裹着胶原，影响胶原的排列和物理特性。氨基葡萄糖聚多糖有许多种，其中有硫酸软骨素、硫酸角质素、透明质酸等。占首要地位的是硫酸软骨素，其与宫颈组织韧度有关，含量降低，组织软化，硫酸角质素影响胶原纤维的粗细，其含量增多，可使纤维直径减小，有利于胶原降解。在非孕及妊娠后期多糖成分的含量是变化的。

## 二、妊娠期宫颈的变化

### （一）胶原纤维量以及形态的变化

在组织学上，妊娠早期，宫颈胶原纤维束的排列与非孕时相似，排列紧密纵横交错。妊娠中期，胶原纤维束开始松散，粗细不均。妊娠中期后，胶原纤维含量逐渐下降，纤维断裂，排列松散，疏松成网状，宫颈结缔组织含量亦明显下降。妊娠晚期近足月时胶原纤维降至非孕时的 1/3，同时可溶性胶原从非孕时的 52.1% 增加到 93.8%，不可溶性胶原仅剩少量，减少的胶原部分由水、血清蛋白、血液成分、脂肪等充填。

### （二）宫颈中蛋白多糖的改变

通过测定非孕及妊娠宫颈间质中氨基葡萄糖聚多糖的分布发现，硫酸软骨素的含量在妊娠时从非孕时的 55% 下降到 31%，宫颈组织软化；硫酸角质素临产时由非孕时的 17% 增加到 33%，胶原容易被降解。

### （三）上皮、血管、细胞量的变化

妊娠期宫颈腺上皮，腺体明显肥大，宫颈内膜明显肥厚呈蜂窝状，血管增多分泌大量黏液。妊娠晚期特别是临产前，宫颈局部有较多巨噬细胞、多形核白细胞、嗜酸性粒细胞浸润，释放多种细胞因子，其中白介素 1β 能刺激宫颈成纤维细胞、平滑肌细胞金属蛋白酶基因表达，使胶原酶、弹性蛋白酶释放增加，从而胶原降解、含量降低。

总之，所谓宫颈软化是由于组织水分增加、充血，胶原酶活性增加、羟脯氨酸量下降致胶原纤维疏松且彼此分离的一系列组织化学变化的综合表现，是分娩期宫口开大、宫颈管消失的基础。

## 三、宫颈"软化""成熟"与激素的关系

### （一）妊娠早期

早孕时在卵巢及胎盘激素的作用下，子宫肌细胞增生，宫体增大，肌壁增厚；子宫峡部变长，变软（即 Hegar 征）；而宫颈部除充血水肿外，无明显改变。

### （二）妊娠中期

中孕时胎盘激素增加，子宫肌细胞肥大变长，胎囊充满宫腔，并产生一定张力，造成对峡部的压迫，促使峡部上端缓慢扩张，同时子宫不规则的无痛性收缩（braxton hick 收缩）增加了宫腔压力，还能牵拉峡部上端使之漏斗形扩张，并成为宫腔的一部分，即形成子宫下段，此时，峡部下段仍保持很大张力，以维持妊娠的继续进行。

### （三）妊娠晚期

晚孕时胎儿发育较快，宫腔增大迅速，子宫肌细胞主要变化是伸长和对雌激素敏感性增加，宫缩活动增多，使宫腔内压力不断变化，促使子宫下段逐渐延长和峡部逐渐缩短，由于子宫下段的逐渐延长，附着其上的蜕膜和羊膜相对受牵拉而合成及释放前列腺素，前列腺素除增加子宫收缩活动外，还能促使峡部及宫颈胶原裂解，有助于子宫下段的形成和成熟。

上述的过程是缓慢的，一般是与胎儿的发育及成熟过程相同步，等子宫峡部完全变为子宫下段，即子宫下段成熟时，宫腔的闭锁功能消失，子宫下段及宫颈的组织不能承受宫腔内压力而被动扩张，与附着其中的蜕膜相对错位，毛细血管破裂，即见红，羊膜受压加大，导致羊膜及蜕膜内前列腺素的加速合成和释放，同时反射性刺激丘脑下部 - 脑垂体系统释放催产素。在子宫下段形成及成熟的同时，子宫体肌细胞间的缝隙连接增多，催产素受体增多，于是宫体肌层在催产素和前列腺素的刺激下，协调同步收缩，分娩发动。

## 四、宫颈成熟的判断

### （一）Bishop 评分

最常用来估计宫颈成熟度的方法是 Bishop 评分（表 36-1），即根据宫颈位置、宫颈质地、宫颈管消退程度、宫颈口扩张情况及先露高低作为评分依据，总分 13 分。Bishop 评分 ≥9 分时，引产成功率达 100%；≥7 分时，成功率 ≥70%；≤4 分提示宫颈不成熟，失败率达 70%，有人视为是引产的禁忌。

表 36-1　Bishop 宫颈评分

| 各项参数 | 评分 | | | |
|---|---|---|---|---|
| | 0 | 1 | 2 | 3 |
| 宫颈扩张（cm） | 0 | 1~2 | 3~4 | ≥5 |
| 宫颈管消失（%） | 0~30 | 40~50 | 60~70 | ≥80 |
| 先露高低 | -3 | -2 | -1~0 | ≥1 |
| 宫颈质地 | 硬 | 中等 | 软 | |
| 宫颈位置 | 后 | 中 | 前 | |

### （二）Beazley 改良法

20 余年来许多学者根据各自的实践，提出各种改良评分法，以 Beazley 改良法为多，见表 36-2。

表 36-2　Beazley 评分法

| 各项参数 | 评分 | | | |
|---|---|---|---|---|
| | 0 | 1 | 2 | 3 |
| 宫颈硬度 | 硬 | 中 | 软 | |
| 宫颈方向 | 后 | 中 | 前 | |
| 颈管消失（%） | <50 | <70 | <90 | 100 |
| 宫颈扩张（cm） | 0 | 1 | 2 | 3 |
| 先露高低 | ≥-3 | -1 | 0 | ≥+1 |

注：在上述 5 项参数中，有人认为关系最大的是宫颈扩张程度，最小的是宫颈位置，有的则认为颈管消失程度和先露高低最重要，上海新华医院则提出宫颈扩张评分≥1 和颈管消失评分≥2 是引产成功的关键

**（三）其他**

宫颈评分的不足之处是仅凭检查者的主观感觉，缺乏可供比较的客观指标，尤其是颈管消失用百分比衡量，掌握度不一致，因此有人提出用颈管长度代替，即宫颈管长≥3cm，评分 0 分（未成熟）；2~3cm，评分 1 分；1~2cm，评分 2 分；<1cm，评分 3 分，该评分标准特别适用于经验不足者。

为了寻求客观指标，Anthony 报道在全麻下用特别仪器测定扩张宫颈 3mm 至 8mm 所需的力量，称为宫颈抵抗系数（CRI）。Conrad 等在试管中还测定各种药物对宫颈的伸展系数，以评定各种促宫颈成熟药的疗效。Newman 用气囊置宫颈管测定压力与气囊容积的关系。Kanayama 等测定不同孕龄宫颈黏液中粒细胞的弹力蛋白酶活性，认为与宫颈 Bishop 评分呈正相关，因而可作为评价宫颈成熟的有价值指标。还有人提出测定宫颈分泌物中磷酸化的胰岛素样生长因子结合蛋白 -1，即 IGFBP-1 能推测宫颈是否成熟，羊水中含有大量 IGFBP-1，蜕膜细胞和人体肝脏分泌大量磷酸化 IGFBP-1，临近分泌时宫颈成熟，胎膜开始从蜕膜壁上分离，少量磷酸化结构开始漏到宫颈分泌物中，以此做宫颈成熟的判断，做分泌预测，目前市场已有试剂盒供应。即用呢绒拭子采取宫颈分泌物，并用标本萃取溶液处理，通过 1 根试纸条就能检查出是否存在磷酸化 IGFBP-1。此外，还有宫颈纤维连接蛋白试验用于判断宫颈成熟与否，也认为较有前途，前市场已有试剂盒供应。

**五、宫颈成熟的功能**

目前，临产上常用的促宫颈成熟的方法有机械性刺激（如水囊、扩张棒等），雌激素与催产素联合应用，人工破膜，人工剥膜等，其作用机制是通过刺激

内源性前列腺素增加，激活胶原酶及弹性硬蛋白酶，使胶原纤维分解，结构松解，宫颈伸展性增强而发挥作用，而给予外源性前列腺素则效果直接，疗效更好。

**（一）前列腺素理论**

妊娠过程中宫颈黏液中前列腺素 E（PGE）和前列腺素 $F_2\alpha$（$PGF_2\alpha$）的浓度决定宫颈的成熟过程。宫颈管内的 $PGF_2\alpha$ 可能使未成熟的宫颈变软，也有人认为是内源性 PG 释放的结果，而另有作者发现 PG 浓度在整个孕期变化不大，因而认为局部内源性 PG 的大量释放并不是宫颈成熟的关键机制，而提出若干不同机制共同作用的结果。可能包含着 PG 合成与释放的轻微变化，也包括起源于中性粒细胞的胶原酶的作用及与此密切相关的一些宫颈组织的变化。

**（二）机械性理论**

任何空腔脏器当其容量超过一定限度时，都有加强收缩以排除内容物的倾向，子宫也不例外，双胎妊娠，羊水过多等常导致早产就支持这一论点。子宫的容积及张力的增加，宫内压的变化，尤其是子宫下段及宫颈扩张的机械作用，通过促使前列腺素和催产素的释放而引起子宫收缩分娩发动。

**六、宫颈成熟的意义**

妊娠晚期，若存有严重的妊娠合并症及并发症需要采取措施终止妊娠时，常希望引产成功且迅速。而宫颈的成熟度与分娩的发动、引产的成败及产程长短密切相关。在宫颈未成熟的状态下，不仅诱发宫缩困难，也易使分娩过程毫无意义地延长而造成人为难产，使剖宫产率增加，因此宫颈成熟是分娩启动的前提。引产必须从宫颈成熟开始，使宫颈管短时间内缩短及软化，创造良好的宫颈条件，一旦引产，触发产兆而很快进入正规产程，提高引产成功率，减少因宫颈不成熟造成的过期妊娠，宫颈性难产。

# 第二节　局部用药或器械方法

## 一、透明质酸酶（HD）

基于子宫颈组织学特点是以结缔组织为主，而妊娠期宫颈软化，分娩前宫颈成熟主要是由于胶原纤维显著疏松及分离所致。故有的学者把应用透明质酸酶作为促宫颈成熟的药物。

**（一）透明质酸酶的作用机制**

1. 能降解胶原纤维的氨基葡萄糖黏多糖。

2. 在 HD 作用下，结缔组织微血管不同程度的破坏，引起白细胞外漏所产生的胶原酶，弹性硬蛋白酶直接降解胶原纤维。

3. 在 HD 作用下，成纤维细胞增多合成内源性 PG 降解胶原及松弛宫颈平滑肌使子宫颈变软、消失、扩张。

### （二）用法

有作者提出将 HD 1500U，阿托品 0.5mg，地塞米松 5mg，0.9% NaCl 2ml 混合分别在宫颈 3、6、9、12 点处注射上述混合液各 1ml 作宫颈局部封闭，给予催产素 2.5U+5% GS 500ml 静脉滴注。

### （三）临床意义

有作者提出应用上法后，与单纯催产素引产作比较，结果用 HD 混合液局部封闭后，宫颈成熟度发生明显改变，引产成功率高，宫颈裂伤也明显低于对照组，所以是一种有效安全的局部促宫颈成熟剂。

## 二、昆布

### （一）机制

1. 宫颈管内放置昆布条后，宫颈黏液中 IL-1β、IL-8 和弹性蛋白酶活性明显升高，与放置前比较，IL-1β 浓度增加 5.75 倍，IL-8 浓度增加 3.8 倍，弹性蛋白酶浓度增加 4.4 倍，胶原酶轻度增高。用家兔实验，用昆布后宫颈变软扩张，两侧宫颈组织中胶原蛋白含量比未使用者明显下降。

2. 有动物实验证实宫颈黏液中 $PGE_2$ 浓度增加 10 倍，$PGF_2\alpha$ 浓度增加 5 倍。

### （二）意义

妊娠早中期宫颈坚固而紧闭。人工流产时强行扩张宫颈可致宫颈损伤、撕裂或子宫穿孔，扩张不充分可使宫腔难以排空而致长期流血和宫腔感染，以后再妊娠时可因宫颈功能不全而发生早产。昆布条放入宫颈管后吸收液体逐渐膨胀、柔和并缓慢地扩张颈管，促宫颈成熟，通过机械性扩张宫颈后，可以刺激胎膜产生并分泌 IL-1，后者能刺激人宫颈成纤维细胞中胶原酶的合成，对宫颈成熟有重要作用。IL-8 为最新发现的强有力中性粒细胞趋化因子，人类妊娠宫颈产生大量 IL-8，IL-1β 可刺激 IL-8 的产生和分泌，有报道大剂量 IL-8（100ng）在妊娠和非妊娠家兔中可通过增加宫颈中白细胞浸润而促宫颈成熟。弹性蛋白酶活性与宫颈成熟程度有关，而 IL-1 可刺激宫颈成纤维细胞产生和分泌弹性蛋白酶，已知前列腺素主要为 $PGE_2$ 与 $PGF_2\alpha$ 刺激人类宫颈成熟。使用昆布条后，宫颈黏液中 $PGE_2$ 和 $PGF_2\alpha$ 浓度明显增加。

## 三、机械性局部装置

机械性扩张装置种类很多，包括气囊、低位水囊、Foleys 管、海藻棒等，需要在阴道无感染及胎膜完整时才可使用。主要是通过局部压迫和扩张宫颈使其缩短、变软，并可促进宫颈局部内源性前列腺素合成与释放而促进宫颈成熟。其缺点是有潜在感染、胎膜早破、宫颈损伤、需人工放置等可能性。

## 四、仿生扩宫仪的应用

### （一）作用原理

仿生扩宫仪是一种物理扩张宫颈的方法。原理是利用电流作用于子宫相应的穴位，通过皮肤、肌肉的感受器，借助神经传导等使子宫平滑肌松弛，子宫颈扩张，同时迷走神经兴奋性降低，受术者对痛觉传导的反应性减弱，从而减轻了对子宫颈的刺激，使人工流产综合征的发生率明显减少，也减轻了受术者的疼痛，盆骶部下垂症状。

### （二）方法

将仿生扩宫仪的两耳夹分别夹在受术者的左右耳的耳上三角窝处（即神门穴处），接通电源后，调节输出电流到患者耳部有刺痛或麻木感，等待 3～8 分钟，然后作常规负压吸宫术。

### （三）临床意义

据报道，其优点是减轻了患者的痛苦感。患者始终保持清醒状态，术前无需较长的时间准备，关键是用仿生扩宫仪后扩张宫颈顺利，使用该仪器后有 54% 病人直接插入 6.5 号 Hegar 宫颈器无阻力，并不增加出血量及感染机会，比较适合基层单位使用。

# 第三节　乳头、乳房刺激法

该方法原理为刺激乳头、乳房，通过神经脉冲兴奋下丘脑室旁核和视上核合成并释放催产素，诱发宫缩。电动吸吮泵、徒手刺激均可，最为简便的方法是用热毛巾按摩乳头，每天 3 次，每次 1 小时，根据宫缩强度、频率调整按摩的频率。其优点为简便、经济、无创，但刺激手法、强度难于掌握，可引起宫缩过频及不协调，诱发胎儿窘迫，故仅适用于低危孕妇，且最好能在胎心监护下进行，一般临床上不予推荐。

## 第四节 药 物

### 一、雌激素

#### （一）作用机制

理论上讲雌激素是分娩发动的因素，它可以诱导肌细胞间隙连接形成，雌激素调节葡胺多糖合成，使宫颈胶原酶活性增加，促使胶原分解，对宫颈具有增加血供，促进宫颈内膜分泌增加的作用，增加子宫肌层的兴奋性，增加催产素受体，促进前列腺素合成，提高对催产素的敏感性，促进宫颈成熟。妊娠期雌激素主要由胎儿、胎盘单位产生，胎盘和胎膜可以合成和代谢雌激素。有学说认为雌、孕激素比值上升至一定程度，超过了孕激素的抑制作用，就可使分娩发动，但尚存有争议。大多数学者发现分娩前血液中雌激素未见急剧增加，因而也不能说明雌激素是宫颈成熟和分娩发动的主要动因。但临床上常将雌激素作为软化宫颈，促成熟的老方法，其药源丰富，方法简便，效果较好，临床应用普遍。

#### （二）使用方法

使用方法：①用戊酸雌二醇150mg或雌二醇250mg制成凝胶置阴道；②雌三醇15mg凝胶注入羊膜腔外；③苯甲酸雌二醇6mg/日肌注，连用3天，可提高宫颈评分2～4分。

#### （三）不良反应

1. 少数病例会发生产后的乳汁减少，这可能是雌激素抑制泌乳反应，虽属个体差异，为本法的主要缺点之一。

2. 另有大量资料显示，人工合成的己烯雌酚（乙底酚，简称DES）在孕期长期使用时，与女婴青春期发生的阴道腺病或透明细胞癌有密切关系，对男婴也有不育、生殖道畸形增加的报道。因此，人工合成的雌激素不能用于妊娠妇女，也不能用于软化宫颈或引产。

### 二、催产素

#### （一）来源

催产素是一种多肽激素，由9个氨基酸组成，为一种神经垂体激素，下丘脑视上核、室旁核均可产生催产素，并在核蛋白体先形成激素的前身物质（激素原），与同时合成的神经垂体激素运载蛋白形成复合物，包装于囊泡内，呈小颗粒状，沿下丘脑－垂体束运至神经垂体。当视上核与室旁核细胞受到刺激时，催产素与其运载蛋白分离而进入附近毛细血管，经血循环到达靶器官。乳房的刺激和宫颈阴道的牵拉扩张，能够通过传入神经纤维，将冲动转至下丘脑，反射性地引起催产素释放。

#### （二）作用机制

自特异而敏感的放免测定以来，人们对妊娠期母体血浆中的催产素的水平变化有一定的认识。在妊娠期，催产素存在于母体血中，随着妊娠月份的增加，催产素量的增加，催产素的释放呈脉冲式。

妊娠期，胎盘含有催产素酶，催产素酶是一种分子量约为300 000的糖蛋白，因其能使催产素在胱氨酸分子上发生裂解，而灭活催产素。在控制垂体后叶分泌催产素及维持妊娠中有一定作用。中期妊娠时，催产素和催产素酶保持着平衡关系，但在临产前，催产素逐渐处于优势，这将有利于分娩的开始。催产素生理作用的靶器官是子宫和乳腺的平滑肌，具有高度的特异性。催产素作用于子宫，能够与子宫平滑肌细胞受体结合，直接兴奋子宫平滑肌，加强其体部收缩。另一方面催产素可作用于子宫蜕膜中受体，刺激前列腺素合成，从而使分娩发动。所以临产前应用小剂量催产素静脉滴注在兴奋子宫平滑肌的同时，有促进宫颈成熟的作用。但缺点是所需时间较久，孕妇有时因连续滴注不适而不愿接受。

#### （三）方法

对于宫颈评分≤4分，用催产素2.5U加入5%GS 500ml，10～15滴/分，8小时滴完，连续用2～3日。有观点认为若滴注过程加用度冷丁或配合人工破膜则效果更好，宫颈评分平均增加2.5分。

表36-3中推荐的两种催产素应用方案具有相似的引产成功率。推荐催产素的剂量应能引起间隔2～3分钟、持续60～90秒、有50～60mmHg宫内压的子宫收缩，催产素的最大剂量应不超过40mU/min。但有研究证实，宫颈Bishop评分低于6分，催产素引产的成功率低，剖宫产率高。因此目前催产素更多地作为促宫颈成熟后加强宫缩的辅助用药。

表36-3 催产素引产方案

| | 开始剂量<br>（mU/min） | 剂量增加量<br>（mU/min） | 剂量增加间隔<br>（min） |
|---|---|---|---|
| 低剂量 | 0.5～1 | 1 | 30～40 |
| | 1～2 | 2 | 15 |
| 高剂量 | ～6 | ～6 | 15 |
| | 6 | 6[*], 3, 1 | 20～40 |

注：[*]如出现子宫过激则减至3mU/min，仍出现子宫过激则减至1mU/min

## 三、前列腺素

前列腺素（prostaglandin，PG）是20个碳不饱和脂肪酸，由于五烷环结构不同而分为9型，分别排列为A、B、C、D、E、F、G、H、I。早期从羊精囊提取，现可用生物合成或全合成法制得。PG类药物应用范围很广，对心血管、消化、呼吸以及生殖系统均有较好的生物和药理作用，与妇产科有关的PG类药物主要是PGE和$PGF_2\alpha$两类。

PG促宫颈成熟的主要机制：一是通过改变宫颈细胞外基质成分，软化宫颈，如激活胶原酶，使胶原纤维溶解和基质增加；二是影响宫颈和子宫平滑肌，使宫颈平滑肌松弛，宫颈扩张，宫体平滑肌收缩，牵拉宫颈；三是促进子宫平滑肌细胞间缝隙连接的形成，有利于子宫协调收缩，且使子宫对催产素的敏感性增加。

前列腺素促宫颈成熟有不同的剂量及不同途径，制成片剂、栓剂、针剂、凝胶等不同剂型，并试用不同的给药途径如放置在阴道后穹隆、宫颈管内、羊膜外塞药、口服、肌注、静滴等。

**（一）米索前列醇**

米索前列醇是一种人工合成的前列腺素$E_1$（$PGE_1$）类似物，有100μg和200μg两种片剂，主要用于防治消化道溃疡，20世纪90年代以来大量临床研究证实其可用于妊娠晚期促宫颈成熟，且具有价格低、性质稳定易于保存、作用时间长等优点，尤其适合基层医疗机构应用。

1. 临床应用

（1）早孕

1）与米非司酮配合用于药物流产，能明显提高停经42天内完全流产率，可高达97%。

2）吸宫术前扩张宫颈。对于孕周较大不适用于药流的孕妇，在吸宫前使用米索前列醇，能取得扩张宫颈，减少手术时间，减轻病人痛苦的效果。

（2）中孕：报道甚多，有单独应用，也有与米非司酮合用，其引产成功率高达80%。

（3）在促宫颈成熟及诱导分娩中的应用及注意事项

1）用于妊娠晚期需要引产而宫颈不成熟的孕妇。

2）每次阴道放药剂量为25μg，放药时不要将药物压成碎片。如6小时后仍无宫缩，在重复使用米索前列醇前应做阴道检查，重新评价宫颈成熟度，了解原放置的药物是否溶化、吸收，如未溶化和吸收者则不宜再放。每日总量不超过50μg，以免药物吸收过多。

3）如需加用缩宫素，应该在最后一次放置米索前列醇后4小时以上，并阴道检查证实药物已经吸收。

4）使用米索前列醇者应在产房观察，监测宫缩和胎心率，一旦出现宫缩过强或过频，应立即进行阴道检查，并取出残留药物。

5）有剖宫产史者或子宫手术史者禁用。

2. 不良反应　米索前列醇在能有效的促宫颈成熟及加强子宫收缩的同时，也存在不容忽视的不良反应：

（1）宫缩过强（指宫缩每10分钟≥6次，连续两个10分钟）、痉挛性子宫收缩（平均宫缩持续时间≥2分钟）、子宫过度刺激综合征（在异常宫缩的基础上发生胎心异常）的发生率升高。

（2）羊水严重污染，这与宫缩过强致胎儿缺氧，以及其对胎儿胃肠功能的直接作用，使胎儿肛门括约肌松弛，胎便排出有关。说明米索前列醇有引起胎儿窘迫、新生儿窒息的危险。

（3）全身不良反应：同一般前列腺素制剂一样，主要有胃肠道不良反应，表现为恶心、呕吐、腹泻，也有少数病例发生寒战，主要是过敏所致。

**（二）前列腺素$E_2$（$PGE_2$）**

全球相关文献的Meta分析表明，$PGE_2$能明显增加宫颈评分，减少引产失败率，增加24小时内分娩数。目前有三种促宫颈成熟的$PGE_2$凝胶得到FDA批准。

1. $PGE_2$宫颈凝胶　常规剂量每支0.5mg，也有专门做成注射器样，凝胶置于注射器中，需要时直接推注，凝胶即直接注入宫颈管内。注入前先消毒宫颈及阴道，特别需注意严密消毒宫颈管。注入后让孕妇抬高臀部平躺30分钟，以免药液外流影响疗效。其不良反应是消毒不严，易诱发逆行感染及胎膜早破，操作麻烦，需低温保存。

2. $PGE_2$阴道凝胶　剂量增加，每支2.5mg，注于阴道后穹隆。优点是消毒方便，减少胎膜早破及感染的发生率，但也需低温保存。

上述两种凝胶使用后6小时内若没有宫缩，可重复使用；若宫颈已成熟需催产素引产，亦应间隔6小时再给催产素。

3. $PGE_2$阴道控释栓　可控释地诺前列酮栓（商品名：普贝生），是一种可控制释放的$PGE_2$栓剂，含有10mg地诺前列酮，以0.3mg/h的速度缓慢释放，需低温保存。

（1）优点：可以控制药物释放，在出现宫缩过频或过强时能方便取出。

（2）应用方法：外阴消毒后将普贝生置于阴道后穹隆深处，将其旋转90°，使栓剂横置于阴道后穹隆，保持原位，在阴道外保留2~3cm终止带以便于取出。在药物置入后，嘱孕妇平卧30分钟以利栓剂吸水膨胀，使药物牢固紧贴于阴道后穹隆，2小时后复查，仍在原位后可活动。

（3）出现以下情况时应及时取出：①临产；②放置12小时后；③出现过强和过频的宫缩、过敏反应或胎心率异常时。如取出后宫缩过强、过频仍不缓解，可使用宫缩抑制剂。

比较这三种凝胶促宫颈成熟效果的研究表明，阴道途径给药优于宫颈给药，PGE$_2$控释栓又优于普通单次给药。使用PGE$_2$凝胶时应注意，最好连续胎心监护至少2小时，因大约有4.8%的孕妇可能发生高张型宫缩或宫缩过频，造成胎心异常。如出现高张型宫缩，可擦洗阴道去除PGE$_2$，并给予氨茶碱或β$_2$肾上腺素能受体兴奋剂等，迅速缓解宫缩。

此外，还有PGE$_2$制成的口服胶囊，内含0.5mg PGE$_2$，有效剂量为1mg/h，共服6~9个胶囊，出现宫缩时停药。口服PGE$_2$药性稳定，剂量可以控制，制备及储存方便，给药简单。但口服时胃肠道反应严重，孕妇常难以接受。

### （三）PGF$_2$α

PGF$_2$α能增加葡萄糖胺聚糖类中的透明质酸成分，后者有助于松解宫颈胶原网状结构，PGF$_2$α还能增加葡萄糖胺聚糖活性，使宫颈胶原纤维裂解，使组织间隙扩大，从而使宫颈管在开大过程中，增强组织伸展性，软化宫颈。

1991年我国生产的卡前列甲酯栓（简称卡孕栓），系PGF$_2$α衍生物，为15-甲基PGF$_2$α甲酯，每片含卡前列甲酯1mg，首次应用1/3~1/2mg，放置于阴道后穹隆，若2小时无宫缩，第二次再放入相同剂量，一般即能明显提高宫颈成熟度，部分宫颈成熟度评分高者可诱发分娩。

日本小野药厂生产的16，16甲基-反式Δ2PG-甲酯（又名ONO-802）1mg，每3小时1次，5次为一个疗程。

应用前列腺素制剂促宫颈成熟的注意事项：①孕妇患有心脏病、急性肝肾疾病、严重贫血、青光眼、哮喘、癫痫者禁用；②有剖宫产史和其他子宫手术史者禁用；③胎膜早破者禁用；④主要的不良反应是宫缩过频、过强，要专人观察和记录，发现宫缩过强或过频及胎心率异常者及时取出阴道内药物，必要时使用宫缩抑制剂；⑤已临产者及时取出促宫颈成熟药物。

## 四、其他药物

### （一）米非司酮

米非司酮是一种合成的抗孕激素和抗皮质激素类药物，为19-去甲睾酮衍生物，口服后由胃肠道吸收迅速，半衰期长，约25~30小时。该药单用或与前列腺素类药物合用对于终止早期妊娠效果肯定。在中期妊娠引产中也获得广泛应用。而对于晚期妊娠引产的研究，则只在近十年，目前还处于临床探索阶段。

1. 机制　主要作用于子宫内膜受体，与内源性孕酮竞争抢占受体，使体内孕酮水平下降，蜕膜出血剥脱，内源性前列腺素释放使宫颈软化、扩张，类似于自然分娩生理过程的宫颈形态变化。通过电镜观察，用药48小时后宫颈胶原纤维降解发展为胶原溶解，在宫颈组织中还可以见到明显的中性粒细胞、巨噬细胞浸润，类似急性炎症现象，促使宫颈软化和成熟、扩张。同时也增高了子宫肌层的活动性，增强了子宫肌层对前列腺素、催产素和麦角新碱的敏感性。

2. 用法

（1）治疗第1天，空腹米非司酮200mg（相当于25mg米非司酮共8片），第四天口服米索前列醇。

（2）米非司酮25mg 2次/日×3天。

（3）中孕时，米非司酮50mg/日×3天，最后一次给药同时羊膜腔内注射利凡诺尔100mg，与单纯羊膜腔注射利凡诺尔比较，其产程明显缩短，孕妇不易发生疲劳，胎盘残留率、子宫大出血、宫颈撕裂等情况明显减少。

关于米非司酮制剂量，一般现在认为大剂量（600mg）一次口服与低剂量多次口服［25mg×（5~6次）］抗早孕效果、不良反应无明显差异，故认为小剂量多次给药有利于米非司酮在靶分子水平充分持久地竞争孕酮受体而发挥作用，也可以减少因大剂量服用带来的不良反应。

### （二）蒂洛安（硫酸普拉酮）

1. 原理　硫酸普拉酮是促宫颈成熟、软化宫颈、缩短分娩发动时间，提高引产成功率的一种半合成的产科新药，其主要成分是硫酸脱氢表雄酮（DHAS）。外源性DHAS注射孕妇体内，转化为雌激素，使雌激素/孕激素比值升高有利于PGE$_2$合成释放，增加PGE$_2$受体，使宫颈PGE$_2$敏感性增加而达到促宫颈成熟作用。此外，DHAS还能直接增加宫颈胶原酶及碱性水解酶活性，促胶原纤维分解细化并使蛋白排列成适合组织伸展的状态，使宫颈软化、缩短、易扩张。

2. 用法　硫酸普拉酮100~200mg+5％GS 20ml静推，每日1次，连续用药3天，注射时间慢，不少于1分钟，若3天无效可重复，第4天开始用催产素引产。

3. 不良反应　在临床应用观察中显示，使用该药对全身和胃肠道相当安全，对母婴无任何不良反应。在遗传学实验中，证明用药对后代的生长发育、生殖能力等均无影响，无致畸、致突变作用，但心功能不全，肝、肾功能严重障碍者慎用。

（三）松弛素

松弛素由黄体、蜕膜、绒毛膜产生，有A、B两条氨基酸链，通过刺激胶原酶的活性使胶原降解，对子宫平滑肌无明显兴奋作用。纯化的猪松弛素及人基因重组的松弛素阴道或宫颈局部应用结果表明，其能促进宫颈成熟，对母儿未发现其他不良反应。目前松弛素尚未商品化供应。

（四）一氧化氮（NO）

动物实验表明，NO阴道后穹隆局部应用能促进宫颈成熟，其机制是NO可引起局部急性炎症反应，放大细胞因子效应，促进前列腺素及基质金属蛋白酶合成，使胶原降解，但其用于足月妊娠的安全性有待研究，目前还不能用于临床。

（贺　晶）

# 第三十七章

# 介 入 治 疗

介入医疗学是20世纪70年代开始发展的一门医学影像学和临床治疗学相结合的新兴边缘学科。有学者称其是与内科、外科并列的第三大诊疗技术，由于近十几年的迅速发展，对许多以往临床上认为是不治或难治之症，介入医疗均为其开辟了新的有效治疗途径。同样介入医疗在妇产科也有广阔的临床应用价值，可用于良性和恶性肿瘤、产科、炎症等多种疾病的诊断和治疗，具有创伤小、恢复快、并发症少等优点。

妇产科的介入医疗包括超声技术、妇科内镜技术、影像学技术和血管技术的发展。

## 一、超声介入

使用快速实时超声波扫描仪，在探头的侧方或一端安装导向的穿刺支架，穿刺针的轨迹能显示在荧光屏的标志线上。穿刺针选择 21～23G（0.6～0.8mm），15～20mm 的穿刺针。

### （一）产科宫内介入治疗

超声介入下羊膜腔穿刺、脐静脉穿刺、胎儿体腔穿刺，有其实用性、安全性和有效性。

1. 方法

（1）孕妇取平卧位或斜坡位，穿刺前一般进行胎心率电子监护。初步了解胎儿宫内状态，超声检查胎儿胎盘位置和脐带走向，确定穿刺点。

（2）局部皮肤消毒，常在局麻下进行。

2. 适应证

（1）羊膜腔内给药：如羊膜腔内注入地塞米松促胎肺成熟。氨基酸、微量营养素羊膜腔内给药，治疗胎儿宫内发育迟缓。羊膜腔内注入强心剂改善心源性胎儿水肿。抗心律失常药治疗胎儿心律失常。宫内诊断为胎儿甲状腺功能低下时羊水中注入甲状腺素等。

（2）人工羊水羊膜腔注射：治疗羊水过少和胎膜早破，于羊膜腔内注射温的生理盐水，缓解脐带受压，改善胎儿窘迫，促进胎肺发育。

（3）羊水减压：羊水过多症，双胎间输血综合征（TTTS），羊水过多进行羊水减压，防止早产，改善胎儿胎盘循环。

（4）经脐静脉输血：治疗血型不合所致的胎儿渗出性贫血，输注白蛋白治疗胎儿低蛋白血症。

（5）胎儿皮下给药：以抑制胎动为目的的胎儿皮下注射肌松剂，泮库溴铵（潘可罗宁）。

（6）胎儿腹腔用药：胎儿腹水时腹腔输血及蛋白制品。

（7）胎儿肿瘤内给药：对单一囊性，一侧胎儿颈部囊性淋巴瘤，囊内注入油性博莱霉素（bleomycin）。

（8）胎儿宫内治疗性穿刺引流术：胎儿脑积水、胸腔积液、肾积水，为缓解长期组织受压而导致的发育不良和功能障碍，进行穿刺减压，为进一步的体外治疗打下基础。

（9）异位妊娠彩色阴道超声介入治疗：选择早期输卵管妊娠，平均孕周5～6周，妊娠囊直径<3cm，使用前列腺素、氟尿嘧啶、甲氨蝶呤等注入。

（10）多胎减胎治疗：IVF-ET后或使用促排卵药后发生多胎妊娠，可在超声引导下穿刺胎儿心脏或心脏内注入高渗氯化钾液。

### （二）妇科介入治疗

1. 方法

（1）患者常取截石位，排空膀胱，外阴阴道常规消毒，于阴道后穹隆操作。

（2）也可腹部常规消毒后，于腹部操作。

实时超声监视和引导下，完成各种穿刺活检、抽吸、插管、注药治疗或对肿块的性质进行细胞学或组织学检查，以明确诊断。

2. 适应证

（1）卵巢非赘生性肿块的治疗：卵巢巧克力囊肿（内膜囊肿）、卵泡囊肿、单纯性囊肿及中肾管、副中肾管囊肿可在超声引导下穿刺治疗。也有注入无水酒精及硬化剂或复方甲地孕酮等，使囊肿内壁分泌细胞变性、坏死、阻碍液体分泌，促进纤维化粘连。导致囊腔闭塞，降低复发。

（2）滋养细胞疾病：卵巢黄素囊肿的穿刺抽吸，子宫壁病灶注入甲氨蝶呤等。

（3）盆腔炎性包块治疗：输卵管卵巢囊肿、脓肿，行超声引导下囊肿抽吸及注药治疗。

（4）盆腔肿块穿刺细胞学检查。

（5）不孕症治疗：超声引导下卵泡穿刺取卵，卵泡内直接授精和腹腔内直接授精，分别适用于输卵管通畅人工授精失败者，与输卵管内配子移植近似。

（6）晚期盆腔恶性肿瘤或复发患者明确诊断后（在超声引导下穿刺或活检），在超声引导下作肿瘤穿刺注射药物或其他治疗，起姑息作用。

## 二、内镜介入

内镜介入医疗主要是指宫腔镜、腹腔镜、胎儿镜、凹陷镜和胎儿镜介导下进行有关诊治，目前以宫腔镜和腹腔镜为多。

### （一）仪器

为腹腔镜和宫腔镜等，以及相应的有关刀、剪、钩、针、凝等各种器械和气体介质及电视成像系统。

### （二）方法

1. 腹腔镜操作常在硬膜外麻醉或全麻下进行，宫腔镜操作可在骶麻下进行。

2. 留置导尿。

3. 腹部或外阴阴道常规消毒。

4. 分别按腹腔镜或宫腔镜操作要求进行。

### （三）适应证

1. 腹腔镜

（1）腹腔镜输卵管外科及粘连松解术：包括输卵管卵巢松解术、输卵管成形术、输卵管重新造口术等，用于炎症和不孕患者。

（2）腹腔镜输卵管吻合术：适用于要求输卵管复通和恢复生育者。

（3）子宫内膜异位症的腹腔镜治疗：包括因盆腔子宫内膜异位症患者疼痛的粘连分离、病灶电凝，不孕患者的输卵管亚甲蓝通液试验，卵巢巧克力囊肿的穿刺抽液、药物注射，巧克力囊肿剥出术，卵巢部分切除术或切除术等。

（4）腹腔镜卵巢和卵巢冠手术：绝经后可扪及卵巢综合征、卵巢良性畸胎瘤摘除或剥出，卵巢良性肿瘤和卵巢冠囊肿等。

（5）子宫肌瘤切除术。

（6）腹水抽吸。

（7）腹腔镜下肿瘤二次探查术。

（8）腹腔镜下骶前神经切除术。

（9）多囊卵巢综合征（PCOS）患者腹腔镜下卵巢穿刺打孔术。

（10）子宫切除术。

（11）腹腔镜下肠道手术：阑尾切除、结肠造口术后的修补等。

（12）腹腔镜下盆腔淋巴清除术。

（13）滋养细胞疾病患者腹腔镜下卵巢黄素囊肿穿刺抽液、复位、病灶注入甲氨蝶呤等。

2. 宫腔镜

（1）宫腔镜下输卵管插管介入治疗：治疗输卵管妊娠、输卵管炎症。

（2）宫内节育器迷路的处理：取出断裂、异位嵌顿的 IUD 等。

（3）宫腔异位取出、息肉摘除等。

（4）宫腔畸形的处理。

（5）宫腔粘连分离，取材活检。

（6）子宫内膜下肌瘤切除，子宫内膜电切割等。

### （四）并发症

同腹腔镜和宫腔镜的并发症。

## 三、血管介入

血管性介入技术 1953 年由 Sedinger 首次在局麻下进行，20 世纪 80 年代起又有血管数字减影术（digital subtraction angiography，DSA）问世，本技术已成为与药物治疗、手术治疗并列的临床三大治疗技术之一。在肿瘤治疗中介入医学技术不用手术刀的"地道战"，通过导管向癌细胞供血动脉注入抗癌药物、栓塞物质，断其"粮草"，或经皮穿刺肿瘤注入无水酒精，使肿瘤逐渐萎缩坏死。

### （一）器械和物品

1. 套管针，金属导丝。

2. 造影剂、栓塞物、药盒导管灌注系统、球囊导管、抗癌药物与载体、生物制剂（如干扰素、白介素、肿瘤坏死因子等）。

3. 装备血管数字减影技术的放射仪器和器械。

（二）方法

1. 插管方法　在数字减影造影下，经皮股动脉穿刺，用口径 6～7F 导管插主动脉，相当第 3、4 腰椎水平，即腹主动脉下段分叉处。

2. 压力注射器注入 76% 泛影葡胺或 Ultravist-300 行血管造影，显示肿瘤主要供血动脉及肿瘤染色区。

3. 再用 5～7F 导管先插入患侧髂内动脉前支紧靠肿瘤所供血区域。

4. 注入药物总剂量的 1/3～1/2，然后退出导管，再插入对侧髂内动脉，注入剩余的化疗药。

5. 注射完毕后拔除导管，局部加压 10 分钟止血。也有用腹壁下动脉插管进行盆腔动脉栓塞化疗。

（三）适应证

1. 各种子宫肌瘤　局麻下行股动脉穿刺，置入 4～5F 动脉导管，经髂外动脉、腹主动脉至对侧髂内动脉，通过造影或 DSA 显示子宫动脉开口，在同轴导丝引导下将导管插入子宫动脉，注入栓塞微粒，至完全阻断子宫动脉为止。

2. 子宫颈癌　利用选择性髂内动脉或超选择性子宫动脉插管栓塞治疗，可使子宫颈癌块缩小，减少术中出血，减少手术操作中癌细胞通过血行播散。

3. 卵巢癌　动脉栓塞化疗使肿瘤营养血管堵塞，提高肿瘤区域内药物浓度，导致肿瘤缺血坏死，瘤体缩小或消失，提高疗效。

4. 滋养细胞肿瘤继发大出血　通过动脉造影快速明确出血部位，并准确予以栓塞阻断血供，达到止血目的。也可行动脉灌注化疗，使药物直接进入肿瘤，避免肝、肾首过效应，减少对肝肾的毒性，减少胃肠道反应。

5. 子宫腺肌病和子宫肥大症　可缩小子宫体积，减少月经量的效果。

6. 产后大出血治疗　经皮髂内动脉造影栓塞术，盆腔动脉造影栓塞已成为产科急性大出血的又一有效治疗方法。用于晚期产后大出血，剖宫产后切口感染、裂开大出血，阴道伤口血肿、感染、大出血等。

7. 盆腔静脉淤血症

（四）不良反应和并发症

发热，穿刺或导管刺激性疼痛，穿刺部位血肿。动脉内膜剥脱或迟发性出血，血栓形成引起相应部位堵塞，引起下肢疼痛、变冷、肤色苍白、动脉或足背动脉减弱或消失。

（石一复）

# 第三十八章

# 头位难产的诊断和处理

发生于头先露的难产称为头位难产。由于难产中的臀位、横位概念明确，既往产科工作者相对也较为重视，但对头位难产则认识模糊。在头位难产中产力、产道、胎儿三大因素均参与其形成过程，错综复杂，绝大多数头位难产是在产程进展中逐步表现出来的，而非临产前诊断。头位难产发病率高，近年来由于经产妇的明显减少，横位的发生率急剧下降；臀位亦立足于"防"，其发生率也明显下降，故头位难产在难产中的比例更显增高。因此头位难产的防治是难产防治中最重要的课题。实际上，对头位难产的正确认识、及时诊断与处理，更具有临床实际意义。

## 一、原因

头位难产的形成错综复杂，决定分娩的三大因素往往均参与其中，很少是由单一因素所引起。

### （一）头盆不称

头先露时骨盆狭窄、胎儿巨大为较明显的头盆不称。而骨盆略小，胎儿略大，会构成相对头盆不称，此两种情况若阴道分娩，分娩过程会发生头位难产。

### （二）胎头位置异常

正常分娩过程中，胎头位置会发生一连串适应性改变以适应产道，经过试产胎头仍不能转为正常位置者将成为难产，自然分娩的机会极少。最常见的是持续性枕横位及枕后位。胎头位置异常多伴有头盆不称，头盆不称往往阻碍胎头转至枕前位，因而是导致胎头位置异常的原因。而胎头位置异常如持续性枕横位及枕后位、面位、额位，又因胎头俯屈不良或不同程度的仰伸使其通过骨盆的径线增大，造成另一种头盆不称，即所谓广义的头盆不称。但这种头盆不称含有可变性，只要胎头能转至枕前位，使其通过骨盆的

径线缩小，头盆不称即不复存在。

### （三）产力异常

产力异常多继发于梗阻性分娩，也可因产妇体质虚弱、精神紧张、过量的镇静剂及麻醉剂引起，产力减弱后更难以克服诸多因素所造成的阻力。仅仅由于原发的产力异常而造成的头位难产极少见。

### （四）骨盆畸形

佝偻病、脊柱及髋关节结核、小儿麻痹后遗症、骨盆外伤均可引起骨盆畸形。

### （五）骨盆倾斜度过大

骨盆倾斜度过大时影响胎头入盆的方向，造成假骑跨。如果胎头已入盆，则因产力作用方向后移，分娩时可引起会阴严重撕裂。

### （六）软产道异常

常见的软产道异常有宫颈纤维化、宫颈水肿、宫颈粘连、阴道纵隔与不全横隔、位于盆腔内的卵巢肿瘤或子宫肌瘤，阻碍胎头下降。

### （七）胎儿畸形

脑积水、联体双胎畸形均可导致难产。

## 二、头位难产的诊断

明显的骨盆狭窄、骨盆畸形、胎儿过大或某些胎儿畸形常在临产前即可作出诊断，多以剖宫产结束分娩。但绝大多数的头位难产是在临产后产程进展中逐步表现出来，因此需要详细的病史分析、耐心细致地观察产程、善于发现早期异常表现、产程过程中阴道检查对头盆相容性判断，才能得到及时而准确的诊断。

### （一）病史特点

应了解孕妇年龄、孕产史、孕周、既往病史。特别关注幼时有无先天性髋关节脱位、佝偻病、小儿麻

痹症、髋关节及脊柱结核史，外伤史。有异常分娩史者应详细询问难产原因、分娩经过及母儿预后。

**（二）体格检查特点**

1. 一般情况　注意观察孕妇身高、体重（需了解孕前体重指数和本次妊娠体重增加量）、脊柱是否对称、步态。

2. 骨盆情况　观察骨盆形态、测量各径线、各平面大小，尤其要注意：骨盆倾斜度，骨盆深度，耻骨弓角度，骨盆侧壁，坐骨棘突或不突，坐骨棘间径，骶骨下段与尾骨及尾骨活动度，骶骨类型，临床判断骨盆类型属女性型、扁平型、猿型或男性型，后三者易发生头位难产。

3. 腹部检查

（1）腹部形态：注意观察孕妇的脐部方向朝上还是朝下，有无悬垂腹，悬垂腹者易发生头位难产。

（2）估计胎儿大小：测量宫高、腹围，结合羊水量、腹壁的厚薄、有否破膜及胎先露的高低，估计胎儿大小。

（3）估计入口面头盆关系：骨盆入口平面有无头盆不称，判断跨耻征属阴性、可疑还是阳性，判断跨耻征结果为可疑或阳性者，头位难产可能性大。

（4）胎方位的检查：头先露时通过腹部触诊根据胎体与肢体的关系、耻骨联合上方触及的胎头部分、颅顶骨宽度和胎心音最响位置可初步明确胎方位，当然除枕前位外，其他胎位均易好发头位难产。

（5）宫缩情况：应注意观察宫缩强弱、持续时间及间歇时间。正常宫缩随产程进展持续时间由20～30秒逐渐延长至50～60秒，间歇时间由5～6分钟逐渐缩短为2～3分钟，宫缩强度不断增加，而头位难产时子宫收缩往往失去上述宫缩特性。

（6）了解胎儿情况：应注意胎心基线率、变异性和反应性，有无减速及减速类型，可作连续胎心电子监护，早期发现胎儿窘迫，同时协助判断宫缩强弱、频率及协调性，在头位难产时由于产程延长、孕妇疲劳，临产后期胎心会有改变。

4. 阴道检查　通过阴道检查可了解宫颈容受情况、宫口扩张程度、宫颈厚薄、有无水肿；胎头下降程度、颅骨重叠及胎头水肿情况；胎膜是否破裂；还可了解中骨盆——出口平面后半部的情况如骶骨弧度、骶尾关节活动度、坐骨棘是否突出、骶坐切迹宽度等。宫口扩张至>3cm时还可能帮助判断胎方位。在头位难产的诊断与处理中阴道检查具有决定性意义，但必须在有效消毒情况下进行，阴道检查力争检查次数少，阴道内停留时间短，但每次检查，应当了解以下情况：

（1）宫颈口扩张程度。

（2）宫缩高峰时胎头是否紧压宫颈。

（3）宫颈有无水肿，水肿的部位与程度。

（4）胎膜是否破裂。

（5）胎头下降水平。

（6）胎头方位。

（7）颅骨重叠、重叠程度。

（8）骨盆内部情况。

**（三）产程特点**

头位难产常可出现下列异常情况：

1. 胎膜早破。

2. 原发性子宫收缩乏力。

3. 潜伏期延长。

4. 胎头不衔接或延迟衔接。

5. 宫颈扩张延缓或阻滞。

6. 活跃期延长及停滞。

7. 继发性子宫收缩乏力。

8. 胎头下降延缓或阻滞。

9. 第二产程延长。

**（四）产妇表现**

1. 全身表现　烦躁不安、体力衰竭、进食少、脱水、口干、唇裂、齿垢黄厚，电解质紊乱和酸碱平衡失调。

2. 肠胀气和尿潴留，潜伏期即不能自行排尿，需插入导尿管或较早出现便意感。

3. 先兆子宫破裂　表现为病理缩复环、血尿、圆韧带紧张、子宫下段压痛，进而出现子宫破裂。

**（五）胎儿宫内改变**

有下列表现常是头位难产的信号：

1. 胎儿宫内窘迫。

2. 胎儿颅骨过度重叠。

3. 胎头皮严重水肿。

4. 胎头血肿。

**（六）产程图监测**

产程图可及时直观地反映产程进展情况，是帮助识别和监测头位难产的重要手段，可提示在产程的哪个阶段出现了问题，是潜伏期、活跃期还是第二产程，还可提示产程异常的性质和程度，督促医护人员去查明异常原因，从而做出及时处理。

**（七）B超检查**

通过B超测量胎头双顶径、股骨长度、腹围、头围等估计胎儿体重。了解胎方位，早期提示胎头位置异常，还可发现某些胎儿畸形。

## 三、头位难产的处理

### （一）头位分娩评分

1. **头盆评分**　在决定分娩方式时需作头位分娩评分法和骨盆狭窄评分法，见表38-1、表38-2。临产前为2项指标，可初步了解胎头与骨盆大小是否相称，决定是否进行阴道试产及阴道分娩的可能性。头盆评分≥8分为头盆相称；6、7分为轻微头盆不称；≤5分为严重头盆不称。头盆评分为≤5分者如系骨盆入口问题可予短期试产，否则行剖宫产，>6分者可以行阴道试产。

表38-1　头位分娩评分表

| 骨盆大小 | 评分 | 胎儿体重（g） | 评分 | 胎头位置 | 评分 | 产力 | 评分 |
|---|---|---|---|---|---|---|---|
| >正常 | 6 | 2500±250 | 4 | 枕前位 | 3 | 强 | 3 |
| 正常 | 5 | 3000±250 | 3 | 枕横位 | 2 | 中（正常） | 2 |
| 临界狭窄 | 4 | 3500±250 | 2 | 枕后位 | 1 | 弱 | 1 |
| 轻度狭窄 | 3 | 4000±250 | 1 | 高直前位 | 0 | | |
| 中度狭窄 | 2 | | | 颜面位 | 0 | | |
| 重度狭窄 | 1 | | | | | | |

注：高直后位、前不均倾位、额位不评分，需立即行剖宫产结束分娩

表38-2　骨盆形态的标准及评分

| 骨盆大小 | 骶耻外径（cm） | 对角径（cm） | 坐骨结节间径（cm） | 坐骨结节间径+后矢状径（cm） | 出口前后径（cm） | 评分 |
|---|---|---|---|---|---|---|
| >正常 | >19.5 | >13.5 | >9.0 | >19.0 | >12.0 | 6 |
| 正常 | 18.5~19.5 | 12.0~13.5 | 8.0~9.0 | 15.5~19.0 | 11.0~12.0 | 5 |
| 临界狭窄 | 18.0 | 11.5 | 7.5 | 15.0 | 10.5 | 4 |
| 轻度狭窄 | 17.5 | 11.0 | 7.0 | 14.0 | 10.0 | 3 |
| 中度狭窄 | 17.0 | 10.5 | 6.5 | 13.0 | 9.5 | 2 |
| 重度狭窄 | ≤16.5 | ≤10.0 | ≤6.0 | ≤12.0 | 9.0 | 1 |

2. **临产后评分**　产程进入活跃期，宫口扩张3cm以上时可以确定胎方位，结合此时的产力情况，进行头位分娩完整的4项评分，可以初步判断分娩的难易度并决定分娩方式。总分≤9分以剖宫产结束分娩为宜；10分可在严密观察下短期试产；>10分可充分试产；≥12分除个别情况外皆可阴道分娩。因此头位分娩评分法总分10分是处理头位难产的界限值。

3. **分娩评分法说明**　头位分娩评分法4项指标中，骨盆大小及胎儿体重是无法改变的，为不可变因素，只有胎头位置和产力通过积极处理可以改变，是可变因素，可促使分娩向顺产方向转化。

### （二）剖宫产

头位分娩只有符合以下条件者才予以考虑剖宫产：

1. 足月活婴无法通过的绝对性狭窄骨盆或明显畸形、歪斜骨盆。

2. 头盆明显不称，头盆评分≤5分，总分<10分。

3. 胎儿特殊的畸形，如联体双胎、双头畸形。

4. 严重胎头位置异常如高直后位、枕横位中的前不均倾势、额位及颏后位，这些胎位往往在宫颈口扩张3~5cm后，经阴道检查证实。

5. 临产后产程停止进展，复查有明显头盆不称者。

6. 宫颈始终未能开全者，宫颈坚韧或严重水肿经处理无效者。

7. 子宫收缩乏力，经积极治疗后仍无进展者。

### （三）试产

除符合以上剖宫产条件者外，头先露的初产妇均应经过试产。尤其是骨盆入口平面的头盆不称更应给予充分试产的机会；对中骨盆平面的头盆不称试产要特别慎重；出口平面的头盆不称不宜试产。

1. 一般处理　在试产过程中必须始终维持较好的产力，注意以下各点：

（1）舒适的待产环境及有利的待产及分娩体位：待产室布置得轻松、恬静，产妇可以随意交谈、走动、坐卧或休息，整个分娩过程保障有专业人员支持。

（2）注意水分与营养的补给：必要时给予5%～10%葡萄糖溶液500～1000ml静滴。

（3）保持盆腔脏器空虚以免妨碍胎头下降：产程中随时注意排空膀胱，当出现尿潴留时，应予以导尿并警惕滞产的发生。

2. 按产程异常表现处理

（1）潜伏期延长

1）用哌替啶100mg肌注或地西泮10mg静脉注射对纠正不协调宫缩有良好效果。

2）应用镇静剂后宫缩无明显改善者，应考虑加用催产素。

3）应用催产素2～4小时后仍未进入活跃期者，应进一步估计有无头盆不称。

4）对宫口已扩张至3cm以上者应检查胎头方位。

5）注射哌替啶或地西泮使不协调宫缩暂时消失后又复出现时，更不能轻易诊断为假临产。

6）应注意宫颈难产引起的潜伏期延长。宫颈难产时可先做阴道检查，徒手扩张宫颈或注射解除宫颈以痉挛药物，不能奏效者则需以剖宫产结束分娩。

（2）宫颈扩张延缓或阻滞，应及时寻找原因。

1）首先应做阴道检查了解骨盆内部情况并估计胎儿大小，如无明显头盆不称即可予以人工破膜。

2）严重胎头位置异常，如高直后位、枕横位中的前不均倾位、额位及颏后位的诊断明确后，应当立即行剖宫产结束分娩。

3）无严重胎头位置异常时考虑使用催产素。

4）使用催产素2～4小时产程无进展，或虽有进展但宫颈扩张率<0.5cm/h者应以剖宫产结束分娩。

（3）胎头下降延缓或阻滞

1）产程较晚期（第一产程末及第二产程）胎头下降延缓或阻滞表明胎头在中骨盆——出口面遇到困难，应及时做阴道检查。

2）在排除明显头盆不称及严重胎头位置异常后可试用催产素。

3）持续性枕后位或枕横位能徒手将胎头转至枕前位并继续下降至+3或更低者，宫颈开全2小时后应结束分娩，行低位产钳或胎头吸引助产。

4）若旋转失败，胎头仍持续在+2或不到+2者以剖宫产为宜。

（4）第二产程异常的处理

1）宫缩乏力者应静滴催产素加强宫缩。

2）宫口开全1小时胎头未拨露，提示头盆不称，应行阴道检查，徒手纠正持续性枕横位或枕后位。

3）若旋转失败，胎头仍在+2以上，以剖宫产为宜。

4）若先露下降至+3以下，于宫口开全2小时后行低位产钳或胎头吸引助产。

（贺　晶）

# 第三十九章

# 妊娠期高血压疾病

妊娠期高血压疾病包括妊娠期高血压、先兆子痫、子痫、慢性高血压、慢性高血压并发先兆子痫或子痫。本病除慢性高血压外均为妊娠特有的疾病，是产科常见疾病，发病率在 5%～8%，也是发展中国家孕产妇死亡的主要原因，所以是全世界关注的公共卫生问题。

## 一、分类及诊断

诊断依据包括：①病史及临床表现。②血压升高：至少 2 次、间隔 6 小时以上。血压虽然较基础压升高 30/15mmHg，但低于 140/90mmHg 不作为诊断依据。③蛋白尿：单次尿蛋白≥（＋）或 24 小时尿蛋白≥300mg 为异常。④水肿：下肢水肿已不作为诊断依据，因为很多正常妊娠也会发生。⑤其他辅助检查。

1. **妊娠期高血压**　是妊娠期血压升高的最常见原因，常发生在孕 37 周后，预后大多与正常妊娠差不多，但严重病例则预后较差。诊断标准为 BP≥140/90mmHg，妊娠期首次出现，并于产后 12 周内恢复正常；无蛋白尿。可有上腹不适、血小板减少等子痫前期症状。有的甚至在蛋白尿出现前发生子痫。

2. **子痫前期**

（1）轻度：妊娠 20 周后 BP≥140/90mmHg 和 24 小时尿蛋白≥300mg 或随意尿蛋白≥（＋）。

（2）重度：在轻度子痫前期的基础上出现下列任何一项或多项。

收缩压≥160mmHg 或舒张压≥110mmHg；24 小时尿蛋白≥2g 或间隔 4 小时两次尿蛋白≥（＋＋）；视力模糊、头痛、上腹不适等子痫发作前症状；肝酶升高；血小板 <100×10⁹/L；少尿或血清肌酐 >106μmol/L；血管内溶血指标：贫血、黄疸或乳酸脱氢酶升高；肺

水肿；胎儿生长受限或羊水过少。

发病于孕 34 周前的重度子痫前期称早发型重度子痫前期。常有发生高血压、蛋白尿的基础疾病。病情发展块，对母胎威胁更大。

HELP 综合征：以溶血、肝酶升高、血小板减少为特点，是妊娠期高血压疾病的严重并发症。多发生于妊娠中后期，少数发生于产后 48～72 小时。临床症状不典型，主要有上腹痛、恶心、呕吐等不适。再加上本征的发生与妊娠期高血压疾病的严重程度无一致性关系，故临床诊断主要通过对高危者实验室检查确诊。

3. **子痫**　子痫前期孕产妇抽搐，且不能用其他原因解释。可发生于妊娠期、分娩期或产后。

4. **妊娠合并慢性高血压**　妊娠前或妊娠 20 周前就发现有高血压。大多为原发性高血压。典型病例仅有高血压，无蛋白尿或水肿。由于妊娠中期血压生理性降低和有时产前检查不完整，或者妊娠前未发现高血压，以致原发性高血压与妊娠期高血压鉴别困难，需随访到产后 12 周才能确诊。

5. **慢性高血压并发子痫前期**　高血压妇女在妊娠过程中血压进一步升高并出现蛋白尿，或者原有的高血压和蛋白尿在妊娠期加重了甚至发生溶血、血小板减少和肝功能异常。

## 二、妊娠期高血压疾病诊断注意事项

1. **及时诊断**

（1）重视高危因素：初产妇，高龄，既往妊娠有妊娠期高血压疾病史，肥胖，糖尿病、肾脏病、SLE 等内科病，高血压家族史，工作紧张，多胎妊娠，胎盘发育不良。

（2）重视预警因素：水肿、体重过度增加、血压

轻度升高、血压波动、蛋白尿、低蛋白血症。

（3）定期产前检查，高危者增加检查次数。根据子痫前期 – 子痫的病理生理改变，疾病有从轻到重的临床发展过程，但约 16% 的病例临床表现不典型，发展急骤，以致失去明确诊断和干预机会。

2. 正确测量血压

（1）采用标准血压计，垂直放置。

（2）休息 5 ~ 10 分钟在安静环境下测量。

（3）坐位，靠背，下肢放松不交叉，袒露上臂，固定某一上肢测量（左右臂血压 20% 的正常人相差 10mmHg 以上，一般采用较高侧的血压值）。

（4）将血压计、肱动脉听诊处、右心房置于同一水平。

（5）压脉带绑在肘关节上 2 寸，松紧度可伸入 2 指。

（6）第一次出现声音为收缩压读数，声音消失时为舒张压读数。放气速度每跳一次降 2mmHg，不要太快。间隔 1 ~ 2 分钟重测一次，取平均值记载。

3. 建议 24 小时动态血压检测　人体血压是波动的，单次测压容易漏诊或过度诊断。动态血压检测能更真实地反映患者在日常生活中的血压水平，并能指导合理用药。

4. 正确留取尿检标本　取清洁的中段尿存放在清洁的容器中及时送检。单次尿蛋白波动大诊断不可靠，应 24 小时蛋白定量检查。收集 24 小时的全部尿液，注意起始时间要排空膀胱，终止时间点要再次排空膀胱并将尿液存入容器。尿液要清洁无感染。根据病情可多次检查。

5. 发现受累脏器　子痫前期病理生理变化是全身小动脉痉挛和血管内皮损伤导致高血压和脏器血供减少。所以子痫前期全身脏器都有病变，但可以程度不同，出现的先后也不同。当发现某个靶器官受损迹象时，应视为其他靶器官损伤可能的提示。要重视临床症状，如头痛、眼花、恶心、上腹痛、心衰早期表现、少尿等。并根据病情开展下列检查，必要时反复查，甚至每天查。

（1）测体重、血压，查血常规、尿常规、血液黏稠度、凝血功能、肝肾功能、血清电解质和血气分析等。

（2）检眼镜检查。

（3）心电图、超声心动图，桡动脉脉搏波，或一些损伤性血液动力学检测。

（4）腹腔、胸腔、肝脏 B 超。

（5）胎儿胎盘相关检查，例如 B 超、胎心监护、羊水穿刺胎肺成熟度检查等。

## 三、处 理

目标：预防子痫发生，降低孕产妇和围产儿的发病率、死亡率。胎儿出生后能成活，母亲能康复。

原则：镇静休息，解痉治疗，有指征的降压、扩容和利尿，适时终止妊娠。

1. 适时终止妊娠　这是对妊娠期高血压疾病最有效的治疗手段。

（1）终止妊娠的时机：重度子痫前期积极治疗 24 ~ 48 小时无明显好转；重度子痫前期孕龄 >34 周；重度子痫前期虽孕龄 <34 周，但已出现母胎严重并发症；小于孕 23 周的早发型重度子痫前期；子痫抽搐控制后 2 小时；进展的 HELP 综合征；HELP 综合征三项指标均异常，常会发生病情突然恶化，如果已孕 34 周以上可考虑终止妊娠。

（2）分娩方式选择

阴道分娩：①病情稳定无产科剖宫产指征者可引产；②子痫、先兆子痫自然临产，产程进展顺利，可阴道助产缩短第二产程。

剖宫产：①有产科指征；②子痫反复发作无法控制；③子痫抽搐控制后 2 小时未临产或产程进展不顺利；④病情重，宫颈条件差，估计不能在短时间内从阴道分娩者。

2. 镇静、休息　起辅助降压和防治子痫发作的作用。

（1）地西泮（安定）　10mg，im 或 iv，必要时间隔 15 分钟后重复一次。子痫病人需在抽搐停止时应用。

（2）冬眠 1 号（氯丙嗪、异丙嗪各 50mg，哌替啶 100mg）1/3 ~ 1/2 剂量，im，或加入 25% GS 20ml，iv（>5 分钟）。因不良反应大，目前仅用于硫酸镁治疗效果不佳者。

3. 解痉　硫酸镁是治疗子痫及重度子痫前期的主要方法。25% 硫酸镁 10ml+5% 葡萄糖 20ml，iv，不少于 5 分钟推完，为负荷量。然后 25% 硫酸镁 60ml+5% 葡萄糖 1000ml，ivgtt，1 ~ 1.5g/h 维持，日用量 25 ~ 30g。用药前及用药过程中检测血镁浓度（有效血镁浓度 1.7 ~ 3mmol/L）、膝反射、呼吸（不少于 16 次 / 分）、尿量（≥25ml/h）。一旦血镁过高或有中毒反应，立即停药，10% 葡萄糖酸钙 10ml，iv 解救。

4. 降压　在收缩压 ≥160mmHg 或舒张压 ≥110mmHg 时，以及原发性高血压妊娠前已经用降压药者，需用降压药。达标血压不低于 140/85mmHg。血压中度升高者降压治疗可减少发展成严重高血压的风险，但对延长妊娠、改善围产预后的作用意见未统一。目前无充分证据是否对轻度高血压作降压治疗。要平稳降压，降压速度不能太快。根据医生经验选用熟悉的药物，规范用药。

（1）静脉给药：血压明显升高，出现头痛、烦躁、恶心、呕吐、心悸、气急、视力模糊等症状，有急性靶器官损害的表现时应用。

1）利喜定针（盐酸乌拉地尔 α 受体阻滞剂）50mg+NS 40ml 微泵静推，3ml/h 根据血压调整滴速，达到收缩压 140～150mmHg，舒张压 90～100mmHg。

2）硝酸甘油 5mg+NS 49ml 微泵静推，3ml/h，根据血压调整滴速。青光眼及颅内压增高者禁用。

3）佩尔（盐酸尼卡地平，钙离子通道阻滞剂）10mg+NS 40ml 微泵静推 3ml/h，根据血压调整滴速。

4）酚妥拉明（立其丁，α 受体阻滞剂）10～20mg+5％ GS 250ml，ivgtt 或 50mg+5％ GS40ml 微泵推。

5）拉贝洛尔（为 α、β 受体阻滞剂）50～100mg+5％葡萄糖，ivgtt。

6）肼苯达嗪（国内购买困难）、血管紧张素类药物（孕期禁用）、硝普钠（对胎儿有毒性作用）不作介绍。

（2）口服降压药

1）拉贝洛尔（为 α、β 受体阻滞剂），100～400mg，bid，总量不超过 2400mg/d。

2）甲基多巴（血管运动中枢的 α 受体兴奋剂），500mg，tid。

3）施慧达（钙离子通道阻滞剂），2.5mg，qd。

4）尼莫地平（钙离子通道阻滞剂），20～60mg，bid～tid。

5）伊特安，1片，1次/天。

5. 扩容　目前一般不主张扩容治疗，仅在严重低蛋白血症、严重贫血或有明确客观指标提示血容量不足时治疗。可选用白蛋白、血浆、全血。

6. 利尿　仅用于急性心力衰竭、肺水肿或潜在肺水肿、脑水肿、全身水肿的病人。常用药物：呋塞米、甘露醇等。

7. 子痫的处理

（1）控制子痫：25％硫酸镁 10ml+25％ 葡萄糖 20ml，iv，然后以 2g/h 的速度维持，并持续到分娩后 24 小时。同时地西泮 10mg，iv。

（2）20％甘露醇 250ml，ivgtt，降低颅内压。

（3）根据病情给予降压、纠正缺氧、酸中毒、心力衰竭、脑水肿等一系列处理。

（4）护理：保持安静、避免刺激、置压舌板和床边栏杆、加强观察，专人护理。

（5）终止妊娠。

8. 子痫－先兆子痫的产后处理

（1）有报道产后 5 天内血压还可能进一步升高，甚至首次出现重度先兆子痫的症状及抽搐，所以不能过早出院。

（2）产后降压治疗同产前。逐渐从静脉给药转到口服用药。

（3）硫酸镁持续到分娩后 24 小时停药，因为产后尿量增多保持不了有效血药浓度。

（4）产后随访血压、蛋白尿以了解以后妊娠的风险和预防远期心血管疾病。

（5）要告知患者本次妊娠患子痫前期，下次妊娠患病风险较正常妊娠大，而且本次发病越早，下次得病的可能性越大。

（姚琦玮）

# 第四十章

# 产后出血的防治

产后出血（postpartum hemorrhage，PPH）是指胎儿娩出后 24 小时内出血量超过 500ml。产后出血是产科常见而严重的并发症，是导致孕产妇死亡的主要原因之一。产后出血分型：①原发型：发生在分娩后 24 小时内，发生率 4%~6%，其中 >80% 为宫缩乏力；②继发型：发生在产后 24 小时~12 周。

产后出血的病因常见为宫缩乏力、胎盘因素、软产道损伤和凝血功能障碍。由于某些原因引起子宫收缩不良，胎盘附着部位出血不能停止，妊娠相关物残留宫内，生殖道创伤，单独的凝血功能障碍或联合其他异常情况等，有一个或多个出血原因，均会导致产后出血。

产后出血是全世界孕产妇死亡的主要原因，1/2产后出血死亡发生在发展中国家，全世界估计每年有 14 万妇女死于产后出血，每 4 分钟有 1 例孕产妇死亡（孕产妇死亡包括流产、宫外孕死亡，当然以孕产妇死亡为主），我国 1996~2000 年孕产妇死亡中产科出血占 50%，其中主要为 PPH。

## 一、产后出血原因（表 40-1）

表 40-1 产后出血原因

| 原因 | 病因 | 高危因素 |
|---|---|---|
| 子宫收缩异常 | 全身因素 | 产妇体质虚弱或合并慢性全身性疾病或精神紧张等 |
| | 药物 | 过多使用麻醉剂、镇静剂或宫缩抑制剂等 |
| | 产程因素 | 急产、产程延长或滞产、试产失败等 |
| | 产科并发症 | 子痫前期、妊娠贫血等 |
| | 羊膜腔内感染 | 破膜时间长、发热等 |
| | 子宫过度膨胀 | 羊水过多、多胎妊娠、巨大儿等 |
| | 子宫肌壁损伤 | 多产、剖宫产史、子宫肌瘤剔除后等 |
| | 子宫发育异常 | 双子宫、双角子宫、残角子宫等 |
| 产道损伤 | 宫颈、阴道或会阴裂伤 | 急产、手术产、软产道弹性差、水肿或癫痫等 |
| | 剖宫产子宫切口延伸或撕裂 | 胎位不正、胎头位置过低 |
| | 子宫破裂 | 前次子宫手术史 |
| | 子宫内翻 | 多产次、子宫底部胎盘、第三产程处理不当 |
| 胎盘因素 | 胎盘异常 | 多次人工流产或生产或子宫手术史、前置胎盘、胎盘早剥 |
| | 胎盘胎膜残留 | 产次多，既往胎盘粘连史 |
| 凝血功能障碍 | 血液系统疾病 | 遗传性凝血功能疾病，血小板减少症 |
| | 肝脏疾病 | 重症肝炎、妊娠急性脂肪肝 |
| | 产科 DIC | 羊水栓塞、Ⅱ~Ⅲ度胎盘早剥、死胎滞留时间长、重度子痫前期及休克晚期 |

研究表明，影响产妇产后出血的危险因素很多。每一种危险因素均与四个常见产后出血原因相关。每一位孕产妇都有发生产后出血的可能，但如有一种或多种危险因素存在时，则更易发生产后出血。因此，在孕期、产时和产后的各个时期，均应开展产后出血危险因素筛查，评估危险状况，针对危险程度进行积极的预防和处理。

## 二、诊断

### 准确检测出血量

测量产后出血量有多种方法，如目测估计法、盆接法、面积法、称重法及比色法。一般认为目视估计失血量常与实际出血量不相符，往往少50%。目前常用的估计失血量的方法如下。

1. 称重法

失血 = 总量（称重）– 原纱布量 /1.05（血液比重）

2. 容积法

双层单：　　　16cm × 17cm/10ml

单层单：　　　17cm × 18cm/10ml

四层纱布垫：　11cm × 12cm/10ml

　　　　　　　10cm × 10cm/10ml

　　　　　　　15cm × 15cm/15ml

3. 通过监测血压、脉搏、毛细血管再充盈、精神状态等判断失血量（表40-2）。

表40-2　失血量的判断

| 失血量占血容量比例（%） | 脉搏（次/分） | 呼吸（次/分） | 收缩压 | 脉压 | 毛细血管再充盈速度 | 尿量（ml/h） | 中枢神经系统症状 |
|---|---|---|---|---|---|---|---|
| <20 | 正常 | 14~20 | 正常 | 正常 | 正常 | >30 | 正常 |
| 20~30 | >100 | 20~30 | 稍下降 | 偏低 | 延迟 | 20~30 | 不安 |
| 31~40 | >120 | 30~40 | 下降 | 低 | 延迟 | <20 | 烦躁 |
| >40 | >140 | >40 | 显著下降 | 低 | 缺少 | 0 | 嗜睡或昏迷 |

4. 用休克指数估计失血量（表40-3）

休克指数 = 心率 / 收缩压（mmHg）（正常 <0.5）

表40-3　用休克指数估计失血量

| 休克指数 | 估计失血量（ml） | 估计失血量占血容量的比例（%） |
|---|---|---|
| <0.9 | <500 | <20 |
| 1.0 | 1000 | 20 |
| 1.5 | 1500 | 30 |
| ≥2.0 | ≥2500 | ≥40 |

5. 血红蛋白含量测定

血红蛋白每下降 10g/L，失血 400~500ml。

但是在产后出血早期，由于血液浓缩，血红蛋白值常不能准确反映实际出血量。

6. 血细胞比容（HCT）下降 3% 约失血 400~500ml。

## 三、处理

产后出血常在短时间内失血过多而使产妇微循环发生障碍，组织灌流量不足而发生休克。应及时、有序地组织抢救。

PPH 的处理流程：产后出血的处理可分为预警期、处理器和危重期，分别启动一级、二级和三级急救方案。

产后 2 小时出血量 >400ml 为预警线，应迅速启动一级急救处理，包括迅速建立两条畅通的静脉通道、吸氧、监测生命体征和尿量，向上级医护人员求助、交叉配血，同时积极寻找出血原因并进行处理。

如果继续出血，应启动相应的二、三级急救措施。病因治疗是产后出血的最重要治疗，同时兼顾抗体休克治疗，并可求助麻醉科、重症监护室（ICU）、血液科医师等协助抢救。

（1）处理原则：一般处理：应在寻找原因的同时进行一般处理，包括向有经验的助产士、产科上级医生、麻醉医生和血液科医生求助，通知血库和检验科；建立静脉双通道维持循环，积极补充血容量；进行呼吸管理，保持气道通畅，必要时给氧；监测出血量和生命体征，留置尿管，记尿量；进行基础的实验室检查（血常规、凝血功能检查和交叉配血试验）。

（2）寻找产后出血的原因：产后出血的原因不同，故除严密观察出血情况并准确测量出血量外，关键在于找出产后出血的原因，及早明确诊断。

在胎儿娩出而胎盘尚未娩出时就有大量出血，尤其是在急产或手术产后，首先应想到是否有软产道裂伤，或胎盘部分剥离，极个别系因子宫破裂者。如为胎盘剥离不全，出血为间歇性，血色暗红，常有血块同时排出；如为软产道裂伤，出血为持续性，血色鲜红，子宫收缩良好，轮廓清楚。

如为子宫收缩乏力性出血，则于胎盘排出后，可发现子宫体软，轮廓不清或子宫位置升高，子宫体积增大，出血持续并于宫缩时或按压子宫底时大量血液或血块冲出。应该注意有时子宫收缩乏力与产道撕裂同时存在。产后 2 小时后再出血，除子宫收缩不良外，还考虑有胎盘小叶、胎膜以及血块、肥厚的蜕膜残留。

凝血功能障碍者较少见，主要发生于重型胎盘早剥、妊娠高血压疾病、宫内死胎滞留过久、羊水栓塞等。少数是因全身性出血性疾病，如血小板减少症、白血病、再生障碍性贫血以及重症传染性肝炎等。

**（一）子宫收缩乏力性出血宫缩乏力的处理**

1. 子宫按摩或压迫法　可采用经腹部按摩或经腹经阴道联合按压，按压时间以子宫恢复正常收缩，并能保持收缩状态为止，要配合应用宫缩剂。

（1）按摩子宫：刺激子宫收缩，可用腹部按摩法（图 40-1，见文后彩插）即用手均匀而有节律地按摩子宫底并压宫体使宫腔内积血排出，按摩时间以子宫恢复正常收缩，并能保持收缩状态为止，有时可长达数小时。亦可用阴道按摩法（图 40-2，见文后彩插）即将阴道内的手握拳置于前穹隆顶住子宫体前壁，另

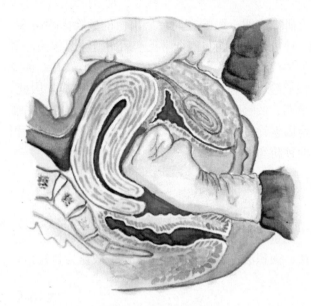

**图 40-2　阴道子宫按摩法**

手按压腹壁使子宫底前屈直压宫体后壁，两手相对紧压子宫体并相互按摩持续约 15～20 分钟。

（2）应用宫缩素：子宫体部肌层占 40%～48% 且纵横交错排列（外层纵行、内层环形、中层多为各方交织）。肌层含血管和开放的血窦，子宫收缩将血管和血窦如绳索样结扎止血，故有人称之为"生物学结扎"。

2. 使用宫缩剂

（1）缩宫素（催产素）：为预防和治疗 PPH 的一线药物。缩宫素 10U 肌内注射、子宫肌层或宫颈注射，以后 10～20U 加入 500ml 晶体液中静脉滴注，给药速度根据患者的反应调整，常规速度 250ml/h，约 80mU/min，缩宫素有受体饱和现象，无限制加大用量反而效果不佳，并可出现不良反应，故 24 小时总量应控制在 60U 内。

（2）卡前列素氨丁三醇（欣母沛，hemabate）：为前列腺素制剂（15-甲基 PGF2α），引起全子宫协调有力的收缩。其适应证为子宫收缩弛缓引起的产后出血，可作为治疗产后出血的一线药物。用法为 250μg（1 支）深部肌内注射或子宫肌层注射，3 分钟起作用，30 分钟达作用高峰，可维持 2 小时；必要时重复使用，总量不超过 2000μg（8 支），不良反应轻微，偶尔有暂时性的恶心、呕吐等。

（3）米索前列醇：系 PGE1 的衍生物，600μg 顿服或舌下给药。不良反应较大，恶心、呕吐、腹泻、寒战和体温升高较常见，高血压、活动性心肝肾病及肾上腺皮质功能不全慎用，青光眼、哮喘及过敏体质者禁用。

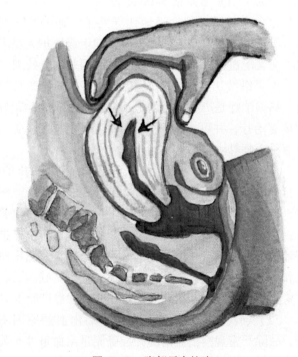

**图 40-1　腹部子宫按摩**

（4）麦角新碱：是治疗产后出血的一线药物，但目前国内无药。

3. 手术治疗 在上述处理效果不佳时，可根据病人情况，医生的熟练程度选用下列手术方法：宫腔填塞；B-Lynch缝合；盆腔血管结扎经导管动脉栓塞术；围术期急症子宫切除术。

（1）宫腔填塞：宫腔水袋压迫和宫腔纱条填塞两种方法，阴道分娩后选用水囊压迫，剖宫产术中选用纱条填塞。宫腔填塞后应密切观察出血量、子宫底高度、生命体征变化等，动态监测血红蛋白、凝血功能的状况，以避免宫腔积血，水囊或纱条放置24~48小时后取出，要注意预防感染。

1）宫腔水囊填塞：注入250~500ml的生理盐水膨胀宫腔，必要时也可注入500~1000ml，24~48小时后移去，为防止球囊脱出，阴道内填塞无菌纱布，在球囊填充期间需要预防性使用抗生素。

2）宫腔纱条填塞：一种古老的方法，国内外文献报道，应用得当，仍然是快速、安全、有效的止血方法，剖宫产术中（尤其宫口未开者）应用成功率高，因直视下操作方便，容易填满宫腔，效果明显。阴道产者，因操作不便，效果差（图40-3，见文后彩插）。

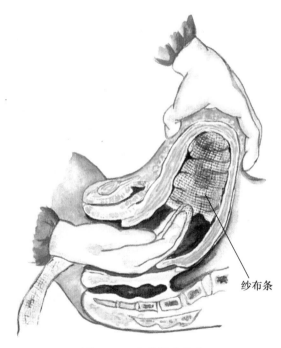

图40-3 宫腔纱布填塞

适用证：用于剖宫产术中（尤其宫口未开者）大出血而应用宫缩剂无效时，因直视下操作方便，容易填满宫腔，效果明显成功率高；阴道分娩者在超声引导下做填塞，仍然是快速、安全有效的止血方法。其作用机制是刺激子宫体感受器，通过大脑皮质激发子宫收缩，同时纱布压迫胎盘剥离处而止血。

纱条规格：宽4~6cm，长50~100cm。纱条可用碘仿浸润，起到消毒作用。碘仿特有的气味可以刺激血管收缩减少出血。

方法：经阴道填塞时，在超声引导下用器械从子宫角部开始，呈S形来回填塞，边填塞边把纱布压紧，自上而下均匀紧致填满整个子宫腔，不留空隙。纱布断端头置于阴道内。剖宫产术中子宫收缩乏力或胎盘前置剥离创面大经宫缩剂治疗无效时，也可以作碘仿纱条填塞止血。从宫底部开始往下填，直至填塞到切口附近。填塞子宫下段时另取一条碘仿纱条，先用卵圆钳把纱布另一端送至宫颈外口，从子宫下段往上填塞纱布，直至下段填完，在切口部位与上端填塞的纱布缝合打结。在缝合子宫切口时要特别小心，避免缝到纱条导致取出困难。一般24~48小时内取出，取出纱布前应用催产素20U+葡萄糖液500ml静脉滴注，20~30分钟后开始取纱布。缓慢地向外牵拉出全部纱条，观察15分钟；如取纱条后出血多，经常规处理后无效，建议进腹手术干预止血。

（2）盆腔血管结扎：包括子宫动脉结扎和髂内动脉结扎。子宫血管结扎适用于难治性产后出血，尤其是剖宫产术中宫缩乏力或胎盘因素的出血经药物和按摩子宫无效，或子宫切口撕裂而局部止血困难者。推荐五步血管结扎法：①单侧子宫动脉上行支结扎；②双侧子宫动脉上行支结扎；③子宫动脉下行支结扎；④单侧卵巢血管结扎；⑤双侧卵巢血管结扎。髂内动脉结扎术手术困难，需要对盆底手术熟练的妇产科医生操作。适用于宫颈或盆底渗血、宫颈或阔韧带出血、腹膜后血肿、保守无效的产后出血，结扎前后准确辨认髂外动脉和股动脉搏动，必须小心勿损伤髂内静脉，否则可导致严重的盆底出血。

（3）经导管动脉栓塞术

适应证：经保守治疗无效的各种难治性产后出血（包括宫缩乏力、产道裂伤和胎盘因素等），患者出现休克应首先进行抗休克治疗，补充血容量后再行介入治疗。

禁忌证：生命体征不稳定、不宜搬动的患者；合并有其他脏器出血的DIC；严重的心、肝、肾和凝血功能障碍；对造影剂过敏者。

（4）子宫切除术

适应证：适用于各种保守性治疗方法无效者。一般为次全子宫切除，如前置胎盘或部分胎盘植入宫颈时行子宫全切除术。

操作注意事项：由于子宫切除时仍有活动性出血，故需以最快的速度"钳火、切断、下移"直至钳夹子宫动脉水平以下，然后缝合打结，注意避免损伤

输尿管。对子宫切除术后盆腔广泛渗血者，用大纱条填塞压迫止血并积极纠正凝血功能障碍。

（5）B-Lynch缝合（图40-4，见文后彩插）

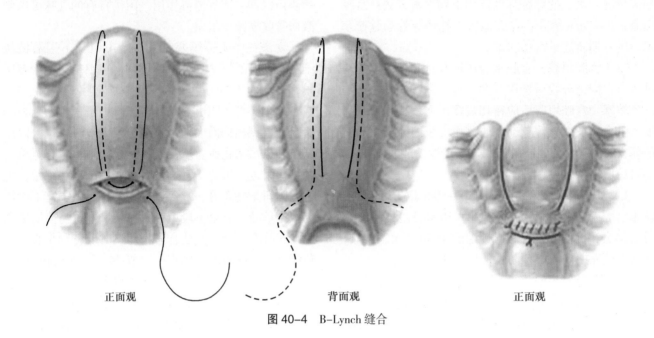

正面观　　　　　　　　　背面观　　　　　　　　　正面观

图 40-4　B-Lynch 缝合

适应证：适用于子宫收缩乏力、胎盘因素和凝血功能异常性产后出血，普通宫缩剂无法奏效而有可能切除子宫的病例。

方法：操作前应先做预试验，先将膀胱腹膜下推到宫颈下方，然后一只手置于子宫后方，手指达宫颈水平，另一手在膀胱后方，双手向下按压子宫。若加压后阴道及切口出血量减少，说明 B-Lynch 缝合有很大的止血成功机会，即可尝试缝合术。具体缝合方法：①1 号可吸收肠线，70mm 大圆针，在子宫切口距右侧 3cm 的右下缘 3cm 进针；②穿透宫腔至切口上缘 3cm，距侧方 4cm 处出针；③肠线拉至宫底，在宫角内侧 3~4cm 处绕至后方，于子宫后壁下段与前壁相对应部位进针至宫腔；④再水平进针至左侧后壁距边缘 3cm、距切口 3cm 处出针至后壁；⑤将肠线绕宫角内 3~4cm 处拉向子宫前方，再在与右侧对应的子宫切口左侧的上下缘进出针；⑥在助手加压情况下拉紧二线头，在子宫切口下缘结扎，并缝合关闭子宫切口。

注意事项：在缝合过程中，注意始终由助手维持双手压迫子宫，这样不仅能减少在操作过程中的失血，也可防止单纯牵拉缝线压迫子宫所造成的子宫表面切割和拉断缝线，同时也可防止侧向滑脱的发生。因此，并非由缝线拽拉后压迫子宫止血，而是手法压迫子宫止血后由缝线来固定其体积和位置。同时也只

有靠手法压迫才能达到最大程度的止血效果。

（6）盆腔血流阻断术：盆腔血管结扎可以减少子宫的血流，减缓血流速度，降低血管内压力，有利于凝血块的形成。盆腔动脉结扎包括子宫动脉结扎、卵巢动脉结扎和髂内动脉结扎。子宫动脉结扎对控制产后出血可能有效。因其简单易行，处理大多数难治性产后出血时，应先尝试子宫血管结扎。而髂内动脉结扎需要许多的手术技巧，若髂内静脉受损，则病情会恶化，目前临床实际应用较少。

1）子宫动脉结扎（图40-5，见文后彩插）：子宫动脉上行支结扎适于宫体部出血，在子宫下段的上部进行结扎，结扎为动静脉整体结扎，用可吸收线直接从前壁缝到后壁，将 2~3cm 子宫肌层结扎在内非常重要；若已行剖宫产手术，则应下推膀胱，在切口下 2~3cm 结扎。若上述操作效果不佳，可以缝第二针，选择在第一针下 3~5cm 处，这样结扎包括了大部分供给子宫下段的子宫动脉支。若仍然有持续出血，可进行单侧或双侧卵巢血管结扎。

2）髂内动脉结扎（图40-6）：进行髂内动脉结扎时，需确认髂总动脉的分叉处，输尿管由此穿过，首先与输尿管平行，纵行切开后腹膜 5~8cm，然后在距髂内外分叉 2~3cm 处用直角钳轻轻从髂内动脉后侧穿过，钳夹两根 10 号丝线，间隔 2cm 左右分别结扎，不剪断血管。

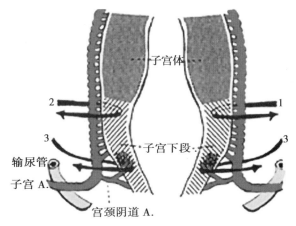

图 40-5　子宫动脉结扎术

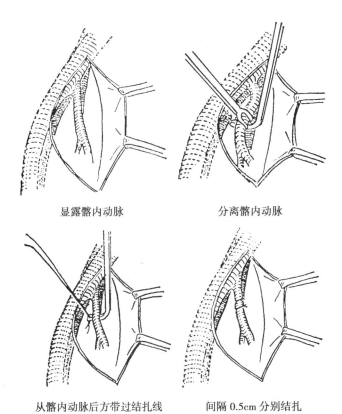

显露髂内动脉　　　　分离髂内动脉

从髂内动脉后方带过结扎线　间隔 0.5cm 分别结扎

图 40-6　髂内动脉结扎术

（7）子宫/髂内动脉栓塞：动脉栓塞术不仅拯救了患者的生命也保存了子宫及附件，因而保存了生育能力。具有微创、迅速、安全、高效和并发症少的特点。但是，手术需耗时 1～2 小时，并需要特殊的仪器设备和技术，并非所有医疗中心都能施行。

适应证：子宫宫缩乏力性出血经保守治疗无效的各种难治性产后出血。

禁忌证：合并有其他脏器出血的 DIC；生命体征极度不稳定，不宜搬动的患者。

（8）次全子宫切除或全子宫切除：宫缩乏力时宫缩剂治疗无效、不具备栓塞条件、产科医生对保守的

子宫缝合术或盆腔动脉结扎术并不十分精通或其他止血方法无效仍出血时，子宫切除术是挽救产妇生命最好的选择。提倡次全子宫切除以缩短手术时间，减少出血量。但前置胎盘或羊水栓塞时应行全子宫切除。

以上各种方法选择原则：先简单，后复杂；先无创，后有创。具体采取哪种方法主要取决于术者对这种手术的熟练程度及医院的条件。

**（二）胎盘因素引起的产后出血**

1. 胎盘未娩出伴活性出血者可立即行人工剥离胎盘术。术前可用镇静剂，手法要正确轻柔，勿强行撕拉，防胎盘残留，子宫损伤或子宫内翻。

2. 胎盘、胎膜残留者应用手或器械清洁，动作要轻柔，怀疑胎盘滞留时，应立即检查阴道和宫腔。如胎盘已剥离应迅速将胎盘取出。若盘粘连，可一手按压宫底另一手进入宫腔行徒手剥离胎盘，胎盘娩出后应仔细检查胎盘胎膜防止剥离不全，产后常规刮宫。如剥离有困难怀疑存在胎盘植入时，忌强行剥离以免导致大出血或避免子宫穿孔如出血多，需手术切除子宫或行动脉栓塞治疗；若出血不多，可保守期待治疗或行栓塞治疗、MTX 治疗。对胎膜残留、血块残留者应行钳刮或刮宫术。

胎盘因素引起产后出血是可以预防的。首先，积极处理第三产程，包括：首先，在胎儿娩出前肩时就给予宫缩素，及时钳夹切断脐带，支持、固定子宫的基础上限制性牵拉脐带，胎盘娩出后按摩子宫。积极处理第三产程可以减少 2/3 的产后出血量。其次，仔细检查胎盘胎膜是否完整，如怀疑有胎盘残留应及时做宫腔探查，必要时刮宫。再次，分娩后应常规检查宫底，了解子宫的收缩状况。如果子宫收缩不良应进行子宫按摩，并静脉点滴宫缩素促进宫缩。产后应注意检查产妇的生命体征和阴道出血情况，及早发现易于忽略的持续性缓慢出血，鼓励产妇排空膀胱，鼓励新生儿早吸吮，可反射性引起子宫收缩，减少出血量。

3. 胎盘植入伴活性出血者，采用子宫局部楔形切除或子宫全切除术。

4. 植入性胎盘　手术治疗：全部或大部分植入采用子宫切除术；小部分植入可采用子宫局部切开取胎盘或局部楔形切除。保守治疗：①适应证：仅适用于出血少或不出血者；②方法：可采用 MTX，小部分植入用 MTX 20mg 植入局部注射或宫颈注射；大部分植入用 MTX 50mg 稀释后静滴或肌注，隔日一次，四氢叶酸钙 6mg 肌注，隔日一次，共三次。另可采用米非司酮 25mg，bid，总量 250～1500mg 处理后以

β-HCG、B超胎盘大小及胎盘后血流、血常规、感染体征、出血量监测，如出血多需随时手术。

**（三）软产道损伤引起的产后出血**

（1）适当的麻醉，充分暴露损伤部位，按照解剖层次缝合。第一针要超过裂伤顶端0.5cm，防止血管回缩造成止血失败。宫颈裂伤小于0.5cm且无活动性出血者不需要缝合。每针缝合要兜底，避免遗留死腔，缝合时进针和出针方向要与切面垂直，避免缝线穿透直肠黏膜。

（2）裂伤如累及子宫下段时，缝合时应注意避免损伤膀胱、输尿管及直肠，必要时进腹修补。

（3）软产道血肿应切口血肿，清除积血、止血、缝扎。必要时可置橡皮引流，阴道填塞止血也是有效的。如血肿仍然增大、不能控制，可考虑介入性血管栓塞。

（4）剖宫产术中裂伤缝合时，应避免损伤周围脏器。小的子宫破裂可缝合修补裂伤，但如果是大的子宫破裂，发生不可控制的子宫出血要行子宫切除术，建议行筋膜内子宫切除术，避免损伤膀胱、输尿管，可先缝合或钳夹子宫切口，避免失血过多。

（5）产道损伤的处理：在产道损伤操作处理的时候需要注意，缝合时应有良好的照明，注意有无多处损伤，应尽量恢复原解剖关系，并应超过裂伤顶端0.5cm缝合。血肿应切开清除积血，缝扎止血或碘复纱条填塞血肿腔压迫止血，24~48小时后取出。小血肿可密切观察，采用冷敷、压迫等保守治疗。

（6）子宫内翻：如发生子宫内翻，产妇无严重休克或出血，子宫颈环尚未缩紧，可立即将内翻子宫体还纳（必要时可在麻醉后还纳），还纳后静脉滴注缩宫素，直至宫缩良好后将手撤出。如经阴道还纳失败，可改为经腹子宫还纳术，如果患者血压不稳定，在抗休克同时行还纳术。

子宫翻出的治疗：积极抗休克治疗。休克来自疼痛，肌注哌替啶100mg或吗啡10mg。若出血严重者应迅速开放静脉通路，必要时及早静脉切开；子宫复位 产妇一般情况稍改善后应立即子宫还纳术，应在全麻下进行。

经阴道徒手还纳术：胎盘若未剥离，为避免剥离出血过多可先还纳。若部分胎盘已剥离且有活动性出血者，应先行胎盘剥离。方法为术者一手托住内翻的子宫轻轻上推，如子宫颈收缩，可轻轻扩张的同时静脉推注阿托品1mg或地西泮10mg，或蒂洛安200mg稀释后静脉推注；另一手在腹部协助上推宫体。当子宫完全复位后，手握拳顶住子宫，同时注射子宫

收缩剂。

经腹子宫复位术：如子宫颈已回缩，阴道徒手回纳困难，则需开腹手术复位。打开腹腔后，用两把鼠齿钳夹住两侧宫壁，然后逐渐缓慢牵拉宫壁，待部分宫底引出陷凹，将鼠齿钳下移，继续夹住宫壁向上牵拉，直至子宫完全复位。在用鼠齿钳牵拉时，助手在阴道内可配合上推宫底。

阴道腹部联合手术：如狭窄环过紧，上述方法不能复位者，则须纵形切开前部或后部的宫颈环，以能容二指即可，手指进入阴道内向上缓慢推宫底，以达完全复位。切开前部环注意下推膀胱，切开后方环注意不要损伤直肠。术毕用肠线缝合切开的宫颈环。

（7）子宫破裂：立即开腹行手术修补或行子宫切除术。

预防软产道裂伤引起的产后出血，首先要正确处理产程，防止产妇疲劳和产程延长，合理使用宫缩剂。其次，掌握会阴侧切的时机，不适当的会阴侧切可能导致伤口出血过多和伤口严重裂伤。再次，宫颈口开大行剖宫产手术者，避免钝性分离子宫切口，尽量剪开；胎头过低者，儿头娩出时注意手法，必要时台下阴道内协助向上顶胎头。重视子宫手术史的孕妇，警惕子宫破裂，还有规范催产素的应用、产程的监护处理也很重要。

**（四）凝血功能障碍引起的产后出血**

首先排除子宫收缩乏力、胎盘因素、软产道损伤等原因引起的出血。尽快输新鲜全血，补充血小板、纤维蛋白原或凝血酶原复合物、凝血因子。若发生DIG可按DIC处理。

凝血功能障碍的处理：一旦确诊应补充相应凝血因子，血小板：低于（20~50）×10⁹/L或血小板降低出现不可控制的渗血时使用。新鲜冰冻血浆：是新鲜抗凝全血于6~8小时内分离血浆并快速冰冻，几乎保存了血液中所有的凝血因子、血浆蛋白、纤维蛋白原。使用剂量10~15ml/kg。冷沉淀：输注冷沉淀主要为纠正纤维蛋白原的缺乏，如纤维蛋白原浓度高于150g/L，不必输冷沉淀。冷沉淀常用剂量为1~1.5U/10kg。纤维蛋白原：输入纤维蛋白原1g可提升血液中纤维蛋白原25g/L，1次可输入纤维蛋白原2~4g。

预防凝血功能障碍引起的产后出血，必须重视产前保健，有凝血功能障碍和相关疾病者，应积极治疗后再怀孕，必要时在早孕时终止妊娠。做好计划生育宣传工作，减少人工流产。重视对高危孕妇的长期检查，提前在有抢救条件的医院入院，预防产后出血的

发生。

### （五）晚期产后出血的治疗

阴道分娩后 10~42 天之内出血，恶露量多，如月经量，甚至比月经量多。

1. 抗感染治疗。

2. 子宫收缩剂应用。

3. 诊刮，刮出物送病检。

4. 超声子宫检查，有无胎盘残留，剖宫产者切口愈合情况，有无溃疡、窦道。

5. 栓塞治疗。

6. 大出血者子宫切除术。

### （六）产后出血抢救步骤

产后出血发生急，往往不明病因，所以必须一边抢救，同时尽快寻找原因。

1. 初步处理　及时用药，阴道娩出后常规肌注缩宫素 10U。

剖宫产者在胎盘娩出后于子宫肌层内注射缩宫素 10~20U，另再用 20U+0.9%NS 500ml 静滴，10~15ml/分。

高危因素产妇在胎儿娩出及早使用前列腺素 $F_{2\alpha}$，如欣母沛 0.25mg 肌注/宫颈注射/子宫肌层注射。

效果不佳时可每隔 15 分钟重复，最大剂量不超过 2mg，也可用卡孕栓塞肛/米索前列醇 400μg 口含。

2. 用药无效后处理　上述处理后仍阴道流血，则边缝合会阴侧切及探明有无生殖道裂伤，同时边按摩子宫，边评估出血量，早期识别产后出血，以下情况按产后出血处理：

（1）产后 2 小时出血达 400ml。

（2）即使出血未达标准，但产妇血流动力学参数持续下降，甚至出现休克，无法以其他疾病解释。

（3）出血量虽 <400ml，但出血迅猛。上述处理后仍阴道流血，则边缝合会阴侧切及探明有无生殖道裂伤，同时边按摩子宫，边评估出血量，早期识别产后出血，以下情况按产后出血处理。

（4）出血 >500ml，必须如下处理：

1）用手按压子宫。

2）寻求帮助，必要时呼叫抢救小组。

3）查血型，交叉配合。

4）查凝血功能，水电解质平衡，心电监护，持续测血压、脉搏等。

5）开始补液，至少开放两路通道静脉输液，首选含钠液，必要时输血（等待过程中先用代血浆）。

6）可考虑开放中心静脉测定。

7）吸氧，留置导尿管，记出入量。

3. 从下级医院转诊者　应积极识别高危因素，通过休克指数估计出血量，及时处理。

### （七）PPH 预防

建立抢救队伍，了解病因及危险因素，熟练助产技术重视产后观察，加强产前保健，产前积极治疗基础疾病，充分认识产后出血的高危因素，高危孕妇应于分娩前转诊到有输血和抢救条件的医院。积极处理第三产程：循证医学研究表明第三产程积极干预能有效降低产后的出血量和发生 PPH 的危险度。头位胎儿前肩娩出后、胎位异常胎儿全身娩出后、多胎妊娠最后一个胎儿娩出后，预防性应用缩宫素（Ⅰa 级证据），使用方法为缩宫素 10U 肌内注射或 5U 稀释后静脉滴注，也可将 10U 加入 500ml 液体中，以 100~500ml/h 静脉滴注；胎儿娩出后（45~90 秒）及时钳夹并剪断脐带，有控制的牵拉脐带协助胎盘娩出，胎盘娩出后按摩子宫。产后 2 小时是发生产后出血的高危时段，应密切观察子宫收缩情况和出血量变化，并及时排空膀胱。

（马建婷　石一复）

# 第四十一章

# 羊水栓塞的治疗

羊水栓塞是指羊水进入母体血循环引起的一系列严重症状的综合征。多发生于分娩过程中，发病率低，不可预测，病死率高达60%以上，其中1/3为猝死。早、中期流产时也可发生，但病情较轻死亡少见。本病主要病理生理变化是急性呼吸循环衰竭、过敏性休克、弥漫性血管内凝血和多脏器功能障碍。近年对其发病机制尚有不少争议。以前认为羊水有形物质进入母体肺循环，直接造成肺小血管机械性阻塞或反射性肺血管痉挛和支气管痉挛，进而发生右心衰、周围循环衰竭、急性呼吸衰竭、DIC、多脏器功能衰竭。现在提出羊水栓塞是妊娠过敏反应综合征，是羊水进入母体血循环后，不但对肺毛细血管起机械栓塞作用，而且作为一种致敏源引发机体变态反应，发生过敏性休克，羊水及其内含物发挥组织因子样作用，启动凝血系统，最终导致多脏器功能障碍。

## 一、临床表现

1. 典型症状　下列症状按顺序出现。

（1）急性心肺衰竭：在分娩过程中尤其破膜后不久，或剖宫产术中，产妇突然寒战、烦躁、呕吐等不适，随即剧烈呛咳、呼吸困难、发绀、咯血性泡沫样痰。很快发生面色苍白、四肢厥冷、心率加快、血压下降。严重者仅惊叫一声或打个哈欠就血压消失、呼吸心跳停止。

（2）急性凝血障碍：先为高凝阶段，表现为抽血时针头易凝血，或只发现送检血标本凝血。此阶段极短暂以致漏诊。临床见到的大多为胎儿胎盘娩出后子宫出血。出血量多、不凝、难以止住。且出血部位广泛，有皮肤、黏膜、针眼、手术切口出血，呕血、咯血、尿血、鼻出血等。且很快进入休克状态，休克与出血量不成正比。

（3）多脏器功能损害：起病后不久相继出现肾脏、肝脏、胃肠道等急性多脏器功能衰竭。其中急性肾衰最常见，表现为少尿、无尿及尿毒症。

2. 不典型表现

（1）产程中突然休克或死亡。

（2）分娩过程中一过性寒战、呛咳，或轻微呼吸困难，治疗后好转。

（3）不明原因产后大出血，与出血不相符的深度休克。

## 二、诊断

目前诊断标准尚不统一。诊断仍主要靠临床症状和体征。当出现上述一种或几种临床表现，怀疑羊水栓塞时，在积极的抢救同时立即进行下列检查以明确诊断。

1. 血涂片找羊水中有形物质　抽下腔静脉或右心房的血5ml放置沉淀或离心沉淀后，取上层液涂片、染色镜检。见到鳞状上皮细胞、毳毛、黏液、脂肪球等羊水有形成分，可确诊为羊水栓塞。最近有研究发现正常孕妇血中也能见到羊水成分，所以临床诊断主要根据临床症状和体征。

2. 胸部X线片　约90%的病人出现双肺弥散性点片状浸润影，沿肺门周围分布，随病情发展，可出现肺不张和右心轻度扩大。临床实际来不及做此项检查。

3. EKG、彩色多普勒超声检查示右侧房室扩大，心排出量下降及心肌劳损。

4. 凝血功能检查　同时有下列3项异常时诊断凝血功能障碍。

（1）血小板 $<10 \times 10^9$/L 或进行性下降。

（2）血浆纤维蛋白原 $<1.5$g/L 或进行性下降，

或 >4g/L。

（3）3P 试验（＋）或血浆 FDP>20mg/L。

（4）凝血活酶时间缩短或延长 3 秒以上，或部分凝血活酶时间缩短或延长 10 秒以上。

5. 尸检在肺血管内甚至在心、肾、脑、肝、脾、胰、子宫等器官中发现羊水有形成分。心脏血不凝，并能找到羊水成分。

## 三、鉴别诊断

由于羊水栓塞发病急、进展快，对孕产妇生命威胁大，所以快速诊断和治疗很重要。对非典型病例需排除下列重症。

1. 子痫 有高血压、蛋白尿和子痫抽搐的典型发作过程。早期不会出现休克和 DIC。

2. 急性心衰 临床上急性左心衰常见。有心脏病史或先兆子痫，控制心衰后病情好转。

3. 脑血管意外 有高血压、糖尿病等原发病史，有血压突然升高或颅压增高的症状，体检有脑神经损伤的定位体征，但没有出血倾向。昏迷好转后，往往有神经系统后遗症。

4. 血栓性肺栓塞 可有心脏病、静脉栓塞史、血液高凝、手术创伤、长期卧床、肥胖等诱因。大多发生于产后。发作时明显胸痛、咳嗽及呼吸困难。有的可伴有出汗、咯血、昏厥。体检心动过速、呼吸急促。肺部听诊水泡音出现较晚。血凝系统检查除 D-2 聚体明显升高外，其余无异常。对临床高度可疑者可通气灌注扫描、下肢压迫超声、肺血管造影等检查。

5. 癫痫 有既往抽搐史，停止抽搐后生命体征立即恢复正常。

6. 癔症 有既往抽搐史，临床表现多样性，发作时无明显生命体征，实验室检查正常。

7. 其他原因引起的产后出血 引起产后出血最常见的原因是子宫收缩乏力、产道裂伤和胎盘因素。当发生不能制止的严重产后出血、血液不凝，很早就进入休克状态要想到羊水栓塞。

## 四、处理

一旦出现羊水栓塞的早期症状或高度怀疑本病时及早治疗，为成功抢救赢得时间。治疗关键：纠正呼吸循环衰竭和凝血功能障碍。成功的前提：及早诊断、早期处理。

1. 纠正缺氧 立即正压高浓度给氧，保持血氧饱和度达 95% 以上。鼻导管和面罩给氧常难以奏效，需及早气管插管。

2. 颈内静脉插管建立静脉通道，抽下腔静脉血找羊水成分，相关实验室检查及交叉备血。还可测中心静脉压以避免盲目输液导致血流动力学的紊乱。

3. 纠正肺动脉高压 可选择下列一种或几种：

（1）罂粟碱 30 ~ 90mg+GS 静脉慢推，以后按病情重复静推或肌注，每天不超过 300mg。

（2）酚妥拉明 5 ~ 10mg+GS 静脉滴注。

（3）氨茶碱 0.25g+GS 静脉慢推，必要时重复应用。

（4）阿托品 1 ~ 2mg 或 654-2 针 10mg+GS 静脉推注，15 ~ 30 分钟一次，直到面部潮红，症状好转为止。心率在 120 次／分以上慎用。

4. 抗过敏 氢化可的松 500mg 静脉慢推，再500mg 静滴维持。或者地塞米松 40mg+GS 静脉慢推，再根据病情重复。

5. 抗休克

（1）尽快输新鲜血和血浆，扩容用低分子右旋糖酐和平衡液。应检测中心静脉压指导输液速度。

（2）纠正酸中毒：根据血气分析，在化验报告未能及时出来时可按 5% 碳酸氢钠 5ml/kg 给予。

（3）调节血管紧张度：休克急骤而严重，或血容量已补足血压仍不稳定时应用。多巴胺 10 ~ 20mg+GS 静脉滴注。

阿拉明与多巴胺合用效果更好。

（4）防止心衰：毛花苷 C 0.4mg+GS 静脉慢推，必要时 4 ~ 6 小时重复。呋塞米 20 ~ 40mg 静推。

6. DIC 处理

（1）肝素：在高凝时及早应用。当血小板及凝血因子呈进行性下降，并有微血管栓塞表现（如器官功能衰竭），以及虽然已达消耗性低凝期，但病因在短期内不能清除时也应使用肝素。当病情发展到 DIC 晚期，有多种凝血因子缺乏及明显纤溶亢进时慎用肝素。由于临床很难抓到高凝期，而滥用肝素将导致抢救失败，所以抢救时使用肝素要慎之又慎。用法：肝素钠 25 ~ 50mg+GS 100ml 静脉滴注 1 小时。然后50mg+GS 500ml 静脉滴注。试管法凝血时间保持在 15 分钟左右。维持 24 ~ 48 小时后撤药。肝素过量用鱼精蛋白中和，1mg 中和肝素 100U。

（2）补充血小板及凝血因子：这是羊水栓塞后严重产后出血最安全的治疗措施。①新鲜血：在肝素基础上输注，或输注新鲜全血＋肝素（800 ~ 1500ml 血＋肝素 5 ~ 10U）；②输血小板悬液 12U 能升母体血小板 $500 \times 10^9/L$；③输纤维蛋白原 4g 能升母血纤维蛋白原 1g/L；④输新鲜冰冻血浆 10U 能升母血纤维蛋白原 1g/L；⑤凝血酶原复合物。

（3）纤溶抑制剂：6- 氨基己酸、凝血酸。

7. 防止肾衰　血容量补足后加用甘露醇，呋塞米，使尿量≥25ml/h。血容量补足前慎用缩血管药。防肾灌注减少可用多巴胺 18mg+NS 微泵推。如已肾衰按肾衰处理（控制进液量、纠正电解质紊乱，透析等）。

8. 预防感染，选用没有肾毒性的广谱抗生素。

9. 产科处理

（1）羊水栓塞发生于胎儿娩出前，原则上应在产妇呼吸循环功能明显改善后迅速结束分娩。第一产程中发病者剖宫产，第二产程者及时阴道助产。并做好新生儿窒息的复苏准备。

（2）难以控制的产后出血，立即子宫全切除。即使在休克状态下，亦应边抢救边手术。要特别严格止血，放置腹腔引流条。不能用宫缩剂以免将停留在子宫血管内的羊水成分挤入母血循环。但对此尚有不同意见。所以还得结合具体情况和用药反应决定宫缩剂的取舍。最近报道实施 B-Lynch 子宫缝线术可控制子宫出血，对剖宫产术中出血较合适。为确保成功，术前先用手挤压子宫体，如果出血明显减少或基本停止，估计成功的可能性大再行保守手术。经皮双侧髂内动脉栓塞术仅用于病情稳定者。

## 五、羊水栓塞的预防

羊水栓塞的根本原因是羊水有形成分进入母血循环。所以发生的必备条件是胎膜破裂或子宫有开放的血窦，同时有强烈宫缩。

针对上述分析可从下列方面进行预防：

1. 正确人工破膜　细针破膜使羊水缓慢流出；避免在宫缩时操作；不同时人工剥膜；不同时采取其他加强宫缩的措施。

2. 合理使用缩宫素　掌握好缩宫素引产指征，对死胎及胎膜早破者更应谨慎。要有专人看守，避免宫缩过强；晚期妊娠引产从 0.5% 浓度 8 滴 / 分开始，如果需要可间隔 20 ~ 40 分钟增加 4 滴 / 分，最大剂量据报道不超过 48mU/ 分还是安全的；遇宫缩过强要减慢滴速甚至停药；羊水过多引产要先破膜，观察等待 1 ~ 2 小时宫缩不强再用缩宫素。米索前列醇片不能常规用于晚期妊娠引产，更不能在产程中作加强宫缩用。

3. 急产或宫缩过强者酌情用宫缩抑制剂　遇高张性宫缩时，在宫缩间歇时破膜，尽量放出羊水。

4. 严格剖宫产指征和安全手术操作。

5. 正确施用中期引产手术。

6. 产程中或分娩后有羊水栓塞可疑症状，及时使用肾上腺皮质激素、给氧、开放静脉通道，并同时考虑分娩方式，做好抢救准备。

注意：①正确人工破膜，不在宫缩时破膜；②合理使用宫缩剂，防止宫缩过强，对死胎及胎膜早破者更应谨慎；③严格掌握剖宫产指征及安全操作；④避免创伤性阴道手术，如高中位产钳术、困难的毁胎术。

（姚琦玮）

# 第四十二章

# 催产与引产

催产是指正式临产后,以人工的方法加强产力,促使宫口继续开张,迫使胎儿下降加速分娩的治疗手段。引产是指在自然临产前人为诱发出规律性宫缩而分娩的过程。

## 一、机械性人工引产与催产技术

### (一)人工破膜和剥膜术

1. 手术操作

(1)人工剥膜术:是指以示指或中指伸进宫颈管逐渐扩张至可容纳3~4指,沿子宫下段一周将胎膜与宫壁完全剥离,深达6~7cm以逐渐形成前羊水囊。此时应诱发出宫缩。剥膜前后应听取胎心音。

(2)人工破膜:是指在临产后宫口已开张时,一只手指伸入宫颈触到前羊水囊,另一只手持钳在内诊手指引下,钳夹胎胞、牵拉扯破胎膜。若羊水过多可采用高位破水法,即用针头刺破宫颈内口上端较高位置的前羊水囊膜,使羊水流出。手术虽简单,但须严格无菌操作。疑有致感染因素或破膜后12小时未分娩者均需加用抗生素;破膜时应在宫缩间歇期进行,防止宫缩期破水,宫腔压力突然改变致胎盘早剥或羊水进入母血发生羊水栓塞,羊水过多者尤须警惕;手术后严密观察并记录宫缩及胎心情况,以及羊水量和性状,以了解胎儿宫内状态。

2. 适应证 无明显头盆不称及胎位异常者,发生低张性宫缩乏力并导致潜伏期、活跃期扩张延缓或停滞,胎头下降延缓。

3. 禁忌证

(1)头盆不称、先兆子宫破裂。

(2)胎位不正。

(3)前置胎盘(中央性)。

(4)不协调性子宫收缩乏力。

(5)严重的心肺功能不良。

(6)严重的宫内感染。

(7)瘢痕子宫慎用。

### (二)头皮牵引术

1. 操作 适用于死胎或胎儿畸形引产,术者在内诊指引下触及胎头,左手持头皮钳顶住胎头,紧靠头皮分开钳叶,尽量钳夹较大面积的头皮,试向下牵拉。若感觉牵拉无力有滑脱可能时,可以两把头皮钳交替钳夹至牵拉有力为止。连接牵引绳并通过滑动轴下接重物(0.5~1kg)。当胎头已降至阴道口可取下头皮钳,酌情人工助产。

2. 适应证

(1)中期或死胎引产,人工破水后需缩短产程。

(2)低置或部分性前置胎盘,显性出血性胎盘早剥,子宫出血不多,孕妇一般状态良好,有阴道分娩条件者。

### (三)水囊引产术

经阴道向子宫壁与胎囊间放置无菌水囊,诱发宫缩,促使胎儿娩出。成功率可达97%,分娩后母体恢复快,胎体脏器可被移植以治疗其他疾病。

1. 操作

(1)水囊制作:14~18号导尿管1根,避孕套2个,避孕套双层重叠,排尽空气后扎于导尿管顶端。套外涂以润滑剂,敷料包裹高压消毒。

(2)放置方法:膀胱截石位局部消毒后依孕妇条件扩张宫颈至最大号。扩张器顶端过宫内口即可,将水囊沿宫壁与胎囊之间缓缓送入羊膜腔外。如有出血可抽出导管后更换方向重新送入,至整个水囊进入宫腔。钳夹水囊的机械不可进入宫腔,以防止子宫穿孔。为避免伤及胎盘,术前应查清胎盘位置,以减少放置水囊的盲目性。固定导尿管后松开导管末端结扎线，注入含亚甲蓝的低温盐水（5~8℃）。孕月大时可放2个水囊，注水量为300~500ml。以孕月×100ml计算，以不超过子宫容量为准。注毕后关闭导尿管末端并以纱布包裹置于阴道内。卧床2小时后可轻微活动以利诱发宫缩，大小便时注意防止水囊脱出。

（3）注意事项

1）防止感染：术前3天避免性交，保持阴道清洁。术中对阴道及穹隆部要严格消毒。水囊留置时间最长36小时。术后24小时仍未发动宫缩可行换水，即将水囊内水排净，重新注入低温盐水，注入量较第一次少50ml。换水后立即以2%~4%浓度的催产素静脉滴注，一般在3~4小时后胎儿排出。

2）防止子宫破裂：破裂原因主要有两点。一是向水囊内注水过多，致子宫下段扩张过薄，发动宫缩后破裂。这种情况多发生在子宫肌已有纤维化的经产妇，或使用催产数不当所造成。故应严格掌握注入液体量。二是宫颈坚硬、宫缩时宫口不能适当开张而发生子宫破裂。故术前应估计宫颈坚韧度，对坚韧者可先采用促宫颈成熟法或宫颈局部麻醉及使用阿托品类药物松弛平滑肌，也可同时在宫颈管内放置牛膝1~2根，促使宫颈变软、扩张。

3）严防水囊剥离胎盘引起的出血：放置时发现出血应立即抽出导管，出血量少，可改换反向再置入，出血多时应停止放置水囊，改用其他引产方法。

2. 适应证　妊娠16~24周要求终止妊娠；因某种疾病不宜继续妊娠。

3. 禁忌证　急性生殖道炎症、心血管疾病急性发作期；妊娠期有阴道出血和剖宫产史者慎用。

## 二、药物引产与催产技术

### （一）利凡诺尔引产

利凡诺尔为黄色结晶粉末，有较强的杀菌作用。诱发宫缩的机制是否与刺激产生内源性前列腺素有关尚不明确。一次安全剂量为100mg，粉剂应配制于注射用水中，浓度为1%~2%。生理盐水易致沉淀不宜使用。引产成功率为95%。但对母体肝、肾功能及心肌有一定毒性，尤其对胎儿的心、肝、肾损害严重而致死，故不用于婴儿成活的引产。

1. 方法　羊膜腔内注射法：经B超检查确定胎盘位置及羊水池最宽区域，在腹中线旁开1.5~2cm内作一标记，孕妇排空膀胱取平卧位，常规消毒腹部皮肤铺巾。在远离胎盘之脐带附着的最厚部位且羊水池区段最宽的标记点处垂直穿刺进针，通过腹壁各层

穿透宫壁，有落空感后再进针0.5~1cm，抽取羊水证实在羊膜腔内后即可缓慢注药，注药间应再次回抽羊水以确认仍在羊膜腔内。注药完毕快速抽出空针，按压穿刺部位2~3分钟。回抽羊水为血性是刺入子宫肌层或胎盘内，应再向深部进针，回抽仍为血性须重新选择穿刺点。两次穿刺失败应停止操作，24小时后再进行或改用其他给药方法。

注药后5天内不发动宫缩可重复一次，再次失败需改用其他方法。引产成功者一般在48小时后排出胎儿及部分胎盘、胎膜。不全者需行清宫术。

2. 适应证

（1）中期妊娠引产。

（2）晚期妊娠宫内死胎或胎儿畸形引产。

3. 禁忌证

（1）各种疾病的急性发作期，如急性传染病、急性生殖器炎症。

（2）肝、肾疾病。

（3）生殖系统、产道阻塞性病变及组织弹性异常。如宫颈肌瘤，陈旧性子宫瘢痕，宫颈裂伤瘢痕。

### （二）天花粉引产

中药制剂天花粉可使胎盘滋养层细胞变性、蛋白凝固、坏死，绒毛粘连，绒毛间隙阻塞，纤维蛋白沉积使胎盘血循环中断，导致胎儿死亡后排出。羊膜腔用药后可使羊膜、绒毛膜各层出现以白细胞为主的化学性炎症，刺激子宫收缩，加速分娩，是中期妊娠的引产药物。其有效成分能溶于生理盐水，为较强抗原性的植物蛋白，故易引起过敏反应。

1. 方法　羊膜腔内给药同利凡诺尔内注射法，剂量5mg。

2. 适应证　中期妊娠引产。

3. 禁忌证

（1）过敏体质，如对某些食物蛋白或药物过敏、支气管哮喘等。

（2）心、肝、肾功能不全。

（3）各种疾病急性发作期。

（4）有出血倾向性疾病。

（5）生殖道阻塞性病变，如肿瘤，严重瘢痕性组织弹性异常等。

本制剂可引起发热，头痛，关节酸痛，白细胞增高等。多在用药后6~8小时开始出现，2~3天后自行消退。可用镇痛剂、抗组胺制剂及皮质激素缓解症状。还可出现全身皮肤散在痒疹，重者可出现心、脑、肺水肿或心衰、休克。故此法目前已不作为首选

引产方法。

### （三）芫花酯甲引产

芫花为瑞香科植物，主要为芫花酯甲，分药膜型及针剂型两种，可使胎膜组织坏死、变性引起宫缩。其机制可能与刺激产生内源性前列腺素有关。方法如下：

（1）羊膜腔内给药：剂量 $60 \sim 80\mu g$，以注射用水稀释为 $8 \sim 10ml$，经穿刺注入羊膜腔内。严防药液渗入穿刺时的周围组织，引起局部刺激反应。

（2）宫腔内、羊膜腔外给药：以细导尿管经宫颈置入宫腔至上 2/3 段，剂量 $80\mu g$，以注射用水或 2% 普鲁卡因 $3 \sim 5ml$ 稀释后缓慢注入，再注入注射用水 $2ml$，确保药液全部注入宫腔。取出导尿管后宫颈外口置喇叭托以防药液外溢，2 小时后取出。孕 $5 \sim 10$ 周时，于宫内给药前辅以丙酸睾丸酮 $100mg$ 肌注，或口服 L-18- 甲基三烯炔诺酮 $3mg$，每日 3 次，均连用 4 日。

（3）经阴道羊膜腔外置药膜法：用于孕 $9 \sim 24$ 周引产，将药膜卷成圆柱状放于 T 型 IUD 放置器内，经已扩张的宫颈管送入至宫腔，深度约 $6 \sim 10cm$，置药后平卧 10 分钟。每张药膜含 $50\mu g$、$100\mu g$、$140\mu g$、$170\mu g$ 不等，剂量越大引产成功率越高。

用药后约 $4\% \sim 8\%$ 可发生寒战、发热，体温达 $38 \sim 39\,℃$。非感染性可用解热镇痛剂及地塞米松 $5 \sim 10mg$。寒战时给以保温、氧气吸入及对症处理。

### （四）催产素引产与催产

催产素作为一种有效的缩宫剂已在产科领域内广泛应用，在血液循环中以自由肽的形式存在。合成催产素的半衰期在早期妊娠时为 $1 \sim 6$ 分钟，至分娩妊娠时为 $1 \sim 3$ 分钟，血液中存在催产素酶，它可破坏催产素的胱氨酸酪氨酸继而使之失活。人体子宫对催产素的敏感性个体差异很大，临产上大多采用静脉滴注以保持和控制血中的有效浓度。催产素引产成功率与宫颈成熟度关系密切，小剂量反复静脉滴注是促宫颈成熟的有效方法。

1. 方法 催产素 $2.5U$ 加入 5% 葡萄糖液 $500ml$ 内，即浓度从 0.5% 开始，速度为 8 滴／分，$30 \sim 40$ 分钟后无反应时可加快滴速，但不宜超过 30 滴／分。若仍无反应可加大浓度到 1%，从 8 滴／分开始调节速度。如出现宫缩过强，经减慢速度不能缓解时应给予静脉应用硫酸镁。也可在宫口开全，胎头已达盆底时用鼻黏膜或舌下滴含法，每次 $1 \sim 3$ 滴。或采用足三里穴位注射，每侧 $0.25 \sim 0.5U$，以加强产力促胎儿娩出。

在引产中要监护宫缩及胎心，物理方法为手触宫缩。听胎心并记录时间、药物浓度、滴速，宫缩频率、强度、胎心率。有正规宫缩后宫口开张及胎头下降情况以及孕妇的血压及一般情况，或用胎心监护仪监测胎儿储备力以调节输入药量。一旦出现胎儿窘迫应立即减慢输注速度或停止，必要时使用宫缩抑制剂，迅速作出结束分娩决策。注意催产素过敏问题，过敏的临床表现为胸闷、气急、寒战以致休克，需用抗过敏药物及对症处理。

催产素用于促宫颈成熟时，以 $1 \sim 2U$ 加入 5% 葡萄糖液 $500ml$，$10 \sim 15$ 滴／分，8 小时滴完，连续 $3 \sim 5$ 日。此法可提高宫颈 Bishop 评分（$2 \pm 0.5$）分。再用引产浓度或其他方法诱发宫缩，成功率达 97% 以上。但所需时间较长，孕妇常不能坚持配合。

2. 适应证

（1）原发性低张性子宫收缩乏力。

（2）继发性子宫收缩乏力，无头盆不称及异常胎方位（高直后位、前不均倾、颏先露等）。

（3）某些妊娠并发症经治疗后效果不满意，继续妊娠将威胁母体和胎儿生命。需终止妊娠者。如子痫前期重度、妊娠期糖尿病，母儿血型不合等。

（4）胎膜早破：孕周≥37 周，破膜超过 24 小时尚未临产者。

（5）过期妊娠。

（6）死胎及严重畸形儿。

（7）中期妊娠引产，多用于在实施各种引产方法的同时应用以加强宫缩。

3. 禁忌证

（1）明显头盆不称，瘢痕子宫、严重胎盘功能低下及宫内窘迫，或胎位异常，如臀位、横位。

（2）催产素过敏者。

（3）不协调性子宫收缩乏力，或高张性子宫收缩。

（4）中央性前置胎盘。

（5）子痫前期重度而宫颈成熟度低者。

（6）经产妇（分娩数≥3 次者）。

（7）严重的心肺功能不良。

（8）严重的宫内感染。

（9）软产道异常：阴道横隔、穹隆狭窄、瘢痕子宫，子宫过度伸展（双胎、羊水过多等）及畸形子宫。

### （五）前列腺素（prostaglandin，PG）用于引产与催产

PG 是 1935 年由 Von Ewler 首先从精液中发现的

物质，它可启动对平滑肌的刺激和松弛，特别是对子宫平滑肌有作用。在生殖系统前列腺素的主要表现形式是 $PGE_2$ 和 $PGF_2$，其结构式基本相同。$PGE_2$ 是一种重要的稳定的前列腺素，能引起肾血管扩张，抑制肾小管对钠的吸收，抑制胃分泌。根据组织的不同，可使平滑肌收缩或松弛，对于子宫平滑肌则起收缩作用，因之可以用于催产。$PGF_2$ 也是一种稳定的前列腺素，能使子宫和支气管收缩，并使某些血管收缩，故可用作催产或子宫收缩剂。常用前列腺素有 $PGE_2$（dinoprostone suppositories，普贝生），用于足月妊娠的促宫颈成熟，普贝生为类白色、长椭圆形片状栓剂，剂量为 10mg，置于一棉线制的编织袋中，编织袋一端有一根线绳。该产品独特的控释装置使 $PGE_2$ 0.3mg/h 释放，维持有效平稳的药物浓度，药物撤出后 2～13 分钟内药效作用逐渐消退。有报道在普贝生阴道给药期间及其后可有子宫活动增强和子宫收缩过频伴或不伴胎儿窘迫，此时建议立即取出栓剂。

1. 方法　将普贝生夹于示指与中指之间将其横向置于阴道后穹隆，阴道外留有足够长的带子以便取出，如果需要停止普贝生释放，只需要轻拉终止带以撤出栓剂，无需冲洗与擦拭。使用一枚栓剂通常足以达到宫颈成熟；如 8～12 小时内未达充分的宫颈成熟，应取出。可用第二枚，一疗程不应超过两枚。

2. 适应证
（1）单胎头位，无经阴道分娩的禁忌证。
（2）Bishop 评分 ≤6 分。
（3）NST 为反应性。
（4）每小时自发宫缩少于 4 次。

3. 禁忌证
（1）胎心异常，胎位异常。
（2）胎儿较大或有头盆不称征象。
（3）前置胎盘或不明原因的阴道出血。
（4）病毒感染的活动期。
（5）有前列腺素的禁忌证，如心脏病、肺气肿、哮喘、青光眼、癫痫及溃疡病等。
（6）肝、肾功能异常，或合并糖尿病。
（7）有剖宫产或子宫手术史。
（8）分娩次数 ≥5 次。
（9）多胎妊娠。

**（六）硫酸普拉酮钠促宫颈成熟作用**

硫酸普拉酮钠（DHA-S）为一种内源性甾体激素，国产商品名为蒂洛安在体内代谢转化成 DHA，雌二醇等直接作用于宫颈组织，使其细胞增生肥大，基质黏多糖量增加，血管扩张，胶原酶活性增强，促进胶原纤维分解，纤维束间隙扩大致使宫颈软化，伸展性增强。

1. 方法　DHA-S 100mg+10% 葡萄糖 10ml 静脉注入，每日 1 次，连续 3 天。或 DHA-S 200mg+10% 葡萄糖 20ml 静脉注入，隔日 1 次，共 2～3 次。注意本药不可用生理盐水溶解，药液溶解后须在 2 分钟内注入，偶发恶心、眩晕，行走乏力及注射部位疼痛等一过性反应，无其他明显不良反应，对母子安全无害。

2. 适应证　妊娠中、晚期宫颈不成熟或成熟不全（颈管消退不全、宫颈软化不良、宫口开大不全）。

3. 禁忌证　心、肝、肾功能不全者慎用。

**（七）地西泮在催产中的作用**

地西泮是具有镇静、催眠、抗惊厥及较强的肌肉松弛作用的药物。可选择性地使宫颈平滑肌松弛，短时间内解除宫颈痉挛，使宫颈变软、变薄，恢复弹性，利于各阶段产程的宫颈扩张。

地西泮可使进入产程、精神紧张的孕妇减少儿茶酚胺的分泌，以及减少儿茶酚胺对宫缩的抑制作用，有助于子宫收缩。地西泮还可使宫口开大 6cm 以上又出现窘迫的胎儿降低脑细胞氧代谢，提高对缺氧的耐受力。与催产素合用可在加快宫口开全的同时不加重宫内缺氧症。

方法
（1）静脉注射：地西泮 10mg 在 2～3 分钟注入，用药后如胎心在数分钟内有变化多可自行纠正。效果不明显时可在 4～6 小时后重复使用。
（2）宫腔内、羊膜腔外注入：以地西泮胶陈液通过宫腔导管注入，可提高宫颈成熟度差的引产效果，促宫颈成熟率达 88%。

地西泮对母、子的不良反应极微，无新生儿呼吸抑制作用，不影响新生儿 Apgar 评分，适用于产程各阶段。用药后孕妇很快进入睡眠状态，偶有血压下降。只有极少数人呈兴奋状态。新生儿若在地西泮血中浓度高峰期分娩，个别新生儿出现肌张力偏低，但无需特殊处理。

**（八）雌激素在催、引产中的作用**

大剂量雌激素口服或肌注曾被国内、外用于妊娠引产前准备。其机制是雌激素可激活蛋白合成的酶系统，提高子宫肌肉对催产素的敏感性，还可调节葡胺多糖的合成，使宫颈胶原酶及弹力素酶活性增加，促使胶原纤维分解，进而促进宫颈成熟。也有人认为雌激素可使宫颈对前列腺素敏感。近年有报道有戊酸雌二醇 150mg、雌三醇 250mg 制成凝胶，置于阴道内，或雌三醇 15mg 凝胶注入羊膜腔外，可提高宫颈评分 2~4 分。人工合成的雌激素因对胎儿有致生殖道癌及致畸可能，故只适用于中期妊娠引产。

**（九）米非司酮**（mifepristone）

配伍米索前列醇促宫颈成熟及引产。米非司酮是炔诺酮的衍生物，是一种抗孕激素类药物，已在世界范围内成功地用于终止早期及中期妊娠。因米非司酮亦有软化宫颈的作用，现在国内已有不少米非司酮配伍米索前列醇用于足月妊娠引产的报道。

**方法**　第 1、2、3 日各服米非司酮 50mg，然后在第 4 日开始口服米索前列醇 100μg，以后根据宫缩发动情况，隔 2~6 小时再加用 100μg，总量最多用至 400μg。也有用米非司酮 75mg/日，用 2 天，第 3 日开始用催产素或米索前列醇，米索前列醇用量为 50μg 口服，每 4 小时一次，至出现规律宫缩开始，但总量不超过 200μg。

**（十）蓖麻油**（castor oil）**引产**

蓖麻油为大戟科植物蓖麻的成熟种子经去壳、冷榨、150℃高温灭菌 1 小时后而取得的油液。蓖麻油含丰富的不饱和脂肪酸，其中蓖麻油酸（Ricinoleic acid）是主要成分，约占 90%。临床上用蓖麻油 30ml 与 2 个生鸡蛋均匀搅拌后煎熟即蓖麻油引产餐。服用后可以促进宫颈成熟，促发或加强子宫收缩，在我国某些地区应用。蓖麻油引产诱发宫缩后分娩的成功率可达 79%，这与宫颈成熟度显著相关：Bishop<7 分引产成功率约 75.1%，Bishop≥7 分引产成功率约 87.50%。蓖麻油用于引产时，能改善宫颈 Bishop 评分，缩短分娩发动时间、第一产程和总产程。

蓖麻油用于妊娠晚期引产的不良反应主要是消化道不适、呕吐。多发生于服药后 30 分钟左右，腹泻每天 1~10 次。在蓖麻油引产中蓖麻油和鸡蛋充分混匀煎熟可以降低蓖麻油酸钠水溶性而增加肠内吸收，从而可以降低恶心、呕吐、腹泻的发生率，故蓖麻油引产更易于被孕妇接受。

（陈丹青）

255

# 第四十三章

# 无痛分娩与产科镇痛

无痛分娩于19世纪40年代随着全身麻醉技术的发展而出现，当时因宗教因素在政府和医院还存在着争议。当时医学镇痛技术还处在初级阶段，主要通过吸入氯仿和乙醚，剂量难以控制，母体低血糖，缺氧及误吸的发生率很高，直到20世纪分娩镇痛采用区域有了发展，但发展仍缓慢。

早期的无痛分娩会使母婴产生并发症，除了母体低血压、胎儿缺氧和误吸外，使用的氯仿或乙醚虽提供了镇痛，但使用抗胆碱药物东莨菪碱的深睡眠，除镇痛外，还有遗忘作用，使母体对婴儿的出生没有记忆。所以，心理助产法也在无痛分娩技术中发挥一定的作用，放松技术可使妇女分娩时不觉疼痛或减少疼痛。孕妇步行、盆浴、淋浴、按摩和分娩支持均可暂时缓解疼痛，催眠和针刺在缓解分娩疼痛中也有成功的报道。

国内外一些医院也均有氧化亚氮（笑气）吸入无痛分娩并降低剖宫产率的大宗报道。

全身镇痛药物是深睡眠的一部分，常使用东莨菪碱和吗啡，但所有的阿片类药物均可通过胎盘，影响出生儿呼吸和使肌张力下降。长效阿片激动剂如吗啡和哌替啶（度冷丁）被用于分娩镇痛，但超出分娩疼痛所需浓度可导致呼吸抑制、恶心、呕吐、误吸等。现今人工合成的中、短效阿片类药物（芬太尼等）被用于静脉自控镇痛，作用迅速，约注药后3分钟达到高峰效果，虽也可通过胎盘，但不会对新生儿造成不良影响。

如何使产妇清醒，无痛苦的分娩，诞生新的生命是人们所追求的。为了使分娩无痛，进行长期的探索和研究，但至今尚无一种满意和安全的分娩镇痛方法和镇痛药物。现有的方法和药物，对产妇、胎儿及产力均会有不同程度的影响。

分娩导致许多妇女剧烈的痛苦，而这种痛楚往往被人们视为"正常的过程"而忽略，实际产妇剧烈阵痛的经历应引起人们对分娩镇痛的重视。产妇的痛阈有很大的个体差异，约有10%的产妇在整个产分娩过程中并没有感到有疼痛的感觉，约有34%～40%的产妇并不要求完全无痛，也能对疼痛耐受，而另一些产妇则希望在分娩中无痛，并保持清醒。

分娩疼痛与产妇的精神状态密切相关，疲惫、恐惧、焦虑、缺乏自己分娩的信心，以及周围环境的不良刺激，如旁边产妇的叫喊声、语言、工作人员的服务态度等都会影响产妇的痛阈，即使是轻微的刺激，也能引起强烈的反应。产妇的剧烈疼痛和紧张情绪也能导致胎儿窘迫和酸碱平衡失调，也会引起宫缩异常和产程异常。

理想的分娩镇痛必须具备下列条件：①对母婴不良作用小；②容易给药，起效快，作用可靠，满足整个产程镇痛的需求；③避免运动阻滞，不影响宫缩和产妇运动；④产妇清醒，可参与分娩过程；⑤必要时可满足手术需要。

## 一、分娩疼痛的原因和神经传导

在第一产程中，疼痛主要来自子宫收缩和宫颈扩张。子宫收缩时，子宫内压力可升高达4.7～6.7kPa（35～50mmHg），子宫的韧带和腹膜受到牵拉，子宫壁的血管暂时受压而闭塞，使周围组织产生暂时性缺氧和缺血，疼痛主要位于下腹部和腰部，有时放射到髋部、骶部和沿大腿向下传导。

第二产程，来自宫颈扩张的疼痛逐渐减轻而出现不自主的排便感。宫缩时，先露部紧紧压迫骨盆底组织，产生反射性的肛提肌收缩和肛提肌、会阴拉长及阴道扩张产生疼痛，此时的疼痛常被强烈的排便感所掩盖。

第三产程时子宫容积缩小，宫内压下降，会阴部牵拉消失，产妇感到突然松弛。

子宫受交感和副交感神经支配，而子宫体和子宫颈的神经分布又互不相同，子宫体的交感神经运动纤维来自脊髓的第5~10胸节段，节前纤维在邻近的交感神经节内交换神经元，其节后纤维参与组成主动脉神经丛和腹下神经丛，最后经骨盆神经丛而进入子宫体，子宫体的交感神经感觉纤维经过盆神经丛、腹下神经丛、主动脉神经丛进入腰段和下胸部交感干，最后胸11~腰1脊神经进入脊髓。

子宫颈的运动和感觉主要由骶2~4副交感神经传导，在子宫颈的两侧和后方，有分支与来自骨盆神经丛的交感神经纤维汇合而成子宫–阴道神经丛和子宫颈大神经节。

阴道并无运动神经支配，阴道上部的感觉系由骶2~4副交感神经传导，阴道下部则有阴部神经支配，阴部神经由骶2~4脊神经与前支组成，除支配阴道下部外，在坐骨结节附近分成支配肛门周围的痔下神经支；支配会阴部和大小阴唇的后部的会阴神经；支配阴蒂周围的阴蒂背神经。

从上述神经支配所述，在分娩镇痛中，神经阻滞的范围应控制在胸11~骶4。

## 二、麻醉对母儿的影响

### （一）镇痛药物和麻醉剂对胎儿的影响

绝大多数镇痛药和麻醉剂都具有抑制中枢的作用，而且能通过胎盘屏障进入胎儿的血液循环，因此有直接抑制胎儿呼吸中枢和循环中枢，同样也可使产妇发生缺氧、低血压或高碳酸血症，转而也可影响胎儿。常用的哌替啶能很快通过胎盘，肌注后2小时在胎血中浓度达高峰，静脉注射仅数秒钟即在胎血中出现，6分钟达到母血与胎血之间的药物平衡。局部麻醉剂如普鲁卡因、利多卡因、布比卡因等，都能通过胎盘屏障。全身麻醉剂如氧化亚氮（笑气）、氟烷、氨氟醚等，也均能通过胎盘屏障进入胎儿循环。麻醉过深或时间较长，都能抑制胎儿和产妇的呼吸和循环。

麻醉可通过多种途径影响胎儿，如麻醉导致母体低血压，使胎儿氧供下降；若麻醉过程中出现母体缺氧，可直接影响胎儿氧供；子宫血管收缩及子宫高张力可使子宫胎盘血流下降，进而影响胎儿氧供。另外，手术操作本身也可通过刺激脐血管，刺激子宫，引起胎盘早剥等途径而导致胎儿缺氧。因此，宫内手

术或妊娠期非产科手术麻醉时应确保母体氧供，避免二氧化碳蓄积，维持母体血流动力学稳定，并避免各种因素所致的子宫张力增高。

早产可明显增加新生儿窒息、呼吸系统疾病及死亡的风险，故预防早产必须作为此类手术关注重点。几乎所有氟醚类吸入麻醉剂都有剂量依赖性的子宫平滑肌松弛作用，如氟烷、异氟醚、七氟醚等都已成功地用于胎儿手术，但其吸入浓度往往需要达到2~3个最小肺泡有效浓度（MAC）才能达到较理想的子宫松弛作用。虽然尚未见在吸入2~3MAC浓度下发生胎儿意外的文献报道，但其安全性仍有待进一步观察。由于七氟醚具有血气分配系数低、起效快、消除快、可控性强等优点，子宫的收缩性可在停药后很快恢复，故在临床上最为常用。

由于高浓度氟醚类药物的不良反应，有人建议降低药物吸入浓度，并加用子宫松弛剂，如妥布他林、硝酸甘油或硫酸镁。其中硝酸甘油具有起效快、消除快、作用时效短、停用后加用催产素时能迅速增加子宫张力等优点，在胎儿手术中的一种分娩期宫外治疗（extra-uterine intrapartum treatment，EXIT），即在分娩过程中，剖宫产或阴道分娩胎儿娩出前对胎儿实施手术治疗（如胎儿气管插管、气管切开等）手术时更显优势。常用剂量为50~100μg静脉注射，然后以15~20μg/kg·min的剂量维持。硫酸镁也属短效药，停用后子宫张力很快恢复，也适用于EXIT手术，但常与硝酸甘油合用。EXIT手术完成并娩出胎儿后，应立即停用子宫松弛剂，降低吸入麻醉剂浓度，同时使用子宫收缩剂，以恢复子宫张力，减少子宫出血。但在妊娠中期的开放式胎儿手术中，缝合子宫后还得继续使用子宫松弛剂（但需降低吸入麻醉剂浓度），以预防胎盘早剥和早产。

### （二）药物对产力的影响

各种止痛方法中，局麻对分娩力量的影响最小，过量的镇静、镇痛药可使产妇嗜睡、烦躁、不合作，从而影响正常宫缩；椎管内麻醉平面过高，可使子宫收缩减弱。此外，椎管内麻醉能使腹直肌和肛提肌松弛而造成产妇乏力，第二产程延长，需要阴道助产的机会增多；全身麻醉不但能抑制腹直肌和肛提肌的反射性收缩，而且麻醉深时能直接抑制宫缩。

### （三）药物对产妇血压的影响

止痛药物和麻醉剂能加重低血压症候群，在用药过程中，应尽量避免让产妇取仰卧体位，万一发现血压下降，让产妇取30°的左侧卧位，或将子宫向左推移或抬高下肢而取截石位，经上述措施大多数病人血

压能回升，若无效，则给产妇应用麻黄碱，通过增加心输出量来升高血压，其收缩血管作用弱，可用于产妇升压。

一般局部麻醉对血压影响最小。镇痛药物均有降压作用。椎管内麻醉如果阻滞范围控制得当，一般对血压影响不大。全身麻醉过深后能使血压下降，故产科麻醉中尽量采用浅麻醉，并避免使用降压作用较强的麻醉剂。

#### （四）呕吐物误吸

在临产或手术过程中，由于产妇呕吐，将胃内容物吸入气管，特别是全身麻醉诱导时，药物使用过量，呼吸道的反射削弱，或椎管内麻醉，操作不当，产妇血压下降，生命中枢缺血缺氧，也能引起呕吐和误吸，呕吐误吸是造成产妇麻醉死亡的重要原因之一。

# 第一节　分娩期止痛、
# 镇静应用

产前对产妇开导和安慰，可降低产妇对分娩的恐惧和焦虑，但仍有部分产妇在分娩中需要某种程度的镇痛。分娩中选用哪种镇痛药物，应根据产妇特点，要保证母儿安全，又要视分娩情况而定，包括产妇健康状况、产次、产程和疼痛程度而定。麻醉剂仍是镇痛的主要药物。

## 一、镇静药

在分娩早期催眠药物对降低产妇焦虑特别有效，所以吩噻嗪类都具有催眠止吐作用，还能很好的减少分娩焦虑和恶心、呕吐，常用药物如下：

#### （一）巴比妥类

司可巴比妥、苯巴比妥因延长新生儿呼吸抑制，不常用。主要在分娩前期，即分娩前 12～24 小时，可用作催眠镇静。

#### （二）吩噻嗪类

异丙嗪（非那根）和丙酰马嗪都是吩噻嗪类衍生物，对分娩期缓解焦虑有效。羟嗪（安他乐）虽结构上与吩噻嗪类不同，但具有类似作用。三种药物镇静作用肯定，与镇痛药联合使用可降低其用量，并控制呕吐，丙酰马嗪起效时间和作用时间都短于异丙嗪。异丙嗪有呼吸兴奋作用，丙酰马嗪有轻度呼吸抑制作用。羟嗪不能静脉用药。

#### （三）安定类

安定能降低产妇焦虑，减少麻醉药量，不延长分娩时间和增加新生儿呼吸抑制。安定能通过胎盘，静注后母、胎儿血中浓度很快达到平衡。静注 5～10mg 可降低胎心率。

## 二、麻醉性镇痛药

#### （一）哌替啶

一般肌注 50～100mg，肌注后 40～50 分钟，静注后 5～40 分钟达峰值，维持 3～4 小时，该药对新生儿呼吸有抑制作用，在新生儿娩出前 1 小时或 4 小时以上用药不会产生更大抑制作用。因胎儿接触哌替啶高峰是在母体用药后 2～3 小时。

#### （二）α－普鲁丁（阿法罗定，安侬痛）

高峰作用发生在皮下给药 5～10 分钟及静注后 1～2 分钟，维持 1～2 小时，该药比吗啡更易致新生儿呼吸抑制。

#### （三）吗啡

肌注后 1～2 小时，静注后 20 分钟发挥峰值作用，维持 4～6 小时，吗啡对新生儿呼吸抑制大于哌替啶，目前哌替啶已代替吗啡作为分娩镇痛药物。

#### （四）芬太尼

100μg 芬太尼与 100mg 吗啡等效，常用量 50～100μg 静注，3～5 分钟内达到作用高峰，维持 30～60 分钟，通过胎盘过速，产科使用受限，在剖宫产和术中 10 分钟内静注 1.0μg/kg 对新生儿无抑制作用。

## 三、非麻醉性镇痛药

#### （一）氯胺酮

低剂量（0.25mg/kg）可替代吸入麻醉作为全身镇痛药，高剂量（1.0mg/kg）替代硫喷妥钠麻醉诱导，两者之间对子宫血流，宫缩强度，新生儿无显著影响，超过 2mg/kg，新生儿 Apgar 评分下降，血压升高。

#### （二）曲马朵

人工合成镇痛药，无呼吸抑制作用，等效剂量曲马朵（100mg）较哌替啶（100mg）使作用明显减少。

# 第二节　阻滞麻醉

神经阻滞是分娩中最常用的镇痛技术。优点是镇痛确切并保持产妇清醒，与全身用药或吸入镇痛相比不易产生新生儿呼吸抑制。

## 一、宫颈阻滞

为局部镇痛方法，由于它不阻滞阴道下部神经，只在第一产程有效，最大缺点是胎儿心动过缓，伴有酸中毒低氧饱和度，新生儿呼吸抑制发生率高，有人认为宫颈阻滞不及硬膜外镇痛效果好。

## 二、硬膜外镇痛

目前国内外应用较广泛，小剂量用药镇痛效果确切，而且对产妇运动功能、子宫收缩，以及胎儿正常生理均无明显干扰，产妇始终处于清醒状态，并能保持合作，一旦产妇分娩发动在腰2～3或腰3～4椎间隙穿刺置入硬膜外导管3～5cm，并开放静脉点滴输入平衡盐液或乳酸林格液。试控剂量1%～1.5%利多卡因或0.125%～0.25%布比卡因3ml，无穿入蛛网膜下腔或导管置入血管等，再追加原液7ml，初量总计10ml。注射后严密观察母体血压、心率、呼吸、麻醉平面、宫缩、胎心，每5分钟监测一次，一直至分娩结束。

目前较为流行连续硬膜外滴注维持镇痛以及产妇自控镇痛（PCEA），且多主张联合用药。常用配方：

（1）0.125%布比卡因加芬太尼2μg/ml，速度10ml/h。

（2）0.125%布比卡因加芬太尼1μg/ml，速度10ml/h。

（3）0.125%布比卡因加0.0025% diamorph，速度7.5ml/h。

连续滴注的优点为镇痛持续稳定，不影响母体运动功能，对宫缩无显著影响，不产生低血压，母体对布比卡因长期输注无积蓄，布比卡因对胎盘通过量小，对新生儿影响小。

联合用药优点为降低两种药物各自用量，改善镇痛质量，延长药物作用时间，缩短药物起效时间，对母婴生理干扰少。

硬膜外麻醉适用于分娩的各个产程，在现有的分娩镇痛手段中是属对母儿影响最小，镇痛最有效的方法。美国妇产科医师学会规定除非有临床禁忌，若孕妇要求均必须充分满足。无痛分娩镇痛施行前必须进行有效的评估，一是产科方面的评估，必须估计能阴道分娩者，若有胎儿宫内窘迫、头盆不称或其他不宜阴道分娩者则不宜采用；二是麻醉方面的评估，硬膜外操作的禁忌证，包括凝血功能障碍、穿刺部位感染、脊柱和（或）椎管畸形、孕妇拒绝或无法合作以及麻醉医生训练不够或经验不足。此外，在施行中必须有助产人员全程陪伴，半小时内严密监护孕妇生命体征，胎儿电子监护（胎心率、宫缩及其强度等），宫口开大程度和产程进展。产程中给予安抚、指导、第二产程中正确使用腹压等。

## 三、蛛网膜下腔镇痛

镇痛效果确切，但有迟发性呼吸抑制及存在腰穿本身的并发症。方法为经腰3～4间隙穿刺，一次给予吗啡0.2mg、哌替啶10mg、芬太尼10μg、舒芬太尼5μg。在第一产程都有极好的镇痛作用，不伴有产妇呼吸抑制及影响新生儿Apgar评分。芬太尼、哌替啶轻度减慢胎儿心率，哌替啶镇痛效果优于芬太尼和舒芬太尼。

近年蛛网膜下腔镇痛技术也在发展，同样出现经蛛网膜下腔置入硬膜外导管连续低剂量输注镇痛，收到良好效果。

# 第三节　全身麻醉

吸入镇痛是指吸入亚麻醉剂量药物，在分娩第一、第二产程单独或辅助局部麻醉发挥镇痛作用，并维持产妇清醒与医生合作，操作简单，通过面罩由医生或产妇本人应用。其镇痛效果可以与区域镇痛相比拟，尤其对惧怕打针和腰穿的产妇更为适合。主要药物为氧化亚氮，可经麻醉机，也可经流量挥发器给予。与恩氟烷（安氟醚）或异氟烷（异氟醚）合用时，吸入氧化亚氮浓度为40%～50%，恩氟烷为0.25%～0.35%或异氟烷0.2%～0.3%，吸入氧化亚氮应注意防止产妇缺氧。

气体吸入性麻醉药物可产生止痛作用而用于分娩止痛。镇痛浓度时产妇能够保持清醒状态，主动配合分娩，喉反射存在，不影响呼吸和宫缩，对胎儿和新生儿不产生抑制作用，分娩期随宫缩间断吸入麻醉剂止痛是麻醉药后的镇痛时间，不一定就是疼痛时间。因此，掌握吸入性麻醉药的间断吸入时间和剂量同等重要。

乙醚优点少，缺点多，已不用；氟烷全麻效能强，起效快，但浅麻镇痛效果不佳，并且不良反应较大；氧化亚氮被认为是分娩镇痛的较好药物，但由于氧化亚氮有30～45秒钟的潜伏期，而宫缩又先于产痛出现，故间断吸入止痛至少要在宫缩前50秒钟使用。若感觉疼痛时再吸入，起不到止痛效果，反而在宫缩间歇进入浅睡状并伴有不同程度的头晕和恶心。

安氟烷、异氟烷是当代新吸入麻醉。安氟烷用于全麻，诱导快，苏醒亦快。

氧化亚氮用于分娩镇痛或亚麻醉浓度为25%～50%，麻醉浓度为50%～75%。安氟醚的分娩镇痛浓度为 0.5%～0.8%，麻醉浓度为 3%、4.5% 为极限。

# 第四节　分娩镇痛研究进展

分娩镇痛技术进展仍较缓慢，近年有关分娩镇痛研究主要有两方面：①镇痛时机的改变，以往分娩镇痛是在宫口开大 2～3cm 时（活跃期）启用，而现今认为只要有正规宫缩开始，进入产程即可启用，以达无痛分娩的目的；②麻醉药物方面的进展，开发和使用作用更好，不良反应更少，更为安全的药物用于无痛分娩和产科镇痛。

## 一、产妇分娩与椎管内注药镇痛

### （一）连续硬膜外镇痛（CIEA）

硬膜外镇痛主要进展之一是常规连续输注稀释的局麻药和脂溶性阿片类镇痛药。其优点为镇痛平面更加恒定，减少运动阻滞，降低了低血压发生率以及局麻药的血药浓度和全身浓度，减少感染和导管移位引起的高平面阻滞，母婴耐受良好。联合应用阿片类药物减少了产妇寒战及追加药物的剂量，增加了镇痛效果。所用药物为布比卡因、舒芬太尼、芬太尼和哌替啶。

连续输注给药的缺点在于产程中镇痛需求发生变化时难以及时调整药量，导致连续给药镇痛超过其实际需要。

### （二）产妇自控硬膜外镇痛（PCEA）

PCEA 的优点在于减少用药剂量，易于调整用药量，便于自行给药。PCEA 不良反应甚少，缺点在于给药速率需要产妇的理解和控制。

### （三）腰麻 - 硬膜外联合阻滞（CSE）

CSE 主要优点为镇痛起效更快，用药量少，运动阻滞较轻，产妇更为满意。CSE 在产程早期蛛网膜下腔注射阿片类药物可提供持续性运动及满意的第一产程镇痛，通常用舒芬太尼 5～10μg 或 10～25μg。当第二产程宫缩强烈时，往往需要联合应用局麻药和镇痛药，常用配方为舒芬太尼 100μg 加布比卡因 2.5mg，可产生良好及较长时间的镇痛。

腰麻 - 硬膜外联合阻滞麻醉曾热衷一时，但目前还是以连续硬膜外麻醉为好，因前者操作技术和并发症等问题现已少用。

### （四）采用微导管的连续腰麻镇痛（CSA）

经 28G 导管将舒芬太尼和（或）布比卡因注入蛛网膜下腔的安全性和有效性，表明此方法是安全的。阿片类药和肾上腺素与局麻药布比卡因注入蛛网膜下腔，发现单纯布比卡因难以产生长时间满意的镇痛效果，加上芬太尼可明显改善镇痛质量，延长镇痛作用时间。分次小剂量蛛网膜下腔注入阿片类镇痛药可获满意的分娩镇痛，可避免低血压和运动神经阻滞，减少全身的作用。

### （五）可行走的硬膜外镇痛

减轻运动阻滞的程度，使产妇在产程早期能下床活动，提高产妇的满意程度。

## 二、罗哌卡因在分娩镇痛应用

新的局麻药罗哌卡因是一新型长效酰胺类局麻药，其药理学特性是心脏毒性较低，感觉阻滞和运动阻滞分离更趋明显，对子宫胎盘血流无明显影响，因此本药比布比卡因更适用于分娩镇痛。分娩期推荐应用罗哌卡因镇痛的浓度和给药速度分别为 2mg/ml 和 6～14ml/h。

## 三、剖宫产术后镇痛

剖宫产率国内外均有上升趋势，尤其是我国有些医院高达 70% 左右，术后护理的目标变得多元化，孕妇满意，术后简单有效，孕妇恢复满意，出院快，但剖宫产术后疼痛严重者，在术后发生慢性疼痛，干扰日常生活。美国许多医院对剖宫产者使用区域麻醉，普遍使用椎管内镇痛以增加术中镇痛效果和控制术后疼痛。剖宫产术后的综合治疗包括椎管内、注射或口服阿片类药物。非甾体类抗炎药常与阿片类药物同时使用。

产后镇痛的目的是使产妇术后疼痛降低到可接受的程度，以适应术后日常生活，提高生命质量。与分娩镇痛相比，产后镇痛更具挑战性。首先，初为人母的产妇需要照顾新生儿，需要保持意识清醒；其次，产妇往往认为镇痛用药对新生儿有不良影响，因而对术后镇痛存在顾虑。所以，应尽可能使用经乳汁分泌量最小且对新生儿无不良影响或影响最小的镇痛药。

多模式镇痛可以降低所有药物的用量，镇痛效果比单个药物疗效更好，且剂量相关的不良反应也相应减少。国外有多种模式：

1. 全身麻醉后，用切口局部浸润麻醉联合阿片类药物，每 6 小时注射酮咯酸可以提供 24～36 小时的良好镇痛。从 36 小时开始可口服阿片类药物与对乙酰氨基酚或布洛芬或其他任何一种可单独使用的同类药物联合口服镇痛。

2. 若在剖宫产时接受区域麻醉，则应硬膜外使用吗啡或哌替啶，同时选择性使用可乐定。

3. 若使用硬膜外麻醉，则使用吗啡，缓释吗啡。

国内剖宫产者术后镇痛并无国外如此复杂，常因人而异，一般较为简单。

绝大多数的药物通过哺乳进入新生儿的量大约是母体量的1%~2%。如吗啡在乳汁内浓度很低，对新生儿的影响可以忽略不计。其他镇痛药有类似于吗啡。由于剖宫产术后多采用椎管内阻滞镇痛，此法相对用药量少，乳汁中药物含量少，所以对新生儿的影响极小。甚至有研究表明，椎管内术后镇痛能增加产妇泌乳量，提高乳汁蛋白含量，其机制可能与镇痛后产妇泌乳素分泌增加有关。总之，由于近年来的术后镇痛都兼顾母婴利益，用药剂量较小，对新生儿几乎无不良影响，更未见母亲术后镇痛导致新生儿抑制的报道。

总之，各种镇痛方法如何选择，应以产妇的个体情况而定，并应在严密监护下实施，特别是麻醉性镇痛药的使用，更应注意药物起效时间、毒性、代谢活动、同一药物不同途径用药其作用也不同等情况。

（石一复）

# 第四十四章

# 前置胎盘的治疗

正常胎盘附着于子宫体部的前壁、后壁或侧壁。若妊娠 28 周以后胎盘附着于子宫下段、胎盘下缘达到或覆盖子宫颈内口，位置低于胎儿先露部，则称为前置胎盘（placenta previa）。因阴道出血的时间不同，前置胎盘的发生率国内外报道不一，国内 0.24% ~ 1.57%，国外 0.3% ~ 0.9%。其发生与年龄、胎次、人工流产史、前次剖宫产史、多胎妊娠、吸烟、吸毒等相关。有人报道还与性别有关，国外 Wen（2000）通过对 433 031 例孕妇/胎儿进行调查，提出前置胎盘的胎儿性别中，以男性占优势。

## 一、前置胎盘的分类

前置胎盘根据胎盘位置与宫颈内口的关系可分为四类：

1. 完全性前置胎盘（complete placenta previa）又称中央性前置胎盘（central placenta previa），宫颈内口完全被胎盘组织覆盖。

2. 部分性前置胎盘（partial placenta previa）宫颈内口部分被胎盘组织覆盖。

3. 边缘性前置胎盘（marginal placenta previa）胎盘下缘达宫颈内口边缘。

4. 胎盘低置（low-lying placenta）胎盘附着于子宫下段，胎盘下缘并未达宫颈内口但却十分接近。

近年来，对剖宫产后再次妊娠发生的前置胎盘，有一特殊名称——凶险型前置胎盘（pernicious placenta previa），其定义为：既往有剖宫产史，此次妊娠为前置胎盘，且胎盘附着于原子宫瘢痕部位者，常伴有胎盘植入。

## 二、治疗

治疗包括期待疗法和终止妊娠两方面，平衡孕妇及胎儿双方利益，即积极的期待治疗，减少出血机会，尽可能延长孕周，增加孕龄，提高产妇及胎儿的安全性。原则是抑制宫缩、止血、纠正贫血及预防感染、促胎儿肺成熟。

### （一）期待治疗

适用于出血不多或无产前出血者，生命体征平稳，胎儿存活，胎龄 <36 周，胎儿体重不足 2000g 的孕妇。期待疗法具体如下。

1. 一般处理

（1）绝对卧床休息，采取左侧卧位，有利于增加回心血量和子宫胎盘灌注量，改善胎儿营养，促进胎儿发育。宜食易消化食物，荤素搭配得当，防止便秘，如排便不畅，可用开塞露，但禁忌灌肠、阴道检查及肛门检查。

（2）注意阴道出血量，每日吸氧 3 次，每次 20 ~ 30 分钟，孕妇自数胎动，隔日行 NST 检查，并用 B 型超声定期监护胎盘迁移情况及胎儿安危。

2. 抑制宫缩  子宫收缩可使已有的胎盘剥离进一步扩大，故在发生阴道出血后，立即使用宫缩抑制剂。常用药物有 $\beta_2$ 肾上腺素受体兴奋剂、硫酸镁、钙离子拮抗剂等。

（1）$\beta_2$ 肾上腺素受体兴奋剂：子宫平滑肌细胞膜上分布较多的 $\beta_2$ 受体，当其兴奋时，激活细胞内腺苷酸环化酶，使三磷酸腺苷变成环腺苷酸（CAMP），细胞内游离钙浓度降低，使子宫平滑肌松弛，宫缩抑制。这类药物主要不良反应有：母儿心率增快，心肌耗氧量增加，收缩压增高，血糖增高，水、钠潴留，血浆容量增加等，故对合并心脏病，重度高血压，未控制的糖尿病等患者慎用或不用。

首选利托君，通常先静脉给药，50 ~ 150mg 溶于 5% 葡萄糖液 500ml 中，开始保持 0.05 ~ 0.1mg/min 滴速，每30分钟增加0.05mg/min，至宫缩抑制，最大给药速度不超过0.3mg/min，宫缩抑制12～24小时后改为口服，时间为静脉滴注结束前半小时口服10mg（1粒），前24小时为每3小时10mg，24小时后改为6小时10mg，每日总量不超过120mg。用药过程中监测孕妇心率、血压、宫缩的变化，并限制静脉输液量，如患者出现胸痛后立即停药，长期用药者应监测血糖、电解质。

另一种 β₂ 受体兴奋剂沙丁胺醇片，作用缓和，不良反应较轻，常用剂量2.4～4.8mg，每6～8小时一次口服，宫缩消失后应停药。

其他可用的 β₂ 受体兴奋剂还有异克舒令及特布他林等。

（2）硫酸镁：镁离子直接作用于子宫平滑肌细胞，拮抗钙离子对子宫收缩的活性，抑制子宫收缩。常用方法为：25%硫酸镁16ml溶于5%葡萄糖液250ml中静脉滴注，30分钟内滴完，然后保持1.0～1.5g/h速度静脉滴注，直至宫缩消失后继续静脉滴注12小时，24小时用量一般不超过20g，抑制宫缩的血镁有效浓度为1.5～2.5mmol/L。

（3）钙拮抗剂：通过影响钙离子细胞内流而抑制宫缩，常用药物有硝苯地平10mg口服，每6～8小时一次，对已用硫酸镁者慎用，以防血压急剧下降。

3. 纠正贫血　视贫血严重程度补充铁剂，或少量多次输血，以增加孕妇抗出血的能力。期待治疗过程中血红蛋白最好维持在10g/dl左右。

4. 促胎儿肺成熟　前置胎盘有较早地终止妊娠的可能，因此对孕龄<34周的患者在期待治疗的同时，不能忽视促胎肺成熟。方法：地塞米松5mg静脉注射或肌内注射，每日两次，连用2～3日。或倍他米松12mg静脉滴注，每日一次，共2次。急需时可在羊膜腔内一次性注射地塞米松10mg。

5. 预防感染　对有阴道出血的患者可酌情用广谱抗生素，预防感染。

**（二）终止妊娠**

终止妊娠的时间、方式可根据前置胎盘的类型、期待治疗的效果、孕周、胎儿大小及阴道出血情况而定。完全性前置胎盘必须以剖宫产终止妊娠；近年来，部分性前置胎盘及边缘性前置胎盘亦倾向剖宫产分娩。

1. 终止妊娠时机

（1）若阴道出血少或无阴道出血，对完全性前置胎盘，主张：估计胎儿体重在2500g左右，期待至35～36周终止最合适。英国2005年指南主张期待至妊娠37周以后；部分性及边缘性前置胎盘患者终止妊娠时机应在38周以上。

（2）若在期待治疗期间，发生反复大量出血，胎肺不成熟者，可经短时间促肺成熟后终止妊娠，新生儿送NICU监护。

（3）发生严重出血而危及孕妇生命时，不论胎龄大小均应立即行剖宫产分娩。

2. 剖宫产围术期处理

（1）术前应备血、输液，若为休克患者，积极纠正休克。

（2）子宫切口选择：随胎盘附着部位不同而不同，选择尽可能避开胎盘附着处切口，以减少术中出血。手术前B超检查定位胎盘附着部位，若胎盘主要附着于子宫后壁，子宫下段前壁仅有小部分累及，可行下段横切口。若子宫下段后壁及前壁均有累及，则根据子宫下段长度及宽度而定，子宫下段形成不良，宜做子宫下段偏高纵切口；若子宫下段前壁长度及宽度足够娩出胎儿，且胎盘累及不多，行略高于下段的横切口，推开胎盘边缘后破膜，娩出胎儿，胎儿娩出后立即剥离胎盘。当B超定位胎盘大部分附着于子宫下段前壁、宫颈内口，小部分附着于子宫后壁时采取子宫下段切口，术者应根据胎盘位置的偏侧方向，从对侧进入宫腔，再根据胎盘边缘向患侧上方略做倾斜以减少出血。另外，胎盘附着处通常可见子宫下段血管怒张或充血，作子宫切口时尽可能避开，或先行血管结扎。

（3）止血方法：前置胎盘因胎盘附着或植入在子宫下段，附着或植入部位平滑肌成分少而收缩差，术中出血量约为普通剖宫产的2倍，如何止血是前置胎盘术中的关键之一，可分以下步骤。

1）胎儿娩出后，立即以缩宫素20U子宫下段肌壁内注射，必要时联合卡前列素氨丁三醇250μg子宫肌壁注射，以加强宫缩，徒手剥离胎盘。

2）剥离面渗血较多，可用热盐水纱布直接压迫止血，或放置凝血酶后用止血纱布压迫止血。

3）胎盘剥离面有搏动性出血，可用"1-0"可吸收缝线依次行"8"字缝扎，血止后，常规缝合子宫切口。

4）经过上述处理后仍有较多出血，则行双侧子宫动脉结扎、双侧髂内动脉结扎术，结扎双侧髂内动脉时切忌损伤周围组织，如输尿管及髂内静脉。若已出现继发性宫缩乏力者，可行子宫背带式缝合，同时宫体注射卡前列素氨丁三醇，总量不超过2000μg。或纱条宫腔填塞，用两条长150～200cm，宽7～8cm

纱条，一条从宫底自上而下填塞，另一条从宫颈自下而上，中间缝合，关闭子宫切口，24小时后经阴道取出。

5）若出血难以控制，正确评估病情，危及产妇生命时，应当机立断行子宫次全切除术或全切术（应完全切除胎盘附着处子宫组织）。

3. 阴道分娩　对边缘性前置胎盘、低置胎盘，阴道出血少、头先露、无头盆不称及胎位异常，可以阴道试产。当宫口开3cm时在备血输液条件下行人工破膜，加强宫缩，使胎头下降而压迫胎盘止血。胎儿娩出后，等待胎盘娩出，但前置胎盘常有胎盘粘连，常需人工剥离，若徒手剥离胎盘困难，应考虑有种植的可能，出血多，则急行开腹止血或介入栓塞治疗。仔细检查胎盘是否完整，有无残留，若有残留，阴道出血不多，则行药物保守治疗，常用药物有甲氨蝶呤（MTX），具体方法：MTX 1mg/kg加入生理盐水20ml静脉注射，第1、3、5、7天，甲酰四氢叶酸0.1mg/kg肌内注射，第2、4、6、8天，动态监测血β-HCG及B超监测残留组织血流信号，当患者血β-HCG明显降低，残留胎盘无明显血流时行B超引导下清宫术，同时做好子宫切除术的准备。

在阴道试产过程中，一旦产程停滞或阴道流血增多，应立即剖宫产结束分娩。

4. 紧急转运　患者出现阴道大量流血，如无输血、手术等抢救条件时，立即输液，同时在消毒下行阴道纱布填塞压迫止血，并由医务人员亲自护送至上级医院。

**（三）凶险型前置胎盘的处理**

1. 期待治疗　与其他前置胎盘类似，但因凶险型前置胎盘常伴胎盘植入，处理颇为棘手，当基层医院收住既往剖宫产史或子宫手术史（子宫肌瘤剜除术，子宫矫形术）患者时，应提高警惕，出现孕中晚期阴道流血时，及早明确诊断，在期待过程中及时将患者转送至综合实力强，具备高素质医疗团队的医疗中心，以利于孕产妇及围生儿的抢救。

2. 终止妊娠的时机　平衡孕妇及胎儿两方面利益，对阴道流血少或无阴道流血者，宜在孕37周以后终止妊娠。据报道，择期剖宫产孕产妇及围生儿预后较期待疗法中出现大出血急症剖宫产者为好。故在期待治疗中应兼顾母儿双方利益，危及孕妇生命或出现胎儿窘迫则行急症剖宫产术。

3. 终止妊娠的方式　凶险型前置胎盘有伴发胎盘植入的可能，必须以剖宫产终止妊娠。

4. 围术期处理　做好充分的术前准备，包括充足的血源、输液、充分估计手术难度，与家属及患者沟通，告知手术风险及子宫切除的可能。手术者必须要有丰富的临床经验，腹部切口选择下腹正中纵切口，子宫切口在尽可能下推膀胱返折腹膜后，选择胎盘最薄处，行下段横切口迅速取出胎儿，以减少出血。或子宫体部纵切口避开胎盘。胎儿娩出后，禁忌盲目徒手剥离胎盘，术中仔细检查胎盘附着部位，若为完全植入性胎盘时，迅速缝合子宫切口并行子宫切除。对于部分植入性胎盘可采用植入部分楔形切除，可吸收线"8"字缝合创面。对创面继续出血患者经子宫动脉结扎，髂内动脉结扎，子宫背带式缝合，宫腔纱条填塞，宫腔气囊压迫止血等。多种外科保守性止血方法处理无效时，应及时行子宫全切术挽救生命。

（贺　晶）

# 第四十五章

# 肩 难 产

肩难产是分娩期危急并发症，发生突然，情况紧急，难以预料，若处理不当，将导致母婴严重并发症，甚至致命。据统计肩难产的发生率为0.2%～3%，近年来有升高趋势，因此临床医生警惕、识别并正确处理肩难产十分重要。

## 一、定义

胎头娩出后，胎儿前肩被嵌顿于母体耻骨联合上方，用常规助产手法不能娩出胎儿双肩，或胎头娩出至胎体娩出的时间 >60 秒，或需采取产科辅助手法协助娩出胎肩者称为肩难产。

## 二、高危因素

关注高危因素，对高危者做好分娩前评估或分娩时尽早采取辅助措施对减少肩难产的发生有积极意义。

### （一）母亲因素

1. 骨盆解剖结构异常　正常情况下胎肩的娩出需与骨盆相适应才能完成。双肩在胎头拔露时，应与骨盆入口斜径或横径相一致入盆，如骨盆绝对或相对狭窄、扁平骨盆、骶岬前凸，而双肩正好衔接于狭窄的入口前后径时，可致肩部梗阻。佝偻病、脊柱及髋关节结核、小儿麻痹后遗症、骨盆外伤等引起的骨盆畸形也易发生肩难产，但如今，因为产科医生对骨盆异常的高度重视，此原因造成的肩难产已很少见。

2. 孕妇糖尿病　糖尿病孕妇大于胎龄儿、巨大儿的发生率明显增加，且胎儿的特点是皮下脂肪厚、软组织多，且胎儿身体径线的测量值如肩径/头径、胸径/头径也与普通的胎儿不同，易有"胎儿身体大于头径，体形不匀称"等特征，因此糖尿病孕妇发生肩难产的风险是普通正常人群的 6 倍，而同样体重的

胎儿其肩难产的发生率要高出 10 个百分点。

3. 过期妊娠　随着孕周的延长，如胎盘功能良好，胎儿会继续生长发育，使胎儿体重增加，易发生巨大儿，且此时胎头变形性差，更易发生肩难产。

4. 前次肩难产　若为经产妇，特别需要关注前次分娩情况，前次肩难产是肩难产复发的危险因素，甚至有人提出了"一次肩难产，此后次次剖宫产"，尤其有肩难产严重并发症臂丛神经损伤史者，除非本次妊娠的胎儿体重显著小于有肩难产时的胎儿体重，可经阴道分娩，否则应首选剖宫产终止妊娠。

5. 母亲肥胖或身材矮小　母亲过重或体重增加过多是巨大儿的危险因素，相应的也是肩难产的危险因素。母亲身材矮小，一般指身高小于 145cm，也较易发生肩难产。

### （二）胎儿因素

1. 巨大儿　胎儿体重和肩难产发生相关，巨大儿更是肩难产的一个主要的危险因素。肩难产的发生率随着出生体重的增加而增高，在报道的肩难产病例中有 44%～64% 的新生儿出生体重 >4000g。当体重 <4000g 时，肩难产的发生率为 1%；当体重 ≥4000g 时，其发生率为 3%～13%；而体重 >4500g 时发生率则为 14%～35%。可能由于胎儿体重增加时，躯体的生长速度大于胎头的生长速度所致。

2. 男婴　在肩难产报道的病例中男婴占的比例比女婴高。可能是男婴的出生体重普遍比女婴重，使得男婴有更大的风险发生肩难产，同时在男婴和女婴的身体径线测量方面也有差异，如同有无糖尿病妇女的新生儿间的差异一样，男婴的肩径比女婴宽。

3. 胎儿畸形　某些胎儿缺陷与肩难产发生相关，如联体双胎、胎儿颈背部肿瘤、胎儿严重水肿等胎儿畸形可在分娩过程发生类似肩难产的症状，需要助产

医生当机立断作出反应，当然，处理原则和正常婴儿有悖。

**（三）产程因素**

1. 中骨盆助产 有报道指出肩难产与阴道助产有关。特别是中骨盆助产者，在肩难产中约39%～58%的病例有中骨盆助产史，包括产钳助产与胎吸助产，而胎吸助产发生肩难产的比率更高，且随着胎吸次数或胎吸使用时间延长，尤其是>6分钟时，肩难产的发生率增高。

2. 产程异常 研究发现第一产程活跃期延长、第二产程延长肩难产的发生率均明显的增加。产程进展慢，胎头下降迟缓，第二产程延长与巨大儿肩难产有关。

## 三、肩难产对母儿影响

**（一）对母亲的影响**

对孕产妇的影响根据产程长短、处理方法和时间、阴道局部操作时间等因数决定。但不管如何产妇均会因为产程延长、疲劳而发生宫缩乏力出血；产道的损伤导致产后出血、子宫破裂、产褥感染；严重软产道损伤还可造成会阴Ⅲ度裂伤、尿瘘、粪瘘等严重长期并发症；产时情绪不良可造成精神损伤。

**（二）对围生儿的影响**

1. 胎儿及新生儿严重窒息 由于胎肩以下部分被嵌顿在产道内，胎儿不能建立自主呼吸，或脐带搏动已停止或胎盘已剥离，胎儿不能从母体获得氧和排出二氧化碳则可造成严重缺氧，甚至死亡。大部分肩难产都有新生儿窒息发生，胎肩娩出时间越长则新生儿窒息越重。如伴新生儿颅内出血常导致不可逆的窒息致死。

2. 颅脑损伤 胎头以下的部分被紧固于产道内，使胸腔及颅内压增加，脑静脉压力增加，血管怒张，易发生脑血管破裂，加上窒息缺氧，致脑毛细血管通透性增高等，均可造成新生儿颅内出血，轻者也常遗留神经系统后遗症，重者死亡。

3. 骨骼损伤 在肩难产发生时，助产者当时的重点显然是如何利用各种手法快速娩出胎体。锁骨骨折可见于各种手法娩肩时，由于肩围大，锁骨易于骨折，据报道，在阴道分娩中锁骨骨折高达18%，而其中9%无明显原因可找到，因此认为锁骨骨折是一种自然分娩不能预测及预防的并发症，肩难产时发生率更高。肱骨骨折在正常分娩时极少见，肩难产时有发生，其原因是在使用娩出后肩手法时如未能按合理的力学机转，而强行娩出胎肩而伤及肱骨。

4. 胸锁乳突肌血肿 胸锁乳突肌血肿是过度压胎颈所致，出生头几天常不注意，2周左右可在伤侧胸锁乳突肌发现硬块（机化的血肿），而且儿头向患侧偏斜（即斜颈），如处理不及时可造成患侧胸锁乳突肌挛缩而致斜颈。

5. 臂丛神经麻痹 在肩难产中臂丛神经麻痹也极为常见，是过度挤压及牵拉胎颈所致。臂丛神经损伤发生率约0.5%～1.0%，其中30%因肩难产所致。臂丛神经由颈5～8及胸1脊神经组成，如损伤在颈5～6神经，表现为上臂型，损伤在颈7～8和胸1神经，表现为前臂型，如从颈5至胸1均损伤为全臂型。损伤按病理变化可分为神经干纤维断裂、神经鞘破裂、出血水肿及神经干功能障碍四种类型，只要当神经干纤维断裂时，可造成永久性神经麻痹。

（1）上臂型臂丛神经损伤：称Erb瘫痪，表现为患肢下垂紧贴躯干，上臂内收内旋，肘关节伸直，前臂旋前，腕、指关节屈曲，但腕及手指能自由活动。

（2）前臂型臂丛神经损伤：又称Klumpke瘫痪，表现为前臂瘫痪，手和腕部屈肌、骨间肌及蚓状肌麻痹，大小鱼际肌萎缩、水肿，握持反射消失，臂部感觉降低，严重者波及颈交感神经纤维，而出现Horner综合征——患侧瞳孔缩小、上眼睑下垂、眼裂稍小、眼球轻度下陷及患侧面部少汗。

（3）全臂型臂丛神经损伤：表现为整个上肢完全瘫痪，感觉消失，肩关节内旋内收，肘关节伸直，前臂旋前，屈指屈腕。

临床有实际意义的是要区分臂丛神经损伤是纤维断裂还是功能障碍，如为前者，臂丛神经麻痹在生后6个月功能不能恢复，预后差，常需手术治疗。

## 四、诊断

凡分娩过程中最初表现为产程延长、胎头下降缓慢，随后发生第二产程延长者，当胎头娩出后，胎颈回缩，呈现所谓的"乌龟征"，此时双肩径位于骨盆入口上方，使胎儿颏部紧压会阴，胎肩娩出受阻者或需要加大助产力量才能娩出胎体者，即可诊断为肩难产。

## 五、处理

肩难产很难预测，一旦发生应迅速采取有效助产方法尽快娩出胎肩，是新生儿存活的关键。肩难产发生后，首先应迅速清理胎儿口鼻内的黏液及羊水，导尿排空产妇膀胱，采用HELPERR口诀处理，每步骤操作30～60秒，一气呵成。其目的是为了增大骨性骨盆的功能尺寸，减小胎儿双肩径，改变胎儿双肩径与骨性骨盆的相对位置。

1. H——Call for help 寻求支援。通知上级医师、新生儿医师、麻醉师、助产士、护士等按预定方案到位，各司其职。

2. E——Evaluate for episiotomy 评估是否行会阴切开或扩大会阴切口。此举并不能增大骨性产道径线，仅为其后阴道内操作做准备。

3. L——Legs（McRobert 法） 屈大腿助产法。协助产妇极度屈曲双腿，尽可能将大腿紧贴腹部，孕妇双手抱膝或抱腿，可通过耻骨联合向母体头部方向转动，使骶骨和腰椎间角度变平，骨盆倾斜度减少，骨盆入口平面与产力的方向更加垂直，胎儿的后肩较易通过骶骨岬而下降，嵌顿于耻骨联合后的前肩自然松动，适当用力向下牵引胎头，胎肩即可娩出。此法可使耻骨联合向上移动 8cm，使骨盆入口与第五腰椎水平面的角度由原来的 26° 变成 10°，单独使用的有效率达 40%~80%，是处理肩难产的首选方法，该方法容易掌握，对母婴的损伤较少。

4. P——Suprapubic pressure 耻骨联合上方加压法。于产妇耻骨联合上方适度压胎儿前肩，持续向侧方用力，使双肩径缩小，同时向下牵拉胎头，两者相互配合持续加压与牵引，有助于嵌顿的前肩娩出。此法多与 McRobert 法合用。

5. E——Enter maneuvers（internal rotation） 阴道内操作旋转。目的：将胎儿前肩转到斜径上，使其转入耻骨下。方法：① Rubin 法：助产者将食、中指放入阴道，在前肩的背侧将肩膀向胸椎方向推动，使胎儿前肩内收缩小双肩径。② Woods 法：助产者将食、中指放入阴道，紧贴胎儿后肩的前侧，将后肩向侧上方向旋转，助手协助胎头向同方向旋转，当后肩逐渐旋转至前肩位置时娩出。操作时，胎背在母体右侧用右手，胎背在母体左侧用左手。③ Rubin+Woods 联合旋转。④反向旋转：当正常旋转方向不能实施时，可以尝试反向旋转。

6. R——Remove the posterior arm 牵引后臂娩后肩法。助产者将手伸入阴道后壁，胎背在母体右侧用右手，胎背在母体左侧用左手，握住胎儿后上肢，保持胎儿肘部屈曲的同时，上抬肘关节，沿胎儿胸前轻轻滑过，然后抓住胎儿手，以洗脸的方式沿面部侧面滑过，伸展后臂，娩出胎儿后肩及后上肢。后肩娩出后，双肩径转至骨盆斜径上，前肩松动入盆，轻轻牵拉胎头即可娩出前肩。注意操作时不能牵引腕关节，并且要保护会阴，否则易造成会阴Ⅲ度撕裂。此法有

时因阴道太紧手不能进入而失败。

7. R——Roll the patient 翻转孕妇。辅助孕妇翻转成四肢着地位，使双手双膝关节着地。常规牵引胎头，依靠重力作用，先娩出胎儿后肩。该方法适用在孕妇体力良好，而分娩场所缺乏其他助产人员时。

8. 其他方法 不建议常规采用，仅在上述方法无效时试行，需充分病情告知。

（1）Zavanelli 助娩法：即胎头复位法。其他方法失败后可将胎头转成枕前位或枕后位，使胎头俯屈缓慢将其还纳回阴道，并紧急行剖宫产娩出胎儿。若失败则母婴并发症严重，甚至导致死亡。但实际操作非常困难，胎头无法送回阴道。

（2）耻骨联合切开术：留置导尿，耻骨联合处 1% 利多卡因局部麻醉，快速切开耻骨联合处皮肤、皮下组织、耻骨联合韧带，钝性扩张耻骨联合，解除前肩嵌顿。分娩结束后，缝合切开的各层组织，外固定耻骨联合，必要时内固定。

（3）经腹子宫切开术：紧急局麻后，行子宫下段剖宫产术，并切开子宫下段，暴露嵌顿于耻骨联合后方的胎儿前肩，以手法压迫或旋转前肩，解除嵌顿，从阴道娩出胎儿，经腹娩出胎盘。

（4）断锁骨法：尽量牵引胎头，使锁骨距阴道口近，然后以长剪刀在一手保护下切断锁骨中段，缩小肩径，娩出胎儿，如一侧锁骨切断后仍不能娩出则切断另一侧锁骨。此法多用于胎儿已死的情况。存活胎儿行此术时注意勿伤及锁骨下动脉。

## 六、处理肩难产的注意事项

肩难产的处理主要在于预防和预测达到较少发生的目的，而一旦发生肩难产，应快速启动紧急预案，不要惊慌，更不能强行牵拉。过度牵拉胎头可并发臂丛神经损伤，如 Erb 麻痹、Klumpke 麻痹等。牵拉力过快过强还可导致锁骨骨折、肱骨骨折等胎儿损伤。因此在处理肩难产时，牵拉胎头的力量必须缓慢逐渐的增加，避免对胎儿的损伤。

## 七、预测及预防

由于肩难产对母婴危害较大，故预测及预防极为重要。

1. 完善产前检查，合理指导营养，按孕前体重指数指导孕期体重增加，既可保证胎儿正常发育，又可减少因营养过剩和活动过少导致妊娠期糖尿病和巨大儿。

2. 临产前应根据宫高、腹围、先露高低、腹壁

脂肪厚薄、羊水多少等正确推算胎儿体重。在此，特别介绍两个概念：①胎儿重量指数 = 估计胎儿体重（g）/ 股骨长度$^3$（cm$^3$），如此值 >8.60±0.84 为正常体重儿，其中 >10 为巨大儿。②胎儿匀称指数：胎儿体重 / 同孕周体重 50 百分位数或胎儿身长 / 同孕周身长的 50%，如 >0.9 为大于胎龄儿。临床上一旦估计胎儿体重≥4500g，或胎儿重量指数 >10，或胎儿匀称指数 >0.9，骨盆测量为中等大小，发生肩难产的可能性大，应行剖宫产结束分娩。

3. B 超正确测量胎儿双顶径、头围、胸围、腹围及双肩径。需注意以下胎儿体格测量的数值，常为肩难产的危险因素：① AD–BPD：即胎儿腹径（腹围÷π，即腹围÷3.14）与双顶径之差≥2.6cm；②胸围与头围之差≥1.6cm；③肩围与头围之差≥4.8cm；④胸径（胸围÷3.14）与双顶径之差≥1.5cm；⑤腹围≥35cm；⑥双肩径≥14cm。此外，B 超检查还应注意胎儿有无畸形，如联体双胎、胎儿颈背部肿瘤等。

4. 凡产程延长，尤其是活跃期及第二产程延长者，应警惕发生肩难产可能，必要时行剖宫产。

5. 骨盆狭窄、扁平骨盆应警惕肩难产的发生，适时剖宫产终止妊娠。骨盆倾斜度过大及耻骨弓过低的高危产妇，分娩时应让其采用屈曲大腿或垫高臀部的姿势，以预防肩难产的发生。

6. 常规助产时胎头娩出后，切勿急于协助进行复位和外旋转，应让胎头自然复位及外旋转，并继续指导产妇屏气，使胎肩同时自然下降。当胎头完成外旋转后，胎儿双肩径应与骨盆出口前后径相一致，此时方可轻轻按压胎头协助胎儿前肩娩出，后肩进入骶凹处，顺利娩出双肩。

临床医生必须清楚这样的事实：①即大于 50% 的肩难产发生于正常体重的胎儿；②并非所有的巨大儿会发生肩难产；③50% 的肩难产发生没有任何预兆。所以肩难产的发生很难预测。每位产科医务人员必须充分掌握肩难产的高危因素、应急处理方法、防治等问题，尽最大努力减少肩难产的发生及其所致的产妇和新生儿多种并发症。

（贺　晶）

# 第四十六章

# 妊娠合并糖尿病的诊治

妊娠期间的糖尿病包括两种情况：一种是妊娠前已有糖尿病的患者妊娠，称为糖尿病合并妊娠；另一种是妊娠后首次发现或发病的糖尿病，又称为妊娠期糖尿病（gestational diabetes mellitus，GDM）。糖尿病孕妇中 80% 以上为 GDM。目前各国对 GDM 的诊断方法和采用标准尚未完全统一，故报道的发生率差异较大。大多数 GDM 患者产后糖代谢恢复正常，但约 20%~50% 将来发展成糖尿病。妊娠期糖尿病对母儿均有较大危害，应引起重视。

## 一、妊娠对糖尿病的影响

妊娠期糖代谢的主要特点是葡萄糖需要量增加、胰岛素抵抗和胰岛素分泌相对不足。妊娠期糖代谢的复杂变化使无糖尿病者发生 GDM、隐性糖尿病呈显性或原有糖尿病的患者病情加重。

### （一）葡萄糖需要量增加

胎儿能量的主要来源是通过胎盘从母体获取葡萄糖。妊娠时母体适应性改变，如雌、孕激素增加母体对葡萄糖的利用、肾血流量及肾小球滤过率增加，而肾小管对葡萄糖的再吸收率不能相应增加，都可使孕妇空腹血糖比非孕时偏低。在妊娠早期，由于妊娠反应、进食减少，严重者甚至导致饥饿性酮症酸中毒或低血糖昏迷等。

### （二）胰岛素抵抗和胰岛素分泌相对不足

胎盘合体细胞所产生的泌乳素、雌激素、孕激素、肾上腺皮质激素、生长素等均有胰岛素抵抗作用。随着胎盘的生长、成熟这些激素的产生也增加。合体细胞还产生分解胰岛素的酶及降低靶细胞的胰岛素受体的功能。故妊娠期胰腺 β 细胞必须分泌更多的胰岛素才能保持体内血糖的平衡。应用胰岛素治疗的孕妇，如果未及时调整胰岛素用量，可能会出现血糖异常增高甚至发生酮症酸中毒。胎盘娩出后，胎盘所分泌的抗胰岛素物质迅速消失，胰岛素用量应立即减少。

## 二、糖尿病对妊娠的影响

取决于血糖控制情况、糖尿病的严重程度以及有无并发症。

### （一）对孕妇的影响

1. 孕早期自然流产发生率增加　高达 15%~30%。多见于血糖控制不良的患者，高血糖和酮症酸重度可使胚胎发育异常甚至死亡。所以糖尿病妇女宜在血糖控制正常并稳定 2~3 个月再怀孕。

2. 宜并发妊娠期高血压疾病　为正常妇女的 3~5 倍。糖尿病患者可导致广泛的血管病变，毛细血管壁的基底膜增厚，管腔变窄，组织供血不足。子宫胎盘的血供不足使胎盘的绒毛缺血缺氧；肾脏血管改变时肾缺血，肾脏的渗透压增加而出现蛋白尿。因此，糖尿病并发肾病变时妊娠期高血压疾病的发生率高达 50% 以上。

3. 羊水过多　糖尿病孕妇的羊水量均较多，其发生率较非糖尿病孕妇多 10 倍。糖尿病孕妇发生羊水过多时大多与胎儿畸形无关，可能与胎儿高血糖、高渗透性利尿致胎尿排出增多有关。

4. 难产与产后出血增加　由于糖尿病患者的新生儿发生巨大儿的机会增加，难产、产道损伤、手术产的几率增加。胎儿大、产程长使子宫平滑肌过多牵拉，产后不能及时恢复，容易发生产后出血。

5. 糖尿病酮症酸中毒　由于妊娠期复杂的代谢变化，加之高血糖及胰岛素相对或绝对不足，代谢紊乱进一步发展到脂肪分解加速，血清酮体急剧增高，容易导致酮症酸中毒。

## （二）对胎儿的影响

1. 巨大胎儿发生增加　高达 25% ~ 40%。胎盘的葡萄糖转运不依赖胰岛素，孕妇的血糖依赖浓度梯度源源不断通过胎盘屏障，使胎儿处于高血糖状态，刺激胎儿胰岛 β 细胞产生大量胰岛素，胰岛素通过胰岛素受体或增加胰岛素生长因子 1 的生物活性，活化氨基酸转移系统，促进蛋白质、脂肪合成和抑制脂肪分解，促进胎儿生长。

2. 胎儿生长受限　见于严重糖尿病伴有血管病变时，如肾脏、视网膜血管病变患者。

3. 早产　发生率为 10% ~ 25%，原因有羊水过多、妊娠期高血压疾病、感染、胎膜早破、胎儿窘迫以及其他严重并发症常常需要提前终止妊娠。

4. 胎儿畸形　发生率为 6% ~ 8%，高于非糖尿病孕妇。早孕期高血糖环境是胎儿畸形的高危因素。酮症、低血糖、缺氧及糖尿病治疗药物等也与胎儿畸形有关。

## （三）对新生儿的影响

1. 新生儿呼吸窘迫综合征　孕妇高血糖和高胰岛素血症可致胎儿肺 Ⅱ 型细胞产生的表面活性物质减少，使胎儿肺的发育受阻，如糖尿病合并妊娠患者由于病情需要提前终止妊娠，则新生儿易发生呼吸窘迫综合征。

2. 新生儿低血糖　新生儿脱离母体高血糖环境后，高胰岛素血症仍存在，若不及时补充糖，容易发生新生儿低血糖，严重时危及新生儿生命。

3. 低钙血症和低镁血症　发病可能与甲状旁腺素的分泌和功能改变有关。正常新生儿血钙为 2 ~ 2.5mmol/L，出生后 72 小时血钙 <1.75mmol/L 为低血钙。糖尿病母亲的新生儿低钙血症的发生率为 10% ~ 15%。一部分新生儿还同时合并低血镁症。

4. 高胆红素血症　在糖尿病患者的新生儿中，高胆红素血症的发病率高达 20% ~ 25%。直接原因是胎儿发育相对不成熟，新生儿肝脏的胆红素代谢的相关酶的发育不成熟；新生儿出生后红细胞增多症使红细胞大量被破坏，胆红素生成增加。由于早产、巨大儿产伤等造成红细胞破碎增加，使胆红素产生进一步增加，造成新生儿高胆红素血症。

5. 新生儿远期预后　Sells 等研究了 1 型糖尿病患者的下一代的远期神经系统预后，其中 IDDM 孕妇 109 例，正常对照组 90 例。结果表明：若孕期血糖控制良好者，下一代的远期神经系统无明显不良预后；若血糖控制不理想，下一代的认知能力可能受到影响。

## 三、诊断

孕前糖尿病已经确诊或有典型的糖尿病"三多一少"症状的孕妇，于孕期较易确诊。但 GDM 孕妇常无明显症状，空腹血糖大多正常范围，容易漏诊和延误治疗。

## （一）GDM 筛查及诊断

1. 病史及临床表现　凡有糖尿病家族史（尤其是直系亲属）、孕前体重 ≥90kg、分娩巨大儿史、孕妇曾有多囊卵巢综合征、不明原因流产、死胎、畸形儿分娩史，本次妊娠胎儿偏大或羊水过多者应警惕患糖尿病。因 GDM 患者通常无症状，而糖尿病对母儿危害较大，故所有孕 24 ~ 28 周的孕妇均应做葡萄糖筛查试验。

2. 葡萄糖筛查试验　随意口服 50g 葡萄糖，1 小时后测定静脉血糖值。血糖值 ≥7.8mmol/L 为葡萄糖筛查试验异常，应进一步行葡萄糖耐量试验（OGTT）。

3. 口服葡萄糖耐量试验（OGTT）　孕期采用的诊断标准尚未统一。目前我国采用葡萄糖 75g 的 OGTT。2008 年我国妊娠合并糖尿病诊治指南（草案）标准：禁食 8 ~ 14 小时后，查空腹血糖，将 75g 葡萄糖溶于 200 ~ 300ml 水中 5 分钟内喝完，之后分别于 1、2、3 小时抽取静脉血，检查血浆葡萄糖值，4 个时点正常值为 5.8mmol/L、10.6mmol/L、9.2mmol/L、8.1mmol/L。其中有 2 项或 2 项以上超过正常值可诊断为 GDM；仅 1 项超过正常值标准可诊断为妊娠期糖耐量受损。

4. 空腹血糖测定　2 次或 2 次以上空腹血糖 ≥5.8mmol/L，可诊断为 GDM。

## （二）糖尿病合并妊娠的诊断

妊娠前糖尿病已确诊者孕期诊断容易，若孕前从未做过血糖检查，但孕前或孕早期有多饮、多食、多尿，孕期体重不增或下降，甚至出现酮症酸中毒，孕期葡萄糖筛查及 OGTT 异常，可考虑糖尿病合并妊娠。

## 四、妊娠合并糖尿病的分期

目前采用 1994 年美国妇产科医师协会（American College of Obstetrecian & Gynecologist，ACOG）推荐的分类。根据糖尿病的发病年龄、病程、是否存在血管合并症、器官受累等情况进行分期，有助于估计病情的严重程度及预后。

A 级：妊娠期出现或发现的糖尿病。

B 级：显性糖尿病，20 岁以后发病，病程小于

10年，无血管病变。

C级：发病年龄在10～19岁，或病程达10～19年，无血管病变。

D级：10岁以前发病，或病程≥20年，或者合并单纯性视网膜病。

F级：糖尿病性心脏病。

R级：有增生性视网膜病变。

H级：糖尿病性心脏病。

此外，根据母体血糖控制情况进一步将GDM分为A₁与A₂两级：

A₁级：空腹血糖<5.8mmol/L，经饮食控制，餐后2小时血糖<6.7mmol/L。A₁级GDM母儿合并症较少，产后糖代谢异常多能恢复正常。

A₂级：经饮食控制，空腹血糖≥6.7mmol/L，妊娠期需加用胰岛素控制血糖。A₂级GDM母儿合并症较多，胎儿畸形发生率高。

## 五、处理

处理原则为维持血糖正常范围，保证母儿足够的营养，预防酮症酸中毒发生，减少母儿并发症，降低围生儿死亡率。

### （一）妊娠期处理

包括血糖控制及母儿安危监护。

1. 血糖控制　由于妊娠后母体糖代谢的特殊变化，故妊娠期糖尿病患者的血糖控制方法与非孕期不完全相同。

（1）饮食治疗：75%～80%的GDM患者仅需要控制饮食量与种类，即能维持血糖在正常范围。根据体重计算每日需要的热量，孕前BMI<18.5，35kcal/kg；BMI 18.5～23.9，30～35kcal/kg；BMI 24～27.9，25～30kcal/kg。BMI≥28，25kcal/kg热量分配方案：碳水化合物占40%～50%，蛋白质20%～25%，脂肪20%～25%；早餐摄入10%热量，午餐和晚餐各30%，餐间点心（3次）为30%。孕期体重增加方案见表46-1：

表46-1　孕期体重增长推荐量

| 孕前BMI | 推荐总增长量（kg） | 推荐每周增长量（kg/w） |
| --- | --- | --- |
| <19.8 | 12.5～18 | 0.5 |
| 19.8～26 | 11.5～16 | 0.4 |
| 26～29 | 7～11.5 | 0.3 |
| >29 | <7 | |

（2）胰岛素治疗：约20%的妊娠期糖尿病孕妇经饮食治疗血糖控制不理想需要胰岛素治疗。妊娠期血糖控制标准：空腹3.3～5.6mmol/L；餐后2小时4.4～6.7mmol/L；夜间4.4～6.7mmol/L；三餐前3.3～5.8mmol/L。

孕早期由于早孕反应，可产生低血糖，胰岛素有时需要减量。随着孕周增加，体内抗胰岛素物质产生增多，胰岛素用量应不断增加。胰岛素用量高峰时间在妊娠32～34周，一部分患者妊娠晚期胰岛素用量减少，常采用速效胰岛素或速效、中效混合制剂，从小剂量开始应用，逐渐调整至理想血糖标准。

产程中孕妇血糖波动较大，由于体力消耗大，进食少，易发生低血糖。因此产程中停用所有皮下注射胰岛素制剂，每1～2小时监测血糖，根据血糖测定值调整补液种类，控制血糖值在正常范围。

产褥期随着胎盘娩出，体内抗胰岛素物质急骤减少，胰岛素所需量明显下降，胰岛素用量应减少至产前的1/3～1/2，并根据产后空腹血糖调整用量。大多在产后1～2周胰岛素用量逐渐恢复至孕前水平。

糖尿病合并酮症酸中毒时，主张小剂量胰岛素持续静滴，血糖>13.9mmol/L时应将胰岛素加入0.9%生理盐水，每小时5U静滴；血糖≤13.9mmol/L，开始用5%葡萄糖氯化钠加入胰岛素，酮体转为阴性后可改为皮下注射。

2. 孕期监护　严密监护血糖、尿糖和酮体、糖化血红蛋白、眼底检查和肾功能等。孕早、中期采用B超及血清学筛查胎儿畸形。孕32周起可采用NST、脐动脉血流测定及胎动计数等判断胎儿宫内安危。

### （二）产时处理

包括分娩时机选择及分娩方式确定。

1. 分娩时机　原则上在加强母儿监护、控制血糖的同时，尽量在38周后分娩。有下列情况应提前终止妊娠：糖尿病血糖控制不满意，伴血管病变，合并重度子痫前期，严重感染，胎儿生长受限，胎儿窘迫等。

2. 分娩方式　妊娠合并糖尿病本身不是剖宫产指征。有巨大儿、胎盘功能不良、胎位异常或其他产科指征者，应行剖宫产。糖尿病并发血管病变等，多需提前终止妊娠，并常需要剖宫产。

阴道分娩时，产程中血糖不低于5.6mmol/L以防低血糖，也可按每4g葡萄糖加1U胰岛素比例给予补液。

### （三）新生儿处理

无论体重大小均按早产儿处理。注意保温、吸氧，提早喂糖水，早开奶。新生儿娩出后30分钟开始定时滴服25%葡萄糖。注意防止低血糖、低血钙、高胆红素血症及 NRDS 发生。

## 六、预后

妊娠期糖尿病患者在分娩后一定时期血糖可能恢复正常。但 GDM 患者中一半以上将在未来的20年内最终成为2型糖尿病患者，而且越来越多的证据表明，其子代有发生肥胖与糖尿病的可能。

（陈丹青）

# 第四十七章

# 产科静脉血栓的防治

静脉血栓栓塞症（VTE）包括深静脉血栓形成（DVT）及肺动脉血栓栓塞症（PE）两种重要的临床表现形式，国际上把 DVT 与 PE 视为同一疾病病程中的两个不同阶段。由于妊娠及产褥期特殊的生理变化和血流动力学改变，妊娠妇女比非孕妇女发生静脉血栓更为普遍且诊断更为复杂。妊娠期发生率为 0.05%~0.18%，为非妊娠期的 6 倍，且产后为产前的 2 倍。

静脉血栓起病隐匿，早期往往忽视，若血栓脱落随血液循环运行至肝、肾、脑、肺等重要脏器易引起脓毒血症或肺栓塞致发病突然，甚至猝死，还可引起下肢功能障碍，故对于产科静脉血栓的预防及早期诊治十分重要。

## 第一节 静脉血栓形成的危险因素

### 一、遗传性危险因素

毫无疑问，不同机体存在凝血和抗凝两个系统的先天性缺陷的差异。有遗传性血栓形成倾向者，一旦妊娠不管是产前还是产后，均是导致妇女血栓栓塞及相关不良妊娠结局发生增多的主要原因。可使静脉血栓形成的危险性增加 10 倍以上，其不良妊娠结局有反复流产、妊娠中晚期胎儿死亡、早产、死产、严重的胎儿生长受限（FGR）、重度子痫前期、胎盘早剥、胎盘梗死等。遗传性血栓形成倾向发生于一组常染色体显性遗传病人，包括 AT-Ⅲ 缺陷症、凝血因子 V Leiden 突变（factor V feiden，FVL）、遗传性蛋白 C 缺陷症、活化蛋白 C 辅因子 -Ⅱ 缺陷症、凝血酶原基因 G20210A 突变、遗传性蛋白 S 缺陷症、异常纤

维蛋白原血症、家族性富含组氨酸糖蛋白增多症、抗磷脂抗体综合征、遗传性高同型半胱氨酸血症等。这其中 FVL 突变较为重要，FVL 即因子 V 506 位精氨酸被谷氨酰胺取代，是蛋白 C 活化抑制（又称激活蛋白 C 抵抗，activated protein C resistance）的分子基础，是蛋白 C 系统抗凝机制失调的最主要的遗传因素，也是妊娠期血栓形成最主要的原因。

### 二、获得性危险因素

早在 19 世纪中期（1846~1856 年），魏尔啸提出静脉血栓形成的三大因素，即血流滞缓、静脉壁损伤和高凝状态，一直受到普遍公认。

#### （一）静脉血流滞缓

血流滞缓，首先是白细胞、然后是血小板，可以在血流的周围层集聚；血小板沉积在血管内膜上，构成血栓形成的核心，血流速度减慢后，可使血液中的细胞成分停驻于血管壁，最后形成血栓。至于静脉血流滞缓主要由以下原因所致：

1. 妊娠期血容量增加 20.0%~100.0%，同时静脉血管扩张、增长且张力降低，晚期妊娠时，增大的宫体使盆腔静脉受压，下肢静脉回流更为受阻。

2. 孕期有出血或胎儿特别珍贵者，常取卧床休息以保胎，也使血流滞缓。

3. 在孕妇体重过重、妊娠合并心脏病（尤其是心瓣膜病变）、羊水过多、双胎和下肢静脉曲张的孕妇血流滞缓更为明显。

4. 而剖宫产手术时孕妇制动、仰卧和麻醉也使周围静脉扩张，如术后卧床时间较长、麻醉镇痛，都能使下肢活动减少，导致血流缓慢，剖宫产手术后发生 PE 致死亡的病例报道屡见不鲜。

5. 产后出血、大量输注库血、子痫昏迷的病

人，均可因产后卧床时间过长而诱发下肢深静脉血栓形成。

**（二）静脉壁损伤**

凡足以酿成静脉壁损伤者，均有利于凝血活酶的形成和血小板集聚，促使血栓形成，妊娠及产褥期长期下肢静脉高压和充血使静脉内皮细胞损伤，内皮下胶原纤维暴露，引起血小板聚集，诱发内源性凝血。分娩时胎盘剥离、产伤及手术创伤，均可使胎盘蜕膜、子宫肌层等丰富的凝血活酶大量释放，诱发外源性凝血。常见的可归纳为如下几种：

1. 化学性损伤 经浅静脉注射激惹性的溶液后，容易引起条索状血栓性浅静脉炎。

2. 机械性损伤 静脉局部挫伤、撕裂伤，如反复穿刺静脉或静脉内留置塑料输液导管，均可诱发静脉血栓形成。

3. 感染性损伤 化脓性血栓性静脉炎可因静脉周围的感染灶所引起，如感染性子宫内膜炎可引起子宫静脉的脓毒性血栓性静脉炎等。

**（三）血液高凝状态**

血液处于高凝状态是孕期血液系统改变的特点之一。当然血液高凝状态，是酿成静脉血栓形成的基本因素之一。妊娠期纤维蛋白原增高，在分娩时达到 $4 \sim 8g/L$，凝血因子 Ⅱ、Ⅶ、Ⅷ、Ⅹ 均增加，其中凝血因子 Ⅶ 水平可超过正常值 10 倍，凝血因子 Ⅷ 水平为正常的 $1.0 \sim 1.3$ 倍，而纤维蛋白溶解活性降低，游离蛋白 S 水平降低及获得性抗蛋白 C 活性增强，这些血液成分的改变使孕妇血液处于高凝状态，为日后胎盘的剥离创造了预防性止血的保护条件，同时也为静脉血栓形成提供了机会。产时饥饿脱水、产后或术后机体应激反应及液体入量不足也会使血液处于高凝状态，容易形成静脉血栓。

此外，年龄大于 35 岁、肥胖、吸烟、多产、产后出血使用止血药及输血、妊娠期高血压疾病、围生期心肌病、过度增大的子宫（如羊水过多、合并子宫肌瘤）、剖宫产（尤其是急诊剖宫产、手术时间过长）、长期卧床、心功能不全、下肢静脉曲张、既往有血栓栓塞史及脾切除术史等均为血栓形成的危险因素。

# 第二节 产科静脉血栓的诊断

妊娠妇女 DVT 的表现与普通患者相似，左下肢多见，常始于腓静脉或髂股静脉段，表现为患肢冷热感改变、肿痛、无力、活动受限、浅静脉扩张，有时伴有发热和肢体颜色、周径的改变。妊娠期任何时候均可能发生 DVT，但多在 27 周以后；产褥期多在产后 1 ~ 2 周发病，最迟可达 6 周。当 DVT 发展成 PE 时，情况就很危急，典型临床表现可有突发性呼吸困难、窒息感、胸闷、心悸、咳嗽及咳血等，严重者突然意识障碍。体征可有肺部啰音，而肺动脉瓣区第二心音亢进和奔马律等体征常不典型。

临床怀疑 VTE 而真正确诊的孕妇不到 10%，其原因为 DVT 及 PE 的临床症状及体征如小腿肿胀、心悸、呼吸急促、呼吸困难在正常孕妇也可存在，因此如何鉴别就很有实际意义，当临床诊断可疑时可进行以下两项试验：Homan 征：患侧脚向后背屈，小腿腓肠肌感疼痛者为阳性；Lowenberg 试验：用血压计袖带扎于患肢，加压到 180mmHg 以上远侧肢体出现疼痛为阳性。然而 DVT 的物理检查近半数正常。因此，常需借助辅助检查加以证实。如通过血浆 D- 二聚体测定、静脉压迫超声（CUS）等非侵入性检查方法，大多数妊娠及产褥期 DVT 能够确诊。此外，客观的检测手段还包括超声扫描、磁共振、血管造影及侵入性血管造影术等。

## 一、D- 二聚体检测

纤溶酶对纤维蛋白的降解产生多种复合物，其中 D- 二聚体是交联后纤维蛋白被纤溶酶降解的特异性标志物和体内有无血栓形成及继发性纤溶的指标。在无并发症的妊娠妇女中 D- 二聚体即较正常增高，至产后可增至正常的 1 ~ 10 倍。但临床上仍可将 D- 二聚体检测作为 VTE 筛查指标，急性 PE 或 DVT 时用定量 ELISA 的方法检测，D- 二聚体大多为增高，其数值 >500μg/L，所以一般认为当 D- 二聚体 <500μg/L 可基本排除急性 PE 和 DVT。鉴于 D- 二聚体具有的特性，对有血栓形成的高危产妇，建议常规进行 D- 二聚体检查。

## 二、心电图

PE 患者的心电图改变为非特异性，有研究显示约 1/3 急性 PE 患者心电图表现正常。而典型的 PE 表现为 S Ⅰ、Q Ⅲ、T Ⅲ 波形。PE 由于其非特异性的临床表现伴心电图的 T 波深倒置或 ST-T 改变以及心肌酶的升高，容易被误诊为急性非 Q 波性心肌梗死。

## 三、肢体阻抗容积图（IPG）

IPG 的原理是根据血栓的电阻抗对静脉腔容积的改变，而确定血栓的存在。具体方法是用血压带绑在大腿中部，充气压达50~60mmHg，阻断静脉回流，1分钟后突然放气，记录放气前后的阻抗容积图变化。正常情况下，充气终末电阻抗增加，放气3秒后电阻抗下降。当下肢静脉血栓形成时，阻抗上升或下降速度均明显变慢，与静脉造影的符合率为77%~95%，诊断的敏感性为65%~86%，特异性为95%~97%，但对远端DVT的敏感性仅为30%。

### 四、超声检查

近年来，超声检查因其操作无创、灵敏度及特异性高，对妊娠影响小，且可了解血栓的位置和大小，近年来越来越多地被应用于DVT的诊断中。常采用静脉压迫超声检查（CUS），其检测近心端DVT的敏感性为93.0%，特异性99.0%，但对远心端特别是小腿段DVT的诊断准确性较差。当怀疑有下肢近心端DVT发生时，CUS可作为初选方法，检查时压迫近端静脉至三分叉处。若看到明确的股静脉或腘静脉异常时可确诊DVT；若未检测到异常，不能排除小腿段血栓形成可能，需1~2天后复查；若未发现异常，1周后再次复查，以排除小腿段血栓向上蔓延可能。若复查期间CUS检查异常，急性近端DVT诊断成立；若CUS诊断不明确，临床又高度怀疑中央型DVT时，可行磁共振检查或静脉造影。

超声心动图和下肢深静脉超声检查是唯一能在床旁提供PE直接证据的诊断方法。经食管超声心动图直接显示较大肺动脉栓塞的敏感性及特异性分别可达80%和100%。因75%~90%的血栓来自盆腔与下肢的DVT，故当怀疑PE时应常规进行盆腔与下肢静脉彩色多普勒超声检查。

### 五、影像学检查

1. 磁共振（MRI）　MRI具有无创、灵敏度和特异性高、操作简便及无辐射的优点，能检测无症状的深静脉血栓及小的非闭塞性血栓，可较准确诊断近端和远端静脉特别是小腿段静脉血栓，可作为IPG和CUS的必要补充，在DVT和PE诊断中的作用受到越来越多的关注。其对膝以上DVT的敏感性为97.0%~100.0%，小腿段DVT为87.0%。同时，MRI对肺动脉内栓子诊断的敏感性和特异性均较高，与肺血管造影相比，避免了注射碘造影剂的缺点，患者更易接受，适用于对碘造影剂过敏的患者。但MRI平扫仅可显示肺动脉主干及肺段动脉的血栓，且受呼吸和心脏搏动的影响图像伪影较多，对于大多数PE患者难以达到满意的显示效果，在病人情况危急时，更

难于实施。

2. 肺通气/灌注（V/Q）显像　V/Q显像是诊断PE的首选方法。V/Q正常或高度可疑，可作为排除或诊断PE的重要依据。

3. CT肺动脉造影（CTPA）　CTPA能清晰显示血栓部位、形态与管壁关系等，有助于发现心内血栓和评估PE严重程度。右心室舒张期短轴最大横径与左心室舒张期短轴最大横径比值大于1.4，室间隔左移，与PE临床严重程度明显相关。目前已基本替代常规肺动脉造影。

4. 下肢静脉造影　此为诊断DVT的"金标准"，可显示静脉堵塞的部位、范围、程度及侧支循环和静脉功能状态，其诊断敏感性和特异性均接近100.0%。但其为一种有创性检查，价格昂贵，衰弱患者难以进行，肾功能减退者禁忌使用，且产生辐射，在妊娠期的应用受到严格限制，必须应用该检查时，应对孕妇腹部采取防护措施。

### 六、遗传性血栓形成倾向的实验室检测

对高危人群进行遗传性血栓形成倾向的诊断性检测和基因咨询有利于对其预测。FVL在血栓发生中作用突出，故应在有指征者中筛选FVL。有血栓或血栓栓塞者及有反复临产史的妇女，尤其是在妊娠中期3个月内，可行有关APC抵抗的检测。最近有学者提出计算机模拟数据处理的多基因检测方法，并通过专门的三基因组（FVL、凝血酶原G20210A基因突变和蛋白C缺乏）统一检测使VTE的阳性预测值增加了8倍，从而改善了多因素疾病预测检验的临床有效性。

## 第三节　产科静脉血栓的治疗

### 一、围生期深静脉血栓栓塞的处理

DVT的急性期治疗主要是非手术疗法，包括以下措施。

#### （一）一般治疗

卧床休息、抬高患肢、绷带加压、硫酸镁热敷、抗炎治疗等。患者需卧床1~2周，使血栓紧黏附于静脉内膜，减轻局部疼痛，促使炎症反应消退，在此期间避免用力排便及局部按摩，以防血栓脱落导致肺栓塞。患肢抬高需高于心脏水平，约离床30cm，膝关节置于稍屈曲位。如抬高适宜，就不需要弹力绷带

或穿弹力袜。开始起床活动时，需穿弹力袜或用弹力绷带，适度地压迫浅静脉，以增加静脉回流量，以及维持最低限度的静脉压，阻止下肢水肿发展。

**（二）抗凝血疗法**

正确使用抗凝剂可降低血栓栓塞发病率和后遗症的发生率，防止已形成的血栓继续滋长和新血栓的形成，促使血栓静脉迅速再血管化。适应证：①血栓形成后 1 个月内；②血栓形成后有肺栓塞可能时；③血栓取除术后。禁忌证：①出血体质；②产科出血未控制或产后 25 小时内；③亚急性心内膜炎；④溃疡病。

常用的抗凝药物包括肝素（UFH）、低分子量肝素（LMWH）、类肝素（heparinoids）、戊聚糖钠（pentasaccharide）和口服的香豆素类如华法林等。

1. 肝素　肝素和低分子量肝素是目前妊娠期治疗和预防血栓栓塞的首选抗凝剂，因其不通过胎盘屏障，在乳汁中也未发现，对胎儿及婴儿均安全。使用肝素的剂量需根据病期不同作相应调整，妊娠 4 ~ 9 个月时所需量增加，临近分娩和产后即刻需减量，甚至停药。

妊娠期使用应定期监测部分凝血活酶时间（APTT），使其为正常对照的 1.5 ~ 2.0 倍，静脉首次负荷量为 70 ~ 100U/kg，随后以每小时 15 ~ 20U/kg 持续静脉滴注，根据 APTT 调整给药剂量，5 ~ 10 天为 1 个疗程。初始皮下注射肝素可为每日静脉量的一半，每 12 小时注射 1 次。由于部分患者在最后一次皮下注射肝素后，延长的 APTT 持续 20 小时以上，因此，对于择期分娩的患者至少应在分娩前 24 小时停止使用皮下肝素。如需提前分娩或需紧急剖宫产术，可予硫酸鱼精蛋白快速逆转肝素活性。对于妊娠期后三个月发展的 VTE 患者再发的危险性高，或处在 DVT 活动期或近期发生 PE，则需要维持肝素化，肝素化不影响子宫收缩，一般情况下，当出现规律宫缩，即停止应用肝素；若为第二产程，应用鱼精蛋白对抗肝素化，使 APTT 维持在 60 秒左右；产后 12 ~ 24 小时重新给予肝素抗凝。也可在肝素使用 24 小时后加华法林口服，持续 2 天停用肝素，初发 DVT 口服华法林至少 6 个月，再发或有血栓倾向者延长至 12 个月或更长。

肝素治疗的并发症包括出血、血小板减少、骨质疏松等。故使用肝素时应 3 ~ 5 天内复查血小板，长时间使用时还应在停用肝素 1 周及 2 周后复查血小板。血小板迅速或持续降低达 30% 以上，或血小板计数 <100 × 10⁹/L 时，应停用肝素，此时若须抗凝，可选用类肝素。此外，使用肝素期间还应补充钙剂和维生素 D 预防骨质疏松。

2. 低分子量肝素　LMWH 经皮下注射后吸收良好，其生物利用度由普通肝素的 10% 增加到 85% ~ 90%，且半衰期是普通肝素的 2 ~ 4 倍，每天仅需用药 1 次。LMWH 抗因子 Xa 与抗因子 Ⅱa 的作用之比为 2 ~ 4：1，而普通肝素为 1：1。LMWH 给药方便、无需实验室监测，能降低出血、骨质疏松和肝素诱导的血小板减少症等的发病率，近年来已成为妊娠和产褥期 DVT 治疗的首选方法。

3. 香豆素类衍化物　香豆素类衍化物是一种凝血酶原抑制剂。国内常用的有：双香豆素（dicoumarin）、新抗凝（stntrom）和华法林钠（warfarin sodium）。

香豆素类可通过胎盘屏障，在妊娠 6 ~ 12 周使用，约 10% ~ 28% 的胎儿会发生鼻、骨骺和肢体的发育不良，可致胎儿中枢神经系统、眼部异常，胎儿出血和死亡以及母亲胎盘早剥等，故妊娠期禁用。而服用华法林的产褥期妇女，乳汁中的分泌量很少，且不会对哺乳的婴儿产生抗凝作用，因此产后妇女必要时可使用该药。

**（三）溶血栓疗法**

过去一直认为妊娠和产褥期是溶栓治疗的禁忌证，现在认为 DVT 急性期或并发 PE 在发病 1 周内的患者可应用纤维蛋白溶解剂包括链激酶和尿激酶等治疗，同时需严格监测纤维蛋白原。但不管如何，妊娠期溶栓治疗的经验有限，但使用这些药物有可能挽救大面积 PE 和严重动力学功能受损患者的生命。

尿激酶是目前最常用的溶栓剂，可直接催化纤溶酶原转化成纤溶酶，降解已形成的纤维蛋白，发挥溶栓作用。溶栓治疗强调尽早进行，因为新鲜血栓较易溶解，同时可减轻组织的不可逆性缺血性损害。由于各种溶栓药物均有引起出血的危险，因此，孕期溶栓应谨慎，在溶栓治疗的 24 小时内应避免其他创伤性操作或手术。溶栓治疗同时给予抗凝治疗，可有效预防血管再度闭塞。具体方法：尿激酶 600 000U/d，静脉滴注 3 日，肝素皮下或静脉注射 62 500U，以后继续给予肝素或华法林抗凝治疗。

对有抗凝禁忌的患者或有下肢血栓广泛形成及出现肺栓塞的危险时，可采用手术取栓。

**（四）其他药物**

中分子量或低分子量右旋糖酐静脉滴注，是治疗急性 DVT 的辅助药物，现已被广泛应用。疗程为 10 ~ 14 天，可与肝素或尿激酶同时应用。

## 二、妊娠后期和分娩时的 PE 治疗

对于妊娠后期 PE 患者，应该给予吸氧（使血氧

饱和度 >95%）和静脉输注肝素治疗，并应转至有条件的三级医院 ICU（应具备为高危患者设立的母亲 – 胎儿、新生儿和心胸单元）监护，严格按照 PE 治疗。一旦确诊 DVT，应在患者血流动力学稳定时静脉中放置一个临时的腔静脉滤器，患者进入产程或考虑实施剖宫产手术，应停用肝素（必要时用鱼精蛋白中和）。

在足月妊娠时有大面积 PE 或怀疑胎儿受损而需要立即实施剖宫产手术的孕妇，需要产科、ICU、心胸外科、麻醉和介入放射科等医师的共同协作来制定治疗策略。处理方法应个体化并能适应条件的变化，包括心肺旁路下外科栓子取除术，然后施行剖宫产，或经皮机械性血块粉碎术以及放置下腔静脉滤器。

## 第四节 产科静脉血栓的预防

产科静脉血栓这一章节中，最为重要的是产科静脉血栓预防，而预防是全方位的，包括：

1. 加强孕期的宣教及管理 对有高危因素的孕产妇，普及预防静脉血栓发生的知识。孕期检查及时发现如妊娠期高血压疾病等高血黏度人群，给予合理饮食指导及适当扩容治疗。既往发生过血栓栓塞性疾病的妇女，妊娠过程中静脉血栓的发生率为4%~15%。因此，对既往有血栓栓塞史，特别是有血栓形成倾向的高危妇女，孕期及产褥期推荐渐进式使用弹力袜，下肢充气袜等，并给予肝素预防治疗，肝素预防用量为 5000U 皮下注射，每 12 小时 1 次，调整血浆肝素水平在 80~150U/L，并监测 APTT。

2. 减少医源性因素 在医疗诊治过程中尽量避免或少使用促凝血药物，避免使用引起血黏度升高的技术，如无指针利尿剂。严格掌握剖宫产指征，减少组织损伤和卧床机会；密切关注产程进展，避免滞产的发生；行剖宫产术时应避免腹腔拉钩对伤口的过度牵拉，以免导致髂静脉血流阻滞及血管内皮损伤。

3. 鼓励活动 产后应鼓励产妇勤翻身并按摩下肢，尽早下地活动，促进静脉回流。对有症状的病例，及时检查，早期诊断，积极治疗，最大限度地减少并发症、远期后遗症的发生。

（贺 晶）

# 第四十八章

# 妊娠期用药

孕产妇用药是现代临床药学的一个重要分支，孕妇用药机会多，尤其有各种并发症、合并症更离不开药物。正确用药能保证母婴安全，用药不当或滥用可造成母婴不良结局。因为孕产妇用药可通过胎盘进入胎儿体内，产后也可通过哺乳进入新生儿体内，尤其是药物分子量 <500 易通过胎盘，药物分子量小于 200 时，母乳/血浆浓度为 1，也与母体对药物的吸收，以及药物在体内分布、代谢、排泄等有关。

## 一、孕妇用药原则

1. 孕妇不可随意用药，可用可不用的药物一律不用。

2. 用药之前，权衡孕妇所患疾病和准备使用的药物可能导致对胎儿的伤害，分清轻重和利弊。

3. 必须用药时应尽量挑选对孕产妇及胎儿无害或毒性小的药物，采用适当的剂量、用药途径及时间。最好经常测定孕妇血浆中的药物浓度，并以此来调节药物剂量。使有效药物浓度到达靶器官，又可保证胎儿体内药物浓度不至于太高。

4. 尽量避免使用新药，也不主张孕产妇自用偏方、秘方。使用各种成药时，必须弄清其药物成分。

5. 孕妇必须使用明显对胎儿有毒性的药物时，应注意观察药物反应，必要时使用对抗药物。

## 二、妊娠期用药与胎儿发育

受精卵在未着床前，孕卵与母体未建立直接联系，此时用药对孕卵无影响。受精后 3~8 周（即停经 5~10 周）为胚胎器官分化发育阶段，胚胎开始定向发育，此期为"致畸高敏期"。神经系统 15~20 日，心脏 20~40 日，肢体 24~46 日易受药物影响。孕卵着床 6~7 周内，有毒药物易致胚胎流产。受精

9 周至足月是胎儿生长、器官发育、功能完善阶段。神经系统、各器官和牙齿轴质继续分化，尤其是神经系统分化、发育和增生在孕晚期和新生儿期达高峰。孕晚期胎儿对缺氧敏感，易致窒息。

## 三、妊娠早、中和晚期禁用或慎用药物

### （一）怀孕头 3 个月应禁用或慎用的药物

在妇女怀孕的头 3 个月，药物最易对胎儿产生损害。怀孕的第 4~8 周，是胚胎重要器官形成的关键时期，在此期间药物极易造成婴儿先天缺陷。为此在怀孕早期使用任何药物都要考虑是危险的。参照下表所列指导用药可能会大有裨益（表 48-1）。

### （二）怀孕第 4~9 个月应禁用或慎用的药物

成长中的胎儿继续以各种方式受到药物不良作用的损害。药物可以影响胎儿的大脑、神经系统、外生殖器的发育。孕妇在怀孕的最后 1 周用药应特别注意，因为某些药物在胎儿中于分娩时会产生严重的不良反应，而且胎儿成为新生婴儿时，必须完全承担药物代谢和消除的负担。但此时婴儿的不完善代谢系统还不能迅速而有效地处理和消除药物，所以药物可在婴儿体内蓄积并产生药物过量的表现。对于早产儿，其代谢作用更不成熟，危险性就会呈正比的增大（表 48-2）。

### （三）妊娠期使用可对胎儿产生不良影响的药物（表 48-3）

## 四、对妊娠的危险性等级的药物分类

表 48-4 是根据药物对胎儿的危险性而进行危害等级（即 A、B、C、D、X 级）的分类表。这一分类表便于用药者给孕妇用药时迅速查阅。危害等级的标

准是美国药物和食品管理局（FDA）颁布的。大部分药物的危害性级别均由制药厂按上述标准拟定，有少数药物的危害性级别是由某些专家拟定的（在级别字母后附有"m"者）。某些药物标有两个不同的危害性级别，是因为其危害性可因其用药持续时间不同所致。分级标准如下：

表48-1　孕早期禁用和慎用的药物

| 应完全避免使用的药物（肯定产生损害） | 仅在孕妇必需时使用的药物（有潜在的损害） | 应尽可能避免减少使用的药物（可能产生损害） |
|---|---|---|
| 性激素<br>　雄激素<br>　雌激素<br>　己烯雌酚<br>　口服避孕药<br>　孕酮<br>促进蛋白质合成药物<br>（男性激素样药物用于增加食欲和体重）<br>秋水仙碱<br>环磷酰胺<br>四环素类<br>烟碱（烟草） | 苯丙胺类<br>抗癌药物<br>口服抗凝药<br>巴比妥酸盐类<br>卡马西平<br>氯霉素<br>氯喹<br>多黏菌素E<br>可的松类药<br>氟哌啶醇<br>卡那霉素<br>甲硝哒唑<br>萘啶酸<br>去甲阿密普林<br>苯妥英钠<br>扑癫酮<br>丙基硫氧嘧啶<br>奎尼丁<br>利血平<br>链霉素<br>噻嗪类利尿药<br>氨砜噻吨<br>万古霉素<br>紫霉素 | 制酸药<br>阿司匹林<br>苯氧苯丙酸<br>速尿<br>庆大霉素<br>消炎痛<br>铁<br>锂<br>烟酰胺<br>口服降血糖药物<br>磺胺甲噁唑<br>弱安定药类<br>甲氧苄啶<br>维生素C（大剂量）<br>维生素D（大剂量） |

表48-2　孕中–晚期禁用和慎用的药物

| 完全避免使用的药物 | 应遵医嘱使用的药物 |
|---|---|
| 促进蛋白质合成的药物<br>（男性激素样药物可增加食欲和体重）<br>口服抗凝剂<br>阿司匹林<br>（长期或大剂量服用）<br>氯霉素<br>己烯雌酚<br>碘化物类<br>烟碱（烟草）<br>呋喃妥因<br>口服降血糖药物<br>（服用33周以后）<br>性激素（任何种类）<br>磺胺类<br>四环素类 | 苯丙胺类<br>强镇痛药<br>麻醉药品<br>制酸药（含钠离子）<br>抗甲状腺药<br>巴比妥酸盐类<br>溴化物<br>卡马西平<br>氯喹<br>多黏菌素E<br>可的松类药物<br>环磷酰胺<br>麦角胺<br>卡那霉素<br>轻泻药<br>锂<br>萘啶酸<br>麻醉药品<br>去甲阿密替林<br>吩噻嗪类<br>苯妥英钠<br>扑癫酮<br>普萘洛尔<br>丙基硫脲嘧啶<br>奎尼丁<br>奎宁<br>利血平<br>链霉素<br>噻嗪类利尿药<br>弱安定类<br>万古霉素<br>紫霉素<br>维生素C（大剂量）<br>维生素K（合成品） |

（引自：张建平，王良义.妇产科药物手册.北京：科学技术文献出版社，2000）

表48-3　妊娠期使用可对胎儿产生不良影响的药物

| 药物 | 对胎儿的影响或不良后果 | 应用时间 |
|---|---|---|
| 细胞毒药物 | 使生殖细胞染色体损伤，或细胞分裂障碍、胎儿畸形 | 受孕前 |
| 反应停 | 缺肢、面部畸形 | 4~6周 |
| 丙米嗪 | 畸形 | 8周内 |
| 右旋苯异丙胺 | 先天性心脏缺损 | 14周内 |
| 甲氨蝶呤、氨蝶呤<br>环磷酰胺<br>苯乙酸氮芥<br>丝裂霉素C<br>马利兰 | 头骨发育不全、腭裂、耳下垂、流产、生长迟缓、智力低下，环磷酰胺及马利兰尚可致死胎 | |
| 抗凝血药 | 畸形、鼻发育不全 | |

| 药物 | 对胎儿的影响或不良后果 | 应用时间 |
|---|---|---|
| 雄激素（丙酸睾酮、甲睾酮） | 女婴男性化，如阴唇吻合、阴蒂肥大等，骨龄增加 | 14 周内 |
| 孕激素、乙地酚 | 女婴可迟发肿瘤 | |
| 碳酸锂 | 先天畸形，尤其心血管 | |
| 苯妥英钠 | 颅面畸形、腭裂、兔唇、先天性心脏病、智力低下 | |
| 三甲双酮<br>肾上腺皮质激素<br>抗组胺药<br>抗甲状腺药<br>维生素 A（大量） | 低体重、颅面畸形，胎儿畸形、流产 | |
| 两性霉素 B | 多发畸形、流产 | |
| 氯喹 | 视网膜出血、耳聋、死亡 | |
| 乙胺嘧啶 | 应与甲酰四氢叶酸合用，否则可能引起畸形 | |
| 水杨酸（大量）<br>毛果芸香碱<br>甲磺丁脲 | 胎儿畸形 | |
| 磺胺<br>磺胺增效剂 | 阻滞细胞内叶酸形成，抑制细胞分裂，可能引起畸胎 | |
| 乙醇（大量饮酒） | 颅面畸形，四肢、心脏缺损，胎儿发育延迟，智力延迟，致胎儿乙醇综合征 | |
| 链霉素<br>卡那霉素 | 永久性耳聋、肾脏损害 | 14 周后至娩出 |
| 肾上腺皮质激素 | 胎盘功能不良、死胎 | 35 周后 |
| 四环素 | 乳齿发黄、牙釉质发育不良、骨生长障碍 | |
| 止痛药<br>安眠药<br>镇静药<br>安定药<br>抗抑郁药<br>抗惊厥药 | 损伤中枢神经系统，发生智能或行为改变 | |
| 吸入麻醉药 | 中枢神经系统障碍或呼吸抑制，流产 | |
| 碘剂、放射性碘剂<br>丙基硫氧嘧啶<br>甲基硫氧嘧啶<br>他巴唑 | 甲状腺肿大，甚至压迫气道引起窒息，精神迟缓，先天性甲状腺功能低下（但在 14 周前，对甲状腺影响不大） | |
| 噻嗪类利尿剂 | 全身含钠量降低、血小板减少、紫癜、出血、死胎 | 35 周后，长期或连续应用 |
| 吩噻嗪类<br>安定 | 新生儿锥体外系反应：新生儿可产生"戒断综合征"、"松软婴儿综合征"，至出生后 2 周才缓解 | |
| 氯丙嗪 | 视网膜病变 | 长期应用 |
| 异丙嗪 | 减少血小板凝聚 | |
| 奎宁 | 先天性耳聋、智力低下、死胎 | |
| 奎尼丁 | 血小板减少、耳聋 | |
| 氯化铵 | 酸中毒 | |
| 维生素 D（过量） | 高血钙症、智能低下、无脑儿 | |

续表

| 药物 | 对胎儿的影响或不良后果 | 应用时间 |
|---|---|---|
| 茶碱<br>氨茶碱 | 减低子宫活动、影响胎儿发育 | 长期应用 |
| 铅中毒 | 脑损伤、低体重 | |
| 黄体分泌素类（炔诺酮、异炔诺酮、乙炔睾丸酮） | 女性婴儿男性化 | |
| 心得安 | 胎盘缩小、胎儿发育迟缓、新生儿心动过缓、低血糖等 | |
| 抗糖尿病药（尤其氯磺丙脲） | 新生儿长期血糖过低 | |
| 汞中毒 | 惊厥、失眠、或其他神经系统损害 | |
| 吸烟 | 低体重、一氧化碳中毒 | |
| 红霉素 | 肝损害 | |
| 新生霉素 | 高胆红素血症 | |
| 呋喃妥因 | 溶血症 | |
| 异烟肼 | 精神运动活动迟缓 | |
| 降血糖药 | 减少氧的消耗、组织缺氧 | |
| 甲糖宁 | 畸胎 | |
| 胰岛素 | 可能发生畸形 | |
| 苯妥英钠 | 出血 | |
| 苯丙胺 | 血管、胆道畸形 | |
| 磺胺类 | 高胆红素血症、核黄疸 | 分娩时 |
| 安定（>30mg/d） | 新生儿窒息、肌张力明显低下、吸吮力弱、体温不升 | |
| 卡波卡因 | 胎儿心动过缓、窒息、惊厥 | |
| 美散痛 | 戒断综合征 | |
| 麻醉药<br>镇静药<br>利眠宁、眠尔通<br>止痛药 | 抑制中枢神经系统，使新生儿不吃、不哭、体温低、心动过缓、循环衰竭、呼吸抑制、窒息、惊厥 | |
| 利血平 | 使新生儿心动过缓、厌食、鼻充血、嗜睡、呼吸抑制，甚至死亡 | |
| 溴化六甲双胺<br>美加明、阿方那特 | 麻痹性肠梗阻 | |
| 阿司匹林<br>维生素K3（大量）及其同类物 | 高胆红素血症、溶血型贫血 | |
| 硫代二苯胺<br>右旋苯异丙胺 | 高胆红素血症 | |
| 苯甲酸钠咖啡因 | 核黄疸 | |
| 催产素（大量） | 黄疸、胎儿窘迫症、低血钠、不安抽搐，甚至呼吸暂停 | |
| 硫酸镁 | 高血镁、肌无力、神经-肌肉阻滞、嗜睡等 | |
| 水杨酸<br>双香豆素及其同类物 | 凝血酶原过低、出血 | |
| 巴比妥类 | 呼吸抑制 | |
| 非那西汀 | 高铁血红蛋白血症 | |
| 氯霉素 | 灰婴综合征、骨髓抑制 | |

（引自：张建平，王良义.妇产科药物手册.北京：科学技术文献出版社，2000）

A 级：在有对照组的研究中，在妊娠 3 个月的妇女未见到对胎儿危害的迹象（并且也没有对其后 6 个月的危害性的证据），可能对胎儿的影响甚微。

B 级：在动物繁殖性研究中（并未进行孕妇的对照研究），未见到对胎儿的影响。在动物繁殖性研究中表现有不良反应。这些不良反应并未在妊娠 3 个月的妇女得到证实（也没有对其后 6 个月的危险性的证据）。

C 级：在动物的研究证明它有对胎儿的不良反应（致畸或杀死胚胎），但并未在对照组的妇女进行研究，或没有在妇女和动物并行地进行研究。本类药物只有在权衡了对孕妇的好处大于对胎儿的危害之后，方可应用。

D 级：有对胎儿的危害性的明确证据，尽管有危害性，但孕妇用药后有绝对的好处（例如孕妇受到死亡的威胁或患有严重的疾病，因此需用它。如应用其他药物虽然安全但无效）。

X 级：在动物或人的研究表明它可使胎儿异常。或根据经验认为在人，或在人及在动物，是有危害性的。在孕妇应用这类药物显然是无益的。本类药物禁用于妊娠或将妊娠的患者（表 48-4）。

**表 48-4　根据药物对胎儿的危险性等级的药物分类**

**1. 抗组胺药**
布可利嗪（C）
氯苯那敏（B）
西咪替丁（B）
赛庚啶（B）
萘苯海明（B）
苯海拉明（C）
羟嗪（C）
美克洛嗪（B）
异丙嗪（C）
美吡拉敏（C）

**2. 抗感染药**
（1）抗阿米巴病
卡巴胂（D）
双碘喹啉（C）
（2）驱肠虫药
甲紫（C）
哌嗪（B）
噻嘧啶（C）
恩波吡维铵（C）
（3）抗疟药
氯喹（D）
伯氨喹（C）
乙胺嘧啶（C）
奎宁（C）
（4）抗滴虫病
甲硝唑（C）
（5）抗生素
阿米卡星（Cm）
庆大霉素（C）
卡那霉素（D）
新霉素（D）
链霉素（D）
妥布霉素（C）
头孢菌素类（B）
青霉素类（B）
四环素（D）
地美环素（D）
美他环素（D）
米诺环素（D）

土霉素（D）
金霉素（D）
杆菌肽（C）
氯霉素（C）
克林霉素（B）
红霉素（B）
林可霉素（B）
新生霉素（C）
竹桃霉素（C）
多黏菌素 B（B）
万古霉素（C）
（6）其他抗菌药
磺胺类药物（B/D）
甲氧苄啶（C）
呋喃唑酮（C）
呋喃妥因（B）
孟德立酸（C）
乌洛托品（B）
萘啶酸（B）
（7）抗结核病药
对氨基水杨酸钠（C）
乙胺丁醇（B）
异烟肼（C）
利福平（C）
（8）抗真菌药
两性霉素 B（B）
克霉唑（B）
灰黄霉素（C）
咪康唑（C）
制霉菌素（B）
（9）抗病毒药
金刚烷胺（C）
碘苷（C）
阿糖腺苷（C）

**3. 抗肿瘤药**
甲氨蝶呤（X）
硫唑嘌呤（D）
博莱霉素（D）
白消安（D）
苯丁酸氮芥（D）

顺铂（D）
环磷酰胺（D）
阿糖胞苷（D）
放线菌素（D）
柔红霉素（D）
阿霉素（D）
氟尿嘧啶（D）
氮芥（D）
美法仑（D）
硫嘌呤（D）
甲氨蝶呤（D）
光神霉素（D）
甲苄肼（D）
噻替哌（D）
长春碱（D）
长春新碱（D）

**4. 周围神经系统药物**
（1）拟胆碱药
乙酰胆碱（C）
新斯的明（C）
吡斯的明（C）
依酚氯铵（C）
毛果芸香碱（C）
毒扁豆碱（C）
（2）抗胆碱药
阿托品（C）
颠茄（C）
苯阿托品（C）
后阿托品（C）
莨菪碱（C）
东莨菪碱（C）
丙胺太林（C）
苯海索（C）
（3）拟肾上腺素药
肾上腺素（C）
去甲肾上腺素（D）
异丙肾上腺素（C）
麻黄碱（C）
美芬丁胺（D）
间羟胺（D）

甲氧明（D）
去氧肾上腺素（D）
特布他林（B）
多巴（C）
多巴酚丁胺（C）
（4）抗肾上腺素药
普萘洛尔（C）
（5）肌松药
十烃溴铵（C）

**5. 中枢神经系统药物**
（1）中枢兴奋药
咖啡因（B）
右苯丙胺（C）
哌甲酯（C）
（2）解热镇痛药
对乙酰氨基酚（B）
阿司匹林（C/D）
非那西汀（B）
达尔丰（C/D）
双水杨酸酯（C/D）
水杨酸钠（C/D）
（3）非甾体抗炎药
非诺洛芬（B/D）
布洛芬（B/D）
吲哚美辛（B/D）
甲氯芬那（B/D）
萘普生（Bm/D）
羟保泰松（D）
保泰松（D）
舒林酸（B/D）
托美丁（B/D）
佐美酸（B/D）
（4）镇痛药
阿法罗定（B/D）
可待因（B/D）
吗啡（B/D）
阿片（B/D）
喷他佐辛（B/D）
哌替啶（B/D）
美沙酮（B/D）

芬太尼（B/D）
烯丙吗啡（D）
纳洛酮（C）
（5）镇静、催眠药
　异戊巴比妥（C）
　戊巴比妥（C）
　苯巴比妥（B）
　司可巴比妥（C）
　水合氯醛（C）
　乙醇（D/X）
　地西泮（D）
　氯氮䓬（D）
　甲丙氨酯（D）
　甲喹酮（D）
　奥沙西泮（C）
　硝西泮（C）
（6）安定药
　氯丙嗪类（C）
　氟哌利多（C）
　锂盐（D）
　噻嗪类（C）
（7）抗抑郁药
　阿米替林（D）
　多塞平（C）

丙米嗪（D）
异卡波肼（C）
去甲替林（D）
苯乙肼（C）
反苯环丙苄（C）

**6. 心血管系统药物**
（1）强心苷
　乙酰洋地黄毒苷（B）
　洋地黄（B）
　地高辛（B）
　洋地黄毒苷（B）
　去乙酰毛花苷（B）
　毛花苷丙（B）
　溴苄铵（C）
　丙吡胺（C）
　奎尼丁（C）
　维拉帕米（C）
（2）降压药
　卡托普利（C）
　可乐定（C）
　二氮嗪（D）
　六甲溴铵（C）
　肼屈嗪（B）
　甲基多巴（C）

米诺地尔（C）
硝普钠（D）
帕吉林（C）
哌唑嗪（C）
利血平（D）
樟磺咪芬（C）
（3）血管扩张药
　亚硝酸异戊酯（C）
　双嘧达莫（C）
　硝酸异山梨酯（C）
　戊四硝酯（C）
　硝酸甘油（C）
　妥拉唑林（C）

**7. 利尿药**
乙酰唑胺（C）
阿米洛利（Bm）
氯噻嗪类（D）
依他尼酸（D）
呋塞米（C）
甘油（D）
甘露醇（C）
螺内酯（D）
氨苯蝶啶（D）
尿素（D）

**8. 消化系统药物**
地芬诺酯（C）
洛哌丁胺（C）
复方樟脑酊（B/D）
二甲硅油（C）

**9. 激素类**
（1）肾上腺皮质激素
　可的松（D）
　倍他米松（C）
　地塞米松（C）
　泼尼松（B）
　泼尼松龙（B）
（2）雌激素
　己烯雌酚（X）
　雌二醇（D）
　口服避孕药（D）
（3）孕激素
　孕激素类（D）
（4）降糖药
　胰岛素（B）
　氯磺丙脲（D）
　甲苯磺丁脲（D）
（5）甲状腺激素
　降钙素（B）

（石一复）

# 第四十九章

# 抗念珠菌感染的治疗

念珠菌外阴阴道炎（vulvovaginal candidiasis，VVC）是妇产科临床的常见病和多发病，习称霉菌性外阴阴道炎。主要85%～90%是白色念珠菌感染所致，故本病正确的称呼应是念珠菌外阴阴道炎，不宜称为霉菌性阴道炎。已鉴别白色念珠菌有200余种，所有菌株似乎均具有寄居或引起阴道炎症的同等能力，且其接种至阴道至发病，潜伏期仅为24～96小时。

本病的易患因素为妊娠、未控制的糖尿病、性交过频、口交、舔阴、偏食糖食，服用大量激素（包括口服避孕药、使用肾上腺皮质激素治疗）、抗生素（口服/全身或局部长期用药），穿紧身合成、尼龙内衣裤，长期穿紧身牛仔裤，冲洗器使用、阴道冲洗、卫生消毒器、厕所用纸、氯化过的游泳池中游泳、艾滋病和常见性传播疾病以及过敏反应等因素均为本病的易患因素和增加念珠菌无症状寄居和阴道炎的相关因素。

## 一、常用治疗VVC的抗真菌药

可分为五大类。

### （一）咪唑类

作用机制为特异性阻断 $14\alpha$ 羊毛甾醇，在细胞色素P-450酶系统改变真菌细胞膜化学成分，使通透性改变，影响真菌生长，导致死亡。本类常用药物有：

1. 克霉素　目前以500mg乳酸配方的克霉唑，即临床上的凯妮汀阴道片为佳，此药属美国食品和药剂管理局（FDA）颁布的药物等级为B类，故孕妇可使用。一般使用1片已足矣，因使用后阴道腔内抗真菌浓度维持3天，抑菌浓度4天。克霉唑100mg，150mg片剂治疗VVC时常需3～6天。

2. 咪康唑　即常用的达克宁，其有栓剂、霜剂

等，也为目前临床常用的抗念珠菌感染治疗VVC的主要药物之一。

3. 噻康唑　商品名为妥善，软膏或霜剂。

4. 益康唑。

5. 酮康唑　商品名里素劳。

6. 布康唑。

### （二）三唑类

本类中常用药物有：

1. 伊曲康唑（斯皮仁诺）　以口服0.1g，一日2次，共2天；或0.2g，一日2次，共1天。若服用过久则可能出现肝功能损害。出现肝酶升高及症状性肝损害，也可有多发性神经病，白细胞减少症，震颤，胃黏膜出血，味觉缺失，酒渣鼻样反应和猩红热麻疹样药疹等，提示临床在应用该药时要高度重视，并注意观察和防范。

2. 氟康唑（大扶康）　其作用机制类似咪唑类，1片150mg，置于阴道内有效浓度维持72小时，适用于深部、黏膜、皮肤等念珠菌感染。孕妇及哺乳期不用，对肾功能和肝功能有一定损害。

### （三）多烯类

本类中常用药物为制霉菌素、克念菌素和克霉灵。

### （四）吗啉类

有阿莫罗芬等，一般妇科使用较少。

### （五）中医中药

但目前临床使用较少，常中药与西药合并应用。

## 二、相关问题

有关念珠菌外阴阴道炎（VVC）宜掌握的20个问题：

### （一）病原学及易患因素

由于本病是妇女的常见病和多发病，Harley

估计75%的妇女妊娠期有一次VVC发作，其中40%~50%会经历2次，且有5%左右成年妇女为反复发作的VVC。

实际白色念珠菌寄居到阴道黏膜是经过附着、发芽、分泌蛋白溶解酶、产生霉菌毒素和菌落的转换等而逐步由白色念珠菌无症状的寄居发展为有症状的发病。发芽后及芽管的形成增加了白色念珠菌附着于阴道和口腔上皮的能力，蛋白溶解酶的产生也有助于芽管穿透到黏膜上皮细胞，病变由浅层向深层发展，由白色菌落转变为不透明菌落也是从无症状的寄居转变为有症状的阴道炎的指标之一。

正常健康无症状妇女，念珠菌寄居率为10%~55%，未成年妇女或绝经妇女对念珠菌寄居有一定抵抗力，但近年来这两类女性发病也在增多。

**（二）反复发作或复发问题**

有关念珠菌外阴阴道炎反复发作或复发问题至今尚无统一定论，仍有争议。有人提出念珠菌阴道炎复发是指在局部抗霉菌治疗后减少阴道内念珠菌数量及减轻症状和体征，但念珠菌未完全从阴道清除，成为持续念珠菌携带者，当宿主环境允许，寄居的微生物数量将会增加，并形成菌丝和引起新的发作。也有认为在前12个月内不存在其他常见阴道致病源，至少有4次真菌学证实的症状性发作为复发。

复发性VVC有免疫致病因素，如图49-1所示：

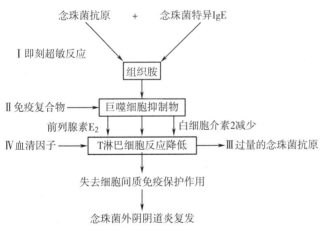

图49-1 复发VVC的免疫致病图

**（三）配偶及其治疗问题**

男性可有念珠菌阴茎炎、包皮炎，常见阴茎短暂出现皮疹、红斑、瘙痒或烧灼感，该类男性与女性有性生活可相互传染，若在无保护性性生活（使用避孕套）后数分钟或数小时，男性可发病，女性潜伏期也短为24~96小时后可发病，若性生活后男性即淋浴冲洗后症状可减轻或消失。男性念珠菌阴茎龟头炎严

重者可引起局部浅表溃疡。综述，所以男女一方有念珠菌生殖器感染者，若性交宜采用阴茎套，性交后宜冲洗外阴部，也应进行治疗，否则也会反复感染而影响疗效或造成复发等。

**（四）性生活频度及性生活方式问题**

念珠菌外阴阴道炎发病与性生活频繁或保护性措施有关。性乱者中念珠菌感染发病率也高，复发性VVC绝大多数仍由白色念珠菌引起，与性生活密切相关，光滑念珠菌也与之有关。现今由于性交方式变化多端，口交及舔阴也逐渐增多，据调查在文化层次较高者中也为数不少，由此而带来的口腔、咽喉部念珠菌或其他病原体如人类乳头状瘤病毒（HPV）感染也增多。这些也均与妇产科念珠菌感染的诊治和复发等密切有关，也应引起临床医师的关注。

**（五）治疗药物的药理作用及药代动力学**

目前临床治疗VVC的抗真菌药可分为四大类。

1. 咪唑类 作用机制是特异性阻断$14\alpha$羊毛甾醇，在细胞色素P-450酶系统改变真菌细胞膜化学成分，使通透性改变，影响真菌生长，导致死亡。

（1）常用有克霉唑，500mg阴道片又名凯妮汀，属FDA的B类药，孕妇可用，一般1片即可，阴道腔内抗真菌浓度维持3天，抑菌浓度为4天，故若一周后加用1片则效果更佳可防止复发，克霉唑也有3天、6天疗法，但较凯妮汀的顺从性为差。

（2）咪康唑（达克宁），栓剂、霜剂也为目前常用的。

（3）噻康唑（妥善）。

（4）酮康唑（里素劳），有些患者可能有肝损害。

（5）益康唑。

（6）布康唑。

2. 三唑类 作用机制类似咪唑类。本类药物有：

（1）伊曲康唑（斯皮仁诺），为口服剂。

（2）氟康唑（大扶康），1片150mg口服后在阴道内浓度维持72小时，可用于深部、黏膜、皮肤等念珠菌感染。孕期不用，哺乳期不用，肾功能障碍者须调节剂量，也有少数肝损，GPT升高者。

3. 多烯类 如制霉菌素（作用于真菌细胞膜上的麦角固醇，改变细胞膜通透性）、克念菌素、克霉灵等。

4. 吗啉类 如阿莫罗芬。

5. 中医中药。

500mg克霉唑阴道片可使阴道腔内有效的抗真菌浓度至少维持3天，此期间克霉唑的血浆浓度对健康者、阴道感染真菌的孕妇及非孕妇体内均低于

0.01μg/ml。代谢消除血浆半衰期为 1~2 小时，大大快于阴道内药物吸收，而体内浓度可忽略不计。氟康唑（大扶康）主要适用于抗深部真菌，蛋白结合率为 12%，在血浆中有较高的游离药浓度，在主要器官、组织和体液中具有较强的渗透能力，半衰期长达 30 小时，每天需用药一次，药物 80% 以原形由尿液排出。达克宁栓阴道吸收率也不甚高。

**（六）用药问题**

使用抗真菌药应清楚病变是局部 / 全身、浅部 / 深部，做到合理用药，切勿"杀鸡用牛刀"，抗真菌药物品种虽多，但作用机制不一，一般 VVC 以局部感染为主，首先以局部用药，且选用效果好，作用快，有效持续时间长的药物，若一开始即选用口服类，通过全身作用，再作用到外阴、阴道局部则为不宜，若为反复发作的复发病例也宜全身及局部合用，或局部选用药效持续时间长，作用快，每周巩固治疗为宜。也要了解药物对外阴黏膜的渗透作用，使局部深层的念珠菌阴道炎也能得以控制。

**（七）雌激素的影响**

已知雌激素可使念珠菌在阴道内寄居率升高，孕妇高水平的雌激素导致阴道细胞糖原含量增多，为念珠菌的生长、出芽、黏附提供了条件，也增强了阴道上皮对念珠菌的附着亲和力，口服含雌激素量多或避孕药也同样。同样在治疗患者及观察疗效时也应注意月经前半期及后半期雌激素水平高低不一问题。在各临床验证时应统一时间标准，否则会影响可信度。

**（八）孕妇 VVC 注意 FDA 对药物分级问题**

孕妇易患 VVC 已如前述，孕妇用药是临床药物学的一个分支，已引起妇产科与儿科医师等重视，FDA 颁布的危险等级标准为 A、B、C、D 和 X 五个等级，凡属 A、B 类孕妇可用，C 类要权衡利弊，慎重考虑，因 C 类是动物实验，在人类尚缺乏有关研究，但对孕妇的益处大于对胎儿的危害。D 类对胎儿有害，X 类妊娠期禁用。目前按 FDA 克霉唑、米可定（制霉菌素），凯妮汀属 B 类，孕妇可应用；咪康唑（达克宁）属 C 类，近也有报道在严密观察下，孕妇也可使用。达克宁成分为硝酸咪康唑，体外实验对皮肤真菌、酵母菌（包括白色念珠菌）。某些革兰阳性细菌与厌氧菌有抗菌活性，白色念珠菌对咪康唑中度敏感，最低抑菌浓度为 0.1~10μg/ml，咪康唑的体外抗念珠菌活性为制霉菌素的 10 倍。咪康唑在正常绝经前妇女的阴道吸收率很低，20 世纪 70 年代中期，国外已有报道将咪康唑用于孕期妇女，取得满意疗效，且未发现对胎儿有害，国内也有孕中晚期使用

的报道，也未见产科和新生儿并发症。近美国托马斯·杰佛逊大学医学院以及 MaNellis 等对妊娠期（孕早、中、晚期）合并念珠菌外阴阴道炎的孕妇，将达克宁栓于睡前阴道应用 1 次，连续 14 天，或制霉菌素片阴道用药，连续 15 天，其总疗效可达 92.9% 和 66.1%，其中达克宁孕早期者治愈率 94.7%，孕中期 90.3%，孕晚期 95.5%。分娩时间、分娩方式与分娩并发症与药物均无关。但强调孕早期用药应与其他药物一样，在医生指导下进行为宜，早孕期间是否采用阴道抗念珠菌治疗必须由病人权衡利弊后决定。氟康唑（大扶康）孕期不用。

**（九）哺乳期 VVC 病人的用药问题**

哺乳期 VVC 病人以选择局部用药及血药浓度低的为主。如前述凯妮汀（克霉唑 500mg 阴道片）体内药浓度低于 0.01μg/ml，可忽略不计，对人体无害。氟康唑（大扶康）药物介绍上明确规定哺乳期妇女不用。

**（十）孕妇 VVC 的治疗和预防早产、新生儿念珠菌感染问题**

孕妇 VVC 治疗可使用 B 类药物，早产 28 周，正常孕 32 周，白带检查阳性者，使用凯妮汀，用清洁后手指推入阴道（不用投药器），可达到起效快，使用方便，预防早产发生（念珠菌感染混合其他细菌等感染易致胎膜早破、感染、早产等发生）和预防新生儿感染效果明显。德国于 1993 年起对孕 34 周孕妇常规阴道酵母菌培养，若阳性则用凯妮汀治疗，孕母未治疗者新生儿念珠菌感染率为 13%，治疗者仅为 2%，新生儿念珠菌感染以鹅口疮、尿布疹等。低体重儿和极低体重儿念珠菌感染及念珠菌菌血症发生率均高。

**（十一）宫内节育器（IUD）与 VVC 治疗问题**

文献报道，按正规放置 IUD 并不增加 VVC 的发生，但若放置 IUD 后又患有 VVC 者，则增加治疗的困难，所以在治疗 VVC 时也应询问患者，目前是否仍放置 IUD，但在 VVC 未治愈前也不宜任意取出 IUD。

**（十二）计划生育手术者合并 VVC 的治疗问题**

人工流产手术，药物流产，放置或取出 IUD 是常用的计划生育手术，若术前白带常规检查发现念珠菌阳性者，须治愈后处理为宜，但常规治疗常历时较长，会影响或错失手术时期。原早孕可行吸刮者，可能会改为扩刮术而增加病人痛苦和出血机会以及术后的恢复，放取 IUD 者则须推迟至下次月经后，再次复查白带后决定。若采用快速、有效药物，结合阴道冲洗等则仍可在计划时间内手术。药物流产者也同

样，因药物流产后仍有较多的比例须清宫治疗，若事先积极对白带念珠菌阳性者积极治疗，即使药物流产后须清宫者也为安全。

### （十三）妇科手术病人合并念珠菌感染问题

妇科子宫全切除术，各类阴道手术和妇科腹腔镜检者术前也均应常规作白带检查。临床上也常有白带念珠菌阳性者，一般也均是治愈后手术，否则易致感染进入盆腔或影响术后阴道残端的愈合。腹腔镜检或手术，对已婚者也须常规通过阴道和宫颈，举杆置入子宫腔，若念珠菌阳性者也易引起子宫或盆腔感染。为能按计划进行手术，若发现白带念珠菌阳性者也宜采用快速有效药物，阴道内置入凯妮汀，事先配合阴道冲洗则很快能治愈和按时手术。

### （十四）恢复阴道 pH 问题

任何阴道炎治疗在治疗后症状消除，病原体阴性后，还要注意阴道 pH 在治疗前后的改变，也即恢复阴道正常的生态环境十分重要，否则仍易复发。已知 VVC 在阴道 pH4～5 时易感染生长，滴虫性阴道炎，阴道 pH 5.1～5.4 易感染生长（pH<5，或 pH>7.5 不易生长），细菌性阴道病（BV）pH>4.5～5.5 易感染，而正常阴道 pH≤4.5。

乳酸对阴道 pH 的改变后易明显增加克霉唑的局部生物利用度，6～18 小时可杀灭 99.8% 的白色念珠菌，克霉唑在酸性 pH（<4）的水溶性中比中性 pH 条件下浓度高 4 倍；酸性条件可降低白色念珠菌对阴道上皮细胞表面的黏附能力；乳酸本身可杀灭 $G^+$、$G^-$ 菌及厌氧菌。所以目前在治疗 VVC 中逐步改变过去使用碱性液冲洗阴道，一般常用的中药洗剂也均非碱性液。

### （十五）合并感染问题

VVC 患者阴道内也常有合并滴虫、链球菌、支原体、衣原体等感染。VVC 患者阴道分泌物镜检阳性，pH>4.5。涂片中白细胞过多者，常为混合感染，若单纯用抗真菌治疗效果也差，所以应积极寻找其他病原体，予以积极治疗，临床才能奏效。

### （十六）正确用药问题

VVC 的阴道局部用药必须与其他阴道炎症药物局部治疗一样，阴道置药必须使用放置器，或戴指套后或清洁手指后将药物置入阴道深部、穹隆部，以发挥药效。若放置阴道浅部或中部，均易影响药效；若能先手冲洗或用大棉签清除分泌物后再置药效果为好。临床医师在观察各种不同药物治疗效果均应统一上述标准，否则因使用阴道置药方法不当，影响疗效，更不能因此而随便否定某药的治疗效果。

### （十七）ICU 病室中女病人的念珠菌感染问题

监护病房均为重危抢救病例，常使用大量监测仪器，尤是使用进入人体的各种管道，留置时间较长，又因使用大量广谱抗生素，均易引起念珠菌感染，若为女性病人也应注意外阴阴道护理，定期检查白带。若念珠菌阳性则也应及时治疗，一般此类病抗霉治疗宜全身及局部同时进行。

### （十八）药物经济学问题

VVC 患者均希望局部症状尽早消除，因此选用起效快，症状很快消除，病原体消失快的药物深受患者欢迎，因此如何选用药物涉及药物经济学问题，某药患者使用一两次即可达到症状消除、病原体消失，则历时甚短，只需一两天；而另一种药物虽每片或每天使用价格便宜，但须历时 7～10 天等才能达到上述效果，但 7～10 天总的药价明显高于上述单次药价，看来虽高，但只要一两次（一两天）即可达到同样效果甚至高于后者的药物，则患者还是乐意使用和支付上述药费。这种简单的道理就可说明药物经济学问题。患者总的经济费用仍不大，症状尽快消除，减少疼痛，能不影响工作、学习等，其产生的效益也是药物经济学的内容。

### （十九）药物使用顺从性问题

对患者来说欢迎起效快，使用方便，减少用药天数，还应无不良反应或药物反应等，若某药使用疗程时间长，不方便，且起效又慢，更有不良反应或药物反应，局部不适等，均会影响药物的持续使用。对 VVC 病人来说因药物疗程长，使用不便，且用药仍有某些不良反应会影响坚持用药，说明顺从性差，也会出现日后反复发作或复发。

### （二十）个体化问题

涉及症状轻重，以往治疗药物及效果，是初发还是复发，有无全身因素或体内深部感染，以及个人经济承受能力和顺从性等多方面考虑选用药物，绝不能千篇一律进行抗真菌治疗。

## 三、念珠菌阴道炎的常用治疗

### （一）消除诱因和易发因素

如积极治疗糖尿病；及时停用广谱抗生素、雌激素等。

### （二）改变阴道 pH

采用坐浴或阴道冲洗等，造成不利于念珠菌生长的环境。

### （三）局部用药

1. 凯妮汀　本品为 500mg 克霉唑的乳酸配方阴

道栓剂。初发者仅用一片，一般每周一片连用二次。对复发者也有每月月经净后用一片，连用三次。

2. 克霉唑栓（片） 100mg 或 150mg 每晚一次，每次 1 枚或一片，连用 7 天。

3. 达克宁栓剂 每晚 1 枚塞入阴道，连用 7 天。

4. 达克宁霜 可外涂外阴部，每日 2 ~ 3 次。

5. 制霉菌素栓（片） 每晚 1 次，每次 1 枚或一片，连用 7 ~ 14 天。

6. 米可定阴道泡腾片 每晚 1 片，塞入阴道，连用 5 天。

**（四）顽固或全身感染者宜全身及局部联合用药**

全身用药的抗真菌药物如下：

1. 曲古霉素 10 万 ~ 20 万 U，口服，每日 2 次，连服 7 天。

2. 制霉菌素 50 万 U 口服，每日 4 次，连服 10 天。

3. 克霉灵肠衣片 50 000U 1 片，每日 2 次，间隔 12 小时，每次 2 片，饭后服，3 天为一疗程。

4. 酮康唑（里素劳） 每日 400mg 顿服，连用 5 天。

5. 斯皮仁诺（伊曲康唑） 200 ~ 400mg/d，连服 5 天，全身念珠菌感染病人口服每天 200mg，疗程一个月。

**（五）合并妊娠的治疗**

孕妇感染用药须参考 FDA 对药物分级问题，凯妮汀属 B 类，孕妇可应用，对孕妇及防止胎膜早破，早产和新生儿感染均有益。达克宁属 C 类，须在医师指导和严密观察下慎用，达克宁霜孕妇外阴外涂则无妨。

（石一复 祁文瑾）

# 第五十章

# 性传播疾病的治疗

## 一、治疗原则

1. 未确定前不能随意治疗，切勿随意或自行治疗，常因用药不当或剂量不足，造成治疗不彻底，不能杀灭病原体，达不到彻底治疗目的。

2. 确诊后治疗必须彻底，用敏感的药物，用药后自觉症状消失，但若病原体未消失，不能称治愈，必须彻底治疗，并应随后巩固治疗，以防复发。

3. 治愈后防止病情复发和再感染。

4. 治愈后应定期随访。

5. 夫妻应同时治疗，治疗期间避免性交，以防交叉感染。

## 二、治疗方法

### （一）一般治疗

除药物治疗外，也应重视饮食、居住、休息。居住卧室空气流通，有发高热和并发症应及时住院。

### （二）药物治疗

详见各种性传播疾病的药物治疗。

### （三）物理治疗

利用光、热、电、放射线等物理因素治疗，如冷冻、激光，或阴道冲洗等。

## 三、各种性传播疾病的药物治疗

### （一）梅毒

1. 早期梅毒　一、二期梅毒及一年以内的潜伏梅毒，酌情选用下列药物：

（1）水剂普鲁卡因青霉素：80万单位，肌内注射，每月1次，连用10～15日。

（2）苄星青霉素（长效青霉素）：240万单位，每周1次，肌内注射，共2～3次。

（3）红霉素：500mg口服，每日4次，连服15日。用于对青霉素过敏者。

2. 晚期梅毒及二期复发梅毒

（1）水剂普鲁卡因青霉素：80万单位，肌内注射，每月1次，连用15～20日。

（2）苄星青霉素：240万单位，每周1次，肌内注射，共3次，总量720万单位。

（3）红霉素：500mg口服，每日4次，连服30日。用于对青霉素过敏者。

（4）强力霉素：100mg，每日2次口服，共4周，也用于对青霉素过敏者。

3. 晚期心血管神经梅毒

（1）水剂普鲁卡因青霉素：80万单位，肌内注射，每月1次，15日为1疗程，共2疗程。

（2）红霉素：500mg口服，每日4次，连服30日。

4. 妊娠期梅毒　妊娠16周前，因胎盘绒毛膜内层的滋养细胞有屏障作用，胎儿不受感染。对孕妇的治疗与一、二期非妊娠期梅毒的治疗相同。

梅毒治疗后应观察2～3年，第1年每3个月检查一次，第2～3年每半年检查一次，第3年末最后复查一次。心血管梅毒及神经梅毒应终生随访。

### （二）淋病

1. 急性无并发症的淋病治疗　酌情选用下列一种药物，也可联合用药。

（1）普鲁卡因青霉素：480万单位，分两侧臀部肌内注射，加服丙磺舒1g口服。

（2）氨苄青霉素：3.5g口服，加服丙磺舒1g。

（3）羟氨苄青霉素：3g口服，加服丙磺舒1g。

（4）大观霉素（淋必治）：2g一次肌内注射，常用于产生青霉素酶的淋球菌。

（5）头孢三嗪：250mg一次肌内注射，常用于产生青霉素酶的淋球菌。

（6）氧氟沙星（氟嗪酸）：400～600mg一次口服，或诺氟沙星（氟哌酸）800mg一次口服，孕妇禁用。

（7）四环素：0.5g口服，每日4次，连服7日。孕妇及哺乳期妇女禁用。

（8）红霉素：0.5g口服，每日4次，连服7日，用于对青霉素过敏者。

2. 有合并症的淋病治疗　酌情选用下列药物：

（1）青霉素：960万单位，静脉滴注，每日1次，至症状缓解后改用氨苄青霉素或羟氨苄青霉素0.5g口服，每日4次，连服10日。

（2）头孢三嗪：250mg每日1次，共10日。播散性淋病则用头孢三嗪1g静脉滴注，每12小时1次，连用5日后改为头孢三嗪250mg，肌内注射，每日1次，共7日。

（3）大观霉素：2g，肌内注射，每日1次，连用10日。

（4）四环素：2g，口服，每日1次，至症状缓解后改为四环素0.5g，口服，每日4次，连服10日。用于对青霉素过敏者。

（5）盆腔脓肿形成者应采用手术治疗，脓肿切开引流，附件切除或子宫加附件切除，同时应用药物治疗。

3. 1989年美国疾病控制中心制订的治疗淋病方案

（1）对成人的治疗：应同时给予对沙眼衣原体有效的抗生素。①头孢三嗪噻肟：每日肌注250mg，加用强力霉素口服，每次100mg，每日2次，共7日；②壮观霉素：对不能耐受上述药物者使用，每日肌注1次，每次2g；③环丙沙星：每日口服1次，每次500mg；④诺氟沙星：每日口服2次，每次8000mg，加丙磺舒口服，每日2次，每次1g；⑤头孢氨噻：肌内注射，每日1次，每次1g；⑥头孢去甲噻肟：每日肌注1次，每次0.5g（上述②～⑥疗法中须加用强力霉素口服，每日2次，每次100mg，共7日）；⑦羟氨苄青霉素：不是由于青霉素耐药淋菌引起的炎症，采用本药口服，每日1次，每次3g，同时加服丙磺舒1g口服，再加服强力霉素，每日2次，每次100mg，共7日。

（2）播散性淋菌：必须住院治疗。①头孢三嗪噻肟：肌内或静脉注射，每日1次，每次1g；②头孢噻肟：静脉注射，每8小时1次，每次1g；③壮观霉素：肌内注射，每次2g，每12小时1次，对青霉

素过敏者用此药；④氨苄青霉素：口服每次1g，每6小时1次。

对播散性淋菌感染者必须同时使用抗沙眼衣原体的抗生素。上述抗生素治疗1周，如无并发症者，可于48小时后出院，继续口服以下药物治疗：①头孢氨噻肟：每日2次，每次500mg；②羟氨苄青霉素：每日3次，每次500mg；③环丙氟哌酸：每日2次，每次500mg。

（3）妊娠并发淋病：原则上与成人治疗淋病相同，未治愈的淋病须行剖宫产。

（4）新生儿处理：须应用头孢三嗪噻肟，每日25～50mg/kg，或头孢氨噻肟25mg/kg，肌内注射，每12小时1次。

（5）儿童淋病感染：儿童体重超过45kg可按成人剂量用药，如体重小于45kg，可用头孢三嗪噻肟125mg肌内注射，每日1次，或壮观霉素40mg/kg，肌内注射，每日1次。

**（三）支原体、衣原体感染**

1. 红霉素　0.5g口服，每日4次，共7日。儿童用量为每日30～50mg/kg，分4次口服，共14日。

2. 强力霉素　100mg口服，每日4次，共7日。

3. 诺氟沙星　4000mg口服，每日2次，共7～14日。

4. 氧氟沙星　200～400mg口服，每日2次，共7～14日。

5. 阿奇霉素（阿齐红霉素）　500mg顿服。

6. 大观霉素　2g肌内注射，每日1次，共3日，对支原体感染有效，对衣原体作用不大。

7. 磺胺甲基异噁唑　0.5g，每4小时1次，共7～10日。

8. 并发急性输卵管炎　可用大剂量氨苄青霉素，每日2次，分次肌注，共10日。

9. 并发淋病　采用抗衣原体及抗淋菌联合治疗。

10. 孕期感染　以红霉素、阿奇红霉素为主，禁用四环素族。

11. 新生儿眼炎　用10%硝酸银滴眼，冲洗后用红霉素眼药水或膏涂眼。

12. 新生儿肺炎　可用红霉素50mg/（kg·d），每日4次，共7～10日。

13. 衣原体性子宫肌炎　口服红霉素或四环素治疗，0.5g每日4次，共7日；或强力霉素0.1g，每日1次，共7日。

**（四）非淋菌性尿道炎**

可选用以下药物：

1. 阿奇霉素　1g 单剂量口服。妊娠及哺乳期妇女，严重肝功能不全者慎用。

2. 美满霉素　100mg 口服，每日 2 次，连服 7~14 日。

3. 氟嗪酸　0.2g 口服，每日 2 次，连服 7~14 日。

4. 红霉素　0.5g 口服，每日 4 次，连服 7~14 日。

（五）尖锐湿疣

局部药物治疗可选用下列一种：

1. 20% 足叶草酰酊　直接涂于患处，2~4 小时后用生理盐水洗净。每周 1~2 次，3~4 次为一疗程。

2. 33%~35% 三氯醋酸　直接涂于病灶处，每周 1 次，一般 1~2 次痊愈。

3. 3% 酞丁胺霜　涂病灶处，每日 1~2 次。

4. 2.5%~5% 氟尿嘧啶软膏　直接涂于病灶处，每日 1 次，7~14 日为一疗程，一般用 1~2 疗程。

对较大病灶须用激光、冷冻或电灼医疗或用手术治疗。

（六）生殖器疱疹

1. 阿昔洛韦（无环鸟苷）　5mg/kg，静脉注射，8 小时 1 次，共 5~7 日，或 200mg 口服，每日 5 次，共服 7 日。

2. 干扰素　α-干扰素 5 万单位/kg，肌内注射，每日 1 次，共 7~14 日。

3. 聚肌胞注射液　2mg 肌内注射，每 3 日 1 次。

4. 双羟丙氧甲基鸟苷（更昔洛韦）　5~10mg/（kg·d），分 3 次静脉注射，连用 14 日。

5. 局部可选涂下列软膏

（1）0.5% 疱疹净软膏，外用，每日 3 次。

（2）0.5% 新霉素软膏，外用，每日 3 次。

（3）5% 无环鸟苷软膏，外用，每日 4~6 次，连用 7~10 日。

（七）阴虱病

剃去阴毛，热皂水清洗，后用 50% 百部酊或 1% 升汞酊涂局部，每日 2 次，连用 3 日。

（八）获得性免疫缺陷综合征（AIDS）

1. 齐多夫定（叠氮胸苷）　100mg 口服，每日 5 次或 200mg 每日 3 次。

2. 双脱氧胞苷　125mg 口服，每日 3 次。

3. 双脱氧胞苷　0.375~0.75mg 口服，每日 3 次。

4. 阿昔洛韦（无环鸟苷）　100mg 口服，每日 3 次。

5. 卡氏肺囊虫肺炎　选用下列药物：

（1）甲氧苄啶（甲氧苄氨嘧啶）及磺胺甲噁唑（碳胺甲基异噁唑）：20mg 及 100μg/（kg·d），分 4 次口服，共 21 日。

（2）氯洁霉素及伯氨喹啉：氯洁霉素 450~600mg/d，分 4 次口服，伯氨喹啉 300mg/d 口服，各服 21 日。

6. 免疫增强剂　白介素-2，γ 干扰素，香菇多糖等可增强免疫功能。

（九）软下疳

1. 阿奇霉素（阿齐红霉素）　1g 一次口服，孕妇及哺乳妇女慎用。

2. 氟哌酸　500mg 口服，每日 2 次，连服 3 日。

3. 红霉素　0.5g 口服，每日 4 次，连服 7~10 日。

4. 大观霉素　2g 一次性肌内注射。

5. 头孢三嗪　250mg 一次性肌内注射。

6. 局部清洁　1:5000 高锰酸钾溶液清洗，外用磺胺粉或外用红霉素软膏。

7. 腹股沟肿大的淋巴结化脓时可反复抽吸脓液后注入链霉素或庆大霉素，但不宜切开。

（十）性病淋巴肉芽肿

1. 美满霉素　100mg 口服，每日 2 次，共服 14 日。

2. 阿奇红霉素　1g 一次口服。

3. 红霉素　0.5g 口服，每日 4 次，共服 14 日。

4. 复方新诺明　2 片口服，每日 2 次，服 10~15 天为一疗程。

5. 强力霉素　100mg 口服，每日 2 次，共服 2~3 周。

6. 淋巴结已化脓者用无菌针筒将脓液抽吸，但禁切开排脓。局部用 1:5000 高锰酸钾溶液清洗，外用磺胺粉。

（十一）腹股沟肉芽肿

庆大霉素 1 万 U/kg，肌内注射，每日 2 次，至局部病灶完全愈合为主（至少 3 日）。

（石一复）

# 第五十一章

# 女性生殖器结核的治疗

女性生殖器结核包括盆腔腹膜结核（又称结核性盆腔炎）、输卵管结核、子宫内膜结核、卵巢结核、宫颈结核、外阴和阴道结核，临床上往往多个生殖器官结核合并存在。其治疗原则基本相同，包括一般治疗、抗结核药物治疗和手术治疗，必要时也可考虑联合免疫辅助治疗。

## 一、一般治疗

女性生殖器结核为全身性慢性消耗性疾病，故需加强营养，注意休息，增强机体抵抗力，提高机体免疫功能，以利于控制疾病发展，促进病灶愈合，防止治疗后复发。急性或活动性结核患者需住院治疗，卧床休息3个月以上，当病情控制后，可从事轻便工作。慢性患者可在门诊治疗，参加轻微体育活动，但须注意劳逸结合，并保证充足的睡眠。

## 二、药物治疗

抗结核药物治疗也称抗结核化学药物治疗（简称化疗）或抗结核治疗，是女性生殖器结核治疗的重要措施。

### （一）抗结核药物的分类

目前常用的抗结核药物按作用特点分为四类：①对细胞内外菌体疗效相仿者，如利福平、异烟肼、乙硫异烟胺和环丝氨酸等；②在细胞外作用占优势者，如链霉素、卡那霉素、卷曲霉素和紫霉素等；③在细胞内作用占优势者，如吡嗪酰胺；④以抑菌作用为主者，如对氨基水杨酸钠、乙胺丁醇和氨硫脲等。理想的抗结核药物应具有杀菌、灭菌或较强的抑菌作用，毒性低，不良反应小，不易耐药；价格低廉，使用方便，药源充足；口服或注射给药后能在血中达到有效药物浓度，并能渗入吞噬细胞、腹膜腔或

脑脊液内，疗效迅速而持久。

### （二）常用抗结核药物

1. 异烟肼（isoniazid，INH，H） 又称雷米封（rimifon），其作用机制主要是抑制结核菌脱氧核糖核酸（DNA）的合成，并阻碍细菌细胞壁的合成。对结核分枝杆菌有选择性抗菌作用，对代谢活跃的结核菌有杀灭作用，能杀灭细胞内外的结核菌，但对静止期结核菌仅有抑制作用。其用量较小，疗效较好，不良反应较轻。口服吸收快而完全，生物利用度达90%，服药后1~2小时血药浓度达峰值。成人常用剂量每日0.3~0.4g 1次顿服；静脉用药每日0.3~0.6g加入5%葡萄糖液20~40ml缓慢静推，或加入5%葡萄糖液250~500ml中静滴。不良反应有周围神经炎、肝功能损害等，多在大剂量或长期应用时发生。加服维生素$B_6$每日30mg可预防神经炎发生，用药期间注意监测肝功能。

2. 利福平（rifampin，RFP，R） 为利福霉素的半合成衍生物，是一种广谱抗生素，对结核杆菌有明显的全效杀菌作用。其作用机制为抑制菌体的RNA聚合酶，阻碍mRNA合成。对增殖期结核分枝杆菌作用最强，浓度较高时对静止期结核菌也有杀灭作用。对细胞内外结核菌均有作用，常与异烟肼联合应用。口服吸收迅速而完全，生物利用度90%~95%。成人剂量每日0.45~0.6g空腹顿服。不良反应轻微，除消化道不适外，偶有短暂肝功能损害，因此肝功能不良者慎用。长期服用者可降低口服避孕药的作用而导致避孕失败。服药后尿液、唾液、汗液等排泄物可呈橘红色，不影响继续用药。

3. 链霉素（streptomycin，SM，S） 为广谱氨基糖苷类抗生素，对结核菌有杀灭作用。其作用机制为干扰结核菌的酶活性，阻碍细菌蛋白合成。对细

胞外结核菌的作用大于对细胞内结核菌的作用，其抗结核菌作用弱于异烟肼和利福平。成人剂量每日0.75~1.0g 1次肌注。主要不良反应为耳毒性及肾毒性损害，一般停药后可恢复，肾功能不全者不宜使用。其他有过敏性皮疹、剥脱性皮炎、药物热等，偶尔出现过敏性休克，故用药前应做皮肤过敏试验。

4. 吡嗪酰胺（pyrazinamide，PZA，Z）对细胞内结核杆菌有杀灭作用，在酸性条件下杀菌作用增强。口服易吸收，用药剂量每日1.5g，分3次口服。偶见高尿酸血症、关节痛、胃肠不适和肝功能损害。

5. 乙胺丁醇（ethambutol，EMB，E）对增殖期结核菌有较强的抑菌作用，与其他抗结核药物联用时可延缓细菌对其他药物产生耐药性。口服生物利用度约80%。成人剂量每日0.75~1.0g顿服。不良反应少，大剂量长时间应用偶可引起视神经炎。

**（三）抗结核药物用药原则**

抗结核药物用药应遵循早期、联合、规律、适量、全程的抗结核"十字方针"。

1. 早期用药　早期结核病灶中结核杆菌代谢旺盛，局部血供丰富，组织药物浓度高，药物易杀灭细菌。

2. 联合用药　除预防性或试验性用药外，最好联合用药，目的是取得多种药物的协同作用，并降低耐药性。

3. 规律用药　中断用药和随意更改治疗方案是治疗失败的主要原因，可使细菌不能被彻底杀灭甚至反复发作和出现耐药。

4. 适量用药　用药剂量应适当，剂量过大会增加不良反应，过小则达不到治疗目的和效果。

5. 全程用药　疗程的长短与复发率密切相关，坚持合理用药可降低复发率。

**（四）抗结核用药方案**

一般都采用目前国际认可的短程疗法，全程6~9个月，前2~3个月为强化治疗，后4个月为巩固治疗。具体用药方案为：① 2HRSZ/4HR（E），即每日用HRSZ连续2个月强化治疗，然后每日用HR或HRE连续4个月巩固治疗；② 2HRSZ/6H$_3$R$_3$E$_3$，即每日用HRSZ连续2个月，然后每周3次用HRE连续6个月；③ 2HRSE/4H$_3$R$_3$，即每日用HRSE 2个月，然后每周3次用HR 4个月；④ 2HRS/2H$_2$R$_2$S$_2$/5H$_2$S$_2$，即每日用HRS 2个月，然后每周2次用HRS 2个月，再改为每周2次用HS 5个月。以上各种方案，可根据患者病情和用药习惯酌情选用。抗结核药物治疗期间须注意下列事项：①要告知患者必须坚持按时用药，否则会影响疗效，且容易产生耐药性，给今后的治疗增加难度；②用药过程中，注意出现药物对机体的不良反应，必要时给予预防和对症处理；③当治疗失败或复发时，应及时更改用药方案。

**（五）耐药性结核的治疗**

在抗结核药物治疗过程中，已发现对一种或两种一线药物具有耐药性的菌株，并且，目前已出现对几乎所有主要抗结核药物均具有耐药性的结核菌株，即所谓"广泛耐药"现象。通常情况下，耐药现象的出现系由于不合理用药、间断用药或不能坚持抗结核治疗的结果。多药或广泛耐药是一种危险形式，治疗十分困难，需要使用对氨基水杨酸、卷曲霉素、紫霉素、乙硫异烟胺、丙硫异烟胺、环丝氨酸等二线抗结核药物长期治疗，疗程应长达18个月至2年。据报道，耐多药结核病患者的治疗周期是一般结核病的3倍甚至更长，治疗费用是一般结核病患者的100倍甚至更多。目前临床已开始高质量固定剂量复合制剂（FDC）的使用，可减少耐药现象的发生。

目前已有不少国家和地区将氟喹诺酮类药物如氧氟沙星、左氧氟沙星、环丙沙星与其他抗结核药物一起用于耐多药结核病及复发性、难治性结核病患者的治疗。氟喹诺酮类药物主要通过抑制结核菌DNA旋转酶（拓扑异构酶Ⅱ）A亚单位，从而抑制结核菌的复制与转录，达到抗菌目的。氟喹诺酮类药物对细胞内外的结核分枝杆菌均有杀菌作用，且有在巨噬细胞内积聚的趋势。与其他抗结核药物多呈协同或相加作用，结核菌对其产生自发突变率很低，耐药性少，与其他抗结核药之间无交叉耐药现象。

# 三、手术治疗

**（一）手术治疗适应证**

由于抗结核药物治疗可获得满意疗效，大多数女性生殖器结核的患者经抗结核药物治疗能够治愈，但遇下列情况仍需手术治疗：①生殖器结核经规范药物治疗无效或治疗后又反复发作者；②盆腔结核包块经药物治疗后缩小，但不能完全消退者；③已形成较大的包裹性积液者；④结核性输卵管卵巢脓肿经药物治疗无效者；⑤子宫内膜结核内膜广泛破坏，药物治疗无效者；⑥多种药物耐药患者；⑦怀疑合并生殖器肿瘤者；⑧子宫内膜完全被结核分枝杆菌破坏，整个宫腔充满干酪样坏死或肉芽肿样组织，子宫呈球形增大，欲与子宫内膜癌鉴别者；⑨结核性盆腔腹膜炎合并腹水，手术治疗联合药物治疗有利于盆腔结核的痊愈。

**（二）手术方式和范围**

手术范围应根据患者年龄、病情程度及对内分泌功能的要求而定。45 岁以上患者宜行全子宫及双附件切除术，以彻底清除结核病灶，避免术后复发；对年轻妇女应尽可能保留卵巢；对病变局限于输卵管，而又迫切希望生育者，可行输卵管切除，保留卵巢及子宫，日后行辅助生育治疗；对病情严重，病变范围广泛，子宫与附件粘连形成较大包块者，无论年龄大小，均需行全子宫及双侧附件切除术。

**（三）手术前后用药**

为避免手术时结核感染扩散，减轻粘连便于手术操作，术前应常规使用抗结核药物治疗 1～2 个月；术后根据病灶清除程度及结核活动情况，可以继续抗结核药物治疗 3～6 个月，以避免结核复发。

**（四）手术注意事项**

盆腔结核较多引起广泛、致密的粘连，手术分离困难，常致邻近器官损伤。因此，术前应作好充分肠道准备，术中注意辨认解剖关系，细心分离粘连，避免不必要的损伤。

## 四、免疫治疗

结核病患者处于免疫紊乱状态，细胞免疫功能低下，而体液免疫功能增强，出现免疫功能严重失调，少数患者单纯抗结核药物治疗疗效不佳。因此，抗结核药物联合免疫辅助治疗可以及时调整抗体的细胞免疫功能，提高治愈率，减少复发率。常用的结核免疫调节剂有下列几种。

**（一）卡提素（PNS）**

PNS 是卡介苗（BCG）的菌体热酚乙醇提取物，含 BCG 多糖核酸等 10 种免疫活性成分，具有提高细胞免疫功能的作用，使 T 细胞恢复功能，提高 $H_2O_2$ 的释放及杀伤细胞的杀菌功能。常用 PNS 1mg 肌注，每周 2 次。

**（二）母牛分枝杆菌菌苗（M.vaccae）**

M.vaccae 的作用机制是提高巨噬细胞产生 NO 和 $H_2O_2$ 的水平，杀灭结核菌，还可抑制变态反应。用 M.vaccae 0.1～0.5mg 深部肌注，每 3～4 周 1 次，共 6 次。

**（三）左旋咪唑（LMS）**

LMS 主要通过激活免疫活性细胞，促进淋巴细胞转化产生更多的活性物质，增强网状内皮系统的吞噬功能，故对结核病患者治疗有利，LMS 作为免疫调节剂治疗某些难治性结核已被临床日益重视。用法为每天 150mg，每周连服 3 天，疗程 3 个月。

**（四）γ-干扰素（γ-IFN）**

γ-IFN 可使巨噬细胞活化产生 NO，从而抑制或杀灭结核分枝杆菌。常规抗结核药物治疗无效的结核患者在加用 γ-IFN 后可以缓解临床症状。用法为 25～50μg/m²，皮下注射，每周 2～3 次。不良反应有发热、寒战、疲劳和头痛等，但反应少而轻微。

（邵华江）

# 第五十二章

# 异位妊娠的药物和保守性手术治疗

异位妊娠是指受精卵种植在正常子宫体腔内的后壁、前壁或侧壁正常受精卵种植部位以外的其他子宫部位和宫外的妊娠。是妇产科常见的急腹症之一，若处理不及时、不得当有可能危及生命，而其发病率也在不断的升高，据美国疾病预防控制中心统计，近年来异位妊娠发病率较20世纪70年代上升近4倍，且发病年龄趋于年轻化，未生育患者明显增加。

异位妊娠是妇产科常见的急腹症之一，若处理不及时、不得当有可能危及生命。近10余年来，由于血hCG测定方法灵敏度的增强、经阴道超声（TVUS）诊断技术的提高、腹腔镜技术的广泛应用以及临床妇科医师对异位妊娠警惕性的提高，绝大多数异位妊娠在早期已能作出确诊，为临床上选择保守性治疗创造了有利条件。随着临床诊疗技术的不断完善，保守治疗的标准也有所放宽。保守性治疗方式包括期待疗法、药物疗法、介入疗法及剖腹或腹腔镜下保守性手术治疗。由于这些治疗方法（尤其药物疗法和介入疗法）创伤微小，避免了手术并发症和减少了治疗费用，同时也最大限度地保全了患者生育功能，成为目前异位妊娠治疗中的主要手段之一，手术治疗仅作为非手术治疗失败时的一种补救措施。

异位妊娠发生的部位有输卵管、卵巢、腹腔、阔韧带、子宫颈、残角子宫、肝、脾、大网膜、肠系膜等，输卵管妊娠占90%左右。随着血hCG测定方法灵敏度的增强、经阴道超声（TVUS）诊断技术的提高、腹腔镜技术的广泛应用以及临床妇科医师对异位妊娠警惕性的提高，绝大多数异位妊娠在早期已能做出确诊，为临床上选择保守性治疗创造了有利条件。保守性治疗方式包括非手术性治疗和手术性保守两大类。目前主要有期待疗法、药物疗法、介入疗法及

剖腹或腹腔镜下保守性手术治疗。由于这些治疗方法（尤其药物疗法和介入疗法）创伤微小，痛苦小，恢复快，同时也最大限度地保全了患者生育功能，成为目前异位妊娠治疗中的主要手段之一，手术治疗仅作为非手术治疗失败的一种补救措施。

## 一、期待疗法

期待疗法是指对部分低危输卵管妊娠患者不进行任何特殊医疗手段干预，只密切动态地观察症状、体征、血 $\beta$-HCG 和孕酮水平、B超等变化，以等待其自然痊愈。这一概念最早由 Mashiach 等在1982年提出。

由于输卵管的内膜条件和肌壁血供远不如子宫，输卵管妊娠时胚胎着床部位不良，孕早期有更多的胚胎可因血供营养和激素支持不足而死亡，没有任何症状或症状轻微而自然吸收、消失。部分未破裂的输卵管妊娠也可能经历这一转归过程，不出现明显的临床表现而自行痊愈。基于这种设想，临床医生于是对部分低危输卵管妊娠患者就试用期待治疗。文献报道异位妊娠期待疗法的自然痊愈率为57%~67%，但观察期间有33%~43%的患者改行药物或手术治疗。由于期待疗法不同于其他处理，因此选择病例应严格。因此，凡同时具备下列条件的异位妊娠患者可先行期待治疗。

1. 无症状或仅有轻微症状，生命体征稳定，无输卵管妊娠破裂的征象。

2. 附件妊娠包块平均直径 <4cm，无心管搏动。

3. 血 HCG 水平初值低于 1000U/L，且有逐渐下降者（24~48 小时下降 >15%）。

4. 血孕酮水平 6.4μg/L。

5. 估计子宫直肠凹积液在 100ml 以内。

6. 有较好随诊条件。

但需注意经期待治疗，如临床症状持续稳定，血 HCG 和孕酮水平接近或恢复正常，B 超检查提示妊娠包块无增大或缩小甚至消失，为期待疗法成功的表现；若临床症状变得明显或又出现新的临床表现，腹痛加剧或发热，血 hCG 和孕酮水平持续不降甚至上升，超声检查提示妊娠包块增大或出现心管搏动，腹腔内出血增加，为期待治疗失败的征象，应及时果断改行药物治疗或手术治疗。值得注意的是有些血 HCG 水平接近正常的患者，仍有发生病灶破裂内出血的可能，而且一旦破裂，往往病情严重。因此，对血 HCG 水平较低的患者仍不能放松警惕，告知她们应继续在门诊随访，直至月经恢复、包块消失或基本消失。

## 二、药物疗法

### （一）药物保守治疗的选择条件

目前，输卵管妊娠的药物保守治疗仍处于临床探索发展阶段，临床医生对药物治疗所掌握的经验也深浅不一。因此，治疗成功的关键在于严格选择治疗对象，恰当掌握药物治疗适应证。由于治疗输卵管妊娠的药物较多，且每种药物使用的指征不尽相同，均有各自的适应范围，但就治疗原则来说，药物保守治疗的选择条件须具备以下几项。

1. 输卵管妊娠未破裂型或早期流产型，无明显腹痛和腹腔内出现征象，生命体征稳定。

2. 妊娠包块平均直径 <5cm，最好无心血管搏动。

3. 血 β-HCG 水平 <5000IU/L。

4. 子宫直肠凹积液深度 <3cm。

5. 血象及肝、肾功能正常。

上述条件需每项符合，否则为药物治疗禁忌证。

为了对异位妊娠的危险程度进行量化，Fernandez 于 1991 年提出了以孕龄、血 β-HCG 水平和孕酮水平、腹痛、输卵管血肿直径、腹腔内出血为指标的评分标准，每项定为 1~3 分，以确定药物保守治疗成败的可能性（表 52-1）。

由于药物治疗可以避免手术治疗的麻醉和手术风险及术中、术后并发症，避免了因手术造成的输卵管壁的损伤、瘢痕及周围组织器官的粘连，故药物治疗具有安全、方便、无创、费用低廉和治疗后输卵管复通率及妊娠率高于经腹或腹腔镜保守性手术等优点；其治愈率达 85% 以上，在有生育要求的年轻妇女输卵管妊娠非手术治疗中占有重要地位。因此药物治疗已成为目前输卵管妊娠治疗中的主要手段之一。1982

表 52-1 异位妊娠药物治疗评分标准

| 临床指标 | 1分 | 2分 | 3分 |
|---|---|---|---|
| 孕龄（周） | ≤6 | 7~8 | >8 |
| β-HCG（IU/L） | <1000 | 1000~5000 | >5000 |
| 孕酮（ng/ml） | <5 | 5~10 | >10 |
| 腹痛 | 无 | 诱发性 | 自发性 |
| 输卵管血肿直径（cm） | <1 | 1~3 | >3 |
| 腹腔内出血（ml） | 0 | 1~100 | >100 |
| 子宫直肠凹积液（cm） | <1 | 1~3 | >3 |

临床观察发现，评分≤12 分者进行保守治疗的成功率 >80%，故可行药物治疗；评分 >12 分者药物治疗的成功率仅 50% 左右，因而更适宜于腹腔镜保守性手术；有心血管搏动者不是药物治疗的绝对禁忌证，如评分 <12 分，仍有药物保守治疗成功的可能。

年 Tanaka 首次报道用 MTX 治疗输卵管间质部妊娠成功，此后，药物治疗异位妊娠的报道日益增多。目前世界各地采用治疗异位妊娠的药物有氟尿嘧啶（5-FU）、前列腺素、更生霉素、顺铂、50%GS、氯化钾、米非司酮（RU-486）及天花粉等，但根据目前文献报道仍采用 MTX 效果最佳。

### （二）药物种类

1. MTX

MTX 是一种叶酸拮抗剂，它通过与细胞内二氢叶酸还原酶的结合，阻断二氢叶酸转化为具有生物活性的四氢叶酸，导致嘌呤和嘧啶的合成受抑制，从而干扰 DNA、RNA 及蛋白质合成和胚胎滋养细胞分裂，以致胚胎死亡。如在给予 MTX 后 24 小时再给予四氢叶酸解救，则可越过 MTX 所造成的酶阻断作用，减少 MTX 对正常细胞的细胞毒作用。MTX 治疗的安全性已通过大剂量治疗妊娠滋养细胞肿瘤而得到证实，它不诱发其他肿瘤，也不致增加以后妊娠流产率和畸胎率，对娩出婴儿的智力和体力发育均无不良影响，故采用小剂量 MTX 治疗异位妊娠无明显不良反应，也无远期不良后果，因而是安全可靠的。

MTX 治疗异位妊娠的适应证为：①患者血流动力学稳定；②子宫附件包块直径 <4cm，无明显破裂；③肝肾功能正常、红细胞、白细胞、血小板计数在正常范围内；④血 β-hCG<5000IU/L。对 B 超下有胎心搏动明显或内出血多、一般情况差、输卵管大范围已破坏、盆腔感染者，不宜行保守性药物治疗。

MTX 给药方法也在不断改进，早期的文献均为静脉注射全身给药法，以后发展了更多的给药方案：根据给药途径、给药剂量、给药次数等给药方法的不同，MTX 的给药途径可有全身给药包括口服、静脉注射和肌内注射；局部给药包括腹腔镜、宫腔镜直视下给药，B 超引导下给药、放射介入经血管注药和经宫颈输卵管插管注药;MTX 的给药剂量和给药次数有小剂量多次给药和大剂量一次性冲击给药。

（1）MTX 全身给药

1）Bengtsson（1992）报道 MTX 口服：0.4mg/（kg·d），5 天为一个疗程，一般用量为（20~25）mg/d。口服小剂量 MTX 可杀灭残留的滋养细胞，但由于毒性作用较大，胃肠道反应大，临床较少应用，仅用于输卵管妊娠保守性手术失败后的持续性异位妊娠的辅助治疗及保守性手术后的预防性治疗。

2）MTX- 甲酰四氢叶酸（CF）方案：CF 可逆转MTX 的毒性作用，从旁路越过 MTX 所阻断的代谢途径，起到解救作用，达到疗效好而毒性小的目的，为经典的给药方案。MTX 1mg/kg，疗程的第 1、3、5、7 天即隔日一次肌内注射或静脉注射；CF 0.1mg/kg，疗程的第 2、4、6、8 天隔日一次肌内注射。CF 的剂量为 MTX 的 1/10，MTX 与 CF 二者给药间隔时间为 24 小时，8 天为一个疗程，疗程间隔一般为 2 周。也可以根据患者血 HCG 的水平用药，以血 HCG 及孕酮水平下降情况决定给药次数，每日或隔日测定血 HCG 及孕酮水平，当 HCG 水平下降≥15% 及孕酮 <1~1.5μg/L 时停药，这样可以减少给药次数。文献 338 例异位妊娠采用 MTX 多次给药方案进行治疗，治愈率为 93%。

3）小剂量多次给药方案：MTX 0.4mg/（kg·d），肌内注射或静脉注射，一般用量为 20~25mg/d，5 天为一个疗程，疗程间隔一周，主要用于 β-HCG 水平较低的患者或持续性异位妊娠的二线治疗。Ichion（1987）报道 23 例异位妊娠治疗后 22 例（95.7%）孕囊吸收，平均 29.7 天。

4）单次给药方案：MTX 50mg/m² 或 1mg/kg，一次性肌内注射或静脉注射，根据 HCG 水平和体表面积或体重决定剂量，一般用量为 50~75mg，最大量不超过 100mg，若用药后 5~7 天，HCG 水平下降 <15%，可重复给药一次。单次给药方案的疗效与 MTX-CF 方案相近，且不用 CF 解毒，疗程时间又短，是目前临床较常选择的方案之一，也可用作保守性手术和局部给药的预防性或补充性治疗，成功率为86%~94%。

（2）MTX 局部给药

1）腹腔镜下孕囊注射给药方案：腹腔镜直视下，向孕囊穿刺注射溶于 2~4ml 50% 高渗葡萄液或生理盐水的 MTX 25~50mg。优点是除了药物治疗作用外，对胚胎也有机械损伤作用，还可以在直视下进一步明确诊断;缺点是需经创伤性手术途径给药，已失去药物保守治疗的意义，若仅为局部给药目的，目前临床少用，只作为腹腔镜保守性手术的补充治疗。

2）宫腔镜下输卵管插管注射给药方案：为目前临床推荐的常用局部治疗手段之一，另有详细介绍，在此不再赘述。

3）B 超引导下注射给药方案：在腹部或阴道 B超监视引导下，经腹壁或阴道后穹隆穿刺注射，先抽出胚囊内液体或其他内容物，再将溶于 2~4ml 50% 葡萄糖液或生理盐水的 25~50mgMTX 注入胚囊内。该方法比较简单，但注射准确性较差，有可能误注其他部位而引起邻近组织损伤。

4）放射介入子宫动脉注射给药方案：输卵管血液供应主要来自子宫动脉。少量来自卵巢动脉分支。随着放射介入治疗技术的发展，利用数字减影血管造影（DSA）设备，超选择性向子宫动脉插管注药已为成熟的技术。另有详细介绍，在此不再赘述。

5）放射介入输卵管插管注药方案：在电视透视X 线监视引导下，经同轴导管选择性向患侧输卵管插管，接近或插入病灶，注射 MTX 40~50mg。文献报道成功率达 85.71%，优点在于有穿刺、液压及药物治疗的联合作用。

6）经宫颈输卵管盲插给药方案：用同轴导管系统的弯头记忆导管，向病灶侧宫角插管，注射 MTX 25~50mg，该方法不需要特殊设备，但要有一定经验者才能完成操作。

（3）注意事项

1）反应性血 HCG 升高：部分患者用药后 1~3天血 HCG 水平较治疗前升高，出现血 HCG 水平"反弹"现象，可能与滋养细胞死亡、细胞内大量 HCG释放到血液有关，并非治疗失败的表现，4~7 天时会自然下降，无需急于干预。

2）反应性腹痛：用药后 1 周左右，约半数以上的患者出现一过性腹痛，多于 4~12 小时可自行缓解。可能与输卵管妊娠流产或胚胎死亡剥离有关，故也称"剥离痛"，并不是非手术治疗失败的表现。更不要误认为治疗失败而行手术干预，但应注意与妊娠包块破裂致内出血进行鉴别。故非手术治疗观察期间，禁服止痛剂。MTX 治疗时，也不应服含叶酸的维生素。

3）妊娠包块增大：由于 MTX 的作用使滋养细

胞变性、坏死，胚胎和绒毛组织脱落，可引起病灶出血形成血肿，致妊娠包块较治疗前增大。一般来说 4～5cm 的包块可在较短时间内自行吸收，但 6cm 以上的包块则需行手术清除，否则易引起盆腔感染粘连。

4）输卵管妊娠破裂：在 MTX 的作用下，妊娠病灶可发生变性、退化，甚至破裂、出血，若出血不止，引起内出血表现，出血多者应改行急症手术治疗。病灶破裂的严重程度与血 HCG 水平无明显相关性。

5）MTX 的药物毒性作用：虽然为 MTX 非肿瘤治疗剂量，但由于个体对 MTX 耐受性的差异，最常见的不良反应有胃炎，发生率为 24%，口炎为 35%，其次为血白细胞和血小板下降，肝功能损害，皮疹，脱发等药物毒性作用，虽然严重不良反应未见，但有个例发生完全和不可逆的秃发及肺炎，尤其是多次全身给药者反应会更甚，应给予相应治疗，对不能坚持继续用药的患者，应及时果断改行手术治疗。而 MTX 全身治疗不良反应的发生率（21%）大于局部治疗（2%）。

6）MTX 的溶解度极高。宜采用高浓度低容量给药，肌内注射和局部注射一般不超过 5ml，静脉注射一般为 20ml。

（4）疗效评价

1）成功率：随着 MTX 在临床上的普遍应用，已经改变了输卵管妊娠的治疗模式，由传统的以手术为主的治疗手段，转变为以药物为主的治疗方法。综合多篇文献报道，MTX 保守治疗输卵管妊娠的总体成功率在 76%～93%。其中，MTX 多次给药方案的平均成功率为 93%，单次给药方案的平均成功率为 86%～94%，局部给药方案的平均成功率为 76%。经过长期的临床实践证明，MTX 口服和静脉给药的药物毒性作用较重，不是常用的给药方法，而肌内注射和局部给药已成为临床普遍认同的主流方案。

2）生殖功能结局：据文献报道，MTX 治疗后的生殖功能结局基本与保守性手术相近。其中，全身给药方案的输卵管通畅率平均为 78%，宫内妊娠率平均为 59%，重复输卵管妊娠发生率平均为 7%；MTX 局部给药方案的输卵管通畅率平均为 80%，宫内妊娠率平均为 57%，重复输卵管妊娠发生率平均为 6%。

但尽管 MTX 保守治疗的应用较为广泛，疗效也比较肯定，但是 MTX 治疗仍有一定的失败率。国内报告的失败率约为 11.1%～19%。目前研究资料显示最初 hCG 水平、症状、TVUS 显示胚囊大小、血孕酮及胎心活动对治疗成功的预测作用都不太明显。近年的研究表明，术前 48 小时 hCG 上升的速率与滋养细胞增殖活性相关。Ki-67 为反映细胞增殖的标志物，其增殖率不依赖于 hCG 的绝对值，而与细胞内 hCG 水平和 48 小时血 hCG 水平增高的速率直接相关，由此可以解释为 hCG 绝对值不为 MTX 治疗成功的可靠预后指标。有资料表明，最能反映胚胎活力和药效的参数有血清 β-hCG 值、治疗 3 天后血 β-hCG 值下降率和包块面积改变三项。当血清 β-hCG 值大于 10 000IU/L 时，保守治疗应慎重；用药后 3 日，应根据血清 hCG 下降的速率和包块面积的改变进行评估，预见失败的可能性，从而采取针对性措施。

2. 氯化钾（KCL）

20%KCL 对胚胎有较大毒性，但它无抗滋养细胞活性的作用。文献有用 20%KCL 0.5ml 直接注入异位妊娠羊膜腔治疗成功的报道。最近在多胎妊娠（MP）或宫内外同时妊娠（HP）用 KCL 进行选择性减胎术或保守治疗异位妊娠成功的报道最多，主要是 KCL 局部应用较为安全，减少对 HP 的宫内妊娠的毒性作用。

3. 氟尿嘧啶（5-FU）

氟尿嘧啶在输卵管妊娠的药物疗法开始应用阶段，与 MTX 一样，5-FU 也是临床经常选用的药物之一。随着 MTX 药物治疗主导方案的形成，5-FU 的使用开始减少。

（1）作用机制：5-FU 为尿嘧啶环第 5 位的氢被氟取代后形成的氟化衍生物，是一种主要作用于 S 期的细胞周期特异性药物。经过机体代谢，产生两种生物活性物质，一是氟尿二磷酸，与 RNA 结合，干扰 RNA 的功能；另一种是通过尿苷激酶的作用，生成氟去氧一磷酸，能抑制胸苷酸合成酶活性，阻止鸟嘧啶脱氧核苷酸转变为胸腺嘧啶脱氧核苷酸，影响 DNA 的合成，最终抑制细胞增殖、分裂。5-FU 是对滋养细胞高度敏感的细胞毒性药物，可迅速抑制滋养细胞的增生，致使胚胎细胞变性、死亡。妊娠时滋养细胞处于增殖活跃状态，对 5-FU 更为敏感，因此，也可用于输卵管妊娠的治疗。与 MTX 一样，5-FU 在杀死胚胎的同时，对输卵管的正常组织无破坏作用，病灶吸收后仍可保持输卵管通畅。

（2）适应证同 MTX。

（3）给药方法为全身用药和局部用药。

给药国内有用 5-FU 10mg/（kg·d）静注滴注 5～10 天进行保守治疗（成功率 65%）的报道；也有在宫腔镜下行输卵管插管并缓注 5-FU 250mg 治

疗（88%）或在 B 超监测下自后穹隆穿刺向孕囊注入 5-FU 500mg 治疗（80%）的报道。

但不像 MTX 保守疗法有 CF 解救，药物的不良反应一般能够耐受，而 5-FU 药物保守疗法至今没有有效的解救药物，机体的不良反应较重，如骨髓抑制、伪膜性肠炎、口腔黏膜溃疡，变态反应以及肝肾功能损害等，应严密观察，及时采取对症治疗措施。故目前临床应用较少。

4. 更生霉素

更生霉素（KSM）在国外称放线菌素 D（Act-D），是抗肿瘤的抗生素类药物，作用机制为嵌入 DNA 双螺旋链中，抑制 RNA 多聚酶的功能。影响 mRNA 及蛋白质的合成，从而抑制滋养细胞的生长、繁殖。因此，也是对滋养细胞高度敏感的药物，可试用于输卵管妊娠的治疗。适应证基本同 MTX 和 5-FU。给药方案：KSM0.5mg 加入 5% 葡萄糖液 500ml 中静脉滴注 2 小时，每天 1 次，连用 5 天为一个疗程，必要时间隔 1 周给予第二个疗程治疗。同样应注意治疗期间的骨髓抑制和消化道反应等药物的毒性作用。由于报道的例数不多，确切疗效难以评价。

5. 顺铂

用顺铂（DDP）30mg 加生理盐水 250ml 静注滴注，辅以灭吐灵、利尿剂，根据 hCG 的变化酌情重复使用。同样由于报道的例数不多，确切疗效难以评价。

6. 米非司酮

1982 年由法国 Roussel-Uolaf 公司首先合成，故又称 RU486。利用其孕激素受体拮抗作用，最初仅用于抗早孕治疗。在 20 世纪 90 年代末，人们发现米非司酮对异位妊娠的治疗也有一定效果，于是就拓展到异位妊娠的治疗领域。经过对异位妊娠治疗近 10 年的临床实践，米非司酮已成为输卵管妊娠治疗中一种常用的药物。

（1）作用机制：米非司酮是 19 去甲睾酮的衍生物，系孕激素受体拮抗药，与孕激素受体的亲和力为内源性孕酮的 5 倍，其本身无孕酮样作用，在分子水平上与内源性孕酮竞争结合受体，产生较强的抗孕酮作用，使子宫内膜和输卵管内膜失去孕激素的支持作用，引起滋养细胞、绒毛组织及蜕膜变性。一方面由于滋养细胞变性、退化，使血 HCG 水平下降，妊娠黄体得不到支持而萎缩，另一方面使胚胎组织血供减少。在两者协同作用下，最终导致依赖于妊娠黄体发育的胚胎停止发育、死亡而流产，局限在输卵管内吸收。

米非司酮抗孕激素作用的靶组织主要是含有高密度孕酮受体的蜕膜组织，故单用米非司酮，不加米索前列醇，不会引起输卵管平滑肌的强烈收缩而导致妊娠输卵管的破裂，因而米非司酮也是一种治疗输卵管妊娠安全、有效的药物。

（2）适应证

1）米非司酮单独用药主要适合于轻症输卵管妊娠患者，即输卵管妊娠未破裂型；无明显内出血，生命体征稳定，血 HCG 水平较低，一般 <300U/L；妊娠包块 <3cm，无肝、肾功能障碍，无肾上腺皮质功能减退的患者。

2）目前临床应用更多的是米非司酮作为其他药物保守治疗的辅助治疗，如最常见者为米非司酮与 MTX 联合用药，其次为米非司酮与 5-FU 联合用药，米非司酮与中医中药联合治疗等。

（3）给药方法：由于输卵管部位的孕激素受体远少于子宫内膜，加之输卵管妊娠部位的血供也远不如宫内妊娠胚胎，输卵管妊娠病灶对米非司酮药物作用的敏感性较差。因此，米非司酮治疗输卵管妊娠的一般用药剂量应为抗早孕治疗剂量的 4 倍，即 100mg，每 12 小时一次，上午 9 时和晚上 9 时各口服一次，连用 3 天，总量为 600mg。

（4）注意事项：用药期间一般无明显不良反应，偶有恶心、呕吐、头晕及肝功能受损等不良反应；因米非司酮对肾上腺糖皮质激素受体也有拮抗作用，部分患者可出现短暂的肾上腺皮质功能减退的表现，如怠倦乏力、食欲缺乏、表情淡漠、头晕、眼花、低血糖症状等，但随着药物作用的消失，这些症状会自然好转，仅为一过性，无需特殊处理。

（5）疗效评价：综合文献报道，米非司酮单独用药治疗输卵管妊娠的成功率平均为 90%；米非司酮联合其他药物治疗输卵管妊娠可显著提高疗效，有协同或相加的治疗作用，据文献报道，治疗成功率可提高 47.31%。因此，在输卵管妊娠的药物治疗中，米非司酮联合其他药物的治疗方案值得临床选用，特别是米非司酮与 MTX 的联合用药方案，是目前妇产科临床对输卵管妊娠最常使用的首选治疗方法。

7. 高渗葡萄糖液

有作者对未破裂的输卵管妊娠 60 例在注入 50% 葡萄糖 5～20ml 至输卵管明显膨胀或液体自伞端流出为止，治疗成功 22 例，其中血清 hCG≤2500IU/L 的成功率为 98%，而 hCG>2500IU/L 的成功率为 60%。

8. 前列腺素

Lindblom 首次用 $PGF_{2\alpha}$ 0.5～1.5mg 成功治疗 9

例经腹腔镜证实的未破裂型输卵管妊娠。以后 Lindblom 又治疗 23 例未破裂型输卵管妊娠，血清 hCG<1000mIU/ml，输卵管直径 <2cm，成功 22 例。在患部 PGF$_{2\alpha}$ 注射 5 ~ 10mg，成功率在 60% ~ 80%。由于卵巢的血供丰富，如局部用量增大会引起消化道、心律失常、高血压、肺水肿及其他危及生命的不良反应，临床较少使用。

9. 天花粉

天花粉为我国用于中期妊娠引产的传统中药，一般多从葫芦科植物栝蒌的根茎中提取，用于输卵管妊娠的治疗，也已有近 10 年的时间。

（1）作用机制：天花粉蛋白对绒毛合体滋养细胞有选择性破坏作用，能使绒毛组织广泛变性坏死，纤维素沉着，绒毛间歇闭塞，绒毛血供受阻，达到杀死胚胎、促进输卵管妊娠病灶吸收的目的。据文献报道，应用天花粉结晶蛋白后，能使输卵管妊娠的血清 HCG 和孕酮水平几乎呈直线下降趋势，说明天花粉对绒毛滋养细胞有强烈的杀伤作用，也是治疗输卵管妊娠的有效药物。

（2）适应证：同 MTX。

（3）给药方案：由于天花粉蛋白为植物蛋白，对人体是一种具有较强抗原性的异体蛋白，易发生变态反应。因此，使用前必须先做皮肤过敏试验，即在前臂屈侧皮内注射天花粉结晶蛋白皮试液 0.05ml（含 0.025μg 有效成分）；观察 20 分钟，对皮试阴性者给试探剂量 50μg，肌内注射，再观察 2 小时若无头痛、胸闷、呼吸困难、呕吐、出汗、高热、皮疹等不良反应者则给予治疗剂量天花粉结晶蛋白 2.4mg，肌内注射。

（4）注意事项

1）为了预防机体变态反应，在用天花粉前 30 分钟可肌内注射地塞米松 5mg，以后每天肌内注射 2 次，每次 5mg，共 2 天。

2）虽然综合多篇文献报道，天花粉治疗输卵管妊娠的成功率在 90.9% ~ 97.75%，但天花粉除了易产生变态反应外，还易产生发热、头痛、关节痛和皮疹等药物不良反应，且 MTX 等药物的应用已较成熟，故现临床已较少使用。

10. 中药治疗

我国采用中药治疗输卵管妊娠已取得很好的成绩。中医认为本病与气滞血瘀有关，气血壅滞，堵塞胞水，致使胎孕胞外，久则破损胞脉。临床治疗则用活血化瘀、消癥、杀胚药物如赤芍、丹参、桃仁、三棱、莪术、开花粉、紫草等以调节机体免疫能力，改

善局部血运循环，并影响滋养细胞及胚胎生长，致胚胎死亡而逐渐被吸收。《中医妇科学·妊娠病》对宫外孕的保守治疗大多以活血化瘀为主要治法，但具体选方用药的经验，不同的单位都有相当大的差异。这些不同的方药，都有良好有疗效。如凤阳方 I 号，宫外孕 I 号；宫外孕 II 号方加减等等。赵轩等采用中药异位妊娠方加味治疗，治疗有效率达 66.67%，而且临床上无不良反应。MTX 单次注射配合中药异位妊娠方加味治疗异位妊娠也取得良好的效果，有效率可达 94.73%，输卵管通畅率可达 69.23%。在 MTX 药物已干扰滋养细胞 DNA 合成促使胚胎停止发育死亡情况下，中药的使用能改善局部血循环并通过杀胚药物作用，进一步继续阻止滋养及胚胎生长，并且在活血止瘀作用下，有利包块吸收，明显提高治疗的成功率。

（三）药物治疗的监测指标

在输卵管妊娠药物保守治疗过程中，既要严密观察药物的治疗效果，及时发现持续性输卵管妊娠和输卵管妊娠病灶破裂，也要注意药物的不良反应，以达到药物治疗安全、有效的目的。因此，要严密监测临床征象、血 β–HCG 和孕酮水平、B 超检查情况及药物不良反应等指标。

1. 临床征象　观察患者的腹痛、阴道出血等自觉症状，体温、脉搏、血压等生命体征，腹部压痛、反跳痛、移动性浊音等内出血征象。用药后最初几日内，由于药物作用使滋养细胞坏死、溶解，胚胎与输卵管壁剥离，妊娠物流产至腹腔内，刺激腹膜，或由于药物治疗引起输卵管炎症反应，部分患者可能出现腹痛或腹痛加重，为反应性腹痛，短期内能自行缓解，无需特殊处理，但应与病灶破裂引起的内出血进行鉴别。药物治疗起效后，原来无阴道出血的病人发生阴道出血，或少量阴道出血的病人出血量增加，是由于子宫蜕膜得不到雌、孕激素支持而引起的脱落、出血，为胚胎死亡或接近死亡的表现。出现发热者，除了药物作用因素外，还应排除继发感染，尤其是行穿刺、诊刮等有创操作或病灶局部注射给药的患者，更应注意感染征象，必要时应给抗感染治疗。出现脉搏加快，血压下降，腹部压痛、反跳痛，甚至有移动性浊音者，提示有内出血可能，应及时行腹腔穿刺或超声检查，内出血较多者，及时果断改行急症手术治疗，以免延误病情。

2. 血 β–HCG 及孕酮水平　用药后应定期监测、动态观察血 β–HCG 及孕酮水平。一般在疗程结束后第 3 天和第 7 天行第 1 次和第 2 次血 β–HCG 及孕

酮水平测定，以后每周一次测定血 β-HCG 及孕酮水平，必要时增加测定次数。如血 β-HCG 水平每次测定下降≥15% 为治疗有效的表现，应定期测定至正常或接近正常为止。用药后第 2 次测定血 β-HCG 水平比第 1 次下降 <15%，全身给药治疗者则应给予第二个疗程，局部注射治疗者则行全身用药补充治疗。部分患者在用药后数天内血 β-HCG 水平较用药前有上升趋势，为 β-HCG 的反应性升高，并非治疗无效，不要急于干预，可短期观察。血 β-HCG 水平降至正常所需时间与治疗前 β-HCG 水平有关，β-HCG 水平越高，恢复正常所需时间越长。值得一提的是病灶破裂的几率与血 β-HCG 水平并非完全成正比，当血 β-HCG 水平较低时，仍有发生输卵管妊娠病灶破裂的可能，而且一旦破裂，往往病情较重。定期测定血孕酮水平至 <1~1.5ng/ml 时，为治疗成功的指标之一，可停止孕酮测定。需要注意的是，血 HCG 的半衰期为 37 小时，测得的血 β-HCG 结果反映的并不是取血当日的滋养细胞活性；而血孕酮的半衰期仅为 10 分钟，测得的血孕酮水平基本上反映了取血当时的妊娠黄体或绒毛组织的功能状态。因此，血孕酮水平是一个更加敏感的指标，对疗效监测可能更有价值。

3. B 超检查　一般在疗程结束后一周行治疗后第 1 次 B 超检查，以后每 1~2 周检查一次，必要时增加检查次数，甚至行急症 B 超检查，以观察妊娠包块的消长情况和测量子宫直肠凹或腹腔积液深度，估计内出血量。妊娠包块消失所需的时间往往与初始包块的直径大小成正比，有些患者在 β-HCG 转阴后包块仍继续存在，短时间内包块的存在不能定义为治疗失败，但应定期 B 超复查至包块消失为止。

4. 药物不良反应　用于输卵管妊娠保守治疗的大多数药物均会引起不同程度的不良反应，尤其是目前较为常用的 MTX 等细胞毒药物更是如此。主要表现为消化道反应如恶心、呕吐、腹泻，骨髓抑制如血白细胞和血小板下降，肝、肾功能损害，口腔溃疡，疲劳，脱发，皮疹等，必须严密观察。不良反应的发生率为 20%~30%，多数为轻度一过性，停药后可自行恢复，不需特殊处理；少数为中度甚至严重不良反应，应及时停药，改行其他方法治疗。一般而言，局部用药的给药剂量较小，不良反应发生率和严重程度均低于全身用药。降低药物不良反应损害程度的关键在于详细了解每种药物的作用机制及其代谢过程，可能出现的不良反应及其相应处理措施，以确保用药安全、有效。

**（四）药物治疗患者出院的标准**

药物治疗后是否可以出院的标准，可因各个医院的习惯和患者的随访条件不同而略有差异。一般来说，具体标准为：输卵管妊娠本身和药物不良反应的症状及体征消失；血 β-HCG 水平接近正常；血孕酮水平 <1~1.5ng/ml；妊娠包块消失、缩小或稳定不变。出院后仍应每 1~2 周一次测定血 β-HCG 水平和 B 超检查，只有到血 β-HCG 转阴和正常月经恢复，才算真正治愈。

**（五）药物治疗失败的原因**

在输卵管妊娠的药物治疗中，尽管适应证掌握正确，病例选择恰当，仍有 5%~20% 的患者治疗失败，可能与下列因素有关。

1. 滋养细胞活力过强，血 β-HCG 水平正处于快速上升阶段，虽然在用药前符合选择条件，但药物不能有效杀灭活力过强的滋养细胞，用药后血 β-HCG 水平下降缓慢，甚至进行性升高，有的出现心管搏动，应及时改行手术治疗。

2. 血孕酮水平 >10ng/ml 者，说明妊娠黄体功能较好，能提供足够水平的雌、孕激素来维持妊娠，对药物治疗也是不利因素。

3. 孕龄 >60 天，胎盘雏形形成，雌、孕激素水平进一步升高，胚胎活力增强，药物杀胚难以奏效。

4. 妊娠包块 >5cm，说明病灶局部出血形成较大血肿，需行手术治疗。

5. 患者个体对细胞毒药物的耐受性差，药物不良反应严重，不得不停止用药，放弃药物保守疗法。

**（六）局部用药与全身用药的比较**

选择局部治疗还是全身用药有不同意见。一般认为，全身给药虽然简单方便，但病灶局部药物浓度低，疗效较差，疗程时间长，用药剂量大，药物不良反应发生率高；局部用药与全身用药相比，病灶局部药物浓度高，疗效较确切，疗程时间短，用药剂量小，药物不良反应轻。因此，药物局部注射疗法有可能改变今后输卵管妊娠的治疗模式，使输卵管妊娠从以手术为主进行治疗的疾病变为以药物注射为主进行治疗的疾病。

但也有学者认为，经过药代动力学实验证实，两种给药途径的最大血浆浓度近似，局部给药的成功率并不比全身给药者高，且局部给药须在内镜、B 超、放射等介入条件下完成，需要一定的设备和技术，优越性并不突出。

## 三、介入治疗

尽管目前临床上异位妊娠保守治疗的途径有多种，也取得了较好的效果，但随着介入治疗在妇产要科领域的广泛作用，取得了显著的疗效。单纯动脉灌注化疗与静脉化疗相比，可使局部组织药物浓度提高2.8倍，但仅能持续30分钟；动脉栓塞化疗比单纯动脉灌注化疗疗效佳，说明动脉栓塞化疗可使药物在组织内保持长时间的高浓度，它克服了单纯灌注化疗药物在病灶组织内保留时间短、清除快、药物与靶细胞不能充分接触的缺点。介入治疗分血管性介入治疗和非血管介入治疗。

### （一）血管性介入治疗

经股动脉穿刺、子宫动脉插管途径进行 MTX 灌注，然后再用可吸收性明胶海绵微粒栓塞子宫动脉的方法治疗输卵管妊娠具有以下优点：

1. 药物可直接迅速进入绒毛内血管，通过药物的首过提取、通过代谢作用提高了杀胚胎的治疗效果。

2. 药物灌注后栓塞子宫动脉可使异位着床的胚胎发生急性缺血性坏死。

3. 可阻止或减少输卵管妊娠流产或破裂导致的继续失血，为接受保守治疗的患者提供了一个相对安全观察期，解决了以往在保守治疗期间发生内出血治疗失败的问题。

4. 治疗成功率较高，为96%。

明胶海绵微粒栓塞后的血管可于3周后恢复血运，月经恢复正常后 HSG 检查，输卵管的通畅率为88.89%，为要求生育的妇女创造了基本条件。但对适应证一定要严格掌握：

（1）包块小于 5cm。

（2）无或仅有少量或中量的腹腔内出血，生命体征稳定。

（3）血 WBC>$3.5 \times 10^9$/L。

（4）无碘过敏及肝肾疾病史。

（5）自愿接受介入治疗者。

对血清 hCG 水平无严格限制，这有区别于其他药物保守治疗，需血 β-hCG<5 000IU/L。即使 B 超提示有胎心搏动者，血管性介入治疗也能取得较好效果。但术后仍应严密观察患者的生命体征，直至血清 hCG 下降，包块消失为止。对术后2周血清 hCG 下降不理想，超声下胚囊未变形或包块有增大趋势，可否重复介入治疗，或以卵巢动脉分支供血为主的输卵管妊娠，能否经卵巢动脉插管注药，以及这种治疗途

径对卵巢功能的影响等问题，尚待进一步研究。

介入治疗的并发症较少，主要有穿刺部位血肿形成、导管断裂、内膜剥脱，误栓及血栓形成等，只要操作精细，部分并发症是可以避免的，对出现的并发症对症处理即可。但血管介入治疗，设备要求高，治疗费用贵目前临床尚未广泛开展。

### （二）非血管性介入治疗

自药物治疗输卵管妊娠首次报道以后，各种杀胚药物治疗相继开展应用，给药途径逐渐由全身用药向局部注药过渡，局部注药的入路也由创伤性手术发展为微创或无创技术。腹腔镜下孕囊注射给药，宫腔镜下输卵管插管注射给药，B 超引导下注射给药，放射介入输卵管插管注药，经宫颈输卵管盲插给药，有的前面已阐述，不再重复。

1. B 超引导下注射给药：Feichtingner 和 Kemeter 首次报道了在彩色 TVUS 引导下的异位妊娠介入治疗，此后应用逐渐增多。国内报道穿刺注药成功率为100%，治愈率为89.98%。其适应证基本同药物保守治疗。选用的药物有前列腺素、氟尿嘧啶、甲氨蝶呤等，但较广泛应用的是 MTX，剂量为 30~40mg，溶于注射用生理盐水 2~3ml 中。可经腹或经阴道，但相对经阴道穿刺更容易，可在彩色多普勒血液显像仪阴道探头和其相配套的穿刺引导装置，用长 35cm16G 穿刺针，在患者取膀胱截石位后，从阴道穹隆刺入，在超声探头引导下刺入囊内，抽尽囊液，行 hCG 检测，并注入治疗药物。测血 β-hCG 值至正常为止；本法较全身用药、腹腔镜下或宫腔镜下给药更为简便、快捷、易行；用药最少、杀胚效果可靠；疗程短、无不良反应；但有时注射准确性较差，有可能误注其他部位而引起邻近组织损伤。

2. 宫腔镜下输卵管插管注射给药：10余年来，在宫腔镜直视下于输卵管插管注射 MTX 治疗输卵管妊娠的方法，对符合治疗指征的患者也获得理想的治疗效果。适应证同药物保守治疗。

宫腔镜下经输卵管入口插入硬膜外麻醉导管，插入深度为 1.5cm，拔除管心，缓慢注药，停留3分钟，将导管和镜体一同拔出。据报道成功率为94%~100%，治愈率为89%，血清 β-hCG 转正常及妊娠囊吸收时间基本同彩色 TVUS 引导的介入治疗。此项技术操作安全、准确、疗效可靠，亦属微创操作技术，有利于推广。

3. 放射介入输卵管插管注药：输卵管妊娠的介入治疗是在输卵管阻塞再通术的基础上开展的。此法优点是用球茎端导管引导微细导丝导管经宫颈插入

患侧输卵管，导丝能直接穿刺孕囊壁，起到了类似多胎妊娠直接穿刺减胎术的作用，注入药液（常用甲氨蝶呤，MTX），由于液压的机械作用，药液能有效地渗入输卵管壁和滋养层之间，促进滋养层的剥离，细胞坏死和胚胎死亡。MTX与滋养层细胞直接接触，最大限度地发挥起杀死胚胎的作用。并且在透视下，可观察到药物的流向，与其他药物保守治疗相比：①MTX全身化疗，用药剂量大，不良反应相对亦大，特别是消化道症状。②腹腔镜，B超下直接穿刺，需要一定的条件与设备，并有一定的损伤（需经皮肤或黏膜穿刺至腹腔）。③宫腔镜下插管、盲插，将塑料导管插入塑料管开口处，或输卵管妊娠包块的周围，不能进行穿刺。而本法最优点在于穿刺，液压及药物作用的联合治疗。简便、快捷、安全，成功率高。但输卵管介入治疗时医生与患者均在X线辐射场内，接受一定剂量照射。适应证同药物保守治疗。

## 四、保守性手术

1913年Prochownik首先开展了保留输卵管的保守性手术，而近20年来，随着腹腔镜治疗技术的飞速发展，使异位妊娠在腹腔镜下行保守性手术治疗成为现实。保守性手术方式有剖腹手术和腹腔镜下手术。

### （一）剖腹手术

1. 输卵管线切开取胚术　适宜输卵管腹部妊娠。在胚囊种植的输卵管系膜，沿输卵管长轴切开输卵管的各层组织，长度为2cm，取净妊娠物，仔细止血，输卵管切口可缝合或不缝合。

2. 输卵管伞端妊娠囊挤出术　适宜胚囊位于或近于输卵管伞端。沿输卵管走行轻轻挤压输卵管，将妊娠囊从伞端挤出。

3. 部分输卵管切除＋端端吻合术　分离输卵管系膜，将胚囊种植处的部分输卵管切除，用显微技术行端端吻合术。

由于其手术创伤较大，术中易引起盆腹腔粘连，且随着腹腔镜技术提高，目前已较少使用。

### （二）腹腔镜下手术

适应证：

1. 凡临床怀疑输卵管妊娠者均可以通过腹腔镜检查明确或排除诊断，并可在诊断的同时进行恰当的手术治疗。

2. 经临床检查、血HCG测定、B超检查或后穹隆穿刺等基本明确输卵管妊娠诊断，应立即进行腹腔镜检查和手术治疗。

3. 腹腔镜手术治疗输卵管妊娠的具体术式应根据患者的生育要求、血流动力学状况、血HCG数值的高低、妊娠部位，输卵管是否破裂及其破裂的程度、对侧输卵管状况等具体情况而定。

（1）输卵管切开取胚术　在胚囊种植的对侧输卵管系膜，与输卵管长轴平行作"内凝"形成一约2～3cm长的"内凝带"，用微型剪剪开输卵管管腔，妊娠物，用高压的冲洗头冲洗切开的输卵管管腔，让妊娠物自动剥离管壁，放入取物袋取出腹腔。仔细止血，输卵管切口可缝合或不缝合，放置腹腔引流管。尽量不要用冲洗头吸引，减少对输卵管的损伤，同时也可减少出血。另外在剪开的输卵管系膜处注射少许垂体后叶素可明显减少出血。

（2）输卵管妊娠孕产物吸出术　适宜胚囊位于或近于输卵管伞端。暴露患侧输卵管，用负压吸管自伞端口吸出近于伞端的妊娠物，仔细止血，放置腹腔引流管。

（3）腹腔镜下孕囊注射之前已阐述，不再重复。

（4）腹腔镜下输卵管部分切除后行端端吻合术，当输卵管妊娠发生在峡部时，腹腔镜下切除受累部位的输卵管直接端端吻合和输卵管切开术一样，可供治疗选择。由于该术式切除了病灶种植部位，致使不再发生持续性异位妊娠；另一个目的是重建一个较正常的输卵管结构。但需注意的是这个解剖上的重建是一个需要有专业技术和费时的过程，并需要具有丰富的显微外科经验的医师进行，临床应用较少。

（5）宫角切开取胚胎加缝扎术　主要用于间质部妊娠且孕囊直径<3cm者，先用30%垂体后叶素约10ml注入孕囊周围组织，用微乔一号线8字缝扎于孕囊周围宫角组织。用电凝切开孕囊表面，尽量钳去胚胎组织，用生理盐水冲洗创面，如有出血可用单极或双极电凝止血，再拉紧结扎缝线止血，注意不要把输卵管腔封闭。局部注射MTX 50mg。

近20年来，输卵管妊娠保守性手术日益增多，特别是应用腹腔镜治疗输卵管妊娠的广泛开展，出现一种新的手术并发症即持续性异位妊娠（PEP）。已经陆续有报道在输卵管妊娠行腹腔镜保守性手术治疗后，在腹壁穿孔处、腹膜、大网膜出现滋养细胞种植，文献报道持续性输卵管妊娠的发病率占输卵管妊娠保守性手术的5%～8%。输卵管妊娠保守性手术治疗后是否会发生PEP，与下列因素有关：即孕龄、盆腔粘连、术前hCG、孕酮水平、滋养细胞活性及手术方式。早期异位妊娠滋养细胞植入处分界不清，手术清除时很容易残留部分滋养细胞。对术前检查

hCG、孕酮水平异常增高，或术中怀疑残留有滋养细胞组织者，术后应给 MTX 化疗。另外文献报道可用术后 1 天血 HCG 浓度作为持续性输卵管妊娠的预测指标，若术后第 1 天 β-HCG 比术前下降 <50%。可以预测将会发生持续性输卵管妊娠。每隔 3 天测一次 β-HCG 水平，若 β-HCG 下降 <15% 或不降，甚至再上升，则应警惕持续性输卵管妊娠的发生，若手术后 12 天 β-HCG 未降至术前的 10% 则应怀疑有妊娠物残留。需要进一步治疗 PEP 应根据患者的临床症状、hCG 变化来选择具体的方法，包括化疗、手术和期待疗法。对保守性手术后血 β-HCG 水平仍较高且有继续上升趋势头，应给予 MTX 化疗。化疗途径多采用全身给药，用量为 MTX 20mg，肌注或静滴，连用 5 天。也可一次给 MTX50mg/m$^2$，肌注，一般均可获得较好的治疗效果。另米非司酮是受体水平的抗孕激素药物，能直接抑制滋养细胞增殖，诱导和促进其凋亡发生，对侵入输卵管深肌层、浆肌层及进入腹腔或术中散落入腹腔的滋养组织细胞有杀死作用，其半衰期为 18～30 小时，而输卵管局部血运因手术受到影响，其剂量与宫外孕保守治疗相同，以维持较高的血药浓度。

异位妊娠的手术治疗发展至今已有 100 多年的历史，随着对异位妊娠认识的深化，各种治疗方法的不断发展和完善和对新型药物、治疗的技术的开拓，不但使异位妊娠的治疗成为一种更为简便、安全、经济而有效的方法，而且能减少或防止异位妊娠和与异位妊娠治疗相关的并发症的发生，造福于人类。

# 附：宫颈妊娠

宫颈妊娠（cervical pregnancy）很少见，但它是异位妊娠中的一种严重类型，其胚胎植入都应在子宫颈管内的宫颈黏膜内，也即孕卵在子宫颈内（即组织学内口以下的宫颈内膜、着床和发育）。

1. 王淑贞提出宫颈妊娠的临床诊断标准

（1）停经一段时间后，出现阴道出血，但无急性腹痛。

（2）宫颈软，不成比例增大，其大小可以大于或等于子宫的大小。

（3）胚胎完全种植在子宫颈管内。

（4）宫颈内口闭，宫颈外口部分扩张。

2. Parente 等提出临床诊断标准

（1）妇科检查发现在膨大的宫颈上为正常大小的子宫。

（2）妊娠产物完全处于宫颈内。

（3）分段诊刮宫内未发现任何妊娠产物。

B 型超声有助诊断，如超声显示宫腔内空虚，妊娠产物位于膨大的颈管内，再结合临床表现特点可协助诊断。子宫体正常大小或略大，内有较厚蜕膜。宫颈膨大，内口关闭，与宫体相连呈葫芦状。宫颈内回声紊乱区或内可见胚囊，可突向宫颈管内。胚囊着床处宫颈肌层内彩色血管丰富，RI0.4 左右，宫旁未见异常肿块。

其处理原则是尽快终止妊娠，在方法上要全面衡量其利弊，在处理上分保守治疗和根治治疗，各约占 50%。但随着血管介入的应用，现绝大部分患者采取了保守治疗。

1. 根治治疗 对已有孩子的患者，不考虑孕周，行全子宫切除手术，以免失血性休克和感染，因通常患者较年轻，对切除子宫大多不能接受，故现已较少使用。

2. 保守治疗 宫颈妊娠流产术，即在宫颈管内搔刮或手指分离宫颈管内胎囊、蜕膜后，用卵圆钳钳夹取之，几乎每一例宫颈流产术都采取止血措施。

具体处理时，若宫颈妊娠早孕者，可行人工流产。出血多，可用纱布紧压、填塞宫颈创面，如出血仍不止即行全子宫切除术。如在流产时意外发生，应立即以纱布条填塞止血，抢救休克准备行子宫全切除术，术后对子宫及子宫颈进行大体观察及病理组织检查。做宫颈环形结扎术；宫颈前唇或后唇过长行内翻褥式缝合；宫颈全部或部分切除缝合；清除宫颈妊娠产物前行双侧内动脉结扎；结扎子宫动脉下行支均有助止血和减少子宫切除机会。

近年来宫颈妊娠早期病例有用化疗药物经验，有关采用 MTX 治疗方法较多，有每日口服 MTX，连服 4 天，可减少刮宫时的出血。Stovall 等提出 MTX50mg/m$^2$ 一次肌注，成功率达 94%。Taland 等提出将 MTX 注射到宫颈妊娠包块内疗效可达 90%。Hung 等（1996）提出 MTX 使用方法：① MTX0.5～1mg/kg 肌注或静注，共用 4 次，隔日一次，交替使用四氢叶酸（CF）0.1mg/kg 以减少不良反应；②单次 MTX50mg 肌注，不用 CF；③单次 MTX50mg 在阴道 B 超引导下羊膜腔内滴注，尽管此法技术上有一定困难，但比全身性用药更有效，毒性作用更小。运用高分辨的超声波和彩色多普勒能清楚地分辨出羊膜囊及血管丰富的植入部位。通过宫颈壁进针，保持妊娠囊的完整，避免直接损伤充血部位组织，尽量减少穿刺出血，只用阴道纱布填塞即可控制出血。羊膜腔内注射 MTX 可直接杀死胚胎组织，药物浓度高，作用强，HCG下降快，用药量少，疗程短，全身反应轻。如有胎心可羊膜囊注射20%氯化钾，使胎心消失后给予MTX治疗。这些宫颈妊娠处理时必须有充分的准备和周密的计划，要由有经验的手术者执行手术，可减少子宫切除和膀胱的损伤，术后必须给予大量抗生素以防感染。

3. 血管性介入治疗 区别于输卵管妊娠，需要双侧子宫动脉栓塞。采用数字减影血管造影（DSA）设备监视下，经股动脉穿刺、置入导管，然后在造影下经髂内动脉插入子宫动脉造影，往往显示子宫颈处膨大并有明显病灶，另显示该处子宫动脉及分支增粗迂曲，血流丰富，用50mg MTX缓慢灌注后，再用可吸收性明胶海绵微粒栓塞子宫动脉。把导管回至腹主动脉成袢后至对侧子宫动脉，同对侧处理，术后监测HCG，并于术后5~7天行刮宫术，效果佳，出血少，治疗及住院时间短。现在已被作为宫颈妊娠的首选治疗方案。

（寿　坚　邵华江）

# 第五十三章

# 剖宫产瘢痕妊娠的治疗

剖宫产瘢痕妊娠（cesarean scar pregnancy，CSP）是指受精卵着床于既往剖宫产子宫瘢痕处的异位妊娠，若处理不当，将会因病灶破裂大出血而切除子宫甚或危及生命，是剖宫产术后潜在的远期严重并发症。而且，随着剖宫产率的不断升高，其发病率亦有增加趋势。治疗正确与否，与CSP患者预后密切相关。目前，有关CSP的治疗尚未形成统一的规范，但公认的是确诊CSP后，切忌盲目行病灶清除术（清宫术），否则会引起致命性大出血。因此，其治疗措施包括杀胚和胚胎死亡后的病灶清除术，对并发大出血者尚应采取紧急止血措施。为了达到上述治疗目的，临床治疗方法包括药物治疗、手术治疗和血管介入治疗，并且，最好采用个体化微创治疗手段。

## 一、杀胚治疗

确诊CSP后，首先应采取杀胚措施将胚胎杀灭或基本杀灭，使血 β-HCG 水平下降80%~90%，病灶血流消失或基本消失，以免在行病灶清除术时发生大出血。杀胚治疗方法包括药物治疗和血管介入治疗。

### （一）药物治疗

目前使用的药物为甲氨蝶呤（MTX）。MTX是一种抗代谢类细胞毒药物，对生长繁殖活跃的胚胎组织和滋养细胞高度敏感，是目前公认首选的杀胚药物。主要适应证为：①病灶≤4cm，未破裂；②无内出血或阴道大量流血，生命体征稳定；③血清 β-HCG 水平 <5000IU/L；④血象及肝、肾功能正常。上述条件须每项符合，否则为MTX治疗禁忌证。MTX的治疗方法有局部注射给药和全身注射给药，CSP的治疗常用全身注射给药，一般采用MTX-甲酸四氢叶酸（CF）方案：MTX 1mg/kg 体重，疗程的第1、3、5、7天即隔日1次肌内注射或静脉注射；CF 0.1mg/kg 体重，疗程的第2、4、6、8天隔日1次肌内注射。CF的剂量为MTX的1/10，MTX与CF二者给药间隔时间为24小时，8天为一个疗程，疗程间隔一般为2周。疗程结束后每周1~2次行血 β-HCG 水平检测和阴道超声检查。用药期间注意胃肠道不适、肝功能损害、口腔黏膜溃疡和血细胞下降等不良反应。为了增强药物杀胚疗效，目前临床上还联合应用米非司酮，后者从分子水平阻滞孕激素受体，阻断内源性孕激素对胚胎组织及滋养细胞的妊娠维持作用，加速胚胎死亡。米非司酮的治疗方法为50~100mg，每天2次，共3天。其他杀胚剂还有氯化钾（常用于有心搏者局部注射）、高渗葡萄糖（常病灶局部注射）和天花粉结晶蛋白等。

### （二）血管介入治疗

CSP杀胚的介入治疗包括子宫动脉MTX一次性灌注和药物灌注后即刻实施的子宫动脉栓塞（UAE）。经子宫动脉灌注MTX时病灶局部药物浓度高而外周血药浓度低，较全身给药不良反应小而疗效明显提高。近年研究发现，经子宫动脉灌注MTX时药物直接迅速进入并集聚在妊娠病灶内，病灶对药物首过提取，使病灶组织直接获得最大量的MTX，其病灶药物浓度较全身给药提高2~22倍，药物的蛋白结合率较全身给药低得多，使具备生物活性的药物量明显增加，药效提高4~10倍，杀胚作用明显增强。且子宫动脉内MTX灌注剂量可以超过1mg/kg体重或50mg/m$^2$体表面积的MTX单次全身用药剂量。目前临床上双侧子宫动脉MTX灌注总量一般为100~300mg，药物不良反应发生率和严重程度低于MTX全身给药者。因此，子宫动脉一次性灌注MTX是CSP患者杀胚治疗的基本微创手段。超选择性子宫动脉插管灌注 MTX 后再栓塞双侧子宫动脉，可使子宫动脉压力降低，血流速度减慢，易于形成血栓，对缺血缺氧敏感的妊娠病灶首先因血供受阻而变性、坏死，加速了胚胎死亡；由于子宫动脉供血系统血流变慢，延长了 MTX 药物在病灶的滞留和作用时间，增强了治疗效果，起到化疗杀伤和缺血损伤的双重杀胚作用；又因 UAE 阻断子宫动脉供血，可迅速控制病灶出血，也为以后的病灶清除手术治疗起到保护作用，降低手术出血的风险。CSP 患者采用血管介入疗法进行杀胚治疗，可改善严重 CSP 患者的预后，但其缺点是需要一定的设备（数字减影血管造影即 DSA 设备）和技术条件，治疗费用也较昂贵。因此，血管介入疗法适合于下列 CSP 患者：①病灶较大，超过 4cm，或病灶破裂可能；②并发内出血 <300ml 或阴道大出血 >400ml，但生命体征平稳；③血清 β-HCG 水平 >5000IU/L；④血象及肝、肾功能正常。介入治疗后每周 2 次行血 β-HCG 水平检测和阴道超声检查，以便动态观察胚胎活力、病灶大小的变化以及病灶血供情况，为病灶清除术时机和方式的选择提供参考依据。

## 二、病灶清除术

CSP 患者在胚胎死亡或基本死亡后，应及时清除妊娠病灶，以排空子宫。

### （一）病灶清除术时机

在药物或血管介入疗法杀胚治疗后，何时清除病灶尚无统一意见。总的原则应是血 β-HCG 水平显著下降，病灶血流消失或基本消失，估计胚胎死亡后才可行清宫术，以免发生术中大出血。有学者认为在血管介入治疗后 72 小时左右行清宫术较为适宜，因为此时栓塞剂尚未吸收，子宫动脉血流较少，可减少术中出血。但此时胚胎尚未完全死亡，病灶组织可从侧支循环获得血供，出血风险也较大。由于栓塞剂在术后 14~21 天才开始吸收，MTX 的杀胚作用在给药 3~4 天后才较完全，然后胚胎逐渐坏死、机化。所以目前多数学者认为，从降低病灶清除的难度和减少出血的角度考虑，在杀胚治疗后 7~10 天是较为合理的清宫手术时机。

### （二）病灶清除方法

根据 Vial 等报道，CSP 有两种病理类型：第一型受精卵种植于瘢痕宫腔侧，胚胎向宫腔方向生长，病灶突向宫腔；第二型受精卵种植于瘢痕深层，胚胎向浆膜方向生长，病灶突向浆膜下。另外，还有病灶的大小、表面肌层厚度、血供等也不尽相同。因此，应根据病灶的部位、大小、表面肌层厚度和周围血供情况选择不同的病灶清除手术，也即 CSP 的个体化治疗原则。

1. 宫腔镜引导或直视下清宫术 类似于直视下清宫操作，具有定位准确，减少子宫穿孔、破裂、出血风险和提高病灶清除率等优点，适合于表面肌层厚度 ≥2mm 的第一型 CSP 患者。方法是待膨宫后，宫腔镜镜体先抵达宫腔，检查两侧输卵管开口和宫腔无异常后，再逐渐向外退镜，抵达子宫峡部近内口水平，清晰见到瘢痕处的病灶组织，引导定位后，以钳刮结合的方法清除妊娠组织。也可用电切环切除粘连致密的机化组织，出血时还可电凝，但对病灶表面肌层菲薄者注意电击伤及膀胱。为了精确评估病灶清除的完全程度，手术结束前可再次行 B 超检查，以免病灶残留。

2. 腹腔镜或 B 超监视的宫腔镜下清宫术 在腹腔镜或 B 超监视下清宫术可更有效地降低子宫穿孔和破裂的风险。虽然需要一定的设备条件，腹腔镜监视也有一定创伤，但手术的安全性显著提高，可将出血和子宫切除的可能性降到最低程度。因此，这种清宫方法适合于病灶表面肌层厚度 <2mm 的第一型 CSP 患者，对清宫手术操作能起到监护和引导作用，明显提高清宫成功率。应用腹腔镜监视时，如果一旦发生子宫穿孔或破裂，可以在镜下进行病灶切除和子宫修补术。因此，该方法是严重 CSP 患者为了保留子宫可以选择的适宜微创治疗方法。

3. 经腹病灶切除加子宫修补术 对第二型 CSP 患者，当突向浆膜面的病灶直径 ≥4cm 或血流丰富时，宜行直接经腹病灶切除加子宫修补术，以减少术中出血和增加手术安全性。为了减少出血，病灶周围可注射垂体后叶素 6U，利于局部血管收缩。方法为直视下剪开并下推膀胱返折腹膜，暴露病灶，最薄处切开浆肌层，彻底清除妊娠组织及周围血块，修剪创面切缘，缝合修补子宫。

4. 腹腔镜下病灶切除加子宫修补术 对第二型 CSP 患者，当突向浆膜面的病灶直径 <4cm 且血流少时，可在腹腔镜下行病灶切除加子宫修补术，是一种安全有效的微创性根治性手段。但该手术需具备娴熟的镜下操作技术，术中谨防病灶残留和裂口缝合不全而发生术后出血。手术原理基本同经腹手术。

经过杀胚治疗后，血 β-HCG 水平下降 80%~90%，病灶直径缩小 50% 以上的患者，可不行清宫术，出院后随访观察，2~4 周后病灶会自行吸收消失。

## 三、止血治疗

CSP 的主要危害就是并发大出血，也是 CSP 患者切除子宫甚至危及生命的主要原因。因此，正确处理 CSP 引起的大出血就成为 CSP 患者治疗的核心问题。CSP 的大出血往往发生在误诊为宫内早期妊娠行刮宫术时或行药物流产期间，也可发生在清宫术时或住院杀胚治疗期间。因此，应根据出血量多少和出血发生时间采取适宜的止血方法。

### （一）子宫动脉栓塞术（UAE）

UAE 可及时阻断子宫动脉血供，迅速起到止血作用，同时可灌注 MTX，兼有杀胚作用，因此，最适合于入院时并发大出血（≥400ml）而没有经过先期杀胚治疗的初治病例。对住院行药物杀胚治疗期间和未行 UAE 的清宫术时发生大出血的患者也可行急症 UAE，但前提是生命体征应该稳定。如果入院时虽然出血量 <400ml，但血 β-HCG 水平 ≥5000IU/L 者，也应该及时行 UAE 加 MTX 灌注。UAE 是可避免子宫切除的安全有效的微创止血手段。

### （二）Foley 导尿管球囊宫腔压迫止血

对入院时出血量 <400ml 的阴道出血患者，且血 β-HCG 水平 <5000IU/L，可行 Foley 导尿管球囊宫腔压迫止血。对清宫术时出血较多的患者也可行本方法止血。具体操作方法为将 16~18F 导尿管插入宫腔后，向乳胶气囊注入 20~30ml 生理盐水形成水囊，适当牵引导尿管末端，使水囊持续紧嵌宫颈内口并压迫子宫峡部前壁瘢痕出血灶，压迫 24~48 小时血止后取出。Foley 导尿管球囊宫腔压迫是一种简便易行、安全有效的止血方法。临床实践发现，乳胶气囊充水 20~30ml 后形成的水囊，横径 3.0~3.5cm，长径 3.5~4.0cm，柔软而富有弹性，并有压缩伸展性，易与宫腔形状吻合，能均匀紧密地充填下段宫腔穹隆样瘢痕区。在适当外力持续牵引下，水囊使病灶血窦受压、关闭，一般经 24~48 小时压迫后可有效止血。导尿管顶端的开口还可引流宫腔积血，便于观察出血情况。

### （三）经腹手术止血

经过上述保守性止血方法处理无效，尤其是对生命体征不稳定的 CSP 大出血患者，应果断实施经腹病灶切除加子宫缝合修补术，以及时有效止血。

## 四、CSP 治疗的注意事项

1. 有关 CSP 治疗的方法较为多样，但总的来说应根据血 β-HCG 水平和病灶部位、大小、表面肌层厚度，血供及阴道流血情况，选择不同的杀胚、止血和病灶清除方法，遵循个体化治疗原则。

2. 采取血管介入治疗的患者，注意术后对卵巢功能的影响，应定期监测生殖内分泌激素，并随访月经恢复情况。

3. 行子宫动脉栓塞时，注意非靶血管栓塞（异位栓塞），因子宫动脉发出输尿管支和膀胱支，供血给输尿管末段和膀胱的输尿管入口处，如果上述分支血供受阻，可发生相应部位的缺血坏死，日后发生输尿管瘘或膀胱瘘。

4. 当 CSP 并发大出血患者经各种保留子宫的止血方法处理无效，并出现严重休克、DIC 等并发症时，当机立断行急症子宫切除术是止血和挽救生命的有效措施。

（邵华江）

# 第五十四章

# 子宫肌瘤的治疗原则和非手术治疗

## 第一节 子宫肌瘤的治疗原则

子宫肌瘤（以下简称肌瘤）是女性的常见病和多发病。肌瘤的瘤体大小不一，差异甚大，可从最小的镜下肌瘤至超出足月妊娠大小；其症状也是变化多端，又因生育与否，瘤体生长部位不一，故治疗方法也多种，有期待疗法、药物治疗、手术治疗（包括保守性手术和根治性手术，手术途径和方法也因人而异地个体化处理）。由此可见并非肌瘤均须手术治疗。

### 一、期待治疗

期待治疗有其独特的优势，也越来越多被人们接受，期待疗法主要适合于子宫 <12 周妊娠大小、无症状者，尤其是近绝经期妇女，每 3~6 个月复查一次，随诊期注意子宫是否增大，症状有无出现，必要时 B 超复查。否则随时可改用手术治疗。文献报道，只要有足够高分辨率的超声或 MRI 作随访，即使 >12 孕周大小的肌瘤也可选择期待疗法。

### 二、药物治疗

药物治疗是治疗肌瘤的重要措施，可考虑药物治疗。

1. 子宫肌瘤小于 2~2.5 个月妊娠子宫，症状轻，近绝经年龄。

2. 肌瘤大而要求保留生育功能，避免子宫过大、过多切口者。

3. 肌瘤致月经过多、贫血等可考虑手术，但患者不愿手术、年龄在 45~50 岁的妇女。

4. 较大肌瘤准备经阴式或腹腔镜、宫腔镜手术切除者。

5. 手术切除子宫前为纠正贫血、避免术中输血

及由此产生并发症。

6. 肌瘤合并不孕者用药使肌瘤缩小，创造受孕条件。

7. 有内科合并症且不能进行手术者。

禁忌证为：肌瘤生长较快，不能排除恶变；肌瘤发生变性，不能除外恶变；黏膜下肌瘤症状明显，影响受孕；浆膜下肌瘤发生扭转时；肌瘤引起明显的压迫症状，或肌瘤发生盆腔嵌顿无法复位者。

### 三、手术治疗

手术仍是肌瘤的主要治疗方法。

1. 经腹子宫切除术　适应于患者无生育要求，子宫 ≥12 周妊娠子宫大小；月经过多伴失血性贫血；肌瘤生长较快；有膀胱或直肠压迫症状；保守治疗失败或肌瘤剜除术后再发，且瘤体大或症状严重者。

2. 经阴道子宫切除术　适合于盆腔无粘连、炎症，附件无肿块者；为腹部不留瘢痕或个别腹部肥胖者；子宫和肌瘤体积不超过 3 个月妊娠大小；有子宫脱垂者也可经阴道切除子宫同时做盆底修补术；无前次盆腔手术史，不须探查或切除附件者；肌瘤伴有糖尿病、高血压、冠心病、肥胖等内科合并症不能耐受开腹手术者。

3. 子宫颈肌瘤切除术　宫颈阴道部肌瘤若出现过大后造成手术困难宜尽早行手术（经阴道）；肌瘤较大产生压迫症状，压迫直肠、输尿管或膀胱；肌瘤生长迅速，怀疑恶变者；年轻患者需保留生育功能可行肌瘤切除，否则行子宫全切术。

4. 阔韧带肌瘤切除术　适合瘤体较大或产生压迫症状者；阔韧带肌瘤与实性卵巢肿瘤鉴别困难者；肌瘤生长迅速，尤其是疑有恶性变者。

5. 黏膜下肌瘤常导致经量过多，经期延长均需手术治疗。根据肌瘤部位或瘤蒂粗细分别采用钳夹

法、套圈法、包膜切开法、电切割、扭转摘除法等，也可在宫腔镜下手术，直至开腹、阴式或腹腔镜下子宫切除术。

6. 腹腔镜下或腹腔镜辅助下子宫肌瘤手术　肌瘤剔除术主要适合有症状的肌瘤，单发或多发的浆膜下肌瘤，瘤体最大直径≤10cm，带蒂肌瘤最为适宜；单发或多发肌壁间肌瘤，瘤体直径最小≥4cm，最大≤10cm；多发性肌瘤≤10个；术前已除外肌瘤恶变可能。腹腔镜辅助下肌瘤剔除术可适当放宽手术指征。腹腔镜下或腹腔镜辅助下子宫切除术，主要适合肌瘤较大，症状明显，药物治疗无效，不需保留生育功能者。但瘤体太大，盆腔重度粘连，生殖道可疑恶性肿瘤及一般的腹腔镜手术禁忌者均不宜进行。

7. 宫腔镜下手术　有症状的黏膜下肌瘤、突向宫腔的肌壁间肌瘤首先考虑行宫腔镜手术。主要适应月经过多、异常子宫出血、黏膜下肌瘤或向宫腔突出的肌壁间瘤，直径 <5cm。

8. 子宫肌瘤的其他微创手术　包括微波、冷冻、双极气化刀均只适合于较小的黏膜下肌瘤；射频治疗、超声聚焦也有其独特的适应范围，并非所有肌瘤的治疗均可采用。子宫动脉栓塞也有其适应范围。总之，各种治疗各有利弊，有其各自的适应证，每种方法也不能完全取代另一种方法，更不能取代传统的手术治疗，应个体化的选用。有关效果、不良反应和并发症尚有待于进一步的观察，不能过早或绝对定论。

## 四、妊娠合并子宫肌瘤的治疗原则

1. 早孕合并肌瘤　一般对肌瘤不予处理而应定期观察，否则易致流产。如肌瘤大，估计继续妊娠易出现并发症，孕妇要求人工流产或属计划外妊娠则可终止妊娠，术后短期内行肌瘤剔除术或人工流产术同时行肌瘤剔除术。

2. 中孕合并肌瘤　通常认为无论肌瘤大小、单发或多发，宜首选严密监护下行保守治疗。如肌瘤影响胎儿宫内发育、或发生红色变性，经保守治疗无效；或瘤蒂扭转、坏死，瘤体嵌顿，出现压迫症状则行肌瘤切除术，手术应在孕 5 个月之前进行。不能保守治疗者，必要时妊娠期行子宫切除术。

3. 孕晚期合并肌瘤　通常无症状者可等足月时行剖宫产术，同时行肌瘤剔除术。有症状者先予保守治疗等到足月后处理。

4. 产褥期合并肌瘤　预防产后出血及产褥感染。肌瘤变性者先保守治疗，无效者剖腹探查。未行肌瘤剔除者定期随访。如子宫仍大于 10 孕周，则于产后

6 个月行手术治疗。

5. 妊娠合并肌瘤的分娩方式　肌瘤小不影响产程进展，又无产科因素存在可经阴道分娩。若出现胎位不正，宫颈肌瘤，肌瘤嵌顿，阻碍胎先露下降、影响宫口开大，孕前有肌瘤剔除史并穿透宫腔者，B 超提示胎盘位于肌瘤表面，有多次流产、早产史，珍贵儿则可放宽剖宫产指征。如肌瘤大、多发、变性，本人不愿保留子宫，可行剖宫产及子宫切除术。肌瘤剔除术后妊娠的分娩方式，由距妊娠、分娩间隔时间，肌瘤深度、部位、术后恢复综合考虑。临床多数选择剖宫产，也可先行试产，有子宫先兆破裂可行剖宫产。

6. 剖宫产术中对肌瘤的处理原则　剖宫产同时行肌瘤剔除术适合有充足血源，术中技术娴熟，能处理髂内动脉或子宫动脉结扎术或子宫切除术，术前应 B 超了解肌瘤与胎盘位置以决定切口位置及手术方式。术中一般先作剖宫产，除黏膜下肌瘤外，先缝合剖宫产切口，然后再行肌瘤剔除术。肌瘤剔除前先在瘤体周围或基底部注射缩宫素。

## 五、子宫肌瘤与不孕的治疗原则

年龄 <30 岁，不孕年限 <2 ~ 3 年，浆膜下或肌壁间肌瘤向浆膜突出，不影响宫腔形态，无月经改变，无痛经，生长缓慢者，输卵管至少一侧通畅，卵巢储备功能良好，可随访 6 ~ 12 个月。期间监测排卵，指导性生活，对排卵障碍者可用促排卵药物助孕。年轻、不孕年限 <2 年，尚不急于妊娠，卵巢储备功能良好，但有月经多、痛经，子宫如孕 10 ~ 12 周大小等可先考虑药物治疗，使肌瘤缩小改善症状。手术治疗有肌瘤剔除术，术后建议避孕一年；黏膜下肌瘤宫腔无损者避孕 4 ~ 6 个月后考虑妊娠。妊娠后加强管理，警惕孕中、晚期子宫破裂，放宽剖宫产指征。

## 六、子宫肌瘤不孕者的辅助生育技术

小型肌瘤、宫腔未变形者，一般可采用 IVF-ET。国外均有不少报道：浆膜下肌瘤对体外受精无不良影响已得到共识。ICSI 对浆膜下肌瘤者胚胎种植率和临床妊娠率无危害作用。有关行辅助生育技术前子宫肌瘤不孕者是否先作肌瘤切除术，尚无统一意见。有认为手术后可增加妊娠机会；也有认为增加胚胎移植数，可有较满意的效果。我国应结合国情慎重对待。

## 七、子宫肌瘤急腹症治疗原则

红色变性以保守治疗为主。若症状加重，有指征剖腹探查时则可作肌瘤剔除术或子宫切除术。肌瘤扭

转应立即手术。肌瘤感染化脓宜积极控制感染和手术治疗。肌瘤压迫需手术解除。恶变者尤其是年龄较大绝经后妇女，不规则阴道流血宜手术切除。卒中性子宫肌瘤较为罕见，宜手术切除。

## 八、子宫肌瘤的激素替代治疗原则

有关绝经妇女子宫肌瘤的激素治疗，多数主张有绝经期症状者可用激素治疗，治疗期间定期 B 超复查——子宫肌瘤大小、内膜是否变化，注意异常阴道流血，使用时注意药物及剂量，孕激素用量不宜过大。雌激素孕激素个体化，采用小剂量治疗，当发现肌瘤增大、异常出血可停用。口服比经皮用药对肌瘤的生长刺激作用为弱。绝经期子宫肌瘤者使用激素治疗不是绝对禁忌证，而是属慎用范围，强调知情同意和定期检查、随访的重要性。

## 九、子宫肌瘤者的计划生育问题

根据 WHO 生殖健康与研究部编写的《避孕方法选用医学标准》肌瘤者宫腔无变形者复方口服避孕药、复方避孕针、单纯孕激素避孕药、皮下埋植等属可使用、Cu-IUD、曼月乐属不能使用，屏障避孕法不宜使用。

（由于肌瘤治疗和处理原则涉及许多具体问题，本节讨论不能详述。临床医师在具体处理时还可参见《子宫肌瘤现代诊疗》，以便全面了解和掌握肌瘤各种处理。）

（石一复）

# 第二节　子宫肌瘤的非手术治疗

子宫肌瘤是妇女最常见的盆腔肿瘤，也是女性生殖道最多见的良性肿瘤。肿瘤主要由平滑肌纤维及纤维结缔组织组成。

子宫肌瘤的真正发病率很难确定，常是根据住院病人统计，现今由于妇科检查技术提高，超声检查普遍开展，又有腹腔镜检查以及开展妇科病普查和早期就医诊断的意识提高，所以实际发病率和患病率均比以往一般所提及的 35 岁以上妇女约 20% 有子宫肌瘤的比率高。有很多患者无症状，或因肌瘤很少，或因最小的肌瘤仅在显微镜下发现，所以实际的发病还是很高的。

子宫肌瘤以往被看做是外科疾病，常以子宫切除、肌瘤摘除术以及不断涌现的企图减少手术创伤性

外科技术以解除子宫肌瘤所引起的症状。但是随着对甾体激素及其有关的研究，目前国内外对子宫肌瘤的非手术治疗已引起了重视。有关子宫肌瘤的非手术治疗方法也明显增多。

## 一、期待疗法

主要是指定期随访观察，适合于子宫 <10 周妊娠大小，无症状的子宫肌瘤，尤其是近绝经期的妇女，期待绝经后肌瘤可以自然萎缩。每 3～6 个月复查一次，随诊期间注意有无症状出现，子宫是否增大，随访期间须作妇科检查，B 超检查。

须注意的是患子宫肌瘤者绝经年龄常推迟至 50 岁以后，而绝经年龄又无从预测。因此，在此期间如月经量过多，压迫症状明显，子宫肌瘤增大迅速，也应随时改用手术治疗。同时还需注意即使是绝经以后的妇女，也并非所有人子宫肌瘤均会萎缩，有的甚至还会增大，故仍需要定期随访。

## 二、药物治疗

子宫肌瘤可通过使用具有抑制卵巢甾体激素分泌或抑制其作用的药物可使子宫肌瘤缩小，达到减轻症状的目的，但对生育期妇女停药后如激素水平恢复，则子宫肌瘤可再次增大，症状也会重新出现。对围绝经期妇女，则可诱导其绝经，随着雌激素水平下降，子宫肌瘤可能逐步缩小或停止发展。

**（一）适应证**

1. 月经量多，贫血严重但不愿手术的 45 岁以上子宫肌瘤患者，以促进其绝经进程，抑制肌瘤生长，改善临床症状。

2. 因高危因素手术有危险或有手术禁忌证者。

3. 因患者本身的某些原因希望暂时或坚决不手术者。

4. 贫血严重，因服用铁剂有不良反应而又不愿输血，希望通过药物治疗使血红蛋白正常后再手术者。

5. 肌瘤较大而患者年轻，希望保留生育能力或者拟行肌瘤摘除术者的术前准备。

6. 拟行经阴道子宫切除或行宫腔镜、腹腔镜治疗者的术前准备。

**（二）药物**

1. 雄激素　雄激素可对抗雌激素，使子宫内膜萎缩，又可促使子宫平滑肌收缩使出血减少，长期使用可抑制垂体，从而抑制内分泌功能，使提前绝经，多用于围绝经期患者。常用药物是丙酸睾丸酮 25mg，每周肌内注射 2 次，月经出血多者可每日肌注 25mg，

连用 3 天。或口服甲基睾丸素 5 ~ 10mg, 舌下含服, 每日 1 ~ 2 次, 每月用药 20 天。使用雄激素一般每月总量不超过 300mg, 以免引起男性化。

2. 三苯氧胺　本药是一种抗雌激素药物, 用于子宫肌瘤的治疗可改善月经症状, 有时甚至可使子宫肌瘤缩小。用法: 三苯氧胺 10mg, 每日 2 次, 连用 3 个月左右。

3. 维生素疗法　维生素 A 可减弱雌激素对子宫的刺激作用, 维生素 B、维生素 C、维生素 E 可调节女性激素的代谢。前苏联学者主张联合应用上述几种维生素, 治疗小的子宫肌瘤。具体用法维生素 $B_1$ 10mg, 每日 1 次, 月经前半期应用; 维生素 A15 万 ~ 20 万 U, 每日 1 次; 维生素 C 0.5g, 每日 2 次; 维生素 E 100mg, 每日 1 次, 均于月经后半期使用, 连用 6 ~ 12 个周期。

4. 孕三烯酮 (gestrinone, R2323, 内美通)　本药具有强抗孕激素、抗雌激素及中度抗促性腺激素及轻度雄激素作用, 服用后血中 LH、FSH、E、P 均降低, 对性激素依赖性疾病如子宫肌瘤治疗有效。用法为 2.5mg 每周 3 次, 或 5mg 每周 2 次, 6 个月后子宫均可缩小, 经量减少。

5. 丹那唑　本药直接作用于丘脑下部和垂体, 抑制 GnRH 和促性腺激素的释放, 降低垂体对 GnRH 的敏感性, 抑制促性腺激素释放而不影响其合成, 具有高雄激素作用、抗雌、孕激素作用而使子宫肌瘤缩小。用药为 400mg/d, 6 个月一疗程。本药有肝脏损害、体重增加、恶心、性欲减退等不良反应, 但停药后可消失。

6. 米非司酮 (mifepristone, 含珠停, 息隐)　孕激素受体拮抗剂, 具有抗孕激素和抗糖皮质激素的作用。本药 10 ~ 25mg, 连服 3 个月, 可使子宫肌瘤缩小。治疗期间均有闭经、症状消失、贫血纠正。一般治疗后子宫肌瘤可缩小 40% ~ 70%, 阴道出血减少。用药时间过长易引起抗糖皮质激素, 少数可引起谷丙转氨酶升高, 但停药后即可恢复。

7. 促性腺激素释放激素激动剂 (GnRHa)　采用大剂量连续或长期非脉冲式给药可产生抑制 FSH 和 LH 分泌作用, 使雌二醇抑制到绝经水平, 造成假绝经状态, 或称药物性卵巢切除, 使抑制子宫肌瘤生长, 并使其缩小。GnRHa 治疗子宫肌瘤 1 个月后月经过多、阴道流血及贫血症状将减轻。2 个月后随着子宫及肌瘤体积的缩小, 疼痛及压迫症状将减轻。12 周内即可最大程度地缩小子宫及肌瘤的体积。然而 GnRHa 对子宫肌瘤的作用是暂时的, 停药 6 个月后大多数肌瘤将恢复原来的大小, 症状将再次出现。目前临床多用于: ①术前辅助治疗 3 ~ 6 个月, 待控制症状、纠正贫血、肌瘤缩小后手术, 降低手术难度, 减少术中出血, 避免输血; ②对近绝经期患者有提前过渡到自然绝经作用。

一般应用长效制剂, 每月皮下注射一次。常用药物有亮丙瑞林每次 3.75mg, 或戈舍瑞林每次 3.6mg。使用 3 ~ 6 个月可使瘤体缩小 20% ~ 77%。用药后易使雌激素水平下降, 出现潮热、盗汗等症状, 长期可使骨质疏松。对治疗时间长者, 为减轻雌激素水平下降的症状和防止骨质疏松, 可在使用 GnRHa 时加用激素替代治疗, 即所谓反加疗法 (add-back therapy), 使雌激素水平维持在一个合理的窗口浓度 (血清 E2 水平约 30 ~ 45ng/L)。常是加用倍美力 0.3 ~ 0.65mg, 每日一次, 同时加用甲孕酮 5mg 每日 1 次, 可治疗子宫肌瘤, 同时对骨代谢和更年期症状的影响最小。目前又有 GnRHa 治疗子宫肌瘤同时加利维爱的反加疗法, 已被列为创新性的选择方案, 因为利维爱集雌、孕、雄激素三者的活性为一体, 使用利维爱反加疗法有助于患者接受长期的 GnRHa 治疗。反向添加治疗时应注意同时补充钙剂。

8. 宫内孕激素缓释系统 (曼月乐): 子宫小于孕 12 周且宫腔正常的子宫肌瘤患者置入曼月乐, 释放左炔诺孕酮 20μg/d, 可减少经量。

9. 中药治疗　对缓解子宫肌瘤患者的症状有一定效果, 但正如西药一样, 要通过药物完全使肌瘤消除仍不可能。中药治疗须请中医师辨证论治。

10. 研究中的药物治疗　有 GnRH 拮抗剂和受体阻断剂治疗, 生长因子治疗, 干扰素治疗和基因治疗, 但均处于探索和研究阶段。

11. 一般子宫收缩剂和止血药　对子宫肌瘤本身无作用, 但出血多者有暂时止血作用, 如 6- 氨基己酸、止血芳酸、止血环酸、止血敏、立止血等, 作为治疗的辅助用药。

12. 子宫动脉栓塞 (UAE)　UAE 治疗原理为肌瘤结节对 UAE 后导致的急性缺血非常敏感, 发生坏死、瘤体缩小甚至消失, 同时子宫完整性因侧支循环建立而不受影响。UAE 的基本指征为症状性子宫肌瘤不需要保留生育功能。UAE 成功率约为 90%。术后几周内月经异常或肌瘤压迫症状即缓解。通常肌瘤会持续萎缩, 达峰时间在术后 3 ~ 6 个月, 可测量的肌瘤萎缩有时会持续 1 年。

（林　俊）

# 第三节　子宫肌瘤的超声消融治疗

子宫肌瘤为激素依赖性肿瘤，育龄期出现，在性激素分泌旺盛期生长，绝经后萎缩。针对这一自限性良性肿瘤治疗的主要目的是减轻症状，延缓或阻止瘤体生长。传统的手术治疗已发展百余年，然而对手术治疗的恐惧心理以及对切除子宫的生理、心理影响的担忧，导致许多症状性子宫肌瘤患者尽管忍受着疾病的煎熬，仍拒绝手术治疗，积极寻求创伤更小的子宫肌瘤治疗方法是医学发展的需求。超声消融技术兴起，实现了不需要任何器械进入人体而对体内的子宫肌瘤进行原位精确热消融治疗。高强度的聚焦超声作用于子宫肌瘤可使治疗靶区发生整块的凝固性坏死，而周围正常组织不受影响，达到缩小肌瘤、缓解肌瘤相关症状的目的。

## 一、适应证

（一）临床诊断的子宫肌瘤患者。

（二）子宫肌瘤在治疗系统机载超声显像可以清楚显示。

（三）超声波到达子宫肌瘤的声通道上无骨骼及固定含气脏器遮挡（或通过辅助措施可以改善）。

## 二、禁忌证

（一）妊娠期妇女。

（二）肌瘤生长快、血流丰富、可疑子宫肉瘤者。

（三）合并妇科恶性肿瘤者。

（四）疑有盆腔内组织、器官广泛粘连者。

（五）俯卧位时，子宫肌瘤或增大的子宫仍压迫直肠者。

（六）胶原血管病患者或有放疗史（腹部放疗）者。

（七）严重的心、脑、血管、肝、肾等全身性疾病患者。

（八）患者认知障碍，不能准确表达治疗过程中的感受。

## 三、操作步骤（以 JC 型聚焦超声肿瘤治疗系统为例，仪器不同可能会有差异）

### （一）一般准备

治疗前通过询问病史、辅助检查、实验室检查等详细了解全身情况，对实施镇静镇痛和超声消融的风险进行评估。妇科相关检查，对合并的妇科疾病进行评估及处理。

### （二）模拟定位

模拟定位的目的是确定肌瘤是否适合超声消融治疗。模拟定位在治疗系统上模拟治疗状态下进行，了解肌瘤的位置、回声情况、肌瘤的在 X、Y、Z 轴上的三维径线，即左右、前后和上下三条径线。根据焦点移动范围来确定靶肌瘤的可覆盖范围。模拟定位重点了解两个问题：第一是焦距是否足够 对于位置过深或过大的肌瘤，焦点难以到达肌瘤的深面部分；第二是声通道上骨骼和肠道遮挡，包括脚侧的耻骨联合和头侧及两侧腹腔内的肠道。经过改变投射角及推挤肠道，不能获得足够的声通道则不适合超声消融治疗。焦点能进入肌瘤内 15mm，就能达到部分治疗的目的。同时，对于有下腹部手术史或放疗史的患者，还需要观察手术瘢痕遮挡声通道的程度。

### （三）治疗时机

1. 非月经期和非妊娠期进行，特别要排除早期妊娠。

2. 安置有节育环的患者必须取出节育环，在取出后无腹痛和阴道流血后进行治疗。取出困难者，按照妇科常规处理，超声消融选择在下个月经期之后进行。

3. 人工流产术后，必须有一次正常月经。

4. 下腹部手术后 3 个月。

5. 有症状或体征的慢性盆腔炎，给予抗生素治疗 1~2 周，待症状或体征明显减轻或消失后进行超声消融治疗。

6. 急性盆腔炎必须在炎症控制后 3 个月后才能进行超声消融治疗。

7. 分娩后月经复潮后治疗，阴道分娩不少于产后 3 个月，剖宫产不少于产后 6 个月。

### （四）声通道准备

1. 肠道准备　子宫毗邻肠道，消融治疗前必须进行严格的肠道准备。肠道准备包括饮食准备、导泻和灌肠，目的是要清除肠道内的食物和粪便残渣，减少肠道内的气体。注意：禁食豆类、奶制品及白糖水；禁用甘露醇导泻；清洁灌肠的标准是灌肠后的排泄液无粪渣，通常是黄色清亮的排泄液。肠道准备期间注意补充水，电解质和热量，必要时可给予口服补液盐（ORS 液）或者静脉补液。

2. 皮肤准备　下腹部备皮、脱脂、脱气。范围与下腹部手术一致，即上至脐水平，下至耻骨联合、髋骨，两边为腋前线。

3. 安置尿管　目的是在定位和治疗过程中控制

膀胱内的液体量，以便改善声通道。尿管球囊内注水 10～15ml，切忌注入气体。

**（五）治疗体位**

患者取俯卧位，呈双下肢自然屈曲的比较舒适的体位，防止双下肢过伸；胸部下方垫软垫防止胸部受压；面部下方垫软垫，防止面部受压。机载超声监控探头置于患者耻骨联合上方 3～5cm。位置确定后，负压真空垫塑形固定患者体位。用封水膜进行封水，下腹部置于脱气水中，两侧水位到腋前线至腋中线。

**（六）镇静镇痛**

目的是消除患者紧张、焦虑情绪。镇静的深度要求达到 3～4 级（ramsay 评分），即要达到让病人能耐受不愉快的治疗过程，并能对语言和轻触摸刺激作出反应，同时保持足够的心肺功能。镇痛效果要求患者疼痛评分小于 4 分（VAS 评分）为佳。

1. 治疗前用药　治疗前半小时应用抗胆碱药（根据病人情况应用阿托品或长托宁），止吐药（昂丹司琼或格拉司琼），目的是减少消化液的分泌和防止呕吐。

2. 药物选择　枸橼酸芬太尼用于治疗中镇痛。咪唑安定主要用于治疗中镇静及近期遗忘。

3. 用药注意事项　①药物要稀释，避免药物浓度过大，给药速度过快；切忌增大镇痛镇静药物的剂量，以免造成严重的呼吸抑制。②鉴于咪唑安定和芬太尼的药物半衰期和重复用药的蓄积反应，建议芬太尼和咪唑安定的用药间隔为 3～5 分钟，这样既满足了二者协同镇痛效果加强，又尽量避免了二者协同增大发生呼吸抑制。

**（七）定位、计划、扫描与监控**

超声消融需要全程在超声影像监控下进行。首先是定位，确定肌瘤的位置、大小，周边毗邻关系，确定声通道上无含气脏器和骨骼，必要时使用推挤装置推挤肠道和调整治疗头入射角改善声通道。在超声显像的矢状位图像引导下制定治疗计划，从左到右，层间距 5mm。在每一层面上进行点扫描，由点－线－面组合方式覆盖肿瘤。由治疗过程中通过影像监视焦点与靶组织的空间关系，控制焦点的位置在计划治疗范围内。通过灰度变化判断消融的效果，据统计，在一定的剂量强度下，声发射的总时间达 1200 秒，出现团块状灰度变化的概率是 92%。整个治疗区出现扩散性的团块状灰度增加，即可停止治疗（图 54-1）；如果肌瘤内出现不扩散的局部团块状灰度变化或表现为整体灰度增加时，须结合剂量参数进行判断。以能效因子（energy-efficiency factor，EEF）为超声剂量的生物物理量，根据回归分析的结果消融剂量模型如下：$EEF=3.052+6.095\chi_1-0.383\chi_2+2.827\chi_3+5.135\chi_4$〔EEF＝能效因子，即损伤单位体积的肿瘤组织所需的超声能量，$\chi_1$＝肌瘤位置（前壁＝1，后壁＝2），$\chi_2$＝肌瘤三维径线均值（cm），$\chi_3$＝肌瘤 Adler 血供分级 +1，$\chi_4$＝肌瘤 T2WI 信号强度〕。

**（八）治疗范围**

肌瘤的治疗原则是瘤内治疗。治疗范围指焦点覆盖的范围。肌瘤完全覆盖的焦点范围如下：治疗区的边界与肌瘤的上下（头足）、左右边界之间的距离为 5～10mm，与内膜之间的距离为 15mm，与肌瘤深面边界和浅面边界（骶骨侧边界和腹壁侧边界）的距离

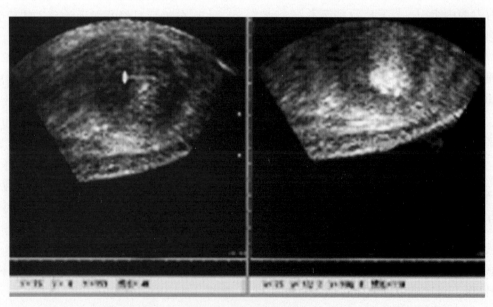

图 54-1　监控超声显示：治疗前肌瘤呈低回声，治疗后即刻肌瘤呈团块状高回声

为 10mm。注意治疗中焦点至骶骨表面的距离必须大于 15mm。

### （九）剂量调节

依据病人对治疗的耐受性和靶区灰度变化对治疗剂量进行调节。即在病人耐受的前提下调整扫描时间、照射频率、声功率，确保一定时间内的剂量投放。如：发射声功率达到 350～400W，治疗前壁 5cm 的肌瘤，约需要 1000～1500 秒的声发射时间，结合机载超声显示的灰阶变化，调节剂量。

## 四、术后处理

### （一）局部降温

治疗后立即排空膀胱，向膀胱内注入冷生理盐水（4～10℃）200～300ml，并保持治疗体位 30 分钟，以利于治疗区降温。完成降温后可拔除导尿管。

### （二）观察

治疗后 2 小时内，观察呼吸、心率、血压，并输入 10% 葡萄糖液补充能量。治疗后 8 小时内观察排尿的次数、尿量和尿液的性状等，以了解有无排尿异常。观察有无腹痛、腹胀和局部压痛、反跳痛以及肠鸣音，判断有无急腹症的可能。观察会阴部和双下肢有无疼痛、感觉和运动障碍，以便判断有无神经毒性。观察阴道分泌物的量及性状。

### （三）饮食

治疗后 2～24 小时可进流质饮食；24 小时后无腹痛、腹胀、局部压痛、发热和食欲下降等可进半流质饮食；48 小时后无异常可恢复正常饮食。

## 五、可能的并发症及其防治

超声消融治疗的并发症少见，根据国际介入放射学会（SIR）分级，一般均为 A-C 级，一般不需要处理，但要提高警惕、积极预防、严密观察，需要处理时积极处理。

### （一）皮肤毒性

1. 皮肤水疱，小水疱时无需特殊处理，注意保持皮肤干燥，不要让水疱破裂；大水疱时可将水疱内的囊液抽出，注意保持皮肤干燥。

2. 皮肤出现橘皮样改变，但局部毛细血管充血反应正常，无需特殊处理，保持干燥和换药即可。

3. 如果局部毛细血管充血反应明显延迟，需给予扩血管、抗凝和抑制局部组织无菌炎症反应的药物。

4. 如果皮肤表皮脱落，注意保持皮肤干燥和清洁，定时换药预防继发感染。皮肤毒性多见于使用推挤装置（水囊）或（和）皮肤有手术瘢痕者。治疗中

定时松开推挤装置（水囊）的压迫，适当增加冷却时间，可以预防和减少/减轻皮肤毒性。

### （二）下肢疼痛

1. 感应痛　是由于肌瘤消融所致的无菌性炎症刺激局部的内脏神经，传导到相应的脊髓节段，引起相应脊髓节段所支配的肢体疼痛。表现为下肢痛，但不能准确的指出疼痛的部位，无肢体感觉和运动功能障碍。通常症状轻，能够耐受，不需要特别的处理，一般于局部无菌炎症急性期后逐渐缓解。若症状重，可以给予抑制局部无菌炎症反应的药物，如非甾体类抗炎药或肾上腺皮质激素，如地塞米松等。通常在数天内恢复，偶尔恢复期可达 3 个月。

2. 躯体神经刺激　超声治疗所致的无菌炎症刺激邻近的躯体神经。表现为下肢痛，无运动功能障碍。与感应痛的区别在于对疼痛部位定位准确，能用手指指出具体的疼痛部位，可伴有感觉过敏。其程度通常比感应痛重，可影响睡眠，其发展过程是轻-重-轻-消失的过程，症状可在治疗后几个小时才出现。经过治疗，通常在 3～6 个月恢复，个别需 6 个月以后才恢复。

3. 躯体神经损伤　治疗后立即表现为下肢的不适或疼痛，逐渐出现下肢麻木，感觉功能减退和运动功能障碍。经过适当的治疗，感觉和运动功能可以逐渐恢复，但恢复时间可达 1 年以上。躯体神经刺激和损伤的治疗方案基本相同。包括：营养神经治疗，抑制炎症反应，控制疼痛，功能锻炼和电刺激理疗。

4. 躯体神经刺激和损伤的预防　关键是治疗前要与病人进行良好的沟通，在治疗中控制好镇静的深度，仔细观察病人的反应和准确理解病人的表述，及时调整扫描治疗的方案，几乎可以完全防止。

### （三）骶尾部和（或）臀部疼痛

可能与超声刺激骶尾骨和臀肌筋膜有关，多见于后壁肌瘤，特别是后位子宫的病人。表现为臀部和骶尾部胀痛，可持续数小时或数天。多数轻微，不需特殊处理，少数病人可给予非甾体类抗炎药，如双氯芬酸（扶他林）等，来减轻疼痛。治疗后立即对骶尾部和臀部的冷敷或者冰敷可减轻症状。

### （四）肠道损伤和穿孔

肠道毗邻子宫，因此预防和警惕肠道损伤就非常重要。下列情况可能发生：肠道准备不好；肠道与肌瘤有粘连，导致肠道不能被推离声通道，同时粘连区吸收过多能量等。需要高度注意粘连因素：盆腹腔手术史、盆腔炎、子宫内膜异位症等。肠道损伤的

表现：可以是治疗后出现腹痛或在治疗后数天甚至数周，腹痛再次出现或原有的腹痛加剧，伴有局部的压痛、肌紧张甚至反跳痛，开始可伴有肠鸣音增加，后期可出现肠鸣音消失。可有发热、白细胞计数增高、盆腹腔积液等。处理原则是手术。

### （五）其他

治疗区胀痛、便秘、血尿、膀胱刺激感、尿潴留、阴道分泌物异常、子宫内膜功能层脱落、第一次月经量增多、肌瘤排出、继发感染等，按照妇科常规处理。

## 六、注意事项

### （一）腹壁瘢痕

必须确定它对超声的衰减程度和对疼痛刺激的敏感程度。若声衰减范围大于或等于10mm，不适合超声消融治疗；相反，衰减的宽度小于10mm，可以考虑进行超声消融治疗，但必须注意治疗过程中病人皮肤烫伤和皮肤损伤的机会明显增加，并与衰减的宽度成正相关。如瘢痕对疼痛反应明显降低，治疗过程中严密观察监控影像并适时检查皮肤，以免病人没有感觉热或烫而已经有皮肤损伤。

### （二）膀胱的充盈度

膀胱的充盈要适度，避免膀胱将子宫压向骶骨引起骶尾部不适；避免长时间过度充盈，防止充盈性尿潴留的发生。

### （三）体位性下肢痛

通常发生在大腿的前方，可以是单侧性，也可以是双侧性，并与声发射无关，即停止发射后仍然存在，轻度活动下肢或给予肌肉按摩，会有所缓解。安放体位时防止下肢过伸是预防的关键。

### （四）特殊类型的肌瘤

血管型平滑肌瘤由于受血流冷却效应作用，超声能量沉积差，不能达到有效的能量沉积，不适合超声消融治疗；超声消融作为局部治疗方法不适合呈弥漫性分布的子宫肌瘤病的治疗；带蒂的浆膜下肌瘤由于消融后吸收难度大，其临床应用价值有待研究；宫颈肌瘤由于耻骨联合位于声通道，不适合超声消融治疗；MRI T2加权像高信号、血供丰富的肌瘤（组织学上为富细胞型平滑肌瘤或其他特殊组织学分型），超声能量沉积困难，致消融困难且消融后易复发。

## 七、疗效判断

### （一）消融效果的判断

通过影像特征判断肌瘤组织凝固性坏死的产生和范围。二维超声显示肌瘤回声增高；彩色多普勒超声显示内部血流信号消失；超声造影显示肌瘤内部血流灌注消失，如图54-2所示。

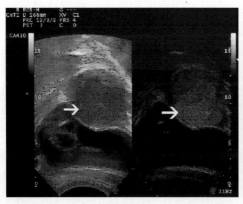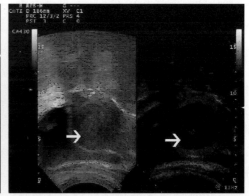

图54-2 监控超声显示：治疗前肌瘤呈低回声，治疗后肌瘤稳定的高回声改变；机载超声造影显示肌瘤内部血流灌注消失

### （二）临床转归

治疗后3个月评价，约95%的患者治疗后1~3个月临床症状改善。

### （三）影像学随访

治疗后1个月内超声造影或增强MRI测定肌瘤消融范围。消融后3、6、12、18、24个月影像学随访肌瘤体积变化。治疗后6个月内，消融的肌瘤缩小迅速。3月缩小45%~50%，6个月缩小60%左右（治疗仪器和技术不同，消融的结果和肌瘤缩小的比例会有差异）（图54-3）。

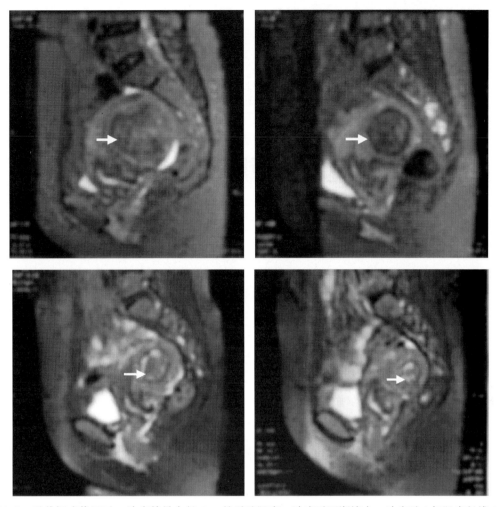

图 54-3　磁共振成像显示：治疗前最大径 6cm 的后壁肌瘤，治疗后逐渐缩小，治疗后 1 年肌瘤径线 1.5cm

（陈锦云　陈文直　王智彪）

# 第五十五章

# 子宫内膜异位症的期待疗法和药物治疗

子宫内膜异位症是妇科的常见病和多发病，由于其发病机制至今未明，故至今尚未有治疗的良策，在临床上药物治疗或药物手术配合治疗是治疗本病的重要方法之一。

药物治疗的主要目的是控制症状和解决生育问题，具体可分为：控制慢性疼痛；不孕症的处理；治疗小的卵巢子宫内膜异位症；治疗盆腔或生殖道以外的子宫内膜异位症；预防复发；配合手术治疗，术前药物治疗使病灶缩小，粘连疏松，便于手术；术后为消除残余病灶，预防医源性播散，减少复发。

## 一、期待疗法（expectant management）

腹腔镜技术在妇科应用后，使许多无症状或不典型症状而无体征的病人得以及早确诊，对这些病人被确诊后，在一定时期内不采取激素类药物或手术治疗措施，而仅予临床随访，以密切注意病情变化，这就是所谓的期待疗法。

轻度子宫内膜异位症不孕患者行期待疗法者其1年内妊娠率为75%，平均妊娠时间为5个月，即多数半年内妊娠。有排卵障碍的轻度子宫内膜异位症患者，其1年内妊娠率和平均妊娠时间也与上述相同，因此对轻度子宫内膜异位症患者，只要疼痛症状不明显，可以通过非激素类药物控制，应可予以期待管理。

腹腔镜确诊为轻度子宫内膜异位症患者在不作任何治疗6个月后再行腹腔镜检查，发现约30%病灶缩小或消失，38%病灶无变化，仅32%病灶有发展。因此为防止1/3左右病情发展可能而让所有病人都接受药物或手术治疗，承受药物的不良反应及手术并发症的危险，似为得不偿失。更何况药物治疗也并非均能根治，一般药物均主要是暂时缓解症状而已。

鉴于上述各理由，所以临床上对没有或仅轻微盆腔疼痛的Ⅰ、Ⅱ期患者可选用期待疗法。

期待疗法时应注意如下各点：

1. 期待疗法者诊断必须明确，一般以腹腔镜检查为依据。

2. 适用于Ⅰ、Ⅱ期患者。

3. 期待疗法的期限应个体化，根据患者对症状的耐受性、接受程度、年龄、对生育要求而定。对有生育要求者一般期待1年为宜，若为已有3年以上不孕史或年龄较大者以半年为宜，若为无生育要求者则可较长期的期待。

4. 对合并不孕的子宫内膜异位症患者，期待不是消极等待，应及早明确是否有不孕的其他因素，如排卵障碍、精液异常等，并及时针对性的治疗，如可促排卵、人工授精，若仍不孕可作 GIFT 或 IVF-ET 等技术。

5. 在诊断性腹腔镜检查时，对病灶应进行电凝、激光、粘连分离等治疗。

## 二、药物治疗

### （一）假孕疗法

本法是采用雌激素或不联合雌激素的大量孕激素，产生一种高激素性闭经，其产生变化与正常妊娠期相似，故名假孕。由于大量持续服用高效孕激素，抑制垂体促性腺激素及卵巢性激素的分泌，造成无周期的低雌激素状态，人工合成的孕激素与内源性雌激素共同作用，造成高孕激素的闭经和子宫内膜呈蜕膜化，形成假孕，使异位的子宫内膜蜕膜化，间质水肿，坏死直至萎缩。

1. 单一孕激素

（1）甲地孕酮（妇宁片）：8~10mg，每日2次，连服 6 个月。

（2）炔诺酮（妇康片）：从一般剂量开始，逐量增加，增至原剂量 3 ~ 4 倍，共持续 6 ~ 12 个月。具体为月经周期第 5 ~ 26 天用药，每日口服 5 ~ 10mg，第 1 周每日 5mg，第 2 周 10mg，第 3 周每日 2 次，每次 10mg，连服 3 ~ 12 个月。

（3）安宫黄体酮（甲孕酮、MPA）：10mg 每日 2 次，连服 6 个月。或月经周期第一天起 10mg，每日 3 次，连服 3 个月。或 100mg 每日 1 次，连服 3 个月。

（4）长效安宫黄体酮针剂（depo-provera）：150mg 肌注，每月 1 次，共 6 个月。

2. 口服避孕药　各种口服避孕药均可诱发假孕。其中以含高效孕激素类制剂效果为好。左旋 -18- 甲基炔诺酮 0.5mg+ 乙炔雌二醇 0.05mg，每日 1 片，连服 6 ~ 9 个月。每次有突破性出血后增加 1 片，至闭经为止。

## （二）假绝经疗法

药物阻断下丘脑促性腺激素释放激素和垂体促性腺激素的合成和释放，直接抑制卵巢甾体激素合成，使子宫内膜萎缩，导致闭经，此称假绝经疗法。

1. 丹那唑（denazol）　月经周期第一天起每日 400 ~ 800mg，分 2 ~ 4 次口服，持续 6 ~ 9 个月。用药期间使血清 $E_2$ 水平维持在 20 ~ 50pg/ml 水平。服药时间长短取决于个体反应和疾病的分期。对仅有腹膜种植而无卵巢巧克力囊肿者，一般使其闭经 3 ~ 4 个月已足够使病灶完全退化。

服药后可有低雌激素症状，雄激素同化作用，如多毛、痤疮、体毛增加等。

2. 内美通（孕三烯酮，三烯高诺酮、R2323）　月经第一天开始服 1 片（2.5mg）间隔约 3 天，每周共 2 次，持续 6 个月。本药也有体重增加、多毛、痤疮

等雄激素同化作用，部分出现肝功能损害。

## （三）促性腺激素释放激素及其类似物（表 55-1）

表 55-1　常用 GnRHa 药物剂量、用法和使用期限

| 常用药物 | 剂量 | 使用时间 | 用法 |
|---|---|---|---|
| Leuprolide acetate | 0.5 ~ 1mg/d | 共 20 周 | 皮下注射 |
| Leuprolide Depo | 3.75 ~ 7.5mg/m | 共 6 个月 | 肌内注射 |
| Nafarelin | 200μg/d | 共 6 个月 | 喷鼻 |
| Beuserelin | 900μg/d | 共 6 个月 | 喷鼻 |
| Goserelin | 3.6mg/m | 共 6 个月 | 皮下埋植 |

## （四）三苯氧胺（他莫西酚，tamoxifen，TAM）

是一种非甾体类的雌激素拮抗剂。每次 10mg，1 日 2 ~ 3 次，连服 3 ~ 6 个月。

## （五）米非司酮（mifepriston，RU486）

具有强抗孕激素作用，用药造成闭经，使病灶萎缩，疼痛缓解。

50mg/d，连服 6 个月，用药第 1 个月即闭经。国内均以低剂量使用，每日 10mg，连续 90 天，也获满意疗效。

## （六）中药治疗

中医无子宫内膜异位症的病名，但与痛经，癥瘕等病证相似。治疗原则以活血化瘀为主，兼治他法。治疗方法有中药内药、外敷、灌肠等，具体均须辨证论治，个体化治疗。也有一些近代中医的经验方可服用。

此外中医也有外治法，如中药外敷、热敷、干热敷、中药灌肠等，均须由中医师诊疗后个体化使用。

（石一复）

# 第五十六章

# 妇科恶性肿瘤的化学药物治疗

妇科肿瘤的化学药物治疗（以下简称化疗）也与其他学科肿瘤的化疗一样，成为与手术治疗和放射治疗并列的三大手段之一。妇科肿瘤化疗对滋养细胞肿瘤的疗效尤为突出，大多数卵巢癌也都以抗肿瘤药物治疗。随着新药的不断发展，手术与化疗、放疗等综合治疗的合理应用，化疗在妇科肿瘤中将会起到更重要的作用。

## 第一节　恶性肿瘤化学治疗基本知识

### （一）肿瘤组织中的细胞构成

肿瘤组织由肿瘤细胞和细胞间质构成。肿瘤细胞基本分为三大类群：

1. 增殖期细胞群　是指不断按指数分裂增殖的肿瘤细胞，此细胞占整个细胞中的比例称为增殖比，增殖比高的肿瘤，瘤体增长迅速，对化疗药物敏感性也高。

2. 静止细胞群（$G_0$期细胞或静止期细胞）　此为有增殖能力但暂时不进入细胞周期的后备细胞。当增殖期的细胞被药物杀灭后，$G_0$期细胞即进入增殖期。$G_0$期细胞对化疗药物敏感性低，是癌症治疗中复发的根源。

3. 无增殖能力的细胞群　如终末分化细胞，在肿瘤组织中此类细胞很少，在化疗中无意义，也称衰老的细胞。

上述三种细胞可相互转变，如增殖期细胞与$G_0$期细胞在一定条件下相互转变，无增殖能力细胞最终死亡。

### （二）增殖细胞的细胞周期

增殖细胞群的细胞不断分裂增殖。研究增殖细胞群中单个癌细胞的生长行为即所谓细胞周期，细胞周期是细胞从DNA合成前期开始到有丝分裂结束的整个过程。细胞周期分4个时相：

1. $G_1$期　即DNA合成前期或有丝分裂后期的间隙，此期主要合成mRNA和蛋白质，为向S期过渡作准备，此期的长短在不同肿瘤中差异甚大，由数小时到数日不等。

2. S期　DNA合成期。是进行DNA的复制期。此期之末DNA含量倍增。是细胞生长最主要阶段，也是对化疗药物敏感的时期。S期在2~30小时之间；多数为10多个小时。

3. $G_2$期　即DNA合成后期或有丝分裂前期。此期DNA合成结束，进行细胞分裂的准备。此期为2~3小时。

4. M期　即有丝分裂期，一个母细胞分裂为2个子细胞，从而完成细胞分裂。此期为1~2小时。

### （三）抗肿瘤药物对细胞周期的作用和疗效关系

各期肿瘤细胞对抗肿瘤药物的敏感性不同，可将其分为二大类。

1. 细胞周期非特殊性药物（CCNSA）　此类药物能杀灭各时期的肿瘤细胞，包括$G_0$期细胞。这类药物包括烷化剂、抗肿瘤抗生素和激素类。但CCNSA也可能对细胞周期中的某一时相有更突出的影响。如放线菌素D，小剂量对S期细胞最敏感，作用类似细胞周期特异性药物，若大剂量放线菌素D则仍为CCNSA。

CCNSA的作用特点是呈剂量依赖性，其杀伤肿瘤疗效和剂量成正比。使用本类药宜大剂量给药，为避免毒性增加，宜大剂量间隙给药以发挥最佳疗效。

2. 细胞周期特异性药物（CCSA）　主要杀伤处

于增殖周期的细胞，对 $G_0$ 期细胞不敏感。对 S 期和 M 期最敏感。这类药物包括抗代谢药（S 期）和植物药（M 期）。CCSA 的作用特点是给药规程依赖性，开始时其杀伤肿瘤细胞的疗效和剂量成正比，但达到一定剂量时即向水平方向转折，形成一个平台。因为

除 S 期和 M 期细胞外，处于其他期的细胞对药物不敏感，而 S 期和 M 期细胞只有这么多的量，所以再增加剂量，也无济于事。因此，小剂量给药为最好的方式。

常用抗肿瘤药物的细胞周期特性见表 56-1。

表 56-1　常用抗肿瘤药物的细胞周期特征

| 时相分类 | 药物分类 | 药物名称 | 在细胞周期中的作用 |
|---|---|---|---|
| 细胞周期非特异性药物 | 烷化剂 | 氮芥 | 细胞增殖各期，但对 M 与 $G_1$ 期最敏感 |
| | | 环磷酰胺 | 细胞增殖各期，对 S 期及 $G_2$ 期最敏感 |
| | | 苯丁酸氮芥 | 细胞增殖各期 |
| | | 左旋苯丙氨酸氮芥 | 细胞增殖各期 |
| | | 塞替哌 | 细胞增殖各期 |
| | | 甲氮咪胺 | 细胞增殖各期，在体内延缓 $G_2$ 期，在体位延缓 $G_1$ 期 |
| | | 顺氯氨铂 | 细胞增殖各期，但对体外 $G_1$ 期最敏感 |
| | | 卡氮芥 | 细胞增殖各期，对 $G_1$-S 过渡期的作用增强，对 S 期有延缓作用，对 $G_2$ 期作用又增强 |
| | | 环己亚硝脲 | 细胞增殖各期，对 S 与 $G_2$-S 边界最敏感 |
| | | 甲环亚硝脲 | 细胞增殖各期 |
| | | 甲基苄肼 | 细胞增殖各期，但对 $G_1$-$G_2$ 过渡期有延缓作用 |
| | 抗肿瘤抗生素 | 放线菌素 D | 细胞增殖各期 |
| | | 阿霉素 | 细胞增殖各期，对 S 及 $G_1$ 期最敏感，对 $G_1$、S、$G_2$ 期有延缓作用 |
| | | 表阿霉素 | 细胞增殖各期 |
| | | 博莱霉素 | 细胞增殖各期，对 $G_2$ 期最敏感 |
| | | 丝裂霉素 | 细胞增殖各期，但对 M 与 $G_1$ 期最敏感 |
| | | 柔红霉素 | 细胞增殖各期 |
| | | 链脲霉素 | 细胞增殖各期，对 S 期最敏感 |
| 细胞周期特异性药物 | 抗代谢药 | 甲氨蝶呤 | S 期特异活性，对 $G_1$ 期也有一定作用，对 $G_1$-S 边界有延缓作用 |
| | | 6-巯基嘌呤 | S 期特异活性，有自限作用，对其他各期也有一定活性作用，对 $G_1$ 有延缓作用 |
| | | 硫鸟嘌呤 1 | S 期特异活性，对 $G_1$-S 边界有延缓作用 |
| | | 氟尿嘧啶 | S 期特异活性，有自限作用，对 $G_1$-S、S-$G_2$ 边界有延缓作用 |
| | | 阿糖胞苷 | S 期特异活性，对 $G_1$-S、S-$G_2$ 边界有延缓作用 |
| | | 氮杂胞苷 | S 期特异活性 |
| | | 羟基脲 | S 期特异活性，对 $G_1$-S 边界有延缓作用 |
| | | 六甲嘧啶 | 对 $G_1$-S 边界有延缓作用 |
| | | 吉西他滨 | S 期特异活性 |
| | 植物药 | 长春新碱 | M 期特异性活性，高浓度时对 S 期也有活性 |
| | | 长春花碱 | M 期特异性活性，高浓度时对 S 期也有活性 |
| | | 鬼臼乙叉苷 | M 期及 $G_2$ 特异性活性 |
| | | 紫杉醇 | M 期特异性活性 |
| | | 和美新 | 半合成拓扑异构酶 I 抑制剂，导致 DNA 损伤 |
| | | 泰素蒂 | 细胞毒抗微管剂，阻断细胞有丝分裂 |
| 其他抗肿瘤药物 | 顺铂卡铂奥沙利铂 | | 能与 DNA 链交叉联结，致 DNA 损伤。高浓度时也抑制 RNA 和蛋白质合成 |

### （四）细胞增殖动力学和联合化疗

根据恶性肿瘤细胞增殖动力学的特点，将 CCNSA 和 CCSA 联合应用，可提高对肿瘤细胞的杀伤率。联合化疗可以采用几种不同药物先后给药的序

贯疗法和同时使用几种药物的联合方案。如增长缓慢的实体瘤，$G_0$ 期细胞较多，应多使用 CCNSA，以杀伤大量增殖期细胞和 $G_0$ 期细胞，使瘤体缩小，此时 $G_0$ 期细胞又进入增殖周期，再使用 CCSA 类药物，如

此反复使用可提高疗效。

癌组织中癌细胞往往处于不同的时期，若将作用于不同时期的药物联合应用，可增加疗效。

# 第二节 妇科恶性肿瘤的目前分期及治疗原则

## 一、卵巢肿瘤

### （一）分期

最常用的是2000年修订的FIGO手术-病理分期标准（表56-2、表56-3）。

### （二）治疗

治疗原则是手术为主，辅以化疗、放疗及其他综合治疗。

1. 早期 即Ⅰ和Ⅱ期，全面的分期手术（双附件切除+子宫切除+盆腹腔淋巴结切除+腹膜多点

表56-2 FIGO手术-病理分期标准（2000年）

| FIGO分期 | 肿瘤范围 |
|---|---|
| Ⅰ期 | 肿瘤局限于卵巢 |
| ⅠA | 肿瘤局限于一侧卵巢，包膜完整，卵巢表面无肿瘤；腹水或腹腔冲洗液未找到癌细胞 |
| ⅠB | 肿瘤局限于双侧卵巢，包膜完整，卵巢表面无肿瘤；腹水或腹腔冲洗液未找到癌细胞 |
| ⅠC | 肿瘤局限于单或双侧卵巢并伴有如下任何一项：包膜破裂；卵巢表面有肿瘤；腹水或腹腔冲洗液有恶性细胞 |
| Ⅱ期 | 肿瘤累及一侧或双侧卵巢伴有盆腔扩散 |
| ⅡA | 扩散和（或）种植到子宫和（或）输卵管；腹水或腹腔冲洗液无恶性细胞 |
| ⅡB | 扩散到其他盆腔器官；腹水或腹腔冲洗液无恶性细胞 |
| ⅡC | ⅡA或ⅡB并腹水或腹腔冲洗液找到恶性细胞 |
| Ⅲ期 | 肿瘤侵犯一侧或双侧卵巢，并有显微镜证实的盆腔外腹膜转移和（或）局部淋巴结转移，肝表面转移为Ⅲ期 |
| ⅢA | 显微镜证实的盆腔外腹膜转移，淋巴结阴性 |
| ⅢB | 肉眼盆腔外腹膜转移灶最大径线≤2cm，淋巴结阴性 |
| ⅢC | 腹腔转移灶最大径线>2cm，和（或）腹膜后区域淋巴结转移 |
| Ⅳ期 | 远处转移（胸水有癌细胞，肝实质转移） |

表56-3 卵巢癌分期分组

| FIGO分期 | UICC | | |
|---|---|---|---|
| | T | N | M |
| ⅠA | T1a | $N_0$ | $M_0$ |
| ⅠB | T1b | $N_0$ | $M_0$ |
| ⅠC | T1c | $N_0$ | $M_0$ |
| ⅡA | T2a | $N_0$ | $M_0$ |
| ⅡB | T2b | $N_0$ | $M_0$ |
| ⅡC | T2c | $N_0$ | $M_0$ |
| ⅢA | T3a | $N_0$ | $M_0$ |
| ⅢB | T3b | $N_0$ | $M_0$ |
| ⅢC | T3c | $N_0$ | $M_0$ |
| | 任何T | $N_1$ | $M_0$ |
| Ⅳ | 任何T | 任何N | $M_1$ |

注：区域淋巴结（N）：
$N_X$——区域淋巴结无法评估
$N_0$——无区域淋巴及转移
$N_1$——区域淋巴结转移
远处转移（M）：
$M_X$——远处转移无法评估
$M_0$——无远处转移
$M_1$——远处转移（腹膜转移除外）

活检+大网膜切除+/-阑尾切除术），若为黏液性肿瘤，建议同时行阑尾切除术，若为非黏液性肿瘤，则不切除阑尾。经过准确分期的ⅠA期和ⅠB期、高分化的囊腺癌患者预后相当好，辅助化疗不能提供更多的益处。对于年轻有生育要求、ⅠA期、细胞分化好（G1）、对侧卵巢和剖腹探查阴性、有随访条件的患者可考虑行保留生育功能的分期手术（患侧附件切除+盆腹腔淋巴结切除+腹膜多点活检+/-阑尾切除术），早期卵巢癌化疗周期通常为3~6个周期，一线化疗方案首选TP（泰素+卡铂/顺铂）或PC（顺铂/卡铂+环磷酰胺）方案。

2. 晚期 即Ⅲ期和Ⅳ期。影响晚期卵巢癌患者预后的最重要因素是残留病灶的数量和大小，所以对所有能够耐受手术患者，初始手术应尽最大努力行理想的肿瘤细胞减灭术，尽最大努力切除卵巢癌原发灶和转移灶，使残余肿瘤直径<2cm，必要时可切除部分肠管等。如患者初次手术不理想或因身体原因不能立即手术者，可先选择全身化疗3周期行再次细胞减灭术，术后再接受化疗。化疗方案同早期卵巢癌。

3. 复发性卵巢癌的化疗　大多数晚期卵巢癌最后会复发。无瘤间隔时间 >12 个月被认为对铂类敏感，<6 个月被认为对铂类耐药。研究表明，无瘤间隔时间越长，再次应用铂类时反应率越高。对铂类敏感者，首选铂类为基础的联合化疗，铂类耐药者，建议选用二线化疗方案如脂质体阿霉素、拓扑替康和吉西他滨等，但总体缓解率近 10%～15%。对于复发性卵巢癌的治疗大多只能缓解症状，而不是为了治愈，生存质量是最应该考虑的因素。所以对于顽固性卵巢癌患者，理想的处理是根据患者的身体状况、心理和精神状况做出评估，结合患者及其家属意愿做出恰当的治疗。

对复发性卵巢癌的手术治疗价值尚有争议，主要用于以下几方面：解除肠梗阻；对二线化疗敏感的复发灶的减灭；切除孤立的复发灶。

4. 低度恶性潜能上皮性癌的处理　即卵巢上皮性交界性肿瘤，分期如卵巢上皮性癌。最重要的治疗是初次分期手术或肿瘤细胞减灭术，临床Ⅰ期、希望保留生育功能者，经仔细检查腹膜和对侧卵巢排除肿瘤后，可以考虑进行单侧卵巢切除的保守性手术。患者若只有一侧卵巢或者两侧卵巢都有囊性病变，可以切除部分卵巢以保留生育功能。对于其他所有的患者，推荐行全子宫 + 双附件切除，有转移者进行最大限度的细胞减灭术，除少数腹膜或网膜表面有种植灶的少数患者及短期内复发的患者建议化疗外，其他交界性肿瘤术后均不需要化疗。

5. 卵巢性索间质肿瘤的处理　分期同卵巢上皮性癌。治疗：有生育要求：ⅠA～ⅠC 期行全面分期手术后可保留生育功能，Ⅰ期低危者术后观察，Ⅰ期高危者（如Ⅰ期破裂或低分化 $G_3$）术后观察或铂类为基础化疗或放疗。无生育要求：Ⅰ期或Ⅱ～Ⅳ期先全面分期手术，Ⅰ期低危者术后观察，Ⅰ期高危（如在ⅠC 期破裂、低分化）术后观察或铂类基础化疗或放疗。Ⅱ～Ⅳ期者——铂类为基础化疗或对局限性病灶放疗。

治疗后临床复发的Ⅱ～Ⅳ期者推行临床试验或考虑再次细胞减灭术，术后化疗可按复发治疗。

临床分期是影响预后的最重要因素。患者年龄、肿瘤大小、组织学特征也可影响预后。若患者年轻，病灶局限一侧，可以进行保守性手术。已进行满意手术的Ⅰ期患者术后可不需放化疗。但 ≥ Ⅱ期患者术后放化疗能否改善预后目前尚无定论。化疗方案首选 PVB 或 BEP 方案。

6. 卵巢生殖细胞肿瘤的处理　分期同卵巢上皮性癌。由于化疗可以治愈大多数生殖细胞肿瘤，故若患者年轻、有保留生育功能要求，无生育要求则行全面分期手术。化疗方案首选 BEP（博来霉素 +VP16-213+ 顺铂）或 EP（VP16-213+ 顺铂）方案。

7. 卵巢癌肉瘤　分期同卵巢上皮性癌。应全面分期手术，Ⅰ期术后化疗，Ⅱ～Ⅳ期或复发者参照上皮性癌治疗。

## 二、输卵管癌

分期和治疗原则同卵巢上皮性癌。

## 三、子宫内膜癌

### （一）分期

目前临床上推荐的、最常用的是国际妇产科联盟（FIGO）在 2000 年制定的手术 - 病理分期（表 56-4、表 56-5）。

首先，删除原来肿瘤局限在子宫内膜的ⅠA 期，将其与原ⅠB 期合并为ⅠA 期。有宫颈内膜腺体受累原分期是ⅡA，现应当认为是Ⅰ期，而不再认为是Ⅱ期。其次，腹水或腹腔冲洗液细胞学阳性旧分期为Ⅲ期，但新分期中删去细胞学检查结果，即认为细胞学阳性结果不改变分期。这基于近年多项大样本病例对照研究结果，认为腹水细胞学阳性和腹腔或淋巴结的转移不相关。目前还没有足够的证据说明腹水细

**表 56-4　子宫内膜癌手术 - 病理分期（FIGO，2000）**

| | |
|---|---|
| Ⅰ期 | 癌局限于子宫体 |
| ⅠA | 癌局限于子宫内膜 |
| ⅠB | 癌侵犯肌层 ≤1/2 |
| ⅠC | 癌侵犯肌层 >1/2 |
| Ⅱ期 | 癌累及宫颈，无子宫外病变 |
| ⅡA | 仅宫颈黏膜腺体受累 |
| ⅡB | 宫颈间质受累 |
| Ⅲ期 | 癌播散于子宫外的盆腔内，但未累及膀胱、直肠 |
| ⅢA | 癌累及浆膜和（或）附件和（或）腹腔细胞学检查阳性 |
| ⅢB | 阴道转移 |
| ⅢC | 盆腔淋巴结和（或）腹主动脉淋巴结转移 |
| Ⅳ期 | 癌累及膀胱及直肠（黏膜明显受累），或有盆腔外远处转移 |
| ⅣA | 癌累及膀胱和（或）直肠黏膜 |
| ⅣB | 远处转移，包括腹腔内转移和（或）腹股沟淋巴结转移 |

表 56-5　子宫内膜癌 2009 年 FIGO 分期

| Ⅰ期* | 肿瘤局限于子宫体 |
|---|---|
| ⅠA* | 肿瘤侵犯深度 <1/2 肌层 |
| ⅠB* | 肿瘤侵犯深度 ≥1/2 肌层 |
| Ⅱ期* | 肿瘤侵犯宫颈间质，但无宫体外蔓延 △ |
| Ⅲ期* | 肿瘤局部和（或）区域扩散 |
| ⅢA* | 肿瘤累及浆膜层和（或）附件* |
| ⅢB* | 阴道和（或）宫旁转移* |
| ⅢC* | 盆腔淋巴结和（或）腹主动脉淋巴结转移# |
| ⅢC₁* | 盆腔淋巴结阳性 |
| ⅢC₂* | 腹主动脉旁淋巴结阳性和（或）盆腔淋巴结阳性 |
| Ⅳ期* | 肿瘤累及膀胱及直肠黏膜，和（或）远处转移 |
| ⅣA* | 肿瘤累及膀胱和（或）直肠黏膜 |
| ⅣB* | 远处转移，包括腹腔内转移和（或）腹股沟淋巴结转移 |

注：*：$G_1$、$G_2$、$G_3$ 任何一种。△ 仅有宫颈内膜腺体受体受累应当认为是 Ⅰ 期，而不再认为是 Ⅱ 期。#细胞学检查阳性应单独报告，并没有改变分期

胞学阳性与复发风险和治疗效果有何关系。另外，在 Ⅲ C 期中再细分 Ⅲ $C_1$ 和 Ⅲ $C_2$ 期，将盆腔淋巴结和主动脉旁淋巴结转移分开。

### （二）治疗

Ⅰ期子宫内膜癌患者应行筋膜外子宫切除 + 双附件切除术。目前对是否做盆腔及主动脉旁淋巴结切除尚有争议，常规进行选择性淋巴结取样的价值尚未确定。系统性淋巴结切除术可用于有肯定高危因素的病例。子宫内膜癌预后高危因素包括：$G_3$ 级肿瘤、深肌层浸润、淋巴脉管侵犯、腹水细胞学阳性、浆液性乳头状肿瘤、透明细胞肿瘤、宫颈侵犯。主动脉旁淋巴结取样的指征包括可疑的腹主动脉旁及髂总淋巴结、大块附件病灶及增大的盆腔淋巴结、浸润肌层全层的低分化肿瘤、透明细胞癌、浆液性乳头状癌及癌肉瘤等。

Ⅱ期患者应行广泛子宫切除 + 双附件切除术，同时行盆腔及腹主动脉旁淋巴结切除。Ⅲ期和Ⅳ期的晚期患者手术范围与卵巢癌相同，应进行肿瘤细胞减灭术。

对已有深肌层浸润、淋巴结转移、盆腔及阴道残留病灶、有手术禁忌证或无法手术切除的晚期内膜癌患者需选用辅助放疗或放疗。

对晚期或复发癌、早期要求保留生育功能的患者则可考虑孕激素治疗，孕激素以高效、大剂量、长期

应用为宜，至少应用 12 周以上方可评定疗效。常用药物有口服甲羟孕酮 200～400mg/d。

化疗是晚期或复发子宫内膜癌综合治疗方案之一，也可用于术后有复发高危因素患者的治疗以期减少盆腔外的远处转移。子宫乳头状浆液性腺癌术后应给予化疗，方案同卵巢上皮性癌。

### 四、子宫肉瘤

根据不同的组织发生来源，主要有子宫平滑肌肉瘤、子宫内膜间质肉瘤及恶性中胚叶混合瘤三种类型。分期多采用国际抗癌协会（UICC）的临床分期。

Ⅰ期：肿瘤局限于宫体。

Ⅱ期：肿瘤浸润至宫颈。

Ⅲ期：肿瘤超出子宫范围，侵犯盆腔其他脏器及组织，但仍局限于盆腔。

Ⅳ期：肿瘤超出盆腔范围，侵犯上腹腔或已有远处转移。

治疗原则以手术为主，Ⅰ期行全子宫及双附件切除术。Ⅱ期应行广泛子宫切除 + 盆腔淋巴结切除术，必要时行腹主动脉旁淋巴结活检。根据病情早晚，术后加用化疗或放疗有可能提高疗效。常用的化疗方案有 VAD 方案（VCR 2mg+ 表阿霉素 $40mg/m^2$ 或阿霉素 $20mg/m^2$+DTIC $250mg/m^2$）和 IAP 方案（异环磷酰胺 2.0g+ 表阿霉素（EPI）$50mg/m^2$+DDP 40mg），疗程间隔均为 3～4 周。恶性中胚叶混合瘤和高度恶性子宫内膜间质肉瘤对放疗较敏感。低度恶性子宫内膜间质肉瘤对孕激素治疗有一定效果。

### 五、妊娠滋养细胞肿瘤

滋养细胞肿瘤对化疗十分敏感，故采用以化疗为主的综合治疗措施，常用化疗方案见表 56-6。

滋养细胞肿瘤无转移和低危转移 GTT 的治愈率几乎达 100%，但是耐药和复发病例仍是其死亡的主要原因，占死因的 70%。因此，耐药和复发是临床的难题，世界各国均在为此类疾病的诊断作不懈的努力。

耐药除与耐药细胞、多药耐药基因等有关外，临床产生耐药的因素也甚多，如：疗程不足；未巩固化疗；未选用妊娠滋养细胞肿瘤敏感的药物；药物剂量不足；化疗方案组合不合理；hCG 下降缓慢，又未及时更新化疗方案；广泛转移病例，尤以肝、脑转移者；顽固巨大病灶；错失手术时机而一味化疗；化疗不良反应剧烈，未积极采用对症措施，延误和拖长化

表 56-6　滋养细胞肿瘤化疗方案

| 期别 | 药物或方案 | 剂量 | 用药途径 | 用药方法和时间 |
|---|---|---|---|---|
| Ⅰ期 | ACTD（或 KSM）<br>5FU<br>MTX<br>CF | 每天 10μg/kg<br>每天 28 ~ 30mg/kg<br>每天 1.0 ~ 1.5mg/kg<br>1/10 量 | 静脉滴注<br>肌内注射<br>肌内注射 | 8 ~ 10 天为 1 疗程，疗程间隔 1 周<br>6 ~ 8 小时，8 ~ 10 天为 1 疗程<br><br>24 小时解救 |
| Ⅱ ~ Ⅲ期 | ACM 三联序贯<br>　ACTD<br>　CTX<br>　MTX | <br>400μg<br>400mg<br>20mg | <br>静脉滴注<br>静脉注射<br>静脉注射 | 疗程间隔 2 周<br>第 1，4，7，10，13 天<br>第 2，5，8，11，14 天<br>第 3，6，9，12，15 天 |
| | 5-FU+KSM<br>　5-FU<br>　KSM<br>　（或 AT-1258） | <br>第天 26 ~ 28mg/kg<br>每天 6μg/kg<br>（每天 30mg） | <br>静脉滴注<br>静脉滴注 | 疗程间隔 14 天<br>6 ~ 8 天<br>6 ~ 8 天 |
| Ⅳ期 | EMA-CO<br>　EMA<br>　　ACTD<br>　　VP16-213<br>　　MTX<br>　　MTX | <br><br>0.5mg<br>100mg/m$^2$<br>100mg/m$^2$<br>200mg/m$^2$ | <br><br>静脉注射<br>静脉注射<br>静脉注射<br>静脉注射 | <br><br>第 1 天 |
| | 　　ACTD<br>　　VP16-213<br>　　CF | 0.5mg<br>100mg/m$^2$<br>每次 15mg | 静脉注射<br>静脉滴注<br>口服或肌内注射 | 第 2 天<br><br>12 小时 1 次，共 4 次 |
| | 　CO<br>　　VCR<br>　　CTX | <br>1mg/m$^2$<br>600mg/m$^2$ | <br>静脉注射<br>静脉滴注 | <br>第 8 天，每周重复 1 次 |
| | 5-FU+ACTD+<br>AT-1258+VCR<br>　VCR<br>　AT-1258<br>　KSM<br>　5-FU | <br><br>2mg<br>每天 0.4 ~ 0.55mg/kg<br>每天 4.0 ~ 5.5μg/kg<br>每天 24 ~ 25.5mg/kg | <br><br>静脉注射<br>静脉注射<br>静脉滴注<br>静脉滴注 | 疗程间隔 18 ~ 21 天<br><br>第 1 天，3 小时后用下列药物<br>第 1 ~ 5 天<br>第 1 ~ 5 天<br>第 1 ~ 5 天 |
| | PE<br>　VP16-213<br>　DDP | <br>100mg/m$^2$<br>20mg/m$^2$ | <br>静脉注射<br>静脉注射 | 疗程间隔 3 ~ 4 周<br>共 5 天<br>共 5 天 |

注：①Ⅳ期尚需考虑不同转移部位的不同治疗方法。脑转移者常采用全身化疗加鞘内注射，必要时采用放射治疗，原则上不主张手术治疗。
②CTX：环磷酰胺；VCR：长春新碱

疗间隙期或未能按计划坚持化疗；患者免疫功能低下；检测手段问题，未采用灵敏的 hCG 测定，或未用 CT 检查肺部病灶，被"阴性"假象所掩盖等（表 56-7）。

1. 妊娠滋养细胞肿瘤的 FIGO 分期　2000 年开始 FIGO 推荐使用妊娠滋养细胞肿瘤临床分期，要求将 GTN 上报给妇科肿瘤年报组织。妊娠滋养细胞肿瘤的临床分期的定义如下：

　　Ⅰ期　妊娠滋养细胞肿瘤局限在子宫体。

　　Ⅱ期　滋养细胞肿瘤转移至附件或阴道，但仍局限于生殖系统。

　　Ⅲ期　病变转移至肺，伴或不伴生殖系统受累。

　　Ⅳ期　病变转移至其他部位。

根据 FIGO 规定，葡萄胎应作登记，但不能归为 0 期。原因在于 hCG 持续不降和需要化疗的患者需作再次分期，此与现行妊娠滋养细胞肿瘤的分期体系相矛盾。即葡萄胎患者需作登记，但分期只适用于妊娠滋养细胞肿瘤患者。

表 56-7　目前对耐药和复发滋养细胞肿瘤的化疗方案

| VIP 方案：<br>第 1~5 日 | 适合对 EMA-CO 方案耐药或复发的妊娠滋养细胞肿瘤<br>10% GS 500 ml+VitC 2g　iv.gtt<br>$VP_{16}$ 100mg/m²+NS 300ml　iv.gtt<br>5%GNS 500ml+$VitB_6$ 300mg+10%KCL 15ml　iv.gtt<br>抗吐治疗<br>DDP 20mg+NS 200ml　iv.gtt（或 Carboplatin 100mg+NS 300ml）<br>10% GS250ml+DXM 10mg+10%KCL 10ml　iv.gtt<br>IFO 1.5g/m²+Ringer's Sol. 500ml　iv.gtt<br>Mesna 0.4/m²+Ringer's Sol. 500ml　iv.gtt 注 IFO 同时，4，8 小时 |
|---|---|
| 第 6 日 | Ringer's Sol. 500ml　iv.gtt<br>间隙 3 周，重复下一疗程 |
| EP 方案：<br>第 1~5 日 | 适应证同 VIP 方案<br>$VP_{16}$ 100mg/m²+NS 500ml　iv.gtt<br>DDP 20mg/m²+NS 500ml　iv.gtt<br>间隔 3 周，重复下一疗程 |
| PVB 方案： | 适应证同 VIP 方案，方案及用法与卵巢生殖细胞肿瘤化疗相同 |
| $VP_{16}$，CTX 方案 | $VP_{16}$ 0.4mg/ml 溶于 NS，175ml/m²/ 小时，持续静脉滴注，2，5 天，总量 4200mg/m²，紧接以 CTX 50mg/kg<br>溶于 50% GS 250ml 中静脉滴注 2 小时以上，共 4 天，总剂量 200mg/kg |

不符合以上分期标准的患者，应单独列为未分期。据 Hammond 报道，大部分低危的转移性滋养细胞肿瘤患者属Ⅲ期，而大部分高危的转移性滋养细胞肿瘤患者属Ⅳ期。

2. 改良 WHO 评分系统和 FIGO 分期相结合　2000 年获得国际妇产科联盟（FIGO）接受了由 Kenneth Bagshawe 教授首先提出的有关妊娠滋养细胞肿瘤预后的 WHO 评分系统。该系统高危因素的分值包括 1、2、4 分，血型不再是高危因素，肝转移高危评分为 4 分。2002 年 7 月 FIGO 妇科肿瘤委员会划定了低危和高危妊娠滋养细胞肿瘤的临界值。≤6 分属低危，单药化疗即可，≥7 分属高危，需联合化疗。取消中危组（表 56-8）。

表 56-8　2012 年 FIGO 恶性滋养细胞肿瘤高危评分表

| FIGO（WHO）高危<br>因素评分 | 0 分 | 1 分 | 2 分 | 4 分 |
|---|---|---|---|---|
| 年龄 | <40 | ≥40 | | |
| 先行妊娠 | 葡萄胎 | 流产 | 足月产 | |
| 潜伏期（月，从妊娠开始） | <4 | 4~6 | 7~12 | >12 |
| 治疗前 hCG 水平（mIU/ml） | <10³ | 10³~10⁴ | >10⁴~10⁵ | >10⁵ |
| 最大病灶直径（包括子宫） | | 3~4cm | ≥5cm | |
| 转移部位 | 肺 | 脾、肾 | 胃肠道 | 脑、肝 |
| 转移灶数目 | | 1~4 | 5~8 | >8 |
| 以前化疗失败 | | | 单药 | 两药以上 |

改良 WHO 高危因素评分系统与 FIGO 分期相结合的建议于 2000 年 9 月被 FIGO 妇科肿瘤委员会采纳，2002 年 7 月获 FIGO 正式公布，现已成为妊娠滋养细胞肿瘤 FIGO 分期和评分系统的一部分。最新 2012 年 10 月 FIGO 公布的分期和评分表如上述。

3. 妊娠滋养细胞肿瘤（GTN）的治疗
（1）低危妊娠滋养细胞肿瘤：系指无转移的 GTN，病程 <4 个月、hCG<40 000mIU/ml、仅有肺转移的低危转移性 GTN，WHO 评分≤6 分的 FIGO Ⅰ、Ⅱ、Ⅲ期 GTN：

1）化疗方案选择：单药化疗。

a. MTX 0.4mg/kg，im，qd×5d，疗程间隔为2周。此为GTD最早化疗方案之一，耶鲁大学至今仍在应用，而且还是芝加哥Brewer滋养细胞疾病中心的标准化疗方案。其首次化疗失败率为10%。

b. MTX加用甲酰四氢叶酸解救方案。MTX 1.0mg/kg第1、3、5、7天共4次肌注，甲酰四氢叶酸0.1mg/kg第2、4、6、8天肌注。此方案在英国和美国广为应用，但其首次化疗失败率为20%～25%。

c. MTX 50mg/m²，im，1次/周，首次治疗失败率30%。失败后可改用MTX 0.4mg/（kg·d）×5d，im，或Act-D 12μg/kg，iv，qd×5d。

d. Act-D，1.25mg/m²，每2周给药一次，首次失败率为20%。当MTX脉冲性周疗化疗失败时，可改用此方案。

e. Act-D，12μg/kg iv qd×5d，疗程间隔为2周。MTX 5天给药化疗方案失败后可改用此方案。且可在肝功能不全患者中使用，首次失败率为8%。

f. MTX，250mg在12小时内输注完毕，此同EMA-CO方案中MTX的使用方法。首次失败率为30%。

由于作用于细胞S期的药物剂量不足，"脉冲"方案的首次治疗失败率显著高于单药连用5天方案。如Act-D连用5天方案的首次失败率为8%，而1.25mg/m²脉冲方案为20%。

2）每个疗程的第一天均复查血细胞计数、血小板、肌酐（Cr）、尿素氮（BUN）和血清门冬氨酸氨基转移酶（SGOT）。

3）HCG首次转阴后应至少再化疗1个疗程，hCG下降缓慢或病灶弥漫的GTN通常为2～3个疗程。

（2）高危妊娠滋养细胞肿瘤：系指WHO评分≥7分的FIGO Ⅰ、Ⅱ、Ⅲ期GTN患者以及Ⅳ期GTN患者。

实践表明高危GTN患者对单药化疗不敏感，应首选EMA-CO联合化疗方案。EMA-CO是指足叶乙甙、甲氨蝶呤（MTX）及其解毒药甲酰四氢叶酸、放线菌素D（ACTD），于疗程第1～2天给药，环磷酰胺（CTX）和长春新碱（VCR）（CO）于疗程第8天给药。此方案较MAC方案（甲氨蝶呤、放线菌素D、环磷酰胺）毒性小、可接受性强。Bagshawe Ⅱ方案亦已被EMA-CO所取代。EMA-CO连续使用超过6个疗程后可引起白血病，故目前少数研究中心重新启动MAC方案。

EMA-CO需在严密的检测下有序地重复使用至病情缓解，升白药常用于增加白细胞数。

4. 化疗有关问题　首次hCG转阴后应另加三个疗程，而且至少第一个疗程需为联合化疗。HCG阴性提示体内的GTD肿瘤细胞<10⁷，但不是说滋养细胞已完全清除。

某些特定部位转移灶需特殊治疗，如：伴有脑转移患者EMA-CO方案中的MTX用量需增至1g/m²，大剂量MTX治疗同时应碱化尿液；根据脑转移灶的大小和数目，可作头部放疗（25～30Gy）或手术切除；伴有肝转移的患者可行肝区放疗（20Gy）或肝动脉灌注治疗。放疗在肝和脑转移中的作用主要是预防大出血，其次是控制滋养细胞疾病。

EMA-EP（EP-EMA）可用于耐EMA-CO或联合化疗后复发的GTN患者，此方案中的VP16、顺铂与EMA轮流交替使用，有时也用EMA-PA（P为顺铂，A为阿霉素）方案。

耐EMA-EP者，可试用泰素+顺铂、泰素+足叶乙苷、泰素+5-Fu或异环磷酰胺+顺铂+足叶乙苷（ICE）或长春碱+足叶乙甙+顺铂（BEP）方案。

5. 其他问题

（1）耐药和持续性转移患者的手术治疗：对化疗耐药的肺、肝、脑或其他部位的转移灶可行手术切除。

（2）转移性GTN治疗后的妊娠问题：化疗停止≥12个月，才可以妊娠。

## 六、宫颈癌

### （一）分期

宫颈癌的分期是临床分期，采用国际妇产科联盟（FIGO）的分期标准，分期应在治疗前进行，治疗后分期不再更改（表56-9、表56-10）。

表56-9　宫颈癌2000年FIGO临床分期

| 期别 | 肿瘤范围 |
| --- | --- |
| 0期 | 原位癌（浸润前癌） |
| Ⅰ期 | 癌严格局限于宫颈（包括累及宫体） |
| Ⅰa | 镜下浸润癌。间质浸润深度≤5mm，宽度≤7mm |
| Ⅰa₁ | 间质浸润深度≤3mm，宽度≤7mm |
| Ⅰa₂ | 间质浸润深度>3mm，但≤5mm，宽度≤7mm |
| Ⅰb | 肉眼可见病灶局限于宫颈，或显微镜下可见病变>Ⅰa₂期 |
| Ⅰb₁ | 肉眼可见病灶最大径线≤4cm |
| Ⅰb₂ | 肉眼可见病灶最大径线>4cm |
| Ⅱ期 | 肿瘤超过子宫颈，但未达骨盆壁或未达阴道下1/3 |

续表

| 期别 | 肿瘤范围 |
|---|---|
| Ⅱa | 无宫旁浸润 |
| Ⅱb | 有宫旁浸润 |
| Ⅲ期 | 肿瘤扩展到骨盆壁和（或）累及阴道下 1/3 和（或）引起肾盂积水或肾无功能者 |
| Ⅲa | 肿瘤累及阴道下 1/3，但未达盆腔 |
| Ⅲb | 肿瘤扩展到骨盆壁和（或）引起肾盂积水或肾无功能 |
| Ⅳ期 | |
| Ⅳa | 肿瘤播散超出真骨盆或肿瘤侵犯膀胱黏膜或直肠黏膜 |
| Ⅳb | 远处转移 |

表 56-10　宫颈癌 2009 年 FIGO 分期

| | |
|---|---|
| Ⅰ期 | 癌严格局限于宫颈（扩散至宫体将被忽略） |
| Ⅰa | 镜下浸润癌。间质浸润深度≤5mm，宽度≤7mm |
| Ⅰa₁ | 间质浸润深度≤3mm，宽度≤7mm |
| Ⅰa₂ | 间质浸润深度 >3mm，但≤5mm，宽度≤7mm |
| Ⅰb | 肉眼可见病灶局限于宫颈，或临床前病灶 > Ⅰa 期 * |
| Ⅰb₁ | 肉眼可见病灶最大径线≤4cm |
| Ⅰb₂ | 肉眼可见病灶最大径线 >4cm |
| Ⅱ期 | 肿瘤超过子宫颈，但未达骨盆壁或未达阴道下 1/3 |
| Ⅱa | 无宫旁浸润 |
| Ⅱa₁ | 肉眼可见病灶最大径线≤4cm |
| Ⅱa₂ | 肉眼可见病灶最大径线 >4cm |
| Ⅱb | 有明显宫旁浸润 |
| Ⅲ期 | 肿瘤扩展到骨盆壁和（或）累及阴道下 1/3 和（或）引起肾盂积水或肾无功能者 △ |
| Ⅲa | 肿瘤累及阴道下 1/3，没有扩展到骨盆壁 |
| Ⅲb | 肿瘤扩展到骨盆壁和（或）引起肾盂积水或肾无功能 |
| Ⅳ期 | 肿瘤播散超出真骨盆或（活检证实）侵犯膀胱或直肠黏膜。泡状水肿不能分为Ⅳ期 |
| Ⅳa | 肿瘤播散至邻近器官 |
| Ⅳb | 肿瘤播散至远处器官 |

注：* 所有肉眼可见病灶甚至于仅仅是浅表浸润都定为Ⅰb 期。浸润癌局限于可测量的间质浸润，最大深度为 5mm，水平扩散不超过 7mm。无论从腺上皮或者表面上皮起源的病变，从上皮的基底膜量起浸润深度不超过 5mm。浸润深度总是用 mm 来报告，甚至在这些早期（微小）间质浸润（0～1mm）。无论静脉或淋巴等脉管浸润均不改变分期。△ 直肠检查时肿瘤与盆腔间无肿瘤浸润间隙。任何不能找到其他原因的肾盂积水及肾无功能病例都应包括在内

Ⅰa₁ 和 Ⅰa₂ 期的诊断基于取出组织的显微镜检查，最好是宫颈锥切活检，切除的组织必须包含全部病变。

**（二）治疗**

治疗方案应根据临床分期、年龄、全身情况结合医院医疗技术水平综合考虑，制订治疗方案。主要治疗方法为手术、放疗及化疗。

1. 手术治疗　主要用于Ⅰa～Ⅱa 的早期患者。

（1）Ⅰa₁ 期：全子宫切除术；对要求保留生育功能者可行宫颈锥切术。

（2）Ⅰa₂～Ⅱa 期：选用广泛子宫切除术 + 盆腔淋巴结切除术，年轻患者可保留正常卵巢。术中冰冻切片检查髂总淋巴结有癌转移者，应作腹主动脉旁淋巴切除，进一步明确病变累及范围，选用术后治疗。

对Ⅰa₁～Ⅰb，肿瘤直径 <2cm、未生育年轻患者可选用广泛子宫颈切除术及盆腔淋巴结切除术，保留患者的生育功能。

2. 放射治疗　适用于Ⅱb、Ⅲ、Ⅳ期或无法手术者。包括腔内照射和腔外照射。腔内照射用以控制局部原发病灶，腔外照射主要用于治疗宫旁及盆腔淋巴结转移灶。也可用于术后合并有淋巴结阳性、宫旁阳性、手术切缘阳性、巨块型肿瘤、脉管受累及扩展到宫颈间质外 1/3 等高危因素的辅助治疗，也可术后同时辅以放化疗，以减少复发。

3. 化疗　主要用于晚期或复发转移的患者，也可作为手术或放疗的辅助治疗。鳞癌常用联合化疗方案为 BVP（博来霉素 + 长春新碱 + 顺铂）或 TP（泰素 + 顺铂）。腺癌则多用顺铂、异环磷酰胺加丝裂霉素或氟尿嘧啶。

## 七、阴道恶性肿瘤

少见。目前主要采用 FIGO 分期及 UICC 分期（表 56-11）。

治疗采用放射和手术治疗。应根据分期、病灶大小、部位及膀胱、尿道、直肠的关系制定个体化治疗方案。

1. 手术治疗　由于邻近膀胱和直肠，手术有一定局限性。侵犯阴道后壁上段的小病灶可采用根治性子宫切除术、部分阴道切除和盆腔淋巴结切除术。对于那些局部病变严重的患者（Ⅳa 期）和曾做过盆腔放疗的患者，首选盆腔除脏术。

2. 放射治疗　多数阴道癌患者首选放疗。

表 56-11　阴道恶性肿瘤 FIGO 分期和 UICC 分期

| FIGO 分期 | 肿瘤范围 | UICC 分期（TNM） | | |
|---|---|---|---|---|
| 0 | 原位癌（浸润前癌） | Tis | $N_0$ | $M_0$ |
| I | 癌瘤局限于阴道 | $T_1$ | $N_0$ | $M_0$ |
| II | 癌瘤侵及阴道旁组织但未达盆侧壁 | $T_2$ | $N_0$ | $M_0$ |
| III | 癌瘤扩散达盆侧壁 | $T_3$ | $N_0$ | $M_0$ |
| | | | $N_1$ | $M_0$ |
| | | $T_1$ | $N_1$ | $M_0$ |
| | | $T_2$ | $N_1$ | $M_0$ |
| IVa | 癌瘤侵入膀胱及直肠黏膜，和（或）扩散超出真骨盆 | $T_4$ | 任何 N | $M_0$ |
| IVb | 远处转移 | 任何 T，任何 N，$M_1$ | | |

## 八、外阴癌

### （一）分期

目前多采用国际妇产科联盟（FIGO）分期法（表 56-12、表 56-13）。

在新分期中，I 期保持不变，因为这是唯一一组可忽略淋巴结转移风险，将原 II 期并入 I 期；也即将没有邻近器官侵犯和无淋巴结转移病例，不管病灶大小，都分为 I 期。侵犯邻近器官无淋巴结转移者分为 II 期；有淋巴结转移者分为 III 期，有淋巴结转移者还需结合受累淋巴的数量和大小及有无囊外扩散进行

表 56-12　外阴癌 2000 年 FIGO 分期

| | |
|---|---|
| 0 | 原位癌（浸润前癌） |
| I | 肿瘤局限于外阴或外阴和会阴，最大径线≤2cm |
| IA | 肿瘤局限于外阴或外阴和会阴，最大径线≤2cm，间质浸润≤1.0cm* |
| IB | 肿瘤局限于外阴或外阴和会阴，最大径线≤2cm，间质浸润>1.0cm* |
| II | 肿瘤局限于外阴或外阴和会阴，最大径线>2cm |
| III | 肿瘤侵犯下列任何部位：下尿道、阴道、肛门和（或）单侧区域淋巴结转移 |
| IV | |
| IVA | 肿瘤侵犯下列任何部位：膀胱黏膜、直肠黏膜、上尿道黏膜；或骨质固定和（或）双侧区域淋巴结转移 |
| IVB | 任何部位（包括盆腔淋巴结）的远处转移 |

注：*肿瘤浸润深度指肿瘤从接近最表皮乳头上皮－间质连接处至最深浸润点的距离

表 56-13　外阴癌 2009 年 FIGO 分期

| | |
|---|---|
| I | 肿瘤局限于外阴，淋巴结未转移 |
| IA | 肿瘤局限于外阴或会阴，最大径线≤2cm，间质浸润≤1.0mm* |
| IB | 肿瘤最大径线>2cm 或局限于外阴或会阴，间质浸润>1.0mm* |
| II | 肿瘤侵犯下列任何部位：下 1/3 尿道、下 1/3 阴道、肛门，淋巴结未转移 |
| III | 肿瘤有或（无）侵犯下列任何部位：下 1/3 尿道、下 1/3 阴道、肛门，有腹股沟－股淋巴结转移 |
| IIIA | 1 个淋巴结转移（≥5mm）；或 1-2 个淋巴结转移（<5mm） |
| IIIB | ≥2 个淋巴结转移（≥5mm）；或≥3 个淋巴结转移（<5mm） |
| IIIC | 阳性淋巴结伴囊外扩散 |
| IV | 肿瘤侵犯其他区域（上 2/3 尿道、上 2/3 阴道）或远处转移 |
| IVA | 肿瘤侵犯下列任何部位：上尿道和（或）阴道黏膜、膀胱黏膜、直肠黏膜、或固定在骨盆壁；或腹股沟－股淋巴结出现固定或溃疡形成 |
| IVB | 任何部位（包括盆腔淋巴结）的远处转移 |

注：*浸润深度指肿瘤从接近最表皮乳头上皮－间质连接处至最深浸润点的距离

细分期，但忽略单侧或双侧淋巴结转移。新分期重视了淋巴结状态；另外，新分期条理性较强，可粗略地将分期分为：I 期病灶局限于外阴，侵犯邻近器官为 II 期。有淋巴结转移为 III 期，远处转移为 IV 期，易懂易记。

### （二）治疗

外阴癌的治疗必须个体化。治疗以手术为主。晚期可辅以放射治疗及化疗。早期的外阴癌患者在不影响预后的前提下，尽量减少手术范围，减少术后并发症，改善生活质量。

1. 手术治疗

0 期：术式为单纯浅表外阴切除（多病灶区），外阴上皮浅表局部切除（距病变区 0.5～1.0cm，单侧病变者）。

IA 期：外阴局部或单侧广泛切除。

IB 期：外阴广泛切除＋同侧或双侧腹股沟淋巴结切除术。

II 期：外阴广泛切除＋双侧腹股沟淋巴结切除和（或）盆腔淋巴结切除术。

III 期：同 II 期或并作部分下尿道、阴道与肛门皮肤切除。

Ⅳ期：除外阴广泛切除、双侧腹股沟及盆腔淋巴结切除术外，分别根据膀胱、上尿道或直肠受累情况选择相应切除术。

2. 放射治疗 外阴鳞癌对放射治疗较敏感，但外阴组织对放射线耐受性极差，易发生明显的放射反应（肿胀、溃烂、剧痛），难以达到放射根治剂量。常用于：

（1）与手术配合行术前局部照射，缩小癌灶再手术。

（2）外阴广泛切除术后行盆腔淋巴结照射。

（3）术后局部残存灶或复发癌治疗。

3. 化疗 化疗效果尚无定论。多用于晚期癌或复发癌综合治疗，配合手术及放疗，可缩小手术范围或提高放射治疗效果。常用药物有铂类、博来霉素、氟尿嘧啶及阿霉素等。

（石一复 李娟清）

# 附1：肿瘤病人化疗不良反应出现时间及程度分级

化疗药物引起的不良反应可以是急性的，也可以在用药后数月至数年出现。根据化疗药物应用后不良反应出现的时间，将其分为三种情况：即刻反应（immediate effects）、早期反应（early effects）和晚期反应（late effects）。任何一种化疗药物都可以引起这三种类型的毒性。所谓即刻反应是指在用药后24小时内出现者，最明显的是恶心呕吐，其他包括药液外渗引起的组织坏死、静脉炎、高尿酸血症及过敏反应、应用博莱霉素后引起的寒战、发热。早期反应指用药数天至数周内出现的反应。同即刻反应一样，一些早期毒性也常出现在大多数细胞毒药物应用后，最常见的早期反应是白细胞和血小板减少，其他有胃炎、腹泻、脱发，长春碱类特别是长春新碱引起的麻痹性肠梗阻，顺铂引起的肾毒性、耳毒性、低镁血症，甲氨蝶呤和博莱霉素引起的肺损害。晚期反应出现在用药数周甚至数年之后，如肺纤维化、肝细胞损害、肝硬化，性腺功能减退和不育，过度色素沉着，继发恶性肿瘤等，蒽环类抗癌抗生素引起的晚期心脏毒性及之后出现的难治性致命心肌病变（myocardiopathy），顺铂及长春新碱类引起的外周神经病变，甲氨蝶呤引起的肝纤维化及脑病。

化疗药物不良反应的程度一般采用世界卫生组织（WHO）制定的分级标准，见表56-1。

表56-1 抗癌药不良反应分度标准（WHO标准）

| | 0度 | Ⅰ度 | Ⅱ度 | Ⅲ度 | Ⅳ度 |
|---|---|---|---|---|---|
| **血液学（成人）** | | | | | |
| 血红蛋白（g/100ml） | >11.0 | 9.5~10.9 | 8.0~9.4 | 6.5~7.9 | <6.5 |
| 白细胞（1000/m³） | >4.0 | 3~3.9 | 2.0~2.9 | 1.0~1.9 | <1.0 |
| 粒细胞（1000/m³） | >2.0 | 1.5~1.9 | 1.0~1.4 | 0.5~0.9 | <0.5 |
| 血小板（1000/m³） | >100 | 75~99 | 50~74 | 25~49 | <25 |
| 出血 | 无 | 瘀点 | 轻度出血 | 严重出血 | 出血致衰弱 |
| **胃肠道** | | | | | |
| 胆红质 | <1.25×N | 1.26~2.5×N | 2.6~5×N | 5.1~10×N | >10×N |
| SGOT/SGPT | <1.25×N | 1.26~2.5×N | 2.6~5×N | 5.1~10×N | >10×N |
| 碱性磷酸酶 | <1.25×N | 1.26~2.5×N | 2.6~5×N | 5.1~10×N | >10×N |
| 口腔 | 无 | 红斑、疼痛 | 红斑、溃疡、可进食 | 溃疡、只进流质 | 不能进食 |
| 恶心、呕吐 | 无 | 恶心 | 短暂性呕吐 | 呕吐，需治疗 | 难控制的呕吐 |
| 腹泻 | 无 | 短暂性（<2天） | 能耐受（>2天） | 不能耐受，需治疗 | 血性腹泻 |
| **肾、膀胱** | | | | | |
| 尿素氮、血尿素 | <1.25×N | 1.26~2.5×N | 2.6~5×N | 5~10×N | >10×N |
| 肌酐 | <1.25×N | 1.26~2.5×N | 2.6~5×N | 5~10×N | >10×N |
| 蛋白尿 | 无 | 1+，<0.3g/100ml | 2~3+，0.3~1g/100ml | 4+，>1g/100ml | 肾病综合征 |
| 血尿 | 无 | 镜下血尿 | 严重血尿 | 严重血尿+血块 | 泌尿道梗阻 |
| **肺** | 无 | 症状轻微 | 活动后呼吸困难 | 休息时呼吸困难 | 需完全卧床 |
| **发热（药物所致）** | 无 | 低于38℃ | 38~40℃ | 高于40℃ | 发烧伴低血压 |

|  | 0 度 | I 度 | II 度 | III 度 | IV 度 |
|---|---|---|---|---|---|
| 过敏 | 无 | 水肿 | 支气管痉挛，无需注射治疗 | 支气管痉挛，需注射治疗 | 过敏反应 |
| 皮肤 | 无 | 红斑 | 干性脱皮，水疱，瘙痒 | 湿性脱皮、溃疡 | 剥脱性皮炎、坏死，需手术 |
| 脱发 | 无 | 轻度脱发 | 中度，斑状脱发 | 完全脱发，可再生 | 脱发，不能再生 |
| 感染（特殊部位） | 无 | 轻度感染 | 中度感染 | 重度感染 | 重度感染伴低血压 |
| 心脏 |  |  |  |  |  |
| 　节律 | 正常 | 窦性心动过速，休息时 >100 次 /min | 单灶 PVC，房性心律失常 | 多灶性 PVC | 室性心律不齐 |
| 　心功能 | 正常 | 无症状，但有异常心脏征象 | 短暂的心功能不足，但无需治疗 | 有症状，心功不足，治疗有效 | 有症状，心功不足，治疗无效 |
| 　心包炎 | 无 | 有心包积液、无症状 | 有症状，但无需抽水 | 心包填塞，需抽水 | 心包填塞，需手术 |
| 神经系 |  |  |  |  |  |
| 　神志 | 清醒 | 短暂时间嗜睡 | 嗜睡时间不到清醒的 50% | 嗜睡时间多于清醒的 50% | 昏迷 |
| 　周围神经 | 正常 | 感觉异常及或腱反射减退 | 严重感觉异常及 / 或轻度无力 | 不能耐受的感觉异常及 / 或显著运动障碍 | 瘫痪 |
| 　便秘[①] | 无 | 轻度 | 中度 | 腹胀 | 腹胀 |
| 疼痛[③] | 无 | 轻度 | 中度 | 严重 | 难控制 |

注：①便秘不包括麻醉剂引起者；②N 指正常上限；③疼痛系指与治疗有关的疼痛，不包括疾病本身引起的疼痛，根据病人对止痛药的耐受情况，也可以有助于判断疼痛的等级

# 附 2：化疗药物的拮抗剂和解毒剂使用（表 56-2）

表 56-2　拮抗剂和解毒剂及使用方法

| 药物 | 解毒剂及配方 | 使用方法 | 说明 |
|---|---|---|---|
| BCNU | 取 10 % 硫代硫酸钠 4ml 与注射用水 6ml 混合 | 局部静脉注射 5 ~ 6ml，外渗部位作多处皮内注射，数小时后可重复皮下给药 | 本方法为化学中和反应，立即给以足量治疗，局部冷敷有效 |
| MMC | 50% ~ 100%二甲亚砜 1 ~ 2ml | 外渗部位局部注射 1 次 | 立即治疗，对迟发性溃疡可能无效 |
| VLB VCR VDS | 透明质酸酶加生理盐水，配成 150U/ml 制剂 | 1 ~ 6ml（150 ~ 900U）于外渗部位皮内多次注射，数小时之后重复注射 | 本方法可加快外渗药物吸收，热敷增加药物全身吸收，皮质类固醇和局部冷敷会加重毒性 |
| VM26 VP16 | 透明质酸酶加生理盐水，配成 150U/ml 制剂 | 1 ~ 6ml（150 ~ 900U）于外渗部位皮内多次注射，数小时之后重复注射 |  |
| ADM DRB |  |  | 抬高患肢休息 24 ~ 48 小时，局部用冰袋、冷水冷敷，在可耐受的情况下维持 24 小时，疼痛、红斑、肿胀超过 48 小时，约 1/3 患者发生溃疡，可请外科医生清疮 |
| 蒽二腙 | 用 1mEg/ml 碳酸氢钠与等量生理盐水混合成 1：1 制剂 | 局部静脉注射 2 ~ 6ml；外渗部位多次注射，总量不超过 10ml | 稀释的碳酸氢钠对本品有化学降解作用，可用冷敷 |

# 附 3：肿瘤病人体力状况评分标准

## 一、Karnofsky 的体力状况（performance status）评分标准（表 56-3）

表 56-3　Karnofsky 的体力状况评分标准

| 计分 | 标准 | 计分 | 标准 |
|---|---|---|---|
| 100 | 正常，无主诉，无疾病证据 | 50 | 需要一定的帮助和护理 |
| 90 | 能正常活动，但有轻微症状及体征 | 40 | 生活不能自理，需要特殊照顾 |
| 80 | 能勉强正常活动，有某些症状及体征 | 30 | 生活严重不能自理，需住院治疗 |
| 70 | 生活能自理，但不能从事正常工作 | 20 | 病情严重，需积极支持治疗 |
| 60 | 生活尚能自理，但不能从事正常工作 | 10 | 病危，临近死亡 |

## 二、WHO 推荐的 ECOG（Zubroid）评分标准（表 56-4）

表 56.4　WHO 推荐的 ECOG（Zubroid）评分标准

| 计分 | 标准 |
|---|---|
| 0 | 无症状，行动自由 |
| 1 | 有症状，一般行动自由，较重体力活动受限制 |
| 2 | 有症状，生活能自理，不能工作，白天卧床时间 <50% |
| 3 | 生活不能完全自理，白天 50% 以上时间不能下地活动 |
| 4 | 卧床不起 |

# 附 4：化疗药物体表面积计算法（按身高、体重计算）（表 56-5 ~ 56-7）（不同体重、身高因人而异，下列各表格可供参考）

表 56-5

| 身高（cm）＼体重（kg） | 4 | 6 | 8 | 10 | 12 | 14 | 16 | 18 | 20 | 22 | 24 | 26 | 28 |
|---|---|---|---|---|---|---|---|---|---|---|---|---|---|
| 50 | 0.25 | 0.31 | 0.36 | 0.40 | 0.44 | 0.48 | 0.51 | 0.54 | 0.57 | 0.60 | 0.63 | 0.66 | 0.68 |
| 55 | 0.26 | 0.32 | 0.37 | 0.42 | 0.46 | 0.50 | 0.53 | 0.57 | 0.60 | 0.63 | 0.66 | 0.68 | 0.71 |
| 60 | 0.27 | 0.33 | 0.39 | 0.43 | 0.48 | 0.52 | 0.55 | 0.59 | 0.62 | 0.65 | 0.68 | 0.71 | 0.74 |
| 65 | 0.28 | 0.34 | 0.40 | 0.45 | 0.49 | 0.53 | 0.57 | 0.61 | 0.64 | 0.67 | 0.70 | 0.73 | 0.76 |
| 70 | 0.29 | 0.36 | 0.41 | 0.46 | 0.51 | 0.55 | 0.59 | 0.63 | 0.66 | 0.69 | 0.73 | 0.76 | 0.79 |
| 80 | 0.31 | 0.38 | 0.44 | 0.49 | 0.54 | 0.58 | 0.62 | 0.66 | 0.70 | 0.73 | 0.77 | 0.80 | 0.83 |
| 85 | 0.31 | 0.39 | 0.45 | 0.50 | 0.55 | 0.60 | 0.64 | 0.68 | 0.72 | 0.75 | 0.79 | 0.82 | 0.85 |
| 90 | 0.32 | 0.40 | 0.46 | 0.51 | 0.56 | 0.61 | 0.65 | 0.70 | 0.73 | 0.77 | 0.81 | 0.84 | 0.87 |
| 95 | 0.33 | 0.40 | 0.47 | 0.53 | 0.58 | 0.63 | 0.67 | 0.71 | 0.75 | 0.79 | 0.83 | 0.86 | 0.89 |

| 体重（kg）<br>身高（cm） | 30 | 32 | 34 | 36 | 38 | 40 | 44 | 48 | 52 | 56 | 60 |
|---|---|---|---|---|---|---|---|---|---|---|---|
| 50 | 0.71 | 0.73 | 0.75 | 0.78 | 0.80 | 0.82 | 0.86 | 0.90 | 0.94 | 0.97 | 1.01 |
| 55 | 0.74 | 0.76 | 0.78 | 0.81 | 0.83 | 0.85 | 0.90 | 0.94 | 0.98 | 1.01 | 1.05 |
| 60 | 0.76 | 0.79 | 0.81 | 0.84 | 0.86 | 0.88 | 0.93 | 0.97 | 1.01 | 1.05 | 1.09 |
| 65 | 0.79 | 0.82 | 0.84 | 0.87 | 0.89 | 0.91 | 0.96 | 1.00 | 1.05 | 1.09 | 1.13 |
| 70 | 0.84 | 0.87 | 0.89 | 0.92 | 0.95 | 0.97 | 1.02 | 1.07 | 1.11 | 1.16 | 1.20 |
| 80 | 0.86 | 0.89 | 0.92 | 0.95 | 0.97 | 1.00 | 1.05 | 1.10 | 1.14 | 1.19 | 1.23 |
| 85 | 0.88 | 0.91 | 0.94 | 0.97 | 1.00 | 1.02 | 1.08 | 1.13 | 1.17 | 1.22 | 1.26 |
| 90 | 0.91 | 0.94 | 0.97 | 0.99 | 1.02 | 1.05 | 1.10 | 1.15 | 1.20 | 1.25 | 1.28 |
| 95 | 0.93 | 0.96 | 0.99 | 1.02 | 1.05 | 1.07 | 1.13 | 1.18 | 1.23 | 1.28 | 1.30 |

表 56-6

| 体重（kg）<br>身高（cm） | 12 | 14 | 16 | 18 | 20 | 22 | 24 | 26 | 28 | 30 | 32 | 34 | 36 |
|---|---|---|---|---|---|---|---|---|---|---|---|---|---|
| 100 | 0.59 | 0.64 | 0.68 | 0.73 | 0.77 | 0.81 | 0.84 | 0.88 | 0.91 | 0.95 | 0.98 | 1.01 | 1.04 |
| 105 | 0.60 | 0.65 | 0.70 | 0.74 | 0.78 | 0.82 | 0.86 | 0.90 | 0.93 | 0.97 | 1.00 | 1.03 | 1.05 |
| 110 | 0.61 | 0.67 | 0.71 | 0.76 | 0.80 | 0.84 | 0.88 | 0.92 | 0.95 | 0.99 | 1.02 | 1.05 | 1.08 |
| 115 | 0.63 | 0.68 | 0.73 | 0.77 | 0.81 | 0.86 | 0.89 | 0.93 | 0.97 | 1.00 | 1.04 | 1.07 | 1.10 |
| 120 | 0.64 | 0.69 | 0.74 | 0.79 | 0.83 | 0.87 | 0.91 | 0.95 | 0.99 | 1.02 | 1.06 | 1.09 | 1.12 |
| 125 | 0.65 | 0.70 | 0.75 | 0.80 | 0.84 | 0.89 | 0.93 | 0.97 | 1.00 | 1.04 | 1.07 | 1.11 | 1.14 |
| 130 | 0.66 | 0.71 | 0.77 | 0.81 | 0.86 | 0.90 | 0.94 | 0.98 | 1.02 | 1.06 | 1.09 | 1.13 | 1.16 |
| 135 | 0.67 | 0.73 | 0.78 | 0.83 | 0.87 | 0.92 | 0.96 | 1.00 | 1.04 | 1.07 | 1.11 | 1.15 | 1.18 |
| 140 | 0.68 | 0.73 | 0.79 | 0.84 | 0.89 | 0.93 | 0.97 | 1.01 | 1.05 | 1.09 | 1.03 | 1.16 | 1.20 |
| 145 | 0.69 | 0.75 | 0.80 | 0.85 | 0.90 | 0.94 | 0.99 | 1.03 | 1.07 | 1.11 | 1.14 | 1.18 | 1.22 |

| 体重（kg）<br>身高（cm） | 38 | 40 | 42 | 44 | 48 | 52 | 56 | 60 | 64 | 68 | 72 |
|---|---|---|---|---|---|---|---|---|---|---|---|
| 100 | 1.07 | 1.10 | 1.13 | 1.15 | 1.21 | 1.26 | 1.30 | 1.35 | 1.40 | 1.44 | 1.48 |
| 105 | 1.09 | 1.12 | 1.15 | 1.18 | 1.23 | 1.28 | 1.33 | 1.38 | 1.43 | 1.47 | 1.52 |
| 110 | 1.11 | 1.14 | 1.17 | 1.20 | 1.25 | 1.31 | 1.36 | 1.41 | 1.45 | 1.50 | 1.55 |
| 115 | 1.13 | 1.16 | 1.19 | 1.22 | 1.28 | 1.33 | 1.38 | 1.43 | 1.48 | 1.53 | 1.58 |
| 120 | 1.15 | 1.19 | 1.22 | 1.24 | 1.30 | 1.36 | 1.41 | 1.46 | 1.51 | 1.56 | 1.60 |
| 125 | 1.17 | 1.20 | 1.24 | 1.27 | 1.32 | 1.38 | 1.43 | 1.49 | 1.54 | 1.58 | 1.63 |
| 130 | 1.19 | 1.23 | 1.26 | 1.29 | 1.35 | 1.40 | 1.46 | 1.51 | 1.56 | 1.61 | 1.66 |
| 135 | 1.21 | 1.25 | 1.28 | 1.31 | 1.37 | 1.43 | 1.48 | 1.53 | 1.59 | 1.64 | 1.68 |
| 140 | 1.23 | 1.26 | 1.30 | 1.33 | 1.39 | 1.45 | 1.50 | 1.56 | 1.61 | 1.66 | 1.71 |
| 145 | 1.25 | 1.28 | 1.32 | 1.35 | 1.41 | 1.47 | 1.53 | 1.58 | 1.64 | 1.69 | 1.74 |

| 体重（kg）身高（cm） | 30 | 34 | 38 | 42 | 46 | 50 | 54 | 58 | 62 | 66 | 70 | 74 |
|---|---|---|---|---|---|---|---|---|---|---|---|---|
| 150 | 1.12 | 1.20 | 1.27 | 1.34 | 1.40 | 1.46 | 1.52 | 1.58 | 1.63 | 1.69 | 1.74 | 1.79 |
| 155 | 1.14 | 1.21 | 1.29 | 1.35 | 1.42 | 1.48 | 1.54 | 1.60 | 1.65 | 1.71 | 1.76 | 1.81 |
| 160 | 1.15 | 1.23 | 1.30 | 1.37 | 1.44 | 1.50 | 1.56 | 1.62 | 1.68 | 1.73 | 1.78 | 1.84 |
| 165 | 1.17 | 1.25 | 1.32 | 1.39 | 1.46 | 1.52 | 1.58 | 1.64 | 1.70 | 1.75 | 1.81 | 1.86 |
| 170 | 1.18 | 1.26 | 1.34 | 1.41 | 1.48 | 1.54 | 1.60 | 1.66 | 1.72 | 1.78 | 1.83 | 1.88 |
| 175 | 1.20 | 1.28 | 1.35 | 1.43 | 1.49 | 1.56 | 1.62 | 1.68 | 1.74 | 1.80 | 1.85 | 1.91 |
| 180 | 1.21 | 1.29 | 1.37 | 1.44 | 1.51 | 1.58 | 1.64 | 1.70 | 1.76 | 1.82 | 1.88 | 1.93 |

表 56-7

| 体重（kg）身高（cm） | 78 | 82 | 86 | 90 | 94 | 98 | 102 | 106 | 110 | 114 | 118 | 122 |
|---|---|---|---|---|---|---|---|---|---|---|---|---|
| 150 | 1.84 | 1.88 | 1.93 | 1.98 | 2.02 | 2.07 | 2.11 | 2.15 | 2.19 | 2.23 | 2.27 | 2.31 |
| 155 | 1.86 | 1.91 | 1.96 | 2.00 | 2.05 | 2.09 | 2.14 | 2.18 | 2.22 | 2.26 | 2.30 | 2.32 |
| 160 | 1.89 | 1.94 | 1.98 | 2.03 | 2.08 | 2.12 | 2.17 | 2.21 | 2.25 | 2.29 | 2.34 | 2.38 |
| 165 | 1.91 | 1.96 | 2.01 | 2.06 | 2.10 | 2.15 | 2.19 | 2.24 | 2.28 | 2.32 | 2.37 | 2.41 |
| 170 | 1.94 | 1.99 | 2.04 | 2.08 | 2.13 | 2.18 | 2.22 | 2.27 | 2.31 | 2.35 | 2.40 | 2.44 |
| 175 | 1.96 | 2.01 | 2.06 | 2.11 | 2.16 | 2.20 | 2.25 | 2.30 | 2.34 | 2.38 | 2.43 | 2.47 |
| 180 | 1.98 | 2.04 | 2.08 | 2.13 | 2.18 | 2.23 | 2.28 | 2.32 | 2.37 | 2.41 | 2.45 | 2.50 |

| 体重（kg）身高（cm） | 40 | 44 | 48 | 52 | 56 | 60 | 64 | 68 | 72 | 76 | 80 | 84 |
|---|---|---|---|---|---|---|---|---|---|---|---|---|
| 185 | 1.42 | 1.49 | 1.56 | 1.63 | 1.69 | 1.75 | 1.81 | 1.87 | 1.93 | 1.93 | 2.03 | 2.08 |
| 190 | 1.44 | 1.51 | 1.58 | 1.65 | 1.71 | 1.77 | 1.83 | 1.89 | 1.95 | 2.00 | 2.06 | 2.11 |
| 195 | 1.45 | 1.53 | 1.60 | 1.67 | 1.73 | 1.79 | 1.85 | 1.91 | 1.97 | 2.02 | 2.08 | 2.13 |
| 200 | 1.47 | 1.54 | 1.62 | 1.68 | 1.75 | 1.81 | 1.87 | 1.93 | 1.99 | 2.05 | 2.10 | 2.15 |
| 205 | 1.49 | 1.56 | 1.63 | 1.70 | 1.77 | 1.73 | 1.89 | 1.95 | 2.01 | 2.07 | 2.12 | 2.18 |
| 210 | 1.50 | 1.58 | 1.65 | 1.72 | 1.79 | 1.85 | 1.91 | 1.97 | 2.03 | 2.09 | 2.14 | 2.20 |
| 215 | 1.52 | 1.59 | 1.67 | 1.74 | 1.80 | 1.87 | 1.93 | 1.99 | 2.05 | 2.11 | 2.17 | 2.22 |
| 220 | 1.53 | 1.61 | 1.68 | 1.75 | 1.82 | 1.89 | 1.95 | 2.01 | 2.07 | 2.13 | 2.19 | 2.24 |

| 体重（kg）身高（cm） | 88 | 92 | 96 | 100 | 104 | 108 | 112 | 116 | 120 | 124 | 128 | 132 |
|---|---|---|---|---|---|---|---|---|---|---|---|---|
| 185 | 2.13 | 2.18 | 2.23 | 2.28 | 2.33 | 2.37 | 2.42 | 2.46 | 2.50 | 2.55 | 2.59 | 2.66 |
| 190 | 2.16 | 2.21 | 2.26 | 2.31 | 2.35 | 2.40 | 2.44 | 2.49 | 2.53 | 2.58 | 2.62 | 2.68 |
| 195 | 2.18 | 2.23 | 2.28 | 2.33 | 2.38 | 2.43 | 2.47 | 2.52 | 2.56 | 2.60 | 2.65 | 2.69 |
| 200 | 2.21 | 2.26 | 2.31 | 2.36 | 2.40 | 2.45 | 2.50 | 2.54 | 2.59 | 2.63 | 2.68 | 2.72 |
| 205 | 2.23 | 2.28 | 2.33 | 2.38 | 2.43 | 2.48 | 2.52 | 2.57 | 2.62 | 2.66 | 2.70 | 2.75 |
| 210 | 2.25 | 2.30 | 2.36 | 2.41 | 2.45 | 2.50 | 2.55 | 2.60 | 2.64 | 2.69 | 2.73 | 2.77 |
| 215 | 2.27 | 2.33 | 2.38 | 2.43 | 2.48 | 2.53 | 2.58 | 2.62 | 2.67 | 2.71 | 2.76 | 2.80 |
| 220 | 2.30 | 2.35 | 2.40 | 2.45 | 2.50 | 2.55 | 2.60 | 2.65 | 2.69 | 2.74 | 2.79 | 2.80 |

# 第五十七章

# 促排卵的治疗

卵泡是女性生殖的基本单位，在垂体促性腺激素作用下，卵泡开始生长发育，根据其形态和功能的特征，通常可将卵泡分为始基卵泡、初级卵泡、次级卵泡、囊状卵泡和排卵前卵泡。排卵是卵细胞从卵泡逸出的过程，它是整个生殖过程的关键环节，正常的排卵不仅为人类生殖提供了物质基础——卵子及完成生殖过程的内分泌环节，而且也反映了下丘脑－垂体－卵巢轴功能的健全和完善，若上述调节过程的任何一个环节的功能失调或器质性病变，可产生暂时或长期的排卵障碍。它常在不孕的同时伴发一系列临床症状，如月经失调、闭经、肥胖、多毛等，且为子宫内膜及乳腺肿瘤的高危因素。

WHO 将无排卵原因归为三类：

1. 下丘脑－垂体功能衰竭　导致性腺功能低落。特点：血清 LH、FSH 低下，称低促性腺素性性功能低落。

2. 下丘脑－垂体功能失调　特点：LH、FSH 分泌比例异常，如 PCOS，雌激素水平相当卵泡早、中期水平。

3. 卵巢功能衰竭　特点：FSH 水平高，雌激素水平低下，如先天性性腺发育不全／卵巢发育不良，／卵巢早衰，特殊类型——高泌乳素血症无排卵（包括垂体腺瘤）。

排卵障碍的治疗方法：主要有药物诱发排卵、卵巢手术治疗以及中药、针灸诱发排卵等。近几十年来，生殖内分泌学发展迅速，尤以药物诱发排卵的进展最引人关注。促排卵药物有多种，作用在下丘脑－垂体－卵巢轴的不同水平，并通过不同机制产生效应。20 世纪 30 年代临床上仅应用雌激素和孕激素来诱发排卵，50 年代末期，第一代非甾体类雌激素拮抗剂用于囊性乳腺炎、乳腺癌、子宫内膜增生或子宫内膜异位症患者，出现最初的疗效是使长期闭经

患者恢复了月经周期，很快发现了第二代雌激素拮抗剂——氯米芬，具有诱导排卵作用。20 世纪 50 年代后期从绝经后妇女尿中提取 LH 和 FSH 的方法促进了 HMG 制剂的发展。1971 年，Schally 和 Guillemin 阐明了十肽的 GnRH 结构并将其分离，为了研制出安全的、具有药代动力学特色的 GnRH 拮抗剂已经经历了 30 余年，第一代 GnRH 拮抗剂是通过替换 GnRH 第 2 位上的组氨酸和第 3 位上的色氨酸而研制成功，但药效低；第二代 GnRH 拮抗剂是在第 6 位上掺入了一个右旋氨基酸，使其活性增加，然而，由于它引起组胺释放常常导致过敏反应；第三代 GnRH 拮抗剂是通过在 GnRH 第 10 位上进一步替换研制成功，并在治疗中显示了安全性和有效性。近年来有学者提出采用芳香化酶抑制剂（来曲唑）来模拟氯米芬的作用，与氯米芬相比，在体内可通过抑制芳香化酶的合成减少雄激素向雌激素的转化，在中枢降低雌激素水平，解除其对下丘脑－垂体－性腺轴的负反馈抑制，促使内源性的促性腺激素分泌增多，促进优势卵泡的形成和排卵。这种方法的目的不是拮抗雌激素对下丘脑－垂体轴的反馈作用，而是减少雌激素的合成。氯米芬主要是通过与雌激素竞争受体，抑制雌激素对下丘脑和垂体的负反馈作用，增加 FSH 和 LH 的释放，促进卵泡的生长发育，同时由于长期占据雌激素受体，虽然雌二醇（$E_2$）水平很高，但却出现子宫内膜薄、宫颈黏液稠等抗雌激素作用，影响妊娠率。

临床上可根据病因、发病机制及患者对药物的反应性来综合判断及合理选择药物。具体药物选择有：

## 一、雌激素

具有诱发排卵和改善宫颈黏液的双重作用。

1. 诱发排卵

（1）周期疗法：通过抑制排卵的方法，调节下丘脑 - 垂体功能。具体方法有单纯雌激素周期疗法和雌 - 孕激素联合疗法。药物有乙炔雌二醇（炔雌醇 ethinyl estrodiol，EE）或炔雌醇和己烯雌酚（diethylstilbestril，DES）。DES 在孕期使用会影响胎儿生殖器发育，并于成年后有生殖道肿瘤倾向，所以对子代有 DES 综合征之称，现已禁止在孕期使用。己烯雌酚和乙炔雌二醇效价之比约为 1：20，即己烯雌酚 1mg 相当于乙炔雌二醇 0.05mg 的药效。用雌激素 1mg，每晚 1 次，20 日为一周期，可连续 3～6 个周期，停药后可能排卵，其妊娠率约 18%。目前有纯天然的雌激素类药物，如倍美力（premarin），补佳乐。因此用纯天然的雌激素来代替人工合成的激素。

（2）模拟雌激素生理峰值：较适用于轻度排卵障碍者。在月经周期中间，若 B 超证实卵泡成熟和宫颈黏液评分良好，则用大剂量雌激素模拟雌激素生理峰值，停药 36 小时后可激发 LH 峰值，促使排卵。一般用苯甲酸雌二醇每次 2～6mg，肌注，或连用 2 日；也有用倍美力 25mg 静脉注射。用药后待血清雌激素急速下降时，能对排卵起扳机作用。

2. 改善宫颈黏液　排卵前时子宫颈口开大，碱性黏液量增加，对于颈管黏膜上皮缺少雌激素受体，对内源性雌激素反应差的不孕者，虽使用克罗米芬后排卵率高达 70%～90%，但妊娠率仅 30%～40%，这是因为药物和颈管黏膜腺上皮细胞结合后，局部雌激素水平下降，黏液分泌减少，宫颈黏液不良之故。排卵前给予小剂量雌激素，可改善宫颈黏液，提高妊娠率，如用 EE0.025mg，每日 1 次，自周期第 5 日起连续 7～8 日。

## 二、孕激素

在月经周期的后半期使用孕激素或雌 - 孕激素联合治疗，可改善卵巢功能，促使下次周期排卵，用法为黄体酮 10mg 肌注，每日 1 次共 10 日。或黄体酮栓 25mg 塞阴道，每日 2 次连续 10 日。雌激素水平低下者，于用药期间加服雌激素。孕激素尚有促进 LH 分泌的作用，对卵泡发育良好但不能排卵的病例，例如于月经周期第 25 日左右仍未见排卵时，有时单用黄体酮 25mg 一次肌注，可促使垂体分泌 LH，诱发排卵。

## 三、雌 - 孕激素周期疗法

有复合法和序贯法之分，前者用雌 - 孕激素的联合如口服避孕药；后者先用雌激素，后半期时加用孕激素，两法均模拟月经生理周期，使垂体得到休息，从而改善下丘脑 - 垂体功能，产生回跳反应，使下次周期排卵。

## 四、氯米芬（clomiphene citrate，CC）

别名克罗米芬。

1. 药理作用　临床应用为两种异构体的混合物，具有抗雌激素与弱雌激素活性。能与内源性雌激素竞争，在雌激素被细胞内与雌激素受体结合，抑制雌激素受体的补充，因而使靶细胞对此激素不敏感。当与下丘脑受体结合后，使其受体下降，阻断了雌激素对下丘脑的负反馈抑制，恢复下丘脑促性腺激素释放素的分泌，进而促使垂体 LH 和 FSH 分泌，使卵巢内卵泡生长发育和成熟，同时伴有雌激素分泌增多并达到排卵前高峰，在 LH 峰出现后卵泡将进一步成熟并破裂排出卵子。一般认为氯米芬不直接作用于卵巢刺激排卵，而是通过解除雌激素对下丘脑的抑制而恢复正常排卵机制。一般 90% 的患者于停药后 5～10 天排卵。

CC 为口服活性非甾体制剂，有弱 E 活性，CC 在下丘脑通过与内源性 E 竞争受体，解除内源性 E 对下丘脑的负反馈抑制使下丘脑 GnRH 激活。用药期间 FSH、LH 脉冲频率和幅度增加，启动卵泡发育。排卵不是 CC 直接作用，是继发于卵泡发育，分泌 $E_2$ 对垂体 LH 分泌的正反馈，有内源性 E 的无排卵者（PCOS/ 黄体功能不全）——CC 是一线促排卵药。E 水平低落 / 高泌乳素 / 高促性腺者——CC 无效。

2. 适应证　使用氯米芬必须有两个先决条件：一是氯米芬只能对已发育的卵泡其刺激作用，因而必须在体内有一定内源性雌激素水平的作用下才能发挥促排卵作用；二是下丘脑 - 垂体 - 卵巢轴有健全的正反馈功能。

主要用于：原发或继发闭经；功能性子宫出血；多囊卵巢综合征；避孕药后闭经；月经稀发；黄体功能不足；人工辅助受孕促排卵。

3. 用法与用量　一般以最小剂量 50mg 从自然周期或撤退性出血的第五天开始，每日定时服用，连服 5 天；若 1～2 个周期仍无排卵则加大剂量至每日 100mg，连用 5 天，最大剂量一般不应超过 150mg。

为了提高排卵率和妊娠率，可和其他药物联合应用。

（1）CC+HCG：适用于单用 CC 后卵泡发育良好，但不能自发排卵者。用法为自停 CC 后第 4 日起通过宫颈黏液评分和 B 超观察，待卵泡成熟时即用 HCG 10 000IU，每日 1 次肌内注射共 2 日，第三日再用 5 000IU，上述剂量的 HCG 能促发排卵和维持黄体功能。

（2）CC+雌激素：由于 CC 和雌激素受体结合后，会影响宫颈黏液的分泌，适用于单用 CC 后宫颈黏液少而稠者，可在周期的第 5 日起加服乙炔雌二醇 0.025 ~ 0.05mg/d，连用 7 ~ 9 日以改善宫颈黏液。增加受孕机会。

（3）CC+皮质激素：来自卵巢或肾上腺的过量雄激素是造成不排卵的重要原因之一。因此对高雄激素症患者（多毛、粉刺、阴蒂肥大、多囊卵巢综合征等），于月经周期第 5 ~ 14 日间，每日用地塞米松 0.5mg；或自月经周期第 5 日起先用泼尼松 5mg/d 共 5 日，然后才用 CC。也有合并用药者，在月经周期第 2 日开始用泼尼松 5mg/d，共 10 日，周期第 5 日起用 CC，妊娠率可达 60%。

（4）CC+溴隐亭：高催乳素血症引起的无排卵病例，大部分经溴隐亭治疗后能恢复月经周期，甚至妊娠。对少数仍不能排卵患者可加用 CC。一些正常催乳素不排卵的女性用 CC 无效，亦可改用联合治疗，排卵率可达 61%。常用剂量为：CC 50mg 每日 2 次，共 10 日及溴隐亭 2.5mg，每日 2 次共 10 日。

（5）CC+HMG-HCG：HMG-HCG 诱发排卵可能会引起卵巢增大、多胎妊娠和卵巢过度刺激综合征等不良反应，因而 1969 年 Crooke 提倡联合应用 CC，以降低昂贵的 HMG 用量和并发症。具体方法：CC 50 ~ 100mg/d 共 5 ~ 7 日，然后 HMG 每日肌注 1 ~ 2 支，待卵泡成熟后再用 HCG 诱发排卵。结果排卵率 98%，妊娠率 30%。

（6）CC+GnRH：1980 年 Phansey 等报告 5 例对 CC 无反应的病例，于下次月经周期 5 ~ 9 日期间改 CC 剂量 100mg/d，并于周期第 11 ~ 14 日间用 GnRH 激动剂 0.6 ~ 1.2mg，3 次 / 日喷鼻，结果 3 例妊娠而且无不良反应。

4. 监护 用药后应监测促排卵效果，包括：

（1）基础体温（BBT）：停药后 BBT 上升 0.5℃左右并持续 11 日及以上。

（2）血清孕酮值：黄体中期血清孕酮值≥16nmol/L。

（3）宫颈黏液评分：停药后 5 ~ 10 日对宫颈黏液进行评分，并作性交后试验。

（4）B 超监测 观察卵泡发育，或于成熟时加用 HCG 以促排卵。

5. 不良反应 与其他类药物相比较少，可能

发生的不良反应包括：潮热 10%，腹部不适 5.5%，乳胀 2%，恶心呕吐 2.2%，视觉症状 1.5%，头痛 1.3%，脱发 0.3% 及卵巢过度刺激综合征（OHSS）。

（1）多胎妊娠率增高：达 1.8% ~ 17%，平均 5%，多为双胎妊娠，三胎以上者占 0.5%。多胎妊娠的发生率约 6 ~ 7%四胞胎、五胞胎发生率分别为 0.3% 和 0.13%。多囊卵巢综合征患者的多胎发生率最高，竟达 28%。

（2）流产率增高：达 10.1 ~ 25.3%。

（3）药物直接引起的不良反应：一般轻微，如卵巢增大、潮热、腹部不适、恶心、呕吐、视力模糊等。

（4）卵巢过度刺激综合征（ovarian hyperstimulation syndrome，OHSS）和多胎妊娠。OHSS 发生率较用 HMG 促发排卵的低。早孕和 HCG 的使用会加重卵巢肿大，一般人群的发生率为 1.8%。

（5）血管神经运动失调：最常见反应为血管性潮热、腹胀、乳房不适、恶心呕吐，其他头痛、视觉障碍及头发干涩，脱发。对于有视觉障碍者，最好不要再用；肝肾功能不全及妇科肿瘤患者禁用。

（6）对宫颈黏液的影响：有 15% ~ 50% 患者排卵前宫颈黏液的羊齿状结晶消失。

（7）其他：先天畸形发病率及围产儿存活率与自然妊娠者相近。

CC 排卵率 70% ~ 80%，妊娠率 30% ~ 40%。70% ~ 80%排卵发生在用药第 5 ~ 10 天，10% ~ 15% 在第 11 ~ 15 天。

停药 21 天以上未排卵为 CC 诱发排卵失败，敏感者（如 PCOS）改小剂量 25mg/d 不敏感者每周期增加 50mg/d，最高剂量 150mg。

采用 CC 连续 3 周期失败，称 CC 抵抗 / 耐 CC，约 20% ~ 25% 的 PCOS 耐 CC。原因：循环中 LH 和（或）雄激素过高，胰岛素抵抗，过度肥胖。

## 五、外源性 Gn

卵泡发育生长主要依赖垂体分泌的促卵泡成熟激素。HMG 为糖蛋白激素，由绝经后妇女尿中提取，含有 LH 和 FSH 两种成分，能启动卵泡的募集、选择、优势化及成熟，并可促进性激素合成，在 HCG 联合作用下诱发排卵。促卵泡成熟激素（FSH）是由绝经妇女尿液中提取的仅具有 FSH 成分的激素，因此用于替代垂体 FSH 刺激卵巢卵泡生长。绒促性素（HCG）与垂体分泌的促黄体素作用极相似，对女性能促进和维持黄体功能，使黄体合成孕激素；与具

有卵泡成熟激素成分的尿促性素合用，可促进卵泡生成和成熟，并可模拟生理性的促黄体素的高峰而触发排卵。

1. 适应证　FSH 主要用于 FSH 水平低下而 LH 水平正常或升高的患者。目前更多用于体外受精／胚胎移植与配子移植促排卵。对于不需要 LH 刺激的患者更适合，包括氯米芬刺激无效及多囊卵巢综合征。HMG 适用于垂体促性腺激素分泌不足，或下丘脑促性腺激素释放激素分泌不足，不能使卵泡发育者，主要用于氯米芬诱导排卵无效而卵巢有原始卵泡者。

不适用于卵巢早衰、高泌乳素血症及卵巢肿瘤患者。

2. 用法与用量

（1）HMG+HCG：从月经来潮或激素撤退性出血后 3 天开始，经过长时间的临床研究，为减少 OHSS 发生，现有学者主张每天 75 单位（甚至 37.5 单位）肌注作为起始剂量；对个别 LH 与 FSH 处于低水平者，根据用后情况或经验加大剂量，最大为 225IU。一般来说，对注射 HMG 三周后卵巢无反应者，则停药改用其他药物。当超声检测卵泡直径达 18mm 时或血雌二醇 200 ~ 300pg/ml 时提示卵泡成熟，宫颈黏液评分 8 ~ 12 分，停用 HMG，改用一次注射 HCG 5000 ~ 10 000IU 以助卵泡最后成熟与排卵。排卵一般发生在 HCG 注射后 18 ~ 36 个小时。

（2）氯米芬 +HMG+HCG：单用 HMG 用量大、费用高，易发生 OHSS 及多胎妊娠，联合应用氯米芬，可明显降低 HMG 用量及并发症的发生。一般主张月经周期第 3 ~ 5 天开始服用氯米芬 50 ~ 100mg，共 5 天，接着每日肌注 HMG75 单位，严密监测治疗效果以调整 HMG 剂量和注射 HCG 时间，此方案可减少 HMG 用量，而妊娠率无明显差异，但不能完全避免 OHSS 和多胎妊娠。

（3）FSH+HCG：连续用 HMG/HCG 方案治疗不能诱发排卵者，可改用 FSH。由于其 LH 含量减少，可以防止卵泡期 LH 水平过高或不适时的 LH 峰，防止卵子早熟及 LUFS。在标准的递增方案中，FSH 初始计量是每日 150IU，由于这种方案并发症发生率高现在已经被低剂量递增方案取代，即经皮下或肌肉内注射 FSH，初始剂量是每日 50 ~ 75IU，14 天后，若超声和血清雌三醇检测提示卵巢无反应，应每日增加 37.5IU，观察一周再调整，直至每日 225IU 的最大剂量。待卵泡发育成熟后注射 HCG。

（4）HMG 脉冲式注射：通过微泵，模仿正常周期 Gn 的脉冲式分泌，经皮下或静脉脉冲式注射 HMG，每 90 分钟注射 6 ~ 9IU，根据卵泡反应调整 HMG 剂量及适时注射 HCG。

3. 并发症与不良反应

（1）多胎妊娠：为 Gn 治疗的主要并发症之一。其发生与无排卵原因、药物种类及剂量有关。

（2）卵巢过度刺激综合征（OHSS）：为常见医源性并发症。若血雌二醇测定大于 2500pg/ml，发生 OHSS 的可能性较大，一般因停用 HMG 和 HCG。它是严重的一种并发症，处理不当可有生命危险。

## 六、促性腺激素释放激素（GnRH）及其类似物（GnRH-a）

1. 药理作用　正常情况下，下丘脑分泌 GnRH 呈脉冲式，90 ~ 120 分钟释放 1 次，促进垂体 FSH、LH 分泌。GnRH-a 具有较天然 GnRH 强 10 ~ 20 倍的受体亲和力和抵抗酶降解能力。给药初期先出现垂体激发作用促进垂体 Gn 分泌，产生一过性 flare-up 效应，并促使血清 Gn 水平暂时性升高，持续给药表现为持续的垂体 - 卵巢轴抑制效应，造成垂体 GnRH 受体降调节，脉冲式分泌节奏消失，Gn 合成释放显著减少，血清 FSH、LH 水平降低不足以维持卵泡发育，雌激素下降。这是一种可逆的垂体降调节作用，可促进垂体 Gn 细胞脱敏，防止早发月经中期 LH 高峰、卵泡过度黄素化，提高妊娠率。

2. 适应证　主要用于下丘脑性闭经与无排卵，也可用于多囊卵巢综合征、神经性厌食症等。

3. 用法与用量　为了提高促排卵效果，使用 GnRH 时用脉冲式给药。有学者提出静脉给药优于皮下给药，即 2.5 ~ 10μg，每 60 ~ 90 分钟 1 次。皮下给药时，90 ~ 120 分钟的脉冲间歇可获得最佳的排卵率。应用过程中监测卵泡情况，调整剂量直到卵泡发育成熟时采用 HCG 促排卵。可在卵泡期和黄体期使用 GnRH-a，一般来说，卵泡期用药激发作用明显，用药后数周可出现一次雌激素撤退性出血。一般用 2 ~ 3 个周期后，再用 FSH 或 GnRH 诱发排卵。

4. 不良反应与注意事项　由于 GnRH 应用模仿生理性的释放及促进垂体 LH 和 FSH 分泌，因此极少出现 OHSS。

5. GnRHa 的优缺点

（1）优点

1）抑制内源性 LH 分泌，有效防止卵泡过早黄素化，可将 ART 周期的取消周期从 40% 降至 7% ~ 25%。

2）促进卵泡发育的同步化，减少卵泡发育的差异。

3）降低卵巢局部的雄激素水平，使 E2/T 比值升高，改善卵细胞质量，提高妊娠率。

4）使子宫内膜环境有利于胚胎着床。

5）通过降调节，在 ART 程序中更方便检测及安排采卵时间。

（2）缺点

1）增加 HMG/FSH 的用量及延长用药时间。

2）易引起黄体功能不全。

3）OHSS 的发生。

## 七、三苯氧胺

1. 药理作用　为非固醇类抗雌激素药物。其结构与雌激素相似，存在 Z 型和 E 型两个异构体。两者物理化学性质各异，生理活性也不同，E 型具有弱雌激素活性，Z 型则具有抗雌激素作用。是雌激素受体拮抗剂，可阻断雌激素对子宫内膜的增殖作用，还可阻断雌激素对下丘脑的负反馈抑制。

2. 适应证　适合于月经稀发及 I 度闭经的无排卵性患者，也可用于对氯米芬无反应者。

3. 用法与用量　自然周期或药物撤退性出血后第五天开始，每日 10mg，连续 5 天口服。

4. 不良反应与注意事项　不良反应有头痛、头晕、潮热、体重增加、痤疮，月经量少等。因无持续作用，无需特殊治疗。OHSS 极少发生。

## 八、来曲唑——第三代芳香化酶抑制剂

1. 药理作用　来曲唑为第三代芳香化酶抑制剂，其促排卵机制目前尚不明确，推测可能分两部分：一是外周性。通过抑制芳香化酶的合成，在卵巢水平减少了雄激素向雌激素的转化，导致卵巢内雄激素短暂蓄积，蓄积的雄激素又可刺激胰岛素样生长因子 1 及其他自分泌和旁分泌因子的表达，提高卵巢对激素的反应性，扩大 FSH 消音，促进卵泡早期发育，从而起到促排卵作用。二是中枢性。由于抑制芳香化酶阻断所有雌激素的来源，解除雌激素的负反馈，增加促性腺激素的分泌以刺激卵泡发育。此外，由于不对抗脑部雌激素受体，有效限制了 FSH 过度释放，避免了排卵过多及 OHSS 的危险。来曲唑的半衰期约 45 小时，在排卵或胚胎种植前已几乎完全从体内代谢清除。因此，来曲唑诱导排卵所致的暂时的低雌激素状态不会影响卵泡的生长、受精、胚胎种植及妊娠的发生，其促排卵周期中子宫内膜与自然排卵周期相似。

2. 适应证　来曲唑适用于下丘脑–垂体–卵巢轴功能存在而无排卵女性及仅为多数小卵泡者，不适应于促性腺功能受抑制，如卵巢衰竭患者；对有其他内分泌疾病如高泌乳素血症可先应用溴隐亭治疗，无排卵者可加用来曲唑。在重度胰岛素抵抗导致无排卵患者，单独使用来曲唑效果欠佳。

3. 用法与用量：常用方案是在月经周期第 3～5 天起每天给予来曲唑 2.5～5mg，共 5 天。近年来，有学者提出，根据来曲唑的药代动力学特点，可应用单剂量来曲唑诱导排卵，即在月经第 3 天服用单一剂量的来曲唑 20mg。单次给药的优点：①可以在月经早期最大限度地抑制雌二醇浓度；②使来曲唑在胚胎种植和发育前可以更完全地从体内代谢排出，避免来曲唑对孕卵和胚胎可能的不利影响，从而达到最大安全。据报道，单次给药与 5 天给药的诱导排卵率相似。

4. 不良反应与注意事项　主要是潮热，胃肠道反应（包括恶心、呕吐）及腿抽筋。Biljan 等学者对比 150 例应用来曲唑的新生儿和 36 000 例正常新生儿发现，其先天异常的发生率高于后者，尤其在运动系统和心血管系统发育上。

## 九、溴隐亭

1. 药理作用　溴隐亭为多巴胺激动剂，可直接作用于垂体催乳素细胞，抑制 PRL 分泌，也可通过下丘脑分泌多巴胺，经门脉系统作用于垂体前叶催乳素细胞的多巴胺受体，与之结合阻止 PRL 的释放。由于 PRL 水平下降解除了对下丘脑–垂体及卵巢的抑制作用，使恢复排卵。

2. 适应证　主要用于各种原因的高泌乳素血症，如月经失调、闭经、垂体泌乳素腺瘤及产后退奶。

3. 用法与用量　溴隐亭开始剂量为 1.25mg 每天一到两次，如无不良反应一周后改为 2.5mg，每天一到两次，连续使用。可根据治疗效果加减剂量，一般每日用量 5～7.5mg。确认妊娠后停药。

4. 并发症与不良反应　乏力、头晕、恶心呕吐、便秘及低血压等为多见的不良反应，一般停药一周后自行消失。

## 十、胰岛素增敏剂

代表药物二甲双胍。胰岛素抵抗在许多 PCOS 患者卵巢功能障碍的发病机制中起一种关键作用。二甲双胍不仅具有降血糖作用，而且能通过抑制肝糖原产生、增加肌肉中葡萄糖的摄取和利用。它改善了对胰

岛素的敏感性，降低了 LH、总睾酮和游离睾酮浓度，以及提高 FSH 和性激素结合球蛋白水平，进而促进自发排卵。胰岛素过多通过多种途径促进卵巢和肾上腺分泌过多雄激素，加重排卵障碍，这类病人对 CC 无效，肥胖可加重排卵障碍。

二甲双胍是口服降糖药，能降低体内肝糖合成，降低胃肠对葡萄糖的吸收，增加外周对葡萄糖的摄取和利用，通过降低血胰岛素水平→改善胰岛素抵抗→逆转高雄激素血症→解除对生殖轴抑制→恢复排卵。几乎所有肥胖 PCOS 及有胰岛素抵抗的非肥胖 PCOS 无排卵，用二甲双胍可促进排卵。二甲双胍 800～1500mg 分二次服药，不良反应：胃肠道（恶心、呕吐、腹泻等），餐中或餐后服。二甲双胍可与 CC 联合用可增强 CC 敏感性，是单用 CC 的 4～9 倍。70%～90% 的 PCOS 单独或联合 CC 可获排卵。

推荐口服二甲双胍从每日 500mg 开始，7～10 天内定量逐步增加到每次 500mg，每日 3 次。二甲双胍的不良反应主要有恶心、腹泻，一般如果用药 3 个周期后，患者依然不排卵，建议更换治疗方案。

## 十一、糖皮质激素

糖皮质激素是皮质类固醇之一，由肾上腺皮质中的束状带细胞合成和分泌。内源性激素有氢化可的松，皮质醇、皮质酮等。氢化可的松口服后吸收迅速而完全，血浓度在 1～2 小时内达高峰，作用维持 12 小时。糖皮质激素作用较广，妇科主要用于替代治疗、抗雄激素过高症、诱发排卵等。

总之，促排卵治疗的选择可按 FSH 和 LH 测定值的高低将其分成三类：

1. 低促性腺激素类（FSH、LH、均低于 5IU/L）治疗方案为：

（1）先采用雌激素或雌 - 孕激素周期疗法，以纠正因长期闭经所引起的子宫内膜萎缩。

（2）随后采用 CC 或三苯氧胺治疗。

（3）用 CC 无效者，最后可用 HMG-HCG 治疗，或 CC+HMG+HCG 疗法。

2. 正常促性腺激素类（FSH、LH 值介于 5～40IU/L）常见于多囊卵巢综合征，其治疗为：

（1）月经延迟而无定期者，先用孕激素引起撤退性子宫出血。

（2）随后采用 CC 或三苯氧胺治疗。

（3）如伴有高雄激素症可选用泼尼松 +CC 治疗。

（4）用 CC 无效者改用 HMG+HCG 或 CC+HMG+HCG 治疗。

（5）卵巢楔型切除术或腹腔镜下卵巢穿刺术为最后选择的治疗措施。

3. 高促性腺激素（FSH、LH 值均大于 40IU/L）最多见的有卵巢早衰或卵巢对促性腺激素惰性综合征。前者因卵巢内无或仅有极少一些卵细胞，所以药物诱发排卵难以成功；后者可用促性腺激素释放抑制促性腺激素，然后再用 HMG+HCG 治疗。

在缺乏上述检测条件时，可经验性地选用 CC、小剂量雌激素或雌 - 孕激素治疗。

## 十二、其他治疗

手术促排卵 - 腹腔镜下卵巢打孔手术，楔形切除卵巢。适合 CC 有抵抗，无条件使用 GnRH 治疗、血睾酮高、LH>10U/L。也有针灸诱发排卵等。

# 附：卵巢过度刺激综合征的治疗

辅助生育技术已在各地普遍开展，尤其是促排卵药在临床已广泛使用，其容易引起一个严重的医源性疾病——卵巢过度刺激综合征（OHSS）。在使用促排卵周期和做"试管婴儿"周期中的发生率不同，前者为 23.3%，其中轻度为 8%～23%，中度为 0.005%～7%，重度为 0.008%～10%（一般为低于 2%）。在后者约 5% 需住院治疗。

## 一、发病机制

主要是卵巢中有多个卵泡及黄体形成，卵泡液中含有大量雌二醇、前列腺素、肾素原或肾素样物质，生长因子等，均参与新血管形成和毛细血管通透性改变。HCG 可活化花生四烯酸及其转化成前列腺素所需的环氧化酶及升高雌二醇促使组胺分泌；还有肾素血管紧张素、醛固酮系统最终活化产物影响血管生成及毛细血管通透性增加，引起蛋白质渗出，产生低蛋白血症、腹水、胸腔积液及全身水肿；血液外移，血黏度增加，所以引起卵巢过度刺激综合征，有的症状会持续 2～3 个月。

## 二、危险因素

年龄 < 35 周岁，身体瘦小者，多囊卵巢患者，在促排卵后血清雌二醇 > 14 800pmol/L（4000pg/ml），卵泡数 > 35 个，特别以中小卵泡为主（直径 1.0～1.4cm），以及在补充 hCG 后，易发生 OHSS，所以上述均是本综合征的危险因素。

## 三、临床分度

根据病人的症状和体征，以及病理生理改变分为三度：

1. 轻度　有下腹痛、轻度腹水，卵巢增大直径 < 5cm。

2. 中度　有腹胀、恶心、稍重者有呕吐、腹泻等消化道症状。腹痛需药物缓解，轻度呼吸困难，卵巢增大直径 < 12cm，体重增加 15 ~ 20kg，血黏度升高，血浆白蛋白降低。

3. 重度　恶心、呕吐、下腹痛，大量腹水，也伴有胸水，出现呼吸困难，卵巢直径 > 12cm，血液浓缩，血细胞比容 > 45%，低蛋白血症，凝血功能改变，血栓形成，白细胞 > 1500，少尿，血肌酐 1.0 ~ 1.5mg%，肌酐清除率 ≥ 50ml/min，肝功能异常，全身水肿；再严重者肝功能衰竭，可能肺栓塞。

## 四、治疗

1. 尽量采用对症处理和保守治疗。注意休息，少量多次进食，避免作不必要的妇科检查，防止诱发卵巢破裂。

2. 发生中度 OHSS 者应停止使用任何促性腺激素药物包括 HCG。

3. 每天记录腹围，24 小时出入量，电介质测定，全血检测，卵巢大小以 B 超检测，肝肾功能每 2 天复查一次，必要时测中心静脉压。

4. 纠正电解质失衡，同时用低分子右旋糖酐疏通微循环与扩容治疗。

5. 补充白蛋白、血浆，保持胶体渗透压。

6. 在未足够扩容前，不宜用利尿药。

7. 胸腔积液、腹水严重者可抽水以减轻腹胀、心悸。

8. 糖皮质激素有阻止液体向腹腔渗漏作用，可口服泼尼松龙 5mg 每日 3 次。

9. 实验室测定有血液高凝状态，可适当抗凝治疗，用肝素皮下注射预防，但如抽腹水有血染则禁用抗凝治疗。

10. 林格液含钾离子不能使用。

11. 输液速度为 100 ~ 150ml/h，为纠正血容量每日补液 2 ~ 3 升，以生理盐水、葡萄糖、低分子右旋糖酐为主。

12. 出现肾功能衰竭者可用多巴胺 5μg/(kg·min) 静脉滴注，以扩张肾血管、提高肾动脉灌流量。

13. 增大的卵巢若出现扭转或囊内出血，一旦明确诊断需手术治疗。

14. 在应用 GnRHa/HMG 促排卵周期中发现卵泡数很多，有发生 OHSS 危险时，可以取卵泡液，持续应用 GnRHa 垂体降调节。

15. 组胺抑制剂、前列腺素抑制剂（吲哚美辛）、血管紧张素转化酶抑制剂都在试用阶段。

16. 病情实在严重则终止妊娠采取治疗性人工流产，也有将卵子冷存，待日后使用。

17. Tomazevic 等报道一侧卵巢提前抽吸以预防 OHSS 发生。

## 五、OHSS 重在预防

1. 仔细选择超促排卵对象。

2. 对有 OHSS 倾向的高危病人采用低剂量的超促排卵方案。

3. 使用高纯度的药物，减少超促排卵方案中黄体生成素（LH）含量，减少对卵巢的刺激。

4. PCOS 病人宜用 GnRHa 降调节，然后使用促排卵药。

5. 加强超促排卵过程中 E2 水平和 B 超对卵泡监测以及时调节促排卵药用量。

6. 白蛋白可预防 OHSS。

（童羿萍　陈丹青　石一复）

# 第五十八章

# 功能失调性子宫出血的治疗

功能失调性子宫出血是妇科最常见的一种症状。其定义为无全身或局部器质性疾病，而是由于内分泌失调引起的不规则子宫出血。可分为：无排卵型功血，好发于青春期或更年期，其临床特点为月经周期不规则，经量多或淋沥不净，经期长达 10 余天甚至数月；排卵型功血，其黄体功能不健全而致子宫淋沥出血，但周期仍有规律性。

## （一）青春期功血

由于下丘脑－垂体－卵巢轴尚未发育成熟，下丘脑促性腺激素 FSH 和 LH 比例尚不协调，因此卵巢中有卵泡发育但达不到成熟阶段。同时下丘脑—垂体—卵巢轴的性激素正、负反馈机制尚不完善，因此出现月经异常。

## （二）生育期功血

常发生在产后或流产后。妊娠后甾体激素水平很高，抑制了下丘脑的分泌功能，因此垂体促性腺激素分泌很少；分娩或流产后，下丘脑与垂体功能大多自然恢复，但可能下丘脑的促性腺激素释放激素分泌不足，可出现闭经或无排卵月经。卵巢中卵泡发育不良，但持续分泌雌激素而使子宫内膜增厚，一旦雌激素水平不能维持子宫内膜生长，即发生子宫出血。

## （三）更年期功血

一般妇女在 40 岁以后，卵巢功能衰退，卵泡对垂体促性腺激素反应减弱直至消失，卵泡常处于半成熟阶段，但仍能分泌雌激素，使子宫内膜持久处于增殖期，甚至出现子宫内膜增生过长。当雌激素水平下降，子宫内膜失去支持而脱落，形成出血量增多，出血时间更长。

## 第一节　无排卵型功血的治疗

治疗原则为止血，调整月经周期，诱发排卵和防止持续性的雌激素作用。

## （一）止血

对不同年龄患者采用不同的止血方法。青春期患者以药物止血为主，药物实在控制不了出血，最后在征得家长同意下刮宫止血。绝大多数功血都可药物治疗，排除器质性病变可做诊刮或 B 超、宫腔镜、腹腔镜检查。难治性子宫出血可采用血管栓塞止血，出血多，不需生育可做子宫内膜去除术（多种）或子宫切除术。

1. 雌激素（E）内膜生长止血法　雌激素能使子宫内膜生长，修复创面从而止血。

初潮以后数月中，大多雌激素不足，子宫内膜不易修复而导致经期延长，因此可补充雌激素使子宫内膜增生，创面愈合而达到止血目的。待止血天后再逐渐减少雌激素剂量，每次减少原剂量的 1/3，如减量过快将引起撤药性出血。当减至维持量时，如已止血 20 天，可加用孕激素，再雌、孕激素合用 5 天后停药，使子宫内膜脱落。

常用药物

（1）苯甲酸雌二醇：首次 2～4mg，im，根据出血情况每 6～8 小时重复 1 次，直至血止。

（2）倍美力口服：2.5～5mg，q8h。

（3）戊酸雌二醇：4～6mg 至出血停止。

一般 1～3 天血止，后每 3 天减 1/3 量，每次减量维持 3 天，当减至雌二醇 1～2mg 的剂量或相当此剂量时可维持，直到贫血明显纠正后，再用黄体酮（或合用丙睾）撤退，用法如孕激素内膜脱落法。

适用：①出血多，贫血严重者（Hb<60～70g/L），需止血又不适合刮宫；②主要用于青春期功血（一般不用于围绝经期功血）；③止血同时，纠正贫血，必要时输血，或加用其他止血药。

2. 孕激素内膜脱落止血法 无排卵性功血的病理基础是缺乏孕激素，孕激素（P）使子宫内膜转为分泌期，停药后发生撤退性出血，有助于完全脱落，称为"药物性刮宫"。如同一次月经，陈旧内膜完全脱落，新的内膜覆盖创面，出血会停止。

常用药物：

（1）黄体酮：20mg，im，qd，3～5天，为防止出血过多，同时使用丙睾每次25～50mg。

（2）安宫黄体酮：8mg/d，7～10天，也有用安宫黄体酮8～10mg，每6～8小时口服1次，一般在48～72小时内止血，在血止后逐渐以每3天减量1/3到维持量，即安宫黄体酮4～6mg持续约2周，在服用上述药物的同时宜服小量雌激素，如每日炔雌醇0.0125mg。

（3）炔诺酮（妇康片）：5mg/d，7～10天，它是19-甲基睾丸酮类药物，其雄激素活性比睾酮低，孕激素活性高，可用5mg/d，7～10天，或首次剂量决定于出血量，最大剂量为5mg，每8小时1次，待血止3天后改为5mg，每12小时1次，此后按1/3剂量递减，直至维持量2.5mg，每12小时1次，停药后的撤药性出血一般不多。如图58-1所示。

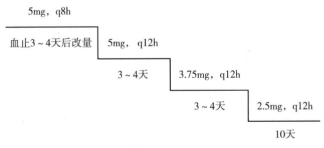

图58-1 炔诺酮递减法图示

（4）甲地孕酮（妇宁片）：8mg/d，7～10天。

停药后1～3天内发生撤退性出血，量有时可多，持续7～10天，出血多用其他辅助止血药。

孕激素内膜脱落止血法的注意点：①有时一次撤退性出血可使Hb下降20～30g/L，此法不适合严重贫血者，适用于贫血不严重，尤其是长期点滴出血，淋沥不净者；②一定告知患者，停药会发生撤退性出血，出血量会多于月经量，是预料之中的事情，患者不必恐慌及乱投药；③撤退性出血一般7～10天，若仍不止血，应进一步排除其他出血原因，必要时诊刮；④此止血法可用于任何年龄妇女、青春期、生育期、围绝经期。

3. 子宫内膜萎缩法 止血原理为大剂量的合成孕激素或E、P制剂，通过抑制垂体分泌促性腺激素而抑制分泌E，内源性E的降低使子宫内膜萎缩达到出血迅速减少或停止。

常用药物：

（1）合成孕激素：左旋-18-甲基炔诺酮2mg/d，炔诺酮（妇康片）2.5～5mg/d，醋酸甲地孕酮4～8mg/d，安宫黄体酮10～30mg/d。

一般用药1～3天，血止或明显减少后逐渐减量、维持，连用21天左右，此期间积极纠正贫血，待血Hb回升接近正常后可停药，出现撤退性出血。

（2）E、P激素制剂：口服避孕药，每日2～3片，用药后1～3天血止或明显减少，血止1周后逐渐减至每日1片，维持21天左右，积极纠正贫血，Hb回升接近正常，停药后撤退性出血。

子宫内膜萎缩止血法注意点：①用于出血多，贫血严重，（Hb<60～70g/L），急需迅速止血，又不适合刮宫者；②用于任何年龄妇女包括青春期、生育期和围绝经期无排卵性功血；③用合成孕激素若有突破性出血，可加小剂量E如倍美力0.625mg/d或戊酸雌二醇1mg/d。

4. 雄激素止血法 对更年期出血者，为减少因用孕激素引起过多的撤药性出血，可用雄激素对抗雌激素，以减少充血，每日25～50mg，肌内注射，共3～5天，总量不超过30mg。若接近绝经期者为使卵巢功能早衰退，加强抑制卵巢功能，可口服甲基睾丸素，第1～3周，每次5mg，舌下含服，第4周停服。

对更年期子宫淋沥出血者，为减少盆腔充血，增强子宫血管张力，可用三合激素注射剂，每支含苯甲酸雌二醇2mg，黄体酮12.5mg，每日1支，连用5天，停药后造成撤药性出血，出血量比复方黄体酮针使用后少。

5. 刮宫止血法 对于生育期或更年期患者，首选刮宫术止血。刮宫既可彻底清除子宫内膜，达到立即止血目的，同时还可将刮出的子宫内膜作病理切片检查，了解子宫内膜变化，并排除其他病变，甚至恶性疾病。

6. 一般止血治疗

（1）止血敏：0.25～0.5g，im，1～2次/天，或ivgtt.5～10g，增强血小板功能及毛细血管抵抗力。

（2）止血芳酸或止血环酸：300mg，ivgtt，2～3次/天。

（3）维生素C：3g/d，ivgtt。

（4）安络血：2.5～5mg，tid或10～20mg，im，2～3次/天。

（5）立止血：im 或 iv，qd，1～2 支 / 次。

7. 减少出血　出血量多者，排除器质性原因或血液疾病后，可用如下药物减少出血。

（1）加大和延长孕激素剂量和使用时间，安宫黄体酮 10～20mg/d，每月可用 20～22 天。

（2）Danazol：200mg/d。

（3）口服避孕药每日 1～2 片。

（4）释放 P 的 IUD：曼月乐 IUD，释放左旋 -18- 甲基炔诺酮，使内膜萎缩或闭经。

（5）GnRH：抑制卵巢功能，使内膜萎缩。

（6）米非司酮：10～25mg，qd，3 个月内膜萎缩。

（7）棉酚：20mg，qd，2 个月，后改 2 次 / 周（补 K$^+$，防止低血钾）。

**（二）调整周期**

1. 周期性孕激素撤退法

（1）每次月经第 15 天开始用安宫黄体酮 6～8mg/d，10～12 天，停药后有撤退性出血。

（2）用于无生育要求的任何年龄的无排卵性功血。

（3）只要月经周期没有恢复正常，此法可一直使用。

（4）无不良反应，还可减少子宫内膜癌风险。

2. 口服避孕药　对无生育要求者，希望避孕或有高雄激素表现（如痤疮、油性皮肤、多毛等）一举多得。

调整月经周期：使子宫内膜有周期性脱落，同时恢复性腺轴的正常周期性调节作用，甚至恢复排卵功能，防止复发。

3. 人工周期　对青春期和生育期功血，卵巢功能低落而子宫缩小的患者，常用此法。自出血第 5 天起使用雌激素己烯雌酚 1mg 或炔雌醇 0.025mg 或氯烯雌醚（泰斯）4mg 或倍美力 0.3mg，每晚 1 次，连服 20～22 天，在最后 10 天加服安宫黄体酮 8～10mg 每晚 1 次，或在最后 5 天加用黄体酮 10mg，每天肌注 1 次，一般连用 3～6 个周期。

4. 雌孕激素合并疗法　用口服避孕药Ⅰ号或Ⅱ号的半量或全量，每晚 1 次，共 22 天。适用于育龄妇女、子宫较大、内膜较厚、雌激素水平偏高者。

5. 孕激素疗法　口服炔诺酮每日 5～10mg，或安宫黄体酮每日 10～12mg，共 20 天。对子宫内膜有腺样增生者，为阻止子宫内膜有恶变趋向，可用氯地孕酮，每日 10～12mg，共 22 天，用 3～4 个疗程，复查子宫内膜。

6. 丹那唑　于撤药性出血第 5 天开始，每日 100mg，或逐渐增加到 200mg，不间断地连服 3 个月，起到止血及调节周期作用。治疗期间可有短期闭经或经期缩短现象。

**（三）诱导排卵**

有生育要求者，积极诱导排卵。

1. 克罗米酚（氯米酚，舒经酚）　于月经第 5 天起，每日 50mg，共 5 天。观察排卵效果。若停药 20 天仍无排卵，应于后期用雌孕激素撤药性出血方法，以免发生不规则出血。若服 50mg 无效，可加大剂量至 100～150mg，每日 1 次，连服 5 天。克罗米酚适用于体内有一定雌激素水平者，若体内内源性雌激素不足，可配伍少量雌激素如倍美力 0.625mg/d，则克罗米酚的排卵率高达 80%。

2. 绒毛膜促性腺激素（HCG）　于月经第 12～14 天肌注 5000～10 000IU，如无排卵，可在 1 周后重复，否则仍用雌、孕激素撤药出血。给予 HCG 可补充 LH 分泌不足，诱发排卵。也可用 HCG 小剂量促排卵法，月经第 1 周开始，每周 2 次肌注 1000IU，第 2 周可逐渐增加至每次 5000IU，在有排卵现象时可再隔日注射 1000IU，共 3～4 次。

3. LHRH 法　在近月经中期用脉冲式小量注射法，每次 5μg，共 3 天以促排卵。大剂量 GnRHα 如达必佳 3.75mg，每 28 天一次，共 3～6 周期，则起降调节作用，产生可逆性性腺功能减退而闭经，从而达到治疗功血目的。

# 附1：经 后 出 血

月经后仍有持续少量出血，或间隔 1～2 天又有少量出血，持续数天。可能是卵巢内新的卵泡成熟迟缓或发育欠佳，分泌 E 不足，也可能是子宫内膜炎，刮宫过度使内膜对 E 反应降低，又称卵泡期出血。

治疗：月经周期第 5～7 天起，服小剂量 E 帮助内膜修复。

# 附2：功血的物理治疗（子宫内膜物理治疗）

原理：使子宫内膜发生局部组织凝固变性、坏死脱落、局部形成瘢痕。

微创：保留子宫，通过宫腔镜直视下或采用其他仪器。

1. 激光子宫内膜去除术（endometrial laser ablation, ELA）　宫腔镜直视下使用激光，穿透力 0.6～4.2mm，

组织切割、汽化、止血效果。

2. 微波子宫内膜去除术（microwave endometrial ablation，MEA）　穿透内膜3mm，释放区再扩散2~3mm，总深度5~6mm，加热效应温度70~80℃，总治疗时间2~3分钟。

3. 热球子宫内膜去除术（thermal balloon endometrial ablation，TBEA）　宫腔内放特制乳胶球囊，注入加热介质，使球囊膨胀加热，热能均匀作用子宫腔表面使内膜组织蛋白凝固、坏死、脱落。

4. 热盐水宫腔循环灌注子宫内膜去除术（hydro-thermal ablation，HTA）　又称宫腔热疗术，热盐水直接冲洗宫腔，使内膜毁坏，有特殊仪器。

5. 低温冷冻子宫内膜去除术（endometrial cryotherapy）　早在20世纪70年代，中国浙江首先报道使用冷冻子宫内膜去除术（石一复），80年代上海报道，1998年美国有冷冻去除子宫内膜治疗仪，液氮（-196℃），组织温度可降至-40~-50℃，用于子宫内膜病变（良性、恶性）、绝育，也有使用后出现子宫腺肌症（石一复，中国实用妇科与产科杂志，1990年）。

6. 射频子宫内膜消融术　射频是一种高频电磁波，对机体有生物热作用，使病变子宫内膜局部温度升高，达到止血，组织凝固，变形，坏死，局部温度可达62~65℃，治疗时间平均22分钟，因并发症多，临床处于发展阶段。

7. 子宫切除术　创大伤，影响内分泌功能。

物理治疗的结果及评价：子宫内膜去除术后大部分病人月经减少，20%须再次治疗，仍有不少病例须子宫切除，治疗时及治疗后腹痛，术后阴道流血、流液2周左右，宫腔呈扇形，有些部位物理治疗难以达到治疗目的或易再发，有其一定适应证，不是一种仪器可解决所有子宫内膜问题，应正确报道优缺点、适应证、禁忌证，切勿片面宣传，报喜不报忧。

# 第二节　排卵型功血

## 一、经间出血

又称排卵期出血，围排卵期出血，两次月经中间，相当排卵期（月经周期12~16天）出现阴道出血，仅1~2小时或1~2天，也有3~7天，量极少，有时血性白带。

原因：①排卵期体内有雌激素高峰急剧下降；②子宫内膜对雌激素大幅下降极度敏感；③微量出血

可能是排卵期卵泡分泌雌激素较多，子宫内膜充血，而引起红细胞漏出。

处理：对症，预料出血前2天，即月经周期第10天，开始口服雌激素3~4天。

## 二、经前出血

月经来潮前阴道少量流血4~7天，也称黄体期出血。

原因：排卵后黄体发育不健全，卵泡发育缺陷，导致黄体功能不足或过早退化，黄体期P分泌不足，E分泌也不足，不能维持分泌期子宫内膜。

治疗：

1. 排卵后黄体期开始口服甲孕酮10~12mg或肌注黄体酮10mg/d，直至经前2~3天。

2. 月经第18~22天，安宫黄体酮8~12mg/d×8天。

3. BBT上升开始每日肌注HCG 1000U×4天。

4. 早卵泡期（月经第5天）口服CC 50mg，qd×5天（改善卵泡发育及随后的黄体发育）。

## 三、排卵型月经过多

月经周期正常，雌激素偏高，子宫内膜呈高度分泌反应，但月经量偏多。

## 四、黄体功能不健全性功血

患者黄体期缩短为9~11天〔正常为（14±2）天〕，萎缩过早，基础体温上升较缓慢，或基础体温上升幅度<0.3~0.5℃，体温上下波动较大，致月经周期提前来潮，月经过频。育龄妇女常发生不孕，反复自然流产或早期流产。

## 五、黄体萎缩不全性功血

月经周期正常，但经期延长，可持续7~8天或更长，子宫内膜不规则脱落，在月经第5天子宫内膜仍可见有残留分泌反应的腺体。

## 六、排卵型功血的治疗

1. 黄体功能不健全性功血的治疗

（1）促进卵泡发育：调整性腺轴功能，促使卵泡发育和排卵，有利正常黄体的形成。可选用克罗米酚，适用于黄体功能不足、卵泡期过长者。若克罗米酚治疗效果不佳，又合并不孕者，可用HMG-HCG疗法，加强卵泡发育和诱发排卵，促使正常黄体形成。若黄体功能不足而催乳素（PRL）升高者，可用溴隐亭治疗，随催乳素水平下降，可调节垂体促性腺激素及卵巢分泌雌、孕激素水平升高，从而改善黄体功能。

（2）黄体功能刺激疗法：应用 HCG 促进和支持黄体功能，于基础体温上升后开始，隔日肌注 HCG2000～3000IU，共 5 次。

（3）黄体功能替代疗法：一般选用天然黄体酮，而合成孕激素具有溶黄体作用，孕期服用还可能使女胎男性化。具体用法是自排卵后开始每日肌注黄体酮 10mg，共 10～14 天，以补充黄体分泌孕酮不足。

2. 黄体萎缩不全性功血的治疗

（1）孕激素：自下次月经前 10～14 天开始，每日口服安宫黄体酮 10mg，有生育要求者肌注黄体酮或口服天然微粒孕酮。其可调节性腺轴的反馈功能，使黄体及时萎缩，子宫内膜及时完整脱落。

（2）HCG：用法同黄体功能不足，HCG 有促进黄体功能的作用。

3. 排卵型月经过多的治疗　可用丙酸睾丸酮每日 25～50mg 肌内注射，共 3 天。只能起减少月经过多的作用，不能起到止血的目的。或用甲基睾丸素，于月经第 10～20 天间，每日 2 次，舌下含服。

（林　俊　石一复）

# 第五十九章

# 痛经的治疗

痛经是指月经期或月经前后发生下腹痛及其他伴随症状，以致影响生活及工作，并需治疗的症状。它包括腹痛、腰痛、下腹坠胀、肛门坠痛，也可伴有恶心、呕吐、便稀、尿频、尿急、头晕、头痛等。

痛经不是一种疾病，而是妇科最常见的症状。痛经分为两大类，原发性痛经指生殖器官无器质性病变的痛经；继发性痛经指由于盆腔器质性疾病，如子宫内膜异位症、盆腔炎或宫颈狭窄等引起的痛经。

原发性痛经在青少年常见，多在初潮后 6~12 个月发生，疼痛多自月经来潮后开始，最早出现在月经前 12 小时，行经第一天最剧烈，持续 2~3 日后缓解，疼痛程度不一。原发性痛经的确切原因不清，但前列腺素含量增高，引起子宫肌层缺血缺氧，导致较强的收缩，重者甚至呈痉挛性；另为子宫内压增加，血流量减少，肌肉敏感性增强，子宫缺血缺氧；子宫位置异常（前屈后屈）；神经过敏；精神紧张；生活环境改变；精神创伤；经期受凉等有关。

## 一、治疗的主要目的

治疗的主要目的是缓解疼痛及其伴随症状，主要是对症处理，以止痛、镇静、镇痛、解痉为主。重视精神心理治疗，对年轻妇女要加强月经生理的认识和卫生知识，消除对月经的恐惧和紧张情绪，注意在经期避免剧烈劳动和运动，避免经期受凉，平时加强体质锻炼。

## 二、前列腺素合成酶抑制剂（非甾体抗炎药）

抑制前列腺素合成酶的活动，减少前列腺素的释放，抑制子宫过强的收缩和痉挛。适用于不要求避孕或对口服避孕药效果不好的原发性痛经患者。此类

药物为治疗痛经首选药物，推荐使用至少 3 个月经周期。文献报道此类药物对约 70% 痛经患者有效。但因长期服用有导致胃出血可能，建议餐中服用。且服药期间应多饮水，以减轻对肾脏影响。

### （一）消炎痛

因前列腺素在经前 2~3 天增长较快，应于经前 3~4 天开始服用，每日 1~3 次，每次 25mg，持续 5~7 天。

### （二）阿司匹林

每片 0.3g，在经前 3~4 天开始，每日 3 次，连服 5 天。

### （三）布洛芬

每片 0.2g，在经前 3~4 天开始，每日 3~4 次，持续 7 天。

### （四）氟灭酸

除抑制前列腺素合成，还能增加血小板的聚合，所以同时可减少经量。可在月经第一天开始服，1 次 750mg，以后 500mg，每 6 小时 1 次，持续 1~2 天。

### （五）萘普生

550mg，月经痛时开始服，2 小时再服 1 次，然后每 6 小时服 1 次，至第五天止。

### （六）塞来考昔

为环氧合酶 -2 抑制剂，胃肠道不良反应相对较小，但因其费用昂贵，一般用于对常用非甾体抗炎药无效或不能耐受的患者。每次 200mg，每日 2 次。

## 三、抑制排卵

通过抑制下丘脑 - 垂体 - 卵巢轴，抑制排卵，抑制子宫内膜生长，降低前列腺素和加压素水平，从而缓解痛经程度。口服避孕药对痛经缓解率可达 90%。

用于排卵性月经抑制排卵，口服避孕药Ⅰ、Ⅱ号，炔诺酮 5mg，左旋 -18- 甲基炔诺酮 0.15mg 等，于月经第五天开始，每天 1 次，共 20 天，用 3 个疗程。

未婚少女可作雌、孕激素序贯疗法，也为 3 个周期。于月经第 2~4 天起每天乙蒄酚 0.5mg，连用 3 周，在最后 5 天加孕激素（黄体酮）10~20mg，肌内注射。

## 四、其他激素治疗

### （一）口服孕激素

膜样月经者在月经来潮前 10~14 天，每日口服安宫黄体酮 10~12mg，共 5 天，或每日肌注黄体酮 10~20mg，共 5 天，使内膜容易剥脱及排出。

### （二）宫内孕激素缓释系统

宫腔内置入曼月乐，释放左炔诺孕酮 20μg/d，有效期为 5 年。可减少经量，抑制内膜增厚，减轻痛经。

### （三）GnRH-a（促性腺素释放激素激动剂）

可抑制月经来潮，但因其费用昂贵，且有潮热、性欲降低、阴道干涩、情绪改变、头痛等不良反应，一般仅用于重度或难治性痛经。

## 五、子宫肌肉松弛剂

### （一）钙拮抗剂

可干扰钙离子通过细胞膜，并阻止钙离子由细胞释放，从而降低子宫肌细胞周围的钙离子浓度，使子宫收缩减弱。可使用硝苯地平，10mg，3 次 / 日，痛时舌下含服。

### （二）β- 受体激动剂

具有舒张子宫肌肉作用，如间羟舒喘宁等。剧烈痛经时用舒喘灵 0.1~0.3mg 静注，中轻度痛经可口服舒喘灵 2~4mg/6h。

## 六、维生素 B$_6$ 及镁 - 氨基酸螯合物

利用维生素 B$_6$ 促进镁离子透过细胞膜，增加胞浆内镁离子浓度，治疗原发性痛经，每日维生素 B$_6$ 200mg，4 周后红细胞镁含量显著增加。也有用镁 - 氨基酸螯合物合用，每种各 100mg，日服 2 次，治疗 4~6 个月。

## 七、注意饮食

平时多食新鲜含维生素 C 的绿色蔬菜和水果，因维生素 C 有促进子宫内膜恢复和生长作用，有利于改善痛经的症状。食用富含 omega-3 多不饱和脂肪酸的食物（如鲑鱼、鲔鱼等）也有利于减轻痛经。忌生冷、酸辣食物，冷水、冰水、冷饮、凉面、葱、蒜、辣椒等，这些食物可加重痛经症状。

## 八、棉酚

醋酸棉酚 20mg。每日服 1 次，连用 3~6 个月，治疗原发性痛经有效率可达 95% 以上，但可能产生明显的乏力、心悸、恶心、水肿、潮热、头晕、低钾血症等不良反应。

## 九、中药

中成药有桂枝茯苓丸或桃仁逐气汤，每日量 5g，分次于早晚餐前 30 分钟服，连续 30 天。也可中医治疗痛经的原则，调理冲任气血为本，标本兼顾，对症治疗，具体需请中医师辨证施治。

## 十、食疗

中医也有嘱病人食疗，一般也须辨证施治。

### （一）气滞血瘀型

益母草 30~60g，玄胡 20g，鸡蛋 2 个，加水同煮，鸡蛋熟后去壳取蛋再煮片刻，去药渣，食蛋饮汤；也可用红花 100g、60 度白酒、红糖适量，红花放入白酒内浸泡一周，兑入凉开水 10ml，加红糖调服。

### （二）寒凝血瘀型

羊肉 500g、当归、生姜各 25g，桂皮、调料适量。羊肉洗净切块，当归用纱布包好，加生姜、调料、桂皮，文火焖煮至熟，去药渣食肉喝汤，经前每天一次，连服 3~5 天；或生姜 25g，花椒 9g，红糖 30g，红枣 10 枚，经前水煎服，每日 1 次，连服 3~5 天。

### （三）气血不足型

丹参 60g，党参 30g，白酒 500ml、红糖适量。将党参、丹参入白酒中浸泡 30 天，于经前加红糖调服，每次 10~20ml，每天 2~3 次，连服 3~4 天。

## 十一、按摩

按摩小腹部，病人仰卧，先将两手搓热，双手放小腹部，先上下按摩，再左右按摩，最后转圈按摩，直至局部发热为止，早晚各 1 次。

## 十二、药物外敷

取食盐 500g、葱白 300g、生姜 100g，共炒热、用布包好，热烫小腹部，每次 15~20 分钟，1 日 2 次。

## 十三、热敷

用热水袋或用中药，放置下腹部可加速血液循环，减轻盆腔充血及疼痛。

## 十四、艾灸

取仰卧位，穴取中极、关元穴，采用厚 3~5mm，直径为 2~3cm 的姜片置于穴位上，取少量艾绒放于姜片上，点燃后施灸。于月经前 3 天开始，月经停止时结束。每次 20 分钟，两个月为 1 疗程。

## 十五、针灸

主穴足三里，三阴交；也有用太冲、天枢、膻中、气海、中极、血海等，前者用泻法重刺留针 1 小时，后者温灸 10~15 分钟。

## 十六、经期医疗体操

痛经的治疗方法除常规治疗外，还可采用经期的简易医疗体操，如膝胸卧位、叉腰摆腿、按摩小腹、捶打腰骶等，能增强新陈代谢，促进盆腔的血液循环，减轻子宫瘀血，从而达到缓解痛经的效果。

## 十七、手术治疗

### （一）宫颈管扩张术

适用于已婚宫颈狭窄患者。用宫颈扩张棒扩张宫颈管至 6~8 号，利于经血排出。

### （二）神经切除术

仅用于治疗顽固性痛经。常用方法有腹腔镜下宫骶神经切除术和腹腔镜下骶前神经切除术。前者易操作、并发症少，后者对缓解痛经效果佳，但手术难度高、风险大、并发症较多。

（林　俊）

# 第六十章

# 各种妇产科疾病的激素替代疗法

激素替代疗法（hormone replacement therapy，HRT）这一种治疗方法和名称并非妇产科所专有。如内科、儿科等疾病因肾上腺皮质功能不全，需定期补充肾上腺皮质激素；又如产科和内科的席汉综合征需补充甲状腺素、性激素和皮质激素，均是 HRT 的一种。妇产科也有许多疾病需用激素替代疗法，其中以妇女绝经后、卵巢早衰、双侧卵巢切除或放射治疗毁坏卵巢功能等补充雌激素，原称雌激素替代疗法（estrogen replacement therapy，ERT），但现今绝经妇女一般均不单纯补充雌激素，常合并使用孕激素，故 ERT 的名称几乎不用，而均称为 HRT。

## 第一节　围绝经妇女激素替代疗法

### 一、适应证

1. 绝经相关症状。
2. 泌尿系萎缩相关症状。
3. 低骨量及绝经后骨质疏松。

### 二、开始应用时机

在卵巢功能减退及出现相关症状后即可应用。

### 三、禁忌证

1. 已知或怀疑妊娠。
2. 原因不明的阴道流血或子宫内膜增生。
3. 已知或疑患乳腺癌。
4. 已知或疑患与性激素相关的恶性肿瘤。
5. 6 个月有活动性静脉或动脉血栓栓塞性疾病。
6. 严重肝肾功能障碍。

7. 血卟啉病、耳硬化症、系统性红斑狼疮。
8. 与孕激素相关的脑膜病。

### 四、慎用 HRT 者

1. 子宫肌瘤。
2. EM。
3. 尚未控制的糖尿病及严重高血压。
4. 有血栓栓塞性疾病史或血栓形成倾向。
5. 胆囊炎、癫痫、偏头痛、哮喘、高泌乳素血症。
6. 乳腺良性疾病。
7. 乳癌家族史。

### 五、HRT 应用流程

1. 应用 HRT 前评估　适应证、禁忌证或是否属慎用者。
2. 评估项目　病史，检查 PV，乳腺、子宫内膜厚度为必查项目。
3. 权衡利弊　年龄，卵巢功能衰退情况（绝经过渡期、绝经早期或晚期）。

### 六、常用药物

#### （一）雌激素

原则上应选用天然制剂即 17β - 雌二醇、雌酮和雌三醇，因为不良反应少，一般不影响血脂。

1. 结合雌激素（conjugated estrogen）　商品名倍美力（premarin），为天然雌激素，主要成分包括水溶性硫酸雌酮和雌二醇。标准剂量为每日口服 0.625mg。

2. 微粒化 17β - 雌二醇（micronized 17β -estradiol）商品名诺坤复，为天然雌激素。每片含量为 1mg，每日或隔日口服 1mg。

3. 戊酸雌二醇（estradiol valerate） 天然雌激素。商品名补佳乐，即雌二醇的戊酸酯，是长效雌二醇衍生物，1mg/d。

4. 7- 甲异炔诺酮（tibolone） 商品名利维爱（livial），具有雌、孕及雄激素三种激素弱的活性，一般对子宫内膜不引起撤退性出血。每日或隔日口服 2.5mg。

5. 尼尔雌醇（nilestriol） 商品名维尼安，是雌三醇长效制剂，雌激素作用弱。每 2 周口服或阴道塞入 1～2mg。

6. 乙炔雌二醇（ethinyl estradiol） 半合成激素，现已少用。每日口服 10～30μg。

7. 己烯雌酚（stilbestrol） 合成雌激素，每日口服 0.5～1mg，应予淘汰。

#### （二）孕激素

常用制剂是醋酸甲孕酮（medroxyprogesteron acetate），商品名安宫黄体酮（provera）。周期疗法或序贯疗法采用安宫黄体酮 10mg/d，口服，共 10～12 天。或 5mg/d 口服共 14 天。连续疗法采用安宫黄体酮 2.5～5mg/d，连续联合治疗。

## 七、给药途径

#### （一）口服

如尼尔雌醇、微粒化 17β－雌二醇，结合雌激素、戊酸雌二醇。

#### （二）经阴道

如雌三醇栓，结合雌激素软膏。

#### （三）经皮贴片或霜剂

如雌二醇贴剂或霜剂。

#### （四）皮下埋植

结晶型 $E_2$，一片埋入可稳定释放 $E_2$ 6 个月。

#### （五）肌内注射

如戊酸雌二醇、苯甲酸雌二醇针剂。

## 八、用药时间

#### （一）短期用药

主要目的是为解除更年期症状，待症状消失后即可停药，通常 1～2 年。

#### （二）长期用药

适用于防治骨质疏松，HRT 至少 5～10 年以上。有人主张绝经后终生用药，用于退化性疾病的预防，需长期使用，一般应坚持 5～10 年以上。

## 九、目前常用方案

现均主张雌、孕激素联合治疗，以预防诱发子宫内膜增殖症和子宫内膜癌。

#### （一）单用雌激素

适用于已切除子宫，不需要保护子宫内膜的情况。或适用于不能忍受孕激素不良反应者。

#### （二）单用孕激素

有周期用及连续用两种。前者多用于绝经过渡期，改善卵巢功能衰退过程中伴随的症状；后者可短期用于绝经后症状重，需要 HRT 又存在雌激素禁忌证者。

#### （三）合用雌、孕激素

适用于有完整子宫的妇女。合用孕激素的目的在于对抗雌激素促子宫内膜的过度生长。此外，对增进骨健康可能有协同作用。

本法可分序贯和联合二种，前者模拟生理周期，在雌激素的基础上，每月加用孕激素 10～14 天。后者每日合并应用雌、孕激素。此两者又派生出周期性和连续性两种方案，周期性即每月停用药 4～6 日，连续性即每日都用而不停顿。（图 60-1）。

| | | | | | | | | | | | | | | | | | | | | | | | | | | | | | | | |
|---|---|---|---|---|---|---|---|---|---|---|---|---|---|---|---|---|---|---|---|---|---|---|---|---|---|---|---|---|---|---|---|
| A | △ | △ | △ | △ | △ | △ | △ | △ | △ | △ | △ | △ | △ | △ | △ | △ | △ | △ | △ | △ | △ | △ | △ | △ | △ | △ | △ | △ | △ | △ | △ |
| | | | | | | | | | | | | | | | | | | | × | × | × | × | × | × | × | × | × | × | × | × | × |
| B | △ | △ | △ | △ | △ | △ | △ | △ | △ | △ | △ | △ | △ | △ | △ | △ | △ | △ | △ | △ | △ | △ | △ | △ | △ | | | | | | |
| | | | | | | | | | | | | | | × | × | × | × | × | × | × | × | × | × | × | × | | | | | | |
| C | △ | △ | △ | △ | △ | △ | △ | △ | △ | △ | △ | △ | △ | △ | △ | △ | △ | △ | △ | △ | △ | △ | △ | △ | △ | △ | △ | △ | △ | △ | △ |
| | × | × | × | × | × | × | × | × | × | × | × | × | × | × | × | × | × | × | × | × | × | × | × | × | × | × | × | × | × | × | × |
| D | △ | △ | △ | △ | △ | △ | △ | △ | △ | △ | △ | △ | △ | △ | △ | △ | △ | △ | △ | △ | △ | △ | △ | △ | △ | | | | | | |
| | × | × | × | × | × | × | × | × | × | × | × | × | × | × | × | × | × | × | × | × | × | × | × | × | × | | | | | | |
| 日期 | 1 | 2 | 3 | 4 | 5 | 6 | 7 | 8 | 9 | 10 | 11 | 12 | 13 | 14 | 15 | 16 | 17 | 18 | 19 | 20 | 21 | 22 | 23 | 24 | 25 | 26 | 27 | 28 | 29 | 30 | 31 |

**图 60-1**　性激素补充疗法中联合应用雌、孕激素的方案示意图

注：△使用雌激素；× 使用孕激素

A. 连续序贯法；B. 周期序贯法；C. 连续联合法；D. 周期联合法

在序贯法及周期联合法中常有周期性出血，也称预期计划性出血，适用于年龄较轻，绝经早期或愿意有周期性出血的妇女；连续联合方案可避免周期性出血，适用于年龄较大或不愿意有周期性出血的妇女，但在适用早期，可能有难以预料的非计划性出血，通常发生在用药的 6 个月以内。

### （四）合用雌、雄激素

适用于不需要保护子宫内膜的妇女。加用雄激素的目的主要是促进蛋白合成，增强肌肉力量，增加骨密度，改善对事物的兴趣。

### （五）合用雌、孕、雄激素

也适用于有完整子宫、并需加用雄激素者。

### （六）隔日口服雌、孕激素

对我国妇女来说，激素替代疗法剂量宜小。隔日口服结合型雌激素 0.625mg，和安宫黄体酮 2mg。两种激素交替使用。本法与序贯法无显著性差异，这种小剂量更安全可靠，同时也有效。

## 十、HRT 评判标准

诊治病人时向病人问诊应包括心血管、关节疼痛、记忆力、焦虑症、情绪低落以及生殖泌尿系统，尤其是阴道干燥及性的问题，包括失去性欲、性交痛楚，可分别采用 MENSI：初诊 / 复诊问卷或改良 Kupperman 评分标准或 Greene 症状评分法。

### （一）MENSI 初诊 / 复诊的问卷（表 60-1）

表 60-1　MENSI 初诊 / 复诊问卷

询问的方式应该是：（过去一个月内你是否曾有……？）问题第一部分请根据频率密度圈出答案：0. 没有；1. 偶尔有；2. 有。
第二部分问题询问的方法应该是：（对你来说这是否造成困扰？）请圈出答案：Y：是；N：不是。

| | | | | | | |
|---|---|---|---|---|---|---|
| 1. 热潮红？ | 0 | 1 | 2 | 问题？ | Y | N |
| 2. 心悸？ | 0 | 1 | 2 | 问题？ | Y | N |
| 3. 头痛？ | 0 | 1 | 2 | 问题？ | Y | N |
| 4. 失眠？ | 0 | 1 | 2 | 问题？ | Y | N |
| 5. 胸口有压力或疼痛？ | 0 | 1 | 2 | 问题？ | Y | N |
| 6. 呼吸急促？ | 0 | 1 | 2 | 问题？ | Y | N |
| 7. 麻痹？ | 0 | 1 | 2 | 问题？ | Y | N |
| 8. 虚弱或疲倦？ | 0 | 1 | 2 | 问题？ | Y | N |
| 9. 关节疼痛？ | 0 | 1 | 2 | 问题？ | Y | N |
| 10. 失忆？ | 0 | 1 | 2 | 问题？ | Y | N |
| 11. 焦虑？ | 0 | 1 | 2 | 问题？ | Y | N |
| 12. 情绪低落？ | 0 | 1 | 2 | 问题？ | Y | N |
| 13. 害怕独自在公众场所 | 0 | 1 | 2 | 问题？ | Y | N |
| 14. 小便失禁？ | 0 | 1 | 2 | 问题？ | Y | N |
| 15. 阴道干燥？ | 0 | 1 | 2 | 问题？ | Y | N |
| 16. 失去性欲？ | 0 | 1 | 2 | 问题？ | Y | N |
| 17. 性交痛楚？ | 0 | 1 | 2 | 问题？ | Y | N |
| 18. 做家务的能力受干扰？ | 0 | 1 | 2 | 问题？ | Y | N |
| 19. 日常工作的功能受干扰？ | 0 | 1 | 2 | 问题？ | Y | N |
| 20. 其他症状：_____ | | | | | | |

MENSI 积分（0~38）_____　　　答案为"是"的共有_____

## （二）Kupperman 评分标准（表 60-2）

表 60-2　Kupperman 评分标准

| 症状 | 基本分 | 程度评分 | | | |
|---|---|---|---|---|---|
| | | 0 | 1 | 2 | 3 |
| 潮热出汗 | 4 | 无 | <3 次/天 | 3~9 次/天 | ≥10 次/天 |
| 感觉异常 | 2 | 无 | 有时 | 经常有刺痛，麻木，耳鸣等 | 经常而且严重 |
| 失眠 | 2 | 无 | 有时 | 经常 | 经常且严重需服药 |
| 焦躁 | 2 | 无 | 有时 | 经常 | 经常不能自控 |
| 忧郁 | 1 | 无 | 有时 | 经常、能自控 | 失去生活信心 |
| 头晕 | 1 | 无 | 有时 | 经常、不影响生活 | 影响生活与工作 |
| 疲倦乏力 | 1 | 无 | 有时 | 经常 | 日常生活受限 |
| 肌肉骨关节痛 | 1 | 无 | 有时 | 经常、不影响功能 | 功能障碍 |
| 头痛 | 1 | 无 | 有时 | 经常、能忍受 | 需服药 |
| 心悸 | 1 | 无 | 有时 | 经常、不影响工作 | 需治疗 |
| 皮肤蚁走感 | 1 | 无 | 有时 | 经常、能忍受 | 需治疗 |

注：①症状评分 = 基本分 × 程度评分；②各项症状评分相加之和为总分

## （三）改良 Kupperman 评分标准（表 60-3）

表 60-3　改良 Kupperman 评分标准（更年期妇女症状评分参考标准）

| 症状 | 基本分 | 程度评分 | | | |
|---|---|---|---|---|---|
| | | 0 | 1 | 2 | 3 |
| 潮热出汗 | 4 | 无 | <3 次/天 | 3~9 次/天 | ≥10 次/天 |
| 感觉异常 | 2 | 无 | 天气有关 | 平常、冷热痛麻木 | 冷热痛感丧失 |
| 失眠 | 2 | 无 | 偶尔 | 经常、安眠药有效 | 影响工作生活 |
| 情绪波动 | 2 | 无 | 偶尔 | 经常、无自知觉 | 自知、不能自控 |
| 抑郁疑心 | 1 | 无 | 偶尔 | 经常、能自控 | 失去生活信心 |
| 眩目 | 1 | 无 | 偶尔 | 经常、不影响生活 | 影响生活 |
| 疲乏 | 1 | 无 | 偶尔 | 上四楼困难 | 日常生活受限 |
| 骨关节痛 | 1 | 无 | 偶尔 | 经常、不影响功能 | 功能障碍 |
| 头痛 | 1 | 无 | 偶尔 | 经常、能忍受 | 需服药 |
| 心悸 | 1 | 无 | 偶尔 | 经常、不影响生活 | 需治疗 |
| 皮肤蚁走感 | 1 | 无 | 偶尔 | 经常、能忍受 | 需治疗 |
| 性生活 | 2 | 无 | 偶尔 | 性生活困难 | 性欲丧失 |
| 泌尿系干扰 | 2 | 无 | 偶尔 | >3 次/年、能自愈 | >3 次/年、需服药 |

注：①症状评分 = 基本分 × 程度评分；②各分数相加之和为总评分；③总评分高于 30 分表示病情非常严重

## （四）Greene 症状评分法（表 60-4）

**表 60-4　Greene 症状评分法**

| 日期 | |
| --- | --- |
| 用药时间（月） | |
| 1. 心跳加快或加强 | |
| 2. 容易紧张 | |
| 3. 失眠 | |
| 4. 容易激动 | |
| 5. 焦虑 | |
| 6. 不能集中注意力 | |
| 7. 容易疲劳或乏力 | |
| 8. 对生活和工作失去兴趣 | |
| 9. 不开心或忧郁 | |
| 10. 好哭 | |
| 11. 容易烦躁 | |
| 12. 眩晕 | |
| 13. 头脑或身体感觉有压力 | |
| 14. 身体感觉麻木或刺感 | |
| 15. 头痛 | |
| 16. 肌肉和关节疼痛 | |
| 17. 手或脚感觉障碍 | |
| 18. 憋气 | |
| 19. 潮热 | |
| 20. 夜间盗汗 | |
| 21. 性欲减低 | |
| 总分 | |

注：评分标准 0= 无症状；1= 有时有；2= 经常有；3= 经常有、程度重，影响工作和生活

心理症状（1~11）=　　　躯体症状（12~18）=
焦虑症状（1~6）=　　　血管舒缩症状（19~20）=
抑郁症状（7~11）=　　　性（21）=

## 十一、不良反应

### （一）短期 HRT 的不良反应

部分妇女可能有血压改变、体重增加、胃肠道反应、皮疹、偏头痛、头晕、乳房涨痛、阴道分泌物增多及出血等。

### （二）长期 HRT 的不良反应

可能引起子宫内膜增殖和子宫内膜癌的危险性增加。但加足量和足够疗程孕激素的 HRT 使子宫内膜癌的危险性明显下降。HRT 应用 10 年以上可能使乳腺癌发生的相对危险性略增加，但也有研究表明乳腺癌发生减少。

## 十二、HRT 的监测和随诊

### （一）HRT 前

详细了解既往病史及其治疗和结果、目前发现、心理的健康状况、患者的要求、现病史及其治疗和反应、体格检查及必要的检测。具体如常规妇科检查，子宫内膜检测，超声或内膜活检，乳腺监测。常用近红外线、超声、钼靶等，其他如身高、体重、血压、血脂、肝功能、肾功能、凝血指标等，必要时作骨密度测定等。

### （二）HRT 治疗中

了解 HRT 的效果，不良反应，分析治疗中的变化和其他现病史，结合个体情况作必要的调整，增强长期 HRT 使用的顺从性。

### （三）HRT 后

继续监测和随诊。重点为子宫内膜和乳腺有无异常病变。

## 十三、HRT 治疗的个体化

由于妇女存在个体差异，此与遗传物质和后天体内外环境差异有关。个体差异及同一个体内不同时间的差异也总是存在。某人、某时使用的 HRT 方案，不一定适合其他人或其他时候，主要是个体雌激素缺乏的程度，存在的健康问题及其严重程度，个体对 HRT 的愿意度和依从性，对性激素的吸收，利用和代谢不同，靶器官对性激素的反应性等不同而异，所以 HRT 不能千篇一律，应强调个体化的治疗和对待。且应用小剂量开始，以摸索出各人不同的最佳有效剂量。在治疗中个体化的问题还涉及药物的经济费用和各自的承受能力等，也应分别对待和选用药物。

# 第二节　黄体功能不全的激素替代疗法

黄体功能不全又称黄体期缺陷（lateal phase defect，LPD），其定义是黄体产生孕酮的功能缺陷。因为孕酮量分泌不足，分泌持续时间短促，所以黄体期缩短，常少于 10 天［正常为（14±2）天］。临床多表现为月经过频（黄体功能不全），或经期延长（黄体萎缩延长）。

基础体温黄体期 <10~11 天，或呈爬坡型缓慢上升或呈双峰状，或缓慢下降，或高温相中体温波动大

等。可考虑本病；黄体中期 48 小时尿孕二酮排出量测定 <4mg 可诊断为 LPD，或经前 4、6、8 天 3 次抽出测定孕酮之和 <15mg/ml（正常应 >15mg/ml）可诊断 LPD；子宫内膜活组织检查是目前诊断 LPD 最可靠的方法，常在月经周期第 21～23 天或 25 天，相当于经前 2～3 天取子宫内膜，观察其形态提示的成熟情况与基础体温关系。

治疗主要是孕酮替补治疗，孕酮肌内注射或孕酮阴道栓均可补充黄体功能不足。常自排卵后第 3 天起用天然孕酮类药 50mg/d，或口服微粒化孕酮 400mg/d，持续 10 天。或在预期下次月经前 12～14 天开始应用孕激素 10～12 天（甲孕酮 8～12mg/d）以延长月经周期，撤药后使子宫内膜及时完全脱落而缩短经期。

黄体功能替代疗法是治疗黄体功能不全普遍采用的方法，一般采用天然孕激素与合成孕激素。天然孕激素适用于不孕者调整黄体功能，对内膜腺体迟延型黄体功能不足者为好，雌、孕激素分泌不足的低活性黄体功能不全者为好。

## 第三节　席汉综合征的激素替代疗法

席汉综合征（sheehan's syndrome）是由于产后大出血、休克而导致垂体前叶坏死，继发垂体前叶多种激素减退或缺少而引起的一系列临床症状的疾病。临床表现主要是促肾上腺激素，促甲状腺激素及促性腺激素过低的症状，如促肾上腺激素过低，患者可有虚弱、疲倦、厌食、低血压、低血糖、易感染、皮肤色素变淡等；促甲状腺素过低，病人可有贫血、畏寒、面色苍白、水肿、皮肤干燥、表情淡漠、迟钝、心率缓慢等症状；促性腺激素过低临床可出现产后无泌乳、闭经、性欲减退或消失、生殖器和乳房萎缩等症状。严重者可发生垂体前叶功能减退危象，如高热、呕吐、谵妄、昏迷等症状。由于意识中枢（大脑、丘脑下部、中脑网状结构等）神经细胞代谢发生障碍，则可出现意识障碍，如失眠、抑郁、谵语、哭笑无常等精神症状。

席汉综合征患者临床症状的严重程度与垂体坏死程度有关。一旦发生应早期诊断及治疗，力争使坏死组织通过代偿恢复功能，均应采用激素替代治疗以减退症状，恢复体力及预防危象的发生。

对肾上腺皮质功能低下者应给予强的松 5mg/d 或醋酸强的松 25mg/d 口服，服用方法为清晨服 2/3 量，

下午服 1/3 量，以符合肾上腺皮质激素分泌的昼夜规律。若遇高热、手术、创伤、感染等特殊情况，皮质素应酌情加量，待并发症治愈后递减至维持量。

对甲状腺功能低下者应口服甲状腺素片，剂量从 15～30mg/d 开始，递增至 60～120mg/d。一般应口服强的松数天后再口服甲状腺素，否则有可能引起肾上腺功能不足的危象出现。

对促性腺激素过低的生育年龄妇女，应采用雌、孕激素周期治疗，同时每月肌内注射丙酸睾丸酮 25mg，以助蛋白质合成及改善体力。

## 第四节　先天性卵巢发育不全的激素替代疗法

先天性卵巢发育不全又称 Turner 综合征。染色体核型为 45X，缺少的一条性染色体为 X 染色体，因核型中仅有一个 X 染色体，又称 X 单体综合征。患者身材矮小，一般不超过 150cm，智能常低于同胞的智能水平，皮肤多黑痣，有特殊面容，常有内眦赘皮和眼距过宽，下颌小，颈部蹼项，颈粗短，后发际低，乳头距宽，乳房未发育，肘外翻，心、肾常有畸形，生殖器为女性幼稚型，无阴毛和腋毛，性腺呈条索状，甲状腺功能低下。

本病性幼稚的治疗为性激素替代治疗，非但可改变生活状况且有心理治疗作用，一般用雌、孕激素人工周期（序贯法）治疗，能促使性征发育和"月经"来潮，但有时乳房对雌激素的反应欠佳。近年来使用利维爱取得满意疗效，骨骺愈合后用倍美力 0.3mg/d～0.625mg/d，周期治疗或人工周期治疗。

## 第五节　单纯性腺发育不全的激素替代疗法

单纯性腺发育不全者因染色体核型呈现正常女性（46XX）或正常男性（46XY）而分为 XX 型和 XY 型，也称单纯性 XX 性腺发育不全或单纯性 XY 性腺发育不全，后者又称 Swyer 综合征。虽两者染色体核型不同，但临床表现无异。

临床表现为原发性闭经，无青春期性发育而表现为性幼稚。具女性生殖系统，性腺呈条索状，无生殖细胞。身材正常，无面容和体格异常。因性激素水平低下而骨骺愈合延长，导致指距大于身长。因缺乏负反馈而促性腺激素水平升高。

治疗以雌、孕激素作人工周期替代治疗，与

Turner综合征相同。

## 第六节　女性假两性畸形的激素替代疗法

遗传和性腺的性别为女性，但因外生殖器异常，所以男女难辨。主要因性激素异常而影响外生殖器的分化和发育所致。最常见的女性假两性畸形为先天性肾上腺皮质增生症，主要由先天性肾上腺皮质中21-羟化酶缺陷，导致肾上腺皮质增生，也导致11-去氧皮质酮和11-去氧氢皮质酮合成受阻，其前体物质孕酮和17羟孕酮积聚，多量的17羟孕酮进入雄激素的合成途径，导致睾酮合成过多，引起高雄激素血症。长期高雄激素血症对卵巢和下丘脑-垂体均有抑制作用，故无青春期女性激素活动。

临床表现主要为男性化，生长和发育异常，女婴外生殖器男性化是最常见，阴蒂常增大，尿道开口大而异位，体型粗壮，肌肉发达，毛发增多，声调低沉，痤疮，无性征发育和月经来潮，也有月经稀发。

本病儿童期应及早纠正外生殖器异常，且体征正常生长发育，成年期应促使性腺发育，调整月经周期和恢复生殖功能。药物治疗主要是肾上腺皮质激素替代治疗。常用糖皮质激素制剂为氢化可的松和醋酸可的松，开始剂量宜较大，以期对垂体有明显的抑制作用，1~2周后可逐渐减量，并用维持量。氢化可的松剂量按每天 10~20mg/m² 体表面积计算，分2次服用。

## 第七节　男性假两性畸形的激素替代治疗

男性假两性畸形又称睾丸女性化综合征，或雄激素不敏感综合征。本病有家族性特征，可能是一种X伴性隐性遗传病或常染色体显性遗传病。由靶器官对睾酮利用上缺陷，缺乏 5α 还原酶，不能将睾酮转化为双氢睾酮，或先天性缺乏睾酮受体。决定雄激素受体的基因存在于X染色体的位点上，此位点产生基因突变，可使雄激素的胞浆受体合成发生障碍，对睾丸酮及双氢睾酮都不发生生物效应，不能进行正常的男性性分化，相对女性性分化比较完善。

临床上完全缺乏睾酮受体，又称睾丸女性化综合征，性染色体46XY，表现女性。个子高，腹股沟有睾丸，阴蒂小，阴道短小盲端，青春期后无月经，但乳房发育，乳头幼小型，阴唇幼女型，无阴毛、腋毛。临床上不完全利用睾丸酮受体者，又称睾丸酮缺陷，外生殖器有不同程度男性化，外形男性化不足，乳房发育欠佳。治疗以青春期后睾丸切除，若不切除睾丸，则发生精原细胞肿瘤可高达 22%。另应用雌激素替代治疗，外阴阴道整形术。

## 第八节　真两性畸形的激素替代疗法

本病主要表现为外生殖器异常，可近似女性或近似男性，也可男女莫辨。大多因小阴蒂而作男孩抚养，几乎均有尿道下裂，青春期大多有乳房发育，一半以上患者有月经来潮。性腺为卵巢和睾丸并存于体内。睾丸可隐睾或位于盆腔，可有一侧为卵巢，另一侧为睾丸，或每侧均有卵巢和睾丸组织，或是一侧为卵巢和睾丸，另一侧为卵巢或睾丸组织。染色体核型为46XY/46XX。

治疗以性别抉择和诊断年龄、内外生殖器和性腺功能有关，若作男性则睾丸发育不良，有恶性肿瘤机会大，以手术切除为妥，于青春期有激素替代治疗（以雄激素治疗）；若作为女性则切除睾丸、外生殖器整形术。根据术后性别及激素水平和维持性别所需须分别采用雄激素或雌激素或雌、孕激素替代治疗。

## 第九节　改性手术后的激素替代治疗

改性手术在一般国家均不提倡，但在泰国、马来西亚等国的男性改为女性者，大多为生计，而称为"人妖"供表演和展览者，改性术后均须用雌激素长期替代治疗。

## 第十节　子宫内膜异位症术后的激素替代治疗

临床上妇女在绝经前约有 5%~15% 患有子宫内膜异位症。子宫内膜异位症患者经半根治手术或根治手术；或未经手术自然绝经；或采用假绝经疗法，即通过药物模拟卵巢去势，抑制卵巢分泌雌、孕激素，引起异位子宫内膜萎缩，常用 GnRHa 通过降调机制，抑制生殖内分泌轴，导致促性腺激素分泌减少，卵巢分泌的激素水平下降，形成药物绝经等后，也会出现绝经期症候群，主要表现为不同程度的潮热、盗汗、眩晕、易激惹、情绪低落、生殖道萎缩、老年性阴道炎、性交痛等，也可形成骨质疏松等。

对上述各种情况的出现均是由于雌激素水平下降所致，即使是半根治手术保留一侧或双侧卵巢，由于子宫次全切除双侧子宫动脉切断，直接影响卵巢血液供应，加速引起卵巢功能萎缩，而出现上述症状。根治性手术因子宫全切除和双侧附件均切除，则手术后出现了绝经期的症状更易清楚了解其原因。药物性假绝经疗法系通过内分泌调节机制而出现绝经表现。以上虽对子宫内膜异位症的治疗是引起了抑制作用，但术后出现或加速出现绝经期症候群，也影响这些妇女的生活质量。按一般绝经期妇女有症状出现或为防止骨质疏松症、心血管疾病和老年性痴呆可应用激素替代疗法，但是子宫内膜异位症患者疾病本身与雌激素水平相对增高有关，是雌激素依赖性疾病。所以，对这类患者的激素替代疗法又带来了一系列问题：

1. 子宫内膜异位症患者可否应用激素替代疗法？
2. 这类病人的激素替代疗法该如何应用？
3. 病人何时可开始应用？
4. 应用后是否会促进疾病的复发？

## 一、子宫内膜异位症患者手术后应用研究

1998 年美国报道，为研究术后 6 周内即用激素替代疗法是否会增加子宫内膜异位症的复发，他们选择了 95 名因子宫内膜异位症作全子宫和双侧附件切除者进行观察，其中 60 例术后即应用激素替代疗法，35 例术后延迟激素替代疗法，平均随访 4~5 年，少数病人已随访 10 年，其结果为两组间无显著性差异。其中疼痛复发在术后 6 周内即使用激素替代为 7%，而延迟使用组为 20%，P=0.09。采用 Kaplan-Meier 生存曲线显示两组间症状复发率无差异（P=0.03），Cox 比例风险模型显示 6 周后应用激素替代疗法者疼痛复发率危险性上升。本研究为术后即用激素替代疗法治疗者每日口服结合马雌激素（倍美力）0.625mg，并不增加疼痛复发率。其结论为如果不用激素替代疗法有心脏病和骨质疏松症的高度危险者，子宫内膜异位症患者在全子宫和双侧附件切除后开始激素替代疗法的时间建议为即时至手术后 18 个月。且认为子宫内膜异位症患者作全子宫和双侧附件切除后即行激素替代疗法治疗不会增加疼痛的复发率。

## 二、GnRHa 与激素替代疗法联合应用治疗子宫内膜异位症

子宫内膜异位症采用 GnRHa 制剂治疗子宫内膜

异位症报道多见。标准的治疗方案为 6 个月一疗程，但除在临床上病人可出现与自然绝经相似的绝经期症候群外，经 GnRHa 标准治疗者可加速骨丢失，且停药半年左右也不能恢复。又因子宫内膜异位症患者多需长期、反复治疗。所以单用 GnRHa 治疗本病并非长久之计，为此提出了反加疗法，或垫背疗法（add back estrogen therapy），1988 年 Friedman 首先报道 GnRHa 与安宫黄体酮（MPA）20mg/d 联合应用，发现安宫黄体酮有助于减少潮热、盗汗及骨质疏松症的危险，但其作用机制不清。近年常与 GnRHa 合用的激素替代疗法有雌孕激素联用、单用孕激素和利维爱（livial）三种。

### （一）雌孕激素联用

此法为 GnRHa 制剂中选用亮丙瑞林（leuprolide）3.75mg，1 次/4 周，共 24 周，在第 3~24 周加用口服倍美力 0.625mg 和安宫黄体酮 2.5mg，均为每日一次，治疗前降低 39%。用药后骨密度（BMD）无明显变化，痛经主诉减少，第 3 周后有潮热、汗出的症状也明显减少。也有为 GnRHa 制剂中选用高舍瑞林（goserelin）3.6mg，1 次/4 周，共 24 周，治疗第 4 周起加用 17β-雌二醇贴片，每周二次。（相当每天定量释放 25μg）同时每天服安宫黄体酮 5mg，子宫内膜异位症治疗后评分均较前明显好转，且避免了潮热，汗出等症状，骨质丢失较对照组为低。

### （二）单用孕激素

其方案为亮丙瑞林（leuproline）3.75mg，1 次/4 周，同时口服炔诺酮 5mg/d 连用 4 周，后继改为 10mg/d，连用 20 周。同样在改善子宫内膜异位症病变。同时明显减少潮热、盗汗和骨质丢失率低。单用孕激素的作用机制不清，但认为成骨细胞经雌激素诱导可产生孕激素受体，这样孕激素可以影响成骨细胞的活性，也有刺激成骨细胞有丝分裂和分化，同时还能刺激降钙素的分泌，从而影响骨钙代谢，使骨丢失减少。

### （三）利维爱（livial）

利维爱为合成激素，兼有雌激素、孕激素和雄激素的活性。持续给药能缓解绝经期症状及控制绝经后骨丢失。GnRHa 与利维爱合用除缓解绝经期症状外，对防止骨质疏松有助。利维爱剂量 2.5mg/d。

以上三种方案与 GnRHa 治疗子宫内膜异位症的效果。子宫内膜异位症是雌激素依赖性疾病，在位和异位子宫内膜细胞内均存在芳香化酶及其 mRNA，病灶组织局部虽呈高雌激素状态，但雌激素的高低未必就是发生子宫内膜异位症的必要条件。有的患者

血中雌激素浓度可在正常范围内，雌激素可与各种相关的细胞因子协调参与异位的子宫内膜增殖。所以GnRHa与激素替代疗法合用，或子宫内膜异位症患者使用激素替代疗法在临床上是可行的。除上述雌激素对子宫内膜细胞的芳香化酶及其mRNA作用外，还与雌激素阈值有关。也为子宫内膜异位症患者合理使用激素替代疗法提供了理论依据。该阈值假说为根据各种组织对雌激素不同敏感性设置了一个雌激素"窗"，其宽度即为雌激素浓度范围。在这一范围内既能抑制骨丢失，又不刺激子宫内膜生长。雌激素反应最敏感的调节为组织内的钙代谢调节，其次为垂体促性腺激素的分泌，阴道上皮增生和肝内蛋白的生成。在疾病中乳腺癌最敏感，子宫内膜异位症最不敏感。雌激素浓度在10~20pg/ml会导致子宫内膜异位病灶的萎缩，同时也导致骨密度降低，产生有关绝经后综合症状和第二性征萎缩。在30~45pg/ml则不刺激子宫内膜异位病灶生长，且骨密度仅有微小变化。如这一"窗口"理论得到证实，则子宫内膜异位症患者在医师指导下，控制"窗口"期剂量不致对子宫内膜异位症有害。

有关子宫内膜异位症患者术后或GnRHa合并应用激素替代治疗，由于大家均缺乏经验，还需积累更多的病例和更长时间的随访观察，即使应用激素替代治疗，也均应在医师指导和监护下（妇科检查、内分泌激素测定、B超检查和CA125测定等）进行为宜，切忌盲目滥用。

# 第十一节　反向添加治疗

自从1982年Meldrum首次用GnRHa治疗子宫内膜异位症以来，它已成为性激素依赖性疾病有效的药物之一，但用药后可产生低雌激素血症（hypoestrogenium）的各种不良反应，如潮热、阴道干燥和骨密度（BMD）下降等，后者每月减少1%，半年治疗后BMD减少6%~8%。因此一种既保持疗效又消除不良反应的反向添加治疗应运而生。反向添加治疗简称反加治疗（add-back therapy，ABT）亦称补偿性激素替代疗法（add-back hormone replacement therapy）或雌激素垫背疗法（add-back estrogen therapy）或干脆称GnRHa和性激素联合疗法（combination therapy using GnRHa and sex steroid），这是一种尚待研究的全新方法，因为没有一种反向添加治疗适用所有性激素依赖性妇科疾病。

## 一、反向添加治疗的病理生理

应用GnRHa产生的药物性卵巢切除术（medical oophorectomy）引起雌激素下降，用来治疗子宫内膜异位症和子宫肌瘤等性激素依赖性疾病（sex hormone dependent disease）由于长期用药（>6个月）造成低促性腺激素性腺功能低下症（hypogonadotropic hypogonadism）。这种性医源性疾病（iatrogenic disease）——绝经期综合征，使患者摆脱了痛经或盆腔痛后蒙受绝经期症状之苦，且用药半年后骨质减少（osteopenia）和骨质疏松症（osteoporosis）。因此提出反其道而行之的反向添加治疗，意即要在用GnRHa治疗同时加用适量性激素，其奥妙之处在于调节适当的性激素水平，这不能不说是内分泌治疗的艺术。

## 二、适应证和禁忌证

子宫内膜异位症治疗前应全面了解病情，权衡利弊，以期获得临床疗效同时尽量减少不良反应，亦非所有应用GnRHa的病人都要用ABT或同一种ABT方案。我们仍坚持应在临床医生指导下采用量体裁衣的个别化治疗（tailor therapy）。

### （一）适应证

1. 宜用GnRHa且疗程须超过3个月以上者。

2. 曾用GnRHa因产生明显低雌激素症状而终止者，宜加用反向添加治疗。

### （二）禁忌证

1. 严重的心、肝、肾病史者。

2. 性激素依赖性疾病如子宫体癌、乳房癌。

3. 不明原因的子宫出血患者。

4. 过敏性体质者。

5. 已知或可能怀孕者。

6. 哺乳期。

7. 血栓栓塞病者。

## 三、反向添加治疗方案

所选反向添加治疗的药物以性激素为主，配用非固醇类制剂。著名学者Surry和反向添加治疗工作组31位专家结合文献指出：性激素可分单用孕激素、雌-孕激素或雌-孕-雄激素三类，各有利弊。临床医生应充分熟悉其药理学特点，结合病情选择最佳的配伍方案，以期获得良好疗效，如轰热和性欲减退有明显好转。业已证实，各种雌激素可用来减少绝经期症状和骨密度丢失，故在用GnRHa治疗时加用雌激素是合理的，但它可能激惹隐伏的雌激素敏感组织，有悖于防病的宗旨，因此多数学者采用雌 - 孕激素或雌 - 孕 - 雄激素作为反向添加治疗的性激素（表 60-5）。加用性激素后 GnRHa 不良反应有见改善（表 60-6、表 60-7、表 60-8）。

**表 60-5　反向添加治疗方案**

| | | 治疗时间（月） |
|---|---|---|
| 固醇类激素 | 单用孕激素 | |
| | 甲孕酮 | 6 |
| | 炔诺酮 | 12 |
| | 炔诺酮 + 双膦酸盐 | 12 |
| | 醋炔诺酮 | 12 |
| | 雌 - 孕激素 | |
| | 甲孕酮 + 倍美力 | 6 |
| | 甲孕酮 +17 雌二醇 | 6 |
| | 炔诺酮 +17 雌二醇 | 6 |
| | 醋炔诺酮 + 倍美力 | 12 |
| | 雌 - 孕 - 雄激素 | |
| | 利维爱 | 6 |
| 非固醇类激素 | 阻断骨吸收 | |
| | 降钙素 | |
| | 双膦酸盐 | |
| | 骨形成支持疗法 | |
| | 钙制剂 | |
| | 适当饮食 | |
| | 锻炼 | |

**表 60-6　GnRHa 治疗子宫内膜异位症 6 个月后反向添加治疗效果**

| 作者 | 病例数 | GNRHA 种类 | 反向添加疗法 | 症状消除 | 腹腔镜二探 | 血管症状 | 骨矿密度（BMD） |
|---|---|---|---|---|---|---|---|
| Cedars 等 | 8 | 组胺瑞林 | 甲孕酮（20 ~ 30mg/d） | − | + | ↓ | 无变化 |
| Makarainen 等 | 38 | 高舍瑞林 | 甲孕酮（100mg/d） | + | + | ↓ | 未报道 |
| Riis 等 | 17 | 那法瑞林 | 炔诺酮（1.2mg/d） | 未报道 | − | 未报道 | 无变化 |
| Surry 和 Tudd 等 | 20 | 亮丙瑞林 | 炔诺酮（5mg/d×4 周 10mg/d×20 周） | + | + | ↓ | ↓ |
| Edmond 和 Howell | 50 | 高舍瑞林 | 17β 雌二醇（经皮 25μg）+ 甲孕酮 5mg | + | + | ↓ | ↓ |
| Kiiholma 等 | 88 | 高舍瑞林 | 17β 雌二醇 2mg/ 日 炔诺酮 1mg/d | + | + | ↓ | 未报道 |
| Moghissi 等 | 345 | 高舍瑞林 | 倍美力 0.3 或 0.625mg/ 日甲孕酮 5mg/d | + | − | ↓ | ↓ |
| Tabkin 等 | 29 | 高舍瑞林 | 利维爱 | + | + | ↓ | ↓ |

表 60-7　反向添加治疗前后 GnRHa 不良反应比较

| | 高舍瑞林 | 高舍瑞林加反向添加治疗 |
| --- | --- | --- |
| 轰热 | 96% | 46%（ P<0.01 ） |
| 性欲减失 | 48% | 17%（ P<0.01 ） |
| 阴道干燥 | 42% | 42% |
| 头痛 | 46% | 54% |

表 60-8　GnRHa 治疗时孕激素反向添加治疗

| 作者 | 疾病 | 病例数 | GNRHA | 方案 | 时间（周） | GNRHA 疗效 | 血管舒缩症 |
| --- | --- | --- | --- | --- | --- | --- | --- |
| LeMay | 内异症 | 5 | 布舍瑞林 | 甲孕酮 10mg/d，7～10 日 / 月 | 28～104 | 好 | ↓ |
| Cedars | 内异症 | 8 | 组氨瑞林 | 甲孕酮 10～20mg/d | 24 | 不好 | ↓ |
| Surrey | 内异症 | 10 | 组氨瑞林 | 炔诺酮 1.4mg/d | 24 | 好 | ↓ |
| Surrey | 内异症 | 10 | 亮丙瑞林 | 炔诺酮 5mg/d( 1～4 周 )10mg/d( 5～24 周 ) | 24 | 好 | ↓ |

1. 雌－孕激素疗法（表 60-9） 1993 年 Friedman 选用亮丙瑞林时加用倍美力 0.625mg/d 和安宫黄体酮 2.5mg 连用半年治疗内异症性骨盆痛，有良好疗效。

1995 年 Kiilholma 等采用低剂量雌－孕激素作为反向添加治疗如用高舍瑞林 3.6mg，1 次 /4 周，同时用 17β 雌二醇 2mg 和炔诺酮 1mg/d（即 Kilogest），连用半年，可使子宫内膜异位症病灶退缩。

1998 年 6 月第六届全世界内异症研讨会上指出除上述方案外，亦可用经皮雌二醇贴剂日释量 25μg+ 安宫黄体酮 5mg，倍美力 0.625mg+ 安宫黄体酮 5mg 或用三相制剂利维爱 2.5mg。

表 60-9　雌孕激素反向添加治疗

| 作者 | 疾病 | 病例数 | GnRHa | 方案 | 时间（周） | GnRHa 疗效 | 血管舒缩症 |
| --- | --- | --- | --- | --- | --- | --- | --- |
| Friedman | 子宫肌瘤 | 5 | 亮丙瑞林 | 倍美力 0.625mg（D1-25）甲孕酮 10mg（D16-25） | 108 | 好 | ↓ |
| Maouris | 内异症 | 1 | 高舍瑞林 | 雌二醇 25μg（贴剂） | 24 | 好 | ↓ |
| Friedmar | 内异症 | 8 | 亮丙瑞林 | 倍美力 0.625mg/d 甲孕酮 25mg/d | 24 | 好 | ↓ |

2. 雌.－孕－雄激素三相治疗 鉴于正常月经周期中卵巢亦分泌少量雄性激素，因此理想的反向添加治疗应含有雌激素、孕激素和雄激素的三相治疗，亦称此为模拟性腺利维爱（gonadomimetic tibolone），而利维爱进入体内后可分解成 $\triangle^4$ 异构体 3α 羟代谢物和 3β 羟代谢物三种，羟基代谢物主要和雌激素受体相结合。而 $\triangle^4$ 异构体却主要和孕激素和雄激素受体相结合（表 60-10），显示利维爱具有组织特异性而备受青睐。英国用利维爱治疗绝经后骨松症 8 年显示腰椎骨密度增加 4.1%，股骨颈骨密度增加 3.1%。

表 60-10　利维爱的特异性亲和力

| | 雌激素受体 | 孕激素受体 | 雄激素受体 |
| --- | --- | --- | --- |
| 利维爱 | + | + | + |
| 3αβ3OH 代谢物 | + | － | － |
| $\triangle^4$ 异构体 | － | +' | + |

## 第十二节　妇科肿瘤的激素替代疗法

有关 HRT 能否在妇科肿瘤病人中应用问题，争议较多，经过数十年的流行病学调查和临床观察目前已有不同的见解。

## 一、HRT 与乳腺增生

一般认为应用 HRT 可增加妇女乳腺良性增生性上皮病变的发生机会，经大量妇女观察，绝经后妇女应用 HRT 的时间长短与妇女乳腺良性增生上皮病变的发生机会是正相关。

近年来对乳腺增生病人应用 HRT 有支持的观点，经大量病人（707 例）用雌激素替代治疗，发生乳癌 26 例，与对照组相比其乳癌相对危险度为 1；888 例用雌激素替代治疗 1~5 年，发生乳癌 29 例，相对危险度为 0.78；应用 5 年以上者 1779 例，发生乳癌 52 例，相对危险度为 0.98，上述三组无显著性差异，说明乳腺良性增生病人应用 HRT 时间长短与乳癌发生无显著相关性。同时还观察乳腺非典型增生病人应用 HRT 也无明显增加乳癌的发生。

## 二、HRT 与乳癌

单用雌激素发生乳癌的比值（odds ratio，OR）是随雌激素应用时间长短呈正比。雌孕激素联合应用其 OR 值也与应用时间长短成正比。从而认为，长期应用雌激素替代治疗，不论是否联合应用孕激素都会增加绝经后妇女患乳癌的危险性，尤其对非肥胖妇女。

## 三、有乳癌家族史妇女与 HRT

曾有作者对 4 万余例 55~69 岁妇女进行前瞻性研究发现，有乳癌家族史的妇女正在应用 HRT，且达 5 年以上者，其发生乳癌的机会为每年 16 例/10 000 人，未用 HRT 者为每年 46 例/10 000 人，两者在统计学上无明显差异。应用 HRT 5 年以上者的死亡率为每年 46 例/10 000 人，而未用 HRT 者为每年 80 例/10 000 人，说明有乳癌家族史的妇女应用 HRT 对乳癌的发生无明显增加，相反，却可以明显降低其总死亡率。

## 四、乳癌病人的 HRT

近年许多文献报道 HRT 对乳癌病人的预后无明显不良影响，故主张乳癌患者可以应用 HRT，特别是 HRT 使用时间少于 24 个月对乳癌病人的预后无明显不良反应，也不增加乳癌的死亡率，所以均提出患早期乳癌的妇女可以应用 HRT。

## 五、子宫内膜癌与 HRT

近年联合应用雌、孕激素，防止单独应用雌激素所致的子宫内膜增生，避免了子宫内膜癌危险性的增加，尤其是每月应用孕激素≥10 天，则患子宫内膜癌的危险性几乎没有增加。孕激素对子宫内膜的保护作用与其应用时间长短有关，每月使用孕激素应不少于 10 天，雌、孕激素连续联合应用也同样有效。一般应用 HRT 妇女行阴道超声检查有助于及早发现子宫内膜增生和子宫内膜癌。

早期子宫内膜癌病人可以应用 HRT，经手术治疗（子宫及双侧附件切除，盆腔淋巴结清扫）的 I 期和 II 期子宫内膜癌进行回顾性研究发现雌激素替代治疗不会降低无瘤生存时间或增加早期癌复发和死亡的危险性。同时经过手术治疗的低复发危险性病人可以给予 HRT。

## 六、卵巢上皮性癌与 HRT

多数学者认为 HRT 对妇女没有明显增加上皮性卵巢癌发病率的作用。HRT 妇女相对于未用 HRT 的妇女发生上皮性卵巢癌的率比为 0.6，且应用 HRT 时间越长，停药时间越短，则发生卵巢癌的危险性越小，故认为 HRT 可减少妇女上皮性卵巢癌的发生机会。

同样 HRT 对于上皮性卵巢癌病人无明显不良影响，主张经系统治疗后的上皮性卵巢癌病人可以应用 HRT。上皮性卵巢癌病人行肿瘤细胞减灭术后，化疗后病人用 HRT，对上皮性卵巢癌病人的无瘤生存时间、总生存时间及总生存率无不良反应。

## 七、子宫颈癌与 HRT

子宫颈鳞癌对雌激素不敏感，但腺癌对雌激素敏感，可因应用雌激素而促进细胞分裂，因此主张患子宫颈鳞癌者可应用 HRT，而子宫颈腺癌者禁用 HRT。

## 八、滋养细胞肿瘤与 HRT

滋养细胞肿瘤大多为年轻患者，即使手术一般也均保留卵巢，即使有单侧或双侧卵巢黄素囊肿，术中也常抽吸囊液而予以保留卵巢。故一般不致引起因手术而丧失卵巢功能。但多疗程和长期化疗后对卵巢功能有不同程度的抑制，故在化疗的同时应用激素替代治疗，对患者有利。所以此类病人在治疗后或化疗过程中同时使用 HRT 是可行的。

（石一复）

# 第六十一章

# 多囊卵巢综合征的治疗

多囊卵巢综合征（polycystic ovary syndrome，PCOS）是生育年龄妇女最常见的内分泌疾病，发病率为7.5%。它首先由 Stein 和 Leventhal 于 1935 年提出（Stein-Leventhal 综合征）并描述，临床表现有双侧卵巢囊性增大，不孕、多毛、脱发、痤疮、月经紊乱；内分泌特征是黄体生成素（LH）过度分泌、高雄激素血症以及雌二醇无周期性地分泌。此外，PCOS 患者也存在显著的代谢异常，主要表现为胰岛素抵抗（IR）、代偿性高胰岛素血症（HI）以及异常脂质血症。所以 PCOS 有发展为非胰岛素依赖性糖尿病的危险。心血管疾病危险因素的分析还提示，PCOS 患者有更大的发生心血管疾病的危险性。目前研究的焦点是通过对 PCOS 的早期诊断和治疗来阻断代谢并发症。

## 一、定义

由于 PCOS 的临床表现多样性，故对 PCOS 的定义颇为困难。对这一综合征的定义还很有争论。但目前对"PCOS 是一种高度异质性的疾病，是可由多方面异常引起的共同最终表现"这一观点似已取得广泛的共识。有以下几点可能是一致的：

1. PCOS 是指青春期前后发病，卵巢卵泡内膜细胞良性增生，引起雄激素生成分泌过多，而造成月经紊乱、持续排卵障碍、高雄激素症状、卵巢多囊样变等一系列表现。

2. 卵巢雄激素合成分泌过多可来自多个方面的原因，而肾上腺激素分泌过多也参与本症的形成。

3. PCO 与 PCOS 是两个不同的概念。PCO 只是一个形态上的体征，任何引起体内雄激素分泌过多的疾病，如皮质醇增多症、先天性肾上腺皮质增殖症、高催乳素血症等皆可引起 PCO；任何增加腺体外雌酮的生成者，如其他原因引起的持续无排卵、甲状腺功能异常等也可引起 PCO；这些情况皆不是 PCOS。此外，无临床症状的正常妇女要求超声检查时，可有约20% 有 PCO 征。

## 二、发病机制

多囊卵巢综合征的确切病因不详，目前认为多囊卵巢综合征患者的基本病理生理改变是卵巢产生过多雄激素，而雄激素的过量产生是由于体内多种内分泌系统功能异常协同作用的结果。

### （一）下丘脑－垂体－卵巢轴功能异常

下丘脑－垂体－卵巢轴功能异常主要表现在患者有过多的 LH 分泌，无周期性改变及无 LH 峰出现，而 FSH 的分泌正常或稍低，从而使 LH/FSH 比值增加。LH 升高究竟是原发还是继发，到目前为止尚不肯定。LH 直接作用于卵巢的卵泡膜细胞，通过增加细胞内支链裂解酶 P450c17α 的活性，使卵巢内卵泡膜细胞产生过多雄激素。

### （二）胰岛素抵抗及高胰岛素血症

PCOS 患者中有 30%～70% 存在高胰岛素血症，提示有胰岛素抵抗；引起胰岛素抵抗的原因有多种，多数情况是由于胰岛素受体后信息传导系统的障碍引起，也可由于胰岛素受体的缺陷。大量证据提示高胰岛素血症可引起高雄激素血症。胰岛素的分泌及作用异常可能或至少部分是引起 PCOS 发生的原因。

### （三）肾上腺功能异常

部分多囊卵巢综合征患者雄激素升高。最近研究认为可能是肾上腺皮质细胞 P450c17α 酶的复合物调节失常使甾体激素在生物合成过程中从 17 羟孕酮至雌酮缺乏酶的阻断。

### （四）遗传因素

PCOS 发生所显示的家族高度聚集性，提示其病因学上一个主要因素可能为遗传因素。部分家系调查显示，PCOS 可能伴 X 连锁显性遗传的方式。对性染色体的研究结果提示，少数患者有 X 染色体长臂缺失及 X 染色体数目和结构嵌合体，但大多数患者为正常 46，XX 核型。因患者中染色体核型异常仅属少数，尚无对男性 PCOS 的染色体核型筛查的报道，故细胞遗传学理论仍不甚明了，尚有待进一步研究。

## 三、临床表现

PCOS 的临床表现轻重不一，主要由持续无排卵和雄激素过多引起。

### （一）病史

大多数 PCOS 患者在围月经初潮期出现肥胖、终毛快速生长。初潮后月经往往不规则，初潮后一年以上的月经失调应考虑有 PCOS 的可能。有多毛、早脱或月经紊乱、不孕家族史的有助于 PCOS 的诊断。

### （二）月经失调和（或）不孕

高雄激素血症妇女往往有月经失调。PCOS 患者正常月经初潮后月经往往不规则或闭经。这种无周期性的雌激素分泌刺激子宫内膜增生，增加内膜增生和癌症发生机会，还有发生乳腺癌的可能。由于持续不排卵导致不孕。高雄激素血症和肥胖者往往抵抗排卵诱导。

虽然 PCOS 的定义强调闭经和月经稀发，但也有部分高雄激素血症妇女月经规则或有间歇性规律月经，并能自然生育。

### （三）多囊卵巢

在高雄激素性不排卵妇女中，由于排卵前卵泡停止发育，卵巢内许多小卵泡积聚，微环境内雄激素升高。PCOS 患者的超声显像证实，双侧卵巢增大，每个卵巢有 10 个或更多的卵泡细胞，直径为 2~8mm。多处于卵巢周边，如同"珍珠项链"。90% 以上的高雄激素性不排卵患者有此征象。

### （四）高雄激素症状

1. 多毛　多毛是指终毛呈男性型过度生长。多毛是在高雄激素刺激下，引起雄激素依赖区包括上唇、下巴、胸部、背部、肩部、下腹中线、乳晕周围、大腿区域的汗毛向终毛转化。游离睾酮与多毛的关系最为密切，但游离睾酮水平与雄激素敏感的毛发生长不一定成正比。

2. 痤疮　虽然痤疮可发生在 30%~50% 的青春期女孩，但严重的痤疮并不常见。有严重痤疮的年轻

妇女患 PCOS 的可能性较大。

3. 斑脱　高雄激素妇女的另一临床表现是脱发。PCOS 患者的斑脱往往与高雄激素血症的其他临床表现共同存在。斑脱在 PCOS 患者中的发生率 <10%。

4. 其他男性化体征　其他男性化体征有：肌肉发达、乳房萎缩、声调低沉、出现喉结、阴蒂增大等。这些体征很少出现。

### （五）肥胖

至少 50%~65% 的 PCOS 患者伴有肥胖。通常为中心性肥胖。其人体测量上的定义是腰 - 臀比例（WHR）超过 0.85。WHR 增加是心血管疾病的一个高危因素。其发生与血浆游离睾酮增加、性激素结合球蛋白（SHBG）减少、高胰岛素血症、糖耐量异常和代谢异常有关。

### （六）溢乳

溢乳在 PCOS 患者中的发生率约为 10%，常与高催乳素血症（PRL）有关。高 PRL 血症在 PCOS 患者中的发生率为 7%~27%。

## 四、生化特点

PCOS 患者的内分泌改变往往根据患者的不同临床表现而不同。但雄激素过多是 PCOS 的基本特征。PCOS 尚可有以下激素的明显升高，包括睾酮、游离睾酮、雄烯二酮、脱氢表雄酮、硫酸脱氢表雄酮、17- 羟孕酮、LH/FSH 比值、游离雌二醇、雌酮及空腹胰岛素。而性激素结合球蛋白则降低。

## 五、影像学研究

阴道超声声像图显示双侧卵巢均匀性增大，包膜回声增强，轮廓较光滑，内部回声强弱不均，可见多个大小不等的无回声区围绕卵巢边缘，或散在分布于卵巢内。

## 六、远期合并症

### （一）肿瘤

PCOS 患者长期闭经、无排卵、雌酮与雌酮 / 雌二醇比值升高，无孕激素对抗，使患者子宫内膜增生，子宫内膜癌的危险性增加。

### （二）心血管疾病

PCOS 患者中约 30% 非肥胖者、75% 肥胖患者均有高胰岛素血症。从群体研究中，高胰岛素血症为冠心病的高危因素。

### （三）糖尿病

肥胖 PCOS 患者中，葡萄糖耐量减低达 40%，

20～44岁的PCOS患者葡萄糖耐量异常或非胰岛素依赖性糖尿病患病率达20%～40%，远高于同年龄、种族、体重正常妇女的患病率（10%）。

## 七、诊断

目前PCOS的诊断标准至少为：临床症状加生化参数，或临床症状加B超PCO征；生化参数包括LH升高和（或）任一项雄激素升高，或胰岛素升高；必须除外其他原因的高雄激素血症。

### （一）临床症状

主要为月经与排卵异常，可有多毛、肥胖、不孕。

### （二）生化参数异常

1. LH/FSH≥2～3，LH>10IU/L。
2. 雄激素　总睾酮（T）>3.5nmol/L，游离睾酮（FT）>5.5pg/ml，硫酸脱氢表雄酮（DS）>8.1μmol/L，雄烯二酮（$A_2$）>230ng/dl。

### （三）B超检查

超声所见为双侧卵巢多囊改变，卵巢内直径为2～8mm的小卵泡围绕卵巢边缘，间质部的回声增强。

## 八、鉴别诊断

需与下列疾病鉴别：

### （一）卵泡膜细胞增殖症

其病理变化为卵巢皮质有一群卵泡膜细胞增生。临床和内分泌征象与PCOS相仿，但更严重，本症患者比PCOS更肥胖，男性化更明显，睾酮水平也高于PCOS，而DHEA-S正常。

### （二）卵巢男性化肿瘤

如睾丸母细胞瘤、门细胞瘤、肾上腺残迹肿瘤均可产生大量雄激素，男性化肿瘤多为单侧性、实性肿瘤，进行性增大明显，可作B超、CT或MRI定位。

### （三）肾上腺皮质增生或肿瘤

肾上腺皮质增生患者对ACTH兴奋试验反应亢进，作过夜地塞米松抑制试验时抑制率≤0.70；肾上腺皮质肿瘤患者则对这两项试验反应均不明显。

## 九、治疗

PCOS的病因尚未搞清，因此目前尚无根治的方法。以下的治疗方案均为对症治疗而不能根治病因。治疗的目的在于使子宫内膜正常化；阻断过多雄激素对靶组织的作用；治疗代谢并发症，减少IR；必要时促排卵治疗。

### （一）药物治疗

1. 促排卵治疗　PCOS患者由于长期无排卵引起不孕，故对于合并不孕的患者，恢复排卵是首要的治疗。

（1）枸橼酸氯米芬（CC）：又称克罗米酚。是目前对PCOS要求生育者最为有效且安全的首选药物。CC具有较强的抗雌激素效应和较弱的雌激素作用。其作用机制是在下丘脑及垂体部位与雌激素竞争受体，解除雌激素的负反馈作用，刺激内源性GnRH释放，促进垂体分泌FSH及LH，也可能作用于卵巢，增加卵泡对促性腺激素反应。PCOS患者用CC后排卵率为75%～90%，但妊娠率仅为30%～40%。

造成CC治疗后高排卵率、低妊娠率的原因有：

黄体功能不足：CC可使约5%患者发生黄体功能不足。而在CC治疗后已有双相体温但仍未生育的患者中占50%或更高。对这些患者可在治疗上予以调整，如增加CC剂量，黄体期加用孕酮或HCG。

宫颈评分不良：由于CC有抗雌激素作用，故会对宫颈黏液的分泌产生影响，约10%～15%的患者可出现不良的宫颈黏液。若因此而不妊娠，可以采用宫腔内人工授精治疗。

未破裂黄素化综合征（LUFS）：有报道CC周期LUFS的发生率为26%～40%，而正常妇女中为9%。此种情况往往在做系列B超检查时发现，处理可在肯定卵泡成熟后用HCG 10 000IU肌注，以促卵泡破裂。

卵子质量欠佳：有研究表明，经CC促排卵后收获的卵子，有50%核型不正常。故可能因为卵子的质量影响妊娠。

PCOS患者应用CC的指征是：①无排卵或稀发排卵导致不孕，要求怀孕，血PRL水平正常，男方精液正常及女方输卵管通畅，孕酮撤血试验阳性；②无排卵或月经稀发要求调经，此种情况下疗程不宜过长；③与HMG或FSH合用，可减少前两者的用量。

用法：常规首次剂量为50mg/d，在月经的第3～5天或孕激素撤药出血的第3～5天起共用5天，必须测基础体温观察有无排卵，也有助于发现早期妊娠，以便及时保胎，避免误用其他药物或流产。排卵多发生在停药7～10天时，此时应嘱患者及时性交争取妊娠。围排卵期系列B超或尿LH定性检查检出排卵日将有助于受孕。若无效，可用黄体酮或安宫黄体酮撤退出血第5天起再递加至100～150mg/d，共5天，以观察疗效。国外有加至250mg/d或延长疗程者。若有效则不必加量，因剂量大时不良反应也大。

可按原量连服 3~6 个周期。

服用 CC 后的不良反应：当应用一般剂量范围的 CC 时，不良反应很少。不良反应的发生和严重程度与个体敏感性高低有关，而不一定与剂量相关。不良反应有：卵巢增大（15%）、血管舒缩性潮热（11%）、腹部不适（7.4%）、乳房疼痛（2.1%）、恶心呕吐（2.1%）、神经过敏和失眠（1.9%）、视觉症状（1.6%），其他如头痛、头晕、尿频、抑郁、乏力、过敏性皮炎、体重增加、可恢复性脱发，均在 1% 以下。视觉症状很少见，典型的有视力模糊和闪光暗点，一旦出现视觉症状，应停用 CC。

应用 CC 的禁忌证：①妊娠；②肝脏疾病；③不明原因的子宫出血，应除外子宫内膜非典型增生或癌症；④卵巢增大或囊肿，用前应做盆腔检查或 B 超予以排除。

CC 与其他药物合用：①与 HCG 合用。在 LH 峰出现时加用 HCG 5000~10 000IU 肌注，可预防 LUFS 及黄体功能不足。②与地塞米松合用。对于硫酸脱氢表雄酮 >8.1μmol/L 者，应用 CC 往往无效。可予地塞米松 0.25mg 每周 3 次口服，30% 可获排卵，若无效者于孕酮撤药出血后第 3 天加服 CC 50mg/d，共 5 天。若服用地塞米松，硫酸脱氢表雄酮下降到 7.1μmol/L 以下，则加用 CC 后 100% 可排卵。③与 HMG 合用。CC 治疗失败者，于服 CC100mg/d 5 天后，注射绝经后促性腺激素（HMG）75IU，每日一次，2~3 天，以 B 超观察卵泡发育，若卵泡直径不足 1.8~2.0cm 可再注射 2~3 天再作 B 超，若卵泡达 1.8~2.0cm 可以加用 HCG 5000~10 000IU 一次，以促排卵。再以基础体温或 B 超监察排卵。

（2）促性腺激素：对于 CC 抵抗的 PCOS 患者可考虑用促性腺激素治疗。CC 治疗失败是指应用到最大剂量（国内一般指 150mg/d）仍无排卵的患者，或应用 CC 有排卵 3~6 个月周期而仍未获得妊娠的患者。应用于促排卵治疗的 LH、FSH、HCG 与垂体前叶或胎盘分泌的天然激素相同。FSH 和 LH 直接作用于卵巢，刺激卵泡的发育和雌二醇的合成，肌注后 8~12 小时血清 E2 达峰值，B 超监察可见卵泡逐渐长大，在用药时自然 LH 峰比较少见，故必须加 HCG 促发排卵及黄素化。用药时卵巢性激素对下丘脑垂体的自然负反馈调节已不起作用，故必须根据临床监察结果人为地调整用量，否则很容易发生卵巢过度刺激综合征。个体对促性腺激素的敏感性差异很大，因此剂量必须因人而异。

国产 HMG 每支含 LH 和 FSH 各 75IU，国外有以下 4 种促性腺激素制剂：①HMG 制剂：商品名为 Pergonal，含 LH 和 FSH 各 75IU 和 150IU。②纯化的尿 FSH 制剂：商品名为 Metrodin。每支含 75IU FSH 和 <1IU 的 LH。③高纯 FSH：即 Metrodin HP，是 20 世纪 90 年代面市的药品。FSH 纯度 >90%，含 LH<0.001IU。④基因重组 FSH：商品名 gonal-F，为纯 FSH 制剂。

1）治疗方案

常规方案：用促性腺激素前，应排除输卵管、子宫疾病及男方不孕因素，并作盆腔基础 B 超检查及血 E2 测定。于孕酮撤药出血或自然月经第 3~5 天起用 HMG 或 FSH 1 支 / 天为初始剂量，共 4~5 天。然后令患者返院检测。观察宫颈黏液评分，上午采血测 E2 浓度，并作 B 超检测卵泡发育情况。根据宫颈评分及 B 超所见，调整 HMG 或 FSH 剂量及疗程。若 B 超下卵泡增长明显，则维持原剂量，卵泡将以约 1~2mm/d 的速度增长；若未见卵泡增大，可考虑每 3 天增加 1 支的速度增加剂量。当卵泡直径达 18~20mm，则在停 HMG 或 FSH 后 36 小时左右肌注 HCG 5000~10 000IU。建议患者在注射 HCG 当日及次日进行性交。在卵泡达到 18~20mm 时，还应检测尿 LH，如此时尿 LH 阳性，应嘱患者当日性生活或人工授精。如果患者有多个卵泡发育（≥14~16mm 的卵泡 3 个以上），或血 E2 水平 >2000pg/ml，则不应用 HCG，因为卵巢过度刺激综合征（OHSS）的发生可能性极大。注射 HCG 约 4 天后再复查 B 超，考虑加 HCG 或孕酮维持黄体功能。嘱咐患者如有体重增加、腹痛、恶心等卵巢过度刺激症状，应立即返院检查。注射 HCG 后两周如无月经来潮应测定血 HCG，以确定是否妊娠。如已确定妊娠，应继续用孕酮保胎至孕 3 个月。

经过 6 个周期 HMG 或 FSH 治疗有排卵而未获得妊娠的患者应重新评价输卵管、子宫和男性不孕因素。此对夫妇可转入 IVF-ET 等助孕治疗。

若同时行人工授精，可在注 HCG 日及次日各人工授精一次。

低剂量缓增方案：根据应用人垂体促性腺激素促排卵的观察，发现不同个体之间使卵泡发育所需的 FSH 剂量差异很大，同一个体 FSH 刺激单卵泡发育的剂量与多卵泡发育的剂量之间的差距很小。引起过多卵泡发育是由于未能精确掌握达到 FSH 阈值所需的剂量。不仅如此，药代动力学研究显示 FSH 的半衰期约为一天，多次注射 FSH 至少 4 天后血内 FSH 浓度才达稳态，才可能出现临床效果。因此，为避免 PCOS 患者出现过多的卵泡发育，设计了 FSH 小剂量缓增方案。即自月经周期第 3 天开始，初剂量为 HMG 或纯 FSH 75IU/d 起，若卵巢无反应，每隔 7~14 天增加半支，剂量 37.5IU，直到 B 超下见到优势卵泡或加至 225IU/d 为止。若卵泡直径逐渐增大，则不必加量。注射 HCG 时机与常规方案相同。小剂量缓增方案的目的是摸索一个最接近 FSH 阈值的剂量，以尽量求得单个优势卵泡发育，避免过度刺激综合征。

减量方案：在月经第 3 天先给较大剂量的 FSH，然后适当减量至 FSH 阈值以下以求维持一个优势卵泡。其根据是正常早卵泡期血 FSH 水平高于中卵泡期，减量方案模拟了上述生理变化。早卵泡期 FSH 高水平可加速卵泡生长，以后剂量减低，成熟卵泡不再增多。

PCOS 患者有多量内源性 LH 分泌，因此，在诱发排卵时使用纯 FSH 较 HMG 合理。有作者报道使用纯 FSH 诱导排卵时有一种非甾体因子分泌，这种因子可抑制 LH 分泌。最近研究发现使用纯 FSH 诱导排卵时 LH 的分泌受到抑制。LH 浓度下降有利于增加多囊卵综合征患者妊娠率，降低流产率。但纯 FSH 制剂不能减少 OHSS 的发生。

应用促性腺激素常规方案治疗，周期排卵率 87%，妊娠率 61%。表明促性腺激素对 PCOS 患者是有效的促排卵制剂。

2）合并症：PCOS 患者对促性腺激素高度敏感，促性腺激素治疗易导致 OHSS（25%）、多胎妊娠（MP）（19%）和自发流产（23%）。

卵巢过度刺激综合征（OHSS）：为促性腺激素应用中常有的而且是最严重的并发症。OHSS 分为轻度、中度和重度三类。轻度：卵巢直径 <5cm，腹胀不明显，发生率为 8%~23%，应密切观察随访；中度：卵巢直径 5~10cm，腹部不适，少到中量腹水，发生率为 6%~7%，应住院观察，卧床休息；重度：卵巢直径 >10cm，大量腹水，可伴有低蛋白血症、血浓缩、电解质紊乱、低血容量、尿少、休克、呼吸窘迫，发生率一般小于 2%，此类患者需绝对卧床休息，避免盆腔检查，监测血压、脉搏、呼吸、腹水、胸腔积液、腹围、血细胞比容、血液生化指标、肝功能、出凝血指标、尿量等，治疗主要是对症治疗：扩容、输白蛋白、纠正电解质失衡、氮质血症、高凝状态、重度腹水、胸腔积液引起呼吸窘迫的，可在 B 超指引下穿刺放水。

多胎妊娠：促性腺激素治疗后多胎妊娠约占

12%~30%，对于高序多胎妊娠者可给予 B 超指引下选择性减胎术，以改善妊娠结局。

自然流产：自然流产率在 20% 左右，范围 8%~30%，而正常妇女自然流产率约占 14%。确定妊娠后用黄体酮保胎至孕 3 个月有助于减少流产率。

（3）促性腺激素释放激素增效剂（GnRHa）+ 促性腺激素：PCOS 患者有高 LH 血症，高 LH 常与促排卵的效果不佳有关。应用 GnRHa 抑制促性腺激素分泌后，再用 HMG 或 FSH 可有效地促进排卵和妊娠。

（4）促性腺激素释放激素（GnRH）：促性腺激素释放激素以脉冲形式给药，使用静脉注射泵，每 90 分钟给药 15μg。此方案可引起 FSH 和 LH 以恰当的比例释放，从而诱发排卵，排卵率约为 50%，每治疗周期妊娠率约为 29%。此方案不适用于肥胖和高雄激素血症的患者。同时，也不能纠正高 LH 血症。而该方案的优点是在大部分患者引起单个卵泡发育及排卵，从而降低 OHSS 和多胎的发生。在 PCOSS 的患者，疗效不如 HMG 治疗。

（5）他莫昔芬：又称三苯氧胺，结构上及药理上与克罗米芬相似。排卵率与妊娠率均相似。应用方法为月经周期第 3~7 天服用 10mg/d，若无排卵，可加至 20~30mg/d，共 5 天，并以基础体温和（或）B 超监测排卵。一般在克罗米芬治疗失败时使用。

2. 调整月经、预防子宫内膜增生

（1）孕激素：不要求生育的患者可服安宫黄体酮 10mg/d，每月连用 10 天。孕激素可控制子宫内膜的生长，防止子宫内膜癌。

（2）口服避孕药（OC）：OC 可减轻高雄激素血症的一些临床症状，可能的机制是抑制垂体 LH 的分泌，从而使血雄激素分泌减少，并能增加肝脏 SHBG 的合成，抑制 5-α 还原酶，还抑制雄激素与受体的结合。OC 对 PCOS 的治疗有如下优点：避孕，使月经周期正常化，预防子宫内膜过度增生和内膜癌，并能治疗多毛症。多毛患者需治疗 6 个月以上。

长期应用于无排卵 PCOS 患者的 OC，需要无雄激素活性的孕激素制剂。妈富隆为一种避孕药的商品名，每片含炔雌醇 30μg 和去氧孕烯（地索高诺酮）150μg，为短效复方口服避孕药。地索高诺酮雄激素活性低，很少有发胖的不良反应，对代谢影响也少，可作为 PCOS 患者长期服用药物。用法：每月服用 21 天，然后停药来月经，下个周期重复使用。复方醋酸环丙孕酮（复方 CPA），商品名为达因 -35，含炔雌醇 0.035mg 和 CPA2mg。CPA 是有效的孕激素制剂，并有抗雄激素作用。可有效地治疗高雄激素血症，是目前临床上应用最为广泛的抗雄激素药物。它的作用机制是阻断 DHT 与受体的结合，促进睾酮的代谢，减少 5α- 还原酶的活性，并减少雄激素的产生。临床应用对 PCOS 多毛患者效果很好。对 CC 耐药的 PCOS 患者可用达因 -35 4~6 个周期后，再服 CC 促排卵，可能提高疗效。

（3）糖皮质激素：地塞米松 0.25~0.5mg/d，或强的松 5~7.5mg/d，可改善先天性肾上腺皮质增殖症或脱氢表雄酮增高的 PCOS 患者的高雄激素血症。对超重患者不考虑用糖皮质激素治疗。

3. 多毛与痤疮的治疗　抗雄激素药物常与 OC 合用治疗多毛症及顽固性痤疮，二者合用疗效高于单用。75% 的多毛症及顽固性痤疮患者在治疗后体征明显改善。

（1）促性腺激素释放激素类似物（GnRHa）：GnRHa 是治疗严重卵巢高雄激素血症最有效的方法。但它在治疗 6 个月后会有 4%~8% 的骨质丢失及低雌激素水平。故建议合用小剂量雌激素或 OC。各种 GnRHa 制剂抑制卵巢雄激素分泌的有效剂量为：那法瑞林（nafarelin）500μg 鼻喷，每日 2~3 次；组胺瑞林（histrelin）100μg/d，皮下注射；亮丙瑞林（leuprolide acetate）1.5mg/d，皮下注射；长效亮丙瑞林 3.75mg，每月肌注一次。

（2）安体舒通：安体舒通的作用机制是竞争性地抑制双氢睾酮（DHT）与它的受体的结合，也抑制合成雄激素所必需的 17- 羟化酶和 17，20 裂解酶的活性。它是醛固酮拮抗利尿剂，可引起盐丢失过多、头晕、嗜睡、月经紊乱、乳房疼痛、情绪不稳定、疲劳及性欲减退。应用剂量因人而异，为 50~200mg/d。大部分患者需 50~100mg/d。

服药者必须肾功能正常，注意防止高钾血症、低血压。自低剂量起应用，每个剂量的第 1~2 周，必须监测血压及电解质。剂量调整至少应用 3~6 个月。用药 6~12 个月后才可出现明显临床疗效，多毛明显好转。但治疗多毛期间应当避孕，以免影响胎儿生殖器的发育。一般建议与口服避孕药同时服用，并可以增加对多毛的疗效。

（3）醋酸环丙孕激素制剂（CPA）：如前所述，CPA 可有效地治疗高雄激素血症，是目前临床上应用最为广泛且疗效确切的抗雄激素药物。用于高雄激素血症及多毛症，同时有避孕作用。可服药 3~6 个月以上。

（4）氟化酰氨（flutamide）：氟化酰氨的作用机制是抑制雄激素与靶器官受体的结合。其治疗后显效时间早于其他抗雄激素制剂，在治疗后 3 个月即可减轻体征。但本药有较强的肝毒性作用，故仅用于 PCOS 患者顽固性雄激素过多症。一般剂量为 250~500mg/d，疗程 6~24 个月。多毛症治疗需至少 3~6 个月才有疗效。

（5）非那雄胺（finasteride）：非那雄胺是 5α- 还原酶抑制剂，减少 T 向 DHT 转化，抗雄激素作用与安体舒通相似，但不良反应较小。治疗剂量为 5mg/d，疗程 6 个月以上。

4. 高胰岛素血症的治疗　高胰岛素血症和胰岛素抵抗是发展动脉硬化的危险因素。抗胰岛素制剂包括二甲双胍及曲格列酮，分别是双胍类及噻唑烷二酮类降糖药。

（1）二甲双胍的作用机制

1）抑制小肠吸收葡萄糖。

2）降低 HGP 合成。

3）增加肌肉等外围组织对胰岛素敏感性。

（2）曲格列酮作用机制

1）直接增加肌肉及脂肪组织对胰岛素的敏感性，降低代偿性高胰岛素血症。

2）增加肝脏对胰岛素敏感性，使 HGP 合成下降。

两者为完全不同的两类制剂，前者以降低 HGP 合成为主，后者以提高外围组织胰岛素敏感性为主。故从发病机制上，曲格列酮比二甲双胍似乎更适合 PCOS 患者 IR 的治疗。

（3）两种胰岛素效能增强剂治疗 PCOS 患者有如下作用：

1）降低空腹胰岛素浓度及糖耐量后的胰岛素反应浓度；

2）SHBG 血浓度升高 0.4~2 倍，游离睾酮下降；

3）垂体 LH 基础浓度及 GnRH-a 刺激后的反应浓度均下降；

4）卵巢 17-α 羟孕酮基础浓度及 GnRH-a 刺激后反应浓度也下降；

5）约 40%~50%PCOS 患者恢复月经规则来潮，少数自发排卵并受孕；

6）对糖耐量减低及血脂异常也有逆转作用。

二甲双胍服用方法是 500mg，每日 3 次，连续服用 8 周以上。曲格列酮服用方法是 400mg，每日与早餐同服。

**（二）手术治疗**

药物促排卵治疗无效时，可行腹腔镜下卵巢电灼术和激光汽化术，每侧卵巢打孔 4 个左右，破坏部分卵巢皮质，使雌激素水平暂时下降，通过反馈作用使 FSH 分泌增加，LH/FSH 比值改变，从而促使自发排卵，而且 50% 的 PCOS 患者可由此获得妊娠。其疗效与卵巢楔切术相同，卵巢楔切术现已很少应用。

腹腔镜下卵巢电灼术和激光汽化术具有多种优点：

1. 疗效可与 HMG 或纯 FSH 促排卵相仿，无过度刺激综合征和多胎妊娠的发生；

2. 损伤小，术后粘连相对少，可代替开腹手术，手术简单，恢复快；

3. 价格适中，无需复杂的排卵监测；

4. 在不育症患者的腹腔镜诊断手术中增加不多的操作即可达到目的；

5. 妊娠后自然流产率可以减低。

但是，由于手术可能引起粘连等并发症，故这种疗法的长期疗效还有待进一步观察。

（三）助孕技术的应用

对于使用促性腺激素治疗 6 个周期仍不妊娠的多囊卵巢综合征患者，体外受精胚胎移植是非常有效的治疗方法。6 个治疗周期的累积妊娠率可达 82%，这一结果与因输卵管因素所致不孕的治疗效果相似。其原因在于体外受精胚胎移植不受输卵管因素影响，同时不需要强调控制单卵泡发育。因此，治疗效果较促性腺激素治疗要好。最近尚有作者采用多囊卵巢综合征患者的未成熟卵在体外培养成熟、受精及胚胎移植，这给多囊卵巢综合征的治疗又提供了一种新方法。

为预防重度 OHSS 的发生，还可将所有胚胎冷冻，在下个治疗周期行胚胎移植，同时在取卵后再重新用 GnRHa，以进一步减少 OHSS 的危险。

（四）节食、运动及减肥

这是治疗 PCOS 患者 IR 的基本措施。患者体重下降 7% ~ 15%，即可改善胰岛素抵抗并使糖耐量低减好转，部分患者可恢复自发月经，甚至排卵受孕。部分节食困难的患者可考虑使用食欲抑制剂。

（张治芬）

# 第六十二章

# 常见阴道炎治疗

女性生殖系统炎症是妇产科常见病。感染可发生于下生殖道，如外阴炎、阴道炎及宫颈炎；也可侵袭上生殖道即内生殖器（包括子宫及附件、周围结缔组织、盆腔腹膜）。炎症可局限于一个部位，也可同时累及几个部位，上生殖道炎症又称盆腔感染性疾病（PID）。值得注意的是生殖道病毒感染及性传播疾病近年呈上升趋势。其中外阴阴道炎是最普遍的一种女性生殖系统感染性疾病。

## 一、非特异性外阴炎

因外阴部不洁或异物刺激而引起的非特异性炎症。外阴与尿道、肛门邻近，经常受到经血、阴道分泌物、尿液、粪便的刺激，若不注意皮肤清洁易引起外阴炎；其次糖尿病患者糖尿的刺激、粪瘘患者粪便的刺激以及尿瘘患者尿液的长期浸渍等；此外，穿紧身化纤内裤，导致局部通透性差，局部潮湿以及经期使用卫生巾的刺激，均可引起非特异性外阴炎。

外阴皮肤瘙痒、疼痛或有灼热感，活动、性交及排尿时加重。局部充血、肿胀、糜烂或有溃疡、皮肤增厚或皲裂。

治疗：针对病因进行治疗：与本病有关的致病因素如糖尿病、尿瘘、粪漏应进行彻底治疗。局部治疗：可用 0.1% 聚维酮碘液或 1：5000 高锰酸钾液坐浴，每日 2 次，每次 15～30 分钟。坐浴后涂抗生素软膏或紫草油。此外可选用中药苦参、蛇床子、白藓皮、土茯苓、黄柏各 15g，川椒 6g，水煎熏洗外阴部，每日 1～2 次。急性期还可选用微波或红外线局部物理治疗。

## 二、滴虫性阴道炎

滴虫阴道炎（trichomonal vaginitis）是常见的阴道炎，由阴道毛滴虫所引起。临床上以白带增多、质稀有泡沫、秽臭，阴道瘙痒为主要表现。发病是由于感染的阴道毛滴虫消耗了阴道内的糖原，破坏了阴道的自净防御功能，继发细菌感染所致。

白带增多及外阴瘙痒滴虫阴道炎的主要症状是稀薄的泡沫状白带增多及外阴瘙痒，若有其他细菌混合感染则排出物呈脓性，可有臭味，瘙痒部位主要为阴道口及外阴，间或有灼热、疼痛、性交痛等。若尿道口有感染，可有尿频、尿痛，有时可见血尿。检查时可见阴道黏膜充血，严重者有散在的出血斑点，后穹隆有多量白带，呈灰黄色、黄白色稀薄液体或为黄绿色脓性分泌物，常呈泡沫状。带虫者阴道黏膜可无异常发现。少数患者阴道内有滴虫存在而无炎症反应，称为带虫者。

典型病例诊断较易，若能在阴道分泌物中找到滴虫即可确诊。悬滴法检查滴虫最简便的方法是悬滴法。也可送培养，准确度可达 98% 左右。取分泌物前 24～48 小时避免性交、阴道灌洗或局部用药，取分泌物前不作双合诊，窥阴器不涂润滑剂。

治疗：全身用药：甲硝唑 2g，单次顿服；或替硝唑 2g，单次顿服。替代方案：全身用药：甲硝唑 400mg，口服，每日 2 次，共 7 天。

局部用药：不能耐受口服药物或不适宜全身用药者，可选择阴道局部用药。甲硝唑阴道泡腾片 200mg，每晚 1 次，共 7 天。

全身用药疗效优于阴道局部用药，同时全身用药中单次顿服法疗效优于替代方案的 7 天疗法。

妊娠期应用甲硝唑的安全性，根据 FDA，甲硝唑属妊娠 B 类药，可用于孕期。尽管如此，不主张在早孕期应用甲硝唑，整个孕期应用甲硝唑应采用知情选择原则。为减少甲硝唑的不良反应，孕期尽量避免应用单次顿服法，而推荐 7 天疗法。对于甲硝唑单次顿服的哺乳期女性，应于治疗期间及服药后 12 ~ 24 小时之内避免哺乳，以减少乳汁中甲硝唑浓度过高对婴儿的影响。同理对于服用替硝唑的哺乳期女性，应于治疗期间及服药后 3 天内避免哺乳。

对患者的性伴侣应进行治疗。所有治疗后无临床症状患者及初始无症状者不需要随访。部分滴虫性阴道炎可于月经后复发，治疗后需随访至症状消失。

### 三、外阴阴道假丝酵母菌病（VVC）

详见第四十九章抗念珠菌感染的治疗。

### 四、细菌性阴道病

细菌性阴道病（BV）是正常人阴道内存在的一组微生物（阴道加德纳菌、普雷沃菌、消化链球菌、紫单胞菌、动弯杆菌及人型支原体等）异常增多，产生过氧化氢的乳杆菌减少或消失，导致阴道微生态失调的一组临床症候群。

复发性 BV 是在一年内反复发作 3 次或以上。复发常与上次治疗后阴道内微生态环境没有很好恢复有关。与复发有关的因素还包括：男性性交传染；治疗不彻底，未根除病原体；危险因素持续存在。虽然 BV 1 周的治愈率为 80% ~ 90%，但在 3 个月内复发率为 15% ~ 30%。

阴道分泌物增多，并有鱼腥味。臭味特别明显由于阴道内有大量胺类物质，阴道分泌物的 pH 也增高；用窥阴器进行检查时发现阴道黏膜潮红、充血水肿、触痛、分泌物增多、有脓性分泌物甚至结痂。通过分泌物涂片检查可发现大量的脓球，并可找到致病菌，但分泌物中不会有滴虫和念珠菌。

Amsel 临床标准：①阴道匀质、稀薄、白色分泌物；②阴道 pH>4.5，对 BV 诊断有帮助，该项敏感但不特异；③胺臭味试验阳性：该项特异性最高而敏感性最低；④线索细胞阳性：湿片检查线索细胞是唯一特异和敏感的指标，是临床诊断 BV 的金标准。这 4 项中两项阳性即可诊断。Amsel 法操作费时，主观性强，易受各种因素的影响，所以 Amsel 方法已逐渐被其他方法所代替。

BV 联合测定试剂盒：是通过检测过氧化氢、唾液酸苷酶、白细胞酯酶来诊断 BV 的方法之一。检测阴道分泌物中过氧化氢浓度可以帮助医生了解患者阴道内产过氧化氢乳酸杆菌的生态状况，分析阴道微生态是否正常；检测唾液酸苷酶活性可以了解病原体繁殖的状况；检测白细胞酯酶可以帮助临床医生了解病

患阴道壁有无实质性黏膜受损。其结果准确、可靠、快速，已开始互补或取代旧指标应用于临床。

唾液酸酶检测法：唾液酸酶是 BV 致病菌（加德纳菌、普雷沃菌及类杆菌等）产生的活性酶。唾液酸酶检测法是检测阴道分泌物中唾液酸酶活性的显色试验，是一种简便、客观、快速的诊断 BV 的试验。与 Nugent 法相比，在有症状的妇女中其敏感性（88%）和特异性（95%）较好。质控好的产品值得临床推广。

治疗指征包括：有症状的患者；妇科手术前患者；无症状孕妇。

1. 非妊娠妇女

（1）非妊娠妇女治疗指征：①有症状细菌性阴道病；②侵入性操作前（子宫内膜活检、子宫全切、子宫输卵管造影、放置宫内节育器、剖宫产及刮宫术）。

（2）治疗原则：2006 年美国 CDC 的推荐治疗方案为：①甲硝唑 500mg 口服，一日 2 次，共 7 天；② 0.75% 甲硝唑凝胶 5g 阴道内用药，一日 1 次，共 5 天；③克林霉素膏 5g 阴道内上药，一日 1 次，共 5 天。使用甲硝唑治疗及随后 24 小时内避免饮酒。同时使用克林霉素膏 5 日内可使避孕套及阴道隔膜破坏，导致避孕失败。

替代治疗方案：①克林霉素 300mg 口服，一日 2 次，连用 7 天；②克林霉素 100mg 阴道上药，3 天。与以往治疗方案不同之处为甲硝唑 2g 单剂量口服治疗细菌性阴道病的效果最差，不再用于推荐方案及替代方案。

2. 妊娠妇女

（1）妊娠妇女治疗指征：①有症状的孕妇；②有早产或妊娠不良结局等高危因素无症状细菌性阴道病妊娠妇女。

（2）治疗原则：2006 年美国 CDC 妊娠妇女推荐治疗方案为：①甲硝唑 500mg 口服，一日 2 次，7 天；②甲硝唑 250mg 口服，一日 3 次，7 天；③克林霉素 300mg 口服，一日 2 次，7 天。

无症状妊娠妇女是否需要治疗，尚有争议。

### 五、老年性阴道炎

老年性阴道炎常见于绝经后的老年妇女，因卵巢功能衰退，雌激素很多水平降低，阴道壁萎缩，黏膜变薄，上皮细胞内糖原含量减少，阴道内 pH 上升，局部抵抗力降低，致病菌父母容易入侵繁殖引起并且炎症。

阴道分泌物增多，分泌物稀薄，呈淡黄色，严重

者呈脓血性白带,有臭味。分泌物刺激,外阴出现瘙痒、灼热感。阴道黏膜萎缩,可伴有性交痛。有时有小便失禁。感染还可侵犯尿道而出现尿频、尿急、尿痛等泌尿系统的刺激症状。妇科检查可见阴道黏膜充血,有小出血点,有时有表浅溃疡。若溃疡面与对侧粘连,阴道检查时粘连可被分开而引起出血,粘连严重时可造成阴道闭锁,炎症分泌物引流不畅可形成阴道或宫腔积脓。

治疗:

1. 雌激素治疗 局部使用雌激素制剂有直接的治疗效果。可选用仅有局部作用的雌三醇软膏[商品名:欧维婷(ovestin)],每晚阴道用药 0.5g(含有 0.5mg 雌三醇);普罗雌烯更宝芬每晚阴道用药 1 粒或氯喹那多普罗雌烯(可宝净)每晚阴道用药 1 粒。结合雌激素软膏和己烯雌酚软膏局部使用时既有局部作用也有全身作用,每晚阴道用药 0.25~0.5mg。口服雌激素除治疗老年性阴道炎外,还有助于缓解更年期症状,但使用雌激素时,应首先排除雌激素禁忌证。

2. 局部用抗菌药 一般性外用药甲硝唑 200mg 或氧氟沙星 100mg,每晚 1 次阴道内用药。7~10 天为 1 个疗程。也可阴道内置各种栓剂。阴道内置微生态制剂(定君生)也十分有效果。

## 六、幼女性阴道炎

幼女性阴道炎因大量脓性分泌物刺激引起外阴痛痒,可使患儿哭闹不安或以手抓外阴。幼女所患阴道炎多与外阴炎并存。常见的病原体有葡萄球菌、链球菌及大肠埃希菌等,滴虫或念珠菌也可引起感染。因幼女外阴发育差,缺乏雌激素,阴道上皮抵抗力低,易受感染阴道炎。

有脓性、浆液脓性或血性分泌物自阴道流出,常因分泌物刺激致外阴痛痒不适,患儿常用手抓外阴,哭闹不安。检查见外阴、阴蒂、阴道口及尿道口充血水肿,表面可出现破溃或抓痕,有时可见小阴唇粘连。

治疗:预防发病,幼女不穿开裆裤,保持外阴清洁,培养良好的卫生习惯。病因治疗包括取出阴道异物等。用 0.5%~1% 的乳酸液或生理盐水经滴管冲洗阴道;用温开水洗涤外阴后,局部敷以红霉素软膏,必要时口服或注射抗生素,如氨节青霉素 50mg/kg,分 4 次口服。针对特异病原体选择抗感染药物治疗。久治不愈或反复炎症发作时,可在外敷软膏内加入少量己烯雌酚(0.05mg 以下)或己烯雌酚 0.1mg 每

晚口服,共 7 天。已形成粘连者,可于消毒后用手指向下外牵拉小阴唇,一般都能分开。粘连较牢固者可用弯蚊式血管钳从小孔处伸入,随即垂直向后,将透亮的薄膜分开,分开后局部涂己烯雌酚软膏或凡士林软膏,以防再粘连。每日以硼酸溶液坐浴,坐浴后局部涂己烯雌酚软膏或凡士林软膏,直到上皮正常。

## 七、需氧菌性阴道炎(aerobicvaginitis,AV)

需氧菌性阴道炎是由阴道乳杆菌减少,需氧菌感染引起的阴道炎症。常见病原体为链球菌、葡萄球菌以及大肠埃希菌。病因及发病机制不清楚。正常阴道内以产过氧化氢的乳杆菌占优势。宿主免疫力降低导致 AV 时,阴道内能产过氧化氢的乳杆菌减少或缺失,其他细菌,诸如 B 族链球菌、葡萄球菌、大肠埃希菌及肠球菌等肠道来源的需氧菌增多,并伴有阴道黏膜炎性改变。AV 引起宿主强烈的免疫反应,细胞因子 IL-6、IL-1 及白血病抑制因子显著升高。

主要症状是阴道分泌物增多,性交痛,或有外阴阴道瘙痒、灼热感等。分泌物典型特点为稀薄脓性、黄色或黄绿色、有时有泡沫,但滴虫检查阴性。阴道分泌物有异味但非鱼腥臭味,氢氧化钾试验阴性。检查见阴道黏膜充血,严重者有散在出血点或溃疡,宫颈充血,表面有散在出血点,严重时也可有溃疡。

分泌物检查:①阴道 pH>4.5,通常 >6.0,滴虫检查阴性。②生理盐水湿片检查:乳杆菌减少或缺乏;中性粒细胞增多,甚至是含有中毒性颗粒的白细胞;基底层和基底旁上皮细胞增多,缺乏成熟鳞状上皮细胞。③革兰染色:乳杆菌减少或缺失,革兰阳性球菌及肠杆菌科的革兰阴性小杆菌增多。④细菌培养:多为 B 族链球菌、大肠埃希菌、金黄色葡萄球菌及肠球菌等。

Donders 等于 2002 年提出了 AV 的阴道分泌物显微镜湿片诊断标准,包括白细胞数、中毒性白细胞所占比例、背景菌落、基底旁上皮细胞所占比例和乳杆菌分级。Tempera 等于 2004 年从临床和微生物学两方面诊断 AV,诊断标准如下:①异常阴道黄色分泌物;②阴道 pH 升高,多 >5.0;③分泌物有异味(但 KOH 试验阴性);④阴道分泌物高倍镜检大量白细胞(400×);⑤使用 Donders 分类确定乳杆菌分级,Ⅱa,Ⅱb 和Ⅲ。注:乳杆菌分级Ⅰ为许多多形性乳杆菌,无其他细菌;Ⅱa 为混合菌群,但主要为乳杆菌;Ⅱb 为混合菌群,但乳杆菌比例明显减少,少于其他菌群;Ⅲ为乳杆菌严重减少或缺失,其他细菌过

度增长。

治疗：目前尚无有效标准治疗方案。国外数据分析显示局部卡那霉素及克林霉素治疗 AV 有一定疗效。

## 八、淋菌性阴道炎

淋菌性阴道炎是指由淋菌所造成的阴道炎。致病原——淋病双球菌，可通过不洁或混乱的性交而传染。也有少数因借穿感染淋球菌的泳衣或通过淋球菌污染的浴缸、坐式便器等间接传染。其症状表现为下腹部疼痛，阴道分泌物增多，显脓性白带，阴道口红肿疼痛等，如不及时治疗，可转为慢性妇科炎症，有 10%~20% 的妇女可出现不孕或宫外孕。

治疗用头孢三嗪、大观霉素肌注连续 10 天。同时可选用麻柳叶 100g，苍术 15g，黄连 15g，黄柏 15g，败酱草 20g，蛇床子 15g，白头翁 30g，苦参 30g，地肤子 15g，水煎。趁温热时洗外阴，每日 1~2 次，7 天为 1 疗程，一般 1~2 个疗程即可痊愈。

治疗时，可以尝试以下方法：用中成药金银花 10g，一枝黄花 15g，竹节菜 15g，石韦 10g、灯芯草 20g、车前草 10g、黄柏 15g，水煎代茶饮，每日一剂。也可用药渣加水再煎洗阴道。

（赵玲利）

# 第六十三章

# 盆腔炎性疾病的治疗

盆腔炎性疾病（pelvic inflammatory disease，PID）指女性上生殖道及其周围组织感染引起的一组疾病，包括子宫内膜炎（endometritis）、输卵管炎（salpingitis）、输卵管卵巢脓肿（tubo-ovarian abscess，TOA）、盆腔腹膜炎（peritonitis）以及盆腔结缔组织炎（parametritis），是妇科的常见病之一，通常可局限于一个部位，也可同时累及几个部位发病。现通常所称的 PID 多为急性 PID，既往所称的慢性 PID 实际与现在的急性 PID 后遗症相当。急性盆腔炎未及时诊断和治疗可发展形成严重的盆腔腹膜炎、败血症、感染性休克等。未能及时有效的治疗 PID 是造成盆腔粘连、慢性盆腔疼痛、输卵管阻塞、不孕等主要原因。PID 多发生在性活跃期、有月经的妇女，而初潮前、绝经后或未婚者很少发生。

## 一、高危因素

既往盆腔炎多由于流产后、产后和妇科手术后等感染而引起。近年来女性下生殖道上行性感染明显增多，特别是性传播性疾病的发生与盆腔炎有明显的相关性。年龄因素是 PID 发生的危险因素之一，盆腔炎好发年龄在 15～25 岁，有报道 <25 岁年轻妇女急性附件炎占 70%；而 19 岁之前第 1 次感染占 33%。青少年人群患病率高的原因可能与 STD 高度流行、性伴侣数量较多、不采取安全的避孕措施、性生活频繁、性卫生不良和女性雌激素占优势导致宫颈状态变化等高危因素有关。另外各种宫腔操作，特别是无严格无菌的操作也是 PID 发生的高危因素。

## 二、病原体

引起 PID 的病原体可分为内源性和外源性，内源

性病原体来自原寄居于下生殖道的菌群，主要包括需氧菌及厌氧菌；外源性病原体主要包括沙眼衣原体、淋病奈瑟菌及支原体，多数 PID 患者是由外源性致病菌从外生殖器上行感染造成的。通过性行为传播的生物体，尤其是淋病奈瑟菌和沙眼衣原体是导致盆腔炎的常见原因，但是组成阴道菌群的微生物体（例如厌氧菌群、阴道加德纳菌、流感嗜血杆菌、肠道革兰阴性杆菌和无乳链球菌）在一定条件下亦常引起 PID。此外，巨细胞病毒、人型支原体、解脲支原体和解脲支原体也可能与某些 PID 有关。在美国沙眼衣原体和淋病奈瑟菌是引起 PID 的主要病原体，因而建议所有被诊断为急性 PID 的患者均应进行淋病奈瑟菌和沙眼衣原体的检测，并同时行人类免疫缺陷病毒（HIV）筛查。国内尚缺乏大样本的报道，一些研究发现解脲支原体在 PID 患者中检出率高于淋病奈瑟菌和沙眼衣原体。

Simms 等认为支原体可能为独立于衣原体的急性盆腔炎相关因素。支原体是女性下生殖道内正常菌群之一，也是致病原，可能是引起 PID 发病的潜在病原体。盆腔炎性疾病患者的致病微生物中淋病奈瑟菌、沙眼衣原体等性传播性疾病（sexually transmitted disease，STD）致病微生物占重要比例，而在细菌感染时以大肠埃希菌最为常见。

## 三、诊断

### （一）病史

患者多有引起 PID 的危险因素，如近期有妇科、产科手术史，包括分娩、剖宫产、人工流产、取放宫内节育器等；或伴有下生殖道炎症以及邻近器官的炎症；可有不孕、异位妊娠病史。病史中注意高危因素的追诉。

## （二）临床表现

1. 症状　可因炎症轻重及范围大小、病原体不同而有不同的临床表现。PID 的常见症状为下腹痛、发热、阴道分泌物增多。腹痛通常为持续性，活动或性交后加重。若病情加重，可有寒战、高热、头痛、食欲不振。月经期发病可出现月经量增多、经期延长。若有腹膜炎，则出现消化系统症状如恶心、呕吐、腹胀、腹泻等。若有脓肿形成，可有下腹包块及局部压迫、刺激症状。病情迁延或发生后遗症者则多表现为下腹坠胀痛、性交痛等，劳累、性交或月经前后可加重，有时可伴有低热。临床症状随病原体的不同而不同：淋病奈瑟菌感染以年轻妇女多见，起病急，多在 48 小时内出现高热、腹膜刺激症状及阴道脓性分泌物；非淋病奈瑟菌性盆腔炎性疾病起病较缓慢，高热及腹膜刺激征不明显，常伴有脓肿形成；厌氧菌感染容易有多次复发、脓肿形成；沙眼衣原体感染病程较长，常无高热，而表现为长期持续低热、轻微下腹痛，久治不愈，及阴道不规则出血。

2. 体征　患者呈急性病容，体温升高、心率加快、腹胀、下腹部有压痛。病变蔓延至腹腔时，腹膜刺激征阳性，全腹有压痛、反跳痛及肌紧张，肠鸣音减弱或消失。盆腔检查：阴道可能充血，并有大量脓性臭味分泌物；宫颈充血、水肿。若见宫颈口流出脓性分泌物，说明宫颈管黏膜或宫腔均有急性炎症。穹隆触痛明显者，须注意穹隆是否饱满。若宫体稍大、有压痛、活动受限，子宫两侧压痛明显，可为单纯输卵管炎，可触及增粗的输卵管，有明显压痛；若为输卵管积脓或输卵管卵巢脓肿，则可触及包块，且压痛明显、不活动；宫旁结缔组织炎时，可触及宫旁一侧或两侧有片状增厚，或两侧宫骶韧带高度水肿、增粗，压痛明显；若有盆腔脓肿形成且位置较低时，可触及后穹隆或侧穹隆有肿块且有波动感，三合诊常能协助进一步了解盆腔情况。

## （三）辅助检查

1. 实验室检查　外周血白细胞、血 C- 反应蛋白升高，血沉增快。

2. 病原体检查　宫颈、阴道分泌物涂片革兰染色查找淋球菌等，或细菌培养加药物敏感试验；体温高时应同时行血培养检查；脓肿形成时可抽取脓液行细菌培养加药物敏感试验；对于有条件细菌室可同时行衣原体、支原体 DNA 检测。

3. 阴道分泌物的湿片检查　此方法简便、经济，适合基层医院开展。湿片检查中，阴道多形核白细胞 >1 个 / 高倍视野时就会出现白带增多，>3 个 / 高倍视野时诊断盆腔炎性疾病的敏感性可达 87%。同时，湿片中若无炎症细胞，可作为排除盆腔炎性疾病的最好指标。

4. 超声及其他影像学检查　阴道超声可显示输卵管增粗、宫腔积液、盆腔有游离液体、盆腔包块等盆腔炎性疾病的特异性声像，但对早期、轻度患者尚未造成盆腔病理组织改变时，可无异常声像改变。近年来，有学者采用能量多普勒超声技术，通过测定输卵管的血流来测定其充血程度，间接诊断输卵管的炎症，提高了早期盆腔炎性疾病的诊断率。

5. 腹腔镜检查　腹腔镜检查被认为是诊断盆腔炎性疾病的金标准，能显著提高临床确诊率。腹腔由于症状和体征的多样性，使急性 PID 的诊断较为困难，很多 PID 患者其症状并不明显。诊断及治疗的延误可能会导致上生殖道系统的炎性后遗症。腹腔镜检查可用来确诊输卵管炎：输卵管表面明显充血，输卵管管壁水肿，输卵管伞端或浆膜面有脓性渗出物。并可通过腹腔镜下取样进行细菌学诊断。然而腹腔镜检查并不能随时被应用，对于症状轻微的患者腹腔镜也不易作出明确诊断。此外，腹腔镜不能检测子宫内膜炎，也可能检测不出轻度输卵管炎。因此 PID 的诊断主要依赖于临床症状和体征。急性 PID 的临床诊断缺乏特异性和敏感性。有数据表明，对于有症状 PID 而言，其临床诊断与腹腔镜诊断相比仅具有 65% ~ 90% 的阳性预测值（PPV）。临床诊断对急性 PID 的 PPV 依赖于群体的流行病学特征。在性活跃的年轻妇女（尤其是青少年）、前来 STD 诊所就诊的患者、淋病和衣原体高发病群体中，临床诊断对于 PID 具有较高 PPV。

## （四）诊断标准

对于典型的或急性 PID 患者诊断一般不困难；对于无症状或亚临床 PID 的诊断难度较大，但同样可对女性生殖系统造成严重的危害，因而医务人员应该采用低的诊断纳入标准。以下推荐的 PID 诊断标准旨在帮助医务人员识别 PID 并提高诊断确定性。给予疑似 PID 患者进行经验性的抗感染治疗对诊断和处理其他原因导致下腹疼痛疾病（如异位妊娠、急性阑尾炎和功能性疼痛）并无妨碍。

性活跃期女性或 STD 高危患者如果出现以下情况即可拟诊 PID 并开始经验性治疗：

（1）盆腔和下腹部疼痛。

（2）除 PID 外，没有发现导致盆腔和下腹部疼痛的其他疾病。

（3）盆腔检查时存在下述一种或一种以上的情

况：宫颈摇摆痛或子宫触痛或附件区触痛。

以上诊断标准联合下述附加标准可以进一步增强PID 诊断特异性：

（1）口腔温度 >38.3℃。

（2）异常的宫颈或阴道黏液脓性分泌物。

（3）显微镜下见阴道分泌物中存在相当数量的 WBC。

（4）红细胞沉降率升高。

（5）C- 反应蛋白升高。

（6）实验室确诊宫颈感染淋病奈瑟菌或沙眼衣原体。

PID 最特异性的诊断标准如下：

（1）内膜活检，组织病理学证实子宫内膜炎。

（2）经阴道超声或 MRI 检查显示增厚的、充满液体的输卵管，或同时伴有盆腔内游离液体、输卵管卵巢复合物，或多普勒研究证实盆腔感染（如输卵管充血）。

（3）腹腔镜检查发现与 PID 符合的异常表现。

## 四、治疗

PID 的治疗方案必须具有对多种病原体广谱的杀伤功效。所有的治疗方案都必须能有效杀伤淋病奈瑟菌和沙眼衣原体，因为即使在子宫内膜、宫颈组织内未发现上述病原体也不能排除上生殖道受其感染。对于 PID 患者是否要根除厌氧菌尚无最终定论。从 PID 患者上生殖道可分离出厌氧菌，体外研究的数据揭示某些厌氧菌（如脆弱类杆菌）能导致输卵管和上皮的毁坏。此外，细菌性阴道病（BV）亦存在于很多 PID 患者中。因此，目前治疗方案仍需要考虑对厌氧菌的杀伤功效。一旦 PID 的诊断确立，必须马上治疗，因为预防 PID 的远期后遗症依赖于合理的治疗方案和方案的及时实施。当选择某种治疗方案时，医务人员需考虑到药物是否易得、费用、患者的依从性和杀菌的特异性及不良反应。对于轻至中度的 PID 患者，门诊治疗可取得与住院治疗相似的短期和长期临床预后。

对于下述患者则建议住院治疗：

（1）有急诊手术可能者（如阑尾炎）。

（2）妊娠妇女，PID 是母体病率和早产的高风险因素，因此凡是疑似 PID 的孕妇需住院并予注射治疗。

（3）对口服抗生素治疗无临床反应者。

（4）患者不能遵从或耐受门诊口服用药方案。

（5）患者严重不适，恶性呕吐或高热。

（6）患者患输卵管 – 卵巢脓肿。

很多医务人员倾向于将诊断为急性 PID 的青少年患者收入院治疗，然而患轻至中度急性 PID 的年轻患者其门诊治疗和住院治疗具有相近的治疗效果。此外，年轻患者和年长患者对门诊治疗的临床反应是相似的。因此，年轻与年长 PID 患者收住入院的标准是一样的。

**（一）注射治疗**

对于轻至中度 PID 患者，注射治疗和口服用药治疗方案具有相似的临床功效。很多随机试验证明了注射治疗和口服用药的有效性。在大多数临床试验中，注射治疗至少需持续到患者的临床症状已有明显改善后的 48 小时。根据临床经验也可以决定何时更改为口服用药，通常情况下口服用药可以在症状明显改善后 24 小时内开始。

1. 推荐注射治疗方案 A

（1）头孢替坦 2g，静脉注射，每 12 小时 1 次。

（2）头孢西丁 2g，静脉注射，每 6 小时 1 次，加用强力霉素 100mg，口服或静脉注射，每 12 小时 1 次。由于强力霉素静脉推注会导致疼痛，因此应尽可能通过口服给药，即使对住院患者也一样。口服或静脉给强力霉素具有相似的生物利用率。注射治疗可持续到患者临床症状明显改善后的 12 小时，而口服强力霉素需完成 14 天的疗程。如果患者有输卵管-卵巢脓肿，可将克林霉素或甲硝唑与强力霉素联合应用完成 14 天的疗程。其他一些二代或三代的头孢菌素类药物也对 PID 具有一定疗效，甚至取代头孢替坦或头孢西丁，但有关的临床数据很少。

总的来说，对于厌氧菌而言头孢替坦或头孢西丁较其他的头孢菌素类药物具有更好的疗效。

2. 推荐注射治疗方案 B 克林霉素 900mg，静脉注射，每 8 小时 1 次，加用庆大霉素的负荷剂量静脉注射或肌内注射（每千克体重 2mg），随后予维持剂量（每千克体重 1.5mg），每 8 小时 1 次。每日 1 次的单剂量给药也可采用。注射治疗可持续到患者临床症状明显改善后的 24 小时，口服用药即强力霉素 100mg（口服，每日 2 次）或者克林霉素 450mg（口服，每 6 小时 1 次），一共需维持 14 天。当输卵管-卵巢脓肿存在时，可选用克林霉素而不是强力霉素作为后继治疗，因为克林霉素对厌氧菌更为有效。

3. 可选择的注射治疗方案

（1）左氧氟沙星 500mg，静脉注射，每日 1 次，或再加用甲硝唑 500mg，静脉注射，每 8 小时 1 次。

（2）氧氟沙星 400mg，静脉注射，每 12 小时 1 次，或再加用甲硝唑 500mg，静脉注射，每 8 小时

1次。

（3）氨苄西林－舒巴坦3g，静脉注射，每6小时1次，加用强力霉素100mg，口服或静脉注射，每12小时1次。

**（二）口服用药**

对于轻至中度的急性PID患者可考虑采用口服给药方案，因为这种情况下口服给药和注射给药具有相近的疗效。以下方案对PID的常见致病菌均有疗效。口服用药72小时内无临床疗效的患者，需要重新评估最初诊断是否正确，并相应地作为门诊病人或收住院后给予注射治疗。

1. 推荐方案A

（1）左氧氟沙星500mg，口服，每日1次，共14天。

（2）氧氟沙星400mg，口服，每日2次，共14天，或加用甲硝唑500mg，口服，每日2次，共14天。

2. 推荐方案B

（1）头孢曲松250mg，肌内注射，单次用药；加用克林霉素100mg，口服，每日2次，共14天，或再加用甲硝唑500mg，口服，每日2次，共14天。

（2）头孢西丁2g，肌内注射，单次用药；同时单次给药丙磺舒1g，口服，加用克林霉素100mg，口服，每日2次，共14天；或再加用甲硝唑500mg，口服，每日2次，共14天。

（3）其他注射给药的第三代头孢菌素类药物（如头孢唑肟，头孢噻肟），加用克林霉素100mg，口服，每日2次，共14天，或再加用甲硝唑500mg，口服，每日2次，共14天。

3. 可选择的口服用药方案：阿莫西林克拉维酸和克林霉素联合应用方案取得了短期临床反应，但是消化道不适症状限制了患者对该方案的依从性。

**（三）手术治疗**

主要应用于抗生素不满意或无效的输卵管脓肿或盆腔脓肿。

（1）药物治疗无效：输卵管和或盆腔脓肿及药物治疗48~72小时，患者全身中毒症状加重，体温不降，血白血病持续升高，为避免脓肿破裂应及时采用手术治疗。

（2）脓肿破裂：患者突然腹痛加剧，同时伴有寒战、高热、恶心、呕吐、腹胀甚至晕厥，检查腹部腹肌紧张拒按，压痛反跳痛，应高度怀疑脓肿破裂，应在加强抗生素和对症支持治疗同时，立即剖腹探查。

（3）脓肿不消失持续存在：急性PID经药物治疗，病情有好转，继续治疗2~3周后，包块局限但未消失，以免日后再次急性发作可考虑手术切除。

手术治疗可采用腹腔镜或经腹手术，治疗原则以切除病灶为主，手术范围根据患者的年龄、病变程度和范围、生育要求、发作次数等综合考虑。对位于子宫直肠窝或位置较低的盆腔脓肿，也可采取超声引导下的脓肿穿刺引流术，并予局部抗生素冲洗，一般也能取得较好疗效。

**（四）中医中药**

中药对PID的治疗也有一定疗效，特别对抗生素基本控制后的PID后遗症疗效良好。一般以活血化瘀、清热解毒为主。

**（五）对性伴侣的治疗**

如果PID患者在出现症状之前的60天内与其男性伴侣有性接触，那么该男性伴侣接受检查和治疗是必须的，因为如男性伴侣不治疗，存在于其尿道的淋病奈瑟菌和衣原体极可能使女性患者被再次感染。

# 五、随访

在开始治疗的3天内，患者应被证实有明确的临床改善（如退热；腹部压痛、反跳痛缓解；子宫、附件压痛和宫颈举痛缓解）。如3天内患者症状未获改善则须收住入院，进行其他检查诊断，甚至手术干预治疗。如果在门诊口服用药或注射治疗后的72小时内患者的症状未获改善，需再次对患者进行检查。建议对这些无改善的患者可考虑收住入院、注射治疗，并评估最初诊断的正确性，包括运用腹腔镜行诊断性检查。有专家还建议，对于确诊为沙眼衣原体和淋病奈瑟菌感染的患者在疗程结束后的4~6周再次检测这两种病原体。所有被诊断为急性PID的患者应接受HIV检测。

（潘永苗）

# 第六十四章

# 经前期综合征

经前期综合征（premenstrual syndrome，PMS）周期性出现于月经周期后半期，为情感、行为和躯体障碍等的一种综合表现，临床特征多样，并在月经开始时即刻或之后很快消退，在月经周期的卵泡期没有症状，是诊断经前期综合征的先决条件。至少占60%的女性受PMS的折磨。

美国精神病学协会的精神紊乱的诊断和统计手册中，将较重的PMS被称为经前焦虑症（premenstrual dysphoric disorder，PMDD）。

本病已有2000多年历史，病因治疗未达共识，多数妇女每月遭受一次痛苦找不到一个名词，现已知晓，应成为家喻户晓的名词，医生对此认识不足，准备不足，应列入培训、医学继续教育内容。女性的需求，媒体对治疗PMS的呼吁（国外20世纪80年代开始），许多妇产科专业会议讨论的议题之一或作为主题，让大家知晓和重视PMS。

## 一、主要病因

1. 精神社会因素。
2. 内分泌因素　内分泌调节轴的功能：下丘脑-垂体-卵巢轴，下丘脑-垂体-肾上腺，下丘脑-垂体-甲状腺功能失调。卵巢激素作用：孕酮周期变化，影响中枢神经传递物质和周围组织。
3. 脑神经递质学说
（1）5羟色胺：脑5羟色胺量降低，5羟色胺介导的应激反应低下，卵巢性激素、胰岛素拮抗与5羟色胺。
（2）阿片肽和单胺类作用。
4. 前列腺素作用。
5. 维生素 $B_6$ 缺陷。

## 二、病理生理

致病因素多样化：黄体酮不足或撤退，维生素 $B_6$ 缺乏，低血糖，内源性激素过敏，PRL过多，甲状腺功能障碍，水、盐调节激素异常，身心影响，内源性鸦片类物质撤退，血清素的功能紊乱。

PMS发作常在月经开始或绝经前的头一两年，或停止使用避孕药，或在一段没有经期的时间后（停经一段时间后），或孩子降生和孕期停止，妊娠期高血压疾病使妊娠过程复杂，女性绝育术后，不寻常的创伤，秋、冬季时减弱光亮。

## 三、PMS的有关因素

1. 过多食用乳制品　摄入过多咖啡因、软饮料（咖啡、巧克力中含有咖啡因）；精糖食用过多，新鲜蔬菜摄入不足；血中E相对偏高，日常饮食及体内脂肪产生过多E，肝脏对E分解慢，E过多，维生素 $B_6$ 类不足，尤其是维生素 $B_6$、维生素 $B_{12}$；血中P相对偏低，P产生不足，体内P分解过多；$PGF_2$ 水平增高的饮食，导致E水平相对升高，P水平相对降低；食用低脂肪、高纤维素食者脸部E比非素食者排出多2~3倍，血中E比食用标准美国式饮食妇女低50%，结果PMS发生率大为减少（素食更倾向水果、蔬菜，更少摄入脂肪、肉类并非罪魁祸首，但应适量）；身体过胖使E升高（脂肪，雌酮）；维生素C、维生素E和硒水平低；镁不足（食用过多巧克力会造成体内镁降低）。

2. 季节性情感紊乱与PMS　秋季白昼变短，PMS者症状也更明显或增多，其与季节性情感紊乱相关的沮丧情绪相同，光线充当体内的营养素，照射入视网膜视丘下部、松果体，影响整个神经内分泌系统，明亮光线或晚上全光谱亮光治疗 PMS 者，可使体重增加，沮丧、嗜糖、社交淡漠、疲劳、易怒等好转，但在人工光照下生活时间过长，不能定期暴露在自然光照下也会产生 PMS，PMS 妇女中正常卵巢甾体激素的涨落同步的周期性变化，通过一些不明确的因素或环境影响而被扩大化，PMS 妇女的行为症状可能与脑中靶细胞对卵巢因子的反应有关，每天注射 GnRHa 进行药物性卵巢切除后，躯体和行为症状明显减轻可证实上述论点，

卵巢甾体激素是如何诱导 PMS 不清楚，但最近表明黄体分泌甾体类激素，而不是其他激素，对 PMS 起主要作用，PMS 人群中抑郁症的发病率 >50%，与抑郁症一致的情绪变化也混入月经周期中，通过心理测验和皮质醇分泌节律可将这些个体紊乱与内因性抑郁症相鉴别。

## 四、症状

PMS 有超过 100 种的有名称的症状，这些症状中的每一种也许多与细胞中的二十烷类水平失衡有关，是复杂的情绪、躯体及遗传等因素相互作用的结果。

症状最早发生在青春期，最晚发生于绝经期，最有可能是 30 多岁（25~45 岁），症状出现在月经前 7~10 天。

具体症状：腹部肿胀，乳房肿胀，昏晕，关节胀痛，自杀念头，腹部绞痛，挫折感，疲累，懒散，嗜糖，意外倾向，惶惑，无节制饮食，偏头痛，小便困难，痤疮，身体协调困难，头痛，恶心，情感冷漠，敌对心理，沮丧，心悸，狂怒，酒精过敏，水肿，痔疮，嗜热，焦虑，情绪不稳定，疱疹，疾病易侵袭，哮喘，原有症状加剧（关节炎、溃疡、脑瘫等），麻痹管症状，失眠，咽喉痛，背部疼痛，易怒，睑腺炎。上述症状在某些妇女中逐渐进展，另一些妇女却会突然出现，育龄妇女中 PMS 占较多比例。PMS 对患者个人：职业生活，社会，婚姻，法律，政治婚姻不和自杀，性功能障碍，精神病行为，社交孤立，犯罪行为，工作缺乏能力，虐待儿童偷窃，谋杀，旷工现象。

英国已接受 PMS 作为犯罪时减刑的因素，法国 PMS 是解释暂时性精神失常的依据。

## 五、诊断标准

自我报告在前 3 个月经周期的每次月经前 5 天内，至少存在以下躯体和情感症状中的一种。

上述症状在月经最初 4 天内缓解，至少于月经周期第 13 天之前不会重现，这些症状在无任何药物治疗、服用激素、吸毒或酗酒的情况下出现，这些症状在 2 个前瞻性记录的周期内重复出现。

根据以下标准之一，在社会或经济行为能力方面出现明确的障碍：

1. 被伴侣证实的婚姻或亲属关系不和。
2. 抚育子女困难。
3. 工作或学习行为能力差，出勤率低，或者迟到。
4. 回避社交加重。
5. 法律意识淡薄。
6. 自杀观念。
7. 寻求对躯体症状的治疗关注。

### （一）美国精神病协会推荐诊断 PMDD 标准

对患者 2~3 个月经周期所记录的症状作前瞻性评估；在黄体期的最后一个星期存在 5 种（或更多种）下述症状，并在经后消失；其中至少有一种症状必须是 1、2、3 或 4。

1. 明显的抑郁情绪，自我否定意识。感到失望。
2. 明显焦虑、紧张，感到"激动"或"不安"。
3. 情感不稳定，比如突然伤感、哭泣或对拒绝增加敏感性。
4. 持续和明显易怒或发怒，或与他人争吵增加。
5. 对平时活动（如工作、学习、友谊、嗜好）的兴趣降低。
6. 主观感觉、注意力集中困难。
7. 嗜睡、易疲劳或能量明显缺乏。
8. 食欲明显改变，有过度摄食或产生特殊的嗜食渴望。
9. 失眠。
10. 主观感觉不安或失落。
11. 其他躯体症状如乳房触痛或胀痛、头痛、关节或肌肉痛、肿胀感、体重增加。

这些失调务必是明显干扰工作或学习或日常的社会活动及与他人的关系（如逃避社会活动，生产力和工作学习效率降低），这些失调确实不是另一种疾病加重的表现（加重型抑郁症、恐慌感、恶劣心境或人格障碍）。

### （二）诊断 PMDD 的要求

1. 持续 3 个月经前具有上述 11 种症状的 5 种。
2. 月经来潮 4 天内缓解。
3. 无症状期持续到第 13 天。
4. 5 种症状种必须至少包括 1 种精神症状（如易怒、情绪波动、焦虑或抑郁）。
5. 具有多种躯体症状仅作为一种症状评估。

# 六、治疗

对症治疗：肿胀——利尿剂，头痛——止痛药，焦虑——安定，注意药物本身产生新的不良反应。

精神疗法：如忽视这种紊乱症状的营养学及生化内容，则以上收效甚微。

## （一）解除 PMS 纲要

1. 规定的饮食方法，促进二十烷类平衡（二十烷类失衡依次影响类激素化合物，二十烷类的饮食影响许多健康问题，可使身体不产生过多的 $PGF_{2\alpha}$，$PGF_{2\alpha}$ 属二类二十烷类，进入 PGE（属一类二十烷类），就不会产生痛经。

2. 少吃奶制品，尤其是冰淇淋、奶酪（奶牛的感染使用抗生素，残留物进入体内影响内分泌），少吃精加工的碳水化合物（小甜饼、蛋糕、油炸土豆条等），少吃牛羊肉、鸡蛋黄（每周至多吃 2 次或取消），摄取基本脂肪酸（以鱼油方式存在的二十二碳四烯酸和二十烷戊烯酸，存在干果、深水鱼及许多植物中），服用多种维生素，每天摄入维生素 $B_6$ 100mg，经期每天摄入镁，每天服维生素 E。

3. 取消咖啡因（即使每天一杯咖啡或可乐，对某些妇女 PMS 会加剧）。

4. 减轻压力，心理治疗，放松运动，反射疗法（按压某些穴位），增氧健身运动，全光谱光线照射。

5. 天然孕激素治疗　口服、敷贴、软膏（早晚两次涂于乳房、腹部、颈、睑、上肢内侧或手）每次涂抹时轮流选择区域，每周期第 14～18 天涂抹，至少 3 个周期。

天然 P 能帮助重新平衡 E 和 P 之间比例，每周期中使用天然 P 会对症状逐渐改进，症状完全减轻后逐减量，直至症状消失。

## （二）药物治疗

1. 治疗严重 PMS

抗抑郁剂：氟西汀 20mg/d，氯丙米嗪 25～75mg/d，25～75mg/d（黄体期）。

抗焦虑剂：抗焦虑剂适用于一般治疗无效者。阿普唑仑，0.25mg，tid（黄体期），2.25mg/d（黄体期），平均剂量 1.5mg/d；GnRHa，3.75mg/ 月。

2. 性激素

（1）孕酮：黄体期补充天然孕酮，以弥补患者孕酮缺陷或孕酮补充治疗，栓剂、微粒型。

（2）口服避孕药：抑制排卵，治疗 PMS 效果不一，甚至有加重症状。

（3）Danazol：对消除消极情绪、疼痛、行为改变有效，200mg，bid，抑制排卵和卵巢激素分泌作用，200mg，qd，减轻乳房疼痛。

3. GnRHa　出现低 E 症状、骨丢失，必要时反加疗法。

4. 前列腺素抑制剂　甲更酸用于黄体期。

5. 溴隐亭

6. 醛固酮受体拮抗剂——安体舒通。

## （三）手术或放疗

破坏卵巢功能治疗严重 PMS，年轻或中年妇女不宜使用。

（石一复）

# 第六十五章

# 尿 失 禁

## 第一节 膀胱过度活动症

膀胱过度活动症（overactive bladder，OAB）是一种以尿急症状为特征的症候群，常伴有尿频和夜尿症状，可伴或不伴有急迫性尿失禁。

尿急：是指一种突发、强烈的排尿欲望，且很难被主观抑制而延迟排尿。

尿频：为一种主诉，指患者自觉每天排尿次数过于频繁。在主观感觉上，成人排尿次数达到白天≥8次，夜间≥2次，每次排尿量<200ml时考虑为尿频。

急迫性尿失禁是指与尿急相伴随、或尿急后立即出现的尿失禁现象。

尿失禁：俗称漏尿，按发病机制不同可分为急迫性尿失禁、压力性尿失禁和混合性尿失禁。

急迫性尿失禁的症状是突然产生强烈的排尿感伴随或随之出现不自主的漏尿，难以阻止（如尿急）。

压力性尿失禁是指在没有逼尿肌收缩的情况下，由于腹压的增加（如咳嗽、喷嚏、大笑、运动时）导致尿液不自主的溢出，并影响病人的生活。

急迫性和压力性尿失禁症状都存在称之为混合性尿失禁。

### 一、膀胱过度活动症（OAB）病因与发病机制

OAB的病因尚不十分明确，发病机制目前主要有以下4种：

1. 逼尿肌不稳定 由非神经源性因素所致，储尿期逼尿肌异常收缩引起相应的临床症状。

2. 膀胱感觉过敏 在较小的膀胱容量时即出现排尿欲。

3. 尿道及盆底肌功能异常。

4. 其他原因 如精神行为异常，激素代谢失调等。

可能会伴有尿急、尿频、急迫性尿失禁和夜尿症状的疾病有：尿路感染，逼尿肌过度活跃，泌尿生殖道萎缩症，膀胱及尿道刺激，膀胱及尿道过度敏感，盆腔器官脱垂，膀胱容量低，存在异物，药物性疾病，下尿路肿瘤，尿流梗阻，间质性膀胱炎，先天性疾病，心理学疾病，神经系统疾病：多发性硬化，脑血管意外，帕金森病，阿尔茨海默病。

### 二、绝经后女性伴发OAB（尿频、尿急、急迫性尿失禁）患者的诊断和鉴别诊断

通过OABSS问诊量表（表65-1），主动问诊由膀胱过度活动引起的尿急、尿频、急迫性尿失禁等症状，同时做以下检查。

（1）体检：①诊断有无生殖道萎缩症状；②诊断有无引起尿失禁的解剖和神经系统的异常；③诊断了解有无腹部包块；④诊断有无膀胱和子宫膨出等。

（2）残余尿的测定：诊断是否存在排尿困难（可用B超测定）。

（3）尿液分析：①尿培养；诊断是否存在感染；②尿细胞学检查：诊断是否存在泌尿道恶性肿瘤。

表 65-1 OABSS 问诊量表

| 问题 | | 得分（请在此栏画"√"） |
|---|---|---|
| 症状 | 频率次数 | |
| 1. 从早晨起床到晚上入睡的时间内，小便的次数是多少（白天排尿次数） | ≤7 次 | 0 |
| | 8～14 次 | 1 |
| | ≥15 次 | 2 |
| 2. 从晚上入睡到早晨起床的时间内，因为小便起床的次数（夜间排尿次数） | 0 | 0 |
| | 1 次 | 1 |
| | 2 次 | 2 |
| | ≥3 次 | 3 |
| 3. 是否有突然想要小便、同时难以忍受的现象（尿急） | 无 | 0 |
| | 每周 <1 次 | 1 |
| | 每周 ≥1 次 | 2 |
| | 每日 =1 次 | 3 |
| | 每日 =2～4 次 | 4 |
| | 每日 ≥5 次 | 5 |
| 4. 是否有突然想要小便、同时无法忍受并出现尿失禁现象（急迫性尿失禁） | 无 | 0 |
| | 每周 <1 次 | 1 |
| | 每周 ≥1 次 | 2 |
| | 每日 =1 次 | 3 |
| | 每日 =2～4 次 | 4 |
| | 每日 ≥5 次 | 5 |

注：当问题 3（尿急）评分≥2，OABSS 总分≥3，就可诊断为 OAB，可入组需处方舍尼亭。

OAB 患者严重程度分级：

★ OABSS 总得分≤5，轻度 OAB

★ 6≤OABSS 总得分≤11，中度 OAB

★ OABSS 总得分≥12，重度 OAB

### 三、OAB 治疗原则

绝经后有尿急、尿频、急迫性尿失禁症状的患者，OAB 的治疗原则：进行膀胱训练；抗毒蕈碱药物联合治疗；辅助阴道局部使用雌激素治疗。

膀胱训练包括延迟排尿，定时排尿，盆底肌训练及生物反馈治疗。

药物治疗是 OAB 最重要和最基本的治疗手段。

逼尿肌的收缩通过激动胆碱能 M 受体介导，因此，抗毒蕈碱药物被广泛应用于治疗 OAB。抗毒蕈碱药物不仅干扰了乙酰胆碱对逼尿肌的节后效应，同时也影响副交感神经释放乙酰胆碱，从而稳定了膀胱。抗胆碱能药物理想的适应证是盆底肌肉功能正常，低膀胱容量，逼尿肌反射亢进和逼尿肌不稳定，或有尿急感的患者。一线用药：托特罗定（舍尼亭，tlterodine）是非选择性毒蕈碱受体拮抗剂，是目前对逼尿肌组织选择性最强的药物，且不良反应较少，耐受性较好。

其他 M 受体拮抗剂：奥昔布宁（oxybunin）等。其他药物：镇静抗焦虑药，钙通道阻断剂等。

### 四、妇科相关尿频、尿急及 OAB 的治疗建议

1. 绝经后泌尿生殖道萎缩合并 OAB 托特罗定（tolterodine）1～2mg，每日 2 次，辅助经阴道使用雌激素霜剂及栓剂。

2. 混合性尿失禁预行压力性尿失禁手术 术前建议使用托特罗定 1～2mg，每日 2 次；①急迫性尿失禁症状缓解后，压力性尿失禁症状依然明显，行尿失禁吊带手术；②尿失禁症状明显减轻，重新评价手术指征；③如无效，术后可能出现顽固 OAB。

3. 压力性尿失禁吊带术后及盆底修复手术后出现新发 OAB 托特罗定 1～2mg，每日 2 次。

4. 泌尿生殖系统感染治疗后 持续有尿频、尿急等症状，托特罗定 1～2mg，每日 2 次。

（1）舍尼亭——酒石酸托特罗定。

（2）1998 年首次在瑞典上市，被誉为治疗 OAB 症状的里程碑式的药物。十数年来，其疗效与安全性得到了临床广泛的验证，与同类的抗毒蕈碱药物相比拥有最多一级循证医学证据支持。

（3）同时也是 ICS（国际尿控协会）、ICI（国际尿失禁咨询委员会）、CUA（中华医学会泌尿外科分会）等医学权威机构和指南高度推荐的一线治疗首选药物。

（4）舍尼亭是膀胱组织高选择性 M 受体阻滞剂，可在储尿期全面阻断膀胱 M 受体与乙酰胆碱的结合，服用 1 小时即可抑制逼尿肌的非自主收缩，可迅速解除尿急、尿频、急迫性尿失禁等。

（石一复）

# 第二节 女性压力性尿失禁的诊治

## 一、概述

压力性尿失禁（stress urinary incontinence，SUI）是指在腹压突然增加时出现不自主的尿道内溢尿，不是由逼尿肌收缩或膀胱壁对尿液的压力引起的。其发病机制尚不清楚，但可能的机制有：尿道及膀胱颈支持系统障碍（尿道过度移动）；尿道及括约肌关闭系统障碍（括约肌功能不足及尿道闭合障碍）。其特点是正常状态下无漏尿，而腹压突然增加时尿液自动流出，由此影响妇女的健康和生活质量。其发病率各家报道不一，新近的流行病学调查显示压力性尿失禁在绝经后妇女中的发生率高达 50%。

## 二、临床特征

### （一）症状

压力性尿失禁表现为咳嗽、大笑、喷嚏、持重物或运动时尿液不自主流出，无明显尿频尿急。问病史中注意几个引导性问题：什么活动引起尿失禁症状？出现频率多少？每次尿失禁溢出量多少？是否因尿失禁需采取保护措施如尿垫等？病人是否因尿失禁而限制其锻炼、娱乐和性交等？尿失禁是否影响生活质量？病人倾向治疗吗？

### （二）体征

1. 妇科检查　注意有无子宫脱垂、膀胱和尿道膨出。用食指、中指放入阴道内 3～4cm 处，并嘱患者收紧阴道，如肛提肌、耻骨肌张力正常，可感觉阴道壁紧压检查的两指。

2. 神经系统检查　以排除神经系统疾病。用针刺会阴部皮肤，如发现该处感觉迟钝甚至消失，且肛门括约肌松弛，则提示局部神经有损害。再用手指轻触患者阴蒂头，注意球海绵体肌、肛门括约肌有无收紧现象，若无则提示脊髓下段第 2～4 骶神经有损害。

## 三、辅助检查

### （一）压力试验（stress test）

检查前嘱病人不要排尿并使膀胱充盈时，取膀胱截石位或站立位，反复咳嗽或用力 10 次，观察有否溢尿，如有溢尿为阳性。

### （二）指压试验（marshall-bonney test）

压力试验阳性时需做此试验。膀胱充盈时，取膀胱截石位，检查者用食指和中指伸入阴道，分开并置于后尿道两侧，按压膀胱和尿道交界处，注意勿压在尿道上。将尿道旁组织向耻骨的方向托起，即将膀胱颈向上推，尿道随之上升，从而恢复膀胱和尿道的正常角度，故又称膀胱颈抬高试验。行诱发试验观察有否溢尿，如无溢尿为阳性。

### （三）棉签试验（Q-tip test）

用于测量尿道轴与水平面的关系，估计尿道移位程度。患者取膀胱截石位，将尿道外口周围消毒后，用蘸有局麻药的细棉签一根，轻轻插入患者尿道内，深约 4cm，让患者向下屏气或咳嗽，正常情况下棉签摆动 <15°；棉签摆动在 15°～30° 为可疑；>30° 为异常。

### （四）尿垫试验（pad test）

1988 年国际尿控学会制定了尿垫试验规范，以便对世界范围内的研究资料进行比较，常用的是 1 小时护垫试验或 24 小时护垫试验，推荐 1 小时护垫试验。具体方法：检查前尿垫称重，膀胱排空后，15 分钟内喝 500ml 水，随后 30 分钟行走，上下台阶，最后 15 分钟做规定的动作（快步走 3 分钟，上下楼梯 1 分钟，原地跑 1 分钟，坐下起立 10 次，用力咳嗽 10 次，拾起地面 5 个小物体再用自来水洗手 1 分钟）然后尿垫称重，大于 1g 为阳性。要求病人试验后排尿并记录尿量。

### （五）残余尿测定

测定残余尿可评价膀胱的收缩能力及有无膀胱出口梗阻，正常残余尿量应小于 50ml。测定方法有直接插管或超声检查。

### （六）尿常规及尿培养

排除泌尿系统炎症。

### （七）尿流率测定（uroflometry）

尿流率测定是唯一的无创性尿动力学检查。大体估计膀胱储尿及排空功能，排除尿道梗阻。正常应大于 20ml/s，如果小于 15ml/s 和尿量少于 150ml 为异常。

### （八）尿动力学检查

复杂性压力性尿失禁需行此检查以明确诊断、指导治疗。

### （九）影像学检查

1. B 超（了解尿道膀胱颈关系、尿道与耻骨联合距离）：以下四项指标如果符合两项的有诊断价值。

（1）pul-r：静止期尿道近段长度 <2cm。

（2）pul-s：压力期尿道近段长度 <1.5cm。

（3）puv：膀胱尿道后角 >100°。

（4）uvj-h：膀胱尿道交界处移动度 >1.0cm。

2. 膀胱尿道造影　正常膀胱尿道后角 <90°，压力性尿失禁患者常 >110°～115°（目前极少做）。

3. 磁共振　能清楚显示 SUI 患者术前术后膀胱尿道后角的改变，同时也能显示盆底软组织结构变化（有条件者可以做）。

**（十）膀胱镜检查**

了解尿道长度、张力排除有无尿道及膀胱腔内病变和结石。用于那些怀疑有下尿路病理改变的患者。

## 四、临床分度

（一）根据 1972 年 Sundbreg 分度（简单分度）

Ⅰ度：咳嗽，打喷嚏，大笑时有溢尿；Ⅱ度：日常活动，上楼梯，行走，性交时有溢尿；Ⅲ度：站立即有溢尿。

（二）根据 1994 年 Mario 等的分度（表 65-2）

表 65-2　临床评分标准

|  | 每项各 1 分 | 每项各 2 分 |  |
|---|---|---|---|
| 频度 | 每周发生 | 每天发生 |  |
| 状态 | 咳嗽（1 分）、打喷嚏（1 分）、提举重物（1 分）、跑步（1 分） | 上楼梯（2 分）、行走（2 分）、大笑（2 分）、性交（2 分） |  |
| 数量 | 少于 1 张卫生巾 | 大于 2 张卫生巾 |  |
| 分度 | 轻度（1～3 分） | 中度（4～7 分） | 重度（≥8 分） |

## 五、治疗

**（一）非手术治疗**

1. 盆底肌肉锻炼（pelvic floor muscle exercises, PFME）又称 Kegel 运动，是指患者有意识地对盆底肌进行自主性收缩锻炼，以增强尿道的阻力，从而加强控尿能力。目前仍然是 SUI 最常用和效果最好的非手术治疗方法，有效率为 30%～80%。其主要方法是反复进行缩紧肛门的动作，每次收紧不少于 3 秒，然后放松，连续做 15～30 分钟为一组锻炼，每天进行 2～3 组的锻炼；或者不刻意的分组，随意选择时段每天做 150～200 次缩紧肛门的动作，6～8 周为一疗程。必须做好指导，教会病人正确的锻炼方法并告诉持之以恒才能有效。

2. 生物反馈治疗　主动的盆底复健方法，借助置于阴道或直肠内的电子生物反馈治疗仪，监视盆底肌肉、逼尿肌的肌电活动，转换成信号反馈给患者，指导其主动正确的训练，作为辅助治疗方法之一。

3. 盆底电磁刺激　被动的盆底复健方法，通过电磁刺激体内骶神经根，体外刺激会阴部组织，增强盆底肌肉力量，作为辅助治疗方法之一。

4. 阴道重锥　有 5 个不同大小的锥形物，根据需要选择不同的阴道重锥置入阴道内进行盆底肌肉锻炼，每天 20～30 分钟。

5. 子宫托及阴道抗尿失禁装置　适用于不能耐受手术及要求保守治疗的患者，应根据需要选择。

6. 药物治疗　目前主要有三种药物用于轻度 SUI 的治疗。

（1）α-肾上腺素能激动剂：代表药物为盐酸米多君（管通）。药物作用于会阴部运动神经 α₁ 肾上腺素能受体，刺激尿道和膀胱颈部平滑肌收缩，提高尿道出口阻力，改善控尿能力。临床应用时指导患者规律服用盐酸米多君 2.5mg，每天 3 次，共 4 周，评价疗效。注意药物不良反应如恶心、口干、疲乏和头痛等，以恶心的发生率最高，约为 23.3%。对于高血压、心血管疾病、甲状腺功能亢进和哮喘患者禁用。

（2）雌激素类药物：以阴道局部应用为主。作用机制可能为雌激素刺激尿道上皮的生长；影响膀胱尿道旁的结缔组织的功能；增加盆底肌的张力等。从临床观察来看，治疗 SUI 的作用比较肯定，但近年的临床大样本、前瞻性的研究得出了相反的结论，故有待进一步的研究。

（3）三环抗抑郁药：代表药物为丙米嗪。此药可以轻微抑制交感神经末梢对去甲肾上腺素及 5-羟色胺的再摄取，从而加强去甲肾上腺素对尿道平滑肌的收缩作用，达到控尿的目的。使用方法为 10～50mg，每天 3 次，症状改善率约 60%。其不良反应包括阻断胆碱能受体引起的口干、视物模糊、便秘和尿潴留等症状；阻断组胺受体引起镇静、嗜睡及定向力减退等。过量使用可以致死，老年患者应慎用。

**（二）手术治疗**

适用于中-重度压力性尿失禁，方法有 150 多种，主要有三大类：泌尿生殖隔成形术（阴道前壁修补术和尿道折叠术 Kelly 术）；耻骨后固定术（retropubic urethropexy，MMK 术和 Burch 术）；尿道中下段悬吊带术（suburethral suspension Sling 术、TVT、IVS、TOT 等）。

1. 阴道前壁修补术和尿道折叠术（kelly 术）　是既往治疗 SUI 的常用方法，近期疗效尚可 71%，但远期疗效较差，目前已不作为首选手术。

2. Burch 术　是经典的 SUI 手术，可经腹或腹腔镜手术。适用于尿道及膀胱颈支持系统障碍。近期

（1年）疗效可达85%~90%，远期疗效（5年）可达70%以上。

3. TVT、TOT、IVS等 适用于尿道及膀胱颈支持系统障碍、尿道及括约肌关闭系统障碍者。是目前最为推荐的损伤最小的治疗SUI的有效手术。根据报道近期和远期均有较好疗效。

4. 尿道周围填充物注射 适用于不能耐受手术及要求保守手术的患者。尿道周围填充物注射是在膀胱颈处通过轻度阻塞尿道、提高尿道周围阻力来达到控尿目的，近期治愈率大约为48%~76%，疗效尚不稳定。

（周坚红）

# 第三节 急迫性尿失禁

## 一、概述

急迫性尿失禁（urge urinary incontinence UUI）是指伴有强烈尿意感的不自主性漏尿，患者有意识性抑制排尿，但逼尿肌自主收缩而引起尿液漏出。其发病机制尚不清楚，主要原因有以下几种：①神经病理性损害，如多发性硬化症、帕金森症、中风偏瘫等；②非神经源性的逼尿肌不稳定；③膀胱感觉过敏；④尿路疾病如尿路感染、结石及肿瘤等。急迫性尿失禁又常称为膀胱过度活动（overactive bladder）；逼尿肌不稳定（detrusor instability）和逼尿肌反射亢进（detrusor hyperreflexia）。急迫性尿失禁虽非一种致命性的疾病，却严重影响女性的生活质量，其发病率尚无明确的统计数据，在中老年女性中常见，且随着年龄的增加，其发病率呈上升趋势。

## 二、临床特征

### （一）症状

急迫性尿失禁主要表现为尿急、尿频、不能自主控制排尿和夜尿，正常饮水下排尿间隔少于2小时。此外应注意是否同时存在粪失禁，神经病病理性损害引起的尿失禁常伴有粪失禁。

### （二）体征

1. 腹部检查 膀胱是否充盈以及能否触及肿块。

2. 妇科检查 详细的妇科检查是必要的，子宫的位置及大小，是否存在盆腔其余部位的肿块，是否存在盆腔脏器脱垂以及炎症的存在，且应仔细检查是否存在窦道等。

3. 患者认知能力判断。

4. 感觉和运动神经系统反射 主要是骶2~4相关的神经反射，包括阴蒂反射、肛周皮肤感觉、肛门括约肌收缩。反射、感觉亢进或减弱提示神经性损害。

## 三、辅助检查

### （一）排尿日记

3天以上的排尿日记（应包括工作时间和休息时间）是必须且首选的检查方法，应记录24小时液体摄入的质和量，排尿时间和次数、排尿量，尿失禁发生次数、尿量和发生时伴随的活动及症状，排尿日记有助于急迫性尿失禁的诊断及指导后续的治疗。

### （二）尿液分析

应先行尿常规分析，如尿常规异常，疑存在尿路感染者应送中段尿行尿液培养+药敏试验，疑存在肿瘤患者应行进一步检查如细胞学检查、B超、CT及膀胱镜等。

### （三）压力试验、指压试验及棉签试验

可用于鉴别压力性尿失禁。

### （四）尿动力学检查

对于无法确定尿失禁类型患者可行尿动力学检查。

### （五）超声

对疑有肿瘤患者可行超声检查，另外可用于残余尿的测定。

### （六）膀胱镜

一般不建议，疑有泌尿系其他疾病者可行该项检查。

## 四、治疗

### （一）生活方式的干预

目前研究未显示生活方式与急迫性尿失禁之间的必然联系，但可建议患者减少液体及咖啡因的摄入，体重指数大于30的患者建议减轻体重。

### （二）膀胱训练

按规定时间排尿，并逐渐延长排尿的时间间隔，以逐步增加膀胱容量，重建大脑皮层对膀胱功能的控制。为期6周以上的膀胱训练是急迫性尿失禁的首选治疗方法，疗效肯定，特别是对原因不明的急迫性尿失禁的疗效更佳，其方法简便，不良反应小，且复发率相对其他治疗方法较低。

膀胱训练的关键在于指导患者，帮助患者做好排尿日记及建立排尿时间表，应用基线时的排尿日记作

为参考，确定排尿间隔的起始值，应用转移注意力和放松等控制尿频的策略，自我监测排尿行为和巩固有利因素，让患者按计划的时间间隔排尿，经过数周锻炼后，如患者不再出现尿急和急迫性尿失禁时，可将排尿时间间隔延长30分钟，重复上述的锻炼方法，当患者的排尿间隔达到3小时，则正常排尿模式已建立。

**（三）盆底功能锻炼**

单纯盆底功能锻炼或联合生物反馈治疗可作为一线治疗方案，也可辅助其他药物与膀胱训练。基本原理为盆底肌肉组织收缩可以通过骶反射使逼尿肌受到抑制。

**（四）生物反馈治疗**

置入阴道内的反馈治疗仪以声、光、图像等形式，表达膀胱的活动，当病人出现逼尿肌无抑制性收缩或不稳定膀胱时，仪器即发出特定的声、光、图像等信号，使病人能直接感知膀胱活动并有意识的逐渐学会自我控制，达到抑制膀胱收缩的目的。

**（五）药物治疗**

1. 抗胆碱类药物　是首选药物，作用机制为阻断乙酰胆碱受体，抑制逼尿肌收缩，改善膀胱感觉功能及抑制逼尿肌不稳定收缩可能。可先选用奥布西宁（oxybutynin），用法为2~5mg，每天3次或5次，常用的药物还有托特罗定（tolterodin），有短效及长效两种制剂，前者用法为1~2mg每天2次，后者为4mg每天1次。抗胆碱类药物的主要不良反应有口干、便秘、视力模糊、尿潴留及低血压等。如膀胱训练与盆底功能锻炼失败，则应加用药物治疗。

应用抗胆碱类药物治疗后，一定要对患者进行密切随访，常常一种药物无效，而另外一种药物有效。因此，要求患者在开始治疗后4周时复诊，以便对疗效进行评价。如症状没有改善或出现难以耐受的不良反应，应改用其他药物或其他治疗方法。症状严重的患者常需服用多种药物治疗，而治疗的目标则是将药物调整至最低有效剂量，从而使不良反应达到最小程度。

2. 雌激素局部阴道治疗　欧维婷软膏0.5g局部阴道涂抹，每天一次，用于绝经后女性急迫性尿失禁。

**（六）其他治疗**

对于上述治疗无效，且症状严重及顽固患者可尝试针灸、膀胱灌注、膀胱肉毒素注射及骶神经调节等治疗方法。一般不建议手术治疗。

（周坚红）

# 第六十六章

# 盆腔器官脱垂的诊治指南

## 一、概述

盆腔脏器从其正常位置向前或向下移位称为盆腔脏器脱垂。盆腔器官脱垂的整体发病率还未知，目前的研究几乎完全集中在已行手术治疗的病人中。在美国，一位妇女一生中因盆腔器官脱垂或尿失禁而行手术治疗的危险度估计为 11%，其中约有 1/3 需再次手术，很遗憾还没有基于循证医学基础上的有关盆腔器官脱垂的预防和治疗措施。现代盆底结构解剖学从垂直方向将盆底结构分为前（anterior）、中（middle）、后（posterior）三个腔室（compartment）。前盆腔包括阴道前壁、膀胱、尿道；中盆腔包括阴道顶部、子宫；后盆腔包括阴道后壁、直肠。从水平方向将阴道支持结构分为三个平面，第一平面为顶端支持，由骶韧带-子宫主韧带复合体垂直支持子宫、阴道上 1/3；第二平面为水平支持，由耻骨宫颈筋膜附着于两侧腱弓形成白线和直肠阴道筋膜肛提肌中线，支持膀胱、阴道上 2/3 和直肠；第三平面为远端支持，耻骨宫颈筋膜体和直肠阴道筋膜远端延伸融合于会阴体，支持阴道远端。不同腔室和水平的脱垂相对独立又相互影响，这对盆腔脏器脱垂的诊治具有指导意义。

## 二、临床特征

### （一）症状

1. 评估脱垂可能产生的症状

（1）阴道壁突出，阴道口组织堵塞或有组织物脱出阴道。

（2）盆腔压迫感或坠胀感。

（3）腰骶部压迫感或疼痛，与脱垂程度并不相关。

2. 评估相关症状

（1）主要的排尿症状：①压力性尿失禁（包括既往有压力性尿失禁史，而随着脱垂程度增加该症状消失的情况）；②尿急和紧迫性尿失禁；③混合性尿失禁；④尿频；⑤排空困难，如排尿延迟或尿不尽；⑥需要减轻脱垂以排空膀胱。

（2）主要的排便症状：①便秘及过度用力；②为排便需要减轻脱垂程度或增加腹部、阴道或直肠压力。

### （二）体征

重点在盆腔检查。妇科检查前，应嘱咐患者向下屏气或加腹压（咳嗽），判断子宫脱垂的最重程度，并予以分度。注意子宫颈的长短，做宫颈细胞学检查。如为重症子宫脱垂，可触摸子宫大小，将脱出的子宫还纳，做双合诊检查子宫两侧有无包块。注意有无溃疡存在，其部位、大小、深浅、有无感染等。如溃疡可疑应立即行活检；外观良性的溃疡应密切观察，如果经治疗不好转则需活检。嘱患者在膀胱充盈时咳嗽，观察有无溢尿情况，即压力性尿失禁情况。注意阴道前壁及后壁膨出程度。肛门检查了解直肠疝囊与视诊是否吻合。双合诊检查泌尿生殖裂隙宽松情况及肛提肌损伤和松弛程度。

## 三、辅助检查

### （一）泌尿系感染的筛查和残余尿的测定

对所有盆腔器官脱垂的妇女都应进行。

### （二）尿动力学检查

对有尿失禁症状的妇女通常是有必要进行，对明确诊断，减少术后并发症有重要的意义。可以获得尿道功能相关的定量信息及逼尿肌功能方面的信息。

### （三）超声尿动力学

更直观地显示膀胱颈和尿道外括约肌的状态及后尿道和膀胱底的解剖位置，还能对尿动力学检查不能进行合理解释的尿失禁进一步的观察。

**（四）排尿日记**

对合并尿频、尿急及紧迫性尿失禁的妇女必须进行，它在病情的评价中起着关键的作用。有助于客观地了解患者的症状，同时还能确定症状的基线水平，便于以后评价疗效时用以对照。

**（五）影像学检查**

包括肛门内超声、肌电图、肛门内测压、MRI和膀胱直肠造影术。只是用于研究，不作为常规使用。

## 四、临床分度

**（一）据我国在1981年部分省、市、自治区"两病"科研协作组的意见**

检查时以患者平卧用力向下屏气时子宫下降的程度，将子宫脱垂分为三度。

Ⅰ度　轻型：宫颈外口距处女膜缘 <4cm，未达处女膜缘；

重型：宫颈外口已达处女膜缘，检查时在

阴道口可见子宫颈。

Ⅱ度　轻型：宫颈脱出阴道口，宫体仍在阴道内；

重型：部分宫体脱出阴道口。

Ⅲ度　宫颈与宫体全部脱出阴道口外。

**（二）盆腔器官脱垂定量分期法**（pelvic organ prolapse quantitation，POP-Q）

目前国外多用，其客观、细致，有良好的可靠性和重复性，于1995年被国际尿控协会（International Continence Society，ICS）接受。此分期系统是分别利用阴道前壁、阴道顶端、阴道后壁上的2个解剖指示点与处女膜的关系来界定盆腔器官的脱垂程度。与处女膜平行以0表示，位于处女膜以上用负数表示，处女膜以下则用正数表示。阴道前壁上的2个点分别为 Aa 和 Ba 点。阴道顶端的2个点分别为 C 和 D 点。阴道后壁的 Ap、Bp 两点与阴道前壁 Aa、Ba 点是对应的。另外包括阴裂（gh）的长度，会阴体（pb）的长度，以及阴道的总长度（TVL）。测量值均为厘米表示（表66-1、表66-2）。

表 66-1　盆腔器官脱垂评估指示点（POP-Q）

| 指示点 | 内容描述 | 范围 |
|---|---|---|
| Aa | 阴道前壁中线距处女膜3cm处，相当于尿道膀胱沟处 | −3 ～ +3cm |
| Ba | 阴道顶端或前穹隆到 Aa 点之间阴道前壁上段中的最远点 | 在无阴道脱垂时，此点位于 −3cm，在子宫切除术后阴道完全外翻时，此点将为 +TVL |
| C | 宫颈或子宫切除后阴道顶端所处的最远端 | −TVL 至 +TVL 之间 |
| D | 有宫颈时的后穹隆的位置，它提示子宫骶骨韧带附着到近端宫颈后壁的水平 | −TVL 至 +TVL 之间 或空缺（子宫切除后） |
| Ap | 阴道后壁中线距处女膜3cm处，Ap 与 Aa 点相对应 | −3 ～ +3cm |
| Bp | 阴道顶端或后穹隆到 Ap 点之间阴道后壁上段中的最远点，Bp 与 Ap 点相对应 | 在无阴道脱垂时，此点位于 −3cm，在子宫切除术后阴道完全外翻时，此点将为 +TVL |

注：阴裂的长度（gh）为尿道外口中线到处女膜后缘的中线距离；会阴体的长度（pb）为阴裂的后端边缘到肛门中点距离；阴道总长度（TVL）为总阴道长度

表 66-2　盆腔器官脱垂分度（POP-Q 分类法）

| 分度 | 内容 |
|---|---|
| O | 无脱垂 Aa、Ap、Ba、Bp 均在 −3cm 处，C、D 两点在阴道总长度和阴道总长度 −2cm 之间，即 C 或 D 点量化值 < [TVL−2] cm |
| I | 脱垂最远端在处女膜平面上 >1cm，即量化值 <−1cm |
| II | 脱垂最远端在处女膜平面上 <1cm，即量化值 >−1cm，但 <+1cm |
| III | 脱垂最远端超过处女膜平面 >1cm，但 < 阴道总长度 −2cm，即量化值 >+1cm，但 < [TVL−2] cm |
| IV | 下生殖道呈全长外翻，脱垂最远端即宫颈或阴道残端脱垂超过阴道总长 −2cm，即量化值 > [TVL−2] cm |

注：分期应在向下用力屏气时，以脱垂完全呈现出来时的最远端部位计算。应针对每个个体先用 3×3 表格量化描述，再进行分期。为了补偿阴道的伸展性及内在测量上的误差，在 0 和Ⅳ度中的 TVL 值允许有 2cm 的误差

目前,在这个POP-Q评估系统中没有包括对阴道旁和阴道侧旁支持结构的评估。对于鉴别阴道旁支持组织缺乏还是其他阴道前壁支持作用异常的标准诊断系统现在还是一个空白。

除以上解剖学分期,还应建立一套标准有效的描述因盆腔器官膨出引起功能症状的程度分级,手术前后分别询问病人泌尿系症状、肠道症状、性生活情况等症状,才能更精确地评价盆腔器官的功能及手术效果。

## 五、治疗

应因人而异。治疗以安全、简单和有效为原则。症状性盆腔器官脱垂的治疗是经验性的,而非循证的。选择子宫托或手术治疗,在很大程度上是基于医生的经验以及患者的倾向性。没有关于子宫托与手术治疗的比较性研究。选择子宫托,很少有文献指导处理;而选择手术治疗也同样没有随机研究或是很好的病例调查来描述治疗的结果,以及哪种手术方式更有效。盆腔器官脱垂可以涉及阴道前壁(膀胱膨出、尿道膨出、阴道旁缺损),阴道顶端(子宫脱垂或子宫切除后的阴道穹隆脱垂),阴道后壁(肠疝、直肠膨出),或上述部位复合脱垂。关于盆腔器官脱垂的最佳治疗方案取决于患者的一般状况、症状、对生活质量的影响以及脱垂的程度。常用的方法有非手术治疗及手术治疗。

### (一)非手术疗法

通常POP-Q分级Ⅰ、Ⅱ级或虽高于Ⅰ、Ⅱ级但并无症状的患者。因为许多轻、中度脱垂患者在很长时间内症状和病情并不会加重或发展。

1. 行为疗法 加强营养,适当安排休息和工作,避免重体力劳动,保持大便通畅,积极治疗慢性腹压增加的疾病。

2. 中药补中益气汤(丸) 有促进盆底肌张力恢复、缓解局部症状的作用。

3. 盆底肌肉锻炼 可增加盆底肌肉群的张力。适用于国内分期轻度或POP-Q分期Ⅰ度和Ⅱ度的子宫脱垂者。

4. 放置子宫托 子宫托是一种支持子宫和阴道壁并使其维持在阴道内而不脱出的工具。常用的有喇叭形、环形和球形3种,适用于不同程度子宫脱垂和阴道前后壁脱垂者,但重度子宫脱垂伴盆底明显萎缩以及宫颈或阴道壁有炎症和溃疡者均不宜使用,经期和妊娠期停用。使用后每3个月复查。选择大小适中的子宫托,第一次使用子宫托应在医师指导下进行安

置。白天使用,晚间取出,洗净备用。久置不取可发生子宫托嵌顿,甚至导致尿瘘或粪瘘。

### (二)手术治疗

手术治疗是治疗盆腔器官脱垂最有效的方法,尤其是POP-Q分级Ⅲ、Ⅳ级并伴有临床症状的患者,手术往往是唯一有效且最后的治疗手段。当前对盆腔器官脱垂的手术强调以整体理论为指导,针对特定缺陷进行特异性修补,以通过解剖的恢复,达到功能和症状改善的目的。POP手术治疗传统的术式为阴式子宫切除、阴道前后壁修补、经腹圆韧带悬吊、宫颈切除、主韧带缩短、会阴体修补以及阴道闭锁术等,这些术式不同程度地改善症状,缺点是不能恢复解剖缺陷与损伤,有较高的远期复发率。随着对盆底整体理论的认识,更加强调以修复各处缺陷为主要原则的特异位点修补术(site-specific repair)及以恢复结构与功能为目的的盆底重建手术(reconstructive pelvic surgery,RPS)。手术目标是恢复解剖、功能、同时力争微创、高效、降低复发;手术途径有开腹、经会阴阴道、腹腔镜等,并配合用一些新型生物兼容性好的修补材料。常用术式如下:

1. 前盆腔缺陷的相关手术

(1)阴道前壁修补或加用补片(mesh)的阴道前壁修补术:传统术式对重度膨出解剖学的矫正效果较差,术后复发率高;因此,对巨大的膀胱膨出,自身组织薄弱;或术后复发者可考虑采用自体筋膜或合成材料的补片协助加固阴道前壁的支持。

(2)经阴道阴道旁修补术(vaginal paravaginal repair,VPVR):1994年由Shull等首先报道,此术式对严重膀胱膨出并伴有明显的阴道旁缺陷者疗效高,复发率低,并已在临床较广泛应用。

(3)对合并或有潜在压力性尿失禁(stress urinary incontinence,SUI)者,应同时对尿道膀胱接合部予以加固缝合。

2. 中盆腔缺陷相关手术

(1)骶棘韧带固定术(sacrospinous ligament fixation,SSLF):适用于盆腔支持组织松弛、子宫脱垂伴穹隆脱垂,在子宫切除术后,阴道顶端低至阴道口或甚至超出阴道口外;主骶韧带明显松弛、薄弱、无法支持盆底者。

(2)子宫骶韧带高位悬吊术(high uterosacral ligament suspension,HUS)及骶韧带悬吊术(uterosacral ligament suspension,US):HUS适用于中盆腔缺陷(子宫、穹隆脱垂)。因基本不改变阴道轴向及容积,可与阴道前后壁修补同时进行,几乎适用于所有类型

的 POP。优点为术后能获得足够的阴道深度和宽度，性生活满意度较高。US 适用于阴道手术禁忌证和单纯肠膨出者。

（3）经阴道后路悬吊带术（posterior intravaginal sling，PIVS）：是近年十分常用的中盆腔缺陷微创术式，由 Petro 首先报道，治疗阴道穹隆脱垂成功率为 94%，损伤阴部血管、神经机会少，疗效好，尤其适于不能耐受手术者。

（4）保留器官的修复手术：适用于年轻、希望保留生育功能的女性。

3. 后盆腔缺陷的相关手术　传统的阴道后壁修补术难以纠正可能存在的阴道旁或直肠旁缺陷；对重度、术后复发的直肠及阴道后壁膨出，可考虑在阴道后壁内加用补片修补以加强支持作用、减少直肠膨出，其远期效果有待临床证实。

4. 全盆腔重建手术（total pelvic reconstruction）　全盆腔重建手术是模拟重建前中后盆腔的支持结构，达到解剖学恢复的目的。广义的全盆腔重建手术也包括兼顾三部分盆腔缺陷的修补手术。国外开展全盆腔重建手术已有 3 年，文献报道尚不多，国内刚刚起步，尚未见文献报道。全盆腔重建手术是应用聚丙烯补片的 Prolifi 系统，国外最新文献报道 110 例患者应用 Prolift 系统进行手术，其中 1 例膀胱损伤和 2 例膀胱直肠间血肿；随访 3 个月，5 例（4.7%）侵蚀发生，复发率为 4.7%（包括无症状的 I 期脱垂）；围术期情况和短期随访结果显示此种手术是安全的修补方式，但解剖和功能恢复效果有待于长期随访。Prolift 补片系统从理论上很好的模拟了盆底筋膜的解剖结构，应有很好的修复作用，但价格昂贵，在国内应用受到限制，因其临床应用时间尚短，长期效果有待观察。

5. 阴道封闭术　对已无性要求的老年妇女是良好的选择，主要优点是手术时间短、手术病率低、安全、有效、副损伤及手术风险小。FitzGerald 等最近查阅了 1966 年到 2004 年近 40 年的文献，发现阴道封闭术治疗 POP 的成功率接近 100%。此手术包括部分或全阴道封闭、部分或全阴道切除等术式。部分阴道封闭又称 Le-Fort 手术，自 1877 年发明以来，曾有多种改良术式，但基本原则是要保留一些阴道黏膜，在宫颈与外阴之间做成能使生殖道上端的分泌物流出的通道。全阴道切除及封闭指切除阴道壁处女膜缘以上和尿道外口下 0.5～2cm 以下的全部阴道黏膜。一般说来，无子宫者行全阴道切除或封闭，而有子宫者，则行部分阴道切除或封闭。研究结果表明，阴道封闭同时行子宫切除者，将增加手术出血量，延长手术及住院时间，增加手术病率和围术期并发症，但并不改善手术效果，故多数学者不赞成同时切除子宫，除非子宫、宫颈有病理情况。同时行肛提肌折叠缝合加扩大的会阴体修补得到了多数人认可，认为这样可达到缩小阴裂、加强阴道关闭和减少脱垂复发的作用。这类手术并发症少，值得注意的是术后的 SUI，发生率为 1%～9%，但是否需要同时治疗仍有争议。因为患 POP 的老年妇女常有逼尿肌受损和显性或隐性的尿潴留，手术后多可改善之，加用了抗尿失禁措施反而可能削减手术带来的这方面的好处。目前状况是尽管老年妇女术后有很高的尿潴留风险，有时需拆除吊带，有些人还是采用吊带来预防术后 SUI；而另一些人为了减少这种风险，仅行尿道下的 Kelly 折叠术，如患者有持续或复发性的术后 SUI，再行尿道旁注射来解决。阴道封闭术对肠功能、生活质量的影响尚不清楚。

目前各种新术式，尚处于临床探索阶段，远期效果有待进一步观察。新的概念在不断更新之中，但对其认识的加深是逐步和渐进的过程。初步表明，新的手术方式可降低术后 POP 复发率，重建盆底功能，但术后随访时间均有限，长期疗效有待大宗病例较长时间随访之后尚能得出。

（周坚红）

389

# 第六十七章

# 雌激素在妇产科的应用

## 第一节　雌激素对生殖系统的生理作用

雌激素的基本结构是雌烷核，是由带有芳香 A 环的 18- 碳类固醇激素，女性体内雌激素主要由卵巢产生，少量来自肾上腺。妊娠期则胎盘产生大量雌激素。雌激素的合成和分泌受下丘脑 – 垂体轴的调节，卵巢雌激素的产生直接受到垂体分泌的 FSH 和 LH 的调控。雌激素的前身为胆固醇，在卵巢内经多种羟化酶和芳香化酶的作用最终形成雌激素，以 1959 年 Flack 提出的两细胞 – 两促性腺激素学说来解释。LH 与卵泡膜细胞上 LH 受体结合后使卵泡膜细胞内胆固醇经线粒体内细胞色素 P450 裂解酶催化等形成睾酮和雄烯二酮，后两者进入卵巢颗粒细胞内，FSH 与颗粒细胞上 FSH 受体结合后激活芳香化酶，将后两者分别转化为雌二醇和雌酮，并进入血液循环和卵泡液中发挥生理作用。

内源性雌激素主要包括雌酮（estrone，E1）、雌二醇（71β–estradiol，E2）和雌三醇（estriol，E3），其中雌二醇的生物活性最强，雌酮活性降低 50% ~ 70%，雌三醇为 E1 和 E2 的代谢产物，活性减少 90%。循环中大部分雌激素与蛋白质结合（包括性激素结合球蛋白 SHBG，白蛋白等）形成结合型雌激素，处于无活性状态，而游离雌激素具有生物学效应，雌激素可以通过被动扩散或位于细胞浆膜内的特异性转运主动转运到细胞内进入靶细胞，雌激素的靶器官包括外阴、阴道、宫颈、子宫、输卵管、卵巢和乳房等，同时对骨骼系统、心血管系统、皮肤及其附属物、中枢神经内分泌系统和肝脏也有重要作用。

雌激素是启动和维持女性第二性征，促使卵子发育和排出，以及妊娠的发生和延续的重要保障。青春期开始体内卵泡刺激素（FSH）增多，刺激卵巢内卵泡发育并产生大量雌激素，后者与肾上腺源性和卵巢源性雄激素共同作用，促进女性外生殖器的发育，阴唇发育丰满，色素加深，阴毛生长。促进阴道上皮基底层细胞增生、分化、成熟，阴道浅表上皮细胞角化，阴道黏膜变后，细胞内糖原含量增加，维持阴道的酸性环境。促进宫颈的发育，使宫颈口松弛，宫颈黏液分泌增加，性状变稀薄，有利于精子的通过。促进子宫平滑肌增生肥大，使子宫肌层增厚，增进子宫血运，促使和维持子宫的正常发育，增加子宫平滑肌对缩宫素的敏感性。雌激素促进输卵管上皮细胞的分泌功能，增加输卵管平滑肌的收缩频率和幅度。雌激素促进子宫内膜间质细胞和腺细胞的增殖和修复。雌激素协同促性腺激素促使卵巢内卵泡的发育和排卵。月经初潮的头几年内，由于中枢神经系统对雌激素的正反馈机制尚未成熟，导致月经周期不规律。随着生殖内分泌系统的逐渐成熟，慢慢进入育龄期。雌激素对正常育龄期妇女典型的规律月经的建立起着极其重要的作用。在每一个月经周期中，雌激素和促性腺激素间都存在一种正负反馈的平衡机制。FSH 浓度升高诱导卵巢颗粒细胞内雄激素的芳香化，从而增加雌激素浓度。雌激素及 FSH 可以刺激卵泡颗粒细胞 FSH 受体高表达。循环雌激素的增加又可与卵巢抑制素一起反馈抑制 FSH 的分泌。当 E2 水平超过一定阈值促发垂体分泌大量 LH 和 FSH，形成峰值，并诱导卵子排出和黄体形成。在月经的卵泡期雌激素的逐步增高，促使子宫内膜增殖、增生，子宫内膜变厚，腺体数目增加，而黄体后期的雌激素和孕激素的下降可导致内膜失去激素支持而剥脱引发月经。

## 第二节　常用雌激素药物和制剂

临床应用的雌激素主要包括天然萃取和人工合成两大类。

### 一、天然雌激素

1. 妊马雌酮　又称为倍美力（premarin），是从孕马尿液中萃取的内含100多种雌激素成分的激素，主要成分为硫酸雌酮钠和17α-二氢雌酮钠等。

临床主要制剂有：片剂，0.625mg/片、0.3mg/片。胶囊制剂，1.25mg/粒。针剂，25mg/ml，静脉注射。

复合型制剂，倍美盈，28片（1~14片为孕马雌酮0.625mg，15~28片为孕马雌酮0.625mg+甲羟孕酮5mg）。

倍美安，28片（每片含孕马雌酮0.625mg+甲羟孕酮2.5mg）。

倍美罗，每片含结合雌激素0.3mg和醋酸甲羟孕酮1.5mg。

2. 戊酸雌二醇（补佳乐，estradiol valerate）制剂有：片剂，1mg/片；针剂，5mg/ml、10mg/ml、20mg/ml、40mg/ml，肌内注射。

复合制剂：长效避孕注射剂，内含戊酸雌二醇5mg+己酸孕酮250mg，每月一次肌注；克龄蒙，内含戊酸雌二醇2mg+环丙孕酮1mg。

3. 微粒化雌二醇（micronize estradiol, estrace）片剂，0.5mg/片、1mg/片和2mg/片。

### 二、人工合成激素

主要为雌激素酯类和17α-乙炔基衍生物。

1. 乙炔雌二醇（炔雌醇，estradiol ethinyle，EE）为高效类雌激素，单纯片剂35μg/片。炔雌醇与多种高效孕激素联合组成复合型口服避孕药（COC）：如达英35（diane，EE 35μg+环丙孕酮2mg）；妈富隆（marvelon，EE 30μg+去氧孕烯150μg）；敏定偶（minulet，EE 30μg+孕烯二酮75μg）；美欣乐（mercilon，EE 20+μg去氧孕烯150μg）；优思明（yasmin，EE 30μg+曲螺酮2mg）；拜拉瑞（belara，EE 30μg+氯地孕酮2mg）。

2. 17β-雌二醇（17β-estradiol）为高效雌激素制剂，临床有针剂1mg/ml和片剂1mg/片。

复合针剂如：芬吗通（fenmoston，17-雌二醇1mg/2mg+地屈孕酮10mg组成）；安吉丽/安今益（angeliq，17β-雌二醇1mg+曲螺酮2mg组成）。两者主要用于绝经后性激素治疗。

3. 苯甲酸雌二醇（estradiol benzoate）针剂1mg/ml，肌内注射。

4. 尼二雌醇（炔雌醚，维尼安，nylestriol）长效制剂片，2mg/片，5mg/片。

### 三、外用雌激素制剂

1. 雌二醇凝胶　每贴含有雌二醇0.75~15mg不等。

2. 雌二醇贴剂（climara, vivelle, alora, Estraderm等），每天雌二醇释放量约35μg，75μg，100μg，50μg。

3. 雌二醇阴道环（estring），含有雌二醇2mg，每天释放7.5μg。

4. 雌二醇阴道栓剂　25μg/粒。

5. 皮下埋置型雌二醇（implant E2），含有雌二醇50mg。

6. 另外还有更宝芬霜剂、欧维婷霜剂等。

### 四、植物雌激素（phytoestrogens）

植物雌激素是指一类含有雌激素活性物质的植物药，主要包括异黄酮类（isoflavones）、拟雌内酯类（coumestan）和木脂素类（plant lignans）。如国外的依普拉芬（ipriflavons）是植物雌激素的异黄酮类衍生物，服用后增强体内内源性雌激素的活性，抑制骨吸收，增加骨量和骨密度，可使用于骨质疏松症的治疗，一般口服，600mg/d。

## 第三节　雌激素在妇科中的应用

雌激素是女性内分泌环境中最重要的激素成分之一，雌激素可作用于女性全身各个器官，生殖泌尿系统靶器官包括：外阴、阴道、子宫、输卵管、尿道、盆底、乳腺组织。雌激素不仅促进生殖器官和女性性征的发育，还能维持女性骨骼的正常生长代谢和神经系统的正常认知记忆功能。雌激素药物在妇科临床应用较广泛，制剂多样，主要用于原发性或继发性雌激素缺乏或水平低下的相关疾病的诊断、治疗以及调节性治疗。

### 一、治疗的原则

临床应用雌激素治疗应根据女性内分泌的周期性

生理特点以及个体躯体生长发育的需要，结合各个疾病发生的机制和病理生理特点，遵循个体化治疗治疗原则；尽量使用天然雌激素原则，由于合成的雌激素可能对肝脏的影响和药物的不良反应以及药物的效应，因此提倡在临床上尽量使用天然的雌激素。临床应用的时候需要对患者交代可能需要长期或相对长期的治疗，并详细告知雌激素的可能不良反应和疗效，需要定期检测肝肾功能、血脂情况、凝血功能、乳腺以及妇科 B 超等定期检查原则；根据治疗的目的性，每个患者的治疗目的和希望达到的疗效不同，如对于雌激素原发性缺乏的患者，应用剂量应达到与同龄人相当的内外生殖器官发育所需水平。对于围绝经期妇女的雌激素治疗应根据其具体症状和要求，决定用药的剂量，因此雌激素治疗应在个体化的基础上遵循最低有效剂量原则。

## 二、雌激素在妇科临床的具体应用

1. 功能失调性子宫出血（功血）中的应用　详见第五十八章功能失调性子宫出血的治疗。

2. 闭经的诊断及治疗中应用　月经从未来潮或月经异常停止为闭经（amenorrhea），其中病理性闭经又分为原发性和继发性闭经两大类。以继发性闭经为多见，约占95%。正常月经的建立有赖于下丘脑-垂体-卵巢轴功能的调节和子宫内膜对性激素的正常反应和生殖道的通畅，其中任何一个环节异常均可导致闭经发生。雌激素在闭经的诊断和治疗中有重要作用。

（1）子宫性闭经的鉴别：雌激素试验：每日口服一定量的雌激素，正常子宫内膜应随雌激素的应用而生长，子宫内膜生长到一定厚度后加用孕激素使其萎缩脱落，导致月经样来潮，说明子宫内膜对雌孕激素均有反应，且下生殖道通畅，可排除子宫性闭经，闭经原因可能在卵巢及以上因素。如重复雌孕激素试验2个甚至3个周期仍无药物撤退性出血，且已经排除下生殖道阻塞，则可确定为子宫性闭经。方法如口服倍美力 1.25mg 或补佳乐 2mg，每日 1 次，共20 天，最后 7 天口服甲羟孕酮 10mg，停药后观察有无出血。

（2）Asherman 综合征：是子宫内膜破坏后引起的子宫性闭经，大多由于产后或流产后刮宫过度引起子宫内膜基底层损伤，宫腔粘连，造成子宫内膜对雌孕激素无反应而闭经。也可因宫腔、宫颈内口、颈管等部位部分或全部粘连形成阻塞性闭经。严重的宫腔粘连通常需要在宫腔镜下电切割分离粘连，分离粘连

后为刺激残存的内膜并保留的对雌激素有反应的子宫内膜尽快增殖，修复创面，预防再次粘连的发生。可使用较大剂量雌激素治疗。

如应用结合雌激素 1.25～2.5mg，每天 3 次，或戊酸雌二醇 2～3mg，每天 2～3 次，连续应用20～24 天，最后加孕激素撤退性出血，共 3 个月。也有用人工周期的方式用药，即周期后 10～14 天给予孕激素，但雌激素剂量维持不变。

（3）单纯性腺发育不全：根据染色体的不同，单纯性腺发育不全可分为单纯性 XX 或 XY 性腺发育不全，虽然染色体不同，临床表现相似，有条索状性腺，无身材矮小和先天性躯体发育异常。临床多表现为原发性闭经，内外生殖器可为女性，卵巢条索状，第二性征多不发育或发育差，通常在矫治内外生殖器和切除可能癌变的性腺后，应予性激素补充治疗。对于此类患者，进入青春期后应模拟正常月经周期激素变化给予雌孕激素周期治疗，促进女性第二性征发育，并预防骨质疏松。一般应用天然雌激素倍美力 0.625mg/d 或戊酸雌二醇 1～2mg/d，连续 21 天为一个周期，第 11 天开始加用孕激素甲羟孕酮 10mg 序贯治疗。

（4）特纳综合征（Turner's syndrome）：指一条 X 染色体缺失，染色体为 45，X 的先天性性腺发育不全综合征，染色体核型主要为 46，XO，但也有 45，X/46，XX 等多种核型异常，临床表现多为女性，有身材矮小、性幼稚、性腺条索状及特殊面容和常合并多脏器畸形等，青春期多为原发性闭经。及少数（2%～5%）可有月经来潮，罕见妊娠。此类女性儿童，早期需要关注其身高发育，一般先促进身高，在骨龄达到 12～13 岁后再开始使用雌激素补充治疗，以促进乳房和生殖器发育，且需长期服用。一般应用天然雌激素倍美力 0.625mg/d 或戊酸雌二醇 1～2mg/d，第 11 天开始加用孕激素甲羟孕酮 10mg 共 21 天的序贯治疗。对染色体核型为 XY 的患者，性激素治疗前应建议患者在适当时机切除性腺以防止肿瘤发生。

（5）卵巢抵抗综合征（resistant ovary syndrome）：由于卵巢对促性腺激素不敏感，虽然卵巢内有始基卵泡及初级卵泡，但卵泡不能进一步发育，卵泡不能分泌雌二醇，使卵巢合成性激素功能低下或性激素合成障碍，导致原发性闭经。体内促性腺激素相应升高，后者刺激卵巢间质细胞分泌雄烯二酮在外周组织转化而维持性征发育。雌激素治疗可促进子宫的发育，并可通过对垂体负反馈作用，降低血循环中卵泡刺激素（FSH）和黄体生成素（LH）水平，从而保护剩余卵

泡；还可以通过协同体内 FSH 的作肌诱导卵泡颗粒细胞上的 FSH 受体及芳香化酶活性，使卵泡恢复对促性腺激素的敏感性。青春期患者，临床常用雌孕激素序贯疗法（人工周期疗法）。

（6）卵巢早衰（premature ovarian failure，POF）：女性 40 岁以前出现绝经的称为卵巢早衰；发病率约 1%～3%。女性 45 岁前出现绝经的称为早绝经（early menopause），发生率约 5%。POF 有较高的家族遗传倾向，为 X-连锁性遗传疾病，也与自身免疫和继发性损伤、感染等因素相关。病理上分为无卵泡型和有卵泡型，前者染色体核型异常，后者染色体核型正常，卵巢内有少量始基卵泡。原发性闭经多为无卵泡型性腺发育不全，性幼稚和染色体异常。继发性闭经多为有卵泡型，40 岁前过早绝经，并出现围绝经期症状。临床 40 岁前出现绝经，FSH 和 LH≥40mU/ml，FSH/LH<1，性激素降低（E₂≤15pg/ml）即可诊断。

卵巢早衰的患者，尤其较年轻的妇女，推荐剂量应稍高于自然生理绝经妇女的激素用量，戊酸雌二醇 1～2mg/d 或结合雌激素 0.625～1.25mg/d，每个周期 21～28 天，与孕激素序贯应用，并根据使用者的情况调整剂量，同时告知患者治疗的长期性。雌激素（雌孕激素序贯）治疗 POF 患者部分可恢复自发排卵，停药后可使约 25% 的 POF 患者恢复卵泡自然生长和产生卵巢性激素，并结合促排卵治疗和辅助生殖技术有望获得妊娠。对无卵泡型 POF 患者，需早期给予雌孕激素序贯治疗，促进月经来潮和内外生殖器官发育，改善围绝经期症状和预防骨质疏松，有生育要求者，可在充分雌孕激素治疗后，通过赠卵辅助生殖技术获得妊娠可能。

（7）中枢神经-下丘脑性闭经：由精神紧张应激、神经性厌食、运动过量和药物性引起中枢神经-下丘脑性闭经，主要由于下丘脑分泌 GnRH 功能失调或抑制引起垂体-卵巢轴紊乱而闭经。此类型的年轻或生育年龄妇女，宜模仿自然月经雌孕激素周期序贯的人工周期给药，需较长时间用药。去除病因治疗外，一般应用 3～6 个周期治疗，有小部分患者可能在停药后出现卵巢功能的恢复而恢复正常月经。如于撤药性出血第 5 天起口服戊酸雌二醇 1mg/d，连续 21 天，服药第 11 天开始加用孕激素甲羟孕酮 10mg/d 或地屈孕酮 10mg，2 次/天，序贯治疗。对于有生育要求的可适当采用促排卵治疗，以促使妊娠。

（8）垂体促性腺激素缺乏性闭经：希恩综合征（Sheehan syndrome）是一种继发于产后出血的垂体前

叶坏死和全垂体功能减退的综合征。妊娠期垂体出现生理性肥大，体积可较原来增大 2 倍，故需要较大量的血液供应，对缺血缺氧非常敏感。一旦产科发生出血性休克或弥漫性血管内凝血极易造成垂体缺血缺氧和坏死，最终导致垂体功能减退，严重产科出血性休克时，发生率可达 53%～65%。当垂体前叶组织丧失≥75% 时可出现明显的临床症状。可表现为一种或多种促激素功能缺陷。临床症状多见于产后出血后 3～5 周，常见的有乏力、贫血、感染、无乳。晚期可出现闭经、性欲减退、脱发、乳房萎缩、内外生殖器官萎缩等。若 TSH 缺乏可出现甲状腺功能减退和黏液性水肿；生长激素缺乏出现低血糖等。

治疗一般采用对症治疗，补充缺乏的相应促激素，如甲状腺功能减退补充甲状腺素和全身支持治疗。对低促性腺激素患者，采用促性腺激素（HMG 或 FSH 等）治疗，也可采用激素替代治疗，年轻的患者采用人工周期治疗，如口服戊酸雌二醇 1～2mg/d，于撤药性出血第 5 天起，连续 21 天，服药第 11 天开始加用孕激素甲羟孕酮 10mg。对子宫已切除患者也可单独用雌激素治疗。

空蝶鞍综合征（empty sella syndrome）：是由于先天性蝶鞍隔发育不全或垂体腺瘤梗死或手术、放疗损伤和垂体柄病变，导致第三脑室底部蛛网膜向垂体窝内嵌入，垂体组织受压蝶鞍扩大和鞍底骨质疏松空泡样变性的疾病。空蝶鞍综合征可以是继发、原发或特发性病变。临床主要表现为一种或多种垂体促激素缺乏，以促性腺激素和 ACTH 降低较常见。临床表现为闭经、溢乳、不孕和代谢紊乱，也可有头痛、视力减退、颅内高压等。临床经综合症状、体征和 CT、MRI 等可明确诊断。

治疗以对症治疗为主，补充缺乏的垂体促激素和靶器官激素。对闭经的年轻和有生育要求的妇女可采用性激素替代治疗和促排卵治疗，常用人工周期治疗。

3. 性发育延迟中的应用　性发育延迟（delayed sexual maturation）指 13 岁女孩乳房仍未发育，16 岁仍无月经初潮，青春期年龄低于正常青春期 2.5 个标准差者。临床分为性腺功能正常即低促性腺激素血症型和性腺功能减退型即高促性腺激素血症型青春期发育迟缓。雌激素的应用对性腺发育延迟者有重要作用，小剂量雌激素即可以促进患者生长发育，开始时可单纯应用雌激素治疗，如予以结合雌激素 0.3mg/d 或戊酸雌二醇 0.5mg/d，6 个月至 1 年后，改为雌孕激素序贯治疗：结合雌激素 0.625mg/d 或戊酸雌二醇

1mg/d，加用孕激素序贯治疗，引起撤退性月经。对甲状腺功能减退的同时需加用甲状腺素治疗。由于本身体质性原因引起的青春期延迟因其只是发动延迟，当骨龄达到13岁左右，一般自然会开始进入正常的青春期发育过程。在取得患儿及家长合作后，可在骨龄达13岁后行人工周期治疗3个周期，使乳房开始发育。一般不会明显增加骨龄或降低最终身高。对生长发育延缓和身材矮小的患者，可加用生长激素治疗。

4. 反添加（add back therapy，ABT）疗法中应用　采用促性腺激素释放激素激动剂（GnRHa）治疗子宫内膜异位症、子宫腺肌病、子宫肌瘤患者后，由于 GnRHa 长期治疗引起的低雌激素水平导致后者出现低雌激素所致潮热、阴道干燥、性欲减退等绝经症状和长期使用的骨质丢失风险。为了既保持药物治疗疗效又减缓药物的不良反应，可应用性激素反向添加治疗，即使用 GnRHa 3 个月以上者，加用雌激素或雌孕雄激素作为反向添加性激素治疗。雌激素的"窗口"浓度在 110pmol/L 左右，既能保证消退或抑制子宫内膜异位病灶的生长，又可以最大限度防止骨质丢失和心血管的保护作用，使因雌激素水平过低产生的不良反应降低到最低程度，为那些希望受孕的年轻患者长期和重复治疗提供了可能性。ABT 应在临床医生指导下的个体化治疗。适用于 GnRHa 连续治疗超过 3 个月以上，或曾经应用后产生明显的低雌激素症状，甚至因此而停药患者。对有严重心血管、肝脏、肾脏疾病，子宫内膜癌、乳房癌、哺乳期、血栓疾病、和已知妊娠患者应禁止使用 ABT。

含有雌激素的 ABT 方案主要为雌孕激素疗法和雌孕雄激素疗法两类。

如用结合雌激素 0.625mg/d + 安宫黄体酮 2.5mg，连续应用 6 个月，治疗盆腔子宫内膜异位症同时治疗疼痛（Friedman，1993）。倍美力 0.625mg，加安宫黄体酮 5mg 治疗半年。或 0.5mg 戊酸雌二醇 + 安宫黄体酮 2.5mg，或经皮释放的雌二醇贴剂（25μg/d）+ 安宫黄体酮 5mg。

雌孕雄激素疗法，可选用利维爱 2.5mg 治疗。若 GnRHa 用药时间短，仅 2~3 个月即停药，可以单用雌激素，因在停用 GnRHa 2 个月左右，体内内分泌基本可恢复，卵巢排卵也可恢复，产生内源性的雌激素和孕激素使潮热、盗汗等症状缓解，并使子宫内膜得到保护。

5. 低雌激素性泌尿道症状的局部用药　对于以泌尿生殖道萎缩症状为主诉的妇科有关疾病患者，通常可用雌激素局部用药，药物局部吸收好效果佳，且副反应少、简单、安全。由于雌激素低落引起的阴道干涩、性交疼痛、老年性萎缩性阴道炎、尿频、尿急等患者，采用阴道局部给药治疗，如结合雌激素软膏，在清洗外阴后，经阴道给药，每日 1~2 次，连续使用 1~2 周症状缓解后，可改为每周 2~3 次局部用药；雌三醇软膏，0.5g/ 次，每日 1 次，连续使用 2 周；普罗雌烯阴道胶囊，1 粒 / 天，连续应用 20 天，临床症状缓解后可根据症状情况以最小剂量维持为宜。阴道局部短期（<3 月）用药和无子宫患者，一般无需加用孕激素，对有子宫和阴道大剂量应用雌激素或用药后出现子宫内膜增厚甚至出血是，需在严密检测下加用孕激素后引起撤药性出血，以便保护子宫内膜。

6. 卵巢良性疾病手术切除后的 HRT　由于诸如盆腔子宫内膜异位症、严重盆腔炎、卵巢脓肿等良性疾病而切除双侧卵巢后，这种医源性引起的卵巢切除后，建议及早应用激素替代治疗，可防治低雌激素所致的围绝经期症状、生殖器萎缩和骨质疏松。根据患者意愿是否愿意有月经进行用药。对有子宫、愿意有月经、比较年轻的患者应用雌激素周期序贯疗法，手术后即开始用药，共服 12~18 个月，此后可根据病情决定给药次数和方式。雌激素选用天然的为主，如戊酸雌二醇 1~2mg/d，每 28~30 天的后 10~14 天加用黄体酮制剂。如患者子宫缺如，则可以单独应用雌激素。

7. 妇科恶性肿瘤后的 HRT　有关妇科恶性肿瘤治疗后的 HRT 问题，目前仍有争议，如乳腺癌、子宫内膜癌、卵巢上皮性癌、宫颈癌和滋养细胞肿瘤治疗术后的 HRT 情况，详见第六十章各种妇产科疾病的激素替代疗法。

## 第四节　雌激素在围绝经和绝经后妇女的应用

雌激素除了对女性生殖系统作用外，同时对骨骼系统、心血管系统、皮肤及其附属物、中枢神经内分泌系统和肝脏也有重要作用。尤其对围绝经和绝经后妇女的，雌激素对各个系统功能的维持和预防衰退等方面发挥着重要作用。

雌激素能促进青春期骨骼的生长和骨骺的闭合。雌激素对维持骨矿物质代谢有重要意义，雌激素增加肝脏 25- 羟化酶和肾脏 1 羟化酶的活性，增加血浆 1，25- 羟基 $D_3$ 和 $D_1$，25- 二羟基 $D_3$ 浓度；增加肠道对钙的吸收；增加降钙素，增强骨骼对降钙素的敏感性，促进钙的原位沉积；促进羟脯氨酸代谢和胶原生成，促进骨的形成、重塑和矿化；雌激素也能直接抑制骨的吸收，骨质丢失和骨质破坏；也能抑制细胞因子 IL-6，IL-1，TNF，PGE$_2$ 的生成，抑制这些细胞因子对骨质的不良作用。许多研究证明了 HRT 是预防绝经后骨质疏松和骨折的有效方法。WHI 公布了应用 CEE/MPA 5.2 年的结果，该方案可显著降低骨折（RR 0.76，95% CI 为 0.63~0.92）。国内林金芳报道 HRT 应用 6 年以上，髋部骨折的危险性可降低 50%。因此在围绝经和绝经后妇女应用 HRT 能明显降低妇女的骨折风险。

绝经后体内低雌激素水平使皮肤的角质层萎缩、表皮变薄、乳头间隙及表皮真皮交界展平、I 型胶原丢失引起皮肤变薄、透明、弹性降低，韧度变脆和更容易受损。Sanerbrorm 等采用随机、双盲、对照（RCT）的方法，对 HRT 治疗时间为 6 个月的经筛查合格的绝经后妇女用药前及 6 个月后取左上臂皮肤活检，证实激素替代组的皮肤胶原含量明显增加（$P<0.05$），而安慰剂组无明显改变。

另外，膀胱和尿道也因雌激素的减少而对外伤的易感性增加，因此适当的雌激素补充或治疗，可有效预防及治疗雌激素下降后由于尿道和膀胱上皮萎缩而继发的尿路感染，增加泌尿道及其周围组织的弹性和韧性，并对应激性尿失禁有一定作用。雌激素可通过促进阴道上皮生长，恢复阴道 pH 和增进阴道血流，有效预防和治疗萎缩性阴道炎和外阴炎。延缓泌尿生殖道的萎缩，并增加抗感染能力。雌激素对口腔健康有益处，应用雌激素可明显减轻口腔不适、烧灼感、无味觉及口腔干燥，雌激素还可降低牙龈炎和牙龈出血及牙齿脱落。WHI 研究提示，应用 HRT 者牙齿脱落的危险性降低 25%。

雌激素对心血管系统和中枢神经系统也有重要的影响，通过对绝经后雌激素缺乏状态的研究发现雌激素对心血管系统和中枢神经系统有保护作用。雌激素可直接作用于心血管，促进血管内皮细胞一氧化氮等血管活性物质的合成，有助于血管内皮细胞修复，抑制血管平滑肌的增殖，能够维持血管张力，保持血流稳定。雌激素通过促进神经胶质细胞的发育、突触的形成、神经递质的合成以及神经细胞的生长、分化与再生等对中枢神经系统发挥作用。绝经后期妇女应用雌激素可以增强语言记忆和学习能力。雌激素对代谢的作用比较广泛，它可以促进 SHBG、血管紧张素原、凝血因子、C-反应蛋白等的合成；可以刺激

肝脏胆固醇代谢酶的合成，提高血载脂蛋白 A1 的含量，降低低密度脂蛋白、胆固醇水平，升高高密度脂蛋白的浓度，并有抗血小板作用，降低动脉粥样硬化斑块形成会，进而降低心肌梗死或脑血栓的风险。雌激素是激素替代治疗（hormone replacement therapy，HRT）的主要药物。

围绝经期和绝经后妇女激素替代治疗（HRT）是提高她们生殖健康水平的重要措施，通过 HRT 最大限度地延长妇女们的体能，改善身心状态和绝经相关综合症状，包括绝经相关症状如潮热、盗汗、情绪波动，睡眠质量下降或睡眠障碍，疲倦、情绪不振、易激动、烦躁以及轻度抑郁等神经精神症状，以及与长期雌激素缺乏有关的泌尿生殖道萎缩引起的如阴道干涩、疼痛、排尿困难、反复发作的阴道炎和肠道细菌引起的膀胱炎、性交后膀胱炎、尿频、尿急和夜尿多等；血管疾病、骨质疏松症和认知功能障碍等，提高生活质量。目前研究肯定了性激素治疗在缓解绝经相关症状、治疗泌尿生殖道萎缩和预防绝经后妇女骨质疏松症的作用，而对预防冠心病和认知功能障碍中的作用尚存在争议，一般不作为绝经后妇女心血管疾病的一级和二级预防。

**（一）应用的时机和治疗方案**

发挥激素的最大益处和同时降低其最低的不良反应和风险是 HRT 的目标。HRT 的适应证和目的是减少雌激素缺乏引起的如潮热、乏力、睡眠障碍、情绪低落等症状，治疗泌尿生殖道萎缩和预防骨质疏松症。HRT 主要药物分为单独雌激素和雌孕激素联合治疗，包括雌激素治疗法（estrogen therapy，ET 单一雌激素法）；雌-孕激素联合疗法（estrogen progestin therapy，EPT）；雌-孕激素连续联合疗法（continue combined estrogen progestin therapy，CC-EPT）；雌-孕激素连续序贯疗法和孕激素疗法等。HRT 宜在卵巢功能开始减退并出现相关症状时即可应用，即在围绝经期便可开始使用。用最小剂量雌激素达到治疗目的为优先，采用个体化治疗和加强必要的检查检测，一般所用天然雌激素的剂量以达到血雌二醇水平维持月经周期早卵泡期水平（180pmol/L 左右）为宜，如常用的补佳乐剂量为 1~2mg/d、倍美力 0.3~0.625mg/d。对于无子宫者，只需应用单一雌激素法，有子宫的妇女，在补充雌激素同时每月需补充 14 天的孕激素以预防子宫内膜过度增生和子宫内膜癌，保护子宫内膜。

由于经非胃肠途径不增加甘油三酯、C-反应蛋白、性激素结合球蛋白的水平，对血压的影响也很

小，如能经此途径控制和改善症状的，可首选此方案，特别对尚未控制的糖尿病及高血压、哮喘、偏头痛、有血栓形成倾向、胆囊疾病等建议采用此途径。目前大多数雌激素是口服应用，由于存在肝脏的首过效应，可能会增加凝血因子和胆固醇合成酶等，治疗前需充分评估。对于仅为泌尿生殖道萎缩局部症状者，可阴道局部应用雌激素栓剂、霜剂和软膏。

**（二）药物及方法**

临床应用的雌激素主要包括天然萃取和人工合成两大类。

1. 天然雌激素

倍美力（premarin）：临床主要制剂有：片剂，0.625mg/片，0.3mg/片；胶囊制剂，1.25mg/粒；针剂，25mg/ml，静脉注射。可单一雌激素治疗，加孕激素连续序贯或联合治疗。

复合型制剂，倍美盈，28片（1～14片为孕马雌酮0.625mg，15～28片为孕马雌酮0.625mg+甲羟孕酮5mg）。连续序贯治疗。

倍美安：28片（每片含孕马雌酮0.625mg+甲羟孕酮2.5mg），连续联合治疗。

戊酸雌二醇（补佳乐）：制剂有：片剂，1mg/片；针剂，5mg/ml，10mg/ml，20mg/ml，40mg/ml，肌内注射；单一雌激素治疗，或加孕激素序贯早期治疗。但针剂少用。

克龄蒙：内含戊酸雌二醇2mg+环丙孕酮1mg。序贯周期治疗。

微粒化雌二醇（micronize estradiol，estrace）：片剂，0.5mg/片、1mg/片和2mg/片。单一雌激素治疗。

2. 人工合成激素

乙炔雌二醇（炔雌醇，estradiol ethinyle，EE）：为高效类雌激素，单纯片剂35μg/片。单一雌激素治疗。

炔雌醇复合型口服避孕药（COC）：用于联合周期治疗。

如达英35（diane，EE35μg+环丙孕酮2mg）

妈富隆（marvelon，EE30μg+去氧孕烯150μg）

敏定偶（minulet，EE30μg+孕烯二酮75μg）

美欣乐（mercilon，EE20μg+去氧孕烯150μg）

优思明（yasmin，EE30μg+曲螺酮2mg）

拜拉瑞（belara，EE30μg+氯地孕酮2mg）

17β-雌二醇（17β-estradiol）：复合针剂如芬吗通（fenmoston，17-雌二醇1mg/2mg+地屈孕酮10mg组成）；连续序贯治疗。

安吉丽（angeliq，17β-雌二醇1mg+曲螺酮2mg

组成）：连续联合治疗。

尼二雌醇（炔雌醚，nylestriol）：长效制剂片，2mg/片，5mg/片。单一雌激素治疗。或加孕激素周期治疗。

3. 外用雌激素制剂

雌二醇凝胶：每贴含有雌二醇0.75～15mg不等，可用于全身和局部治疗。

雌二醇贴剂（climara，vivelle，等）：每天雌二醇释放量约35μg，75μg，100μg，50μg。可用于全身和局部治疗。

雌二醇阴道环（estring）：含有雌二醇2mg，每天释放7.5μg局部治疗。

雌二醇阴道栓剂含有25μg/粒，局部治疗。

皮下埋置型雌二醇（implant E2）：含有雌二醇50mg，全身治疗。

另外还有更宝芬霜剂、欧维婷霜剂等，局部治疗。

4. 植物雌激素（phytoestrogens）：依普拉芬（ipriflavons），一般口服，每天600mg。治疗骨质疏松症。

**（三）治疗方案**

HRT的实施必须有适应证，无禁忌证和全身疾病，并以个体化和知情同意、接受随访等原则。

1. 围绝经期妇女 一般推荐低剂量雌、孕激素联合型口服避孕药，能适当补充性激素和有效避孕，又能减少经量和调整月经周期。常用的有妈富隆、敏定偶、美欣乐、优思明等。于月经周期第一天开始服用，连服21天，间隔一周服用。

2. 绝经后妇女，有子宫，但不希望月经来潮者 一般使用雌孕激素连续联合治疗法，治疗的前3个月可能会出现少量阴道流血，随后一般均能闭经。常用的药物如倍美安，安吉丽，芬吗通等。

3. 绝经后妇女，有子宫，希望月经来潮者 一般可采用雌孕激素连续序贯疗法，治疗的前14天采用单一雌激素，后14天同时加用雌孕激素治疗，连续服用，治疗期间月经来潮。常用药物如克龄蒙、倍美盈和芬吗通等。

4. 无子宫而需要HRT者 推荐采用单一雌激素治疗，如倍美力，补佳乐等；或替勃龙疗法1.25～2.5mg/d，连续服用。或尼尔雌醇2mg，1次/2周，或5mg，1次/4周；或雌激素贴片，阴道环等。单一雌激素治疗通常不需要加用孕激素，但长期治疗可能引起乳腺组织增生，需加强乳腺的定期检查，如出现乳腺小叶增生或乳房痛，应调整剂量或停用药物。

5. 文献报道对围绝经期妇女以心血管症状为主

要症状的，采用结合性雌激素 1mg，加用新型的孕激素屈螺酮（drospirenone）2mg 是安全、有效和接受度好的治疗方案。

# 第五节　雌激素在产科中的应用

妊娠期雌激素在女性妊娠过程中也发挥着重要的作用。雌激素对子宫黏膜免疫系统具有一定调节作用，这种调节为囊胚植入提供了一个不受免疫攻击的环境。妊娠前 4 周母血中的雌激素主要是由母亲卵巢妊娠黄体合成。孕 7 周后，母体和胎儿的雌激素主要是胎盘源性。妊娠期胎盘生成的雌激素通过胎盘滋养细胞进入母体血液循环，很少部分进入胎儿体内，妊娠期主要的雌激素为雌三醇，另外孕妇体内还有一定含量的雌二醇和雌酮。从妊娠后 9 周开始升高，第 31 周明显升高直到足月 37 周，随后开始下降，妊娠晚期孕妇尿中雌三醇的排泄量增加 1000 倍。它可以引起水电解质潴留和一系列其他已知的妊娠改变。暴露于妊娠期高浓度的雌激素水平之下，许多组织会发生增生，妊娠期体内雌激素的增加，促进子宫平滑肌细胞肥大、子宫肌层增厚、肌动蛋白和肌球蛋白增加，使子宫容量和重量明显增加；其体积可增加 300 倍，雌激素增加子宫动脉和胎盘绒毛间隙血流量，增加子宫和胎盘血供；至妊娠晚期，雌激素促使子宫下段形成，使子宫颈软化成熟，宫颈消退和扩张，增加子宫平滑肌对缩宫素和前列腺素的敏感性，是分娩发动的因素之一。雌激素促进乳腺导管系统的发育，引起乳房充血和肥大，抑制乳房分泌乳汁功能；妊娠期雌激素同时调节心血管系统，增加孕妇循环血容量和心排出量并调节血流动力学。

## 一、避孕药与妊娠

胚胎畸变存在两个致畸敏感期，即配子发生、受精时期和受精后第 3~8 周。从理论上讲，外源性激素可直接或间接作用于胚胎，引起染色体结构或数目异常，甚至基因突变，致使胎儿的器官发生及其后的循序发育受到不良影响。因此，在 20 世纪 60 年代短效口服避孕药（oral contraceptive，OC）刚刚问世时，曾一度认为口服避孕药期间意外妊娠者均应终止妊娠，长期服药者宜在停药 3~6 个月后再妊娠。

随着口服避孕药使用经验的积累以及辅助生育技术的发展，围生期性激素暴露对胚胎的影响逐渐引起人们的关注。Bracken 等将末次月经后或受孕 1 个月内服用 OC 者及未用避孕药的孕妇（包括末次月经前停用避孕药者）纳入 12 个前瞻性队列进行观察，研究表明口服避孕药者出生先天畸形的相对危险度为 0.99（95% CI：0.83~1.19），提示口服避孕药的使用与出生缺陷间没有相关性。我国"六五"攻关项目中，曾对服用长效口服避孕药 5 年以上的妇女进行姐妹染色单体交换率的观察，与对照组相比差异无显著性，提示合理的临床用药剂量范围对长期服药妇女不构成潜在的遗传学危害。迄今亦尚无文献证明围生期性激素暴露能引起某特定器官或系统的特异性畸形。

随着前瞻性研究与病例对照研究的开展，2000 年修订的世界卫生组织《避孕方法选择的医学标准》中认为在妊娠期间服用口服避孕药未发现已知的对母婴的不利影响。对于口服避孕药与先天畸形关系的认识趋于一致，即临床应用剂量的口服避孕药无明显的致畸作用，亦没有证据支持口服避孕药或杀精避孕霜、胶胨与流产并发症发生率增加相关。因此对于短期服用避孕药，特别是第三代避孕药后发现怀孕的，无其他特殊原因的不必一定要立即终止妊娠，但发现妊娠后应立即停服避孕药。含雌激素的避孕药详见相关章节。

## 二、产科保胎治疗

20 世纪 50 年代，曾用合成雌激素保胎治疗，继后发现，母亲经过雌激素保胎所生女性后代长大至青春期，发生阴道或宫颈透明细胞癌及阴道腺病的几率较高。对妊娠小鼠皮下注射己烯雌酚发现，雌激素接触能改变控制性腺早期分化和增殖相关的基因通路。孕早期有雌激素接触的妇女，其子代女婴有发生外生殖器畸形、子宫发育不良等病变的危险，其子代男婴亦有发生附睾囊肿及精子数目、形态、活动力异常的潜在影响。因此，合成雌激素在孕早期应属禁用，如己烯雌酚现已经禁止在孕期使用。随着辅助生殖技术的迅速发展，激素替代治疗在妊娠前和妊娠早期得以广泛应用，天然雌激素在妊娠前期和早期妊娠是发挥重要作用。详见本章第六节。

## 三、产后回奶

临床上常有因社会因素或医学因素不宜哺乳者，传统使用雌激素回奶。主要通过大剂量雌激素的负反馈调节，抑制垂体泌乳素的合成与释放，使母血中催乳素水平下降，从而抑制乳汁分泌，达到回奶目的。临床多用己烯雌酚 5mg，每日 3 次，连服 3~5 天。由于口服己烯雌酚存在较严重胃肠道反应，患者不易接受，从而临床使用受限制，并为其他方法替代。苯甲酸雌二醇针 4mg，每日一次，连续 3~5 天，也可起到回奶作用。近年来国内有报道单独使用倍美力、补佳乐等天然雌激素制剂或联合维生素 B₆ 回奶，认为回奶效果良好并能一定程度减轻胃肠道不良反应，且不影响产后子宫复旧。由于病例数少，缺乏大规模的病例对照研究，天然雌激素回奶的确切疗效尚需进一步研究，此外，雌激素制剂能否与维生素 B₆ 在多巴胺通路上产生协同作用增强回奶疗效尚不明确。

## 四、产后避孕

产后不论哺乳与否，月经是否恢复都要指导避孕。由于经济、文化、社会因素等影响，国内较多选择工具避孕，顺产后 3 个月、剖宫产后 6 个月接受宫内节育器避孕。在欧美等发达国家哺乳期甚至产后即使用性激素类避孕相对普遍，WHO 亦建议哺乳期可使用单纯孕激素避孕。对于在产前已习惯于服用复合型避孕药的妇女，产后往往也倾向于选择复合型避孕药。一般认为，哺乳期不宜口服复方避孕药，因为复方避孕药中的雌激素成分可降低乳汁分泌量，对乳汁成分也有所影响，可能间接影响婴儿健康。另外，雌激素可能会增加产后妇女凝血方面的危险，增加血液的黏稠度，导致血栓性疾病的风险。所以非哺乳妇女应在分娩 6 周后开始使用。

## 五、产褥期子宫出血

WHO 对 4180 例产后哺乳妇女进行研究发现，哺乳期妇女平均恶露持续时间为 27 天，11% 的妇女持续时间大于 40 天，产后 40 天内产褥期出血发生率为 20%~30%，产后 56 天内出血发生率为 11.3%。另据 Cynthiam 等的报道，哺乳期妇女中，排除组织残留等异常因素，产后 56 天内子宫出血的发生率可达 26.4%，并且出血的发生率与年龄、产次、出生婴儿性别无关。上述证据表明哺乳期妇女存在子宫内膜修复延迟现象，这可能与产后哺乳妇女体内的催乳素水平较高，从而抑制 FSH、LH 的分泌，使体内雌激素处于较低水平，影响产后子宫内膜的修复，并导致产褥期子宫出血。

对晚期产后出血患者在排除子宫切口感染、宫内组织残留等因素引起的出血，出血原因考虑由胎盘附着面复旧不良或哺乳期低雌激素水平所致者，在抗感染同时可选用小剂量雌激素治疗以促进内膜生长修复，取得止血疗效。虽然大剂量雌激素可通过负反馈抑制催乳素及乳房受体结合从而抑制乳汁的分泌，但

同时雌激素又具有通过抑制多巴胺作用从而减少 PRL 分泌被抑制的作用。因此，应用小剂量雌激素并未对乳汁分泌产生明显影响。如倍美力 0.3~0.625mg/d，补佳乐 2mg/d，连续应用至内膜修复出血停止后，逐渐减量。

## 六、稽留流产及引产

在稽留流产中，因蜕膜、绒毛变性出血，激素水平处于较低水平，补充适量雌激素可增加子宫对缩宫素及前列腺素的敏感性，有利于软化机化组织及帮助蜕膜剥脱排出，从而增加完全流产率，减少流产时出血量，缩短流产时间及流产后阴道出血时间。同时，雌激素能提高子宫内膜雌、孕激素受体的表达，从而有助于促进子宫内膜的修复，减少宫腔粘连的发生。通常雌激素需较大剂量，如己烯雌酚 5mg，3 次 / 天，连续口服 5 天；或苯甲酸雌二醇针 2mg，每日 2 次，肌内注射，连续应用 3 日。此外，尚有学者报道雌激素在中期妊娠引产中使用可缩短产程、预防产后出血，其确切疗效尚待进一步研究。

# 第六节　雌激素在生殖领域的应用

雌激素在女性生殖细胞的成熟、受精卵的形成、胚胎着床以及妊娠的维持中起着不可少的重要作用。血清中雌二醇（E2）水平是评估女性生殖功能状况的重要指标，广泛用于监测诱导排卵和体外受精方案的激素补充方案。随着人类辅助生殖技术（ART）的发展，雌激素在体外受精 - 胚胎移植（IVF-ET）过程中所起的作用也逐渐受到重视。雌激素的合理应用可提高卵巢对促性腺激素的反应性，并有望获取相对较多数量和较好质的卵子，同时雌激素对子宫内膜对胚胎容受性的改善也日渐重要。

## 雌激素在内膜准备中的应用

卵泡发育过程中产生的雌激素（E₂）是促进子宫内膜生长的决定因素，卵泡期子宫内膜在 E₂ 的作用下，内膜表面上皮、腺体、间质、血管等均呈增殖性变化，为胚胎着床做好准备，而子宫内膜的厚度和类型的改变又是判断子宫内膜容受性的方法之一。良好的子宫内膜容受性是成功着床的关键。

### （一）雌激素克罗米芬（CC）促排卵中的应用

研究发现克罗米芬（CC）促排卵周期虽然排卵率高，单一 CC 促排卵率可达 70%~80%，但周期妊

娠率不高，排卵周期妊娠率仅为 22% 左右，流产率为 30%～40%。这可能与 CC 影响子宫内膜容受性有关，正常周期中子宫在雌孕激素作用下，发生周期性血供增加，子宫平滑肌细胞增生肥大，子宫体积增加，子宫内膜随卵巢周期性分泌而增生，准备接受精卵着床，而 CC 具有抗雌激素作用，可使宫颈黏液量减少，质变稠，不利于精子通过宫颈，抗雌激素作用还可使子宫内膜变薄，不利受精卵着床，另外抗雌激素作用还可导致黄体功能不全，所以临床上应用 CC 常见的现象是排卵率高，妊娠率低。CC 正是通过对抗雌激素的作用而影响子宫内膜的生长变化，影响了子宫内膜的胚胎着床的容受性，从而影响妊娠，在 CC 治疗后子宫内膜变薄，加用 $E_2$ 后子宫内膜形态、厚度正常。研究发现 CC+ 外源性 $E_2$ 组患者子宫内膜厚度优于 CC 组，而且妊娠率也高于 CC 组，与 HMG 组妊娠率接近，提示 CC 促排卵周期中添加外源性 $E_2$，可减轻或消除 CC 的抗雌激素作用，提高妊娠率。

但 $E_2$ 补充与否，以及补充的时间不明确。有研究发现补充外源性 $E_2$ 组成熟卵泡数与对照组无显著差异，表明补充外源性 $E_2$ 对卵泡发育无影响，而子宫内膜厚度显著厚于未补充 $E_2$ 组，与正常组相仿，且 A 型内膜比例较未补充 $E_2$ 组增多，说明促排卵周期添加外源性 $E_2$ 能减轻或消除的抗雌激素作用，可能对提高妊娠率有积极作用。另有研究指出应在卵泡早期补充 $E_2$，因为在促排卵（COH）周期中中短时间内出现多个优势卵泡，体内 $E_2$ 水平迅速升高，短期内刺激子宫内膜快速生长，子宫内膜不能完全成熟，导致低植入率，因此提出应该在卵泡期早期即月经周期的第 3d 开始补充 $E_2$ 直到分泌期晚期结束，从而子宫内膜可在 $E_2$ 的环境中暴露充足的时间，能够更好地生长和成熟，对植入的胚胎有更高的容受性。

常用的方案如倍美力 0.3～0.625mg/d 或戊酸雌二醇 1mg/d 或微粒化 17β-雌二醇 1mg/d，于 CC 治疗的月经周期 3～5 天开始补充服用，直至第 15 天。

**（二）雌激素卵巢储备功能降低中的应用**

卵巢储备功能是反映女性的一种生育能力，通常是指卵巢内存留卵泡的数量和质量，卵巢储备功能降低（diminished ovarian reserve，DOR）指卵巢内产生卵子的能力减弱，卵母细胞数量和质量下降。美国生殖医学会定义的原发性卵巢功能不全（primary ovarian insufficiency，POI），包括卵巢早老化（premature ovarian aging，POA）和卵巢早衰（premature ovarian failure，POF）。POI 并不等同卵泡完全耗竭，POF 和 DOR 患者常表现为稀发排卵、月经不规律、不孕和闭经，但大约 50% 的 POF 患者仍能间歇性排卵现象，部分在确诊 POF 多年后自然受孕。体内 FSH 升高可能加速卵泡的耗竭，循环中的持续高 FSH 水平对卵泡自身的 FSH 受体有降调作用，使残留卵泡对促性腺激素不敏感和功能处于抑制状态。

因此应用外源性雌激素可以反馈性降低促性腺激素水平，降解自身受体降调节，诱导卵泡颗粒细胞上的促性腺激素受体形成，改善和恢复卵巢颗粒细胞对促性腺激素的敏感性，从而促使处于抑制状态的卵泡复苏；同时减少体内高促性腺激素对卵泡的刺激作用，减少抗颗粒细胞抗体、抗卵巢抗体和抗透明带抗体的合成。有文献报道，雌激素（雌孕激素序贯）治疗 POF 患者 FSH 及 LH 值明显下降，有助于卵巢内残留卵泡 FSH 受体的功能恢复并自然排卵。停药后可使约 25% 的 POF 患者恢复卵泡自然生长。根据窦前卵泡发育到成熟卵泡需 3 个月经周期左右，因此雌孕激素序贯治疗至少需治疗 3～4 周期后，最好能使 FSH 水平下降至一定程度（<12U/L），并维持至少 5 周以上后，开始促排卵治疗，根据病情采用适当的辅助生殖技术比较合适。

可选的方案如倍美力 0.625mg/d 或戊酸雌二醇 1～2mg/d，于治疗的月经周期 5 天开始服用，连服 21 天，直至服药第 11～16 天加用孕激素（甲羟孕酮 10mg/ 天），停药后 3～7 天月经来潮为一个周期。

**（三）雌激素在黄体支持中的应用**（黄体期）

子宫内膜质量受到雌激素和孕激素的水平和比例的影响。在卵泡期，子宫内膜的变化主要依赖于雌激素，雌激素可使子宫内膜增生和提高腺体的分泌活性；但黄体期孕激素对子宫内膜的作用占主导地位，孕激素使腺体分泌活性达到最大，血管周围基质细胞增大并分泌细胞外基质，这些变化有利于胚胎着床，此时雌激素的影响并不十分明确，在 IVF 周期中 GnRHa 通过抑制内源性 LH 峰使多个卵泡募集，从而获取较多卵细胞，但这种抑制作用可使黄体期的 LH 分泌受到抑制，加上卵泡抽吸过程中颗粒细胞丢失等原因，导致黄体期功能不足，黄体中期血清 $E_2$ 和 P 水平明显下降，从而影响子宫内膜的容受性，使得胚胎种植和妊娠率降低，所以 IVF-ET 周期中进行黄体支持至关重要。目前，黄体期孕激素支持可以提高种植率的观点已被人们普遍接受及应用，但黄体期 $E_2$ 的重要作用及意义，目前还有争论。

研究发现：猴在排卵后若切除卵巢，只要补充足够的孕激素（P）同样能够妊娠；卵巢早衰妇女作 IVF-ET 治疗时，只要在前半周期联合使用 E/P 激素，而胚泡移植前开始使用 P，能够保证妊娠成功。可见对于灵长类胚泡着床而言，母体的 $E_2$ 似乎并非必需的。但近年来，越来越多的研究着眼于 $E_2$ 在黄体期所起的作用。研究证实，$E_2$ 对子宫内膜的增长及胚胎着床期容受性至关重要。研究发现黄体期升高的 $E_2$ 水平和高妊娠率相关。子宫内膜上皮组织的 P 受体量与子宫内膜组织中的 $E_2$ 水平相关，受到 $E_2$ 浓度的调节，$E_2$ 有调节 P 受体作用，在分泌期子宫内膜的发育中起重要作用，使 P 受体维持在一定浓度完成对 P 的反应，因此虽然 P 分泌在黄体期起主要作用，但 $E_2$ 也起到关键作用。$E_2$ 诱导一些特殊蛋白质和生长因子的合成，包括雌孕激素受体，对抗延缓着床期中存在于子宫腔内的抑制性因素的影响，引起一些有利于胚泡着床的变化，包括抑制腔上皮的胞饮作用使子宫产生接受性，引起基质细胞的细胞分裂。在 $E_2$ 作用的基础上，加上孕酮，间质细胞很快就出现细胞分裂现象，引起腺上皮的分泌和间质细胞的增殖及蜕膜化，使子宫内膜转为分泌组织，子宫成为适合胚胎种植的环境。小剂量 $E_2$ 还可以使宫腔上皮能接受和传递胚泡给予内膜的信息。黄体中期低水平的 $E_2$ 伴随子宫内膜成熟延迟可以降低内膜的容受性，研究发现自然受孕周期比未受孕周期在排卵后 12 天有较高的 $E_2$ 水平，ICSI 周期妊娠妇女比未妊娠妇女有更高的 $E_2$ 峰和黄体中期 $E_2$ 水平，$E_2$ 峰值至黄体中期下降超过 4 倍可致低种植率和低妊娠率。

目前黄体支持方案主要有：P、hCG 或 P+$E_2$ 黄体支持三种，目前尚无公认的最佳黄体支持方案。由于 hCG 可能促进卵巢过度刺激综合征的发生，它的使用变得越来越谨慎。而黄体期在补充 P 的基础上是否需要补充 $E_2$，学术界各持己见。有报道在 IVF-ET 周期中，自移植日开始，每天用 6mg 戊酸雌二醇口服或者阴道应用，与单独使用黄体酮进行黄体支持相比，发现经阴道应用雌激素时，临床妊娠率明显升高，而自然流产率明显降低；三组受孕成功的妊娠妇女之间雌激素下降幅度没有明显差异。因此提示黄体期添加雌激素对 IVF 的妊娠结局有明显的改善，妊娠率明显提高。另有学者也认为黄体期补充 $E_2$ 可以提高 IVF 种植率及临床妊娠率，自移植日后 7 天起加用 4mg/d 的戊酸雌二醇与单用黄体酮相比妊娠率和种植率升高，差异有显著性；采卵日起分别用 2mg/d、6mg/d 补佳乐持续整个黄体期，同时黄体酮 600mg/d 阴道给药，结果发现 6mg 组获得高种植率和高妊娠率，差异有显著性。有的学者认为短方案者抑制时间短且不完全，所以 $E_2$ 水平不会降的很低，不需补

充 $E_2$，而长方案者 GnRHa 对黄体的抑制程度高，自身分泌的 $E_2$ 少，需要黄体期 $E_2$ 的支持。但也有学者报道，植入前及黄体期补充 $E_2$ 并非必须，黄体期补充 $E_2$ 并不能提高妊娠率；HMG 超促排卵后的 IVF 或 ZIFT 周期黄体期加用高达 6mg/d 的戊酸雌二醇不能提高 IVF 妊娠率；采卵日起加用 4mg/d 的戊酸雌二醇与单用黄体酮相比，种植率、继续妊娠率、早期流产率无显著差异；采卵后 1 周起加用 2mg/d 的戊酸雌二醇与单用黄体酮相比，未发现种植率和妊娠率的统计学差异。更有学者认为 $E_2$ 水平过高反而会抑制孕酮分泌，对胚胎着床不利；推测可能是因为虽然 $E_2$ 对着床过程十分重要，但 IVF 取卵后 $E_2$ 水平虽下降，但其值可能仍比自然周期要高得多，还不至于影响着床环境；还有研究认为，黄体期小剂量 $E_2$ 就能使子宫内膜接受胚胎的信息传递，$E_2$ 的特定浓度相当于一个阈值，即 $E_2$ 对于子宫内膜是一种"允许作用"，并非剂量 - 效应的"调节作用"，大剂量 $E_2$ 反而会抑制子宫内膜活化。

**（四）赠卵体外受精 - 胚胎移植雌激素的应用**

赠卵 IVF-ET 中雌激素的应用主要为达到子宫内膜的移植前准备和子宫内膜与胚胎发育的同步性。赠卵胚胎和冷冻胚胎移植的程序取决于受胚者的卵巢功能情况，如果患者自身卵巢功能的缺失或不足或为调整子宫内膜与孕卵的同步性，则需要常规在雌孕激素联合应用的替代周期中实施，而对于本身有正常卵巢功能的受胚者，可以在自然周期或激素替代周期中进行。雌激素一般在增殖期早期即月经周期的第 3 天开始补充雌激素，直到分泌期晚期结束，子宫内膜在雌激素的环境中暴露较长的时间，能够更好地增殖和成熟，随后再加入一定剂量的孕激素使子宫内膜转为分泌期改变并与胚胎发育同步化，使内膜厚度在 8mm 以上。临床上绝大部分使用天然的来源于豆类中的谷脂醇雌激素剂型——戊酸雌二醇。给药途径可以口服、经皮肤和经阴道给药，但后者因阴道局部环境的影响血液雌二醇浓度波动，一般较少采用。目前常用的雌激素方案有雌激素逐渐增量方案和雌激素恒定剂量方案两种：①雌激素逐渐增量方案是指在月经早卵泡期或黄体酮诱导月经后第 1～3 天开始使用小剂量戊酸雌二醇，一般从每天 2～4mg 开始，根据子宫内膜厚度逐渐增加剂量，每 2～3 天增加 2～4mg，最终剂量可达到每天 10～12mg，理想的子宫内膜厚度达到 8～12mm，超声下呈 A 型表现。通常在使用戊酸雌二醇至少 14 天，一般 16～20 天左右子宫内膜达到理想状态后，开始加入黄体酮 40mg，连续生育 2

天，增加黄体酮至 60mg，连用 2 ~ 3 天，之后增加到 100mg，当天移植胚胎并持续使用黄体酮至妊娠后的 8 ~ 9 周开始减量，10 ~ 12 周停用。具体如 Bourn Hall 方案：前一个月经周期的第 21 天开始应用 GnRHa，待月经来潮后开始加用戊酸雌二醇，月经的 1 ~ 5 天，2mg/d，周期第 6 ~ 9 天，2mg，早晚各一次，共 4mg；周期第 10 天，2mg，早中晚各一次，共 6mg；第 15 天加用孕酮阴道栓 400mg，每日一次，连续 2 天；第 17 天胚胎移植，孕酮栓剂 400mg，每日 2 次。一旦确定妊娠，雌激素戊酸雌二醇加到每日 8mg，激素替代一般维持到 ET 后 77 天，孕酮逐渐减量至 400mg，一周后无先兆流产征象等可停药。②雌激素恒定剂量是指在早卵泡期即开始使用戊酸雌二醇 4 ~ 8mg/d，达到上述子宫内膜厚度（>8mm）标准加入黄体酮以及进行胚胎移植。

# 第七节　雌激素在计划生育领域的应用

根据女性生殖内分泌机制和女性激素在其中所发挥的作用，作为女性重要的激素之一的雌激素，在计划生育领域有广泛的应用，主要用于避孕、置宫内节育器后的出血、取困难的宫内节育器、流产的前期准备、流产后的避孕及子宫内膜修复等。

## 一、雌激素在口服避孕药中的应用

20 世纪 50 年代末口服激素避孕药的问世极大地改变了计划生育状况，使得女性避孕技术不再单靠手术绝育和宫内节育器以及外用避孕工具手段。口服避孕药的广泛应用，除了避孕疗效以外，更是减少了人工流产术次数，减少异位妊娠的发生，降低了盆腔炎的发生，同时临床证据显示长期口服复方避孕药还可减少一些如子宫内膜癌、卵巢癌等恶性肿瘤的发生。开始的避孕药是单纯的合成孕激素，在经过一段临床试验后发现加用适量雌激素后，可以增加避孕疗效并能明显减少服药后的突破性出血等不良反应，目前多是用雌、孕激素复方制剂用于口服避孕药（combined estrogen progestin oral contraception，COC）。如美国（1960 年）首次上市的 Enovid（含 3- 甲醚炔雌醇 150μg 和异炔诺酮 9.85mg）（表 67-1）。

表 67-1　含雌激素的避孕药种类

| 类别 | | 名称 | 成分 | | 剂型 | 给药途径 |
| --- | --- | --- | --- | --- | --- | --- |
| | | | 雌激素含量（mg） | 孕激素含量（mg） | | |
| 口服避孕药短效片 | 单相片 | 复方炔诺酮片（避孕片 1 号） | 炔雌醇 0.035 | 炔诺酮 0.6 | 薄膜片 | 口服 |
| | | 复方甲地孕酮片（避孕片 2 号） | 炔雌醇 0.035 | 甲地孕酮 1.0 | 片 | 口服 |
| | | 复方左炔诺酮片 | 炔雌醇 0.03 | 左炔诺孕酮 0.15 | 片 | 口服 |
| | | 妈富隆 | 炔雌醇 0.03 | 去氧孕烯 0.15 | 片 | 口服 |
| | | 敏定偶 | 炔雌醇 0.03 | 孕烯二酮 0.075 | 片 | 口服 |
| | | 优思明 | 炔雌醇 0.03 | 屈螺酮 3.0 | 片 | 口服 |
| | 双相片 | 去氧孕烯双相片<br>第 1 ~ 7 片<br>第 8 ~ 21 片 | <br>炔雌醇 0.04<br>炔雌醇 0.03 | <br>去氧孕烯 0.25<br>去氧孕烯 0.125 | 片 | 口服 |
| | 三相片 | 左炔诺孕酮三相片<br>第 1 ~ 6 片<br>第 7 ~ 11 片<br>第 12 ~ 21 片 | <br>炔雌醇 0.03<br>炔雌醇 0.04<br>炔雌醇 0.03 | <br>左炔诺孕 0.05<br>左炔诺孕 0.075<br>左炔诺孕 0.125 | <br>片<br>片<br>片 | <br>口服<br>口服<br>口服 |
| 长效针剂 | 复方 | 复方甲地孕酮针 | 17β - 雌二醇 5.0 | 甲地孕酮 25 | 针（悬浮剂） | 肌注 |
| | | 复方己酸孕酮针 | 戊酸雌二醇 2.0 | 己酸孕酮 250 | 针（油剂） | 肌注 |
| | | 复方庚炔诺酮针 | 戊酸雌二醇 5.0 | 庚炔诺酮 50 | 针 | 肌注 |
| | | 复方甲羟孕酮针 | 环戊酸雌二醇 5.0 | 醋酸甲羟孕酮 25 | 针 | 肌注 |
| 贴剂 | OvthoEvra | | 炔雌醇 0.75 | 17-β 去酰炔诺酯 6 | 贴片 | 皮肤外贴 |

口服避孕药的避孕机制是多方面的，但总体上主要通过以下几方面干扰生育环节。

1. 抑制排卵　含雌、孕激素的避孕药干扰下丘脑-垂体-卵巢　正常调节和反馈功能，体内长时间低浓度的雌、孕激素水平抑制下丘脑释放 GnRH，抑制或减少垂体 FSH 和 LH 的释放，使卵泡募集障碍，卵泡的生长成熟受到抑制。抑制 LH 排卵峰的形成，造成无法排卵。

2. 对生殖器官的影响　含低剂量雌、孕激素的避孕药干扰子宫内膜的正常的生理发育进程，降低子宫内膜的厚度和腺体、间质发育和同步化，腺体发育不全并与胚胎着床的不同步，不利于胚胎着床。在持续的雌、孕激素作用下，输卵管上皮分泌降低，蠕动减弱，不利于卵子与精子的转运；减慢受精卵在输卵管内的运行速度，干扰胚胎着床时与子宫内膜的同步化，从而影响着床。孕激素尚能改变宫颈黏液的性状，而使精子难以通过。

目前大多数口服避孕药为 21 天剂型，第 1 次服药一般在月经周期第 1 天开始服用，连服药 21 天，停药 7 天，再开始服第二个 21 天。也有 24 天剂型的含低雌激素含量（每片含炔雌醇 20μg）的避孕药，服药 24 天，停药 4 天，控制月经周期在 28 天。长效避孕针经肌内注射后局部沉积缓慢释放而发挥长效作用，有效率可达 98% 以上，雌孕激素混合类制剂较单纯孕激素制剂发生月经紊乱少见，使用时间间隔与制剂中药物含量有关，如复方己酸孕酮和复方甲地孕酮针每月注射一次，而复方甲羟孕酮针每 3 月注射一次。

含雌激素的避孕贴片黏附于皮肤后，药物按一定的比例和量缓慢释放入人体血液内发挥避孕作用，如 OvthoEvra 贴片，月经第一天使用，每周一贴，连续应用 3 周后停用一周。

应用口服避孕药禁忌证有：大于 35 岁的吸烟者，未控制的高血压患者，心血管疾病史（血栓栓塞、心肌梗死史），心功能不全者，系统性红斑狼疮（SLE）、糖尿病已累及视网膜或肾脏血管病变，肝、肾疾病活动期、高催乳激素的垂体大腺瘤、恶性肿瘤、癌前病变、子宫或乳房肿块、哺乳期间、不明原因阴道流血及精神病生活无法自理妇女等。对健康妇女服药前无需特殊检查，服药期间每半年或一年随访 1 次，测量血压、体重，并作乳腺和妇科常规检查，必要时检测血常规、凝血功能等。对于有血管性疾病家族史（特别是有小于 50 岁心肌梗死者）服药前建议查甘油三酯，糖尿病家族史建议查餐后 2 小时血

糖，有肝病者应检查肝酶，正常才可服用。

## 二、雌激素在阴道不规则出血中应用

多见于经皮、肌内注射和宫腔内放置单用孕激素的避孕药具患者，可能由于单用孕激素的避孕药对下丘脑、垂体中枢的抑制不完全，导致体内雌、孕激素比例不稳定，不能维持子宫内膜正常完整生长，使子宫内膜发生不规则剥脱而出现不规则出血。雌激素可促使子宫内膜生长修复，可用于治疗单用孕激素避孕药后的不规则出血，若流血量较少者，可加用雌激素，如炔雌醇 0.01 ~ 0.0125mg/d，与避孕药同时服用至停药。若流血较多的，可加用戊酸雌二醇 1 ~ 2mg/d，与避孕药同时服用至 21 日停药。可减少或避免出血。

## 三、绝经后宫内节育器取出前应用

宫内节育器放置是我国妇女最常见的避孕方式，生育年龄的妇女宫颈内被覆高柱状纤毛细胞和无纤毛的分泌细胞，颈管富弹性易于扩张，若放置宫内节育器妇女未按时取出，而到绝经后出现腹痛或出血等不适时才到医院要求取出节育器时。由于体内雌激素水平低下，宫颈子宫萎缩，颈管狭窄，弹性变差，宫腔缩小致使节育器易嵌顿，取出宫内节育器时会发生扩张宫颈困难，强行手术易造成宫颈撕裂、出血、甚至子宫穿孔风险，手术失败率高。如术前短期加用雌激素（一般术前 1 ~ 2 周）有效地改善宫颈弹性，提高扩张度，减少节育器的嵌顿，同时加用米索前列醇使宫颈结缔组织中的胶原纤维降解，与雌激素协同作用，可明显提高手术成功率。

如给药前评估排除使用雌激素禁忌证后，口服戊酸雌二醇 1 ~ 2mg/d，或局部用阴道雌二醇片 25μg/d，或结合雌激素 1.25mg/d，连续服用 1 ~ 2 周，并在术前晚嘱患者阴道放置米索前列醇 200μg，可有效地改善宫颈弹性，提高扩张度，减少节育器的嵌顿，减少患者的痛苦。

## 四、人工流产术后、中期引产术后应用

人工流产术后口服避孕药可减少人工流产术后出血，帮助子宫内膜生长，缩短首次月经复潮时间，因此人工流产术后可立即口服避孕药。人工流产术后内膜受损或子宫内膜炎可能导致宫腔粘连及月经减少，而避孕药中的雌激素可使子宫内膜在人工流产术后迅速修复，减少损伤。持续口服避孕药可建立规律月经，避免人工流产术后月经周期及经量改变。中期引

产术后也同样要及时采取避孕措施。可选用复方口服避孕药口服。

## 五、药物流产后子宫内膜的修复

米非司酮配伍米索前列腺醇终止早期妊娠因临床疗效肯定已广泛应用于临床。但药物流产后阴道出血量多及出血时间长（平均出血时间为14天），明显长于吸宫术（吸宫术后平均出血时间约为9天），长时间的出血可导致贫血、子宫内膜炎、盆腔炎、盆腔腹膜炎、败血症及以后继发性不孕等并发症。药物流产后可导致下丘脑－垂体－卵巢功能的改变和体内性激素分泌的紊乱，雌孕激素比例和水平不同步，影响子宫内膜的修复可能是导致药物流产后阴道出血的原因之一。有研究显示，药物流产后体内血清hCG水平下降缓慢，药物流产后1周雌激素水平处于卵泡期雌激素水平，上升缓慢，流产后子宫内膜雌、孕激素受体表达下降，这种低雌激素及其靶内膜低雌激素受体水平，可能引起子宫内膜修复不良。导致药物流产后阴道出血时间延长。这为雌激素的应用提供了理论基础。雌激素改善药物流产后体内雌激素水平低，并能提高子宫内膜雌孕激素受体的表达，有助于促进子宫内膜增生修复，另外雌激素也能增加子宫对缩宫素及前列腺素的敏感性，有利于子宫收缩蜕膜剥脱和排出，缩短了出血时间。

因此在药物流产胎囊排出后加用小剂量雌激素（炔雌醇0.01~0.0125mg/d，或戊酸雌二醇1~2mg/d，或复方口服避孕药）能够促使子宫内膜增殖，修复剥脱的内膜，有效缩短流血时间，减少药物流产的并发症。一般用药14~18天，若用药期间出血量明显增多，或胚囊排出2周后超声提示宫腔内较大不均质或强回声时应及时清宫处理。

（潘永苗）

# 第六十八章

# 孕激素在妇产科的应用

孕激素物质是 1929 年从猪黄体中提取，1934 年获得孕酮结晶。发现孕酮由 21 个碳原子及 2 个氧原子组成。目前在孕妇尿中可以发现 43 种物质与孕激素有类似结构。

## 一、人类孕激素主要来源

主要来源：卵巢黄体，肾上腺，胎盘，摄入（药物，食物，环境）。

孕激素是女性维持生育、月经、第二性征等必需物质。

孕激素是含有 21 个碳原子的类固醇激素，人体内的孕激素有孕酮和 17α–羟孕酮等，是女性重要的性激素之一，除了有重要的激素效应之外，它还是雌激素、雄激素、肾上腺皮质激素的前体。体内的孕激素可以由血循环中的胆固醇在卵巢、睾丸、肾上腺，妊娠期胎盘合成。

女性每天分泌 1~5mg 的孕酮，血浆孕酮的水平为 0.03μm/dl，主要由月经周期后半期的卵巢黄体细胞合成和分泌，排卵前卵泡颗粒细胞也能合成和分泌少量。睾丸和肾上腺也能合成黄体酮，作为合成睾酮和皮质激素的前体。受精卵着床后，胚泡分泌 hCG 入母体血循环，从而维持黄体分泌黄体酮的功能。自妊娠第 2 个月或第 3 个月开始，胚盘取代黄体开始分泌大量黄体酮，维持妊娠直至分娩。此外，卵巢还能合成和分泌 17–羟孕酮，但其活性仅为黄体酮的 1%。

在青春期前、绝经期和月经周期的卵泡期，血浆中孕激素水平很低，放射免疫测定值 <3.2nmol/L。而在月经周期的黄体期，黄体颗粒细胞和黄体泡膜细胞分泌大量的孕酮，使血浆中的孕激素水平显著升高，排卵后 6~8 天达到峰值，为 16~64nmol/L。月经前，黄体功能衰竭，黄体细胞分泌孕酮的能力下降，孕激

素水平也逐渐下降至卵泡期水平。

孕激素分泌入血后，大多数（80%）与血液中的皮质类固醇结合蛋白结合，少数游离。孕酮主要经肝脏代谢，孕二醇是其代谢产物。孕二醇与葡萄糖醛酸盐结合，由尿排出。

孕激素通过受体发挥作用，孕激素受体是类固醇激素受体的一员，人体内有两种孕激素受体，即孕激素受体 A（progestin receptor A，PR-A）和孕激素受体 B（progestin receptor B，PR-B）。PR-A 和 PR-B 来源于同一个基因，由于转录起点不同，所以产生了两种受体。子宫内膜、乳腺、下丘脑和垂体等组织器官上有孕激素受体，雌激素促进孕激素受体的表达，孕激素则抑制其表达。当孕激素与受体结合后，受体构型会发生变化，形成二聚体，活化的二聚体能影响靶基因的转录。

## 二、孕激素的生理作用

孕激素使增生期子宫内膜转化为分泌期内膜，从而为受精卵的着床和发育做好准备。孕激素对子宫内膜上皮细胞和间质细胞的作用不同，它抑制上皮细胞的增生，但能促进间质细胞的蜕膜化。

孕激素使子宫平滑肌松弛，活动力减弱；降低妊娠子宫对催产素的敏感性，有利于妊娠维持。孕激素这种作用与其能降低细胞内钙离子浓度、抑制前列腺素合成等机制有关。近年认识到孕激素能促进子宫平滑肌增生，孕激素拮抗剂米非司酮（RU486）治疗子宫平滑肌瘤的疗效足以证明此结论。

孕激素是受精卵的着床过程重要因素，孕激素协调子宫内膜与胚泡发育一致。孕激素诱导透明带水解酶的合成，这是胚泡着床的关键。孕激素能抑制母体对胎儿的免疫反应。实验证实，发育的胎盘在母体胎

儿交界处存在大量的雌激素和孕激素，它们有很强的免疫抑制作用。

孕激素促进乳腺小叶的发育。妊娠期高浓度的雌、孕激素使乳腺进一步发育，从而为泌乳做好准备。对生育年龄的妇女来说，乳腺的增生随月经周期发生周期性变化，乳腺上皮的增生与体内的孕酮水平显著相关，黄体期增生明显。

此外，孕激素还抑制宫颈腺体的分泌，促进阴道上皮细胞的脱落。因此可以通过观察阴道脱落细胞和宫颈黏液的变化了解有无排卵。

孕激素对下丘脑-垂体-卵巢轴有负反馈调节，它能抑制 FSH 和 LH 的分泌。孕激素有上调体温的作用，排卵后基础体温的升高就是孕酮作用的结果。

## 三、孕激素体内代谢生物学

非妊娠育龄期妇女孕酮水平 <3.18nmol/L，排卵后卵巢黄体产生大量孕酮，水平迅速上升（>8.0nmol/L），在中期 LH 峰后的第 6~8 日血浓度达高峰（15.9~63.6nmol/L），月经前 4 日逐渐下降至卵泡期水平。孕酮水平持续小于 8nmol/L 往往提示排卵障碍。绝经后孕酮水平持续 <2.0nmol/L。妊娠时血清孕酮水平随孕期增加而稳定上升，孕 6 周内主要来自卵巢黄体，孕中晚期则主要由胎盘分泌。

孕酮是极亲脂性的甾体，脂肪能摄取大量孕酮及 20α-二氢孕酮。当胎盘产生的孕酮量突然下降时，脂肪中储存的孕酮能回到血浆中起缓冲作用。

正常妊娠，排卵后 2 周母体血浆孕酮可增加到 25ng/ml，为非妊娠时 2 倍。然后保持相对稳定直到妊娠 10 周左右，这时胎盘分泌加入。从妊娠 12 周开始，血浆孕酮逐渐上升。孕 28 周时为 256nmol/L（80ng/ml），然后上升迅速，达到足月的 576nmol/L（180ng/ml）。在妊娠最后 4~6 周，血浆孕酮相对稳定。妊娠期孕酮分泌量的变化很大，个体差异很大，而且同一孕妇也每日、每时发生着变化。

孕期不同部位孕激素水平有差异。早孕时，子宫肌层中孕酮浓度 3 倍于血浆，在足月时则两者相等。子宫肌层中孕酮浓度在整个妊娠期是稳定的，可能子宫肌层孕酮直接来自胎盘血流。脐静脉中孕酮浓度较其他体液为高，孕酮进入胎儿循环后，可在各种组织中被找到。羊水中孕酮浓度，在妊娠 13~16 周最高；母体循环中则在足月妊娠时最高，提示羊水中孕酮来自胎儿而不是由滋养层渗透。而且同一孕妇的血浆中孕酮和羊水中孕酮的浓度无关联。

子宫静脉中孕酮量，在中期妊娠时为外周血管中

的 10 倍，在足月时为 2 倍，滋养层分泌的孕酮，大量进入母体循环是没有疑问的。脐静脉中的孕酮水平，高于脐动脉中的，提示孕酮不但进入胎儿循环，而且胎儿还利用孕酮。胎儿肾上腺也分泌孕酮，并可能进入母体循环；但胎儿利用的孕酮比供应的要多。胎儿摄取孕酮的意义尚未完全明了，可能作为前驱物质，以供合成其他甾体之用。

非妊娠期孕酮的中间产物 17α-羟孕酮在排卵前分泌增高。妊娠 5 周前 17α-羟孕酮逐渐升高，5 周后卵巢合成能力减弱，而滋养层不分泌 17α-羟孕酮，此时 17α-羟孕酮有下降。妊娠 12~32 周时 17α-羟孕酮保持稳定，足月时可增加 2~3 倍。胎儿肾上腺可以分泌 17α-羟孕酮，这是妊娠晚期母体循环中 17α-羟孕酮增加的重要来源。

## 四、孕激素类药物体内的代谢及作用机制

孕酮经各种途径应用均能快速吸收，血浆半衰期约 5 分钟，少量暂时贮存于体内脂肪组织中，它经肝脏几乎完全代谢，故口服应用效果不佳。在肝脏，孕酮代谢生成孕二醇并与葡萄糖醛酸相结合。以葡萄糖醛基孕二醇形式由尿排泄。故尿中孕二醇的含量可作为分析体内孕酮分泌的线索。尽管体内分泌的孕酮转化成为孕二醇的比例每日因人而异，但这一试验仍非常有用。

孕酮的作用机制：孕酮的作用与其他类固醇激素相同。孕酮进入细胞，并与分布于细胞核和细胞质孕酮受体相结合。配体-受体复合物与相应的反应元素相结合，激活了基因转录过程。孕酮的反应元素与皮质类固醇反应元素相似，反应特异性取决于细胞内存在的受体类型以及其他细胞特异性的转录因子。孕酮-受体复合物在与 DNA 结合之前形成二聚体，与雌激素受体不同，它可形成异型二聚体和同型二聚体。药理作用：对生殖系统的作用：在月经周期后半期，孕激素可抑制雌激素对子宫内膜的增殖作用，并促进腺体进一步生长与分支，使内膜增生期转化为分泌期，为受精卵植入内膜作好准备，并有利于着床后的胚泡继续发育。孕激素为维持内膜完整性所必需，周期结束时黄体酮的释放突然下降，或停止孕激素治疗，一般在 2~3 天内发生撤退性出血，伴有坏死内膜的脱落。对子宫内膜癌及增生过长的内膜腺体，孕激素则能使之萎缩退化。此外，孕激素还能使子宫肌松弛，降低子宫肌对催产素的敏感性，从而抑制妊娠子宫的活动，使胎儿安全生长。孕激素抑制宫颈上皮

分泌活动,产生小量黏稠黏液,不利于精子的穿透和运行。在月经周期黄体相,黄体细胞产生的黄体酮能降低下丘脑的脉冲生成频率,增加垂体释放的 LH 脉冲的幅度。大剂量孕激素类能抑制垂体前叶促性腺激素的分泌,从而抑制卵巢的排卵。对乳腺的作用:月经周期后半期及妊娠期,孕酮与雌激素共同作用,引起乳腺线管增殖。妊娠时乳腺腺管充盈分泌物,腺体血管明显增加,为分娩后泌乳作准备。在正常月经周期,乳腺上皮的有丝分裂活动在卵泡期很低,在黄体期达高峰,这是孕酮作用的结果。但作用短暂,当受孕酮持续作用后,乳腺上皮细胞生长便停止。对代谢的影响:孕酮本身增加基础胰岛素水平和摄糖后胰岛素的升高,但通常不引起糖耐量的改变。长期给予强孕激素活性的 19- 去甲睾丸酮类化合物如炔诺孕酮,可降低糖耐量。孕酮刺激脂蛋白脂酶活性,增加脂肪沉积。黄体酮不影响或轻度减少血清 HDL 水平,相反,19- 去甲睾丸酮类可引起明显的 HDL 水平下降,可能与它们的雄激素活性相关。如孕激素和雌激素二者同时使用时,如用于避孕和绝经后妇女替代治疗时,孕激素可减弱雌激素对血清脂蛋白的作用。孕激素通过竞争性对抗醛固酮,而具有促进钠、氯排泄和利尿作用。诱导肝脏微粒体酶,可促进药物代谢。孕酮能增加人体体温,可能与下丘脑体温调节中枢改变有关。孕酮也能改变呼吸中枢的功能,$CO_2$ 通气量增加(合成乙基类孕激素无呼吸中枢调节效应),导致妊娠期及月经周期黄体期动脉血及肺泡中 $CO_2$ 下降。此外,孕酮及有关的类固醇激素也具有大脑抑制及催眠作用。

## 五、临床常用孕激素

1. 天然类孕激素  黄体酮(益玛欣、安琪坦)、达芙通(地屈孕酮片)。黄体酮亦为甾体化合物,微胶囊制剂口服有效,否则无效,现多用肌内注射,作用快,维持 1~2 天,剂量 10~40mg,每天 1 次。

2. 人工合成孕激素  孕酮类衍生物:

(1)己酸孕酮(progesterone caproate):作用为黄体酮的 2 倍,肌内注射 36 小时后发生作用,作用时间 10~14 天,常用量每次 125~250mg,可每天或每 2 周 1 次。常用作长效避孕针剂,子宫内膜异位症的抑制排卵,也可用作卵巢癌的治疗。

(2)安宫黄体酮(甲羟孕酮,mearoxypro-gesterone):效力高,肌内注射时较口服强 4 倍。每天 20mg,10 天便可达到己酸孕酮 250mg 的同样作用,而维持时间更长,可达 7 周。大剂量、长期服用可抑制排卵。

(3)甲地孕酮(megestrol acetate):抑制促性腺激素作用强于甲孕酮,常作为避孕药配药,常用量同甲孕酮,每天 2~12mg。

(4)氯地孕酮(chlormadinone acetate):抗雌性激素作用,常用量每天 2~12mg。

3. 19- 去甲基睾酮衍生物

(1)炔诺酮(norethisterone):高效孕激素类药,作用相当于黄体酮 4~8 倍,其潜在雌激素作用比黄体酮大 9 倍,相当于睾酮 1/16 倍左右,抑制促性腺激素作用强,常用量 5~12mg。与雌激素配伍成避孕药应用。

(2)18- 甲基炔诺酮(norgestrel):作用为炔诺酮的 30 倍,雄激素作用亦强,常用量 0.3~3mg,多与雌激素配伍成避孕药。

(3)达那唑(danazol):由 $17\alpha$- 乙炔睾酮衍生而来,有强大的抑制下丘脑和垂体作用,以前者为主,导致人为闭经、不排卵。每日 800mg,可抑制反 LH 排卵峰,还可作用于雄激素受体、孕激素受体及皮质激素受体,直接作用于卵巢,使性激素合成和分泌减少。常用量每天 200~1200mg,月经来潮或来潮后开始用,不间断用 3~9 个月,停药后 2~3 个月恢复排卵,有轻度雄激素作用,阴道干涩为常见不良反应,还可以有类似男性化作用及更年期综合征表现。

近年来,三个 19- 去甲睾丸酮类化合物 – 孕二烯酮(gestodene)、诺孕酯(norgestimate)和去氧孕烯(desogestrel)均为新一代孕激素,与炔诺酮、左炔诺酮相比,具有更强的孕激素作用和更弱的雄激素作用。其中孕二烯酮是三者中孕激素作用最强的。这些合成孕激素化合物均被用作复合型口服避孕药的成分(表 68-1)。

表 68-1  孕激素类药物的受体亲和力

| 孕激素类药物 | PR | AR | ER | GR | MR |
|---|---|---|---|---|---|
| 孕酮 | 50 | 0 | 0 | 10 | 100 |
| 地屈孕酮 | 75 | 0 | 0 | 0 | 0 |
| 醋酸环丙孕酮（$17\alpha$-羟孕酮） | 90 | 6 | 0 | 6 | 8 |
| 醋酸甲羟孕酮（$17\alpha$-羟孕酮） | 115 | 5 | 0 | 29 | 160 |
| 炔诺酮（19-去甲基睾酮） | 75 | 15 | 0 | 0 | 0 |
| 左炔诺孕酮（19-去甲基睾酮） | 150 | 45 | 0 | 1 | 75 |

## 六、孕激素使用注意事项

1. 用药前必须明确诊断和用药目的，选择孕激素种类，剂型，剂量，时间，方法根据疾病患者个体差异而不同。

2. 天然孕酮的使用不影响妊娠结局。

3. 人工合成孕激素生物学效价强于天然孕酮，常常用于疾病需要大剂量孕激素才能有效者，或本次使用过程中不期待妊娠或与妊娠无关的疾病。

4. 孕激素大剂量长期使用可以引起乳房胀痛，水肿，体重上升，血凝改变，抑郁等。

## 七、临床常用各种疾病治疗

### （一）月经病

1. 调节黄体功能　黄体功能不全又称黄体期缺陷，是由于黄体产生孕酮的功能缺陷，因孕酮量分泌不足，分泌持续时间短促，所以黄体期缩短，常少于10天，临床表现为月经过频（黄体功能不全），或经期延长（黄体萎缩延长）。黄体酮功能不足导致子宫内膜不规则成熟和脱落，引起不规则阴道流血。可在月经前给予孕激素替代治疗，使增生期子宫内膜进一步发育成熟，并同步地转化为分泌期内膜，停药后内膜3~5天内比较完整的脱落，发生撤退性出血。可在排卵第3天起，用甲孕酮醋酸酯、天然黄体酮肌注，或口服微粒化黄体酮，为防止复发，应在止血后进行周期治疗。对青春期患者，可模拟卵巢激素的周期性变化，采用雌激素－孕激素序贯给药法，对于更年期妇女可用复方炔诺酮片等复方制剂进行周期治疗。

2. 子宫内膜增生症：为异常大小、形状的腺体增殖和腺体/间质增加，以异常阴道出血为主要症状。分为四种类型：单纯性增生，复杂性增生，单纯性不典型性增生，复杂性不典型性增生。治疗方案有多种：全身用药和局部用药，大剂量长疗程、低剂量短疗程，持续用药和周期性用药。同时，对不同病理类型子宫内膜增生治疗方案不同。临床上对子宫内膜增生尚无统一的内分泌治疗方案。多数学者认为，对以子宫内膜单纯性、复杂性和轻度不典型性增生可采用孕激素周期性用药，如口服 MPA 8mg/d，每个月治疗20天；对于子宫内膜中、重度不典型性增生可采用大剂量孕激素连续用药，如口服 MPA 20~500mg/d，或醋酸甲地孕酮 160~320mg/d，3天后取子宫内膜组织复查病理结果决定进一步的治疗方案。口服孕激素在肝、肾中代谢，有可能损伤脏器；可引起明显的激

素紊乱，不良反应广泛；若治疗不持续容易引起病变复发；有子宫内膜激素撤退性大量出血的可能；要经过一定程度首过效应，减少药物从基底层向腺体中扩散。近年来，局部治疗被广泛应用于临床。左炔诺孕酮宫内缓释系统（LNG-IUS，曼月乐），是治疗子宫内膜增生症的有效方法之一，可更准确地应用于病变器官，增加局部药物浓度，可减少患者每日服用大量药物的不便，使其有更好的生活质量和依从性。

### （二）妊娠相关疾病

1. 用于先兆流产或习惯性流产　妊娠黄体的寿命持续约10周，孕7周后，胎盘即可产生甾体激素，逐渐取代黄体，孕7~10周，是黄体功能的交接过程，因此，黄体功能不全所导致的流产仅发生在孕早期。黄体酮可帮助蜕膜生长及抑制子宫肌肉收缩，降低子宫对催产素的敏感性，在黄体功能不全时，用此药可有保胎作用。黄体酮用量过大时也可导致畸形。如果原因不是黄体酮功能不全而给予黄体酮过量，则会使黄体酮萎缩及胎盘合体细胞变性，并可引起过期流产。故应注意用药前检查及用药的剂量。地屈孕酮是从薯类植物中提前的天然的孕激素，其分子结构与内源性孕激素相似，与孕激素受体有很强的亲和力，与常规孕激素一样通过改善子宫容受性，抑制子宫收缩，使子宫处于一个安静的状态，有利于妊娠的维持。地屈孕酮还能调节母体的免疫状态，降低母体对胚胎的排异，有利于妊娠的维持。

2. 在辅助生殖技术中的应用　孕酮对准备内膜和支持妊娠有重要意义，很多研究认为其是黄体期唯一必需的激素。孕酮用于 IVF 周期黄体支持能显著提高种植率和妊娠率，剂型有经皮、口服、肌注及阴道、舌下、鼻腔和直肠用药。其中使用最广泛的是肌注、口服、阴道用药3种途径。口服孕酮经肝脏清除后，最多仅10%的有效吸收率，血药浓度较低，虽微粒化制剂可提高口服孕酮的吸收率，但服药后孕酮血药浓度较低。为达到有效孕酮血药浓度加大口服剂量会导致明显的嗜睡症状，不为大多数患者接受。用于 IVF 周期黄体支持，口服孕酮与肌注或阴道途径相比，妊娠率孕激素还能促进蛋白质分解代谢，增加尿素氮的排泄。与种植率显著降低，流产率显著升高，当前不推荐口服孕酮最为 IVF 周期黄体支持方法。肌注黄体酮油剂吸收完全，具有很高的生物利用度，不存在肝脏清除机制，常规剂量即可延迟大多数妇女月经来潮。在辅助生殖中，要达到最理想的妊娠率就需要支持黄体产生一个最适合妊娠的环境。治疗选择的方法为注射绒毛膜促性腺激素（hCG）刺激黄体或提

供黄体酮替代治疗。给予黄体酮的优点是不再进一步刺激卵巢，从而减少卵巢过度刺激的危险。

### （三）子宫内膜异位症

子宫内膜异位症是妇科常见的激素依赖性疾病，雌孕激素对异位内膜的种植和生长都是必须的。雌孕激素通过作用于靶细胞内的雌孕激素受体而发挥作用，但是子宫内膜异位症在位内膜和异位内膜激素受体的表达存在差异。异位内膜雌激素和孕激素受体水平偏低，周期不同步，发育落后于在位内膜。子宫异位内膜也受激素调节发生周期性变化，并出现反复出血，可刺激周围组织引起痛经等临床症状。采用孕激素长期治疗，可减轻症状，并能使异位内膜萎缩。短效口服避孕药药效柔和、安全且无使用期限，对预防青少年原发性痛经发展为内异症，和无明显病灶的疑似或轻症内异症患者的维持治疗，最具有应用前景。甲羟孕酮：甲羟孕酮是假孕疗法中最具代表性的药物。一般每日用量为 30 ~ 50mg，共用 6 个月。可明显改善内异症相关疼痛症状，有效率可达 90%。其突出的优点是价格便宜且容易获得。LNG-IUS：能明显减少月经量及相关疼痛症状，对于预防内异症保守性手术后复发和治疗单纯疼痛症状的复发，具有一定的效果，尤其适用于无生育要求的育龄妇女。

### （四）子宫腺肌症

子宫腺肌症是妇科的常见。以往，手术切除子宫是根治子宫腺肌症的唯一方式。应用曼月乐放置于子宫腺肌症患者宫腔内，通过缓慢而稳定地释放低剂量的左炔诺孕酮使异位的内膜萎缩，从而达到治疗子宫腺肌症的目的，此法避免了长期口服米非司酮或孕激素等药物对肝脏功能的损害。使子宫内膜腺体萎缩、间质水肿、血管受抑制，由此导致子宫内膜变薄，内膜呈蜕膜样改变，使月经量减少，异位的子宫内膜因此发生相应的改变，导致子宫肌壁间的内膜异位灶出血减少，疼痛减轻，子宫体积缩小。子宫腺肌症内膜电切除术后辅助应用孕激素疗法：及宫腔镜下行子宫内膜切除，术后连续口服甲羟孕酮100mg，2次/天，连续3 ~ 6个月。一般认为切除子宫内膜全层及2 ~ 3mm肌层后即破坏了子宫内膜再生的组织学基础，单纯的切除术后因为有残留内膜及卵巢激素等影响仍有复发的可能，合并使用甲羟孕酮可以抑制垂体分泌 LH 和 FSH 造成高孕激素、低雌激素性闭经，使子宫内膜生长被抑制、蜕膜化而萎缩。但甲羟孕酮对卵巢的抑制功能较弱，服药的妇女仍能分泌相当于卵泡早期水平的雌二醇，几乎不出现潮热、阴道干燥等雌激素缺乏的临床症状。

### （五）子宫内膜癌

晚期、复发者作为姑息治疗手段之一，高分化腺癌，特别受体（+），在手术治疗后大剂量 P 治疗。近年对年轻患者用内分泌治疗保留卵巢及保留生育能力。目前，早期子宫内膜癌的标准治疗方法仍是子宫全切除 + 双侧附件切除术，这使一部分育龄期妇女在治愈肿瘤的同时，也失去了生育能力。40 岁以下年轻妇女其子宫内膜癌细胞多为雌激素依赖型，临床上常见于卵巢功能障碍、无排卵性功血，多囊卵巢综合征等，多合并肥胖，有不孕史。发生机制可能跟无孕激素拮抗长期雌激素作用下，子宫内膜缺少周期性变化，长期处于增生状态，发生子宫内膜增生症，甚至癌变。对大多数早期高分化腺癌，尤其是迫切要求保留生育能力、年龄较轻、癌细胞组织分化较好、ER 和 PR 阳性且 PR 含量高、有良好随访条件的 Ia 期子宫内膜癌患者，在严密监测下，可采用大剂量孕激素疗法。治疗前精确评估非常重要。

适应证：年龄 <40 岁；未婚、未育；有强烈生育要求；细胞分级 $G_1$；组织学类型：子宫内膜样腺癌；MRI、CT、经阴道 B 超检查无肌层浸润 / 或宫颈浸润；PR（+）；血清 CA125 正常；有长期随访条件；肝肾功能正常。

禁忌证或慎用者：肝、肾功能不全；严重心功能不全；血栓病史者；糖尿病；精神抑郁者；对孕激素过敏者。

治疗方案：现主张大剂量、高效、长期用药。比较常用的孕激素类药物有甲羟孕酮（MPA）、醋酸甲地孕酮（MA）等。不同药物的疗程需根据患者具体情况而定，甲羟孕酮（MPA）口服（200 ~ 600）mg/d×6 个月，甲地孕酮（MA）口服（40 ~ 600）mg/d×（3 ~ 9）个月，MPA+MA 联合，MA30mg/d×6 个月后MPA10mg/d×（2 ~ 6）个月，MPA30mg/d 每月服 14 天 ×8 个月，MA160mg/d×6 个月。如内膜腺样数量减少，有蜕膜改变，腺体萎缩说明有效，如内膜活检无异常至少 2 ~ 3 次以上说明已控制，P 治疗 1 ~ 2 个月，经阴道 B 超显示内膜无好转，即使改变方案也不能控制病情，P 治疗 3 个月，刮宫未见病灶减少，甚至有浸润子宫肌层，均说明 P 无效。孕激素治疗期间患者须进行每月 1 次的经阴道超声检查和至少每 3 个月 1 次的子宫内膜刮除术及内膜活检。如内膜腺体数量减少，有蜕膜改变和腺体萎缩者，说明治疗有效。内膜组织活检病理报告无异常至少 2 ~ 3 次以上者说明病情已得到控制。一般建议在孕激素治疗病情得到控制 3 ~ 6 个月后允许内膜癌患者做妊娠准备，一部分患者可以自然妊娠，另外一部分患者因存在原发不孕，合并多囊卵巢综合征等内分泌疾病，需要借助体外受精（IVF）、精子卵浆内注射技术（ICSI）等辅助受孕。分娩结束仍需密切观察，必要时应考虑进一步治疗。

近年来，在晚期、复发子宫内膜癌综合治疗中，使用孕激素作为子宫内膜癌的内分泌治疗，虽对晚期或复发者有一定疗效，但疗效有限，年轻患者也均为少数报道，仍缺乏大规模临床研究报道，其安全性及有效性也存在争议。

#### （六）晚期卵巢癌

孕酮对卵巢癌似乎有保护作用；孕酮水平升高的妇女卵巢癌发生率少。

妊娠的保护作用是母体血液中孕酮升高10倍抑制排卵；有双胎妊娠史妇女比单胎者发生卵巢癌风险低（双胎妊娠妇女血中孕激素水平高）；含孕激素高的避孕药比低者更能降低卵巢癌发生的风险。体外实验：孕酮可以抑制正常OSE和卵巢癌细胞增殖；给腹膜内接种卵巢癌细胞的裸鼠应用孕酮可抑制肿瘤；低浓度孕酮有生长促进作用/高浓度则抑制作用；高浓度孕酮能诱导OSE细胞周期捕获或凋亡。

孕酮主要用于治疗一种或多种化疗方案失败的难治性或复发性卵巢癌；孕酮反应率为2.3%～4.9%，稳定率为10.9%；孕酮作为卵巢子宫内膜样癌的一线治疗；孕酮和其他激素联合治疗复发性卵巢癌；孕酮联合化疗治疗卵巢癌也有报道。

#### （七）子宫肉瘤

晚期者有一定的姑息作用。

孕酮对癌症者的好处：提高激素依赖性肿瘤的化疗作用（乳癌、子宫内膜癌、前列腺癌、肾癌等）；对非激素依赖性肿瘤有增效减毒作用；提高放疗者生活质量及增强放化疗耐受性；提高癌患者生活质量，改善恶病质，预防化疗引起的消化道反应，改善潮热，缓解转移性骨痛。MPA有蛋白同化作用，改善恶病质和癌性疼痛，降低化疗胃肠道反应，提高生活质量，抑制干细胞有丝分裂活性及分化，使细胞处G0期，增加外周血粒细胞。

#### （八）围绝经期疾病

应用孕激素首要的绝经相关指征是保护无对抗ET（雌激素疗法）的子宫内膜。有完整子宫的妇女接受无对抗的ET，会显著增加子宫内膜癌的危险性。对于有完整子宫的正在应用ET的妇女，建议临床医生给予足够的孕激素，可采取CC-EPT（每日应用雌激素和孕激素）或CS-EPT（每日应用雌激素，按特定顺序加用孕激素）。无子宫的绝经后妇女全身应用雌激素时，通常不加用孕激素。因阴道萎缩而局部应用雌激素时，通常不加用孕激素。

1. CS-EPT　周期性服用结合雌激素25天或30天，在周期的后10～14天加服孕激素，而后停止服药5天。常用的孕激素有：醋酸炔诺酮2.5mg/d；醋酸甲地孕酮40mg/d；炔诺酮1.25～2.50mg/d；炔诺孕酮0.15mg/d；醋酸环丙孕酮1mg/d；微粒化孕酮200～300mg/d（分2次服用）。CC-EPT：由于CS-EPT发生撤退性出血几率较高，影响病人用药的顺应性，有学者建议连续服用雌激素、孕激素。采用连续治疗时孕激素的每日用量应相应减少。以醋酸甲羟孕酮为例，每日只需5mg，甚至有望减为2.5mg/d。孕激素给药途径：口服孕激素最为普遍。目前国内外供口服并应用于HT的孕激素类药物如前所述。其他给药途径有：①经阴道应用孕激：如黄体酮阴道栓（100mg，每日2次共7天）；②注射用孕激：肌肉内注射黄体酮油剂，每月注射12天，或每隔8～12周注射一次醋酸甲羟孕酮长效制剂，可对子宫内膜起到保护作用。

2. 排异反应　IUD的主要不良反应及并发证除有出血、腰酸腹坠、感染、嵌顿、异位等，亦有因操作不当引起子宫穿孔、节育器断裂、嵌顿等，另外临床上尚可见到子宫剧烈排异反应。即放置IUD后数分钟内出现剧烈腹痛，排除子宫穿孔后，可使用孕激素或阿托品等药物解痉治疗。

#### （九）排卵障碍

WHO Ⅰ型，包括内源性促性腺激素降低、内源性雌激素产生很低的无排卵妇女（低促性腺激素性的性腺功能减退）；WHO Ⅱ型，包括无排卵或稀发排卵、各种月经失调、促性腺激素水平相对正常或升高、有明显内源性雌激素产生证据的妇女，本型妇女中很多患有PCOS；WHO Ⅲ型妇女是卵巢早衰（高促性腺激素性的性腺功能低下）。WHO Ⅱ型中的PCOS可用孕激素治疗。

#### （十）痛经

也有使用孕激素治疗，因为孕激素内含松弛素，对缓解子宫肌肉收缩有一定作用。

#### （十一）PCOS

对于无明显雄激素水平升高的临床和实验室表现，且无明显胰岛素抵抗的无排卵者，可单独采用定期孕激素治疗，以周期性撤退性出血改善子宫内膜状态。常用的孕激素有醋酸甲羟孕酮、黄体酮、地屈孕酮等。常规用法是在月经周期后半期醋酸甲羟孕酮

6mg/d，或黄体酮200mg/d，或地屈孕酮10~20mg/d，每月可10天，至少每两个月撤退性出血1次；撤退性出血也可以肌内注射黄体酮5~7天，如长期应用仍需肌内注射10天以上才能保护子宫内膜。使用孕激素的优点是：

（1）调整月经周期，保护子宫内膜，预防子宫内膜癌的发生。

（2）可能通过减慢黄体生成素（LH）脉冲式分泌频率，在一定程度上降低雄激素水平。

（3）适用于无严重高雄激素血症和代谢紊乱的患者。

## 八、孕激素药物不良反应

孕激素最常用的用途是避孕，但主要与雌激素（如炔雌醇等）合用。孕激素用于避孕的形式：①短效复合型口服避孕药，问世最早，使用最广泛，为雌孕激素复方制剂，常用的雌激素为炔雌醇，孕激素成分可为炔诺酮、甲地孕酮（第一代）、左旋-18-甲基炔诺酮（第二代）、孕二烯酮及地索高诺酮（第三代）等。第三代孕激素与炔诺酮和左旋-18-甲基炔诺酮相比，更高效而且雄激素相应低。②低剂量孕激素口服避孕片即微丸制剂，含有复合避孕药1/3或1/5的孕激素。常用药物包括，炔诺酮、左旋-18-甲基炔诺酮等。这种避孕药由于主要依赖宫颈黏液的改变而发挥作用，避孕效果略差于复合避孕药。但是由于无雌激素所引起的不良反应，适用于哺乳期禁用雌激素

的妇女，以及高血压、糖尿病、有血栓病史以及35岁以上吸烟的妇女。③长效避孕针，可以是单纯孕激素针剂，目前以醋酸甲孕酮针剂的使用最广泛，能抑制下丘脑-垂体-卵巢轴，完全抑制排卵，同时对宫颈黏液及子宫内膜产生作用。④皮下埋植，主要是左旋-18-甲基炔诺酮，通过硅胶管埋植于前臂皮下，能够提供高效的避孕效果并持续5年。⑤含有的宫内节育器，主要干扰子宫内膜的发育，不影响垂体的功能，不抑制排卵，对正常月经周期影响较小。⑥探亲口服避孕片，主要由孕激素制成，服药时间不受周期限制，常用的药物有炔诺酮、甲地孕酮、左旋-18-甲基炔诺酮等。作用机制主要是抗着床、影响宫颈黏液及子宫内膜的正常变化，有时能抑制排卵。

孕激素不良反应中有不少与其雄激素活性相关。通常包括胃肠道不少、食欲改变、体重改变、液体潴留、水肿、粉刺、黄褐斑、过敏性皮炎、荨麻疹、血栓形成或栓塞的发生、精神抑郁、乳房不适或偶有乳房肿大、性欲改变、多毛、疲乏、嗜睡或失眠、发热、月经周期改变，偶有肝酶升高和黄疸。妊娠期给药可引起女性胎儿男性化，但天然孕激素及其衍生物，如地屈孕酮无此作用。某些伴雄激素活性的孕激素对血清脂质可能有不良作用。另外，孕激素尚有促使子宫肌瘤增大等不良反应。

（顾江红）

# 第六十九章

# 妇科良性疾病手术与女性生育功能保护

妇科手术对妇科疾病的诊断和（或）治疗起到至关重要的作用。妇科手术主要涉及女性内外生殖器器官，尤其是子宫（子宫体和子宫颈）、卵巢、输卵管对女性的孕育关系密切，妇科手术不但可在即时或稍后能明确诊断，并获得疗效，解除病痛、危象或拯救生命，还可在术后对近期或远期的生活质量、内分泌功能、孕育和生存期产生最大的益处。当然也可因手术决断错误、手术质量不佳，对病人带来伤害。

妇科手术微创的理念在医学发展之初，就是治疗原则，微创是手术的一种追求，但不是治疗的最终目的，应在治好疾病的而基础上微创，最终在治疗中少损伤、少出血，术后恢复快，创口愈合更为美观。同样微创以最大程度地保存女性的生殖器官和内分泌功能及生殖功能为目的。微创手术的基础是准确的创新，微创手术必须有扎实的理论基础和开腹手术的基本功，要注意传统手术训练，在此基础上才能做好微创手术，不能把微创变成"大创、重创和巨创"。

## 一、子宫

子宫是女性生殖器官的"中心和主体"。子宫有三大功能：月经的发育原地；生儿育女的"宫殿"；间接的内分泌功能（生长因子、胰岛素生长因子、内皮素、松弛素等）和女性生理、心理象征。子宫可患有多种疾病——炎症、畸形、肿瘤等。

1. 子宫肌瘤——子宫肌瘤剔除术　对年轻患者，为了保留生育功能，或为了使月经按期来潮，对心理和生理有利，可将子宫肌瘤挖出。一次手术可剔除单个、几个到几十个肌瘤。缝合时保持输卵管通畅，术后妊娠率可达50%~60%，术后避孕半年到1年不等。妊娠及分娩期应注意子宫破裂等问题可能。

术后肌瘤的再发，一般均称复发，实为不妥，实际绝大多数非原剔除肌瘤又复发，而是原手术中未能发现或切除的镜下肌瘤、种子肌瘤，其他小肌瘤发展而成。再发时间在术后不同时间，一般经妇科检查或B超检查证实。如已完成生育任务，且又有症状可行子宫次切或全切，也可行再次手术剔除肌瘤，但必须告知还有再次发生可能。

手术剥除子宫肌瘤时，防止出血过多，缝合良好，防止死腔积血，引起继发感染；子宫切口表面尽量少形成粗糙面以致粘连，甚至肠梗阻；尽量避免在肌壁作肌瘤剔出时贯通宫腔，以致出血，感染及术后形成子宫腺肌病等发生；黏膜下肌瘤部分可在宫腔镜下摘除。

子宫肌瘤都有假包膜，切开肌瘤表面的子宫肌肉进入肌层，可见包膜自然向两侧退缩，再找到分界处，用鼠齿钳钳夹肌瘤，以刀柄分开包膜，也可用手指进入包膜疏松组织，边剥离边提出肌瘤，如此操作一般出血不多。

遇多发性子宫肌瘤剔除时，应避免在子宫表面做多个切口，从而遗留下多个糙面。一般在前壁采取直切口，从中线进入，因中线出血最少，从一个切口进入，逐个挖出邻近肌瘤。缝合时勿将子宫内膜带入瘤腔避免子宫腺肌病可能。子宫前壁创面有时需用膀胱返折腹膜、或大网膜遮盖，有时需缩短圆韧带，使子宫前倾前屈位。如子宫肌瘤位于后壁基本操作要领如前。

子宫颈肌瘤位于前唇者一般部位较浅，手术困难较少；后唇肌瘤，将直肠子宫陷凹腹膜推向上方及后方。

2. 子宫肌瘤者的辅助生育技术　子宫肌瘤自然妊娠率仅为28%，子宫肌瘤者自然妊娠丢失率14%~69%，几乎是正常妇女的2倍。辅助生育技术可为子宫肌瘤的不孕者带来一些希望，但也有学者持不同观点。肌壁间肌瘤可采用 IVF-ET，主要适用于子宫腔无变形、宫腔未受压迫的小型或一些中型大小的子宫肌瘤者。2000 年 Dietterich 等研究肌壁间肌瘤对高龄（>35 岁）者 IVF 结局：肌壁间肌瘤为研究组，余为对照组，结果研究组临床妊娠率为 36%，对照组为 64%，两组胚胎种植率相似（33%：32%）。结论为不伴宫腔变形的肌壁间肌瘤，对高龄者 IVF-ET 的结局无不良影响。2001 年 Jun 等一项大样本回顾性对照研究：141 例肌壁间肌瘤（研究组），406 例无肌瘤（对照组），结果：肌壁间肌瘤并不增加自然流产率或异位妊娠风险，与对照组无统计学差异。肌壁间肌瘤发生部位和大小对妊娠结局无显著性影响。只要患者有正常的子宫腔，肌壁间肌瘤直径 <7cm 可接受 IVF-ET。2004 年 Oliveira 等报道无宫腔压迫的肌壁间肌瘤对 IVF/ICSI 的影响：根据有无子宫肌瘤分成研究组和对照组，各含 245 例，同时记录研究组肌壁间肌瘤的类型、大小、数目、部位，比较两组 IVF/ICSI 结局。结果：子宫肌瘤所处的部位和数目对 IVF/ICSI 结局无相关影响，肌瘤直径 <4cm 者，其临床妊娠率、胚胎种植率及自然流产率与对照组相似，肌瘤直径 >4cm 者，临床妊娠率明显低于肌瘤直径 <4cm 者。结论：肌瘤直径 <4cm 无宫腔压迫者，在接受 IVF/ICSI 前不需事前治疗，>4cm 者应引起警惕，可考虑先予治疗。

相反也有一些报道认为肌壁间肌瘤采用辅助生殖技术会有不良结局，如 2001 年 Surrey、2002 年 Check、Hart 及 2005 年意大利 SISMER 生殖中心分别报道胚胎种植率低，继续妊娠率低，自然流产率高，活产率下降等。

浆膜下肌瘤存在对 ICSI 的胚胎种植率、临床妊娠率无危害作用。黏膜下肌瘤在辅助生殖技术前应先切除肌瘤，否则有影响。总之，有关子宫肌瘤采用辅助生殖技术成败与否，适应证仍有争议。行辅助生殖技术前是否先切除肌瘤也无统一意见。我国应结合国情，知情同意、慎重处理，妊娠后肌瘤增大、变性以及妊娠后可能的结局均应反复说明。

3. 子宫畸形　先天性生殖道畸形是妇产科较常见的问题之一，因临床症状少、无特殊性，大多也不能通过一般妇科检查而确诊，可造成不孕不育，也可造成妊娠、分娩、计划生育工作中困难。有些畸形可予手术矫正，但术前须确诊。以往对纵隔子宫需开腹手术，术后盆腔粘连、子宫瘢痕、妊娠后需剖宫产等，现今采用宫腔镜下电切割，有效率高，

术后病率低。

4. 子宫腺肌病　子宫腺肌病妊娠率很低，对药物治疗不敏感。有少数确诊（腹腔镜和 B 超）后手术去除腺肌瘤病灶（因无包膜及界限，不能光全靠手术去除病灶），术后 GnRHa 治疗 4~6 个月，控制下超促排卵 + 人工授精或 IVF-ET 有妊娠成功的病例。

## 二、卵巢

卵巢是女性体内重要的性器官，其功能是排卵和延续后代和分泌激素以维持女性特征，并参与体内蛋白质、糖类、脂肪和钙等物质的代谢及保持周围神经系统的功能平衡。

女性生育能力随年龄的增长而下降，但个体差异极大，除年龄因素外，还必须考虑个体卵巢的实际储备能力。卵巢储备是指卵巢内的卵泡发育成高质量的卵母细胞的能力。卵巢储备随年龄的增长而降低，卵巢储备降低也是女性不孕的重要原因之一。卵巢储备降低的主要原因是卵泡数目的减少和卵泡质量的下降，包括卵母细胞和颗粒细胞。具体因素如下：

（1）年龄：卵巢内的卵母细胞数从胎儿期开始不久就进行性的减少，从孕 16~20 周的高峰有 600 万~700 万个到出生时的 100 万~200 万个，青春期只留下 30 万个，在整个育龄期，卵泡储存仍进行性下降，以每月 1000 个左右的速度消耗，37 岁到绝经前下降速度还加快，35~40 岁时，大多妇女卵巢内仍有 2.5 万个卵母细胞存在，但其质量也明显下降。因此，卵巢内总卵泡数的明显减少，导致每个周期可募集的卵泡数不足，成为生育力大为降低的原因之一。

（2）卵母细胞内线粒体 DNA 突变，导致线粒体功能异常，线粒体是细胞一切活动的能量来源，其功能异常导致卵母细胞受精、卵裂时能量不足，使卵母细胞减数分裂时纺锤体异常，胚胎非整倍体增加，影响胚胎的活力。

（3）卵巢储备功能下降的妇女黄体化颗粒体外培养产生急速减少，颗粒细胞增殖下降，凋亡增加。在卵泡内颗粒细胞和卵母细胞双方的交流减少是卵巢卵泡老化和卵巢储备异常的基础。

（4）卵巢损伤：手术、电凝、激光。

（5）炎症：可影响排卵和内分泌功能。

（6）血供：子宫切除、附件切除、输卵管手术、栓塞治疗。

（7）机械梗阻。

（8）卵巢自身病变：发育、遗传、免疫等因素。

所以在临床诊治过程中，尤其是手术时对卵巢应特别仔细、认真，切割、钳夹卵巢组织应轻巧和避免大块钳夹损伤，不随便切除正常卵巢组织，做到"手下留情"，因为：①妇产科中的一句格言为"两个卵巢比一个卵巢好，一个卵巢比少许正常卵巢组织好，留少许正常卵巢组织比没有好"，充分说明卵巢对女性至关重要；②正确剥除卵巢囊肿、肿瘤，尽量减少正常卵巢组织丢失；电凝止血切忌大面积烧灼及烧灼过深，恰当调整电凝功率；③正确掌握可影响卵巢血供手术的适应证，防止减少卵巢血供；④了解及掌握手术的大体标本和病理结果，正确指导切除器官及其范围；⑤术后对保留的卵巢应定时妇科检查并采用 B 超、内分泌、肿瘤标志物等监测。

1. 卵巢巧克力囊肿　文献报道子宫内膜异位症最小发病年龄 8 岁，腹腔镜的应用使青春期子宫内膜异位症确诊病例逐渐增多。25% ～ 38.3% 青春期盆腔疼痛者可能患子宫内膜异位症。腹腔镜是明确青春期子宫内膜异位症诊断，同时切除病灶的有效方法，如单纯手术治疗，术后一年复发率高达 50%，术后尚需配合药物治疗。

青春期子宫内膜异位症早期诊断并合适治疗甚为重要，能阻断病程进展，防止婚后不育。中国青少年妇女子宫内膜异位症者中卵巢内异囊肿病例较多。

卵巢内异囊肿手术对卵巢储备功能的影响：无论单侧或双侧卵巢内异囊肿剥除术，只要保留足够的皮质，卵巢可有正常功能，对近期影响不明显。但对卵巢组织损伤过重，少数术后卵巢功能衰竭，导致术后意外绝经，生育期卵巢手术易致生育力下降，绝经年龄明显提早。卵巢保守性手术对卵巢储备功能有影响。彩色多普勒超声发现术后同侧卵巢的 PI 和 RI 显著低于术前；术后做 IVF 者，术后术侧卵巢体积、窦卵泡数、hCG、卵泡数均小于未手术侧卵巢。2009 年 11 月 AAGL 会议上意大利米兰大学 Vignzli 等卵巢内异囊肿术后约 1/4 月经异常，此与子宫内膜异位囊肿本身和术中止血使用电凝造成卵巢储备功能下降有关。土耳其 Dogan 等报道术后将卵泡组织半定量分析，证实子宫内膜异位囊肿中正常卵巢组织丢失明显增加。法国和罗马尼亚大学评估腹腔镜下子宫内膜异位囊肿剥除与卵巢组织丧失，其结论为子宫内膜异位囊肿剥除术中平均卵巢组织丧失率为 59%，尽管手术技术很完美，子宫内膜异位囊肿剥除常损失正常卵巢组织，所以复发性囊肿切除和大的子宫内膜异位囊肿剥除术，可能对女性生育能力造成不利影响。手术对卵巢功能的影响与盆腔卵巢严重粘连，正常卵巢组织

部分丢失，电、热损伤，多发、巨大、双侧囊肿以及手术、止血、缝合影响血供等因素有关。所以从保护女性生育功能而言，在手术治疗子宫内膜异位症 / 卵巢巧克力囊肿时应特别仔细和小心。

2. 卵巢囊肿和卵巢良性肿瘤　良性卵巢囊肿剥除时不经意间有超过 90% 以上的病例中有携带囊肿周边的正常卵巢组织，而且是保守性估计，其是分别将带有卵巢组织的标本按 0 ～ 4 进行半定量分级，0 指未见卵泡组织，1 指有原始卵巢组织，2 指有原始卵泡和初级卵泡组织，3 指有一些次级卵泡，4 指有部分初级卵泡和次级卵泡如正常的卵巢，同时记载卵泡的数量。卵泡组织半定量分析结果如上述。

3. 卵巢黄素囊肿　卵巢黄素囊肿多见于葡萄胎和妊娠滋养细胞肿瘤，此为卵巢内已萎缩的卵泡受妊娠滋养细胞疾病产生的大量绒毛膜促性腺激素（hCG）的刺激而恢复功能，颗粒细胞和卵泡膜细胞黄素化，产生大量液体，积存在卵泡内，使卵巢发生多囊性肿大，故称"卵巢黄素化囊肿"，这不属肿瘤。当葡萄胎等排除后，即可自然消失（较大者需 2 ～ 3 个月，最长可半年左右），形态和功能均能完全恢复正常，除发生扭转、破裂等出现急腹症需处理外，不需切除。

此外双胎妊娠、妊娠高血压病、足月妊娠时等也偶有发生。

但在临床经验缺乏的医生，极易把卵巢黄素囊肿误认为恶性肿瘤而切除，使患者失去卵巢影响生育、内分泌功能和生活质量。

卵巢黄素囊肿不消退者可在 B 超或腹腔镜下穿刺、抽液；即使发生扭转也尽量保守处理，扭转不久，腹痛不明显者，卧床休息常可自行缓解，也可在腹腔镜下抽吸囊液和复位；破裂者也可在腹腔镜下处理（抽吸、电凝止血或缝合等），除非发生扭转时间长、卵巢已坏死则手术切除。剖宫产时也可抽吸囊液，切勿随便切除卵巢。

4. 卵巢上皮性交界性肿瘤和卵巢肿瘤　卵巢交界性肿瘤认为不属恶性肿瘤，故列入本文讨论，对该肿瘤一般应做到完全切除肿瘤。Ⅰa 期、年轻、有生育要求者可行单侧附件切除，也可做卵巢肿瘤剥出术。Ⅰa 期、年龄大、无生育要求，Ⅰb、Ⅰc 期行全子宫 + 双附件切除 + 阑尾切除，也有提出年龄 >40 岁，即使 Ⅰ 期也以根治术为宜。腹腔镜、横切口达不到理想手术病理分期。黏液性交界性肿瘤应同时行阑尾切除术。

卵巢良性囊性肿瘤可争取做囊肿剥出术。

腹腔镜在卵巢肿瘤手术时均会包膜破裂，术前尚

难以确定是否有恶性可能，若为恶性则成为Ⅰc期，2009年第40次美国妇科肿瘤年会指出，术中包膜破裂和腹腔冲洗液细胞学阳性是早期上皮性癌的不良预后因素，多因素分析中也表明术中包膜破裂是预后不良因素之一，术中包膜破裂是独立的不良预后因素。

总之，因卵巢肿瘤在术前即使经B超、CA125等检查，也难以完全确定为良性、交界性或恶性，腹腔镜处理也难以保证恶性细胞、组织等外溢于收集袋，所以处理应慎重，特别注意术后的化疗和随访，腹腔镜处理上述后至少观察5年，以评定其作用和价值。

青少年卵巢肿瘤手术时对肿瘤类型、就诊方式、治疗原则、预后、有关卵巢功能、生育等，均有别于其他年龄妇女。保留生育功能是青少年女性的特殊问题。生殖细胞肿瘤只要子宫及对侧卵巢未受侵，不论期别均可能保留生育功能，甚至无卵巢组织，也可保留子宫，术后激素替代治疗（HRT）和辅助生殖技术。无性细胞肿瘤、年轻者尽量保留生育功能，切除患侧附件，术后化疗敏感。

凡保留生育功能的手术均有炎症、粘连，影响输卵管通畅之可能，切除一侧附件，受孕机会也会减少，术中卵巢活检也易造成卵巢周围粘连，影响卵巢功能，术后化疗对卵巢功能损伤、早衰，影响储备功能。

总之，卵巢肿瘤手术时对患者应多方位的考虑，以提高生活质量（内分泌功能、孕育问题等）。

## 三、输卵管

输卵管是精子和卵子的通道和结合场所，它本身也直接受卵巢内分泌激素的影响，具有极为复杂的生理功能，对卵子的摄取、精子的获能、卵子受精和受精卵的分裂和成熟，以及输送都起到极其重要的作用。凡妇科手术都应从保护女性生育功能和预防妇科病的角度考虑，对输卵管均应予以重视，应使输卵管有足够长度（输卵管短于4~6cm妊娠率很低），正常形态和结构，具有正常的血供，输卵管上皮随月经周期有正常的变化，输卵管液的组成和功能正常，使输卵管对生育（精子和卵子输送、精子获能、孕卵输送、胚胎早期发育）能正常发挥作用。

不孕症妇女做输卵管通液术和造影术时应掌握适应证，防止术后盆腔感染或术后输卵管妊娠。输卵管成形术（包括输卵管粘连分离术、造口术、吻合术、输卵管子宫植入术）不论开腹或腹腔镜下手术均宜充分暴露术野，预防术后粘连（因粘连是成形术成败的关键，粘连可使输卵管再次阻塞，附件周围粘连覆盖卵巢表面，可妨碍卵巢排卵或使输卵管与卵巢的正常解剖关系改变，干扰输卵管拾卵，均使手术失败）。组织损伤、干燥、渗血、感染、异物，均为引起粘连的原因。成形术自始至终均应预防粘连并采取相应措施。

## 四、宫颈

宫颈管是精子上行到达输卵管的必经之路，是精子通过的第一道关口，颈管黏液是精子生存、获能的良好场所和有关物质，而且对上行精子具有一定的筛选作用，对精液中的畸形精子均不能使之进入宫颈管黏液中。若子宫颈解剖生理上的任何改变可以影响精子通过，不同程度干扰精子在女性生殖道内正常输送和运行，从而降低生育力。所以宫颈的大小、位置、有无炎症、宫颈黏液含水量、畸形、损伤、粘连等均与女性孕育有关。有关手术时均应考虑上述问题。

宫颈物理治疗时防止宫颈管感染粘连、狭窄即宫腔粘连等；LEEP和宫颈锥切手术防止宫颈黏液减少、宫颈功能不全等均可影响孕育。

## 五、计划生育

计划生育手术几乎均在健康妇女身上施行，手术施行除解决避孕及作为补救措施外，也仍要考虑日后孕育问题。特别是人工流产术后引起炎症、子宫内膜菲薄、宫腔粘连、损伤（子宫、宫颈）等对日后孕育均有影响，必须严格掌握适应证、操作常规、预防炎症、指导计划生育措施等以保护妇女健康。

（石一复 李娟清）

# 第七十章

# 紧 急 避 孕

偶尔一次性生活未采用避孕措施或避孕过程意外失败或避孕方法使用错误，以及遭遇性暴力后几小时或几天内为防止意外妊娠，减少人工终止妊娠而采取的紧急补救措施，该措施即称紧急避孕。常用口服紧急避孕药。

## 一、紧急避孕的特点

1. 一次性应用，不可长期反复应用。
2. 月经周期内任何时间均可应用。
3. 紧急避孕的目的是防止妊娠发生，而非促使流产。
4. 避孕效果不及常规避孕方法，且频繁使用干扰月经周期。

## 二、紧急避孕原理

1. 排卵前应用可以干扰卵泡的正常发育和成熟，终止优势卵泡的发育，抑制排卵或使卵泡不破裂；如米非司酮。

2. 排卵后应用，可影响子宫内膜发育，使子宫内膜成熟推迟而与胚囊发育不同步，不利于受精卵着床，从而达到阻止妊娠的目的。如含铜宫内节育器。

左炔诺孕酮的避孕机制是抑制或延迟排卵，以及改变子宫内膜对胚胎的容受性多环节发挥避孕作用。

## 三、紧急避孕药具种类、使用方法及有效性

### （一）口服避孕药物

1. 乙炔雌二醇 最早用于紧急避孕的药物。于无防护性交后 72 小时内连续口服 5 天，每天 5mg，失败率 0.3%～1.6%。因不良反应较大，目前已少用。

2. 雌激素、孕激素合用 于性交后 72 小时内口服，每片含有乙炔雌二醇 0.03mg 和左旋 -18- 甲基炔诺酮 0.015mg，口服避孕药 4 片，12 小时后再服 4 片。

3. 单纯孕激素 于性交后 72 小时内口服左旋 -18- 甲基炔诺酮 0.75mg（1 片），12 小时后再服 1 片。左炔诺孕酮的避孕有效率与无保护性性交后服药时间有关，在 24 小时内使用的有效率达 89%～95%。1.5mg 单剂量左炔诺孕酮与 0.75mg 左炔诺孕酮 2 次用于紧急避孕的效果相似。在近 6 000 000 妇女调查中发现使用左炔诺孕酮不会增加异位妊娠发生率。

4. 丹那唑 为一弱效雄激素，于性交后 72 小时内服用 800mg，间隔 12 小时服 1 次，共 2-3 次；也有性交后 8～12 小时首次服 400mg，72 小时重复一次；或性交后 72 小时内首次服 600mg，12 小时后重复 1 次。妊娠率 2%。目前较少使用。

5. 米非司酮 于性交后 72 小时内单次服用 10～600mg，即可取得满意的避孕效果。性交后 120 小时内服用 10mg 米非司酮用于紧急避孕妊娠率约 1.3%。有研究发现在使用米非司酮作为紧急避孕措施，而避孕失败的 494 例妇女中有 3 例发生了异位妊娠，其避孕失败的异位妊娠率没有比不用避孕措施或使用其他避孕措施的妇女异位妊娠的发生率高。

有学者 2008 年分析了各种口服紧急避孕药的避孕效果发现，使用中等剂量米非司酮（25～50mg）的避孕可靠性最高，但与低剂量米非司酮（<25mg）比较，无统计学差异；其次是左旋 -18- 甲基炔诺酮，第三是 Yuzpe 法。

### （二）放置含铜宫内节育器

性交后 5 日内放置均有效。被认为是最有效的紧

急避孕措施，无保护性性交后 5 日内使用的有效率超过 95%。

## 四、紧急避孕法妇女注意事项

1. 紧急避孕仅对本次无防护性性交或避孕失败有避孕补救作用，对第二次性交无保护作用，服药后仍应坚持避孕。

2. 紧急避孕为一临时性措施，仅适用于偶尔一次避孕失败者。

3. 当月月经后，应当在医师指导下选用适宜于个人的经常性避孕方法。

4. 服药后月经推迟 1 周者，应首先排除妊娠。

（黄丽丽）

# 第七十一章

# 避孕药的临床应用

临床应用的避孕药种类包括口服避孕药（包括短效口服避孕药和探亲避孕药）、注射避孕针（包括单方和复方避孕针）、缓释系统避孕药（置入皮下埋植剂、缓释阴道避孕环、微球和微囊避孕针）及避孕贴剂。目前临床广泛应用的是复方短效口服避孕药。

在中国复方短效口服避孕药包括复方炔诺酮（口服避孕片 1 号），复方甲地孕酮（口服避孕片 2 号），复方炔诺酮/甲地孕酮（口服避孕片 0 号），复方左旋 -18- 甲基炔诺酮，复方左炔诺孕酮三相片（特居乐），复方去氧孕烯（妈富隆），复方去氧孕烯（美欣乐），敏定偶，复方醋酸环丙孕酮片（达英 -35），屈螺酮炔雌醇（优思明）。口服避孕片 0 号、1 号、2 号和复方左旋 -18- 甲基炔诺酮由计划生育部门免费发放；美欣乐的雌激素含量最低（炔雌醇 20μg/ 片）；达英 -35 是抗雄激素活性最强的 COCs，现临床上广泛用于高雄激素活性的治疗；优思明是首个含有屈螺酮的 COCs，有抗盐皮质激素活性和抗雄激素活性，因而可抵消水潴留引起的不适症状，可控制体质量、缓解经前期症状。

## 一、口服避孕药的临床应用

1. 避孕　复方口服避孕药除用于常规避孕外，WHO 流产后避孕指南指出，流产后可无条件立即服用短效 COCs。流产后立即开始服用是指手术流产当日或药物流产当日（米索前列醇给药当日）。口服避孕药抑制排卵，减少异位妊娠。

2. 治疗功能失调性子宫出血　功能失调性子宫出血通常指由生殖内分泌轴功能紊乱造成的异常子宫出血，如月经量过多、经期过长和不规则子宫出血。COCs 能起到调整月经周期，减少出血量，减少缺铁性贫血的作用，治疗子宫不规则出血。

3. 治疗痛经　痛经主要由于月经时子宫内膜前列腺素含量增高，引起子宫平滑肌过强收缩，导致行经前后或月经期出现下腹部疼痛、坠胀、腰酸等其他不适。COCs 通过抑制排卵减少月经血前列腺素含量而有效缓解痛经症状。

4. 治疗高雄激素相关症状　痤疮、皮脂溢、毛发的变化与雄激素相关。新的 COCs，如达英 -35，有明显的雄激素拮抗作用，可用于治疗女性雄激素过多的相关症状，治疗高雄激素性不排卵。

5. 治疗子宫内膜异位症　子宫内膜异位症是指子宫内膜生长在子宫腔以外的组织，多见盆腔，常常引起盆腔疼痛、痛经、性交痛和不孕。COCs 能抑制子宫内膜的生长，从而改善子宫内膜异位症的症状。

6. 缓解经前期紧张综合征　服用单相口服避孕药的女性在整个月经周期中激素水平均相对稳定，进而减少了乳房胀痛、头痛、烦躁、紧张、思想不集中等经前紧张症状的发生。

## 二、口服避孕药的有效性

长期服用复方口服避孕药后其妊娠率降低至每年 2～3/1000 妇女。服用单一孕激素避孕药的最低妊娠率每年 3～4/100 妇女。

## 三、口服避孕药的远期安全性

1. 发生子宫内膜癌和卵巢上皮癌的风险　由于复方口服避孕药中含有孕激素，对子宫内膜癌和卵巢上皮癌有的保护作用，服用时间越长保护作用越大，随着使用 COCs 时间的延长，子宫内膜癌的发生率逐渐减低，且停止服药后这种保护作用可持续 15 年；避孕药服用 5 年可降低 50% 卵巢癌的发生率。

2. 发生乳腺癌和宫颈癌的风险　目前仍不明确，

既往的研究认为长期使用复方口服避孕药的妇女发生乳腺癌的危险性均无明显增加，而最近研究认为，避孕药中的孕激素可能促进乳腺癌的发展，且单孕激素避孕药的作用较 COCs 显著。有研究认为使用 COCs 4，8，12 年之后，对宫颈癌的发生可能有不利影响；另外有研究发现，曾经使用或现在正在使用 COCs 且持续用药不超过 3 年的妇女不会明显增加宫颈癌的发病率；但超过 3 年的使用者其宫颈癌的发病风险增加，因此长期使用者需常规筛查宫颈。

3. 发生血栓、心脑血管疾病的风险　复方口服避孕药中雌激素能增加凝血因子Ⅶ，降低抗凝血酶Ⅲ，因而可增加静脉血栓的发生率。使用 COCs 的前 4 个月，发生静脉血栓的危险性最高，其后降低，停用 3 个月后恢复到用药前水平。雌、孕激素能影响脂代谢，长期应用可能对心血管系统有一定的影响，可能增加脑卒中、心肌梗死的发生率。但目前，COCs 中雌激素剂量的降低以及新型天然孕激素的开发使发生心血管疾病的风险明显降低。服用含有 30 ~ 35μgEE 的口服避孕药血栓形成的绝对风险为每年 3/10 000 人，不服用口服避孕药妇女为每年 1/10 000 人，孕期为每年 6/10 000 人。

4. 对妇女生育能力、出生婴儿的影响　流产后妇女的生育能力恢复迅速，约 90% 妊娠 12 周内行人工流产术者可在术后 1 个月内恢复排卵，平均 22 天，最早在术后第 10 天即可恢复排卵。基于目前国内外的研究结果，专家认为短效 COCs 对子代无致畸作用，停药后即可妊娠；并且发现停用 COCs 后第 1 年和第 2 年的妊娠率与未服药者相似，认为停止服用 COCs 后妇女的生育力没有明显影响。

## 四、复方口服避孕药的适应证

要求避孕的健康育龄妇女，无使用甾体避孕药的禁忌证者，均可选用 COC。

## 五、复方口服避孕药的禁忌证

2004 年中华医学会编写的临床技术操作规范中建议，口服避孕药的绝对禁忌证包括：血栓性静脉炎或血栓栓塞性疾病，深部静脉炎史或静脉血栓栓塞史；脑血管或心血管疾病；血压 >140/100mmHg（1mmHg=0.133kPa）；确诊或可疑乳腺癌；确诊或可疑雌激素依赖性肿瘤；良、恶性肝脏肿瘤；糖尿病伴肾或视网膜病变及其他心血管病；肝硬化、肝功能损伤、病毒性肝炎活动期；妊娠；产后 6 周以内母乳喂养；原因不明的阴道异常出血；吸烟每日 ≥20 支，特别是年龄 ≥35 岁的妇女；严重偏头痛，有局灶性神经症状；肾脏疾病，肾功能损伤。

## 六、使用复方口服避孕药的妇女需注意

1. 服用 COCs 妇女用药期间若需服用其他药物需注意，某些药物可以与口服避孕药发生药理学相互作用。如某些药物（如利福平）可能降低口服避孕药的避孕效果，导致突破性出血和意外妊娠；口服避孕药也可能影响其他药物的代谢（包括加快该药的代谢和延缓该药的代谢作用），如利福平，青霉素、磺胺类药、头孢氨苄，抗癫痫药，抗真菌药物，抗抑郁药，抗凝血药和止血药，维生素等。

2. 定期体检，复查宫颈、血压、血生化、乳房等各项相关指标。

3. 按时服药，避免漏服。

（黄丽丽）

# 第七十二章

# 宫内节育器的临床应用

我国开始引进和推广使用宫内节育器（intrauterine device，IUD）已 30 多年。IUD 是一种相对安全、有效、简便、经济的避孕方法，一次放置可长期避孕，而且作用可逆，取出后生育力即可恢复，深受广大妇女的欢迎。据统计，我国占世界使用 IUD 避孕总人数的 80%，是世界上使用 IUD 最多的国家。

国内外已有数十种不同种类的宫内节育器，为了提高避孕效果，曾对节育器的形状、大小、制作材料进行了多次改进。我国最早使用的金属单环已应用了 30 多年，其不良反应小，但脱落率及带环妊娠率均较高，故于 1993 年停止生产。20 世纪 70 年代后期发明具有抗生育活性的含铜 IUD。近期国内现有的 IUD 经专家论证，将 TCu-200、TCu-220C、TCu380A、MLCu375 及孕酮 5 种列为推荐的宫内节育器。

## 一、宫内节育器的种类和特点

包括惰性宫内节育器、活性宫内节育器。

1. 第一代 IUD　为惰性宫内节育器。由惰性原料如金属、硅胶、塑料或尼龙等制成。国外主要为 Lippes 蛇形和 Dukoll 盾形节育器；国内主要为不锈钢圆环及其改良品。金属环和 T 形 IUD，根据不锈钢材料的性能和临床效果和安全性的长期观察，均未发现异常，可放置 20 年以上，1993 年起大部分已被淘汰。

2. 第二代 IUD　为活性宫内节育器。其内含有活性物质如金属、激素、药物等，主要有带铜宫内节育器、爱母环（MCu IUD）、母体乐（MLCu375）、含铜无支架 IUD、含孕激素 T 形宫内节育器和含其他活性物的宫内节育器，主要用来提高避孕效果，减少不良反应。

3. 常用活性宫内节育器的种类和特点

（1）带铜宫内节育器：以惰性 IUD 为载体，加铜丝或铜套，通过在宫内释放铜离子，发挥活性作用，从而提高避孕效果。放置年限根据型号不同在 5～15 年间。

1）带铜 T 形宫内节育器：是我国目前临床首选的宫内节育器。带铜 T 形器按宫腔形态设计制成，以塑料为支架，纵杆上绕以铜丝，或在纵杆或横臂套以铜管。铜丝易断裂，现多改用铜套。T 形器纵杆末端系以尾丝，便于检查及取出。根据铜圈暴露于宫腔的面积不同而分为不同类型，铜的总面积为 200mm$^2$ 时称 Cu-200，其他型号尚有 Cu-220、Cu-380A、含铜的无支架 IUD 等。带铜 T 形器在子宫内持续释放具有生物活性的铜离子，而铜离子具有较强的抗生育作用，避孕效果随着铜的表面积增大而增强，但表面积过大时，则反应也相应增多。T 形器中以 Cu-200 应用最广，用生命表法统计其 2 年累积脱落率为 6.55%，带器妊娠率为 2.79%，因症取出率为 14.71%，非因症取出率为 6.77%，继续存放率为 69.18%。Cu380A 是目前国际公认性能最佳的宫内节育器。由美国、芬兰、加拿大制造，以聚乙烯为支架，内含少量钡，以便在 X 线下显影。Cu380 的铜丝内有银芯，能延缓铜的溶蚀，延长使用年限。根据支架的使用寿命和带铜量，以及铜在宫腔内融蚀速度来预计 IUD 有效期。

2）带铜 V 形宫内节育器（VCu-IUD）：是我国常用的宫内节育器之一。其形状更接近宫腔形态，由不锈钢作支架，外套硅橡胶管，横臂及斜臂铜丝或铜套的面积为 200mm$^2$。其带器妊娠、脱落率较低，但出血发生率较高，故因症取出率较高。

3）爱母环（MCu IUD）：是以子宫活动力学原理

419

为设计路线研制而成，支架选用 TiNi 形状记忆合金智能材料制成，具有温度记忆效应和超弹性、抗疲劳性。整体为"弓"状与子宫形态呈顺应性，弓形支架呈开放状，两臂端固压的铜粒被送置到两子宫角处，铜粒放置在高部位的"关隘"处，在宫腔高部位释放铜离子，行成了铜区，有效地干扰精子进入和胚胎着床。因爱母环两臂配装铜套，造成经期长，月经不规则等出血现象，故因症取出率达 15.27%。但是爱母环具有较大的舒缩性，不仅减少疼痛，而且不会引起组织损伤，所以具有安全，抗生育效果好、续用率达 85.43%，是比较理想的 IUD。在放置时需查清子宫的位置和宫腔的深度，放置合适的 IUD，否则 IUD 与宫腔大小不能适应而致脱环率增加。

4）母体乐（MLCu375）：白色的宫内节育器本体由塑料直杆纵臂和两根具有伸缩性的横臂组成，此塑料由高密度聚乙烯、乙烯、乙酸乙烯酯共聚物和硫酸钡以 44：36：20 的比例组成。纵臂上缠绕铜丝，在纵臂底部系有两根尼龙丝，取出方便。因没有过横臂大小之分，不论子宫大小都为均号，适用于哺乳期妇女，但由于容易脱落、经期量较多，经期长，在断奶后，子宫恢复正常大小时最好换环。

（2）含铜无支架 IUD：即吉妮宫内节育器（GeneFiex IUD），是由 6 个小铜套穿在一根 00 号聚丙烯手术线上，手术线的一端为一小结或不可降解的小圆锥体，可用放置器固定于子宫底的肌层内。该 IUD 的优点是：①固定于宫底，脱落率极低；②吉妮无支架，非常柔软，与宫腔接触面小，可减少出血与疼痛等不良反应，适用于任何大小和形态的子宫，并能适应子宫收缩时的变化，彻底取消了传统宫内节育器可能引发不适的硬支架。特别适用于产后子宫、宫颈口过松、宫腔偏大、月经量较多和既往其他节育器脱落的妇女，扩大了节育器的使用人群。因需要固定于子宫顶端，所以放置时宫腔深度的测量必须准确，否则出现脱落和穿孔的危险。

（3）药物缓释宫内节育器：在带铜的 IUD 上携带孕激素或前列腺素抑制剂。放置年限一般是 5 年。

1）含孕激素 T 形宫内节育器：临床上应用的主要是曼月乐（mirena），采用 T 形支架，缓释药物储存在纵杆药管中，管外包有聚二甲基硅氧烷膜，控制药物释放。根据 IUD 支架上的载药量，并通过体内、外试验，测定每天药物释放量，来决定放置年限，一般为 5 年。现在主要运用孕激素为左旋 −18− 甲基炔诺酮（LNG），纵臂激素套管（长 19mm，宽 3.5mm）内含有 52mg 左炔诺孕酮，置入宫腔后以每天 20μg

的剂量释放药物，使子宫内膜腺体萎缩，间质水肿，血管受抑制，导致子宫内膜变薄，内膜呈蜕膜样改变。LNG 经子宫内膜基底层毛细血管网快速吸收进入血循环，其血浆浓度明显低于皮下埋植及口服避孕药，但其内膜局部浓度较外周血循环浓度高 1000 倍之多，可以有效地占据局部孕酮受体长达 6 年之久。因其血浆浓度低，卵巢功能几乎无影响，系统不良反应轻微。其优点不仅妊娠率、脱落率低，且月经量少。主要不良反应为闭经和点滴出血。

2）含其他活性物的宫内节育器：目前临床主要用含前列腺素合成酶抑制剂及抗纤溶药物的 IUD。

安舒环：为活性 γ 形 IUD，是由记忆合金丝支架、不锈钢丝螺旋圈和 99.99% 高导铜丝以及消炎痛硅胶组成（含消炎痛 20 ~ 25mg），带铜面积 380mm²，无尾丝。γ 形设计更适合子宫的功能原理，可随子宫收缩，因而不易产生宫缩的刺痛感。所含的消炎痛，可在一定程度上缓解痛经，并有效减少放置 IUD 后的腰酸及腹痛症状。它无尾丝的设计，彻底消除性交时尾丝存在可能引起的刺痛。因为采用合金技术，放置时一般情况无需扩宫，减少了患者的痛苦。

元宫环：采用不锈耐酸钢丝和纯铜螺段制成，结构符合子宫形态和子宫动力学原理，含铜面积 220mm²，含消炎痛大于 5mg。但使用元宫环后，异物反应较明显，出现的不良反应主要有月经量增多、月经期延长或月经期点滴出血，腰酸及下腹坠胀感，节育器的脱落或移位等。

## 二、避孕原理

自 20 世纪 20 年代末，IUD 被公认有避孕作用以来，大量研究认为 IUD 的抗生育作用主要是：①干扰着床：长期异物刺激导致慢性炎症反应及损伤子宫内膜，产生前列腺素，引起子宫内膜白细胞及巨噬细胞增多，子宫腔液体成分发生改变，产生无菌性炎症反应，前列腺素又可改变输卵管蠕动，使受精卵运行速度与子宫内膜发育不同步，受精卵着床受阻。②影响受精卵的发育：子宫内膜受压缺血及吞噬细胞的作用，激活纤溶酶原，局部纤溶活性增强，致使囊胚溶解吸收。③宫腔内自然环境改变：吞噬细胞被覆于子宫内膜，有吞噬精子的作用；宫腔内炎症细胞增多，有毒害胚胎作用。④对抗机体囊胚着床的免疫耐受性，使囊胚崩解，有免疫性抗着床作用。

含孕激素 IUD 曼月乐又名左炔诺孕酮宫内绝育系统，在宫腔内主要发挥局部孕激素作用。其机制为使宫颈黏液增厚，抑制精子通过；抑制子宫内膜增厚，抑制受精卵着床；抑制精子的活动，抑制精子和卵子的结合。降低异位妊娠风险，减少盆腔感染的发生，减少子宫内膜炎的发生，缓解及预防子宫内膜增生过度。

带铜 IUD 异物反应较重，铜的长期缓慢释放，可以被子宫内膜吸收，局部浓度增高改变内膜酶系统活性如碱性磷酸酶和碳酸酐酶，并影响糖原代谢、雌激素摄入及 DNA 合成，使内膜细胞代谢受到干扰，使受精卵着床及囊胚发育受到影响。铜还可能影响精子获能，增强避孕效果。

## 三、宫内节育器放置术

适应证：凡育龄妇女自愿要求放置 IUD 而无禁忌证者均可放置；要求紧急避孕（含铜 IUD）；继续以宫内节育器避孕而无相对禁忌证。

禁忌证：①妊娠或妊娠可疑者；②人工流产、分娩或剖宫产后有妊娠组织物残留或感染可能者；③生殖道急性炎症；④生殖器官肿瘤；⑤严重全身性疾患；⑥子宫脱垂或子宫畸形；⑦严重的全身性疾患；⑧铜过敏史者，不能放置带铜节育器。

1. 放置时间 常规为月经干净后 3~7 日放置（未同房）；人工流产可立即放置，但术后宫腔深度应 <10cm 为宜；自然流产和药物流产后来过 2 次正常月经；产后一般在满 3 个月；剖宫产后半年放置；哺乳期放置应先排除早孕可能；曼月乐可在经期放置；用于紧急避孕，不论月经周期时间，在无保护性性交后 5 天内放置。

2. 节育器大小选择 T 型 IUD 依其横臂宽度分为 26、28、30 号 3 种。宫腔深度 >7cm 者用 28 号，≤7cm 者用 26 号。

3. 术前准备 ①询问病史特别要了解高危情况，如哺乳、多次人工流产史、剖宫产史和长期服用避孕药史等；②做体格检查、妇科检查。做血常规、HIV、梅毒、肝炎传染病病原体及阴道分泌物检查；③做好术前咨询，受术者知情并签署同意书；④术前测体温。

4. 放置方法 外阴部常规消毒铺巾，双合诊复查子宫大小、位置及附件情况。阴道窥器暴露宫颈后，再次消毒，以宫颈钳夹持宫颈前唇，用子宫探针探测宫腔深度。一般不需扩张宫颈管，宫颈管较紧者应以宫颈扩张器顺序扩至 6 号。用放置器将节育器推进入宫腔。其上缘必须抵达宫底部，带尾丝者在距宫口 2cm 处剪断。观察无出血即可取出宫颈钳及阴道窥器。

5. 术后注意事项 ①术后避免性生活及盆浴 2 周；②术后休息 3 日，避免重体力劳动 1 周；③放置 3~6 个月内，在大便后和经期时注意有无 IUD 脱落；④放置后可能有少量阴道出血及下腹部不适，均为正常现象，如出血多、腹痛、发热、白带异常等及时就诊；⑤告知节育器种类、使用年限、随访时间、放置后 1 个月随访，以后每年随访 1 次。

## 四、宫内节育器取出术

1. 适应证 ①因不良反应治疗无效或出现并发症者；②改用其他避孕措施或绝育者；③带器妊娠者；④计划再生育者；⑤放置期限已满需更换者；⑥绝经一年者，如绝经年限较长，子宫已萎缩，难以取出，临床无症状者，可定期随访，暂不取出，以减少因取器困难而引起的并发症。

2. 禁忌证 ①全身情况不良或为疾病的急性期者待病情好转后再取；②生殖器官炎症时应在抗感染治疗后取出节育器；③生殖器官炎症情况严重者可在积极抗感染的同时取出节育器。

3. 取器时间 一般以月经后 3~7 日为宜。

4. 术前准备 ①术前了解取器原因，受术者知情并签署同意书；②取器前应对 IUD 作定位诊断，通过宫颈口尾丝或 B 型超声、X 线检查确定宫腔内是否存在节育器及其类型；③做常规妇科检查、常见传染病病原体检测及阴道分泌物常规化验；④测量血压、脉搏和体温；⑤绝经时间较长者的取器或估计取器有一定困难者，应在有条件的医疗机构取器，并在取器前行宫颈准备，改善宫颈条件后再取器或在宫腔镜辅助下取器。

5. 取器方法 有尾丝者，用血管钳夹住后轻轻牵引取出。无尾丝者，先用子宫探针查清 IUD 位置，以长直血管钳放入宫颈管内夹住 IUD 纵杆牵引取出。多年前放置的金属单环，以取环钩钩住环下缘取出，切忌粗暴用力。取器困难者可在 B 型超声监测下操作，必要时在宫腔镜下取器。

6. 术后注意事项 ①术后休息 1 天；②术后避免性生活及盆浴 2 周，避免上行感染；③继续避孕者，应该落实其他避孕措施。

## 五、宫内节育器的不良反应

1. 月经异常 发生率 5%~10%，常发生于放置 IUD 后一年内，尤其是最初 3 个月内。表现为经量过多超过正常月经 1 倍以上、或在非月经期出现少量阴道出血。出血系 IUD 的机械性压迫引起子宫内膜和血管内皮细胞损伤，释放大量前列腺素、纤溶酶原激活因子、激肽等物质，使血管渗透性增加，纤溶系统活性增加，导致月经过多。治疗需补充铁剂，并选用：①吲哚美辛 25～50mg，每日服 3 次；②氨甲环酸 1g，每日服 4 次，7 日为一疗程。接上述治疗 3 个周期仍未见效者，可能为 IUD 本身问题，应考虑取出或更换，仍无效应改用其他避孕措施。

2. 腹痛 生理性是表现为腰酸腹坠，是因 IUD 若与宫腔大小或形态不符，可引起子宫频繁收缩而致腰酸或下腹坠胀。病理性是由于 IUD 嵌顿、异位或感染引起，需取出 IUD。

3. 过敏 主要是对铜过敏，禁放置含铜 IUD。

4. 白带过多 可经历数月，适应后能减少，一般不需特殊治疗。原因是 IUD 在宫腔内对子宫内膜刺激，引起无菌性炎症可使子宫分泌物增加；有尾丝者刺激宫颈管上皮可引起宫颈分泌物增加。

## 六、宫内节育器的并发症

1. 子宫穿孔、节育器异位 引起穿孔原因为：①子宫位置检查错误，易从子宫峡部穿孔；子宫大小检查错误，易从子宫角部发生穿孔。②哺乳期子宫薄而软，术中易穿孔。穿孔后将节育器放入子宫外。确诊节育器异位后，应根据其所在部位，经腹（包括腹腔镜）或经阴道将节育器取出。

2. 术后感染 无菌操作不严或节育器尾丝导致上行性感染，以及生殖道本身存在感染灶等均可发生急性或亚急性炎症发作。病原体以厌氧菌、衣原体尤其放线菌感染占重要地位。一旦发生感染，应取出 IUD，并给予抗生素治疗。

3. 节育器变形、脱节、嵌顿、断裂及部分残留 由于带器时间过长或节育器放置时损伤宫壁引起。也可因选用的节育器过大或具尖端部分放置后引起损伤，致部分器体嵌入子宫肌壁。一经诊断应及时取出，若取出困难应在 B 型超声下或在宫腔镜直视下取出。

4. 节育器下移或脱落 由于未将 IUD 放至子宫底部，操作不规范，或 IUD 与宫腔大小、形态不符，均能引起宫缩将 IUD 排出。月经过多或宫颈内口过松及子宫过度敏感。IUD 制作材料的支撑力过小也易脱落。多发生于带器后第一年，尤其头 3 个月内，且常在月经期与经血一起排出。有时带器者未能察觉，因此放器后第一年内应定期随访。

5. 带器妊娠 由于 IUD 未放置到宫底部，或型号偏小而 IUD 位置下移，余下宫腔可供囊胚着床而妊娠；IUD 嵌顿于肌壁或异位于盆腔或腹腔等情况，均可导致带器妊娠。

## 七、宫内节育器的非避孕作用

如 IUD 的置入可预防宫腔手术后的粘连，IUD 的支架可作为携带药物的释放系统进行妇科疾病的治疗，如月经过多、子宫内膜异位症、痛经等。临床上应用的主要是左炔诺孕酮（LNG）宫内缓释系统（曼月乐）。

1. 治疗月经过多 曼月乐用于治疗月经过多在临床上已经有较多报道，减少月经量非常有效，对治疗围绝经期子宫内膜单纯增生所致的月经过多同样有作用。曼月乐替代一些创伤性更大的手术如子宫切除或内膜切除术，使血红蛋白和血清铁蛋白升高，同时不会引起子宫内膜过度增殖。有研究者发现曼月乐在减少子宫出血方面比口服孕激素有更好的效果，并且没有肝脏的首过效应，不干扰体内的代谢。在使用曼月乐期间月经减少的特点为血量的减少和周期中出血天数的减少，在使用的头 2～3 个月中，不规则的点滴出血很常见，取出曼月乐后很快恢复月经和排卵功能。

2. 治疗痛经 LNG 在子宫腔内的释放导致子宫内膜对卵巢分泌的促进子宫内膜生长的雌激素不敏感，内膜抑制导致月经稀少、闭经、痛经消失，尤其对子宫腺肌病合并月经过多的患者更适合使用。将 LNG-IUD 用于经保守性手术后复发中、重度痛经的患者，观察 1 年后，与期待组相比，平均月经血量减少，疼痛评分下降，复发率低且满意度高。另有一些学者将 LNG-IUD 用于治疗阴道直肠膈子宫内膜异位症。

3. 在女性激素替代治疗（HRT）中的作用 HRT 的患者在用雌激素的同时联合应用 LNG-IUD 可以起到保护内膜的作用，宫腔局部 LNG 的释放导致内膜上皮组织对卵巢释放的雌激素不敏感，有效对抗雌激素诱发内膜增殖的作用。一项调查显示在放置 3 年后宫腔镜检查加内膜活检表明内膜腺体萎缩，基底膜发生蜕膜样改变，无任何增殖倾向。HRT 者血中雌激素的水平可以使得围绝经期向绝经期平稳过渡，减少围绝经期的症状，减少骨钙的丢失。绝经后 HRT 的患者放置曼月乐比全身应用孕激素可避免孕激素对于乳腺和心血管方面的潜在的不良反应。曼月乐应用于 HRT 是一种安全、耐受性好、易于接受和高效的抑制子宫内膜增殖的装置。

4. 治疗子宫肌瘤 有学者报道，LNG-IUD 应用于子宫肌瘤合并月经过多的患者，有减少月经量，改善贫血，使肌瘤缩小的作用。

5. 预防子宫内膜息肉术后复发　宫腔镜联合曼月乐治疗及防止子宫内膜息肉复发。有研究者观察68 例经产妇、无生育要求的子宫内膜息肉患者在宫腔镜下刮除或电切除子宫内膜息肉后宫腔内放置曼月乐后的临床症状、B 超测量子宫内膜的厚度及不良事件。结果 B 超随访持续放置 3 个月~2 年 60 例无 1例复发。

6. 含其他药物的 IUD 治疗妇科疾病　如有学者应用释放丹那唑（D-IUD）的宫内节育器对有剧烈的痛经、盆腔疼痛和性交痛症状的子宫内膜异位症患者进行治疗，使用 6 个月后上述症状明显减轻，显示放置 D-IUD 是一种有效的保守治疗子宫内膜异位症的方法。同样将 D-IUD 用于治疗子宫内膜单纯增生和不典型增生的患者，4 年以后所有患者病情都有改善。提示 D-IUD 治疗还能成为一个新的有效的治疗子宫内膜增生的手段。

7. 含铜 IUD 治疗功能性继发性闭经　Fortunato通过 10 年的研究，发现功能性继发性闭经妇女中放置含铜宫内节育器能部分恢复规律的月经，在置入含铜宫内节育器后数星期内有 40 例妇女月经周期恢复正常，大部分患者放环后可持续 1 年左右的规律月经。其机制被认为与宫内节育器使内膜释放前列腺素物质有关。

（姚济芬）

# 第七十三章

# 辅助生育技术

辅助生育技术的开展对解决不孕不育问题十分有助，但限于生物学、心理学、社会伦理、道德、法律等有关因素，以及经济问题等，在人类应谨慎使用。这些方法可作为治疗某些不孕不育，也与优生密切有关。

现将主要的和基本的辅助生育技术分述如下（由于辅助生育技术需要由卫生部或省级卫生部门根据有关条件严格审批，所以并非一般医疗机构均可开展，但各级医师均需有所了解，本章仅一般性介绍）。

## 第一节 新鲜精液（未经处理）的人工授精

人工授精约有 200 年历史，故并非新技术，其精液来源可分为两种，一是非配偶间的人工授精，二是配偶间的人工授精。

### 一、非配偶间的人工授精（artificial insemination with donor's semen，AID）

#### （一）适应证

1. 绝对性男性不育，如无精症、死精症和严重少精症（精子计数≤5×10⁶/ml）。

2. 丈夫不排精。

3. 夫妇间血型不合或免疫不相容因素所致不孕，如 Rh 或 ABO 血型不相容，精子抗体形成。

4. 丈夫携带不良遗传因素，如癫痫、精神病、遗传性疾病，家属性黑矇性白痴，Gierke 扩原增多症等。

供精者必须是年轻或中年健康男性，已婚且生育过一个健康孩子，体态匀称，五官端正，中等身高，体重符合要求，如 60~70kg，思路敏捷，动作灵活，

无慢性病史，各器官功能正常，无全身性疾病及内外生殖器疾病，无传染病和性传播疾病，精液检查正常，精子活力、染色体、生化检查无异常。

接受非配偶间人工授精的妇女必须 35 岁以下，卵巢功能正常，宫颈、宫颈管、子宫腔和输卵管均通畅，已经子宫输卵管造影（HSG）或腹腔镜检查，同时经宫颈，置入 Rubin 头进行输卵管亚甲蓝通畅试验正常，不孕夫妇双方签字认可。

#### （二）具体步骤

1. **非配偶人工授精前女方准备** 包括阴道内分泌物检查和子宫颈黏液的清洁度检查，必要时作细菌培养，如见子宫颈黏液浑浊，黏稠或脓液，局部用抗生素或辅以小剂量雌激素，使宫颈能消炎或宫颈黏液变稀薄，以有利精子穿透。

2. **选择人工授精时间** 可根据基础体温（BBT）测定，或检查子宫颈黏液量及性状选择人工授精日期，现几乎均采用 B 超监测卵巢内卵泡发育，一般卵泡达 18~20mm 以上，结合宫颈黏液评分可达 10 分和血液测定 $E_2$ 和 LH 值测定及适时注射 HCG 5000~10 000IU，诱发排卵的方法来确定人工授精的时间，一般为 HCG 注射后 32~36 小时即可。

3. **操作步骤** 接受人工授精妇女取膀胱截石位，臀部抬高，妇科检查确定子宫位置后可有如下几种方法：

（1）普通法：置入阴道窥器暴露子宫颈，消毒棉球，擦净子宫颈外口周围的黏液，然后用 2ml 干燥无菌针筒吸取新鲜黏液 2ml，连接长 10~12cm，直径 1~2mm 前端圆钝光滑的塑料导管，将导管插入宫颈管 0.5~0.8cm（不超过 1cm），以低压缓慢推注精液 0.5~1.0ml 入宫颈管内，待注入精液自然缓慢倒流至子宫颈外口为止，必要时将多余的精液散布于子宫颈

外口周围及穹隆，注毕垫高臀部，仰卧 1/2 ~ 1 小时后离去。授精 24 ~ 48 小时内适量应用抗生素预防感染。授精后仍需随访 BBT、宫颈黏液变化，以便及时了解是否妊娠和预防流产。

（2）子宫颈帽授精法：选用与接受授精妇女的宫颈大小合适的塑料宫颈帽，将精液置于宫颈帽后再覆盖在宫颈上，使精液与宫颈口密切接触而不易流出，24 小时后取出宫颈帽。

（3）子宫腔内或腹腔内直接授精法：采用经过处理后的精子悬液，可除去精浆而减少子宫痉挛性收缩痛等不良反应。

人工授精后分娩以男孩为多，因为人工授精时间在接近排卵期有关，由于排卵期宫颈黏液偏碱性，更有利于 Y 型染色体精子的存活。

## 二、配偶间的人工授精（artificial insemination with husband's semen，AIH）

主要用于丈夫精液正常，但有性交障碍，女方阴道或阴道口畸形、狭窄、痉挛及严重早泄使精子不能上行到宫颈管内，而女方各项检查均正常者。其他操作均同上。

# 第二节 精液经处理后的人工授精

## 一、子宫内人工授精（intrauterine insemination，IUI）

主要可用于男性不育，但女方宫颈性不孕，是使用子宫内人工授精的主要适应者，且妊娠率较高，宫颈性不孕有宫颈狭窄，因宫颈锥切后，宫颈物理治疗——如电凝、激光、冷冻治疗后宫颈黏膜破坏过度，宫颈黏液分泌不足。也有使用于因子宫颈黏液中含抗精子抗体，且性交后试验（PCT）不良者。

制备精子悬液，使标本中活动精子数量增高，同时减少精浆内含抑制生育力的物质，炎症细胞，前列腺素（可引起子宫痉挛性疼痛）和抗精子抗体。具体制备精子悬液可用精子上游法、Tyrode 溶液法、Percoll 精子洗涤浓缩法等。

上游法利用精子具有主动游过液体界面进入不同培养液的能力，而达到自行与死精、凝集精子、畸形精子和细胞杂质分离的目的。运用于正常精液、液化不良精液，此法回收后活精子达 90％。

### （一）标准上游法

1. 取试管数支，每管加入 2.0ml 培养液（培养液有 Ham's F10、Earle's、HTF 等，用前加 10 % 血清，或 0.5% 白蛋白，青霉素最终浓度为 60μg/ml，经 37℃、5%$CO_2$ 孵箱平衡 pH 达 7.3 ~ 7.4 后使用）。

2. 再分别将 0.5ml 液化精液慢慢加入试管底部，使其形成两个界面。

3. 加盖，45° 倾斜，置于 37℃、5%$CO_2$ 孵箱中 30 ~ 60 分钟。

4. 收集各管上清液，离心 200g × 5 分钟，弃上清液，加 2ml 培养液，打匀后离心 200g × 5 分钟。

5. 留沉淀物，加入 0.5ml 培养液制成精子悬液，调整精子浓度（10 ~ 30）× $10^6$/ml 备用。

### （二）洗涤上游法

1. 液化精液 1：3 加入培养液，离心 300g × 10 分钟。

2. 弃上清液，沉淀中加入 2 ~ 3ml 培养液，轻轻混匀，再离心 200g × 10 分钟弃上清液。

3. 另取小试管 1 支，加入培养液 0.5 ~ 1ml，用吸管取经洗涤后的精子，缓慢加入试管底部，45° 倾斜，放入 $CO_2$ 培养箱内 30 ~ 60 分钟。

4. 收集上游精子，调整精子浓度（10 ~ 30）× $10^6$/ml 备用。

Percoll 梯度离心法利用不同成熟阶段的精子和各种细胞成分各自的密度差异，使之在不同浓度的溶液中，在离心力的作用下停留在不同密度面的界面上，达到较好的分离目的。适用于精液极度黏稠、少精和弱精者。

### （三）Percoll 梯度离心法

1. 在锥形离心管内依次加入 1.5 ~ 2ml90 %、45 % Percoll 液，再将 1.5 ~ 2ml 精液加到 45 % Percoll 液面上，注意每层之间的界面要清楚。

2. 离心 300g × 15 ~ 20 分钟。

3. 弃上层液体，留沉淀物，加入 3ml 培养液，打匀后，离心 200g × 8 分钟。

4. 留沉淀物，加入 0.5ml 的培养液，制成精子悬液备用。

授精前对卵泡发育的监测甚为重要，主要有三种：

B 超监测：自月经周期第 10 天起，隔日或每日监测卵泡的发育情况和子宫内膜的厚度。卵泡成熟的征象是卵泡直径≥18mm，部分卵泡内壁可见半月形的突起，称"卵丘征"，提示 24 小时内将发生排卵。子宫内膜具有三线型或子宫内膜与周围肌层等回声，中线回声可见但不强，且子宫内膜达 8mm 以上为好，妊娠率较高。

内分泌监测：$E_2$分泌在排卵前 24～36 小时达高峰，一般因为排卵前 $E_2$ 上升经历 6 天时间，并且血中 $E^2$ 测定不能很快得出结果，因此不易准确掌握 $E_2$ 峰值出现时间，应结合 B 超和其他方法来预测排卵时间。血 LH 起始峰在排卵前 32 小时，顶峰在排卵前 16.5 小时左右出现，故须连续测定才能测得 LH 峰值。尿 LH 测定方法简便快速，尿 LH 峰比血 LH 峰晚出现 6～7 小时，在预计卵泡近成熟时，每 8 小时测定 1 次，一般在尿 LH 峰出现后 14～28 小时内排卵。

宫颈评分：随卵泡发育，分泌 $E_2$ 增加，宫颈口松弛开张，黏液量增加，清晰透明似蛋清样，拉丝度增加，出现羊齿状结晶。所以根据子宫颈评分，即宫颈分泌物、黏液拉丝度、羊齿状结晶和宫颈形态可反映卵巢的反应性和卵泡发育情况，当宫颈评分≥9 分时，结合 B 超监测，可判断卵泡成熟。

具体操作是用生理盐水洗涤外阴、阴道、宫颈，抬高臀部，采用专门的 IUI 导管，通过宫颈管达宫腔近宫底，尽量避免损伤宫颈和宫腔黏膜连接已抽吸制备后精子悬液的注射器，导管插入宫腔近宫底，插入 5～6cm，缓慢经导管注入 0.3～0.5ml 精子悬液。取出导管，患者原位仰卧 30～60 分钟，术后给予抗生素 3～5 天，也可不用。人工授精后第二天起每日肌注黄体酮 20～40mg，共 3～5 次。在宫颈狭窄者或子宫严重前屈或后屈者，可事先用 B 超测量宫颈管、宫腔长度及宫腔方向，也可在子宫内授精前 1～2 个月先作宫颈扩张术，以利置入 IUI 导管。

自然周期人工授精并不很高，若采用促排卵药和子宫内人工授精联合应用则可明显提高妊娠率。使用促排卵药者的用药方案如下：

1. CC+E+HCG　于月经周期第 5～9 天口服克罗米酚，每日 1 次，每次 50～100mg，接着用小剂量雌激素连用 7～14 天，在月经周期第 11 天开始监测卵泡，主卵泡达 18mm 以上时，肌注 HCG 10 000IU。

2. CC+HMG+HCG　月经第 3～7 天口服克罗米酚，每日 1 次，每次 50mg，月经第 8、10 天肌注 HMG 150IU。第 11 天起监测卵泡隔日肌注 HMG 150IU，主卵泡成熟，此时再肌注 HCG 5000～10 000IU。

3. HMG+HCG　于月经第 5 天开始 HMG75～150IU，月经周期第 10 天起 B 超监测卵泡发育。如无优势卵泡，可每隔 5～7 天增加 75IU HMG 直至卵泡成熟，主卵泡达到 18mm 以上时，肌注 HCG 5000～10 000IU。

4. FSH+HMG+HCG　FSH 是纯卵泡刺激素，前

3～5 天用 FSH，以后改用 HMG，特别是 PCOS 者。血中 LH 水平高于正常，采用 FSH 制剂效果更好。

一般无试管婴儿设备和技术单位，采用促排卵和人工授精，使不孕病人也能获得较高的妊娠率。

## 二、输卵管内人工授精

可经通过宫颈，置入宫腔镜，作输卵管内插管法、或 B 超监视下作输卵管内人工授精，或经宫颈管置入宫腔镜直视下向输卵管内插入直径 0.8mm 导管，约 0.5～1.0cm，注入 50μl 制备的精子悬液。

## 三、腹腔内人工授精

主要用于宫颈性不孕或男方生育力低等患者。

# 第三节　体外受精和胚胎<br>子宫内移植

体外受精和胚胎子宫内移植（in vitro fertilization and embryo transfer，IVF-ET），俗称"试管婴儿"。

1. 主要适应于双侧输卵管闭塞或手术切除输卵管，男性生育力低，宫颈性不孕和免疫性不孕，或原因不明性不孕。

2. 诱发排卵和监测方法同前，根据 B 超监测卵泡，宫颈黏液检查，评分和激素 $E_2$，LH 测定后能精确注射 HCG，32～36 小时后，可经腹部 B 超引导下经阴道后穹隆穿刺取卵。

术前 2 天阴道以 0.025% 碘液涂抹，每日 2 次，穿刺前 1 小时肌注地西泮 10mg，哌替啶 50mg，穿刺前再静注哌替啶 50mg，暴露宫颈后擦净宫颈及阴道穹隆，子宫颈用碘酊、乙醇消毒，生理盐水棉球擦净。0.5%～1% 利多卡因注射宫颈两侧，宫颈穹隆交界处，然后可用阴道探头及连接穿刺针；在 B 超介导下穿刺卵泡，取得卵子。同时作配偶或供精者的取精液和制备，再将 10μl（含 10 000 条活动精子）～100μl（含 100 000 条活动精子）的精子悬液，加入含有卵细胞的 1ml 培养液内进行体外受精，待受精后约 48 小时胚胎为 2～4 细胞期，取 1～3 个胚胎移植到子宫腔。宫颈管狭窄者可在 IVF 前 1～2 个月先作宫颈扩张。移植前 B 超测量子宫颈外口至子宫底长度，最好分别测量宫颈管和宫腔长度。移植前 20 分钟，口服沙丁胺醇（舒喘灵）4.8mg，或肌注阿托品 0.5mg 或移植前 1 小时口服地西泮 10mg。

病人取膀胱截石位，暴露宫颈后先在宫颈外口用浸湿培养液的棉签擦净分泌物和黏液，将导管和

1ml 结核菌素注射器连接，用培养液充盈导管和注射器 0.2ml 刻度处，然后吸入 1cm 长的空气泡入导管顶端，再吸含有胚胎的 50μl 培养液，最后再吸入 cm 长的空气保留于导管顶端，先将套管插宫颈内口，然后缓慢经套管插入移植导管，待导管在宫腔内位置正确，可推注 0.18ml，并保持导管不动 1 分钟，再注入 20μl 培养液，缓慢退出导管，并在显微镜下检查有否将胚胎带出，检查宫颈外口无出血，黏液和培养液，病人在手术室卧床 20 分钟后小心送回病房，同样体位保持 4 小时，再卧床休息 1～2 日，此后肌注 HCG 2500IU，隔日 1 次，共 3 次，或肌注黄体酮，连续 BBT 及每周 β-hCG 测定，或日后 B 超检查，确定有无早孕。

## 第四节　配子和合子输卵管或腹腔内移植

在 B 超引导或宫腔镜直视下经宫颈输卵管插管，经宫颈途径的输卵管内人工授精，配子或合子移植。

配子输卵管移植有经腹腔镜配子输卵管内移植（peritoneal oocyte sperim transfer，POST），也可腹腔内（直肠子宫陷凹内）配子移植，主要治疗病因不明的不孕或宫颈性因素或男方生育能力低下的不孕妇女，移植前先宫颈旁阻滞麻醉或注镇痛剂，在无菌条件下，用培养液洗涤脊椎穿刺和导管，穿刺针从阴道后穹隆进入，导管内已吸取制备好的卵子精子连同培养椎穿刺针和导管，穿刺针从阴道后穹隆进入，导管内已吸取制备好的卵子精子连同培养液，置导管于穿刺针内，进入阴道后穹隆到达子宫直肠窝，注射后退出穿刺针和导管即可。

合子输卵管内移植（zygote intrafallopian transfer，ZIFT）是将采集的成熟卵子和精子在体外培养 24 小时，经腹或宫颈（在 B 超介导下）将发育成为原核期胚胎直接送入输卵管内。若在 B 超介导下经宫颈途径作输卵管内合子移植，也是暴露宫颈，并予清洗后，按 B 超探测子宫颈和子宫体角度，将有可弯曲的套管，顺宫颈管插入，通过宫颈内口，对准宫体侧角处，将含有 1～4 个合子送入套管，在 B 超引导下，经此管插入输卵管，注入。术后观察基本同 IVF-ET。

## 第五节　卵细胞浆内单精子注射

卵细胞浆内单精子注射（intracytoplasmic sperm injection，ICSI）：单精子卵胞浆内显微注射是在显微镜操作系统帮助下，在体外直接将精子注射卵母细胞浆内使其授精。目前 ICSI 已经走出依赖改进 IVF 过程（包括提高用于授精的精子浓度）来治疗男性不孕。由于 ICSI 只需要一个有功能基因组和中心体的精子使一个卵子授精即可，ICSI 的适应证不仅局限于精子形态异常，也包括少精子症和精细胞运动异常。若是梗阻性病变，ICSI 也可用于附睾或睾丸中的精子。ICSI 目前的适应证：①射精精子——少精子症、精子无力/弱精子症、畸性活精子症、抗精子抗体高滴度、传统 IVF-ET 反复授精失败、癌症患者缓解期保存的冷冻精子、射精异常（如逆行射精 电射精）；②附睾精子——先天性双侧输精管缺如、输精管附睾吻合术失败、输精管吻合术失败、双侧射精管阻塞；③睾丸精子——对附睾精子的全部适应证、睾丸衰竭引起的无精子症、死精子。

此技术避开了人类生殖的自然选择过程，可能会增加后代出生缺陷的发生率。含有 Y 染色体长臂基因或基因簇微缺失与无精或严重少弱精有关。因此，应严格掌握适应证，并重视术前的遗传咨询及检查。

## 第六节　植入前胚胎遗传学诊断

植入前胚胎遗传学诊断（preinplantation genetic diagnosis，PGD）：此方法是利用现代分子生物学技术与显微操作技术，在受精卵分裂为 8 细胞左右时，取出 1-2 个细胞进行特定的遗传学性状检测，然后据此选择合适的囊胚进行移植的技术。遗传学性状检测方法以荧光原位杂交或各种 PCR 为主。目前常用于某些单基因疾病、染色体数目或结构异常以及性连锁性遗传并的携带者等有可能分娩遗传性疾病后代的高危夫妇的胚胎选择。该技术主要目的与不孕症的治疗无关，但以辅助生育技术为基础。应 PGD 技术，可以避免反复的选择性流产或引产和遗传性疾病患儿的出生。

## 第七节　辅助生育技术后的有关问题

有关人类辅助生育技术（assisted reproductive technology，ART）若从人工授精算起已有 200 年左右历史，若从 1978 年第 1 例体外受精和胚胎移植（in vitro fertilization-embryo transfer，IVF-ET）算起也有

30 余年历史，至 2008 年世界上"试管婴儿"已大于 300 万例。这一技术对解决不孕不育问题做出了贡献。然而随着这一技术的广泛应用，可能出现的子代、母体、子代的子代等相应的风险，即这一技术的安全性问题，也引起了人们的关注。

ART 对子代生存质量影响的研究，主要集中在围生期的结局及短期的随访，包括多肽率、单胎出生的低体重儿、早产、出生缺陷、印迹基因疾病、神经系统发育、身心健康、智能以及癌症的风险（子代幼年和成年癌肿包括白血病、眼、中枢神经肿瘤和朗格汉斯组织细胞增多病等）。

ART 对母体非肿瘤安全性的研究，主要集中在产前出血、前置胎盘、胎盘早剥、妊娠高血压、子痫前期、产后出血等。

有关 ART 与母体妇科肿瘤也有较多报道，有 ART 与妊娠滋养细胞疾病 / 肿瘤、卵巢肿瘤、子宫肿瘤。

ART 是人为地引入非生理性操作，且均是在生命形成的关键时期，此时精、卵和胚胎早期发育阶段易受外界因素影响，对生殖过程进行非自然的干预可对配子和胚胎发育均易造成影响，并且在胚胎发育和细胞增殖过程中稳定传递，从而影响子代，乃至再下一代的健康。实际 ART 的各个操作步骤均可能对子代健康或间接影响母体：① IVF 和 ICSI 男性子代都出现生精基因（AIF）的突变（微缺失）；② ART 可影响到基因、蛋白表达等多个方面，从而影响子代表型；③动物的 ART、胚胎体外培养易致巨型后代综合征（large offspring syndrome，LOS），与人类基因印记缺陷导致的 Beckwith-Wiedemann syndrome，BWS）表现相似；④ ICSI 操作可能对 DNA 表观遗传修饰产生干扰；⑤促排卵对卵子发育生长过程中的印记获得和胚胎发育过程的印记重构有影响；⑥促排卵和穿刺取卵可影响卵巢的激素分泌及卵巢结构改变；⑦精子和胚胎暴露于体外，冻存操作可能改变其原始结构及增加遗传风险；⑧ ICSI 技术跨越自然选择过程，有将精子的缺陷遗传给子代危险；⑨精卵结合后滋养细胞的增殖变化等易致妊娠滋养细胞相关疾病的发生；⑩卵巢反复排卵，经历创伤与诱导卵巢肿瘤发生；⑪促排卵和人绒毛膜促性腺激素对子宫及激素依赖性疾病 / 肿瘤的危险。综上所述，ART 对子代、母体、子代的子代均有安全性问题已引起基础研究和临床的重视，涉及妇产科、男性科、胎学、遗传、新生儿、儿科、生殖医学、药理、流行病学、循证医学、转化医学等多学科，须共同关注，为母婴健康作不懈的研究和探讨，以提高人口素质，保护妇女健康。

（石一复）

# 第七十四章

# 妇产科常用药物

## （一）雌激素

| 药名 | 规格 | 用法 | 药理及应用 | 注意事项 |
|---|---|---|---|---|
| 倍美力 | 片剂：<br>0.3mg×28 片 / 盒，<br>0.625mg×28 片 / 盒 | 用于 HRT：<br>1. 序贯法　第 1～28 天，0.625mg/d，第 15～28 天，加服醋酸甲羟孕酮 10mg/d<br>2. 联 合 法　第 1～28 天，0.625mg/d 加醋酸甲羟孕酮 2mg/d | 用于更年期综合征，卵巢功能不全，子宫发育不良，人工周期等 | 须在医生指导下应用，子宫肌瘤、乳癌、孕妇、严重肝肾功能异常者忌用 |
| 戊酸雌二醇（Estradiol Valerate，补佳乐） | 片剂：<br>1mg×21 片 / 盒 | 一般每日一片：间断治疗（周期性）：连续 20～25 天后，中断所有治疗 5～6 天，在这一间期内将发会生撤退性出血；连续性：无任何治疗中断 | 与孕激素联合使用建立人工月经周期中用于补充主要与自然或人工绝经相关的雌激素缺乏 | 妊娠妇女及哺乳期妇女禁用 |
| 雌三醇乳膏（欧维婷）Estriol Cream | 软膏剂：<br>15mg/15g/ 支 | 第一周内每天使用一次，然后根据症状缓解情况逐渐减低至维持量（如每周二次），对于尿失禁可能需要较高的维持量 | 适用于雌激素缺乏引起的泌尿生殖道萎缩性症状，即治疗阴道方面的症状，如干燥、性交痛和瘙痒，预防复发性阴道和尿道下部的感染，排尿方面的症状（如尿频和尿痛）和轻度尿失禁；绝经后妇女阴道术前和术后；可疑的萎缩性宫颈涂片辅助诊断 | |
| 替勃龙 Tiholone（利维爱） | 2.5mg×7 片 / 盒 | 口服：每日 0.5 片，至少连续服用 3 个月方能获得最佳效果 | 抑制绝经后骨质丢失。更年期综合征，血管舒缩功能不稳定的症状，如潮热、出汗、头痛能得到明显改善。用于自然绝经和手术绝经所引起的各种症状 | 糖尿病患者慎用，本品不可作为避孕药使用 |
| 戊酸雌二醇 / 雌二醇环丙孕酮（克龄蒙） | 片剂：21 片 / 盒 | 每日 1 片，无间断的服用 21 天 | 本品在与孕激素联合使用建立人工周期中用于补充主要与自然或人工绝经相关的雌激素缺乏 | HRT 不适用于妊娠或哺乳期妇女 |

## （二）孕激素

| 药名 | 规格 | 用法 | 药理及应用 | 注意事项 |
|---|---|---|---|---|
| 孕三烯酮（内美通）Gestrinone | 2.5mg×10粒/盒 | 剂量为每周两次，每次2.5mg，病人首次服药应在月经周期的第一天开始以确保病人是处在非妊娠期，在3天后服用第二次。随后的治疗必须在每周相同的两天服用，治疗时间一般为6个月 | 孕三烯酮作为合成甾体是孕酮拮抗剂；适用于治疗子宫内膜异位症 | 开始治疗前必须排除妊娠的可能，特别是以前有闭经的病人 |
| 地屈孕酮（达芙通）Dydrogesterone | 片剂：10mg×20片/盒 | 每次1片，每日2次 | 可用于内源性孕酮不足引起的疾病，如：痛经、子宫内膜异位症、继发性闭经、月经周期不规则、功能失调性子宫出血、经前期综合征、孕激素缺乏所致先兆性流产或习惯性流产、黄体不足所致不孕症 | 本品不宜用于不明原因的阴道出血，应用于习惯性流产或先兆性流产时，应确定胎儿是否存活 |
| 孕三烯酮 Gestrinone | 孕三烯酮胶囊：2.5mg×10片/盒 | 口服：一次2.5mg，一周2次。首次服药应在月经周期的第1日，在3日后服用第2次。治疗时间一般为6个月 | 用于子宫内膜异位症 | 服药期间要定期检查肝功能 |
| 黄体酮阴道缓释凝胶 Progesterone Sustained-release Vaginal Gel | 8%（90mg）/支 | 阴道给药，每天一次，一次90mg（一支）。如果妊娠，持续治疗至胎盘具有自主功能为止，达到10~12周 | 用于辅助生育技术中黄体酮的补充治疗 | 医师应该留意出现血栓栓塞性疾病最早的症状（血栓静脉炎、脑血管疾病、肺栓塞和视网膜血栓形成）。一旦这些症状发生或可疑发生，应立即停止用药 |

## （三）促子宫收缩药

| 药名 | 规格 | 用法 | 药理及应用 | 注意事项 |
|---|---|---|---|---|
| 卡前列素氨丁三醇（欣母沛）Carboprost Tromethamine | 针剂：1ml：250μg/支 | 难治性产后子宫出血：起始剂量为250μg，做深部肌注，总剂量不得超过2mg | 适用于妊娠期为13~20周的流产，还适用于常规处理方法无效的子宫收缩弛缓引起的产后出血现象 | 动物试验未显示本品具有致畸形，但大鼠和家兔的试验表明其具有胚胎毒性，而且任何会引起子宫张力增加的剂量，都会危害胚胎或胎儿 |

## （四）促性腺激素

| 药名 | 规格 | 用法 | 药理及应用 | 注意事项 |
|---|---|---|---|---|
| 重组人绒促性素（艾泽）Recombinant Human Chorionic Gonadotropin alfa | 粉针剂：250μg/支 | 皮下注射，建议使用方案：1. 接受IVF前进行超排卵的妇女，在最后一次FSH或hMG制剂24~48小时后，即取得卵泡生长的最佳刺激时，注射本品250μg 2. 无排卵或少排卵妇女，在取得卵泡生长的最佳刺激24~48小时后注射本品250μg，建议患者在注射当天或第二天同房 | 适用于：1. 接受辅助生殖技术如体外受精（IVF）之前进行超排卵的妇女：注射本品可在刺激卵泡生长后，触发最终的卵泡成熟和黄体化 2. 无排卵或少排卵妇女：注射本品可在刺激卵泡生长后触发排卵及黄体化 | 常见有注射部位不适，头痛、疲倦、恶心、呕吐、腹痛，轻度至中度卵巢过度刺激综合征；罕见抑郁、易怒、躁动，腹泻，严重的卵巢过度刺激综合征，乳房疼痛 |

续表

| 药名 | 规格 | 用法 | 药理及应用 | 注意事项 |
|---|---|---|---|---|
| 戈舍瑞林（诺雷德）Goserelin | 3.6mg×1 支 / 盒 | 成人在腹前壁皮下注射本品3.6mg 一支，每 28 天一次 | 前列腺癌：适用于可用激素治疗的前列腺癌；乳腺癌：适用于可用激素治疗的绝经前期及围绝经期妇女的乳腺癌；子宫内膜异位症：缓解症状包括减轻疼痛并减少子宫内膜损伤的大小和数目 | 孕妇、哺乳期妇女禁用 |
| 亮丙瑞林（抑那通）Leuprorelin | 3.75mg/ 瓶 | 子宫内膜异位症：成人每4 周一次，皮下注射本品3.75mg | 子宫内膜异位症；对伴有月经过多、下腹痛、腰痛及贫血等的子宫肌瘤，可使肌瘤缩小和（或）症状改善；绝经前乳腺癌，且雌激素受体阳性患者；前列腺癌；中枢性性早熟症 | 孕妇、可能怀孕的妇女或哺乳期妇女不应给予本品 |
| 曲普瑞林（达菲林）Triptorelin | 粉针剂：0.1mg，3.75mg | 达菲林 3.75mg 肌注，剂量：前列腺癌：一次 1 支，每4 周注射 1 次，子宫肌瘤和子宫内膜异位症：一次1 支，每 4 周注射 1 次，在月经的头 5 天开始治疗 | 曲普瑞林是天然 GnRH 的类似物，0.1mg 曲普瑞林用于女性不孕症的辅助治疗，在体外受精 - 胚胎移植程序（IVF-ET）中，与促性腺激素（HMG,FSH,HCG）联合使用，促进排卵。3.75mg 曲普瑞林适用于治疗：前列腺癌；性早熟；生殖器内外的子宫内膜异位症（Ⅰ期至Ⅳ期）女性不孕症；手术前子宫肌瘤的治疗 | 开始曲普瑞林治疗前，应确定处于非妊娠状态，若诊断出怀孕，应立即停用。使用曲普瑞林治疗前应停止哺乳 |
| 重组人促卵泡素（果纳芬）Recombinant Human Follitropin | 冻干粉针剂：75IU/ 支 | 皮下注射或肌肉注射：用量根据对药物的反应及雌激素水平而定，一般为75～150IU/d，直至达到理想疗效，治疗周期持续8～10 天 | 可刺激卵泡的发育和成熟，诱导雌激素水平增高，从而使子宫内膜增生。用于多囊卵巢综合征患者诱导排卵，以及用于LH/FSH 比值升高，激素平衡失调所致的闭经，排卵功能障碍性不育症等患者诱导排卵 | 少数有注射部位发热和关节痛 |
| 重组促卵泡素β（普利康）Recombinant Follitropin Beta | 50IU/ 支、100IU/ 支 | 1. 用于不排卵（包括多囊卵巢综合征，PCOS）且对枸橼酸克罗米芬治疗无效者：肌注或皮下注射，每天一次，连续给药，起始剂量通常为50IU，至少维持 7 天<br>2. 用于辅助生育技术超促排卵：肌注或皮下注射，每天一次 | 1. 用于不排卵（包括多囊卵巢综合征，PCOS）且对枸橼酸克罗米芬治疗无效者<br>2. 用于辅助生育技术超促排卵，如体外受精 - 胚胎移植（IVF-ET）、配子输卵管内移植（GIET）及卵泡浆内精子注射（ICSI）中，以获得多个卵泡发育 | 使用促性腺激素促排卵可增加多胎妊娠的风险 |

## （五）避孕药及抗早孕药

| 药名 | 规格 | 用法 | 药理及应用 | 注意事项 |
|---|---|---|---|---|
| 左炔诺孕酮炔雌醇（特居乐）Levonorgestrel and Ethinylestradiol | 21 片 / 盒 | 口服，首次服药从月经第3 天开始，每晚 1 片，连续21 天，先服棕色片 6 日，续服白色片 5 日，最后黄色片 10 片 | 用于女性口服避孕 | 不能用于妊娠期，若服药期间发生妊娠，需立即停服，哺乳期妇女完全断奶之前不推荐使用 COCs |

| 药名 | 规格 | 用法 | 药理及应用 | 注意事项 |
|---|---|---|---|---|
| 去氧孕烯炔雌醇（妈富隆）Desogestrel and Ethinyleslradiol | 片剂：21片/盒，每片含去氧孕烯 0.15mg 和炔雌醇 30μg | 在月经周期的第一天，即月经来潮的第一天开始服用本品，每天约同一时间服 1 片，连服 21 天，随后停药 7 天，在停药的第 8 天开始服用下一盒 | 避孕 | |
| 炔雌醇环丙孕酮片（达英 -35）Ethinylestradiol and Cyproterone Acetate | 21片/盒 | 口服：1 片/日，连服 21 天。停药 7 天后开始下一盒药 | 可用于口服避孕。也用于治疗妇女雄激素依赖性疾病，例如痤疮，特别是明显的类型，和伴有皮脂溢、炎症或形成结节的痤疮（丘疹脓泡性痤疮、结节囊肿性痤疮）、妇女雄激性脱发、轻型多毛症、以及多囊卵巢综合征患者的高雄性激素表现 | 妊娠期、哺乳期禁用 |
| 复方左炔诺酮 Compound Levonorgestrel | 22片/盒 | 口服，月经第五日开始，每天 1 片，连服 22 日，不能间断、遗漏，服完后等月经来潮的第 5 天，再继续服药 | 用于女性口服避孕 | 出现下列症状应停药：怀疑妊娠、血栓栓塞病、视觉障碍、高血压、肝功能异常、精神抑郁、缺血性心脏病等 |
| 屈螺酮炔雌醇片（优思明）Drospirenone and ethinylestra-diol tablets | 每片含屈螺酮 3mg 和炔雌醇 0.03mg | 每日 1 片，连服 21 天。停药 7 天后开始服用下一盒药 | 用于女性口服避孕 | 出现下列任何一种情况，必须立即停药。出现静脉或动脉血栓形成 / 血栓栓塞，或有上述病史存在血栓形成的前驱症状 |
| 左炔诺孕酮 Levonorgestrel | 0.75mg | 口服：于房事后 72 小时内服第 1 片，隔 12 小时后服第 2 片，总量为 2 片 | 用于女性紧急避孕，即在无防护性措施或其他避孕方法偶然失误时使用 | 可能使下次月经提前或延期，如逾期 1 周月经未来潮，应立即到医院检查，以排除妊娠 |

## （六）退乳药物

| 药名 | 规格 | 用法 | 药理及应用 | 注意事项 |
|---|---|---|---|---|
| 溴隐亭 Bromocriptine | 片剂，2.5mg×30 片/瓶 | 高泌乳激素症：根据需要一次 1/2 片，一日 2～3 次，逐渐增至 4～8 片/日；抑制泌乳：一日 2 片，早晚各 1 片，连服 14 天 | 1. 内分泌系统疾病：泌乳素依赖性月经周期紊乱和不育症、闭经、月经过少、黄体功能不足和药物诱导的高泌乳激素症 2. 高泌乳素瘤 3. 抑制生理性泌乳 | 本品对早期妊娠（8 周内）无副作用 |

## （七）妇科外用药

| 药名 | 规格 | 用法 | 药理及应用 | 注意事项 |
|---|---|---|---|---|
| 盐酸环丙沙星栓 Suppositoria Ciprofloxacin Hydrochlorid | 栓剂：0.2g×4 粒/盒 | 每晚 1 次，每次 1 粒 | 用于一般细菌性阴道炎 | 孕妇及哺乳期妇女禁用 |

续表

| 药名 | 规格 | 用法 | 药理及应用 | 注意事项 |
|---|---|---|---|---|
| 替硝唑栓<br>Suppositoria<br>Tinidazole | | 每晚1次，每次1粒 | 抗厌氧菌，抗原虫药，主要用于滴虫性阴道炎，细菌性阴道病及其他阴道厌氧菌感染性疾病的治疗 | |
| 硝呋太尔制霉素阴道软胶囊（朗依）<br>Nifuratel<br>Nysfungin<br>Vaginal Soft<br>Capsules | 阴道软胶囊：<br>6粒/盒 | 每日一次，连用6天，建议使用1~2个疗程 | 细菌性阴道病、滴虫性阴道炎、念珠菌性阴道炎、阴道混合感染 | 孕妇应在医生指导下使用，哺乳期妇女慎用 |
| 复方甲硝唑栓<br>Compound<br>Metronidazole<br>Suppositories | 栓剂：<br>8粒/盒 | 每晚1次，每次1粒，7日为一疗程 | 用于滴虫性阴道炎及细菌性阴道病 | 孕妇及哺乳期妇女禁用 |
| 氯喹那多-普罗雌烯阴道片（可宝净）<br>Chlorquinaldol-<br>Promestriene<br>Vaginal Tablets | 阴道片：<br>6片/盒 | 阴道给药，每日一片，连用18天 | 除淋球菌感染外，任何原因引起的白带增多 | 孕妇及哺乳期妇女禁用 |
| 重组人干扰素α2a栓<br>Recomibinant<br>Human<br>Interferon<br>α2a Vaginal<br>Suppository | 栓剂：<br>50万单位/枚 | 将栓剂置于阴道后穹隆，每次1枚，隔日1次 | 用于治疗阴道病毒性感染引起的慢性宫颈炎、宫颈糜烂、阴道炎、预防宫颈癌 | 孕妇禁用，哺乳期妇女正常使用 |
| 雌三醇乳膏<br>Estriol Cream | 软膏剂：<br>15mg/15g/支 | 外用：第一周内每天使用一次，然后根据症状缓解情况逐渐减低至维持量（如每周2次） | 适用于雌激素缺乏引起的泌尿生殖道萎缩性症状，即治疗阴道方面的症状，如干燥、性交痛和瘙痒，预防复发性阴道和尿道下部的感染，排尿方面的症状（如尿频和尿痛）和轻度尿失禁 | 孕妇及哺乳期妇女禁用 |
| 雌二醇凝胶<br>Estradiol Gel | 凝胶剂：<br>40g：24mg/支 | 每天早晨或晚间涂半剂量尺于手臂，肩部，头颈部，腹部或大腿部及脸部 | 绝经期综合症状：潮热、出汗、睡眠障碍、头晕、急躁等症状。（自然绝经，手术或药物绝经） | 妊娠或哺乳期妇女禁用 |
| 普罗雌烯阴道胶囊（更宝芬）<br>Promestriene<br>Vaginal Capsules | 软胶囊：<br>10mg×10粒/盒 | 通常每天1粒胶囊，一个疗程20天 | 因雌激素不足导致的阴道萎缩 | 孕妇禁用，哺乳期不推荐使用 |
| 聚甲酚磺醛栓<br>Policresulen<br>Suppositories | 栓剂：<br>90mg×6粒/盒 | 每两日将一枚栓剂放入阴道。若采用聚甲酚磺醛溶液病灶烧灼，则于两次烧灼间隔日放入一粒栓剂 | 用于治疗宫颈糜烂、宫颈炎、阴道感染（如细菌、滴虫和霉菌引起的白带增多）、外阴瘙痒、使用子宫托造成的压迫性溃疡等 | 怀孕期间，尤其是妊娠的最后3个月禁用，哺乳期慎用 |

（周坚红）

# 第七十五章

# 阴道手术助产指南

## 第一节 会阴切开缝合术

会阴切开缝合术（episiotomy）是阴道手术助产最常见的一种手术，会阴切开缝合后要比会阴裂伤修补后组织愈合快，还可以缩短第二产程，从而减轻产妇的痛苦，避免产后会阴组织的松弛引起尿失禁，而且对将来减少子宫和阴道壁以及膀胱和直肠的脱垂和膨出均有预防作用。会阴切开缝合术虽然是一种小手术，但却是阴道手术助产时必须要熟练掌握的手术操作。

### 一、分类

依会阴切开部位可分为正中、侧斜与侧切三种，正中切开容易对合及缝合，恢复正常解剖层次，愈合后瘢痕小。由于只切开球海绵体肌和中心腱，出血少，缝合后疼痛轻。但对会阴体长度估计不足或缺乏经验者，可造成肛门括约肌撕裂。侧斜切开可按需要，不受会阴体长度限制，避免肛门括约肌损伤，但剪开组织较多，需切开球海绵体肌，会阴浅、深横肌及部分肛提肌，出血量较多，缝合不易对合，愈合后瘢痕较坚硬，疼痛感明显。侧切开一般不采用，以侧斜切开代替（图75-1）。

### 二、适应证

1. 会阴扩张不良或水肿者，以及会阴局部病变影响扩张者。
2. 胎儿窘迫需要快速结束分娩者。
3. 临床估计胎儿巨大者。
4. 臀位分娩者。
5. 早产儿或低体重儿。
6. 孕妇合并严重的内科疾病以及妊娠期特发性疾病者。
7. 各种阴道助产术的会阴准备。

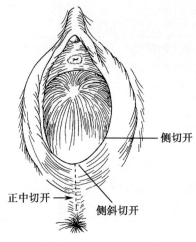

图75-1 外阴切开术

### 三、麻醉

#### （一）局部浸润麻醉

用0.25%~0.5%普鲁卡因或0.5%利多卡因10~20ml，沿切缘皮下作扇形浸润注射（图75-2）。

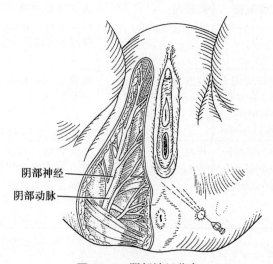

图75-2 阴部神经分布

434

（二）阴部神经阻滞麻醉

0.5% 利多卡因 20ml 用 7 号长针头于坐骨结节与肛门之间皮内注射一小皮丘，然后水平位进针深达坐骨棘稍下方，同时另一手伸入阴道内触摸坐骨棘作引导，将针头指向坐骨棘，针筒回抽无血液，在坐骨棘前面注入 5ml，然后在引导下达到其后正中线，在坐骨棘的前后缘各注入 5ml，最后将长针边退边注药，退至皮下在切缘、舟状窝作扇形浸润（图 75-3）。

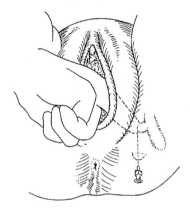

图 75-3　阴部神经阻滞麻醉

## 四、手术步骤

以左侧斜切开为例，切开时间应选择适时，过早切开组织暴露时间过长，失血多，易感染。适时的时机是当会阴体变薄，皮肤发白时，估计切开 2～3 阵宫缩后儿头可以娩出者。

（一）切开

术者左手示、中两指撑起左侧阴道壁，于宫缩时将侧切剪刀自阴唇后联合为起点，向左侧旁开 45°剪开会阴，会阴高度膨隆时则采用 60°～70°角，待胎儿娩出后可自行恢复成 45°，剪刀刃紧贴黏膜，皮肤与黏膜切口内外大小一致。切口长度根据手术种类，胎儿大小而异，一般在 4～5cm。切开后用纱布压迫止血，活动性出血点应及时结扎止血（图 75-4）。

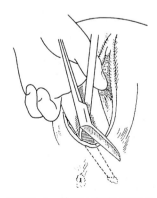

图 75-4　外阴左侧斜切开术

（二）缝合

胎盘娩出后检查阴道、会阴无撕裂、血肿，以带尾纱条塞阴道上推宫颈，充分照明下暴露好视野。

1. 阴道黏膜缝合　用 0 号肠线从阴道黏膜切开顶端上方 0.5cm 处进针，以防回缩血管出血造成血肿，间断缝合达处女膜环。缝合时多带些黏膜下组织。

2. 肛提肌缝合　同样缝线间断缝合肌层，不留死腔，以达到恢复解剖部位并止血目的（图 75-5）。

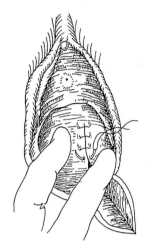

图 75-5　外阴侧斜切开术后肛提肌的缝合

3. 皮下脂肪层　同样缝线间断缝合（图 75-6）。

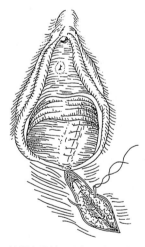

图 75-6　外阴侧斜切开术后皮下脂肪层的缝合

4. 皮肤　1 号丝线间断缝合或 4"0"可吸收肠线皮内缝合，不主张褥式缝合方法，勿将缝线打结过紧，以免分娩后组织水肿（图 75-7）。

5. 缝合完毕　取出阴道内留置的带尾纱布，检查阴道壁缝合情况，并作肛诊检查有无肠线穿透直肠黏膜，如有穿透必须拆除重新缝合。

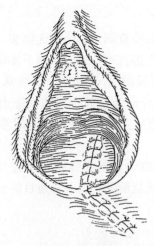

图 75-7　外阴侧斜切开术后皮肤的缝合

# 第二节　手转胎头术

手转胎头术（manual rotation of fetal head）是徒手纠正胎方位，是处理头位难产的重要操作，常常与头吸或产钳合并应用。

## 一、适应证

1. 因持续性枕横位或枕后位，使产程停滞 2 小时以上，阴道检查无明显头盆不称，宫口开大 6 ~ 9cm，或第二产程停滞。

2. 需行产钳助娩或胎头吸引以缩短第二产程，而胎方位为枕横位或枕后位。

## 二、禁忌证

1. 骨盆狭窄或头盆不称。
2. 前置胎盘，胎盘早剥。
3. 子宫先兆破裂。
4. 重度胎儿窘迫。

## 三、麻醉与体位

一般不需麻醉，患者取膀胱截石位。

## 四、手术操作

1. 消毒外阴，导尿。
2. 阴道检查了解骨盆径线，明确宫口扩张情况，先露高低及胎方位。判断胎方位的方法有 2 种：

（1）触摸胎头颅缝法：术者将示指及中指伸入阴道触摸胎头颅缝，如颅缝呈“十”字形，则为大囟门，小囟门为“人”字形。但产程较长时，胎头水肿，颅骨重叠变形，颅缝不易查清。

（2）触摸胎耳法：术者以示指及中指伸入阴道较高位，触摸及拨动胎儿耳廓，耳廓边缘所在方向为枕骨的方向。

3. 旋转胎头　以枕左后位为例，术者右手手心朝上，四指放在胎头的后侧面，拇指放在胎头的前侧面，握住胎头轻轻上推，在胎头松动的同时，缓缓向逆时针方向旋转 180°（图 75-8、图 75-9）。使胎头前额超过孕妇骶骨岬，呈右枕前位即停止旋转，并继续轻握胎头，待有宫缩时引导胎头下降、入盆，然后取出右手等待自然分娩。若需产钳助娩者，徒手旋转胎头至枕前位继以产钳固定，并行产钳助娩术。如为右枕后位时，术者右手掌心朝下，四指放在胎头的前侧面，将胎头向顺时针方向旋转 180°，使胎头额骨超过孕妇骶骨岬，呈枕左前位即可。术者一手在阴道内旋转胎头时，另一手可在腹壁外、耻骨联合上方帮助胎头旋转；或由助手在孕妇侧方，双手放在孕妇腹壁上，帮助胎肩及胎背向前旋转（图 75-10）。

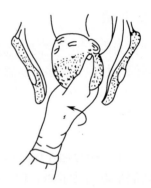

图 75-8　术者右手手心朝上，四指放在胎头的后侧面，拇指放在胎头的前侧面，握住胎头轻轻上推

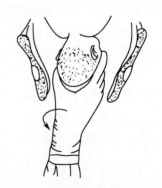

图 75-9　在胎头松动的同时，缓缓向逆时针方向旋转 180°

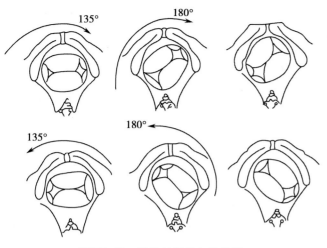

图 75-10　胎头的复位与外旋转

# 第三节　胎头吸引术

胎头吸引术（vacuum extraction of fetal head）是利用胎头吸引器置于胎头，形成负压吸住胎头。通过正常牵引协助胎头娩出的手术。理论上具有比产钳术简便易学的优点，旋转胎头时不损伤孕妇软组织，牵引时对胎儿颅内压影响小。但在有效和快速上不如产钳术，近来被产钳术所取代。

## 一、手术指征

1. 宫缩乏力致第二产程延长者。

2. 缩短第二产程　孕妇全身情况不宜于娩出时摒气用力者，如孕妇合并心脏病、妊娠期高血压疾病、严重贫血或哮喘等并发症。

3. 持续性枕后位、枕横位　胎头内旋转受阻，徒手旋转不成功而头盆基本相称时，需要旋转牵出胎头者。

4. 胎儿窘迫尽快终止分娩者。

## 二、禁忌证

1. 骨盆狭窄或头盆不称。

2. 颜面位、额位、高直位或其他异常胎位。

3. 严重胎儿窘迫。

## 三、胎头吸引术的必备条件

1. 胎儿存活。

2. 无明显头盆不称，胎头已入盆。

3. 宫口开全。

4. 胎头双顶径已达坐骨棘平面，先露骨质已达到坐骨棘下 3cm 或以下。

5. 胎膜已破。

## 四、手术步骤

（一）膀胱截石位、消毒、铺巾。

（二）麻醉

会阴切开的患者行神经阻滞麻醉。

（三）导尿排空膀胱

（四）阴道检查

了解宫口开张，胎头高低，胎方位，骨盆情况，排除禁忌证。

（五）左侧会阴切开

（六）放置吸头器，检查吸头器有否损坏、漏气。

1. 将吸头器大端外面涂以润滑油，左手掌侧向下，以示、中二指压迫阴道后壁，右手持吸头器，边下压边伸入阴道后壁（图 75-11）。

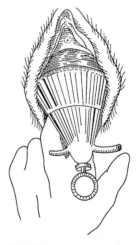

图 75-11　吸头器的放置。左手掌侧向下，以示中二指压迫阴道后壁，右手持吸头器，边下压边伸入阴道后壁

然后二指掌向上挑开阴道右侧壁，使吸头器右侧缘滑入阴道内（图 75-12），继而左手指转向上提拉阴道前壁，使吸引器上缘滑入阴道内，最后拉开阴道左侧壁，使吸头器胎头端完全滑入阴道内并与胎头顶端紧贴（图 75-13）。

再一手扶持吸头器并稍向内推顶，使吸头器始终与胎头紧贴，另一手的示、中二指伸入阴道内沿吸头器胎头端与胎头衔接处摸一周，检查二者是否紧密连接，有无软组织受压。并将胎头吸引器牵引柄与胎头矢状缝一致，作为旋转标志（图 75-14）。

2. 形成吸头器内负压，术者左手扶持吸头器，助手用 50ml 空针接吸头器之橡皮管，逐渐缓慢抽出空气 150～200ml，形成负压。术者右手用血管钳夹紧橡皮接管，取下空针管。

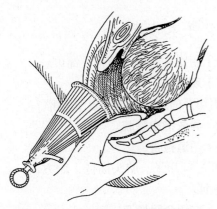

图75-12 二指掌向上挑开阴道右侧壁，使吸头器右侧缘滑入阴道内

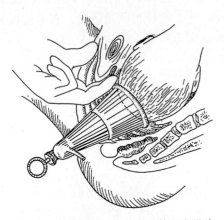

图75-13 拉开阴道左侧壁，使吸头器胎头端完全滑入阴道内并与胎头顶端紧贴

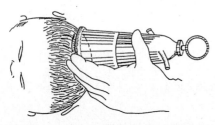

图75-14 胎头吸引器牵引柄与胎头矢状缝一致，作为旋转标志

3. 牵引与旋转吸头器 牵引前需轻轻缓慢适当用力试牵，了解吸头器与胎头是否衔接或漏气，避免正式牵引时滑脱或造成胎儿损伤。牵引方向循产道轴方向，在宫缩时进行，宫缩间歇停止牵引，并根据胎方位边牵引边旋转，使矢状缝在出口平面保持在前后径方向。

4. 取下吸头器 胎头娩出后放开夹橡皮管的血管钳，吸头器内恢复正压，取下吸头器，胎儿按正常分娩原理分娩。

5. 检查新生儿情况 头部产瘤大小、损伤、血

肿、产道、宫颈撕裂情况及时修补。胎儿娩出后常规肌内注射维生素$K_1$，预防颅内出血。

## 五、注意事项

1. 吸头器杯口必须放置合适位置，杯子中心应跨越矢状缝及距后囟3cm处避免损伤胎儿颅脑。

2. 抽吸时压力不能太高，负压要求在37~47kPa（280~350mmHg）。

3. 试牵时无下降趋势应改变其他分娩方式。

4. 牵引时间 一般主张10~15分钟，宫缩次数在5次以内，牵引时间过长，并发症发生率高。

5. 如牵引过程吸头器脱落，需检查失败原因，是否负压不足，牵引方向不正确，胎位未纠正等。如果无阴道分娩的禁忌证，可第二次放置，但是最多不超过3次。

## 六、并发症及其处理

1. 宫颈裂伤 多因宫口未开全造成，阴道检查时要确定宫口开大情况。

2. 外阴阴道裂伤 多因会阴切口过小或阴道壁组织弹性差所致，必要时应行充分的会阴侧切。

3. 阴道血肿 大多是阴道壁被吸入吸引器所致，分娩结束后必须仔细检查，血肿不大时不必处理。

4. 头皮血肿 由负压过大或牵引力多大、牵引时间过长所致，多于一个月内自然吸收，无需特殊处理，避免穿刺或揉血肿，防止皮肤破损感染。

5. 颅内出血 牵引时注意负压和力度。

6. 颅骨损伤 和吸引负压过大或牵引力过猛有关，多为颅骨线性骨折，可自愈。

## 第四节 产 钳 术

产钳术（obstetrical forceps delivery）是为了缩短第二产程而施行的重要阴道助娩手术，主要是以产钳牵引胎头娩出胎儿，也可用于臀位后出儿头的助娩，偶尔也用于剖宫产术胎儿深固定或胎头高浮的胎儿助娩。

## 一、产钳结构

产钳的体积和形状不一，但基本结构由左右二叶组成，每叶又分为四部分：钳叶、径、锁扣、柄（图75-15）。

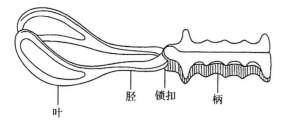

图 75-15　产钳的基本结构

叶　　胫　锁扣　　柄

## 二、产钳术分类

由于双顶径是胎头最大径线，坐骨棘间径是骨盆最小平面，以双顶径与骨盆各平面及坐骨棘的关系作为分类的标记较为合适。胎头骨质部最低点平坐骨棘水平为"0"位，在此水平线上为"-"，以下为"+"，上下均以"cm"为单位，分别记作 -3、-2、-1、0、+1、+2、+3 等（图 75-16）。根据胎头骨质最低点与坐骨棘关系将产钳术分为出口产钳、低位产钳、中位产钳和高位产钳四类。

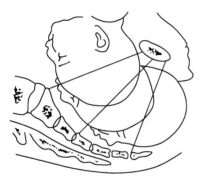

图 75-16　胎头骨质最低点与坐骨棘的关系

### （一）出口产钳

胎头先露已经到达盆底，会阴部膨隆，宫缩时在阴道外口可以见到胎儿的头发，儿头矢状缝在骨盆前后径，胎头旋转≤45°（图 75-17）。

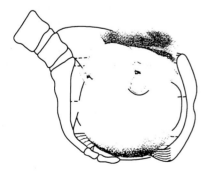

图 75-17　出口产钳的位置

### （二）低位产钳

胎头先露部已经到达坐骨棘水平以下 2cm 或更

低，先露已经充填骶骨凹，未达会阴部，胎头旋转≤45°或 >45°（图 75-18）。

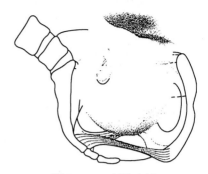

图 75-18　低位产钳

### （三）中位产钳

儿头双顶径已经通过中骨盆，先露部尚未达到坐骨棘下 2cm（图 75-19）。

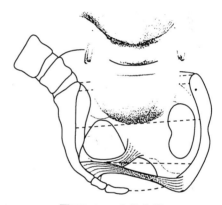

图 75-19　中位产钳

### （四）高位产钳术

胎头尚未固定，双顶径未通过骨盆入口（图 75-20）。

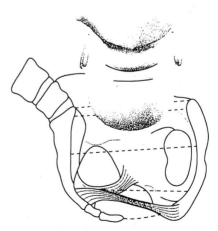

图 75-20　高位产钳

先露部的高低决定产钳术的难易程度和风险度，先露部越高，产钳术就越困难，母婴的损伤概率就越大。鉴于产科学术的发展，特别是剖宫产技术的日趋成熟，使剖宫产已成为一种较为安全的手术，由此高位产钳、中位产钳及胎儿较大，有后出头困难可能的臀位分娩，均已为剖宫产所取代。甚至有些作者认为中位产钳均应代之剖宫产较为安全。但低位和出口产钳仍是有效的阴道助娩方式，是降低剖宫产率，改善围生儿预后及降低孕产妇分娩并发症的有效手段。

## 三、产钳术的适应证

在第二产程凡威胁母婴生命安全的情况，而立即结束分娩能够减轻或解除的，均为产钳术的适应证。

1. 母体方面
（1）继发宫缩乏力。
（2）第二产程延长。
（3）胎头位置异常。
（4）妊娠合并心脏病等。
2. 胎儿方面
（1）胎儿窘迫。
（2）胎盘早剥等。

## 四、产钳术的禁忌证

临床上不采用产钳术来分娩死胎、死产或胎儿畸形等。如存在明显的头盆不称、额位、颏后位、胎头高浮、宫口未开全等均属于产钳术的禁忌证。

## 五、产钳术的必备条件

实施产钳术最重要的是术者必须熟练掌握产科阴道操作的手术技巧。包括：①无明显的头盆不称；②宫口必须开全；③胎膜必须已破；④胎儿必须存活；⑤膀胱必须排空；⑥胎先露应为顶先露、颏前位或臀产后出儿头发生困难者；⑦胎儿骨性先露达到棘下 +2cm 或以下。

## 六、产钳术的术前准备

包括以下几方面：
1. 孕妇取膀胱截石位，外阴消毒，导尿。
2. 准备好新生儿抢救器材和药物，必要时请新生儿科医生到场。
3. 向家属交代病情，说明手术的必要性和可能出现的并发症以及预后情况，并签手术同意书。
4. 会阴侧切前先行阴道检查，注意会阴紧张度、阴道松弛度以及有无畸形和肿物。检查骨盆大小和形态、有无头盆不称、牵引时可以利用的径线和胎头旋转可利用的平面。胎方位和胎产式的确诊，由矢状缝

的走向和囟门所在的部位决定，如果儿头变形严重，要充分估计头盆是否不相称。判断胎头的高低一般是以坐骨棘水平与胎先露最低部位的关系决定。

5. 术前应进行硬膜外麻醉或会阴阻滞麻醉，以减少产道的阻力。
6. 为了减少软产道的损伤，应适时进行会阴切开。

## 七、产钳的应用方法

在检查确定胎头方位及下降程度之后，才可以放置产钳。检查胎方位的方法有：

1. 用手指触摸胎头大小囟门位置及矢状缝，如胎头俯屈较好，成三角形的小囟门不难扪到，其向下的一角与矢状缝相连，后者向骨盆后方向行走并与菱形的大囟门相接。但是当胎儿头皮水肿时，应认真仔细触扪，避免误诊。

2. 另一方法是触摸胎儿耳廓，耳廓边缘所指方向为枕骨所在部位，但触摸耳廓时手要伸入较高位置，手指在耳廓后上下探摸。胎儿耳廓很软，必须仔细体会方能无误（图 75-21）。

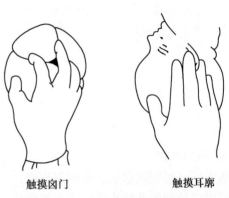

触摸囟门　　　　　触摸耳廓

图 75-21　胎方位的检查

施行产钳术前，术者应先鉴定左右钳叶，将产钳扣合，手持钳柄，按照放置完成后应有的位置放在孕妇会阴前，以加强印象，有利于与实际放好后的产钳位置相对照。以左枕前为例，术者用右手伸入阴道，界于阴道壁与胎头之间，然后将左钳叶在右手指的引导下推入。（图 75-22），左钳叶放置完成后，由助手固定。术者右手执右钳柄，在左手示、中二指的引导下，送入右钳叶，置于胎头之右侧（图 75-23）。扣合后，应常规检查产钳放置是否正确，应以后囟、矢状缝和钳叶窗孔三方面为根据。在枕前位，后囟应在钳胫平面上方距离约一指，并与左右两钳叶持相等距离。如与钳胫平面距离超过一指，即表示产钳放置过

分倾向胎儿面部，牵引时胎头将后仰而增加困难。矢状缝全线须与钳胫平面的中央垂直，如偏向一侧钳胫，表示钳叶钳夹胎头位置有偏，应予调整。在胎儿头皮明显时，即使囟门触摸不清楚，但如能确定矢状缝位置正确，则可以肯定钳叶是放置在胎头两侧，此时了以牵引不会有大的错误。产钳放置好后，钳叶窗孔是摸不到的，或只可摸到很少一点。如钳叶窗孔仍露出甚多，即表示产钳不够深入，须予纠正。在检查钳叶位置时，还要检查钳叶与胎头之间有无软产道组织或脐带夹入。

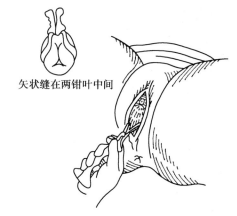

矢状缝在两钳叶中间

**图 75-24**　顺着产钳向下，向外牵引产钳

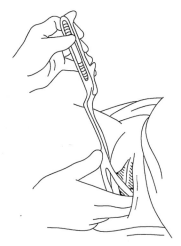

**图 75-22**　左钳叶在右手指的引导下推入阴道

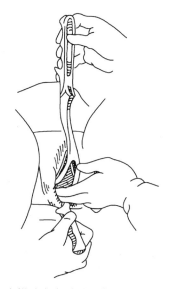

**图 75-23**　右钳叶在右手示、中二指的引导下置入阴道

应在宫缩时牵引产钳，先向外、向下缓慢而均匀地用力，并顺着产轴，最后向上提。一次宫缩不能娩出胎头时，可在宫缩间歇时放松钳扣，以减少对胎头的压迫。如遇紧迫情况，放置好产钳后可立即牵引，不必等待宫缩（图 75-24、图 75-25）。

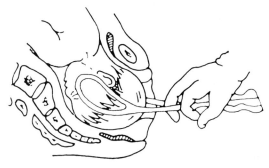

**图 75-25**　顺着产轴上提产钳

关于产钳术与胎头吸引术的选用问题：国内外的一些资料表明低位产钳与胎头吸引术新生儿病率和死亡率均无差异，低位产钳和自然分娩的围产儿死亡率和病率也无差异。如胎头已达盆底，先露在 +2cm 以下，产瘤小，产力好，应首选胎头吸引术。但如先露低，产瘤大，枕后位，或胎儿窘迫情况紧急而产力又弱时，应选产钳术。其优点是可以迅速结束分娩。特别对子痫前期重度、心脏病等用产钳助产成功率高。

# 第五节　臀位分娩术

分娩总数的 4%～5% 为臀位分娩，围产儿病死率、新生儿患病率远高于头位分娩。应给予高度重视，选择最适宜的分娩方式，可以避免和减少并发症的发生。目前，臀位牵引术已逐渐被剖宫产取代，但在某些情况下仍可作为一种应急措施。

## 一、臀位分娩的分类

1. 自然分娩　整个胎儿的娩出没有任何助产措施，全依靠自然产力。

2. 臀位部分牵引　部分胎体自然娩出，而胎儿头部，头部和上肢，胎儿头部、上肢及部分躯干，以牵引娩出。

3. 臀位完全牵引　胎儿的全部分娩完全由牵引娩出。

## 二、臀位阴道分娩的适应证

1. 骨盆无明显异常，估计胎儿体重 <3500g。
2. 单臀位或全臀，胎头无仰伸。
3. 双胎分娩中第二胎为臀位者。
4. 胎儿先天畸形。
5. 宫口开全。

## 三、臀位阴道分娩的禁忌证

1. 骨盆明显狭窄或畸形。
2. 胎儿体重在 3500g 以上。
3. 胎头仰伸，不全臀位。
4. 对胎臀高浮者，可能存在着骨盆狭窄或胎儿异常，不宜行臀牵引术。
5. 高龄初产，瘢痕子宫，母亲有严重妊娠合并症和妊娠并发症。

## 四、臀位分娩的方法

1. 臀位自然分娩术　可见于少数胎儿小、产力强、产道没有异常者，大多数臀位阴道分娩需要助产。胎儿以其三个最大径线（粗隆间径、肩峰间径及枕额径）适应骨产道的最大径线，遵循一定的机转才能经阴道分娩，以单臀骶右前位分娩为例。

（1）胎儿臀部娩出：胎臀的粗隆间径衔接于骨盆入口右斜径上，当临产后逐渐下降，前髋到达骨盆底，遇有阻力时向母体右侧作 45° 内旋转，使胎臀达耻骨弓下，粗隆间径与母体骨盆前后径一致，胎儿骶骨位于母体右侧。胎臀继续下降并侧屈，胎儿的右髋部先从母亲的会阴前缘娩出，随后前髋自耻骨弓下娩出。双腿及双足娩出，胎体外旋转，胎儿的背部转向母体右前方或前方。

（2）胎儿肩部娩出：胎体外旋转，胎儿的双肩径衔接于骨盆入口右斜径上，当胎儿的双肩下降到达盆底时，前肩向右作 45° 内旋转，转至耻骨弓下，以此为支点，后肩及其上肢自会阴前缘娩出，继之前肩和上肢自耻骨弓下娩出。

（3）胎儿的头部娩出：胎肩娩出时，胎头矢状缝衔接于骨盆入口的左斜径或横径上，当胎头下降达盆底时，胎头枕骨转向前方达耻骨弓下，胎儿俯屈并自会阴前缘仰伸娩出（图 75-26）。

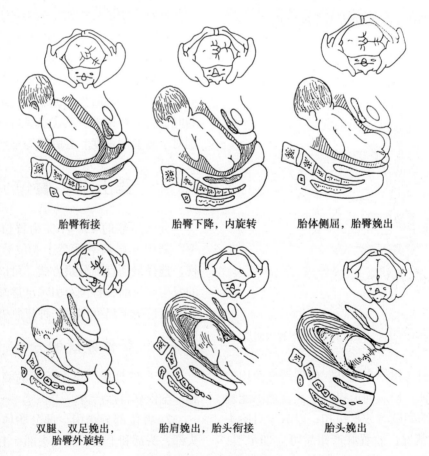

胎臀衔接　　　　胎臀下降，内旋转　　　　胎体侧屈，胎臀娩出

双腿、双足娩出，　　胎肩娩出，胎头衔接　　　　胎头娩出
胎臀外旋转

图 75-26　胎儿头部的娩出

2. 臀位助产术　部分胎体自然娩出至脐轮处，助产者按臀位分娩机转用手法协助胎肩、胎臂及胎头娩出。要使软产道充分扩张，为胎儿顺利娩出创造条件。

（1）压迫法：为使软产道充分扩张，阻止胎儿过早娩出。自阴道口见胎足暴露时开始堵臀（图75-27）。以消毒治疗巾置于阴道外口处，宫缩时用手掌面堵住，直至阴道充分扩张，宫口开全。当肛门松弛外阴膨隆时，胎臀降至阴道口，宫缩时感到冲击力较大，胎儿即将娩出，此时宫颈口多已开全，胎儿粗隆间径达到棘下。行会阴神经阻滞麻醉，做一较大的会阴侧斜切口。术者用消毒治疗巾裹住胎臀及下肢，双手拇指置于胎儿臀部，其余四指放在臀部侧方，轻轻牵引和旋转，使骶部慢慢下降并转至前方，以利双肩径衔接并下降（图75-28）。脐部娩出时应向外牵拉数厘米以免损伤。脐轮娩出后再将胎背旋转回原侧，使双肩径与出口前后径保持一致。同时，胎儿头部入盆。术者继续向下向外牵拉胎臀，使前肩暴露在耻骨联合下，术者示、中二指沿胎肩滑向胎儿肘部，勾住肘关节顺势拨出。上举胎体，后肩及后臂自会阴体前娩出。胎肩及上肢娩出后，放低胎体，再次将胎肩转向前方，助手自耻骨联合上方压迫胎头，使胎头保持俯屈、入盆。胎头枕部在耻骨联合下方时，上举胎体，胎头以最小径线娩出（图75-29，图75-30）。

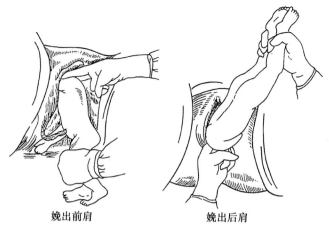

图 75-29　娩肩

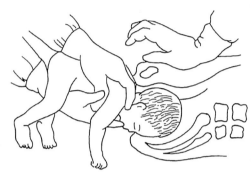

图 75-30　将胎肩转向前方，助手自耻骨联合上方压迫胎头，使胎头保持俯屈、入盆

（2）扶持法：保持小腿伸直，压住胎臀使之不致上举，胎头不致仰伸，充分扩张软产道，以利胎儿顺利娩出。胎臀自然娩出后，术者双手拇指放置于胎儿腿部，其余四指在骶部，阵缩时握住胎体及双腿向上抽提（图75-31）。

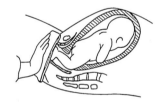
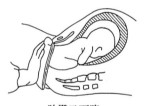

胎臀尚未下降，胎足露于外阴　　　　　胎臀已下降

图 75-27　堵臀法

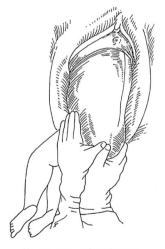

图 75-28　胎臀牵引法

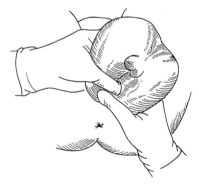

图 75-31　术者双手拇指放置于胎儿腿部，其余四指在骶部，阵缩时握住胎体及双腿向上抽提

当胎儿的肩胛骨下角露出阴道外口时，将胎体上举，使双肘、双肩及前臂自然娩出。娩肩困难时，可按堵臀手法娩出前、后肩和胎头。

臀位助产注意事项：产力要好，发生宫缩乏力时可酌情加催产素静滴；堵臀法可使阴道充分扩张，但不宜过分，臀部抵达阴道口时可行麻醉和会阴切开术；胎头娩出时，按分娩机转进行，不应用暴力牵拉，必要时用后出头产钳术；胎儿的脐部娩出到胎头娩出时间不超过8分钟。

3. 臀位牵引术　在应急情况下采用，要求在较深麻醉下，由有经验的产科医生施术，孕妇没有明显的头盆不称，宫颈口已开全或近开全。除胎儿下肢需手术牵出外，其余部分的助产手法与臀位助产法基本相同。但是在软产道没有充分扩张的情况下，不宜迫使胎儿娩出，否则易致双臂上举或胎头娩出困难，产伤及死产率增加。术前准备同臀位助产术。胎儿单或双足已经在外阴或阴道内，术者可直接握持并牵引；当胎足仍滞留在宫腔内，应伸手入宫腔，握持将胎足牵出（图75-32）。随着下肢不断外露，握持点自下向上地移至股部，转至骶前位，用钩臀法娩出（图75-33）。

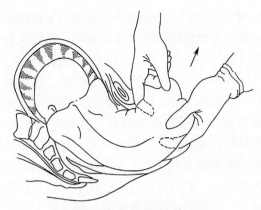

**图75-33**　用钩臀法娩出胎儿

（黄秀峰　贺　晶）

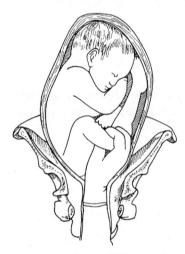

**图75-32**　当胎足仍滞留在宫腔内，应伸手入宫腔，握持将胎足牵出

# 附录

## 附录1：妇产科常用实验室检查项目，采样要求，检测内容及参考数值

妇产科实验室检查在临床常用，但在标本采集时，对试管和采血或样本各有不同要求，否则会影响检测结果，或影响临床正确或及时的治疗，也可因采血或采样不合要求，再重复采取会给患者增加痛苦或麻烦，所以本章节对各种妇产科常用检测项目的试管及采样要求予以标记说明（附表1-1～附表1-13）。

有关各种检测项目，外文缩写以及正常值等均列表说明，便于临床医生和护理人员查阅查考。

附表1-1　血常规检查与血凝测定

| 项目 | 试管及抽血要求 | 检测内容 | 参考值 |
|---|---|---|---|
| 血球计数分类全套 | （10%）EDTA-K$_2$抗凝，抽血2ml | 白细胞计数（WBC） | 非孕妇（4～10）×10$^9$/L<br>中孕后（10～12）×10$^9$/L |
| | | 淋巴细胞分类（LY%） | 20%～47% |
| | | 淋巴细胞绝对值（LY #） | （0.8～4）×10$^9$/L |
| | | 单核细胞分类（MO%） | 3%～12% |
| | | 单核细胞绝对值（MO #） | （0.12～0.8）×10$^9$/L |
| | | 中性粒细胞分类（NE%） | 46%～75% |
| | | 中性粒细胞绝对值（NE #） | （2.4～7.5）×10$^9$/L |
| | | 嗜酸性粒细胞分类（EO%） | 0.0～5% |
| | | 嗜酸性粒细胞绝对值（EO #） | （0.0～0.5）×10$^9$/L |
| | | 嗜碱性粒细胞分类（BSAO%） | 0～1% |
| | | 嗜碱性粒细胞绝对数（BASO #） | （0.0～0.1）×10$^9$/L |
| | | 红细胞计数（RBC） | （3.5～5）×10$^{12}$/L |
| | | 血红蛋白（Hb） | 110～150g/L |
| | | 红细胞压积（Hct） | 非孕妇：37～43%<br>孕妇：31%～34% |
| | | 平均红细胞体积（MCV） | 82～92fL |
| | | 平均血红蛋白量（MCH） | 27～31pg |
| | | 平均血红蛋白浓度（MCHC） | 320～360g/L |
| | | 红细胞分布宽度（RDW） | 11.5～14.5% |
| | | 血小板计数（PLT） | （100～300）×10$^9$/L |
| | | 平均血小板体积（MPV） | 8.8～12.8fL |
| | | 血小板压积（PCT） | 0.1%～0.2% |
| | | 血小板分布宽度（PDW） | 15.5%～17.1% |
| 新生儿血常规测定 | 库尔特稀释法测定，抽血50μl | 白细胞计数（WBC） | （15～20）×10$^9$/L |
| | | 红细胞计数（RBC） | （6.0～7.0）×10$^{12}$/L |
| | | 血红蛋白（Hb） | 170～200g/L |
| | | 血小板计数（PLT） | （100～300）×10$^9$/L |

| 项目 | 试管及抽血要求 | 检测内容 | 参考值 |
|---|---|---|---|
| 新生儿血常规测定 | 手工分类 | 淋巴细胞分类（LY%）<br>单核细胞分类（MO%）<br>中性分叶粒细胞分类（NE%）<br>中性杆状粒细胞分类（NE%）<br>嗜酸性粒细胞分类（EO%）<br>嗜碱性粒细胞分类（BASO%） | 20%～40%<br>3%～8%<br>50%～70%<br>1%～5%<br>0.5%～5%<br>0～1% |
| 血凝检查 | 1：9 枸橼酸钠（3.8%）抗凝，抽血 2.7ml | 凝血酶原时间（PT）<br>国际标准化比率（INR）<br>部分凝血活酶时间（APTT）<br>纤维蛋白原（FIB）<br><br>凝血酶时间（TT） | 11.5～14.3 秒<br>0.8～1.5<br>28～40 秒<br>非孕妇：2～4g/L<br>孕妇：4～5g/L<br>13.5～18.5 秒 |
| DIC 检查 | 1：9 枸橼酸钠（3.8%）抗凝，抽血 2.7ml | 凝血酶原时间（PT）<br>国际标准化比值（INR）<br>部分凝血活酶时间（APTT）<br>纤维蛋白原（FIB）<br><br>凝血酶时间（TT）<br>3P 试验<br>D 二聚体 | 11.5～14.3 秒<br>0.8～1.5<br>28～40 秒<br>非孕妇：2～4g/L<br>孕妇：4～5g/L<br>1. .5～18.5 秒<br>阴性<br><0.5mg/L |
| 血沉 | 1：4 枸橼酸钠（3.8%）抗凝 1.6ml | 红细胞沉降率（ESR） | 非孕妇：<20mm/h<br>孕妇：<75mm/h<br>男：<15mm/h |
| 其他项目 | EDTA-K2（10%）抗凝或特殊试管 | 网织红细胞计数（RET） | 成人 0.5%～1.5%<br>绝对值：（24～84）×$10^9$/L<br>新生儿：3.0%～6.0% |
| | | 嗜酸性粒细胞计数 | （0.05～0.3）×$10^9$/L |
| | | 血丝虫蚴虫 | 未检到 |
| | 抽血 3.0ml（非抗凝） | 血交叉配（备）血 | |

附表 1-2　尿液分析

| 项目 | 容器 | 检测内容 | 参考值 |
|---|---|---|---|
| 尿常规 | 尿杯 | 潜血（BLO）<br>胆红素（BIL）<br>尿胆原（URO）<br>酮体（KET）<br>蛋白质（PRO）<br>亚硝酸（NIT）<br>葡萄糖（GLU）<br>白细胞（LEU）<br>酸碱度（PH）<br>比重（SG）<br>维生素 C（Vc）<br>尿沉渣分析（镜检） | 阴性<br>阴性<br>阴性<br>阴性<br>阴性<br>阴性<br>阴性<br>阴性<br>5.4～8.4<br>1.01～1.025 |
| HCG | 尿杯 | 尿 HCG 测定 | 非妊娠：阴性 <50IU/L<br>妊娠：阳性≥50IU/L |

附表 1-3 大便检验

| | 容器 | 检测内容 | 参考值 |
|---|---|---|---|
| 大便常规 | 便杯 | 外观 | 黄色软便 |
| | | 镜检：红细胞 | 0~1/HP |
| | | 白细胞 | 0~3/HP |
| | | 虫卵 | 未检到 |
| 大便潜血 | 便杯 | | 阴性 |

附表 1-4 体液常规

| 容器 | 检体 | 参考值 | | |
|---|---|---|---|---|
| 干燥试管 4ml 3 支 | 脑脊液 1~2ml×3 支 | 外观：清晰、无色、无凝块；白细胞：成人：<8×10⁶/L；儿童：<15×10⁶/L；新生儿：<30×10⁶/L红细胞：无；潘氏试验：阴性或弱阳性；葡萄糖定量：成人：2.22~3.89mmol/L；儿童：2.78~5.0mmol/L；氯化物：成人：120~130mmol/L；儿童：110~125mmol/L；无细菌检出 | | |
| 干燥试管 7ml 3 支 | 浆膜腔穿刺液 5ml×3 支 | | 漏出液 | 渗出液 |
| | | 外观 | 淡黄、浆液性 | 可黄色、脓性、血性、乳糜性等 |
| | | 透明度 | 透明或微混 | 大多混浊 |
| | | 凝固 | 不自凝 | 自凝 |
| | | 李凡它试验 | 阴性 | 阳性 |
| | | 有核细胞计数 | 常小于 $300×10^6$/L | 常大于 $1000×10^6$/L |
| | | 分类 | 以淋巴、间皮细胞为主 | 依病因不同而异，急性感染以中性粒细胞为主，慢性感染以淋巴细胞为主 |
| | | 细菌检查 | 无细菌检出 | 可检出病原菌 |
| | | 蛋白定量 | 30g/L 以下 | 30g/L 以上 |

附表 1-5 生化检验

| 项目 | 试管及采血要求 | 检测内容 | 参考值 |
|---|---|---|---|
| 生化全套 | 干燥试管抽血 4.0ml | 总蛋白（TP） | 60~80g/L<br>孕中期：60~65g/L |
| | | 白蛋白（ALB） | 35~50g/L |
| | | 球蛋白（GLB） | 15~30g/L |
| | | 蛋白比例（A/G） | 1.35~2.50 |
| | | 谷丙转氨酶（ALT） | 0~40U/L |
| | | 谷草转氨酶（AST） | 0~34U/L |
| | | 碱性磷酸酶（ALP） | 15~200U/L |
| | | 总胆汁酸（TBA） | 0~10μmol/L |
| | | 总胆红素（T-BIL） | 3.4~20.5 μmol/L |
| | | 直接胆红素（D-BIL） | 0~6.8μmol/L |
| | | 血肌酐（CR） | 44~107μmol/L |
| | | 血尿素氮（BUN） | 1.8~6.1mmol/L |
| | | 血尿酸（UA） | 150~350μmol/L |
| | | 血糖（GLU） | 3.89~6.11mmol/L |
| | | 总钙（Ca） | 2.08~2.75mmol/L |
| | | 甘油三酯（TG） | 0.25~1.71mmol/L |
| | | 总胆固醇（T-ch） | 3.49~5.55mmol/L |
| | | 高密度酯蛋白胆固醇（HDL-C） | 1.1~1.74mmol/L |
| | | 低密度酯蛋白胆固醇（LDL-C） | 2.07~3.1mmol/L |
| | | 镁（Mg） | 0.65~1.1mmol/L |

| 项目 | 试管及采血要求 | 检测内容 | 参考值 |
|---|---|---|---|
| 生化全套 | 干燥试管抽血 4.0ml | 无机磷（P）<br>肌酸激酶（CK）<br>乳酸脱氢酶（LDH）<br>γ-谷氨酰转肽酶（GGT）<br>α-羟丁酸脱氢酶（HBDH）<br>前白蛋白（PA）<br>转铁蛋白（TRF）<br>C-反应蛋白（CRP）<br>钾离子（K$^+$）<br>钠离子（Na$^+$）<br>氯离子（Cl$^-$） | 0.97～1.45mmol/L<br>25～170U/L<br>114～240U/L<br>0～30U/L<br>72～182U/L<br>200～400mg/L<br>2～4g/L<br>0～10mg/L<br>3.5～5.5mmol/L<br>135～145mmol/L<br>96～106mmol/L |
| 肝功能9项 | 干燥试管抽血 3.0ml | 总蛋白（TP）<br><br>白蛋白（ALB）<br>球蛋白（GLB）<br>蛋白比例（A/G）<br>谷丙转氨酶（ALT）<br>谷草转氨酶（AST）<br>碱性磷酸酶（ALP）<br>总胆红素（T-BIL）<br>直接胆红素（D-BIL）<br>间接胆红素（I-BIL）<br>γ-谷氨酰转肽酶（GGT） | 60～80g/L<br>孕中期：60～65g/L<br>35～50g/L<br>15～30g/L<br>1.35～2.5<br>0～40U/L<br>0～34U/L<br>15～200U/L<br>3.4～20.5μmol/L<br>0～6.8μmol/L<br>3.4～17.1μmol/L<br>0～30U/L |
| 血脂 | 干燥试管抽血 2.0ml | 甘油三酯（TG）<br>总胆固醇（T-ch）<br>高密度酯蛋白胆固醇（HDL-C）<br>低密度酯蛋白胆固醇（LDL-C）<br>载脂蛋白AI（ApoAI）<br>载脂蛋白B（ApoB）<br>脂蛋白a（Lpa） | 0.25～1.71mmol/L<br>3.49～5.55mmol/L<br>1.10～1.74mmol/L<br>2.07～3.1mmol/L<br>1.01～1.99g/L<br>0.60～1.26g/L<br>0～300mg/L |
| 特定蛋白 | 干燥试管抽血 2.0ml | 前白蛋白（PA）<br>转铁蛋白（TRF）<br>C-反应蛋白（CRP） | 200～400mg/L<br>2～4g/L<br>0～10mg/L |
| 电解质 | 干燥试管抽血 2.0ml | 钾离子（K$^+$）<br>钠离子（Na$^+$）<br>氯离子（Cl$^-$）<br>钙离子（Ca+）<br>镁离子（Mg++）<br>无机磷（P） | 3.5～5.5mmol/L<br>135～145mmol/L<br>96～106mmol/L<br>2.08～2.75mmol/L<br>0.65～1.10mmol/L<br>0.97～1.45mmol/L |
| 肾功能 | 干燥试管抽血 2.0ml | 血肌酐（CR）<br>血尿素氮（BUN）<br>血尿酸（UA）<br>血清胱抑素C（cys C） | 44～107μmol/L<br>1.8～6.1mmol/L<br>150～350μmol/L<br>0.10～1.03mg/L |
| 急诊生化 | 干燥试管抽血 2.0ml | 谷丙转氨酶（ALT）<br>血糖（GLU）<br>血肌酐（CR）<br>血尿素氮（BUN）<br>血淀粉酶（AMYS） | 0～40U/L<br>3.89～6.11mmol/L<br>44～107μmol/L<br>1.8～6.1mmol/L<br>0～96U/L |
| | 尿 3.0ml | 尿淀粉酶（AMYU） | 0～490U/L |

附表 1-6　生殖激素与肿瘤标记物测定

| 项目 | 试管及采血要求 | 检测内容 | 单位 | 参考值 女 | 男 |
|---|---|---|---|---|---|
| 生殖激素 | 干燥试管抽血 4.0ml | 黄体生长素（LH） | IU/L | 3.8~20 中期峰三倍于基础值，青春期前 <5，绝经后持续 >25 | 2.2~8.4 |
| | | 促卵泡激素（FSH） | IU/L | 3.8~17.2 中期峰二倍于基础值，青春期前 <5 绝经后 >40 | 2.3~9.5 |
| | | 泌乳素（PRL） | ng/ml | 女：3~30 | 男 <15 |
| | | 雌二醇（$E_2$） | pmol/L | 卵泡期：92~275，中期峰：734~2200，黄体期：367~1100，绝经后持续 <100 | |
| | | 孕酮（P） | nmol/L | 卵泡期：0.3~4.8，黄体早期：8~8.9，黄体晚期：12.1~89，绝经后持续 <2.2 | |
| | | 睾酮（T） | nmol/L | 女：0.3~3.0 | 男：6.6~35 |
| | | 性激素结合球蛋白（SHBG） | nmol/L | 女：16~120 | 男：10~73 |
| | | 胰岛素测定（INS） | mIU/L | 6~27 | |
| | | C-肽（C-Peptide） | ng/ml | 0.9~4 | |
| | 干燥试管抽血 2.0ml | 垂体兴奋试验 | | 略 | |
| | | 绒毛膜促性腺激素（hCG） | IU/L | 非妊娠时：<10 妊娠时：50~160000 妊娠9~12周时：12万~16万 妊娠14~40周时1万~2万 | |
| 肿瘤标记物 | 干燥试管抽血 2.0ml | CA125 | U/ml | <35 | |
| | | 癌胚抗原（CEA） | ng/ml | <5 | |
| | | 甲胎蛋白（AFP） | ng/ml | <7（非孕时） | |
| | | CA153 | U/ml | <25 | |

附表 1-7　血液流变学检查（血黏度）

| 试管及采血要求 | 检测内容 | | 参考值（妊娠30周以上者） |
|---|---|---|---|
| 肝素抗凝，抽血 5.0ml | 全血黏度值（mPas） | 切变（l/s） | |
| | 高切 | 150 | 2.99~3.82 |
| | 中切 | 60 | 3.32~4.40 |
| | 低切 | 10 | 4.49~7.02 |
| | 血浆黏度值（mPas） | 100 | 1.19~1.44 |
| | ESR 血沉（mm/h） | | 0.00~75.0 |
| | 红细胞压积（%） | | 31~38 |
| | 全血高切还原黏度 | | 5.19~6.77 |
| | 全血低切还原黏度 | | 9.77~15.70 |
| | 红细胞刚性指数 | | 5.19~6.77 |
| | 红细胞聚集指数 | | 1.43~1.93 |
| | 血沉方程 K 值 | | 0.00~188.85 |
| | 红细胞变形指数 TK | | 0.83~0.98 |

附表 1-8 感染性疾病抗原抗体检测

| 项目 | 试管及采血要求 | 检测内容 | 参考值 |
|---|---|---|---|
| 乙肝三系 | 干燥试管抽血 4.0ml | 表面抗原（HbsAg）<br>表面抗体（HbsAb）<br>E-抗原（HbeAg）<br>E-抗体（HbeAb）<br>核心抗体（HbcAb）<br>核心抗体（HbcAb-IgM） | 阴性<br>阴性或阳性<br>阴性<br>阴性<br>阴性<br>阴性 |
| 肝炎病毒抗体筛查 |  | 甲肝抗体（HAV-IgM）<br>丙肝抗体（HCV-Ab）<br>丁肝抗原及抗体（HDV-Ag、Ab）<br>戊肝（HEV-Ab） | 阴性<br>阴性<br>阴性<br>阴性 |
| STD | 干燥试管抽血 4.0ml | 梅毒（RPR）或（TRUST） | 阴性 |
|  |  | 螺旋体血细胞凝集试验（TPHA）或明胶颗粒凝集试验（TPPA）或 ELISA 检测 TP-Ab | 阴性 |
|  |  | 人类免疫缺陷病毒（HIV-1/2Ab） | 阴性 |
| 其他项目 | 干燥试管抽血 2.0ml | 类风湿因子（RF） | 阴性 |
|  |  | 抗链球菌溶血素 O 抗体（ASO） | <500 单位 |

附表 1-9 荧光定量病原体 DNA（RNA）测定

| 项目 | 标本类型 | 送检试管及采样要求 |
|---|---|---|
| 甲肝病毒（HAV） | 血清 | 干燥试管抽血 3.0ml |
| 乙肝病毒（HBV） |  |  |
| 丙肝病毒（HCV） |  |  |
| 风疹病毒（RV） |  |  |
| 结核杆菌（TB） | 1. 抗凝血 2ml<br>2. 淋巴穿刺液约 2ml<br>3. 胸、腹水、脑脊液、尿、痰约 2ml | （10%）EDTA-K$_2$ 抗凝试管 |
| 弓形虫（TOX） | 抗凝血 2ml |  |
| 巨细胞病毒（CMV） | 抗凝血 3ml |  |
| 沙眼衣原体（CT） | 男：尿道分泌物、精液<br>女：阴道、宫颈、尿道分泌物等 | 无菌棉拭<br>无菌杯 |
| 解脲支原体（UU） | 同上 | 无菌棉拭 |
| 乳头瘤病毒 16、18 型（HPV） | 病理活检组织、阴道或宫颈搔刮物 | 无菌棉拭 |
| 乳头瘤病毒 6、11 型（HPV） | 同上 | 无菌棉拭 |
| 单纯疱疹病毒（HSV）Ⅰ型/Ⅱ型 | 分泌物 | 无菌棉拭 |
| 梅毒螺旋体（TP） | 分泌物 | 无菌棉拭 |

附表 1-10　微生物检验

| 项目 | 标本类型 | 送检器皿 |
|---|---|---|
| 细菌培养 + 药敏 | 1. 阴道、宫颈分泌物、尿道拭子<br>2. 尿液、腹水、胸水、脑脊液、引流液、前列腺液、胆汁、脓液、咽拭、伤口分泌物、胎盘胎膜、静脉插管等<br>3. 痰、大便<br>4. 血、骨髓、输液反应的补液 | 1. 无菌棉拭<br>2. 消毒干试管<br>3. 消毒平皿<br>4. 血培养瓶 |
| 真菌培养 + 药敏 | 同上 | 同上 |
| 厌氧菌培养 + 药敏 | 血、脑脊液、胸、腹水、脓液、穿刺液、宫颈分泌物、前列腺液、大便等 | 厌氧菌增菌培养瓶（注意厌氧操作） |
| 支原体培养 + 药敏 | 1. 宫颈或尿道拭子<br>2. 精液、尿液 | 1. 无菌棉拭<br>2. 无菌杯 |
| 淋球菌培养 + 药敏 | 宫颈或尿道拭子<br>精液 | 无菌棉拭 |
| 细菌 L 型培养 + 药敏 | 血、骨髓 | 血培养瓶 |
| 墨汁染色找隐球菌 | 脑脊液 | 干燥试管 |
| 涂片找抗酸菌 | 1. 痰、尿沉渣<br>2. 胸、腹水、脑脊液 | 1. 尿杯<br>2. 干燥试管 |
| 白带检查 | 阴道分泌物 | 无菌棉拭 |
| 涂片找淋球菌 | 宫颈或尿道拭子 | 涂片 |
| 衣原体 | 宫颈或尿道拭子 | 专用无菌棉拭 |

附表 1-11　产前筛查与围产保健

| 项目 | 试管及采血要求 | 检测内容 | 参考值 |
|---|---|---|---|
| 产前筛查 | 干燥试管抽血 3.0ml | 甲胎蛋白（AFP）<br>绒毛膜促性腺激素游离 β 亚基（F-β hCG） | 低风险：21- 三体风险小于 1/270 |
| TORCH 筛查 | 干燥试管抽血 3.0ml | 巨细胞病毒（CMV） | IgM 阴性 |
| | | 弓形虫（TOXO） | IgM 阴性 /IgG 阳性或阴性 |
| | | 风疹病毒（RV） | IgM 阴性 /IgG 阳性或阴性 |
| | | 疱疹病毒（HSV-2） | IgM 阴性 |
| 胎盘功能 | 干燥试管抽血 3.0ml | 妊娠特异性 1 糖蛋白（SP1）<br>胎盘生乳素（HPL） | |
| | | 甘胆酸（CG） | （107±77）μg/dl（非孕妇）<330μg/dl（孕晚期） |
| 新生儿筛查 | 血斑 | 新生儿促甲状腺素（TSH） | <20IU/L |
| | | 苯丙酮尿症筛查（PKU） | <4mg/dl |
| 血型抗原抗体测定 | 干燥试管（女）抽血 3ml | ABO 血型抗体检测 | 抗 A（B）抗体效价≤1：64 |
| | EDTA-K$_2$ 抗凝（男）抽血 2ml | | |
| | 干燥试管抽血 2ml | 新生儿 ABO 溶血病检查（ABO HDN） | 阴性 |
| 羊水检查 | 干燥试管 | 胎儿血型 | 胎儿血型与母亲一致可排除 ABO HDN |
| | 干燥试管 | 羊水泡沫试验 | 阳性 |
| | 涂片 | 羊水结晶 | |

附表 1-12　细胞遗传学检查

| 项目 | 参考值 |
|---|---|
| 血染色体检查 | 男性：46，XY；女性：46，XX |
| 腹水染色体检查 | 略 |
| 羊水染色体检查 | 略 |

附表 1-13　精液检查

| 项目 | 容器 | 参考值 |
|---|---|---|
| 精液分析 | 20～30ml 无菌杯 | 颜色：灰白、乳白、浅黄（久未排精）<br>量：2～5ml<br>pH：7.2～8.2<br>液化时间：20～40 分钟<br>黏稠度：I° |
| 伊红染色检查 | 20～30ml 无菌杯 | 精子密度：（20～40）×$10^6$/ml<br>精子总数：>40×$10^6$<br>精子活动力分级：<br>a（Ⅲ）级：≥25%<br>a（Ⅲ）+b（Ⅱ）级：≥50% |
| 精子巴氏染色检查 | 20～30ml 无菌杯 | 精子活率：>60%<br>精子畸形率：<50% |

（吕时铭）

# 附录 2：妇产科超声常用正常数值和异常数值

## 一、产科超声主要数值

超声检查已成为妇产科临床必不可少的诊断手段，在妇科、产科和计划生育中广泛应用，超声检测的一些数值也成为临床诊断和处理时十分有用的依据。现将超声检查和测量的主要数据予以综合编集，便于妇产科临床医师在日常诊疗时查阅参考，下述数据必须结合临床和其他检查综合考虑。

### （一）孕周（GW）推算

胎囊直径测量　胎囊在妊娠 5 周时超声能显示，6～10 周时测量较合适，妊娠 12 周时胎囊与宫壁融合无法测量。

胎龄 6 周起可测量胎囊，正常每日胎囊增长 1mm，每周增长 0.716cm。

孕周与胎囊关系有下列三种公式计算法：

$$胎囊 = 0.5512 × 孕周 - 1.003$$

$$胎囊 = 0.72 × 孕周 - 2.543（平均内径）（Hellman）$$

$$胎囊 = 0.747 × 孕周 - 2.89（最大纵径）（Rinold）$$

### （二）胎儿各主要径线

1. 头臀距（CRL）测量　超声探头与胎体纵轴平行，测量最大的长轴，胎体在妊娠 6 周末显示，妊娠 8 周 100% 显示，从 CRL 来判定胎龄适于孕 7～14 周，比测定胎囊（GS）可信度高，误差仅为 ±3 天，正常 7～9 周每日增长 1mm，9～14 周每日增长 1.6mm。孕周（GW）CRL 的关系为：

$$CRL = 0.933 × 孕周 - 5.674$$

胎儿超声测量值见附表 2-1、附表 2-2。

2. 胎儿出生体重（FBW）推算

$$FBW = -50.7068 - 5.217（腹围 AC）+ 0.0116（头围 HC）^2 + 0.0096（胸围 TC）（腹围 AC）+ 0.087（腹围 AC）（股骨长 FL）$$

$$FBW = 1443.4 - 32.32 × 孕周 + 0.203（孕周）^2 - 0.000215 × （GW）^3$$

### （三）超声诊断胎儿宫内生长迟缓（IUGR）

1. 孕 28 周后实测 BPD 值与相应胎龄的 BPD 正

附表 2-1　头臀长

| 头臀长（mm） | 孕周 | 头臀长（mm） | 孕周 | 头臀长（mm） | 孕周 | 头臀长（mm） | 孕周 |
|---|---|---|---|---|---|---|---|
| 8 | 6.8 | 22 | 9.0 | 40 | 11.0 | 62 | 12.7 |
| 10 | 7.2 | 24 | 9.3 | 42 | 11.1 | 64 | 13.0 |
| 12 | 7.6 | 26 | 9.5 | 44 | 11.3 | 66 | 13.1 |
| 14 | 7.9 | 28 | 9.7 | 46 | 11.5 | 68 | 13.3 |
| 16 | 8.2 | 30 | 9.9 | 48 | 11.7 | 70 | 13.4 |
| 18 | 8.5 | 32 | 10.2 | 50 | 11.9 | 72 | 13.5 |
| 20 | 8.8 | 34 | 10.4 | 52 | 12.0 | 74 | 13.7 |
| 36 | 10.6 | 58 | 12.5 | 54 | 12.2 | 76 | 13.8 |
| 38 | 10.8 | 60 | 12.7 | 56 | 12.4 | | |

附表 2-2　胎儿各径线

| 孕周 | 双顶径（BSD）（mm） | 股骨长（FL）（mm） | 头围（HC）（mm） | 腹围（AC）（mm） | 孕周 | 双顶径（BSD）（mm） | 股骨长（FL）（mm） | 头围（HC）（mm） | 腹围（AC）（mm） |
|---|---|---|---|---|---|---|---|---|---|
| 12 | 15 | 7 | 56 | 51 | 27 | 67 | 50 | 249 | 226 |
| 13 | 19 | 10 | 72 | 63 | 28 | 70 | 53 | 258 | 237 |
| 14 | 24 | 14 | 89 | 75 | 29 | 72 | 55 | 266 | 248 |
| 15 | 28 | 17 | 105 | 87 | 30 | 75 | 57 | 275 | 258 |
| 16 | 32 | 20 | 120 | 100 | 31 | 77 | 60 | 283 | 269 |
| 17 | 36 | 23 | 135 | 112 | 32 | 80 | 62 | 290 | 279 |
| 18 | 39 | 26 | 149 | 124 | 33 | 82 | 64 | 298 | 290 |
| 19 | 43 | 29 | 162 | 135 | 34 | 85 | 66 | 305 | 300 |
| 20 | 46 | 32 | 175 | 147 | 35 | 87 | 68 | 312 | 311 |
| 21 | 50 | 35 | 187 | 159 | 36 | 89 | 70 | 319 | 321 |
| 22 | 53 | 37 | 198 | 170 | 37 | 91 | 72 | 326 | 331 |
| 23 | 56 | 40 | 209 | 182 | 38 | 93 | 74 | 333 | 341 |
| 24 | 59 | 43 | 220 | 193 | 39 | 96 | 76 | 339 | 351 |
| 25 | 62 | 45 | 230 | 204 | 40 | 98 | 78 | 345 | 361 |
| 26 | 64 | 48 | 239 | 215 | 41 | 100 | 80 | 351 | 371 |

注：*<30 周，每周增长≤1.5mm；>30 周，每周增长≤1.0mm；*FL/AC×100=22±2，如 >24 提示胎儿宫内生长迟缓

常值相比较，若 <$P_{10}$ 或 2S 提示为 IUGR，其诊断标准参照附表 2-3：

附表 2-3　BPD 诊断 IUGR 的标准

| 胎龄（周） | BPD（cm） |
|---|---|
| 28 | <7.0 |
| 30 | <7.5 |
| 32 | <8.0 |
| 28～38 | 每周增长值 <1.7mm |

2. 以单一 BPD 来判断有一定误差，以 BPD/AC 之比或 HC/AC 之比更能精确反映胎儿的营养状况，一般孕 32 周前头围大于腹围；孕 34 周时 BPD=AC，HC（头围）=AC（腹围）；孕 36 周以后腹围略大于头围。此法适于非对称性 IUGR，如 HC/AC 比值增高，比值超过正常值的 95％以上，则非对称性 IUGR 的诊断可成立。但 HC/AC 比值不适用于对称性 IUGR。

3. 股骨长与腹围比率（FL/AC×100）正常值为 22±2（平均值 ±2 倍标准差），如果比率 >24，则非

对称性 IUGR 诊断可成立。此法较为准确，几乎可检出所有非对称性 IUGR。

4. Gohari 等介绍全子宫容积测量法，可探查胎儿宫内生长迟缓（附表 2-4）。

全子宫容积（TIUV）＝长 × 宽 × 高 × 0.5233（Levine）

附表 2-4　全子宫容积（cm³）

| 孕周 | 均值 | 标准差 | 均值 ±1.5SD 范围 |
|---|---|---|---|
| 12 | 250.81 | 115.05 | 139.29 ~ 484.45 |
| 13 | 380.57 | 99.15 | 231.84 ~ 529.30 |
| 14 | 470.68 | 114.70 | 298.63 ~ 642.72 |
| 15 | 434.20 | 192.28 | 245.21 ~ 822.65 |
| 16 | 659.68 | 190.89 | 373.34 ~ 946.02 |
| 17 | 814.29 | 250.73 | 438.19 ~ 1190.39 |
| 18 | 914.42 | 245.39 | 546.33 ~ 1282.51 |
| 19 | 1167.24 | 440.66 | 506.25 ~ 1823.23 |
| 20 | 1331.40 | 426.84 | 691.44 ~ 1971.36 |

**（四）羊水超声**

1. 目前国内多采用垂直水平测量法。经目测认为羊水量适当即可垂直测量其最大深度，其标准 ≤3cm 为羊水过少，3 ~ 8cm 为正常羊水量，>8cm 为羊水过多。

2. 北京医科大学羊水测量标准（附表 2-5）

附表 2-5　北京医科大学羊水测量标准

| | 诊断标准 | 发生率 | B 超提示 | |
|---|---|---|---|---|
| | | | 四个羊水平面之和（AFI） | 羊水最大平面（AFD） |
| 正常值 | | | >8cm | 2 ~ 3cm |
| 羊水过多 | >2000ml | 0.5% ~ 1.0% | >20cm | >8cm |
| 羊水过少 | <300ml | 0.1% | 羊水较少，5 ~ 8cm；羊水过少，≤5cm，应紧急处理 | ≤2cm |

注：*AFD（amniotic fluid depth）：单一最大羊水暗区垂直深度

*AFI（amniotic fluid index）：羊水指数，即孕妇头高 30 平卧，以脐和腹白线为标志点，将腹分为 4 部分，测定各象限最大羊水暗区，相加而得

3. 各孕周羊水深度（附表 2-6）

附表 2-6　各孕周羊水深度（cm）

| 孕周 | 均值 | 标准值 | 孕周 | 均值 | 标准值 | 孕周 | 均值 | 标准值 | 孕周 | 均值 | 标准值 |
|---|---|---|---|---|---|---|---|---|---|---|---|
| 14 | 3.31 | 0.79 | 21 | 4.63 | 0.76 | 28 | 5.54 | 0.82 | 35 | 5.40 | 0.57 |
| 15 | 3.60 | 0.82 | 22 | 4.78 | 0.75 | 29 | 5.50 | 0.75 | 36 | 5.42 | 0.66 |
| 16 | 3.55 | 0.63 | 23 | 5.09 | 0.74 | 30 | 5.50 | 0.75 | 37 | 5.23 | 0.66 |
| 17 | 3.93 | 0.96 | 24 | 5.09 | 0.74 | 31 | 5.51 | 0.66 | 38 | 5.11 | 0.71 |
| 18 | 4.14 | 0.72 | 25 | 6.34 | 0.80 | 32 | 5.48 | 0.68 | 39 | 4.96 | 0.71 |
| 19 | 4.30 | 0.68 | 26 | 5.42 | 0.74 | 33 | 5.49 | 0.65 | 40 | 4.74 | 0.54 |
| 20 | 4.55 | 0.74 | 27 | 5.47 | 0.74 | 34 | 5.48 | 0.67 | 41 | 4.65 | 0.39 |

### （五）胎盘成熟度分级（附表 2-7）

附表 2-7　胎盘成熟度分级

| | 0 度 | I 度 | II 度 | III 度 |
|---|---|---|---|---|
| 绒毛膜板 | 直而清晰，光滑平整 | 出现轻微的波状起伏 | 出现切迹，并延伸入胎盘实质，但尚未达基底膜 | 切迹深达基层（III 度胎盘，至少有 2 个近完全分隔胎盘的凹陷切迹） |
| 胎盘实质 | 均匀分布的微细光点 | 出现散在的光点，增强多呈线状 | 出现逗点状增强光点 | 出现高回声的光环和不规则的光点和光团，光环内为液性暗区，二者均可伴回声影 |
| 基底膜 | 无回声可见，故分辨不清 | 仍无回声可见 | 出现绒状排列的增强小光点，其长轴与胎盘长轴平行 | 光点增大，可融合相连，能伴有声影 |

注：一般 0 级胎盘见于孕早中期，I 级胎盘多见于 32 周（29～36 周）。II 级胎盘多见于 36 周（33～40 周），III 级胎盘多见于 38 周以上。采用胎盘分级判断胎儿成熟度时，还须结合其他参数及临床资料，以便作出较正确的判断

### （六）B 超检测胎儿呼吸运动（附表 2-8、附表 2-9）

附表 2-8　各孕周胎儿呼吸运动的 B 超所见

| 孕周 | B 超表型 |
|---|---|
| 20～24 | FBM 为快速而孤立的出现，可突然出现 4～5 次，故 B 超记录困难 |
| 28～32 | 呼吸运动时间稍长，但真正呼吸运动时间仍很短 |
| 33～35 | 吸 2～5 次才呼 1 次，速率明显不规则 |
| 36～37 | 呼与吸较一致而平衡 |
| 38～40 | 呼吸有明显周期性，表现浅而慢，有规律性 |

注：FBM 即胎儿呼吸运动

附表 2-9　B 超下孕周与呼吸次数及间歇时间

| 孕周 | 呼吸次数 | 呼吸间歇 |
|---|---|---|
| | M±S（次/分） | 时间（秒） |
| 30～31 | 58±4 | 0.5～1.0 |
| 38～39 | 47±2 | 1.0～1.5 |
| 足月新生儿 | 44 | |

### （七）宫颈长度

正常足月妊娠妇女，在孕 30 周内宫颈长度恒定，而后 3 个月，宫颈进行性缩短。Anderson 等阴道超声检测孕 30 周前宫颈平均长度为 4.0cm，≤14 周为 3.98±1.85，14～28 周为（4.16±1.02）cm，28～40 周为（4.78±1.16）cm。孕产次不影响宫颈长度。

腹部超声测量宫颈长度变异较大，膀胱充盈时长度约 4.4～6.0cm，10～14 周为（4.97±0.31）cm，20～24 周为（4.78±0.34）cm。

测量宫颈长度对早产、宫颈机能不全者、双胎及观察引产等均有监测和指导作用。

### （八）B 超筛选 21- 三体综合征（唐氏综合征）

超声检查在唐氏综合征筛查中占有重要地位，由于唐氏综合征胎儿往往有宫内生长迟缓和畸形，超声往往能直接发现这些异常。

1. 颈部半透明厚度（NT）　在中孕及晚孕，胎儿颈部水囊状淋巴管瘤或颈部水肿与染色体异常有密切关系。孕 10～14 周时，80% 以上的 21 三体综合征胎儿颈部半透明厚度增加。

Nicolaides 报道孕 10～14 周，胎儿 NT 厚度为 3～8mm 均为 21- 三体儿。

Zimmermann 报道孕 10～13 周，胎儿 NT 厚度 >3mm 几乎均为 21- 三体儿。

Martinez 报道孕 10～13 周胎儿，以 NT≥3mm 为分界线，检出率 57.8%，特异性为 96.4%。

2. 胎儿头臀长度（CRL）　孕早期约 62.5% 21- 三体儿的 CRL 低于第 5 百分位数。

## 二、妇科超声主要数值

### （一）超声卵巢大小测量

1. 应用椭圆计算公式（L×H×W×0.523）计算卵巢体积

卵巢体积数据：

<30 岁平均卵巢体积（6.6±0.19）cm³

30～39 岁平均卵巢体积（6.1±0.06）cm³

40～49 岁平均卵巢体积（4.8±0.03）cm³

50～59 岁平均卵巢体积（2.6±0.01）cm³

60～69 岁平均卵巢体积（2.1±0.01）cm³

>70 岁平均卵巢体积（1.8±0.08）cm³

30 岁以后卵巢体积会逐渐缩小，每 10 年卵巢体

积有明显缩小

绝经前卵巢体积持续 >20cm³ 和绝经后卵巢体积持续 >10cm³ 应视为异常。

2. 正常绝经前妇女卵巢大小 3.5cm×2cm×1.1cm

绝经 3~5 年妇女卵巢大小 1.4cm×0.75cm×0.5cm

3. 绝经妇女超声检查卵巢任何一剖面直径≥5cm 或体积 >8cm³ 应视为异常。

4. 卵巢肿瘤 Sasson 评分系统（附表 2-10）

附表 2-10　卵巢肿瘤 Sasson 评分系统

| 评分 | 内壁结构（mm） | 壁厚（mm） | 分隔厚度（mm） | 回声 |
|---|---|---|---|---|
| 1 | 光滑 | ≤3 | 无 | 无回声 |
| 2 | 不规则≤3 | >3 | ≤3 | 低回声 |
| 3 | 乳头 >3 | 极厚 | >3 | 低回声中有等回声 |
| 4 | 不易分清 | | | 混合回声或强回声 |

注：积分≥9 分为恶性，与病检对比，评分系统的特异性 83%，敏感性 100%，阳性率 37%

5. 卵巢肿瘤 Lerner 评分系统（附表 2-11）

附表 2-11　卵巢肿瘤 Lerner 评分系统

| 参数 | 评分 | | | |
|---|---|---|---|---|
| | 0 | 1 | 2 | 3 |
| 壁厚 | 平滑或小不规则 <3mm | – | 实性 | 乳头≥3mm |
| 声影 | 有 | 无 | – | – |
| 分隔 | 无或薄（<3mm） | 厚≥3mm | – | – |
| 回声性质 | 无回声或低回声 | – | – | 混合性或强回声 |

注：良性肿瘤评分均值为 1.8；
低度恶性肿瘤均值为 3.9；
恶性肿瘤均值为 5.6；
当取 3 为分类标准时，超声诊断敏感性 96.8%，特异性 77%，阳性和阴性预测值分别为 29.4% 和 99.6%

6. Higgins 以绝经后卵巢体积 >8cm³ 或有异常回声及绝经前体积 >18cm³ 为筛选标准。

7. 阴道彩色血流多普勒示波描记器（TVS-CD）在阴道超声图像特征基础上加上脉冲指数（PI），PI<1.0 为恶性，阻力指数（PI）<0.4 为恶性卵巢肿瘤。

**（二）多囊卵巢综合征卵巢 B 超检查**

正常育龄妇女月经期 4~11 天，卵巢体积为（5.4±1.6）ml（<8ml），卵泡数平均 5.0，卵泡直径平均 5.9mm（<11mm），基质回声仅 10% 增强。

多囊卵巢综合征（PCOS）卵巢体积平均 9.8ml，卵泡数平均 9.8 个（>5），卵泡直径平均 3.8mm（2~8mm），基质回声 94% 增强。

**（三）子宫内膜**

1. 超声测量健康妇女正常月经周期子宫内膜变化

（1）以出现 LH 峰或卵泡显著缩小为排卵标志，即 LH 为 0 天（$D_0$）作为该周期日的参数。其结果如附表 2-12。

附表 2-12　月经天数与子宫内膜平均厚度

| 月经天数 | 超声所见 | 子宫内膜平均厚度 |
|---|---|---|
| 月经来潮 –$D_7$ | 子宫内膜呈一薄回声线 | 平均 4~5mm |
| $D_{-6}$–$D_{-2}$ | 子宫内膜显示三条强回声线，其间为两层内膜低回声区 | 平均 7~11mm |
| $D_{+1}$–$D_{-1}$（排卵期） | 三线两区更清晰可见 | 平均 12.4mm（卵泡平均直径 21.4mm） |
| $D_{+2}$–$D_{+6}$ | 内膜厚度无增加，而光点增加，使三线变模糊，但仍可区分宫腔中线，回声尚清晰 | 平均 11~13mm |
| $D_{+7}$（黄体期） | 三线消失，宫内膜厚度无改变而光点明显增加 | |

（2）正常周期卵泡发育与子宫内膜厚度的关系（附表2-13）

附表2-13　正常和异常月经周期与子宫内膜厚度和卵泡直径关系

| 组别 | 月经周期（天） | 内膜厚度（mm） | 卵泡直径（mm） |
| --- | --- | --- | --- |
| 正常值 | 10 - 12 | 8 | 12 × 14 × 9 ± 0.3 |
| | 13 ~ 15 | 11 ± 0.05 | 19 × 20 × 13 ± 0.2 |
| | 16 ~ 23 | 15 ± 0.03 | 20 × 25 × 15 ± 0.1 |
| 异常值 | 10 ~ 12 | 6 ± 0.05 | 12 × 13 × 8 ± 0.2 |
| | 13 ~ 15 | 8 ± 0.04 | 15 × 18 × 9 ± 0.3 |
| | 16 ~ 23 | 12 ± 0.01 | 17 × 19 × 12 ± 0.4 |

2. 绝经后阴道 B 超测量子宫内膜

萎缩性子宫内膜平均厚度 2.4mm

增生性子宫内膜平均厚度 7.1mm

良性子宫内膜新生物平均厚度 8.0mm

子宫内膜癌平均厚度 11.8mm

当子宫内膜厚度 >4mm 时，子宫内膜癌的敏感性和特异性分别为 94.9% 和 43.5%，良性和恶性子宫内膜新生物的敏感性和特异性分别为 84% 和 53%，癌阳性和阴性的符合率分别为 25.3% 和 97.7%。

3. Granberg 报告正常绝经后妇女的子宫内膜为（3.2 ± 0.7）mm，子宫内膜癌的子宫内膜厚度为（17.7 ± 5.8）mm。当绝经后妇女子宫内膜厚度 >8mm，应列入高危人群。

4. 子宫超声矢状面上肿瘤前后径与子宫内膜总宽度的比值作为预测有无深部癌浸润的标准，其值 >30% 有深部癌肿浸润，其结果与病理标本对比，准确率为 84%，敏感性 100%，特异性 80%。

5. 正常妇女和良性疾病阻力指数（RI）>0.5，子宫内膜癌的 RI 为 0.34 ± 0.05。子宫内膜异常血流阻力指数（RI）<0.4。当 RI 在 0.4 ~ 0.5 应属可疑患者。

6. 超声检测子宫内膜厚度 >4mm，（也有报道 >5mm）是判断良性和恶性子宫内膜新生物的敏感参数。

7. 在绝经妇女使用激素替代治疗时，通过阴道超声测量子宫内膜，<4mm 时可采用非对抗性激素替代治疗（HRT），而 >8mm 时应及时加用孕激素。

（石一复）

# 主要参考文献

1. 石一复. 实用妇产科诊断和治疗技术. 北京: 人民卫生出版社, 2002: 338-345

2. 石一复, 徐开红, 邵华江. 输卵管疾病. 北京: 人民军医出版社, 2009: 71-138

3. 石一复. 输卵管疾病. 北京: 人民军医出版社, 2009: 6-7

4. 石一复. 妇科急腹症. // 曹泽毅. 中华妇产科学. 北京: 人民卫生出版社, 2005: 1437-1459.

5. 赵湘婉, 石一复, 舒淑娟, 等. 浙江省子宫颈人乳头状瘤病毒感染情况筛查报告. 中华妇科杂志, 2009, 44 (10): 621-623

6. 石一复. 葡萄胎绒毛膜癌及其相关疾病. 北京: 人民军医出版社, 2006: 107: 266-268

7. 石一复. 辅助生育技术后的滋养细胞疾病. // 向阳. 宋鸿钊滋养细胞肿瘤学. 第3版. 北京: 人民卫生出版社, 2011: 288-290

8. 石一复. 妇产科实习医师手册 (卫生部编教材). 北京: 人民卫生出版社, 2000: 508

9. 石一复. 子宫颈疾病. 北京: 人民卫生出版社, 2000: 272-355

10. 石一复. 子宫体疾病. 北京: 人民军医出版社, 2011: 169-206

11. 石一复, 李娟清, 舒淑娟, 等. 美国妇科腹腔镜协会第38届全球妇科微创年会有关子宫内膜异位症的综合介绍. 国际妇产科学杂志, 2010, 37 (2): 144-146

12. 石一复, 孙进, 马逢乐, 等. 腹腔镜在滋养细胞肿瘤治疗中的应用. 中华医学杂志, 1984: 64 (7): 437

13. 石一复. 三苯氧胺治疗子宫内膜异位症. 中华医学杂志. 1992, 72 (4): 240

14. 石一复. 绝经后白带增多伴出血的病理分析. 实用妇科与产科杂志, 1989, 5 (6): 321

15. 石一复. 绝经后妇女的性问题. 中国医科, 1993, 28 (3): 12

16. 石一复. 绝经妇女HRT进展. 中国实用妇科与产科杂志, 1999, 15 (2): 113

17. 黄荷凤, 石一复. 绝经后出血485例临床病理分析. 中华妇产科学杂志, 1992, 27 (2): 90-92

18. 鲁红. 妇产科超声检查. 北京: 人民军医出版社, 2010: 90-101

19. 邵敬於. 性激素临床应用. 上海: 复旦大学出版社. 2003: 259-275

20. 王建六. 子宫内膜癌. 北京: 北京大学医学出版社, 2010: 115-122

21. 凌萝达, 顾美礼. 难产. 第2版. 重庆: 重庆出版社, 2000: 290-321

22. 吕时铭. 女性生殖系统疾病检验技术. 见丛玉隆总. 实用检验医学 (下册). 北京: 人民卫生出版社, 2009: 352

23. 张新红, 郑砚秋, 张艳玲, 等. 水囊压迫在治疗剖宫产术中大出血的疗效观察. 中国妇产科临床杂志, 2010, 11 (2): 144-145

24. 陈新忠, 鲁惠顺, 应志强. 胎儿手术的麻醉. 国际麻醉学与复苏杂志, 2007, 28 (6): 520-522

25. 刘兴会, 姚强. 凶险型前置胎盘的诊断及处理. 中国实用妇科与产科杂志, 2011, 27 (2): 85-89

26. 高强度聚焦超声肿瘤治疗系统临床应用指南 (试行). 中华医学杂志, 2005, 85 (12): 796-797

27. 陈文直, 唐良苕, 杨武威, 等. 超声消融治疗子宫肌瘤的安全性及有效性. 中华妇产科杂志, 2010, 45 (12): 909-912

28. 陈锦云, 陈文直, 朱丽, 等. 子宫肌瘤的血液供应特征对超声消融剂量的影响. 中华妇产科杂志, 2011, 46 (6): 403-406

29. 朱兰, 郎景和. 女性盆底学. 北京: 人民卫生出版社, 2008: 6-32.

30. 余美玉, 金帆. 产前诊断技术. 见: 黄荷凤. 高危妊娠. 北京: 人民军医出版社, 2003: 114-119.

31. 陆国辉. 临床细胞遗传学基础. // 陆国辉. 产前遗传病诊断. 广州: 广东科技出版社, 2002: 77-84.

32. Jinathan S. Berek. Berek & Novak 妇科学. 朗景和, 向阳, 主译. 北京: 人民卫生出版社, 2005: 375-379

33. 乔杰，李蓉．功能失调性子宫出血的非激素类药物止血及支持治疗．中国实用妇科与产科杂志，2006，22（9）：655-656

34. 王红霞，罗克妹，孔翠花，等．水囊压迫与纱布填塞治疗剖宫产术中大出血疗效比较．中国实用妇科与产科杂志，2008，24：139-140

35. 徐苓．功能失调性子宫出血的药物治疗．中国实用妇科与产科杂志，2004，20（4）：199-200

36. 邵华江，马建婷，杨秀儿，等．剖宫产瘢痕妊娠治疗方法探讨．中华医学杂志，2010，90（37）：2616-2619

37. 吕涛，高淑红，樊尚荣，等．女性生殖器结核33例临床分析．中国实用妇科与产科杂志，2009，25（2）：136-138

38. 崔琳琳，陈子江．多囊卵巢综合征诊断标准和诊疗指南介绍．国际生殖健康/计划生育杂志，2011，30（5）：405-408

39. 郎景和主译．威廉姆斯产科学．第20版．西安：世界图书出版公司，2001：788-794.

40. 戴钟英．妊娠晚期出血.//庄依亮．现代产科学．第2版．北京：科学出版社，2009：583-593.

41. Strauss Ⅲ JF, Barbieri RL. 生殖内分泌学．第5版．林守清，译．北京：人民卫生出版社，2006，632：951-995

42. 常秀峰，张建平，张敏，等．来曲唑促排卵研究进展．国际生殖健康/计划生育杂志，2009，28（1）：20-22

43. 王君，陈惠池．胎头吸引术与产钳术临床应用及比较．中国实用妇科与产科杂志，2010，26（11）：829-831

44. 杨清，朴曙花，王光伟，等．宫腔镜手术治疗剖宫产术后子宫瘢痕妊娠64例临床分析．中华妇产科杂志，2010，45（2）：89-92

45. 韩肖燕，向阳，冯凤芝，等．腹腔镜治疗剖宫产瘢痕妊娠4例临床分析．中国实用妇科与产科杂志，2009，25（3）：239-240

46. 廖秦平．重视盆腔炎性疾病的诊断及规范化治疗．中国实用妇科与产科杂志，2008，24（4）：249-250.

47. 徐小蓉．女性生殖器结核.//张惜阴．实用妇产科学．第2版．北京：人民卫生出版社，2003：587-588

48. 杨慧霞．妊娠期合理体重增长的推荐．中华围产医学杂志，2010，13（2）：112-115

49. 徐先明．妊娠期糖尿病的筛选与诊断．中国实用妇科与产科杂志，2007，23（6）：371-374

50. 黄欧平，刘淮，王筱霞，等．舌下含服卡前列甲脂栓预防产后出血的临床研究．中国实用妇科与产科杂志，2000，16（6）：355

51. Ahonen J, Stefanovic V, Lassila R.Management of Post-partum haemorrhage. Acta-Anaesthesiol Scand, 2010, 54（10）：1164-1178

52. Baber R.Breast cancer in postmenopausal women after hormone therapy. JAMA, 2011, 305（5）：466

53. Bosch FX, Sanjose SD, Castellsague X.HPV and genital cancer.The essential epidemiology. New York：.xford University Press Inc, 2008：35-48

54. Chalmers B, Kaczorowski J, Levitt C, et al. Use of routine interventions in vaginal labor and birth：findings from the Maternity Experiences Survey.Birth, 2009, 36（1）：13-25

55. Centers for Disease Control and Prevention, Workowski KA, Bennan SM. Sexually transmitted diseases treatment guideline. Morb Mortal Wkly Rep, 2006, 55（RR-11）：1-94

56. Cleland K, Raymond E, Trussell J, et al. Ectopic pregnancy and emergency contraceptive pills：a systematic review. Obstet Gynecol, 2010, 115（6）：1263-1266

57. Cogliano V, Grosse Y, Baan R, et al. Carcinogenicity of combined oestrogen-progestagen contraceptives and menopausal treatment. Lancet Oncol, 2005, 6：552-553

58. Conway DL.Obstetric management in gestational diabetes. Diabetes Care, 2007, 30（12）：3154-3158

59. Elnashar AM. Progesterone rise on the day of HCG administration（premature luteinization）in IVF：an overdue update. J Assist Reprod Genet, 2010, 27（4）：149-55.

60. Fazio G, Ferrara F, Barbaro G, et al. Protrhombotic effects of contraceptives. Curr Pharm Des, 2010, 16（31）：3490-3496

61. FitzGerald MP, Rivhter HE, Siddique S, et al. Colpecleisis：a review. Int Urogynecol J Pelvic Floor Dysfunct, 2006, 17：261-271

62. Franca F, Johannes B.Review of clinical experience with estradiol in combinedoral contraceptives. Contraception, 2010, 81（1）：8-15

63. Goldberg SN, Grassi CJ, Cardella JF, et al. Image-guided tumor ablation：standardization of terminology and reporting criteria.Radiology, 2005, 235（3）：728-739

64. Hannaford PC, Selvaraj S, Elliott AM, et al. Cancer risk among users of ral contraceptives：cohort data from the Royal College of General Practitioners oral contraception study. BMJ, 2007, 335：651

65. Hyde TB, Schmid DS, Cannon MJ. Cytomegalovirus seroconversion rates and risk factors：implications for congenital CMV. Rev Med Virol, 2010, 20（5）：311-326

66. Harel Z. Dysmenorrhea in adolescents. Ann N Y Acad Sci, 2008, 1135：185-195

67. Jellesen R, Strandberg-Larsen K, Jørgensen T, et al.

Maternal use of oral contraceptives and risk of fetal deathJ.. Paediatr Perinat Epidemiol, 2008, 22（4）: 334-340

68. Kawana K, Yasugi T, Taketani Y.Human papillomavirus vaccines: current issues and future. Indian J Med Res, 2009, 130（3）: 341-347

69. Kappou D, Matalliotakis M, Matalliotakis I. Medical treatments for endometriosis. Minerva Ginecol, 2010, 62（5）: 415-432

70. Kotaska A, Menticoglou S, Gagnon R, et al. Vaginal delivery of breech presentation. J Obstet Gynaecol Can, 2009, 31（6）: 557-566

71. Krunic A, Ciurea A, Scheman A, et al. Efficacy and tolerance of acne treatment using both spironolactone and a combined contraceptive containing drospirenone. J Am Acad Dermatol, 2008, 58: 60-62

72. Laurelli G, Di Vagno G, Scaffa C. Conservative treatment of early endometrial cancer: preliminary results of a pilot study. Gynecol Oncol, 2011, 120（1）: 43-46

73. Morrow C, Naumburg EH. Dysmenorrhea. Prim Care, 2009, 36（1）: 19-32

74. Nicholson W, Bolen S, Witkop CT, et al. Benefits and risks of oral diabetes agents compared with insulin in women with gestational diabetes: a systematic review. Obstet Gynecol. 2009, 113（1）: 193-205

75. OppesMrd KS, Lieng M.A combination of misoprostol and estradiolfor preoperative cervical ripening in postmenopausal women: a randomized controlled trial. BJOG, 2010, 117(1): 53-61

76. Sentilhes L, Gromez A, Trichot C, et al. Fertility after B-Lynch suture and stepwist uterine devascularization. Fertil Steril, 2009, 91（3）: 934-939

77. Silva WA, Pauls RN, Segal JL, et al. Uterosacral ligament vault suspension: five-year outcomes. Obstet Gynecol, 2006, 108: 255-263

78. Simms I, Eastick K, Mallinson H, et al. Associations between Mycoplasma genitalium, chlamydia trachomatis and pelvic inflammatory disease. Journal of Clinical Pathology, 2003, 56（8）: 616-618

79. Smith JS, Lindsay L, Keys J, et al. HPV type distribution in invasive cervical cancer and high-grade cervical neoplasia: an update of meta-analyses and identification of global data gaps. Br J cancer sub-mitted, 2007, 121（3）: 621-632

80. Stan L, Darron R, Archana B, et al. Clinical trial and postlicensure safety profile of a prophylactic human papillomavirus（Types6, 11, 16 and 18）L1 Virus-like particle vaccine. The Pediatric Infectious Disease J, 2010, 29（2）: 1-71

81. Tailefer C, Dube J.Singleton breech at term: two continents, two approaches. J Obstet Gynaecol Can, 2010, 32（3）: 238-243

82. Urinary incontinence: the management of urinary incontinence in women（NICE guideline）. http: //guidance.nice.org.uk/ CG40/NICEGuidance /pdf /Eng lish.

83. Vanakankovit N, Taneepanichskul S. Effect of oral contraceptives on risk of cervical cancer. J Med Assoc Thai, 2008, 91（1）: 7-12

84. Zhang L, Chen WZ, Liu YJ, et al. Feasibility of magnetic resonance imaging-guided high intensity focused ultrasound therapy for ablating uterine fibroids in patients with bowel lies anterior to uterus. Eur J Radiol, 2010, 73（2）: 396-403.

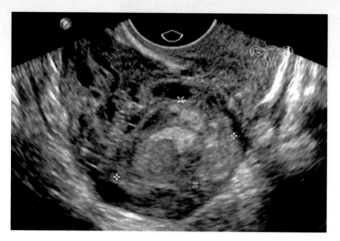

图 11-8　卵巢内膜异位症囊肿（混合型）

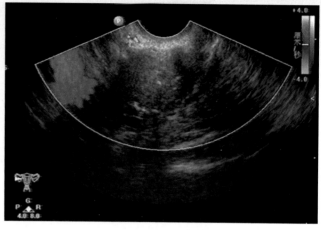

图 11-9　卵巢内膜异位症囊肿（实体型）

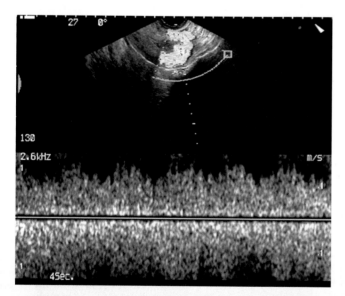

图 11-16　侵蚀性葡萄胎动静脉瘘频谱，包络线毛糙状

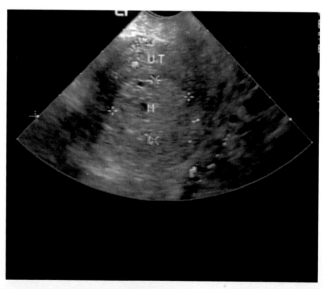

图 11-18　盆腔静脉明显扩张，大多表现静脉波形

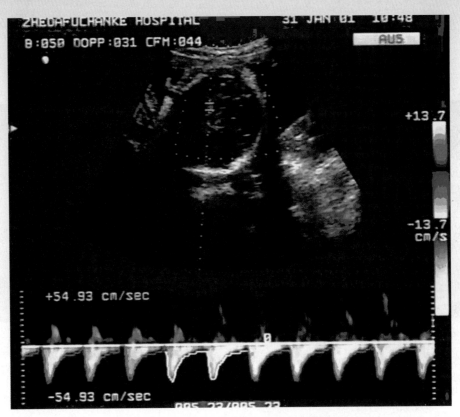

图 11-39　妊娠 32 周，胎儿大脑中动脉频谱

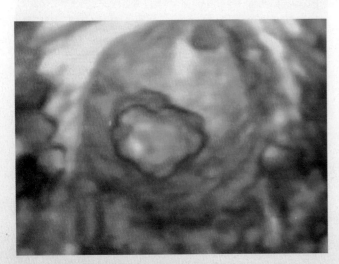

图 11-40　卵巢囊肿壁上实质性突起三维超声图

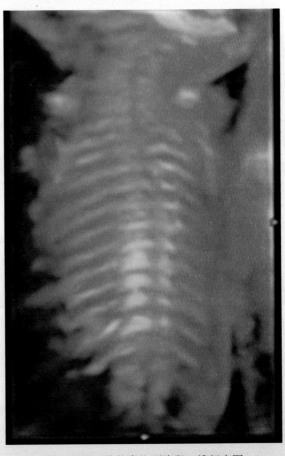

图 11-46　胎儿脊柱颈胸段三维超声图

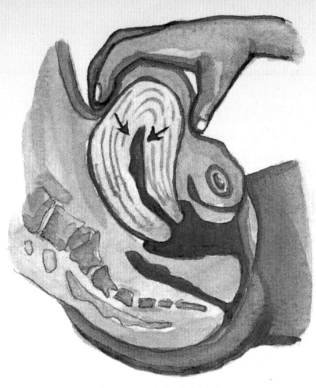

图 40-1　腹部子宫按摩

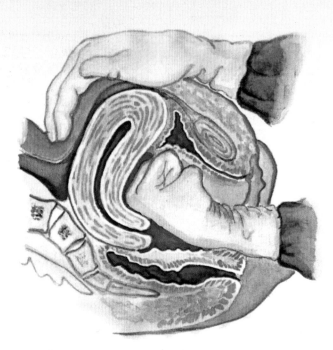

图 40-2　阴道子宫按摩法

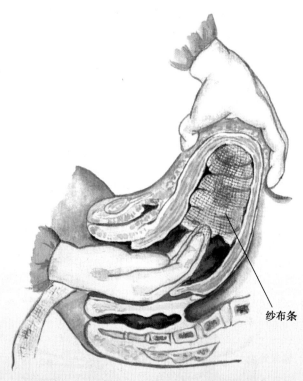

纱布条

图 40-3　宫腔纱布填塞

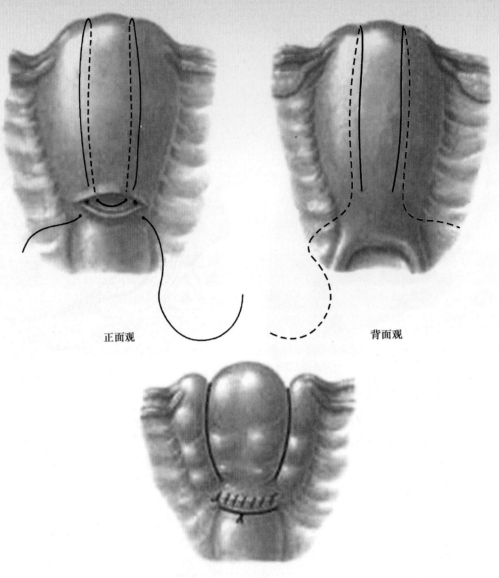

正面观          背面观

正面观

图 40-4   B-Lynch 缝合

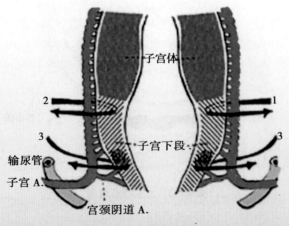

图 40-5   子宫动脉结扎术